ALLGEMEINER TEIL

VIERTER TEIL

BEARBEITET VON

K. BIRNBAUM-BERLIN · P. NITSCHE-SONNENSTEIN
W. VORKASTNER-FRANKFURT A. M.

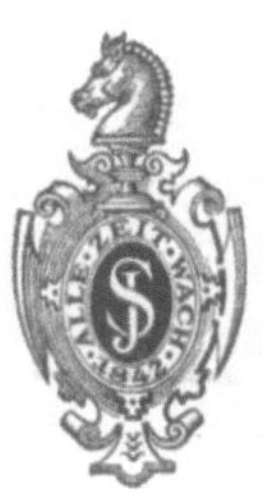

BERLIN
VERLAG VON JULIUS SPRINGER
1929

ISBN-13: 978-3-642-88993-6   e-ISBN-13: 978-3-642-90848-4

DOI: 10.1007/978-3-642-90848-4

HANDBUCH DER GEISTESKRANKHEITEN

BEARBEITET VON

K. BERINGER · K. BIRNBAUM · A. BOSTROEM · E. BRAUN · A. v. BRAUNMÜHL
O. BUMKE · H. BÜRGER · J. L. ENTRES · G. EWALD · E. GAMPER · F. GEORGI
H. W. GRUHLE · E. GRÜNTHAL · J. HALLERVORDEN · A. HAUPTMANN · A. HOM-
BURGER · F. JAHNEL · W. JAHRREISS · A. JAKOB · H. JOSEPHY · V. KAFKA
E. KAHN · F. KEHRER · B. KIHN · H. KORBSCH · E. KRETSCHMER · E. KÜPPERS
J. LANGE · W. MAYER-GROSS · F. MEGGENDORFER · K. NEUBÜRGER · P. NITSCHE
B. PFEIFER · F. PLAUT · M. ROSENFELD · W. RUNGE · H. SCHARFETTER
K. SCHNEIDER · F. SCHOB · W. SCHOLZ · J. H. SCHULTZ · H. SPATZ · W. SPIEL-
MEYER · J. STEIN · G. STEINER · F. STERN · G. STERTZ · W. STROHMAYER
R. THIELE · W. VORKASTNER · W. WEIMANN · A. WETZEL · K. WILMANNS · O. WUTH

HERAUSGEGEBEN VON

OSWALD BUMKE
MÜNCHEN

VIERTER BAND
ALLGEMEINER TEIL IV

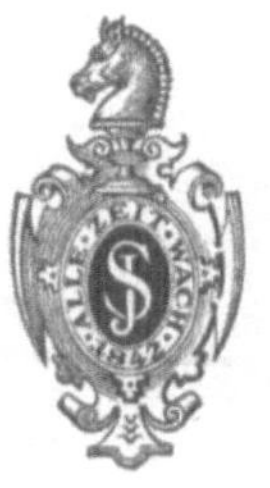

BERLIN
VERLAG VON JULIUS SPRINGER
1929

Inhaltsverzeichnis.

Allgemeine Therapie und Prophylaxe der Geisteskrankheiten.

Von

PAUL NITSCHE

Sonnenstein.

Allgemeine Therapie.

Die Voraussetzung für eine Heilwirkung therapeutischer Maßnahmen ist, daß sie gegen die Entstehungsbedingungen der Krankheit gerichtet sind, daß sie den eigentlichen Krankheitsprozeß unmittelbar beeinflussen, zum Stillstand und zur Rückbildung bringen. Somit ist das ärztliche Bestreben darauf gerichtet, für jede Krankheit eine *kausale Therapie* zu finden. Ist das nicht möglich — weil die Ursachen oder die Art des die klinischen Symptome bedingenden Krankheitsvorganges nicht bekannt sind oder weil es keine Mittel gibt, ihnen beizukommen, so kann die Behandlung nur Linderung, Milderung der Krankheits*erscheinungen* erzielen, nur *symptomatisch* sein.

In diesem Falle befinden wir uns heute noch gegenüber der großen Mehrzahl der Geistesstörungen. Ihre Behandlung ist zur Zeit noch ganz vorwiegend symptomatisch. Freilich darf dabei nicht vergessen werden, daß ganz allgemein in der Medizin manchmal therapeutische Maßnahmen, die zunächst nur gegen ein einzelnes Symptom gerichtet sind, mittelbar doch den Krankheitsvorgang selbst angreifen und günstig beeinflussen. So wäre es immerhin auch denkbar, daß z. B. bei manischen Erregungszuständen die Dämpfung der psychomotorischen Erregung auf Umwegen („Kraft"-Ersparnis, Schonung des Herzens, Milderung der Affekte und dadurch günstige Beeinflussung der der Krankheit zugrunde liegenden körperlichen Prozesse usw.) auf den unbekannten eigentlichen Krankheitsvorgang heilsam zurückwirkt, — ganz abgesehen davon, daß die moderne symptomatische Behandlung z. B. der Erregungszustände bei heilbaren Krankheitsformen viele Kranke am Leben erhält und also zur Genesung bringt, die in früheren Zeiten infolge von unzweckmäßigen Maßnahmen an interkurrenten körperlichen Krankheiten (Pyämie, Infektionskrankheiten usw.) in der Psychose zugrunde gingen.

Eine kausale Therapie ist in einer Anzahl von psychiatrischen Krankheitsfällen möglich, die aber in der Gesamtheit der verschiedenen Formen psychischer Krankheit, wie schon erwähnt wurde, zahlenmäßig zurücktreten. Wir können bei toxischen Erkrankungen wie manchen Alkoholpsychosen in gewissem Sinne kausal-therapeutisch wirken, wenn es uns gelingt, die Kranken des Giftes zu entwöhnen. Wir können es da, wo operative Eingriffe bei groben Hirnerkrankungen, z. B. bei Hirntumoren, Erfolg versprechen. Man hat bei Psychosen, die im ursächlichen Zusammenhang mit Morbus Basedowii stehen, verschiedentlich durch eine gegen dieses Grundleiden gerichtete Therapie Erfolge erzielt.

Vielfach sind psychische Störungen bei syphilitischer Hirnerkrankung einer antisyphilitischen Behandlung zugänglich; und auch die neue Therapie der progressiven Paralyse durch künstliche Erzeugung fieberhafter Prozesse darf wohl unter die kausalen Behandlungsarten gerechnet werden. Endlich ist ihnen die Psychotherapie reaktiver, psychisch bedingter seelischer Störungen zuzuzählen, insofern es durch sie vielfach möglich ist, durch Beseitigung oder Ausgleich der solche Störungen auslösenden und unterhaltenden seelischen Spannungen und Traumen heilend oder bessernd zu wirken.

Ganz allgemein besteht alle ärztliche Krankenbehandlung einmal in der Vornahme therapeutischer Eingriffe irgendwelcher Art — handele es sich nun um mechanische Eingriffe (Operationen usw.), um Anwendung chemischer oder biologischer Mittel (Arzneien, Schutzstoffe usw.), um physikalische Prozeduren, um psychische Einwirkung oder dergleichen —, zum anderen aber in einer zweckmäßigen Regulierung der Funktionen des erkrankten Organes oder Organsystems im Sinne der Schonung oder Übung.

Das gilt im großen ganzen auch für die psychiatrische Therapie. Die Regulierung der Funktionen spielt hier eine große Rolle. Auf sie laufen z. B. alle die Maßnahmen hinaus, die die Beziehungen des Kranken zur Umwelt betreffen: die zweckmäßige Art, mit ihm umzugehen, seine Entfernung aus dem Berufsverhältnis und aus seiner gewöhnlichen Umgebung, seine Überführung in eine Anstalt u. a. m.

Bei den Geisteskrankheiten kommt für die Haltung des Arztes gegenüber dem Kranken nun aber noch ein Moment in Betracht, das bei den körperlichen Krankheiten nur selten und in eng begrenztem Maße wirksam ist, — ein Moment, welches mit der eigentlichen Therapie nichts zu tun hat, welches die therapeutischen Maßnahmen leider nicht selten erschwert oder durchkreuzt und zu den therapeutischen Gesichtspunkten vielfach als ein mitbestimmender Faktor von praktischer Bedeutung hinzutritt.

Durch die Psyche ist der einzelne Mensch ein Glied der Gemeinschaft, der er angehört. Von dieser Gemeinschaft (Familie, Berufskreis, Gemeinde, Staat usw.) ist er nicht nur abhängig, sondern es gehen auch umgekehrt von ihm Wirkungen auf diese Gemeinschaft aus. Diese Wirkungen nehmen durch die geistige Störung nicht selten einen gemeinschaftsschädigenden Charakter an. Dann hat das ärztliche Handeln nicht lediglich die individuellen Interessen des Kranken, sondern auch die der Gesamtheit zu berücksichtigen. So rückt gegenüber dem Geisteskranken sehr oft der Gesichtspunkt des Wohles der Allgemeinheit in den Vordergrund, welcher, wie gesagt, in der somatischen Medizin nur in beschränktem Maße in Betracht kommt (z. B. gegenüber Dauerausscheidern pathogener Mikroorganismen, Bazillenträgern, gegenüber Individuen, die an zu epidemischer Ausbreitung neigenden Krankheiten leiden oder einer solchen Krankheit verdächtig sind).

Aus diesem ganzen Sachverhalt ergeben sich Komplikationen für das ärztliche Handeln und Schwierigkeiten, wie sie in diesem Maße nur der Irrenheilkunde eigentümlich sind.

Dazu kommt noch etwas anderes. Die Geisteskranken sind in einer großen Zahl der Fälle nicht Patienten, welche das Gefühl der Hilfsbedürftigkeit und die Einsicht in die Notwendigkeit ärztlichen Beistandes haben. Diese Hilfe muß ihnen vielfach gegen ihren Willen zuteil werden. Dann läßt sich eine Beschränkung der persönlichen Freiheit vielfach nicht umgehen. Damit erhält das ärztliche Handeln in den Augen des Patienten den Anschein von gegen ihn, gegen sein Interesse gerichteten Maßnahmen. Aber nicht nur dem Kranken gegenüber kommt der Arzt auf diese Weise in ein falsches Licht. Die Tatsachen, welche zu solchen Eingriffen in die persönliche Freiheit eines Geisteskranken nötigen und berechtigen, liegen vielfach nicht für jedermann ohne weiteres erkennbar zutage. Die krankhaften Erscheinungen zeigen sich oft nicht so sehr am Patienten, wie er dem Beurteiler in einem gegebenen Zeitpunkte unmittelbar gegenübertritt, sondern in seinen Handlungen im Leben; Wahnideen halten sich inhaltlich nicht selten im Rahmen des Möglichen und können dann nur bei genauer Kenntnis der Lebensbeziehungen des Kranken und auf Grund psychiatrischen Wissens als krankhaft erkannt werden; die Patienten fassen das, was mit ihnen vorgenommen wird, häufig falsch auf oder bewahren daran eine unrichtige Erinnerung, geben dann nicht zutreffende Schilderungen davon u. a. m.

Alles das bildet Quellen des Mißverständnisses und von Irrtümern. Rechtsfragen spielen in die Praxis des Irrenwesens fortwährend hinein. So breitet sich um das ärztliche Handeln am Geisteskranken eine Sphäre der Unsicherheit der Beurteilung und der Mißdeutungsmöglichkeiten aus, die der Stellung der Irrenheilkunde im öffentlichen Leben ein besonderes Gepräge verleiht. Jedenfalls aber bedeutet die Tatsache, daß der Psychiater bei seinem ärztlichen Handeln außer den rein therapeutischen Zielen oft auch das der Sicherung im Auge haben muß und daß nicht selten die aus diesen beiden Gesichtspunkten sich ergebenden Folgerungen einander in gewissem Maße widerstreiten, eine besondere Eigentümlichkeit und eine besondere Schwierigkeit der praktischen Irrenheilkunde.

Da die Behandlung der Geisteskrankheiten, wie gesagt, heute noch vorwiegend symptomatisch ist, so macht das, was die *allgemeine* psychiatrische Therapie zu lehren hat, einen sehr wesentlichen Teil des therapeutischen Apparates überhaupt aus. Im großen ganzen ergeben sich für die Behandlung der einzelnen psychischen Krankheiten nur Abwandlungen der allgemeinen Behandlungsgrundsätze.

Dem Zwecke eines Handbuches gemäß soll im folgenden das, was seit langem fester Besitz und allgemein anerkannt ist, kurz behandelt werden, während neuere Fragen und Methoden ausführlicher zu erörtern sein werden. Dabei sollen auch solche neueren Verfahren und therapeutischen Versuche zur Sprache kommen, über die noch keine genügenden Erfahrungen vorliegen, sofern sie aus dem oder jenem Grunde wichtig und beachtlich erscheinen. Eigentlich organisatorische, anstaltstechnische und bauliche Fragen scheiden als nicht in den Rahmen dieses Abschnittes gehörend aus und werden nur da, wo es unbedingt nötig ist, gestreift.

I. Psychische Behandlung.[1]

Das Gebiet, auf dem die Psychotherapie ihre größten Erfolge erzielt, ist bekanntlich das der Neurosen. Hier ist sie in allen ihren einzelnen Formen die vornehmste, sich unmittelbar aus der Pathogenese der Krankheiten ergebende Behandlungsart.

Es folgt schon aus der ganz andersartigen Entstehungsart der überwiegenden Mehrzahl der eigentlichen Geisteskrankheiten, daß diese keinen so dankbaren Gegenstand für die psychische Behandlung bilden können. Zudem fehlen bei ihnen, wie Schultz sagt, meistens die für die Anwendung der Psychotherapie so notwendigen Voraussetzungen der Einsicht und Bildsamkeit.

Dennoch wäre es ein Irrtum, den Wert einer Psychotherapie der Geisteskrankheiten zu unterschätzen. Genau betrachtet, spielte die psychische Behandlung ja schon immer eine Rolle in der Irrenheilkunde; allerdings weniger in der Form der „direkten", aktiven Methoden, die die Neurosenbehandlung

---

[1] Vgl. hierzu auch die Ausführungen S. 71 ff. und 82 ff.

beherrschen, als in Gestalt mittelbaren, indirekten Verfahrens. Faßt man, von einer solchen Betrachtungsweise ausgehend, den Begriff der Psychotherapie weit genug, so weit wie es nötig und richtig ist, so muß man ihm sogar eine grundlegende Bedeutung in der Behandlung der Geisteskrankheiten zuerkennen. Neuerdings findet diese Tatsache immer mehr Beachtung. Wir sehen, wie von verschiedenen Seiten her zielbewußte Versuche eines aktiveren psychotherapeutischen Verfahrens aufgenommen worden sind. Unleugbar sind auch selbst bei den endogenen Geistesstörungen beachtliche symptomatische Erfolge festzustellen.

Hält man sich die ja eigentlich ganz banale Tatsache vor Augen, daß alles, was wir erleben, auf unsere Psyche zurückwirkt, unser Seelenleben irgendwie beeinflußt — Erleben ist eben solche Rückwirkung oder Wechselwirkung —, so muß man feststellen, daß auch alle von außen angeregten Erlebnisse der Geisteskranken, soweit bei diesen noch irgendeine Verbindung mit der Außenwelt besteht, auf ihren Seelenzustand einwirken müssen, — bald mehr, bald weniger stark, nachhaltig und deutlich. Daher gehört es zu den therapeutischen Aufgaben, die Erlebnisse der Kranken möglichst zweckmäßig zu gestalten, und so hat alles, was der Arzt mit ihnen vornimmt, eine unter psychotherapeutischem Gesichtspunkt beachtliche Seite, nur daß der psychotherapeutische Erfolg nach Art und Grad ganz verschieden sein kann je nach der Art des krankhaften Zustandes und nach der Art des Erlebnisses oder der Einwirkung. Die Hyoscin-Injektion z. B., durch die ich eine psychische Erregung für einige Zeit unterdrücke und die diese Wirkung auf rein chemischem Wege erzielt, ist für den Kranken zugleich ein psychischer Reiz, den er je nach den in seinem Zustande gegebenen Bedingungen verschieden verarbeiten wird: er kann durch die Injektion in Angst versetzt werden, er kann ihr zornig widerstreben; er kann durch die Erinnerung an gewisse unangenehme subjektive Nebenwirkungen des Mittels veranlaßt werden, sich hinsichtlich der Äußerungen seiner Affekte Hemmungen aufzuerlegen, um eine abermalige Injektion zu vermeiden u. a. m. Die zielbewußte Versetzung eines Geisteskranken in eine bestimmte Umgebung ist ein psychotherapeutischer Akt. Der richtige Umgang mit den Kranken ist Psychotherapie. Die Behandlung des Patienten in einer Anstalt, in der alle Einrichtungen dem Zustande geisteskranker Menschen angemessen sind, ist zum großen Teil, auch ohne daß bestimmte „direkte" psychotherapeutische Methoden angewandt werden, seelische Behandlung; sie ist es schon allein durch die Art der Umweltgestaltung in der Anstalt, durch das Verhalten des Arztes und des geschulten Pflegepersonals, durch die Fernhaltung der Reize des täglichen Lebens, durch die Unterbrechung der Berufstätigkeit und vieles andere mehr. Akte seelischer Behandlung sind aber z. B. auch die Entlassung aus der Anstalt zur richtigen Zeit, die Vermittlung einer geeigneten Erwerbstätigkeit, die Versetzung in Familienpflege.

Eine so weite Fassung des Begriffes der Psychotherapie richtet die Aufmerksamkeit auf die Wichtigkeit aller äußeren Einflüsse und Erlebnisse für das Befinden und das Verhalten der Geisteskranken nachdrücklich hin. Sie hat den Vorteil, das Auge und das Gewissen des Arztes für jene, lange Zeit nicht bewußt genug ins Auge gefaßte Tatsache zu schärfen, daß wir in allen Umwelteinflüssen Reize zu erblicken haben, die auf das Verhalten der Geisteskranken und damit innerhalb gewisser Grenzen auf ihren Zustand einwirken, die, je nachdem wir diese Umwelteinflüsse zweckmäßig gestalten oder zweckwidrig sein lassen, von günstiger oder ungünstiger Wirkung sind.

Freilich kann seelische Behandlung eigentlich kausal und damit wirklich tiefer greifend oder gar heilend nur bei psychisch bedingten seelischen Anomalien wirken. Doch darf ihre lindernde, mildernde und bessernde Bedeutung auch für die endogenen und organischen Psychosen keineswegs unterschätzt werden. Die günstige Änderung, die der Zustand der Kranken auch bei diesen letzteren Krankheitsformen durch die Überführung der Patienten in eine gute Anstalt oft bald erfährt, ist allein schon ein Beweis hierfür. Handelt es sich bei dieser psychotherapeutischen Beeinflussung der schweren Geistesstörungen im wesentlichen also nur um symptomatische Erfolge, so ist doch die Vermutung nicht von der Hand zu weisen, daß, wenigstens bei zur Heilung neigenden Fällen, eine gewisse Einwirkung auf den Krankheitsprozeß dabei bisweilen statthaben kann. Dieser Meinung ist z. B. KRAEPELIN, wenn er in bezug auf die zweckmäßige Art des Umganges mit den Kranken sagt: „Vielleicht sind alle diese kleinen täglichen Bemühungen, die psychischen Spannungen auszugleichen, doch bis zu einem gewissen Grade geeignet, den natürlichen Heilungsvorgang zu unterstützen. Wir dürfen das wenigstens schließen aus der Erfahrung, daß verkehrte psychische Behandlung, wie sie bisweilen durch Angehörige, schlechtes Personal oder andere Kranke geübt wird, ohne jeden Zweifel die Krankheitszustände nachhaltig verschlimmern kann." Und F. KEHRER sagt geradezu, im Lichte der uralten Beobachtung über die Beeinflussung von gewöhnlich dem bewußten Denken und Wollen entzogenen körperlichen Apparaten durch äußere Sinnes- und Gemütseindrücke gewinne der Gedanke greifbarere Gestalt, „daß durch geschickte systematische Kombinierungen verschiedenartiger, u. U. fortgesetzter Affekterregungen bei allen möglichen Krankheitszuständen *Umstimmungen des neurovegetativen Apparates* herbeizuführen seien, die ihrerseits einen günstigen Boden für andersartige seelische Einwirkungen schaffen."

Die psychische Behandlung der Geisteskranken fängt also an mit der richtigen Art, mit ihnen umzugehen. Von so großer Bedeutung diese ist, so kann man doch rein theoretisch allgemeine Regeln dafür bekanntlich nur in großen Umrissen aufstellen; und da ist die grundlegende Forderung die, daß jede *gefühlsmäßig* zurechnende, moralisierende Stellungnahme unterbleibe. Wenn SIMON mit Recht sagt, man solle auch den Geisteskranken *im Rahmen psychotherapeutischer Erziehung* nicht als schlechthin unverantwortlich betrachten, so widerstreitet das jener Forderung keineswegs. Denn eben nur das gefühlsmäßig-instinktive, reaktive, nicht das planmäßig erzieherische Zurechnen in ärztlicher Absicht ist verpönt. Die Einstellung des Menschen zur Außenwelt ist grundsätzlich wertend. Wie wir die Wirkungen, die die „Außendinge" auf unseren Wahrnehmungsapparat ausüben, ihnen als „Eigenschaften" zuschreiben, so verlegen wir auch die Reflexe des Verhaltens unserer Mitmenschen auf unsere persönliche Sphäre als Wesensqualitäten in sie hinein, wobei besonders unser subjektives „Interesse" richtunggebend ist. Das uns Förderliche und Freundliche am Verhalten des andern beantworten wir, indem wir ihm „Güte" zuschreiben und, was das Wesentliche ist, mit Gefühlen der Zuneigung und des Wohlwollens ihm gegenüber reagieren, während wir auf beeinträchtigende Einwirkungen des Mitmenschen mit entgegengesetzter Stellungnahme und mit Abwehrtendenzen antworten. Diese instinktive Reaktionsweise, die bei den verschiedenen Menschen in ganz verschiedenen Graden tief verankert ist, muß dem Geisteskranken gegenüber vor allem außer Funktion gesetzt werden. Manche Menschen sind dazu nicht fähig, und sie sind daher auch ungeeignet zur Behandlung und Pflege psychisch Kranker. Viele können diese Ausschaltung primitiver Regungen bis zu einem gewissen Grade erlernen, wenigstens insoweit, daß sie den gewöhnlichen beruflichen Anforderungen der Irrenbehandlung und -Pflege genügen. Zu einer souveränen Beherrschung aller der Kräfte aber, die im zweckmäßigen Umgange mit den Geisteskranken wirksam werden können, wird nur der gelangen, dem die besondere Fähigkeit dazu angeboren ist. Es handelt sich dabei ja keineswegs nur um

jenes Freisein von moralisierender Befangenheit. Eine erhebliche gemütliche
Resonanz, eine reiche Skala von Gefühlsabstufungen, Einfühlungsvermögen,
affektive Beweglichkeit bei der Fähigkeit zur Selbstbeherrschung, ein genügendes
Maß von geistiger Freiheit und Vorurteilslosigkeit, sowie Bestimmtheit, Um-
sicht und Geistesgegenwart — das sind vor allem die Eigenschaften, die den geborenen Irrenarzt ausmachen, welcher nicht nach erlernbaren Regeln verfährt,
sondern das Vermögen besitzen muß, intuitiv aus der gegebenen Situation heraus
zu gestalten und zu formen. Jedem einzelnen Kranken tritt er anders gegenüber,
und demselben Kranken zu verschiedenen Zeiten in verschiedener Weise. So
ist Psychotherapie im Grunde eine Kunst: „wissenschaftlich verankerte Kunst"
nennt Kehrer sie mit Recht.

Die psychotherapeutische Bedeutung des zweckmäßigen Umganges mit
psychisch Kranken kann man gar nicht hoch genug bewerten. Gelingt es z. B.,
einen widerspenstigen, erregbaren Maniacus zu leiten und ihn sanfter zu machen,
so schafft man nicht nur ihm Erleichterung und Linderung, sondern — bei Anstaltsbehandlung — auch den Mitkranken, die durch die Ausschreitungen eines
verkehrt behandelten Leidensgenossen ungünstig beeinflußt werden. Auf einer
Krankenabteilung, auf der nicht die rechte Art im Verkehr mit den Kranken
herrscht, macht sich das im Zustande aller Pfleglinge nachteilig bemerkbar und
umgekehrt.

Wie gesagt, lassen sich für diese rechte Art nicht eigentliche feste Regeln
aufstellen. Eine ruhig-freundliche, besonnene, dabei aber jeden Anschein der
Herablassung und bewußten Überhebung vermeidende Haltung ist erstes Erfordernis, ebenso wie unbedingte Wahrhaftigkeit. Peinlich zu meiden ist es,
den Patienten in Hoffnungen zu wiegen oder ihm Versprechungen zu machen,
die nachher nicht in Erfüllung gehen können. Immer soll der Kranke aus dem
Verhalten von Arzt und Pflegepersonal eine ruhige Bestimmtheit gepaart mit
Mitgefühl und Wohlwollen herausfühlen. Nachgeben und ruhiges Entgegen-
treten sind die beiden Ingredienzien, aus denen je nach der augenblicklichen
Lage, je nach Zustandsbild und Krankheitsform im Einzelfalle die richtige
Mischung gefunden werden muß.

Wie später noch auszuführen sein wird, hat Simon neuerdings die Psychotherapie der Geisteskrankheiten in der Anstalt ganz wesentlich gefördert, indem
er für eine aktivere Behandlung derselben eingetreten ist und deren Erfolge in
seiner Anstalt vor Augen geführt hat. Im Zusammenhange mit dem eben Gesagten ist da vor allem von Interesse, daß Simon in den Mittelpunkt seiner Bestrebungen die Forderung stellt, den Geisteskranken ganz zielbewußt dazu zu
erziehen, nach Möglichkeit sich selbst zu führen, Haltung zu bewahren, alles zu
entwickeln, was an Willenskraft noch in ihm ist. Die Kranken sollen — und sie
können, wie die Erfahrung lehrt, zum großen Teile in weitgehendem Maße —
dazu gebracht werden, sich zu beherrschen, sich geordnet zu verhalten, sich in
eine Gemeinschaft einzufügen. Demgemäß warnt Simon vor jeder falschen
Nachgiebigkeit gegenüber den Kranken. Er macht mit Recht darauf aufmerksam, daß das lange Zeit in den Anstalten in allzu weitem Maße und zu unbedingt
geforderte „No-restraint" fehlerhaft sei, weil es leicht zu absoluter „Narrenfreiheit" führe, indem die Kranken so leicht dazu kommen, sich ihren krankhaften
-Neigungen allzusehr zu überlassen und zu verwahrlosen. Daher gelangt er zur
Forderung eines „bedingten No-restraint": „Erst Befreiung des Kranken von
der zügellosen Herrschaft seiner Affekte, von seinen krankhaften Neigungen,
Gewohnheiten, Launen, Schrullen, Narrheiten, dann erst Lockerung der Aufsicht und Führung und Zumessung von größerer Freiheit und Selbständigkeit."
Weiter führt Simon aus, eine Quelle unsozialer Entwicklung beim Geisteskranken

sei der Lehrsatz von der allgemeinen Unverantwortlichkeit des Geisteskranken
für sein Tun und Lassen. Natürlich könne nicht von einer strafrechtlichen Verantwortlichkeit und von Strafe überhaupt die Rede sein, sondern „nur von der
Verantwortung für das eigene Wohlergehen des Alltags". SIMON meint damit
die Tatsache, daß auch die Geisteskranken, wir wollen sagen: die große Mehrzahl
der Geisteskranken, bis zu einem gewissen Grade erziehbar und beeinflußbar sind,
in einem höheren Grade jedenfalls, als man es bisher allgemein annahm. Das ist
zweifellos richtig und eine Erkenntnis, die unser psychotherapeutisches Handeln
maßgebend beeinflussen muß. Demgemäß müssen wir auch den Kranken grundsätzlich mit gewissen Anforderungen gegenübertreten, natürlich mit den nötigen
Abstufungen von Fall zu Fall. Das ist ja die Voraussetzung aller Erziehung. Wo
noch einigermaßen geordnetes, klares Denken und Auffassen besteht, da tritt
nach SIMON die höchste Form der Beeinflussung, die Überzeugung durch Wort
und Beispiele, die Belehrung in ihre Rechte. Meist fehle aber diese Voraussetzung bei unseren Anstaltskranken; deshalb müssen Arzt und Pfleger die psychische Führung übernehmen; genau wie beim Kinde, dem auch die nötige Einsicht fehlt, die Mutter die autorative Führung ausübe. Die dazu nötige Autorität
ergebe sich ganz von selbst im wesentlichen aus der geistigen Überlegenheit des
Führenden, und SIMON sagt mit Recht, wer über diese Eigenschaft nicht verfüge,
der werde bei der psychischen Therapie nie viel fertig bringen. Vieles wird bei
den Kranken, wie auch SIMON betont, schon dadurch erreicht, daß man mit
ihnen nicht wie mit unmündigen, unter einem stehenden Personen verkehrt,
sondern möglichst wie mit gleichstehenden Vollwertigen, wohlwollend, aber doch
ernst und bestimmt. Jede falsche Verweichlichung ist bei aller Freundlichkeit
und Schonung zu vermeiden; immer muß suggestiv ein Appell an die höheren
Fähigkeiten des Kranken zum Ausdruck kommen und diesem fühlbar werden,
daß man ihm Höherwertiges zutraut und bei ihm voraussetzt. SIMON hat auch
sehr recht, wenn er bewußt fordert, daß man den Kranken dazu anhält, nicht
nur sein krankhaftes äußeres Gebaren möglichst zu unterlassen, sondern auch
die Äußerung seiner krankhaften Ideen zu beherrschen. In dieser Richtung ergibt sich für den Arzt vor allen Dingen die Forderung, von Fall zu Fall die richtige Mitte zu halten bei der Entscheidung, inwieweit ein Kranker der notwendigen Erleichterung und Entlastung durch Aussprache bedarf, inwieweit
Unterdrückung unnötigen Aussprechens krankhafter Vorstellungen im Interesse von deren Zurückdrängung im Bewußtsein des Kranken notwendig ist. In
dieser Beziehung berühren sich SIMONS Bestrebungen deutlich mit den nachher noch zu erwähnenden von STRANSKY und KOGERER, wenn die beiden
letzteren Autoren ihre Ansichten auch theoretisch und psychologisch viel
eingehender begründen, während SIMON mehr vom Standpunkte des Prak-
tikers ausgeht.

Bei alledem handelt es sich, wie nähere Betrachtung lehrt, um ein Verfahren,
das aus mannigfachen Elementen psychischer Beeinflussungsweise zusammengesetzt ist. Unter ihnen heben sich aufklärender Zuspruch (Persuasion) und Verbalsuggestion besonders deutlich hervor. Daß auf diesem Wege rein psychogene
psychische Störungen günstig beeinflußt werden können, ist eine allgemeine
Erfahrung. Wenn es in solchen Fällen möglich ist, die auslösenden äußeren
Momente zu beseitigen oder unwirksam zu machen, wird der Erfolg Heilung sein
können. Überall, wo die psychischen Störungen auf einer durch psychopathische
Veranlagung bedingten abnormen Verarbeitung von Lebensreizen beruhen,
wird man sich bemühen müssen, den Kranken zur Einsicht in die Entstehung
und den Zusammenhang der Störungen zu bringen und seine Fähigkeit, an
deren Ausgleich aktiv mitzuarbeiten, zu entwickeln und zu steigern. Nament-

lich bei intelligenten Psychopathen wird es dann manchmal möglich sein, die Kranken vor erneuten akuten Anfällen zu bewahren, indem man sie lehrt, ihre pathologische Reaktionsweise auf diesem oder jenem Wege zu korrigieren.

Aber auch bei den endogenen und organischen Psychosen ist bessernde Einwirkung durch ähnliches Verfahren oft möglich, zunächst überall da, wo sogenannte „psychogene Überlagerungen" festzustellen sind. Darüber hinaus sind es besonders die leichteren Depressionszustände des manisch-depressiven Formenkreises, die dieser Art der Psychotherapie innerhalb gewisser Grenzen öfters zugänglich sind. Hier kann der Arzt die Patienten z. B. über die krankhafte Natur ihrer psychischen Hemmung aufklären, kann ihnen das Gefühl innerer Leere daraus verständlich machen und als vorübergehende Krankheitserscheinung erklären. Er kann den Kranken durch seinen Zuspruch von Fall zu Fall helfen, Entschlüsse zu fassen, sie auf die psychische Bedingtheit vermeintlich körperlicher Begleitstörungen hinweisen und vor dem ungünstigen Einfluß von allerhand therapeutischen Prozeduren der somatischen Medizin bewahren. Auch bei melancholischen Zuständen anderer Genese ist auf diesen Wegen den Patienten manchmal Linderung zu bringen.

Nicht nur sind es indessen Depressionen, welche durch solche einfache psychotherapeutische Maßnahmen beeinflußt werden, sondern auch manche Formen leichterer manischer Erregung im manisch-depressiven Irresein, bei der Paralyse, ferner Zustände von gesteigerter affektiver Erregbarkeit und Reizbarkeit bei schweren Psychopathen sind ihnen zugänglich. Manche in leichterem Grade Manische bieten dem Arzte die Möglichkeit, an ihr Krankheitsgefühl anknüpfend ihnen das Krankhafte ihres Verhaltens auseinanderzusetzen, dadurch eine gewisse Einsicht bei ihnen hervorzurufen und sie von dieser Basis aus zu lenken. Natürlich handelt es sich auch hier nur um einen jeweils vorübergehenden Erfolg, der aber durch täglich wiederholte Einwirkung unter auch sonst günstigen Verhältnissen Dauer erhalten und so zu einer gewissen Dämpfung der Erregung führen kann. Auch manche der erwähnten affekterregbaren Psychopathen, die sich bei ungeeigneter Behandlung und unter ungünstigen äußeren Verhältnissen — wie sie für solche Individuen die freilich gerade hier aus sozialen Gründen oft nicht zu vermeidende Anstaltsbehandlung mit sich bringen kann — leicht in protrahierte Erregungszustände mit außerordentlich fatalen Krank-heitsäußerungen hineinsteigern, lassen sich in ähnlicher Weise psychotherapeutisch leiten.

Bei Schizophrenen ist eine solche einfache psychische Beeinflussung ebenfalls möglich, und dem Arzte kann nicht ernst genug empfohlen werden, sie gerade bei dieser Krankheitsform anzuwenden. Bei der Grundneigung der Schizophrenen, sich abzusperren und äußeren Einflüssen aus dem Wege zu gehen, ist das freilich oft sehr schwer, gelingt in vielen Fällen gar nicht, in vielen erst nach lange fortgesetzten Bemühungen. Der Eigenart der Kranken gemäß kommt man besonders dann zum Ziele, wenn man sich nicht direkt an sie wendet, sondern die auf sie berechneten Bemerkungen scheinbar an andere richtet und sie die Kranken wie zufällig mit anhören läßt. An anderer Stelle wird noch näher hierauf einzugehen sein.

Mit dem Gesagten sind aber noch keineswegs alle psychotherapeutischen Möglichkeiten in der Psychiatrie erschöpft. Mit Recht sagt Schilder: „Eine psychische Beeinflussung der Symptome muß bei allen Psychosen möglich sein, welche überhaupt auf die Umwelt reagieren." Aufgabe der nächsten Zeit wird es sein, zu zeigen, wie weit sich diese Erkenntnis praktisch verwerten läßt.

Wie schon oben angedeutet wurde, gehört eine *bewußte zweckmäßige Gestaltung der Umwelteinflüsse, der Erlebnissphäre* der Kranken zu den Aufgaben der Psychotherapie. Dieser Forderung läßt sich im Rahmen der Anstaltsbehandlung freilich innerhalb gewisser Grenzen leichter Genüge tun als unter den Bedingungen des freien Lebens, die der Arzt in ungleich geringerem Maße zu beherrschen vermag als die in einer Anstalt gegebenen Verhältnisse, allerdings, wie gesagt, auch hier nur innerhalb gewisser Grenzen. Denn es ist nicht zu verkennen, daß das Leben auch in der besten Anstalt künstliche Verhältnisse bietet, die auf den Zustand mancher Kranken nicht günstig einwirken. Davon wird später noch die Rede sein müssen.

Daß bei den paranoischen Anlagen und Entwicklungen an die Möglichkeit psychotherapeutischer Einwirkung zu denken ist, darauf hat BUMKE hingewiesen. Er sagt: „Nicht bloß seitdem wir die leichten, abortiven Fälle und insbesondere auch die sensitiven Spielarten kennengelernt, sondern vornehmlich seit wir das Wechselspiel zwischen Anlage und Milieu, Anlaß und innerem Erlebnis bei diesen Wahnformen begriffen haben, dürfen wir zusehen, ob ihnen nicht wenigstens in ihren Anfängen entgegenzustreben sei." BUMKE weist dann auf von ihm beobachtete Fälle hin, in denen paranoide Auffassungen lediglich durch eine zufällige günstige Wendung in den äußeren Umständen im Keime erstickt worden seien. Gerade bei allen diesen Formen handelt es sich um das, was ich vorhin bewußte zweckmäßige Gestaltung der Umwelteinflüsse auf den Kranken nannte, eine Aufgabe, die natürlich für den Arzt allein nicht zu lösen ist. Denn wie BUMKE sagt, spielt sich alles das, was in dieser Hinsicht den Patienten helfen kann, in Formen ab, die mit gewöhnlichen ärztlichen Maßnahmen nichts zu tun haben. Es handelt sich z. B. um die Art, wie man den Kranken im Leben entgegentritt; bei Beamten etwa um eine Beurlaubung oder Versetzung zu rechter Zeit; bei Querulanten um Aufklärung der Gegenpartei, der Gerichte und Behörden und um Herbeiführung einer möglichst zweckmäßigen Reaktion von deren Seite; bei anderen durch das wahnhafte Verhalten der Kranken hervorgerufenen Konflikten um ähnliche vermittelnde Einwirkung u. a. m. Auf diesem Gebiete werden sich möglicherweise die modernen, auf psychiatrische Fürsorge für nicht anstaltsbedürftige Geisteskranke und Psychopathen gerichteten Bestrebungen mit Erfolg auswirken können.

Es ist allen Irrenärzten bekannt, daß die ausgebildeten und fixierten Wahnideen der Geisteskranken aller psychotherapeutischen Einwirkung hartnäckig zu trotzen pflegen. Bei solchen Kranken durch psychische Beeinflussung aber wenigstens eine Besserung zu erreichen, ist der Zweck gewisser in letzter Zeit u. a. besonders von STRANSKY, KLÄSI und KOGERER empfohlenen Verfahren, wenn sich deren Anwendungsgebiet auch keineswegs lediglich auf Wahnideen erstreckt.

Den Ausgangspunkt bildet, wie STRANSKY ausführt, die Tendenz, mit aktiven Mitteln hauptsächlich das zu wecken und zu fördern, was in der kranken Psyche noch an gesunden Motiven und Antrieben, u. U. auch an Heilungstendenzen ruht. Von diesem Gedanken ausgehend, empfiehlt STRANSKY „eine Modifikation heilpädagogischen Verfahrens", die er „kompensatorische Übungstherapie" nennt und welche er als geeignet insbesondere für gewisse cyclothymische und schizophrene Fälle betrachtet. Nach eingehender analytischer Erforschung des Zustandsbildes, besonders nach der Feststellung, „was krank ist und was noch gesund", wird unter Anknüpfung an die vorhandenen Ansätze zu Krankheitsgefühl oder -Einsicht mit dem Kranken die ganze Symptomatologie durchgesprochen und er möglichst häufig darauf hingewiesen, was bei ihm als krankhaft und was als normal zu bewerten ist. Gleichzeitig erhält der Patient Anleitung zu innerer Korrektur in dem Sinne, daß er, so oft ihm Krankhaftes bewußt wird, zielbewußte Vernachlässigung daran übt und dieses Bestreben zugleich unterstützt durch ebenso absichtliche Hinlenkung auf konkrete geistige oder körperliche Arbeitsaufgaben. Stransky meint, daß es auf diese Weise manchmal gelinge, der weiteren Auswirkung halluzinatorischer und wahnhafter Erlebnisse eine Grenze zu setzen und vielleicht mit dadurch deren Verblassen zu befördern. Wenigstens vermöge das Verfahren, das „das Interesse des Kranken unter Benutzung der gesunden seelischen Restenergien statt unnötig viel ins Psychotische hinein aktiv von diesem wegzuführen und die psychotischen Energien stillzulegen trachte,“ wohl manchem psychotischen Prozeß vorübergehend oder für längere Zeit Einhalt zu gebieten, der andernfalls wohl progredient oder ungünstig verlaufen wäre. Die Methode eigne sich nur für verhältnismäßig mildere, besonders für initiale Fälle von cyclothymischen, paranoischen und paranoid-schizophrenen Psychosen; Voraussetzung für ihre Anwendbarkeit sei auch ein gewisses Maß von Intelligenz.

Auf der Grundlage dieser Stranskyschen Erwägungen hat Kogerer weitere psychotherapeutische Versuche angestellt. Er sucht bei chronischen Psychosen durch psychische Behandlung den Kranken die Berufsfähigkeit zu erhalten und Anstaltsbehandlung zu vermeiden. Vorwiegend handelt es sich um Schizophrene, daneben um einzelne Fälle von Paraphrenie und Paranoia. Da bei diesen Psychosen die Verbringung des Kranken in eine Anstalt nicht selten ungünstig wirkt und eine akute Verschlimmerung zur Folge hat, so ist die Vermeidung der Unterbringung allerdings in solchen Fällen eine Maßnahme von erheblichem therapeutischen Wert. Einen wichtigen Faktor der Behandlung bildet die Erziehung der Kranken zu bewußter Dissimulation ihrer Wahnideen und anderer krankhaften Eigentümlichkeiten. Kogerer hebt hervor, daß auch bei paranoiden Kranken eine gewisse Beeinflußbarkeit die Mühe des Psychiaters, die Seele des Kranken einfühlend zu verstehen, in manchen Fällen lohne, eine Beeinflußbarkeit, welche sich allerdings nur selten auf die Wahnideen selbst, viel häufiger auf die sich aus ihnen ergebenden praktischen Folgerungen beziehe. Zur Dissimulation kommen bekanntlich Paranoide nicht selten ganz von sich aus. Ohne Krankheitseinsicht oder Krankheitsgefühl zu haben, entwickeln sie doch ein deutliches Gefühl dafür, was die gesunden Mitmenschen an ihnen als krankhaft ansehen würden. Sie suchen alles das zu verbergen und zu unterdrücken, um nicht aufzufallen. Dadurch wird es ihnen möglich, im freien Leben und arbeitsfähig zu bleiben, und es muß dem Zwange, den sich die Kranken zu diesem Zwecke dauernd anzutun haben, ein gewisser dämpfender Einfluß auf den gesamten krankhaften Zustand zuerkannt werden. Deshalb sucht also Kogerer — und vor ihm hat das schon Stransky getan und empfohlen — solche Kranken zu einer gewissen Dissimulation zu erziehen. Dabei weist Stransky auf die Notwendigkeit hin, daß der Arzt den Patienten von Zeit zu Zeit die Möglichkeit gebe, durch rückhaltlose Aussprache die aufgestauten Affekte abzureagieren; die Vertrauenspersonen, denen gegenüber das geschehe, müßten die Kranken freilich infolge ihres Mißtrauens wechseln können. Wenn auch den Wahnideen selbst nicht beizukommen ist, so betont doch Kogerer, daß in einzelnen Fällen, trotzdem der Kern des Wahnsystems unerschütterlich bleibe, die wahnhafte Verfälschung oder Mißdeutung von Erlebnissen durch rechtzeitigen logischen Zuspruch zu verhindern sei. Im übrigen handelt es sich auch bei diesem ganzen Vorgehen um psychotherapeutische Förderung der dem einzelnen Falle innewohnenden Heilungs- oder Besserungstendenzen, um Bekräftigung und Ausgestaltung von bestehenden Zweifeln am Wahn und um Befriedigung des Entlastungs- und Mitteilungsbedürfnisses der Kranken. Besonders geeignet sind nach Kogerer für diese Behandlung solche Fälle, bei denen die Erkrankung in kurzen und nicht zu schweren Schüben verläuft, sowie chronische Fälle von sehr langsamem gutartigen Ablauf mit vielen psychogenen Zügen.

Der Gedanke, die im Krankheitszustande gegebenen Tendenzen zur Selbstheilung zum Ausgangspunkte psychotherapeutischer Bestrebungen zu machen, beherrscht auch das von KLÄSI eingeschlagene Verfahren der Schizophreniebehandlung. KLÄSI erinnert daran, daß, wie der erkrankte Körper allerlei somatische Abwehrkräfte entwickle, auch im Geisteskranken psychische Gegenkräfte zur Betätigung gelangten, durch die er sich gegen das Leiden je nach Charakteranlage, Art der Erkrankung und äußeren Verhältnissen zu wehren suche. Darauf sei es zurückzuführen, wenn Schizophrene häufig, besonders nach Ablauf eines akuten Schubs, um keinen Preis über ihre halluzinatorischen Erlebnisse und wahnhaften Gedanken sprechen wollten aus Furcht, sie sonst neuerdings heraufzubeschwören. Diese Verdrängungstendenz sucht KLÄSI zu fördern durch die Arbeitstherapie mit oder ohne Orts-, Stellen- und Berufswechsel, wobei er Wert darauf legt, daß dieser Orts- und Berufswechsel, wo er in Betracht kommt, möglichst nicht im Zustande der höchsten Aktualität eines psychotischen Konfliktes stattfindet, sondern erst, wie sich KLÄSI ausdrückt, im „kalten Stadium", damit der Kranke nicht seine krankhafte Einstellung in die neue Umgebung hineinträgt und sich hier statt nützlicher Beziehungen neue Hindernisse und Schwierigkeiten schafft.

Als eine Art Selbstheilungstendenz deutet es KLÄSI auch, wenn Schizophrene, ihres zunehmenden Autismus auf einmal gewahr werdend, aus diesem Zustande mit einer gewissen Gewaltsamkeit herauszukommen suchten und sich plötzlich ganz nach außen wendeten. Diesem Streben nach plötzlicher, gewaltsamer Abkehr von der schizophrenen Einstellung soll man mit möglichst sinnfälligen, eingreifenden ärztlichen Verordnungen entgegenkommen, am besten mit drastischen physikalisch-diätetischen Maßnahmen, die sich auf eine möglichst volkstümlich-faßliche therapeutische Formel bringen lassen.

In noch anderen Fällen wird von Schizophrenen irgendein Symptom (z. B. Angst, Negativismus, Zwangserscheinungen, Stereotypien usw.) auffällig in den Vordergrund gestellt und überbetont, so daß man nach KLÄSI den Eindruck gewinnen kann, die Kranken wollten dem Arzte zu verstehen geben, daß von diesem Symptome aus der Zugang zu ihrer Psyche möglich sei. Hier soll man mit einer eingehenden methodischen Befragung einsetzen. Schon BLEULER hatte darauf aufmerksam gemacht, daß manche Schizophrene plötzlich mehr „Rapport" bekommen und zugänglich werden, wenn es gelingt, über ihre Stereotypien richtige Auskunft zu bekommen. KLÄSI konnte das in eingehenden Untersuchungen bestätigen. Er betont, man brauche manchmal Tage und Wochen, um an die Kranken heranzukommen, und dürfe ihnen dabei vor allem nie aufdringlich erscheinen. Bei der Anhörung solle man die Kranken möglichst wenig ansehen. Vielfach machen sie zunächst falsche Angaben. Auf dem Wege zur Wahrheit ist man jedoch nach KLÄSI, wenn eine einmal bestimmt gegebene Antwort bei verschiedenen Befragungen immer wieder in der gleichen oder in ähnlicher Weise erfolgt „und wenn dabei sowohl die Mimik wie unter Umständen auch das gesamte Verhalten des Kranken jenen Wechsel im Ausdruck und in der Stimmung erkennen lassen, der auch bei Schizophrenen, wenn sie nicht schon zu steif und zu stark abgesperrt sind, eine so tiefgreifende Veränderung der Einstellung zur Umgebung in der Regel begleitet, wie sie die Entbindung von einem bisher mißtrauisch gehüteten Geheimnis bedeutet. Im Besitz des Geheimnisses wird man versuchen, die Vertrauenskundgebung sofort mit Aufmerksamkeiten in jeder Richtung zu belohnen." Der Arzt hat damit oft so viel Einfluß auf den Kranken gewonnen, daß er ihn nun weiter lenken, zur Anpassung an eine geordnete Umgebung, zur Wiederaufnahme der Arbeit bewegen kann. Bestimmend für den Erfolg ist aber vor allen Dingen die richtige Auswahl der

Kranken, sowie die Auffindung und Benutzung vorhandener Selbstheilungs-
tendenzen bei denselben. Inbetracht kommen nicht akute Fälle, sondern nur
solche, bei denen der akute Hirnprozeß schon abgelaufen ist, die aber aus sich
selbst die richtige Einstellung nicht finden.

Zu ähnlichen Forderungen eines aktiven psychotherapeutischen Vorgehens
bei Schizophrenie ist HAUPTMANN auf Grund einer Analyse des Symptomes
des „Mangels an Antrieb" gekommen, das er an Fällen von epidemischer Encephalitis studierte. Sein Ergebnis war, daß der Mangel an Antrieb, den man bei
vielen Encephalitikern wahrzunehmen meint, oft vorgetäuscht werde durch die
Unfähigkeit der Kranken, aus sich heraus eine affektive Erregung von genügender Stärke aufzubringen, um den psychomotorischen Apparat in Funktion zu
setzen. Wohl gelinge das aber durch von außen ausgeübte Reize, die das Interesse der Patienten erwecken und so zur nötigen Belebung der motorischen
Sphäre führen. HAUPTMANN verweist auf ähnliche Erscheinungen bei Schizophrenen und auf die Möglichkeit, auch hier durch neue und somit interesse-
betonte Eindrücke, aber auch durch das Wachrufen affektbetonter Vorstellungskomplexe belebend auf die Kranken einzuwirken. Mit Recht betont HAUPTMANN
dabei, daß dadurch aber keineswegs die Auffassung der Psychoanalytiker von
der krankmachenden Bedeutung der *Komplexe* bei Schizophrenie gestützt werde.
Im Gegenteil, die HAUPTMANNschen Darlegungen fügen zu den anderen Gegen-
gründen gegen diese Anschauung einen weiteren hinzu.

Der *Psychoanalyse* kann auch der überzeugte Anhänger dieses Verfahrens
in der Behandlung der eigentlichen Geisteskrankheiten heute mit gutem Grunde
eine besondere Geltung nicht zuerkennen. ABRAHAM geht allerdings so weit,
die Psychoanalyse als die einzige rationelle Therapie des manisch-depressiven
Irreseins zu bezeichnen. Er glaubt, einige Fälle dieser Krankheitsform durch
psychoanalytische Behandlung günstig beeinflußt zu haben. Seine Mitteilungen
beziehen sich aber nur auf 6 Fälle. Er prüft zwar den Einwand, der besonders
bei einem der Kranken — es handelte sich um eine schwere depressive Psychose —
von ihm angenommene günstige Erfolg sei nur dadurch vorgetäuscht worden,
daß der Kranke zufällig im Zeitpunkt der Zuwendung zur Rekonvaleszenz zur
Behandlung gekommen sei, und begegnet diesem Einwand durch den Hinweis,
daß sich die Fortschritte der Besserung deutlich an die Fortschritte der Analyse
angeschlossen hätten. Die ABRAHAMschen Mitteilungen sind aber tatsächlich
weit davon entfernt, die optimistische Auffassung des Autors irgendwie zu stützen,
welche überdies in vollem Gegensatz steht zu allem, was wir über die endogene
Genese der Anfälle des manisch-depressiven Irreseins wissen.

BLEULER ist der Ansicht, daß das psychoanalytische Aufdecken von Komplexen und Abreagierenlassen zwar in den schweren Fällen von Schizophrenie
selten den Erfolg habe wie bei den Neurosen, daß aber in leichteren Fällen,
wie sie häufiger in der Privatpraxis als in den Anstalten vorkommen, manchmal
auf diese Weise ein deutlicher Erfolg zu erzielen sei, der unter Umständen jahrelang dauere und auch bei Wiederholungen nicht ausbleibe.

Man wird in dieser Frage BIRNBAUM recht geben müssen, der das Problem
der Psychoanalyse vom Standpunkte der klinischen Psychiatrie aus eingehend
erörtert hat und hinsichtlich ihrer diagnostischen wie auch therapeutischen Bedeutung zu dem Ergebnisse kommt, die Psychoanalyse gehöre, wenn auch nicht
in dem engeren Sinne der FREUDschen Schule, auch vom Standpunkte der klinischen Psychiatrie aus in das ärztliche Inventar. Wie BIRNBAUM ausführt,
geht mit der klaren Bewußtmachung der mehr oder weniger unbewußt wirksamen pathogenen Komplexe eine emotionelle Reaktion des Patienten („Abrea-
gieren") Hand in Hand, und dieser Reaktion wohnen ihrer Natur nach psychische

Heilungstendenzen inne. Damit ist eine mehr intellektuell gerichtete geistige Reaktion verbunden. Indem der Patient die pathogenen Erlebnisse rekapituliert und einen Überblick über die ihm oft verborgenen, uneingestandenen, treibenden Kräfte in seinem Seelenleben, sowie über die pathogenetischen Zusammenhänge erhält, gewinnt er Klarheit über deren Bedeutung für sein Innenleben; er lernt die berechtigten Wirkungen von den unberechtigten, pathogenen unterscheiden und wird fähig, durch verstandesmäßige Durcharbeitung die richtige Stellung zu den Komplexen zu nehmen. Diesen Ausführungen fügt BIRNBAUM noch die sehr berechtigte und nötige Mahnung hinzu, die Fälle für dieses Verfahren richtig auszuwählen, mit dem nötigen Takt vorzugehen und alles unnötige Aufwühlen vergangener Erlebnisse, sowie alle überstarke Betonung der sexuellen Momente und gekünstelte Deutungen zu vermeiden.

Man wird sagen müssen, daß eine derartige vorsichtig geübte psychoanalytische Behandlung außer bei den Psychoneurosen bei den psychogenen Konfliktkrisen der Psychopathen, wie überhaupt bei verschiedenen psychogenen Störungen, bei hysterischen Psychosen in der Hand des kritischen Artzes wohl am Platze sein kann, daß ihr aber bei den eigentlichen, den endogenen und organischen Psychosen keine größere Bedeutung zukommt. Bezüglich der Schizophrenen ist sicherlich STRANSKY zuzustimmen, wenn er vor einem zu eifrigen Herumbohren in den Komplexen dieser Kranken warnt, das sie nur tiefer in die Psychose hineintreibe. Auch bei Depressionszuständen würde man sicherlich wenigstens symptomatisch dadurch schaden.

Dagegen ist bei allen diesen Psychosen, besonders auch bei den schizophrenen die intensive Beschäftigung des Arztes wie auch sachkundiger, mit dem erforderlichen Takt und Einfühlungsvermögen begabter Pfleger und Pflegerinnen mit den Kranken, sowie ein Erforschen der psychotischen Inhalte und ihrer Zusammenhänge von großem therapeutischen Werte. Dadurch wird der nötige Kontakt zwischen Arzt und Patienten hergestellt, den Kranken Gelegenheit zu erleichternder Aussprache gegeben, und es werden Anhalts- und Angriffspunkte für die psychotherapeutische Beeinflussung gewonnen.

Der Verwendung der *Hypnose* zur Behandlung der Geisteskrankheiten sind sehr enge Grenzen gezogen. Am ehesten kommt sie in Betracht bei psychogenen Störungen, bei manchen Zwangszuständen, bei sexuellen Triebabweichungen, gelegentlich wohl auch bei den verschiedenen „Suchten", Alkoholismus, Cocainismus, Morphinismus. Bei den meisten ausgeprägt Geisteskranken ist Hypnose äußerst schwer oder gar nicht zu erzielen, was wohl vor allem mit Aufmerksamkeitsstörungen und Autosuggestionen zusammenhängt. So sehr sie im allgemeinen bei hysterischen Störungen der verschiedensten Art anwendbar ist, so ist doch bei Hysterie mit Neigung zu Dämmerzuständen und Krampfanfällen größte Vorsicht geboten, da die Hypnose eine derartige Neigung oft geradezu steigert. Über die Frage, ob bei manchen Fällen von Schizophrenie eine hypnotische Behandlung in Frage kommt und Nutzen bringt, sind die Meinungen geteilt. Sicher ist sie nur für recht seltene Fälle zu bejahen. Nach BLEULER sind manche dieser Kranken der Hypnose zugänglich; man könne ihnen Schlaf suggerieren, Halluzinationen für kurze Zeit wegbringen, sie für einmal ruhiger machen, aber die Erfolge seien nicht dauernd.

Daß dagegen die *Wachsuggestion* und die Beeinflussung durch Belehrung und Überredung (*Persuasion*) eine große Rolle in der psychischen Behandlung Geisteskranker spielt, wurde schon weiter oben erwähnt. Sie stellt auch einen wesentlichen Faktor in der Heilbehandlung der Trinker, Morphinisten und Cocainisten dar. Namentlich für die Alkoholiker, soweit sie für eine Heilbehandlung in Betracht kommen, gilt das. Denn die Arbeit der Trinkerheilstätten und

Enthaltsamkeitsvereine an den Trinkern beruht ja ganz wesentlich auf solcher Form psychischer Beeinflussung.

Die larvierte Suggestion unter Anwendung des faradischen Stromes tut manchmal bei psychogenen Störungen gute Dienste, besonders auch bei Hysterischen mit gesteigerter Affekterregbarkeit. Simon verwendet dieses Verfahren auch bei Psychosen, namentlich bei Schizophrenie, um mit den Kranken in seelischen Kontakt zu kommen.

Gegen die Verwendung des Faradisierens bei schweren Psychosen sind erhebliche Bedenken laut geworden. Man hat den Vorwurf erhoben, daß darin eine unerlaubte Anwendung von Zwang läge, die mit den Grundsätzen humaner Behandlung schwer Geisteskranker nicht zu vereinigen sei. Niemand wird leugnen, daß bei ungeschicktem, das suggestive Moment nicht stark in den Vordergrund stellendem Vorgehen, namentlich aber bei der Verwendung stärkerer Ströme solche Bedenken gerechtfertigt sind. Auf der anderen Seite aber haben mich zahlreiche Beobachtungen davon überzeugt, daß bei Schizophrenen eine Anwendung leichter faradischer Ströme in Verbindung mit Verbalsuggestion die psychische Beeinflussung der Kranken manchmal entschieden erleichtert. Nicht selten mag dabei der Umstand wirksam sein, daß die Anwendung der Elektrizität bei Nervenkrankheiten in der Bevölkerung als ein Behandlungsmittel solcher Leiden allgemein bekannt und demgemäß die Vorstellung verbreitet ist, Elektrizität stärke die Nerven. Deshalb ist ein leichtes Faradisieren wahrscheinlich geeignet, bei Schizophrenen die Eingebung, sie seien krank und behandlungsbedürftig, und damit die psychotherapeutische Einwirkung seitens der Ärzte zu erleichtern. Man darf sich also tatsächlich vorstellen, daß der Kontakt zwischen dem Arzt und einem autistischen Kranken auf diese Weise hergestellt werden kann. Auch das darf man annehmen, daß der Strom bei sich absperrenden, autistischen und in sich versunkenen Patienten als ein nach außen ablenkendes Erlebnis zu wirken vermag. Deshalb hat man den Eindruck, daß leichte faradische Ströme bei nicht „negativistischen", apathischen Schizophrenen als erstes Mittel dienen können, weckend auf die Kranken einzuwirken. In solchen Fällen sieht man manchmal schon einen Einfluß von täglichem kurzen Faradisieren ohne begleitende Verbalsuggestion. Im übrigen ergibt sich die Art des Verfahrens ganz aus der Art des Einzelfalles. Große Vorsicht ist natürlich geboten bei schwierigen widerstrebenden Kranken, und es hängt ganz von der Persönlichkeit und von der Geschicklichkeit des Arztes ab, ob hier überhaupt ein Versuch mit der Methode gewagt werden darf. Doch sieht man auch in derartigen Fällen gelegentlich überraschende Erfolge.

Als ein beachtenswertes Mittel der psychischen Behandlung kann anscheinend auch die „Dauernarkose" angewendet werden. Namentlich Kläsi, Schäfgen u. a. haben die psychotherapeutische Bedeutung dieses Verfahrens betont, das auf S. 71 ff. besprochen werden soll.

Eine entscheidende Förderung hat die Psychotherapie der Geisteskrankheiten in der Anstalt durch Simon erfahren. Wie schon die vorstehenden Ausführungen erkennen lassen, ist eine aktivere Tendenz in der Psychotherapie der Psychosen überhaupt seit einiger Zeit mehr und mehr hervorgetreten. Simon hat nun grundsätzlich die Forderung nach aktiverer Anstaltsbehandlung erhoben und die von ihm vertretenen Grundsätze in mustergültiger Weise in seiner Anstalt durchgeführt.

Simon bricht bewußt mit der Auffassung, daß im wesentlichen das, was Geisteskranke tun und lassen, letzten Endes doch als unvermeidliche Folge des Krankheitsprozesses zu betrachten sei, die man hinzunehmen habe, ohne sonderlich viel daran ändern zu können. Das war doch eigentlich die im großen und ganzen mehr oder weniger überall waltende Grundüberzeugung, die in den Anstalten die Haltung von Arzt und Pflegepersonal gegenüber den Geisteskranken bedingte. Es ergab sich daraus, ungeachtet der auch früher schon immer betätigten Bestrebungen, die Kranken zu beeinflussen, doch ein bewußtes Kapitulieren und Stillstehen vor allen elementareren, nicht ohne weiteres der Beeinflussung zugänglichen Krankheitsäußerungen. Das Dogma von der geringen Beeinflußbarkeit Geisteskranker, von der unvermeidbaren Notwendigkeit und sozusagen organischen Bedingtheit aller jener Krankheitsäußerungen in Verbindung mit einer gewissen Furcht vor dem Anschein eines Rückfalls in Methoden des Restraint hatte ganz allgemein zu einer passiven Duldung und weitgehenden Nachsicht solchen schwierigen Äußerungen der Krankheit gegenüber geführt. Gewiß gab es allerorts Ansätze zu einem aus dem Bannkreis dieses Dogmas hinausführenden Verfahren; aber die Grundeinstellung blieb doch die geschilderte. Vor allem war es dann BLEULER, der schon vor längerer Zeit auf Grund seiner psychopathologischen Interpretation der Schizophrenie gerade gegenüber dieser Krankheit zu in mancher Hinsicht vom Gewohnten abweichenden therapeutischen Anschauungen kam, wie er sie u. a. in seiner 1912 veröffentlichten Monographie über diese Krankheit ausgesprochen hat. Die Unterscheidung zwischen unabänderlichen und akzessorischen, variablen, reaktiv zustande kommenden Krankheitserscheinungen forderte ja geradezu dazu auf, an diese letzteren psychotherapeutisch heranzugehen.

In einem 1924 gehaltenen Vortrag hat SIMON seine therapeutischen Grundsätze zum ersten Male ausführlich dargelegt. Er stellt als allgemeinen Grundsatz auf die Forderung, das ärztliche Handeln darauf zu richten, daß die Krankheitserscheinungen nicht schlimmere Formen annehmen, als das durch die Art des Grundleidens notwendig bedingt sei. SIMON ist überzeugt, daß sich in dieser Richtung sehr viel weitergehende Erfolge erzielen lassen, als noch allgemein angenommen werde, wenn die in allen Anstalten geübte Psychotherapie, deren entscheidende Hilfsmittel *Heilerziehung* und *Beschäftigung* seien, nicht nur auf einen mehr oder weniger großen Prozentsatz der Anstaltskranken, sondern auf alle Kranken ausgedehnt werde. Es sei möglich, fast alle Kranken sowohl zu einer ihrer körperlichen Leistungsfähigkeit angemessenen nützlichen Beschäftigung, als auch zu einem äußerlich geordneten und ruhigen Verhalten zu bringen. Freilich seien die Schwierigkeiten dieser Therapie für Arzt und Personal oft sehr groß und nur durch unverdrossenste und zäheste Ausdauer zu überwinden. Gemäß dem ihn leitenden Grundgedanken der *Heilerziehung* bekämpft SIMON vor allem den althergebrachten Hauptlehrsatz aller Irrenbehandlung: „Irre sind Kranke und für ihr Tun und Lassen nicht verantwortlich." Demgegenüber betont SIMON, man solle im Geisteskranken nicht in erster Linie nur den Kranken sehen, sondern zu allererst einmal den Mitmenschen, „dessen geistiges Leben *grundsätzlich* nach den gleichen Gesetzen abläuft, wie das der Gesunden, und nur so weit veränderten Bedingungen unterliegt, als das dem Krankheitsprozeß im Gehirn notwendig entspricht." Verneinung der Verantwortlichkeit erniedrige den Kranken, raube ihm geradezu den Willen und die Kraft zu geordneter Selbstführung und führe in Verbindung mit einem zum System erstarrten No-restraint notwendig zur Narrenfreiheit und zum unsozialen Verhalten. Geordnete Selbstführung müsse aber die Erziehungstherapie dem Kranken erhalten oder wiedergeben.

Für dieses aktive therapeutische Handeln stellt SIMON die beiden Leitsätze auf: „allem Krankhaften in den unserer Fürsorge anvertrauten Menschen mit aller uns zur Verfügung stehenden Energie und Konsequenz entgegenzuwirken, andererseits aber alles, was noch an gesundem Geistesleben in unseren Kranken steckt — und das ist oft noch viel mehr, als wir an der Oberfläche sehen —, zu fördern und zu stärken." Dabei ist ein starkes Individualisieren in den anzuwendenden Mitteln nötig, die vom vorsichtigsten, vom Kranken kaum bemerkbaren Führen und Lenken, vom freundschaftlichen Zuspruch bis zum energischen Entgegentreten reichen. Vor allem muß für allgemeine Ruhe und Ordnung in den gemeinsamen Sälen gesorgt werden. Hier läßt SIMON gelegentlich die Rücksicht auf den einzelnen zurücktreten gegenüber dem Wohle der Mehrheit. Unter diesem Gesichtspunkte hält er auch kurze Isolierungen störender Kranker (5 Minuten bis höchstens ½ Stunde, was fast immer ausreiche) für unbedenklich. Er wendet unter Umständen auch eine faradische Suggestivbehandlung an und hat dadurch noch ganz überraschende Besserungen des Zustandsbildes erzielt bei einzelnen, wegen ihres dauernd unsozialen Verhaltens nach ärztlicher Voraussicht auf Lebenszeit anstaltsbedürftigen Kranken. Für dieses Verfahren kommen aber nur ganz bestimmte Fälle in Frage: affektive Erregungszustände und Wutausbrüche Imbeziller, auch schwerste halluzinatorische Affektausbrüche alter Paranoiker. Solche Affektausbrüche konnte SIMON durch eine wenige Sekunden dauernde Faradisation bei mäßiger Stromstärke und mit entsprechender Wortsuggestion (,,Jetzt tritt Ruhe ein! Die aufgeregten Nerven werden sich beruhigen und die Erregung wird nicht wiederkommen!") geradezu abschneiden, und sie blieben weiterhin aus. Dieses Verfahren der faradischen Suggestivbehandlung darf aber nicht übertrieben und über Gebühr angewandt werden. Es kann wohl hin und wieder die persönliche *Einwirkung* des Arztes unterstützen oder erst ermöglichen, aber nie ersetzen. Ganz aussichtslos ist es bei erheblicher Bewußtseinstrübung, Aufhebung der Merkfähigkeit, bei stärkerer elementarer Erregung und höheren Graden von Zerfahrenheit. Auch kommt die Faradisation überall da nicht in Betracht, wo die bewährten einfachen Hilfsmittel der Heilerziehung wie Führung, Zurechtweisung, Beschäftigung, ausreichen.

SIMON führt aus, wie unter dem Einflusse eines derartigen ,,aktiven Vorgehens gegen die Auswüchse der Psychose" das ganze Dasein vieler Kranken geordneter und menschenwürdiger werde; das ganze Anstaltsbild werde wohltätig verändert. Äußerungen ungeordneten Verhaltens, die früher an der Tagesordnung waren — Ruhestörungen, Affektausbrüche, Gewalttätigkeiten, Zerstören von Gegenständen — werden selten; die katatonischen Absonderlichkeiten, die sonst den Anstalten ein besonderes Gepräge gaben, bemerke man kaum noch; fast ausnahmslos benehmen sich die Kranken wie gesittete Menschen. Der Schlafmittelverbrauch geht sehr zurück, Dauerbad und Packungen werden nur noch selten, Bettbehandlung bloß ganz vorübergehend angewandt. SIMON meint, die initialen Erregungszustände der Schizophrenie und Manie schienen unter dieser Therapie schneller und leichter abzuklingen, als unter der alten Dauerbettbehandlung; sogar bei alten Verblödungszuständen lasse sich oft wieder ein überraschendes Maß von Regsamkeit zutage fördern. Dabei werde die Tätigkeit von Arzt und Personal zunächst zwar viel mühsamer, auf die Dauer aber erfreulicher und erfolgreicher. Es sei nicht zu bezweifeln, daß eine solche aktivere Therapie imstande sei, manchen sonst lebenslänglich anstaltsbedürftigen Kranken wieder dem freien Leben zuzuführen.

Wer sich einmal die neue, kurz vor dem Krieg erbaute Gütersloher Anstalt eingehend angesehen hat, der wird ohne weiteres bestätigt finden, was SIMON über die Wirkung der von ihm befolgten aktiven Behandlungsart auf das Verhalten der Kranken sagt. Es herrscht dort eine ganz ungewöhnliche, verblüffende Ruhe und Ordnung auf den Krankenabteilungen, und die Patienten zeigen ein geordnetes Verhalten, wie man es sonst bei weitem nicht in dem Grade und Umfange zu sehen gewöhnt ist. Ohne weiteres leuchtet ein, daß dadurch in einem ganz außergewöhnlichen Maße die gegenseitige ungünstige Beeinflussung gemeinsam verpflegter Geisteskranker vermindert ist. Das ist allein schon ein sehr hoch anzuschlagender und ins Gewicht fallender Gewinn. Der einzelne Kranke steht unter dem Einflusse des Beispieles der anderen. Jeder Äußerung ungeordneten, zügellosen Verhaltens wird sofort nachgegangen. SIMON legt den größten Wert darauf, daß sogleich darauf reagiert wird. Die Kranken werden aufs intensivste angehalten, sich stets zu beschäftigen, sei es mit irgendeiner Arbeit oder, in den arbeitsfreien Pausen und an Feiertagen, mit Unterhaltungsspielen, Lektüre, Bilderansehen usw. Nie sollen sie müßig und sich selbst überlassen sein. Dabei sollen die Patienten in den Abteilungsräumen in Gruppen an Tischen zusammensitzen. Das Sichabsondern und Herumstehen einzelner wird nicht geduldet. Stört ein Kranker durch irgend ein hemmungsloses Verhalten, durch Schimpfen, Perorieren, Schreien, durch einen Affektausbruch oder dgl., so wird er sofort ermahnt, nötigenfalls unter Hinweis auf seine krankhafte Unruhe in einen Nebenraum geführt, damit er sich dort beruhige; genügt das nicht, so wird der Kranke einmal kurze Zeit ins Bett gelegt oder in der oben erwähnten Weise für kürzere Zeit isoliert, in den gleichfalls schon erwähnten Fällen auch wohl unter Verbalsuggestion faradisiert. Nur ganz selten sollen Dauerbadbehandlung, Packungen notwendig werden. Der Verbrauch an Narcoticis ist gering.

Wie die Kranken der Gütersloher Anstalt dem Besucher verblüffend ruhig und geordnet erscheinen, so zeigt auch die eine pflegliche Behandlung auch seitens der Kranken voraussetzende Ausstattung aller Krankenräume und eine gewisse Unbedenklichkeit in der Zulassung von Gegenständen, durch die Kranke Schaden anrichten könnten, auch auf den Abteilungen für schwierige Kranke, daß bei der dort geübten Behandlungsart mit solchen Ausschreitungen der Patienten nicht ernstlich gerechnet wird.

Diese Behandlungsart setzt eine einheitliche Arbeit aller im Krankendienst tätigen Kräfte, der Ärzte und des Pflegepersonals, voraus. Mit Recht betont SIMON, daß in dieser Hinsicht erhebliche Schwierigkeiten zu überwinden sind, daß aber ihre Überwindung eben Erfolge zeitigt, die, namentlich was viele schwer zu beeinflussende chronische Fälle anlangt, die therapeutische Arbeit lohnend macht. Wenn es gelingt, auch solche Fälle dieser Art, die sich bisher als refraktär erwiesen und von denen viele eine crux der Abteilungen bilden, den genius loci dort verderben und eine auf die Mitkranken höchst ungünstig einwirkende Atmosphäre der Unruhe und Zügellosigkeit unterhalten, — wenn es gelingt, auch solche Fälle (meist handelt es sich um Schizophrene) zu mildern, zu einer Beschäftigung und zu geordnetem Verhalten zu bringen, dann ist das allein schon ein großer Gewinn, der nicht nur diesen Patienten, sondern unmittelbar auch ihren Leidensgenossen zugute kommt. Und daß das gelingen kann, das beweist die Anstalt Gütersloh tatsächlich, wo man, wie erwähnt, alle solche „Auswüchse der Psychose" nicht sieht. Dabei setzt sich gerade dort der Krankenbestand zu einem ganz überwiegenden Teile aus Schizophrenen zusammen, während die übrigen Krankheitsformen stark zurücktreten, ganz besonders das manisch-depressive Irresein und die Paralyse.

Der praktische Erfolg des SIMONschen Vorgehens tritt nun besonders auch darin zutage, daß die dortigen Kranken in einer Anzahl zur Beschäftigung gebracht werden, wie man sie früher sonst nicht erreicht hat. Wenn man von den infolge körperlicher Erkrankung bettlägerigen Patienten absieht, so sind fast alle Kranken mit verschwindend geringen Ausnahmen irgendwie tätig. Aus Gründen des psychischen Zustandes wird Bettruhe nur selten und dann bloß für möglichst kurze Zeit verordnet. Das gilt, wie SIMON betont, auch für akute Zustände.

Was in der Gütersloher Anstalt erreicht wird, ist das Ergebnis langjähriger zielbewußter, zäher Arbeit. Dort ist es gelungen, der Anstalt, die Simon nach den sich aus seinen Behandlungsgrundsätzen ergebenden Gesichtspunkten erbauen und in der er nach ihrer Eröffnung zunächst eine Zeitlang als einziger Arzt eine kleinere Anzahl von Kranken behandeln, sowie sich einen Kernbestand von Pflegepersonen selbst anlernen konnte, einen einheitlichen Geist einzuhauchen, so daß alle Mitarbeiter in demselben wirken. Dabei mußte sich Simon über manche herrschende Schulmeinung mutig hinwegsetzen und durfte eine Mißdeutung seines Vorgehens, wie sie beim Bekanntwerden seiner Behandlungsart auch nicht ausgeblieben ist, nicht scheuen. Alles das verdient Bewunderung und Anerkennung. Dazu kommt, daß sich diese Behandlungsart auch wirtschaftlich in beachtenswerter Weise auswirkt. Es werden verhältnismäßig sehr wenig Pflegepersonen gebraucht; das geordnete Verhalten der Kranken hat zur Folge, daß die Kranken weniger zerstören, daß alles Inventar gut erhalten, daß weniger Narkotica gebraucht wird.

Betrachten wir nun die einzelnen Komponenten dieses aktiv-psychotherapeutischen Vorgehens nach Simons Beispiel, so sehen wir zunächst von der Bedeutung der Beschäftigung einmal ab, weil von diesem Behandlungsmittel sogleich noch im Zusammenhang die Rede sein soll. Zunächst ist es der Gedanke zielbewußter aktiver erzieherischer Arbeit am Kranken, der diese Behandlung beherrscht. Simon macht darauf aufmerksam, wie eine falsche Nachgiebigkeit gegen krankhafte Neigungen durchaus vom Übel ist, und fordert Kampf gegen alle diese Neigungen. So ist vor allen Dingen sehr verdienstvoll, daß Simon, wie schon früher erwähnt wurde, den Gesichtspunkt aufstellt, der Kranke solle zu einer gewissen „Selbstverantwortung" erzogen werden. Darin liegt ein sehr wirksamer suggestiver Appell an den Willen des Kranken; denn es wird ihm durch das ganze Verhalten der Umgebung die Hemmung und förderliche Antriebe auslösende Überzeugung beigebracht, daß man die Fähigkeit zu geordnetem, höherwertigem Verhalten bei ihm voraussetzt. Die Fähigkeit, Erfahrungen zu sammeln und Nutzanwendungen für künftiges Tun und Lassen daraus zu ziehen, muß auch bei den Kranken nach Möglichkeit entwickelt und gefördert werden. Hierin liegt ein besonders wichtiges Erziehungsmittel. Es muß den Kranken zum Bewußtsein gebracht werden, „daß ruhiges und geordnetes Verhalten für den einzelnen merkbar angenehmere Wirkungen hat als das Gegenteil, genau wie das in der Außenwelt auch der Fall ist". Bestrafungen kommen natürlich bei Geisteskranken gar nicht in Frage. Aber sie müssen doch zu dem Bewußtsein der „logischen", natürlichen Folge ihres Verhaltens nach Möglichkeit kommen. In dieser Richtung wird vor allen Dingen die Gewährung von Vergünstigungen benutzt, wie sie von jeher im Rahmen der Anstaltsbehandlung üblich waren. Vor allem muß der Kranke, soweit es irgend möglich ist, zur Selbständigkeit angehalten werden. Es ist z. B. falsch, Kranken alle die Verrichtungen abzunehmen, die dazu dienen, sich sauber zu halten, die Kleidung in Ordnung zu halten, den Körper zu pflegen, sofern die Kranken hierzu nicht wirklich außerstande sind. Diese Verrichtungen Kranken, welche dazu fähig sind, abzunehmen, ist psychotherapeutisch durchaus falsch. Mit allen humanen Mitteln müssen die Kranken zu einem geordneten Verhalten gebracht werden.

Was alles zur richtigen Durchführung solcher aktiv-psychotherapeutischen Behandlung in der Anstalt wichtig und nötig ist, soll noch später erörtert werden.

Jetzt muß ausführlich auf die *Beschäftigungstherapie*[1] eingegangen werden.

* * *

---

[1] Vgl. hierzu auch S. 82ff.

Daß in der psychischen Behandlung der Geisteskrankheiten der *Beschäftigung* eine ganz große Bedeutung zukommt, haben schon sehr früh, seit es eine eigentliche Irrenheilkunde gibt, hervorragende Irrenärzte erkannt. Und wenn wir heute zu glauben geneigt sind, daß erst in neuerer Zeit in weitergehendem Maße die praktischen Folgerungen aus der Einsicht in die Bedeutung der Beschäftigungstherapie gezogen worden sind, so muß uns die von Neumann bereits im Jahre 1822 geäußerte Ansicht in Erstaunen setzen, daß für $^5/_6$ der Irren und von Zeit zu Zeit selbst für einige des 6. Sechstels Beschäftigung das wichtigste Heilmittel sei, ohne dessen Mitwirkung alle anderen verschwendet seien; die Bedürfnisse der Irren müßten soviel als möglich durch deren eigene Hände beschafft werden. Der englische Arzt Samuel Tuke sagte 1813, daß eine regelmäßige Beschäftigung vielleicht das wirksamte Mittel sei, Geisteskranke zur Selbstbeherrschung zurückzuführen. Auch Reil würdigt 1803 die Bedeutung der Beschäftigung eingehend, und Jakobi sagt 1822 sehr modern: Fast unglaublich sei die Wirkung, die eine geordnete körperliche Beschäftigung hervorbringe; nur solle man den Kranken keine Beschäftigung zumuten, welche ihnen unschicklich und absurd vorkommen müsse, sondern man solle sie bei der Wahl der ihnen zuzuweisenden Arbeit immer mit der Achtung behandeln, auf die ein Geisteskranker als Mensch und als unglücklicher Mensch Anspruch habe.

In Betracht kommt naturgemäß körperliche und geistige Arbeit je nach Lage des Falles. Jene verdient aber aus verschiedenen Gründen bei weitem den Vorzug. Körperliche Beschäftigung bietet zugleich den Vorteil, daß sie vielfach im Freien zu verrichten ist, so daß die Patienten dabei auch die Wohltat des Aufenthaltes und der Bewegung in frischer Luft mit ihren günstigen körperlichen und seelischen Rückwirkungen genießen. Je nach Lage des einzelnen Krankheitsfalles sind grundsätzlich die verschiedensten Formen der Betätigung anzuwenden, wenn sich auch tatsächlich die eigentliche Arbeitstherapie im Sinne einer regelmäßigen Beschäftigung unter dauernder ärztlicher Leitung mehr auf gewisse Arten der Arbeit zu beschränken pflegt.

Der günstige Einfluß der Beschäftigung beruht auf einer ganzen Anzahl verschiedener einzelner Wirkungen, welche sich je nach der Art des einzelnen Falles und nach der Art der Arbeit in mannigfacher Weise miteinander vereinigen und von denen hier diese, dort jene mehr in den Vordergrund treten[1].

Zunächst ist eines zu bedenken. Durch den Lebensprozeß im „Seelenorgan" werden Kräfte frei, die nach Entladung drängen. Darauf beruht das natürliche Betätigungsbedürfnis des gesunden Menschen. Findet dieses Betätigungsbedürfnis keine Befriedigung, so stellt sich der Unlustzustand der „Langeweile" ein. Auf Betätigung, Arbeit ist ein Grundtrieb der menschlichen Psyche gerichtet. Wir finden ihn auch bei vielen psychisch kranken Menschen wieder. Vielfach fehlt hier aber infolge der bestehenden krankhaften Störung — wir wollen uns nur ganz allgemein und knapp zusammenfassend ausdrücken — die Fähigkeit, diesen Trieb in „normaler" Weise zu betätigen, einen „vernünftigen" Zweck zu setzen, dessen Verwirklichung in einer geordneten und zweckmäßigen Aufeinanderfolge von Einzelhandlungen herbeizuführen und so zum Bewußtsein

---

[1] Zu den hier und im folgenden gemachten Versuchen einer Analyse der Wirkungen der Beschäftigungstherapie bemerke ich grundsätzlich folgendes. Ich bin mir wohl bewußt, daß es nicht unbedenklich und sicher nur innerhalb gewisser Grenzen möglich ist, hierbei aus dem normalen Seelenleben gewonnene Erfahrungen zugrunde zu legen. Aber ich glaube eben, daß es innerhalb dieser Grenzen doch berechtigt ist. Wir haben ja vorläufig auch gar keinen anderen Ausgangspunkt zu solchen analytischen Versuchen. Selbstschilderungen von Kranken über die Wirkung der Beschäftigungstherapie wären deshalb sehr erwünscht. Um die angedeutete Gefahr zu vermeiden, habe ich mich möglichst zurückgehalten und mit allgemein gehaltenen Ausführungen begnügt.

eines Erfolges zu kommen. Denken wir z. B. an schwere Zustände verschiedenster Art bei Schizophrenen. Das Betätigungsbedürfnis ist auch hier meist da, es befriedigt sich aber auf Abwegen. So kommen die vielerlei unsozialen, störenden, unsinnigen Handlungen solcher Kranker zustande, die deren Umgebung oft so sehr zu schaffen machen und das Bild der Verwahrlosung namentlich gewisser chronisch Kranken kennzeichnen. Viele, man kann sagen die Mehrzahl der Fälle von chronischer schizophrener Erregung und Unruhe sind von dieser Art; hier handelt es sich gar nicht um Erregungszustände in dem Sinne, daß ein elementarer psychomotorischer Drang wie z. B. bei der Manie besteht, der gebieterisch nach Entladung drängt. Sondern das sind „Pseudoerregungen"; hier werden wie beim Gesunden psychische Kräfte frei, die unter der Wirkung der seelischen Gesamtstörung sich eben nicht in geordneter Arbeitsleistung, sondern in unter dem Einflusse des Hanges zur Automatisierung entstandenen und hartnäckig festgehaltenen Gewohnheiten entladen. Hier gilt es durch systematisches Anhalten der Kranken zur Beschäftigung das Betätigungsbedürfnis sozusagen in normale Bahnen zu leiten. Die Erfahrung, namentlich das von Simon gegebene Beispiel lehrt, daß das in weitgehendem Maße möglich ist.

Wir sehen also, daß Beschäftigungstherapie die kranke Psyche an Grundeigenschaften der Psyche anfaßt. Jedes Organ verlangt nach Funktion. Die regelmäßige Funktion gehört zu seinen Erhaltungsbedingungen. Regeln wir also vor allem die Funktionen des erkrankten „Seelenorganes", wie die Regelung der Organfunktionen auch bei der Behandlung körperlicher Organkrankheiten von jeher eine große Rolle spielt.

Nur müssen wir natürlich den Begriff der Funktion, der Leistung weit genug fassen. Nicht nur das, was wir „Arbeit" gemeinhin zu nennen pflegen, fällt darunter, sondern alle Erscheinungen, „Verrichtungen" der Psyche, also besonders auch die Phänomene der Gefühlssphäre.

Auch durch Übung nach dieser Richtung hin hat die Beschäftigung große therapeutische Bedeutung. Zweifellos dürfen wir annehmen, daß auch bei vielen unserer Kranken das mit jeder geordneten und zu einem sichtbaren Erfolg führenden Tätigkeit verbundene Gefühl der Befriedigung zur Entwicklung kommt. So ist Beschäftigung geeignet, das Gefühl des eigenen Wertes zu heben. Da die meisten Arbeiten gemeinschaftlich zu verrichten sind, bringt die Arbeit die Kranken zu genossenschaftlichem Zusammenleben, zum gemeinsamen Wirken für einen Zweck; sie ordnet den einzelnen in einen größeren Zusammenhang ein und wirkt dadurch sozial machend; sie nötigt ihn, sich auf andere einzustellen, auf sie Rücksicht zu nehmen, entwickelt die Fähigkeit, sich anzupassen und sich zu beherrschen. Alles das ist geeignet, das Gefühlsleben günstig zu beeinflussen. Das „Interesse", die Ansprechbarkeit, die gemütliche Resonanz wird geweckt. Zugleich wird der Wille angeregt, die Initiative gehoben. Die Neigung zu autistischer Absperrung und zur Eigenbrötelei wird bekämpft, indem der Kranke angehalten wird, seine Aufmerksamkeit nach außen zu wenden. Darin liegt ein dem Autismus und dem sog. Negativismus entgegenwirkender Zwang, die Außenwelt, die Wirklichkeit anzuerkennen, sich in sie einzufügen.

Aber nicht nur für diese besonderen Eigentümlichkeiten der Schizophrenen gilt die heilsame Wirkung der Beschäftigung, sondern überhaupt für die bei allen möglichen anderen Krankheitsformen bestehende Neigung der Kranken, sich ihren pathologischen Erlebnissen allzusehr hinzugeben, in sie zu versinken. Sie gilt für viele Zustände depressiver Verstimmung, sie gilt ebenso für die Wahnkranken, für die Halluzinanten. Sie werden durch Arbeit von den Vorgängen in ihrem Innern mehr abgelenkt.

Es leuchtet ein, daß man all die vielen Einzelwirkungen, welche den psychotherapeutischen Einfluß der Beschäftigung bedingen, hier nur in großen Zügen und allgemein schildern kann; andernfalls müßte man auf die allerverschiedensten psychotischen Zustandsbilder einzeln eingehen, was zwar sehr reizvoll und anregend wäre, den Rahmen dieser allgemeinen Darstellung aber weit überschreiten würde. Nur das sei noch betont, daß unter „Beschäftigung" im Sinne der Beschäftigungstherapie keineswegs nur das zu verstehen ist, was man eigentlich „Arbeit" im sozialen Sinne nennt, sondern auch Spiele, Turnübungen, überhaupt alle solche Formen der Unterhaltung, bei denen von den Teilnehmern irgendwelche Tätigkeit verlangt wird. Turnerische Freiübungen nach Kommando, Bewegungsspiele im Freien haben neben ihrem guten Einfluß auf den Körper den großen psychotherapeutischen Wert, daß sie die Aufmerksamkeit der Kranken anregen und eine energische Hinlenkung nach außen bedeuten; die Patienten werden genötigt, zu reagieren, rasch und zweckmäßig zu reagieren; sie müssen sich mannigfach wechselnden äußeren Bedingungen rasch anpassen; es werden Lustgefühle verschiedener Art in ihnen geweckt.

Alle diese mannigfachen Wirkungen kommen immer mehr zur Entfaltung, je komplizierter und hochwertiger die Betätigung ist. Daraus ergibt sich die Forderung, unter steter Wahrung des Gesichtspunktes genügender Schonung die Tätigkeit des Kranken der oberen Grenze seiner Leistungsfähigkeit anzupassen und so zu gestalten, daß auch die das Selbstgefühl hebende Wirkung möglichst zur Geltung kommt. Zugleich soll die Beschäftigung möglichst abwechslungsreich sein, damit der übende und anregende Einfluß gesichert, Eintönigkeit und Automatisierung vermieden wird.

Aus dem Gesagten läßt sich ohne weiteres ableiten, daß unter Umständen die Rückkehr eines Kranken aus der Anstalt in seine berufliche Wirksamkeit oder sein Verbleiben darin einer wichtigen therapeutischen Indikation entsprechen kann. An anderer Stelle wird darauf zurückzukommen sein. Auch hier eröffnet sich der Betätigung der modernen offenen psychiatrischen Fürsorge ein bedeutsamer Aufgabenkreis, ebenso natürlich der ambulanten Behandlung von Geisteskranken in der Sprechstunde des Psychiaters.

Im wesentlichen freilich wird die eigentliche Arbeitstherapie im oben umgrenzten engeren Sinne des Wortes — als regelmäßige Beschäftigung des Kranken in einer nach Art und Maß seinem Zustande genau angepaßten Weise und unter fortlaufender ärztlicher Überwachung — nur in einer Anstalt möglich sein.

Im allgemeinen wird man körperliche Arbeit im Freien möglichst bevorzugen. Sie verbindet in glücklicher Weise Tätigkeit, Erholung und Erfrischung. In vielen Fällen kommt dazu die besonders intensive Ablenkung des Kranken von der Sucht, zu grübeln und pathologische Inhalte auszugestalten, und seine Hinleitung auf neutrale Ziele. Dabei versteht sich von selbst, daß der Kräftezustand der Kranken berücksichtigt und die Ernährung den vom Patienten geforderten Leistungen angepaßt werden muß. In Fällen, wo neben dem Gesichtspunkte der Übung gleichzeitig der der Schonung zu beachten ist, empfiehlt es sich, die körperliche Arbeit mit Bettbehandlung zu vereinigen in der Weise, daß man die Kranken einen Teil des Tages über liegen, im übrigen arbeiten läßt. Auch können sie, solange dauernde Bettruhe noch erwünscht ist, liegend in geeigneter Weise beschäftigt werden.

Geistige Arbeit kommt überall da in Frage, wo einerseits Ermüdbarkeit und besonderer Anlaß zur Vermeidung intellektueller Anstrengung keine Gegenanzeigen bilden, auf der anderen Seite aber die besondere Zuneigung oder Eignung eines Kranken zu dieser Form der Tätigkeit deren Bevorzugung wünschenswert erscheinen lassen. Da man allgemein bei der Beschäftigung der

Kranken gern an ihre durch Vorbildung und Berufstätigkeit erworbenen Fertigkeiten anknüpft — es gibt aber auch Fälle, in denen das Gegenteil gilt —, so wird man am ehesten bei Geistesarbeitern, sowie bei früheren Bureaubeamten und Kaufleuten dazu kommen, eine mehr geistige Arbeit anzuordnen. Man kann dieselbe natürlich qualitativ und quantitativ in den verschiedensten Graden abstufen von der einfachen Lektüre über Bureautätigkeit, Exzerpieren, Übersetzen bis zum Aufsätzemachen usw.

Daneben muß für geeignete Fälle zu jeder Art von Handfertigkeit, Handwerksarbeit Gelegenheit sein. Frauen beschäftigt man am ehesten und vielfach auch am besten mit den verschiedenen hauswirtschaftlichen und anderen weiblichen Arbeiten.

Mit Recht hat besonders SIMON darauf hingewiesen, daß es durchaus falsch ist, den Kranken eine Beschäftigung zu gestatten, welche geeignet ist, ihren krankhaften Neigungen Vorschub zu leisten. In dieser Hinsicht ist viel gefehlt worden. Der Hang z. B. zu bizarren Malereien und Zeichnungen, die Neigung, in endlosen Schriftstücken krankhafte Ideen zu entwickeln und breitzutreten, darf nicht unter dem Vorwand der geistigen Arbeit gefördert werden.

Nach alledem wird es verständlich, daß man im Rahmen der Anstaltsbehandlung die Beschäftigung der Geisteskranken mit landwirtschaftlichen und gärtnerischen Arbeiten besonders bevorzugt. Diese Tätigkeit bietet alle Vorzüge, welche der körperlichen Arbeit im Freien nachzurühmen sind. Sie stellt die verschiedenartigsten Aufgaben, bietet mannigfache Abwechslung hinsichtlich der Arbeit, führt die Kranken bald hier-, bald dorthin, bringt sie in nahe Berührung mit der lebendigen Natur und bildet mit alledem ein heilsames Gegengewicht gegen die Einförmigkeit des Abteilungslebens. Deshalb ist vielen Anstalten eine Meierei oder ein großer Gartenbetrieb abgegliedert. Auch im übrigen aber bieten die Anstalten durch die notwendigen Unterhaltungs- und Ordnungsarbeiten auf ihrem Gelände eine reichliche Möglichkeit zur Beschäftigung im Freien.

Welche *Indikationen* sind nun für die Anwendung der Beschäftigungstherapie aufzustellen?

Da ist zunächst grundsätzlich zu sagen, daß dafür nicht so sehr die Krankheitsform als vielmehr das Zustandsbild maßgebend ist. Es gibt keine klinische Krankheitsform, bei der unter allen Umständen, eben weil dieses bestimmte Leiden vorläge, von der Beschäftigung abzuraten wäre.

Im allgemeinen pflegte man bisher zu sagen, daß vorwiegend bei chronischen Krankheitszuständen und im Stadium der Rekonvaleszenz die Arbeitstherapie am Platze sei, während die akuten Zustände im wesentlichen mit Bettruhe, hydrotherapeutischen Maßnahmen usw. zu behandeln seien, also für die Beschäftigung weniger in Betracht kämen. In neuester Zeit ist nun namentlich nach dem Vorgang von SIMON eine Änderung der Anschauungen dahin vollzogen, daß man auch in akuten Stadien befindliche Kranke in weitestem Umfange zur Arbeitstherapie heranzieht. Die damit gemachten Erfahrungen sind so günstig, daß man die Beschäftigung auch der in akuten Stadien befindlichen Kranken als die Regel bezeichnen muß.

Daß der Beschäftigungstherapie eine so außerordentlich breite Indikation zukommt, kann nach allem im vorstehenden über ihre Wirkung Gesagten nicht wundernehmen. Ist der Beschäftigung doch eine im hohen Maße seelisch ordnende, aufbauende und nach den verschiedensten Richtungen hin übende Wirkung zuzuschreiben. Sie muß als das wichtigste Mittel der seelischen Behandlung der Geisteskrankheiten angesehen werden, die ohne sie überhaupt nicht denkbar ist. Die Beschäftigung bietet die besten Möglichkeiten, an schwierigere Kranke heranzukommen; sie ist das beste Heilerziehungsmittel.

Für alle Fälle, in denen die Kranken zugänglich, besonnen und geordnet sind, liegt das ohne weiteres klar zutage. Solche Kranke haben ja in der Regel selbst den Wunsch, sich zu betätigen, und verlangen danach. Eine Ausnahme bilden unter ihnen nur manche Paranoide, Kranke mit Wahnbildung und Halluzinationen; das werden meist Schizophrene sein, bei denen autistische Neigungen, Absperrungstendenzen, mangelhafte Initiative bestehen und sich eben in dieser Abneigung gegen Beschäftigung verraten. Hier muß dann aktiv eingegriffen und danach getrachtet werden, die Kranken dazu zu bringen. SIMON bezeichnet es als ganz auffallend, „wie beim Ruhiger- und Geordneterwerden der Kranken auch Wahnvorstellungen und Sinnestäuschungen aus dem Anstaltsbilde verschwinden. Wenn man nicht besonders nachforscht, merkt man fast gar nichts mehr davon." Im allgemeinen, so bemerkt er, handelt es sich dabei nur um ein Zurücktreten der Wahnideen und Trugwahrnehmungen; die Kranken würden von ihnen nicht mehr so beherrscht, wie bei dem früheren Gewährenlassen in solchen Fällen. Doch meint SIMON, daß ein völliges Verschwinden ausgeprägter Wahnbildung in paranoiden Fällen erreichbar sei, wenn auch selten. Ich habe auch mehrere Fälle beobachtet, in denen man diesen Eindruck haben konnte, kann aber doch nicht glauben, daß es sich da wirklich um einen psychotherapeutischen Erfolg im Sinne einer Heilung von Wahnideen handelt. Das ist doch recht schwer vorstellbar, und bei der geringen Zahl solcher Beobachtungen — auch SIMON spricht nur von einem Falle dieser Art — liegt die Annahme viel näher, daß es sich bei so günstiger Entwicklung um Spontanheilungen handelt oder um Scheinheilungen, bedingt durch das Zurücktreten jener inhaltlichen Symptome und durch ein temporäres Schwinden des Autismus. Obschon aber solche „Scheinheilungen" sicher aus rein endogenen Ursachen und ohne psychotherapeutisches Zutun möglich sind, wie wir früher beobachten konnten, so dürfen wir doch annehmen, daß sie durch aktive Psychotherapie, besonders durch konsequentes Beschäftigen der Kranken unter günstigen, belebend wirkenden Bedingungen herbeizuführen sind und künftig also häufiger vorkommen werden.

Sicher aber darf man wohl sagen, daß alle nicht endogenen oder nicht rein endogenen Fälle paranoider Erkrankung einer eingehenden aktiv-psychotherapeutischen Beeinflussung, vor allem unter ausschlaggebender Mitwirkung zielbewußter Beschäftigung, zugänglich sind und daß hier auf diesem Wege auch Heilungen erzielt werden können. Ich denke z. B. an Fälle, wie sie FRIEDMANN als „milde Paranoia" beschrieben hat, und an reaktive Wahnbildungen auf psychopathischer Grundlage. Dafür sprechen unter anderem die günstigen Erscheinungen, die man bei solchen Formen beobachtet, wenn es gelingt, bei ihnen unter Belassung im freien Leben einen Milieuwechsel herbeizuführen. Eine so große Rolle hier auch der Wechsel der äußeren Beziehungen und die damit verbundene Dämpfung der wahnbildenden Tendenz sicherlich spielt, so ist doch ebenso hoch der ablenkende und neutralisierende Einfluß geeigneter Beschäftigung anzuschlagen.

Unter den besonnenen und geordneten Kranken, die gleichwohl von sich aus nicht den Willen zu regelmäßiger Betätigung zeigen und daher meist früher oder später der Anstaltsbehandlung oder doch psychiatrischer Überwachung zugeführt zu werden pflegen, ist dann noch das Heer der schweren Psychopathen zu nennen, mit Haltlosigkeit, Unstetheit, Willensschwäche, Stimmungslabilität. Bei ihnen kommt die aufbauende, seelisch ordnende Wirkung geregelter Beschäftigung in besonderem Maße zur Geltung, werde sie in schwereren Fällen im Rahmen der Anstaltsbehandlung oder in leichteren im Wege der offenen psychiatrischen Fürsorge durchgeführt.

Bei allen besonnen, geordneten Kranken, sofern sie nicht schizophren sind, werden sich der Einleitung und Durchführung der Beschäftigungstherapie im allgemeinen kaum nennenswerte innere, im Zustandbild begründete Schwierigkeiten entgegenstellen. Höchstens werden hier und da zunächst äußere Hemmnisse zu überwinden sein. Der Einwand, man sei doch zur Kur und zum Ausruhen der Nerven in der Anstalt; der Dünkel, für die Arbeit sei man zu gut, sie sei nicht standesgemäß — damit mag der oder jener zunächst sich der Beeinflussung zu entziehen suchen. Der Arzt wird solche Widerstände aber zu überwinden wissen.

Ernste Schwierigkeiten entstehen indessen in sehr vielen Fällen aus den Krankheitssymptomen selbst, und das besonders bei den Kranken, die der Anstalt zugeführt werden müssen. Autismus, Negativismus, Neigung zur Automatisierung und zu Stereotypien, psychische Hemmung, Sperrung, gesteigerte Ablenkbarkeit, Zerfahrenheit, Konzentrationsunfähigkeit, Schwerbesinnlichkeit, erhöhte Erregbarkeit und Reizbarkeit, Zornmütigkeit, Angst — jeder Psychiater weiß, wie große Schwierigkeiten diese Symptome und Symptomenkomplexe verursachen können, wenn es gilt, das Handeln der Kranken zu beeinflussen, sie zu geordneter Tätigkeit zu bringen. Dabei sind es gerade die meisten dieser Grundsymptome, die wir durch aktiv-psychotherapeutische Einwirkung mildern, bekämpfen, in ihren verheerenden Wirkungen auf das Verhalten der Kranken hemmen wollen. SIMON erklärt, man brauche vor keinem Krankheitssymptom, abgesehen von körperlicher Krankheit und Hinfälligkeit, mit dem Versuche einer Betätigung haltzumachen. Man müsse individuell sehr verschieden vorgehen, müsse oft die ganze ärztliche und pflegliche Kunst neben sehr viel Ausdauer und Unverdrossenheit aufwenden, um in schwierigen Fällen etwas zu erreichen. Oft dauere es wochen- und monatelang, bis ein Erfolg durch zähe Ausdauer und immer wieder neue Versuche erreicht werde. Bei manchen alten Anstaltsinsassen, die sich jetzt regelmäßig betätigen, habe es jahrelang gedauert, bis er sie daran gewöhnt habe.

Grundsätzlich ist überhaupt zu betonen, daß im allgemeinen alte Krankheitsfälle mit schwierigen, lange Zeit hindurch unbeeinflußt gebliebenen Krankheitssymptomen der psychotherapeutischen Einwirkung viel größere Schwierigkeiten entgegensetzen als die Mehrzahl der frisch Erkrankten. Ganz überwiegend handelt es sich bei jenen um alte Schizophrene. Die „Umstellung" solcher in Automatismen, Stereotypien, Manieren, in autistischer Absperrung von der Außenwelt erstarrten Patienten auf die Beschäftigungstherapie stellt Arzt und Pfleger vielfach vor ganz besonders schwer zu lösende Aufgaben. Solche Schwierigkeiten machen in akuten, frischen Krankheitsfällen nur glücklicherweise verhältnismäßig seltene Fälle von stärker ausgeprägt katatonischer Psychose, schwere Formen manischer oder paralytischer Erregung, schwere epileptische Erregungen, schwere Erregungszustände vom Amentiatypus, ängstliche Aufregungszustände hohen Grades.

Wir dürfen heute zweifellos sagen, daß grundsätzlich auch in diesen Fällen ein *schonender* und *vorsichtiger* Versuch mit Beschäftigung außer Bett gemacht werden soll. Voraussetzung dafür ist aber einmal, daß nicht der körperliche Zustand, Entkräftung, Störungen der Herztätigkeit eine rein schonende Behandlung und möglichste Ruhigstellung nötig machen. Voraussetzung ist weiter, daß unter ständiger ärztlicher Anleitung und Überwachung gut geschultes, verständnisvolles und nach seiner persönlichen Eignung alle Gewähr gegen Übergriffe bietendes Pflegepersonal zur Verfügung steht, damit der psychotherapeutische Versuch nicht zu einer Vergewaltigung, Peinigung und Beängstigung des Kranken einem starren Prinzip zuliebe wird. Es wird sich sehr rasch und meiner Überzeugung nach in schweren Fällen der erwähnten Art sehr oft in negativem Sinne zeigen, ob der Versuch Aussicht auf einen beachtenswerten Erfolg hat. Denn ich glaube, wirklich höhergradige Fälle der genannten Formen werden in der Regel unbeeinflußbar bleiben. Der Manische schwereren Grades, namentlich der verworren-deliriöse Manische, der schwer tobsüchtig erregte und benommene Epileptiker, der stark amentiaartig Erregte mit schwerer inkohärenter Denkstörung und zielloser Bewegungsunruhe — ich glaube nicht an die Versicherungen, daß man solche Fälle zu irgendeiner Beschäftigung bringen kann. Ich will aber zugeben, daß auch hier Probieren über Studieren geht und daß man bei dem augenblicklichen Stand dieser Frage, da immer wieder behauptet wird, es gehe auch mit solchen Kranken, ruhig einen Versuch machen kann. Jedenfalls hat dieser Standpunkt das Gute, daß man sich nicht auch bei leichteren Fällen zu rasch mit einem „es wird nicht gehen" beruhigt und so therapeutische Möglichkeiten sich entgehen läßt. SIMON sagt, Verwirrtheit, Negativismus, größere Unruhe machten eine Beschäftigung nicht unmöglich, ja gerade diese schweren und störenden Krankheitserscheinungen können durch eine zielbewußte Beschäftigung ganz überraschend gemildert werden. Das wird für schizophrene Zustände sicher richtig sein, wie ja überhaupt die Schizophrenie, so schwer den Kranken in manchen Fällen hier zunächst beizukommen ist, das beste Objekt für eine Beschäftigungstherapie, für aktive Anstaltsbehandlung im Sinne von SIMON überhaupt ist. Aber es wird in der Frage, inwieweit Krankheitsfälle diesen therapeutischen Bestrebungen überhaupt zugänglich sind, heute sicher noch sehr „aneinander vorbeigeredet". Es fehlt in vielen Veröffentlichungen an der richtigen klinischen Einstellung der Betrachter. Zunächst spielen bei der Beurteilung zweifellos Verschiedenheiten des Krankenmaterials eine Rolle. In seiner neuesten Veröffentlichung (Allg. Z. Psychiatr. 87, H. 3/4) gibt das auch SIMON zu. Sodann vermißt man vielfach genaue diagnostische, überhaupt klinische Kennzeichnungen. Man weiß dann nicht genau, um was für Krankheitsformen es sich handelt, und kommt zuletzt oft zu der Vermutung, daß Schizophrene gemeint sind, die ja mit ihrer Überzahl die meisten Anstalten beherrschen. Und mit den Erregungen der Schizophrenen ist es ein eigenes Ding. Sie sind in ihrer großen Mehrzahl und, von nicht zu häufigen Fällen echter schwerer Erregung mit Hyperkinese und akuter Denkstörung abgesehen, eben so etwas wie Pseudoerregungen, bloße Unruhezustände, denen die Tendenz zum, vom Standpunkte der notwendigen Bedingtheit betrachtet, „unnötigen" Sich-hinein-steigern innewohnt, zu einem Hineingeraten in krasse Zustandsbilder. Gewiß gehört die periodische Erregung oder Unruhe zu den sehr häufigen Eigentümlichkeiten der Schizophrenie; gewiß handelt es sich dabei „zunächst" um etwas Endogenes. Aber der Zwang zur Auswirkung dieses endogenen Faktors ist in der Regel nicht so mächtig, wie es das psychotherapeutisch unbeeinflußte Zustandsbild annehmen läßt — anders als bei anderen Krankheitsformen, wie z. B. bei der Manie, bei der epileptischen Erregung. Deshalb lassen sich die meisten schizophrenen Erregungen durch zweckmäßiges aktiv-therapeutisches Vorgehen in einem im Vergleich zu anderen Krankheitsformen verblüffenden Maße dämpfen, manchmal unterdrücken, wie man es besonders in Gütersloh beobachten kann. Das ist eine Erkenntnis, die wir aus den durch SIMONS therapeutisches Vorgehen angeregten Erfahrungen ableiten müssen und die m. E. eine wirkliche Bereicherung unseres klinischen Wissens bedeutet.

Ich sagte oben, man könne unter bestimmten Voraussetzungen grundsätzlich bei fast allen Erregungen einen Versuch mit Beschäftigung machen. Im Gegensatz zu den autistischen, schwerer zugänglichen, negativistischen Schizophrenen, bei denen vielfach nur durch zähe Ausdauer und geduldiges Beharren in den psychotherapeutischen Bemühungen ein Erfolg zu erzielen ist, wird man bei jenen andersartigen echten Erregungen schwereren Grades in der Regel rasch erkennen und feststellen müssen, ob der Versuch Erfolg verspricht. Hier erfolglose Versuche fortzusetzen, bedeutet sicher meist Quälerei, bei Angstzuständen Vermehrung der Angst, bei widerspenstigen Manischen Verschlimmerung des Zustandes. Wir alle kennen die Fälle von Erregung der verschiedensten Art, in denen die Kranken immer unruhiger werden, je mehr man mit ihnen vornimmt. Wir kennen jene eigenartigen Formen manischer Erregung, in denen die besonnenen Kranken geflissentlich nach Reibung an der Umgebung suchen, auf alle Einwirkungsversuche mit Abwehr, mit Zornesausbrüchen antworten und nur Grund zu neuen Querelen finden. Gegenüber derartigen Patienten muß man auf aktive Erziehung verzichten; hier kommt man am ehesten noch vorwärts durch geschickte Milieugestaltung, durch Alleinlassen der Kranken in einem Garten, in einem großen Saale. Manische von der soeben erwähnten Art fangen dann stets spontan an, sich zu beschäftigen.

Bei der Frage der *Anwendung der Beschäftigungstherapie auf Erregungs- und Unruhezustände* sind ganz allgemein drei Gesichtspunkte zu beachten. Zunächst muß diesen Symptomenkomplexen gegenüber das therapeutische Bestreben überhaupt naturgemäß dahin gehen, Beruhigung oder doch Milderung der Erregung zu erzielen. In Fällen von psychomotorischer Erregung geringeren Grades kann das unter Umständen durch Beschäftigung allein oder in Verbindung mit anderen Maßnahmen erreicht werden. Es sind das Fälle, in denen die Steigerung des Antriebes, wie gesagt, nicht sehr erheblich ist, so daß der Kranke an den Aufgabenkomplex, den die für ihn gewählte Arbeit darstellt, gefesselt bleibt und das Sichhinein-Steigern in größere Erregung hintangehalten wird, wie es leicht eintritt, wenn Erregte sich der motorischen Äußerung ihrer Unruhe frei hingeben können. Die Beschäftigung wirkt dann im Grunde durch denselben Mechanismus, wie vielfach die Bettruhe, ohne daß doch deren in der Mehrzahl der Fälle auftretende Nachteile mit entstehen. Das werden meist Fälle sein mit geringerer Ablenkbarkeit; die Beschäftigung wirkt da auch noch insofern, als sie die Möglichkeiten zu Konflikten mit der Umgebung vermindert, wodurch ein anderes verschlimmerndes Moment ausgeschaltet wird. In Betracht kommen gewisse Formen leicht manischer oder epileptischer, auch paralytischer Erregung, vor allem aber auch viele Unruhezustände Schizophrener, die wohl bei weitem die Hauptzahl der in dieser Weise beeinflußbaren Krankheitsbilder ausmachen. Manche ängstliche Erregungen leichteren Grades mögen gleichfalls hierher gehören.

Wo diese beruhigende oder dämpfende Wirkung nicht in Frage kommt, muß versucht werden, die Erregung sozusagen in den Bahnen möglichst geordneter Entladung abzuleiten. Auch hier kann die Beschäftigungstherapie wertvolle Dienste leisten. Wir wählen eine Arbeit, die dem Kranken ermöglicht, seine motorische Spannung loszuwerden, ohne daß die die Unruhe steigernde Wirkung der Entladung zugleich zur Geltung kommt. Man darf sich wohl vorstellen, daß der letztere Effekt eben durch alles das erzielt wird, was bei der Beschäftigung der motorischen Entladung den Charakter der Arbeitsleistung gibt; in diesen Merkmalen liegen konzentrierende, dämpfende Faktoren, welche bei der ungehemmten motorischen Äußerung durch ziellose Bewegungen wegfallen. Solche Arbeiten sind z. B. Handwäscherei, die in der Behandlung von zu Unruhe neigenden Frauen ein große Rolle spielt; dann alle möglichen anderen, mit einem größeren Kraftaufwand verbundenen häuslichen Arbeiten, mit Ortswechsel verbundene Betätigung im Freien. Bewegungsspiele.

Kann man nach Lage des Falles bei Erregungszuständen auch diese ableitende Behandlung nicht mehr anwenden, so. hört das Indikationsgebiet der Beschäftigungstherapie auf, und es kommen andere Maßnahmen in Betracht, Hydrotherapie, Arzneiverordnung, Bettruhe.

Vielfach wird man, wo die einfache Beruhigung durch Beschäftigung nicht zum Ziele führt, durch eine Verbindung dieses Verfahrens mit dem ableitenden weiterkommen. Man sucht dann die Kranken abwechselnd in kleineren oder größeren Zeitabständen mit ruhiger Betätigung und mit Arbeiten der letzterwähnten Art zu beschäftigen. Dabei findet also eine dosierte Entladung statt, unterbrochen immer wieder durch hemmende und konzentrierende Einwirkungen.

Daß man bei *ängstlich Erregten* besonders vorsichtig sein muß, ist ohne weiteres klar. Es wird ganz von der Eigenart des einzelnen Falles abhängen, ob durch die mit dem Beschäftigungsversuch verbundenen äußeren Manipulationen die ängstliche Unruhe gesteigert wird oder ob doch eine gewisse Beruhigung und Ablenkung eintritt. Daß beides möglich ist, lehrt die Erfahrung. Freilich scheinen die beeinflußbaren Fälle sehr in der Minderzahl zu sein. Wie dieser verschiedene, geradezu gegensätzliche Erfolg gleichgerichteter äußerer Einwirkungsversuche zu erklären ist, ist schwer zu sagen. Vielfach mag dabei das verschiedene Maß von Geschicklichkeit und psychologischem Takt auf seiten der betreffenden Ärzte und Pflegepersonen entscheidend sein. Aber auch das ist zu bedenken, daß wir ja von der seelischen Struktur solcher ängstlichen Erregungszustände viel zu wenig wissen, um eine Erklärung geben zu können. Es gilt hier wie anderwärts, daß es eine lohnende klinische Aufgabe sein wird, den Einfluß aktiv-psychotherapeutischer Maßnahmen unter dem Gesichtspunkte von Zustandsbild und Krankheitsform zu studieren, und daß dabei wahrscheinlich manche klinisch wertvolle Erkenntnis zu gewinnen sein wird. Wo eine günstige Beeinflussung ängstlicher Unruhezustände durch Beschäftigung zutage tritt, da wird es sich wohl mit um die Linderung des Affektes durch Dämpfung der damit verbundenen motorischen Äußerungen handeln, ein Moment, auf das oben schon hingewiesen wurde und das wir ja auch bei der Bettbehandlung als wirksam beobachten können. Auch gewisse „Entartungserscheinungen", welche wir namentlich bei protrahierten ängstlichen oder depressiven Erregungen nicht selten sehen — Unsauberkeiten, Masturbieren, Selbstbeschädigung durch anhaltendes Reiben und Kratzen usw. — können durch ablenkende psychotherapeutische Maßnahmen hintangehalten werden.

Den Zuständen von ängstlicher Unruhe und Erregung muß man jedenfalls in ganz besonders vorsichtiger Weise psychotherapeutisch gegenübertreten, namentlich auch hinsichtlich der Beschäftigungstherapie. Das gilt aber für alle Depressionszustände überhaupt. Es ist indessen SIMON recht zu geben, wenn er die Behauptung mancher seiner Kritiker bestreitet, daß eine Beschäftigungstherapie bei melancholischen Zuständen grundsätzlich nicht angebracht, ja sogar schädlich sei. Die klinische Erfahrung spricht unbedingt gegen eine so einseitige Behauptung. Wie gesagt, ist aber hier verständnisvolle und schonende Art des Vorgehens ganz besonders wichtig und notwendig, und wenn man in dieser Hinsicht nicht ganz sicher sein kann, dann lasse man alle Versuche lieber sein. Vielleicht erklärt sich aus dieser Tatsache die ablehnende Haltung mancher Ärzte. Ein ungeschickter Zwang, auf depressive, ängstliche Kranke ausgeübt, bietet ein so scheußliches Bild und kann auf den Geist einer Abteilung so ungünstig einwirken, daß man tatsächlich äußerst vorsichtig sein muß. Bei einiger Überlegung muß es ja von vornherein klar sein, daß wir uns nicht einbilden dürfen, die ganz elementare, tief in dem Krankheitszustand begründete Freudlosigkeit und Hoffnungslosigkeit des Melancholikers psychotherapeutisch nennenswert beheben oder gar in solchen Kranken, indem wir sie zur Beschäftigung anhalten, das Gefühl der Befriedigung durch Arbeitsleistung hervorrufen zu können. Aber die Erfahrung lehrt doch, daß sehr viele ungehemmte Depressive dort, wo sie ungehindert ihren spontanen Regungen nachgeben können, instinktiv eine Betätigung suchen und daß sie dabei eine subjektive Erleichterung finden. Wir sehen das z. B. bei Circulären in den depressiven Phasen, wenn die Kranken zu Hause verbleiben und nicht in eine Anstalt kommen. Man wird finden, daß solche Kranke immer eine mehr motorische Betätigung suchen, die wenig Aufmerksamkeitsanspannung und Konzentration erfordert, dafür aber eine gewisse äußere Abwechslung und Mannigfaltigkeit der Hantierungen ermöglicht. Weibliche Kranke solcher Art suchen namentlich die Gelegenheit zu Betätigung im Haushalt. Hier findet offenbar doch eine subjektive Erleichterung durch eine gewisse Ablenkung von selbstquälerischer Grübelei statt, eine seelische Entspannung durch motorische Entladung, eine Selbstaufrichtung aus vernichtendem Unwürdigkeitsgefühl in dem Bewußtsein, Nutzen zu stiften und Werte zu schaffen. Wenn wir solche Erfahrungen in die Anstaltspraxis übertragen, so müssen wir eben zugeben, daß die Forderung grundsätzlich nichtaktiver Behandlung von Depressionszuständen, die dann meist auf Bettruhe hinausläuft, keineswegs berechtigt ist. Aber es lassen sich allgemeingültige Regeln, welche die Indikationen in ein festes Schema bringen, hier wie anderwärts nicht aufstellen angesichts der ungeheuren Mannigfaltigkeit der einzelnen Zustandsbilder selbst bei den gleichen Krankheitsformen.

Hatten wir soeben melancholische Zustände im Auge, in denen die Hemmung zurücktritt, so sind die Depressionszustände mit ausgeprägter Hemmung einer Beschäftigungstherapie sicherlich gleichfalls nicht unzugänglich. Wenn die Hemmung nur leicht ist, so wird man sie unschwer durch schonendes Vorgehen überwinden können, und man wird das immer tun müssen, solange sorgfältige Beobachtung keine Anzeichen ungünstiger Rückwirkung auf den Zustand, namentlich auf das subjektive Befinden der Kranken erkennen läßt. Schon die somatischen Wirkungen einer gewissen motorischen Belebung auf die Patienten lassen Beschäftigungsversuche angezeigt erscheinen. Bei schwerer Hemmung freilich wird man davon meist absehen und sich begnügen, die Kranken durch einfachste Maßnahmen, wie gelegentliches Umherführen, zu mobilisieren zu suchen, um die durch andauernde Ausschaltung der Muskelbewegungen, durch Verflachung der Atmung usw. bedingte schädliche Beeinflussung des Stoffwechsels zu vermeiden. Auch Massage ist hier am Platze.

Wenn vorhin von den schwersten Erregungszuständen und ihrer Beeinflussung durch die Beschäftigungstherapie die Rede war, so müssen wir — zum Teil vorhin Gesagtes wiederholend — noch die *leichteren Erregungen* unter diesem Gesichtspunkte betrachten. Ich erinnere da zunächst an das, was ich oben über die schizophrenen „Pseudoerregungen" sagte. Sie bilden eine Domäne und sind die dankbarsten Objekte der Beschäftigungstherapie. So schwer es auch manchmal ist, den Zugang zur Beeinflussung dieser Kranken zu finden, soviel Geduld, Ausdauer und vor allem Geschicklichkeit meist dazu gehört, so gelingt es eben in jenen Fällen fast ausnahmslos, die Patienten wenigstens zu einem äußerlich geordneten Verhalten zu bringen. Sicherlich ist das um so eher möglich, je früher die Behandlung einsetzt, während „alten Fällen" weit schwerer beizukommen ist, wie sie auch in gut geleiteten Anstalten namentlich unter dem Einfluß der Kriegszeit, während deren das Ärzte- und Pflegepersonal so stark vermindert war, wieder entstanden waren. Deshalb dürfen wir hoffen, daß es künftig in gut auf aktive Therapie eingestellten Anstalten gar

nicht mehr in nennenswertem Maße zu den „Auswüchsen der Psychose" kommen
wird, wie sie früher nicht selten zu beobachten waren. Übrigens werden auch die
Stuporzustände der Schizophrenen in allen ihren verschiedenen Formen anerkanntermaßen durch von vornherein geübte Beschäftigungstherapie in hohem
Maße hintangehalten oder doch gemildert.

Wie schon erwähnt, sind leichtere manische Erregungen bei manisch-depres-
sivem Irresein und die bei Paralyse vorkommenden ähnlichen Zustandsbilder
dann einer Beschäftigungstherapie gut zugänglich, wenn die motorische Erregung sich in mäßigen Grenzen hält, die Ablenkbarkeit nicht erheblich ist, die
Kranken nicht zu „widerhaarig" und reizbar sind. Sind die letzteren beiden
Eigentümlichkeiten ausgeprägt, dann sucht man zweckmäßig den Kranken eine
Beschäftigung zu schaffen, bei der sie wenig mit anderen in Berührung kommen.
Im allgemeinen sind Manische im Rahmen der Beschäftigungstherapie vielfach dadurch schwierig, daß von ihnen viel Störungen der Mitkranken ausgehen und daß in
den betreffenden Krankenabteilungen durch sie die für die Auswirkung aller aktiv-
therapeutischen Maßnahmen so wichtige suggestive Hausatmosphäre gestört wird.

Die Verstimmungs- und Erregungszustände der Epileptiker nötigen öfters,
von Beschäftigung abzusehen und zu Bettbehandlung und hydrotherapeutischen
Maßnahmen zu greifen.

Was die Verstimmungen und Erregungen der Psychopathen anlangt, so hat
hier die Beschäftigung eine ausgeprägt vorbeugende Bedeutung, die gar nicht
hoch genug bewertet werden kann.

Wir haben schon oft der Schwierigkeiten Erwähnung getan, die die Anleitung
vieler Kranken zur Beschäftigung in schwereren Zuständen bereitet. Zu deren
Überwindung in der Anstalt ist in erster Linie der richtige Geist der Anstalt
wichtig. Wenn der Gedanke der Beschäftigung ganz allgemein von Ärzten und
Personal erfaßt und in seiner Bedeutung erkannt worden ist, dann stellt sich
von selbst schon auf den einzelnen Abteilungen die richtige suggestive Atmosphäre ein, die Beschäftigung wird „Mode", der sich die meisten Kranken fügen.
Das ist die wesentliche Vorbedingung. Mit Recht sagt SIMON: „Wenn es auf
der Krankenabteilung und in der ganzen Anstalt einmal Sitte ist, daß jeder sich
in irgendeiner Weise betätigt, dann fügt sich auch der neu Hinzukommende,
soweit er noch einigermaßen geordnet und besonnen ist, ohne weiteres in den
Geist des Hauses und packt auch mit an." Im übrigen handelt es sich um
viele kleine Kunstgriffe und Mittel der psychischen Einwirkung von Mensch
zu Mensch, die sich nicht aufzählen und schematisch festlegen lassen. Ich
verweise im übrigen auf die auf Seite 31 folgenden Richtlinien für den Unterricht des Pflegepersonals. Grundsätzlich sei über die Bedeutung der Beschäftigungstherapie zuletzt noch folgendes gesagt. Man hört heute, da unter den
praktisch-psychiatrischen Tagesfragen die „Erweiterung der Beschäftigungstherapie" im Vordergrund steht, gelegentlich auch geringschätzige Bemerkungen hierüber, als ob es heiße, ein Prinzip schematisch zu Tode hetzen, wenn
man nun überall und in allen Fällen dieses eine Mittel anzuwenden trachte.
Unleugbar droht die Gefahr des Schematismus, des Schablonenmäßigen und
der Verflachung bei falscher ärztlicher Einstellung. Man wird dieser Gefahr
nicht entgehen, wenn man das Heil lediglich eben in der „Erweiterung der
Beschäftigungstherapie" sieht, wenn man dieses Behandlungsmittel rein äußerlich anwendet und sich nicht immer bewußt bleibt, daß es sich dabei ganz
hauptsächlich um Psychotherapie handelt, um eine Maßnahme, die in ihrer
Anwendung der Eigenart des einzelnen Falles angepaßt, die nach verschiedenen Richtungen abgestuft, dosiert werden und die sich einfügen muß in
einen Komplex nicht nur von psychotherapeutischen Verfahren, sondern in

einen Komplex von Behandlungsmethoden überhaupt, in einen therapeutischen Plan. Ich habe oben versucht, der Frage nachzugehen, in welcher Weise die psychotherapeutische Wirkung der Beschäftigung wohl zustande kommen möge. Dabei konnte ich auf sehr verschiedene psychologisch wirksame Faktoren hinweisen, von denen zwar hier dieser, dort jener mehr zur Geltung käme; tatsächlich aber finde gleichzeitig eine komplexe Wirkung statt. Die richtig gewählte Beschäftigung faßt den Kranken psychotherapeutisch von verschiedenen Seiten zugleich an. Was, von außen gesehen, oft einfach und, auf eine Anzahl von Individuen angewandt, gleichförmig aussieht, kann doch tatsächlich, psychologisch, etwas sehr Komplexes und von Fall zu Fall Unterschiedliches sein. Die Vielfältigkeit der gleichzeitigen Wirkung im Einzelfalle gibt der Beschäftigung eben ihren Vorrang unter den psychotherapeutischen Maßnahmen des Psychiaters. Man kann aber noch etwas anderes sagen. Auch der „Schematismus“, auch das Nichtindividualisieren in der Anwendung der Beschäftigung kann gerade das wirksame Moment sein, nämlich bei Schizophrenen. Oft gibt man sich umsonst Mühe, ausgeprägt autistische und negativistische Kranke zu einer Betätigung zu bringen. Kein Zureden und Auffordern hilft; vergeblich führt man sie in der Abteilung an einen andern Tisch, an dem andere arbeiten, vergeblich gibt man ihnen irgendein Werkzeug in die Hand oder dergl. Jetzt schickt man sie mit einer Gruppe von Patienten auf das Feld oder in die Handwäscherei, und hier fangen sie unter Umständen unaufgefordert an zu arbeiten. In diesem stillschweigenden Einordnen in eine Masse liegt gewissermaßen eine Umgehung des „Negativismus“, der sofort in Erscheinung trat, wenn man den Kranken ostentativ auffordernd anging. Demgegenüber hatte es für ihn, wie man sagen kann, etwas sich von selbst Ergebendes, nicht von anderen Gewolltes, als er wie zufällig in einer Gruppe anderer untertauchte und nun unaufgefordert („Befehlsautomatie“?) mit tat, was diese anderen taten. Nicht immer geht es mit derartigen Kranken so, aber doch oft, und wir haben Grund zu der Annahme, daß manchmal dieses erste „schematische“ Vorgehen den Zugang zum Patienten frei macht und den Ausgangspunkt erfolgreicher weiterer Beeinflussungsversuche bildet.

Es geht aus allem Gesagten ohne weiteres hervor, daß eine aktive psychische Behandlung der Geisteskrankheiten in der Anstalt an Ärzte und Pflegepersonal hohe Anforderungen stellt, Anforderungen, denen nur für den Beruf von vornherein geeignete und zudem gut geschulte Kräfte genügen werden. Namentlich die Umstellung einer älteren Anstalt im Sinne der neuen psychotherapeutischen Bestrebungen macht, wenn man sich nicht mit geringen Erfolgen begnügen will, Schwierigkeiten. Dabei lehrt die Erfahrung, daß die erste Voraussetzung für das Gelingen normale Platzverhältnisse sind. In überfüllten Krankenabteilungen ist jedes planmäßige psychotherapeutische Handeln unmöglich. Und zur Überfüllung wird es in älteren Anstalten, die von vornherein in einem heute nicht mehr gültigen Maße auf Bettbehandlung eingerichtet sind, um so leichter kommen, als die vorhandenen Tagesräume vielfach für die weit größere Zahl der jetzt außer Bett befindlichen Kranken nicht ausreichen werden. Da anderseits unter den gegenwärtigen schwierigen finanziellen Verhältnissen Besserung durch bauliche Veränderungen nur in sehr unvollkommenem Maße möglich ist, stellen sich von dieser Seite her der aktiveren Anstaltsbehandlung ganz erhebliche Schwierigkeiten in den Weg.

Die richtige Einstellung der Ärzte und eine geeignete Anleitung und Ausbildung der Pfleger und Pflegerinnen ist aber das Grunderfordernis; hiervon hängt alles ab. In Anbetracht der Bedeutung dieses Faktors möchte ich folgende

Richtlinien für die Unterweisung der Pfleger und Pflegerinnen in der aktiven Psychotherapie der Geisteskrankheiten

aufstellen. S. 31—40. (Ich betone, daß das nur Leitsätze, und zwar Leitsätze für die unterrichtenden Ärzte sein sollen und daß ich es absichtlich unterlasse, mehr ins einzelne zu gehen. Auf der anderen Seite kommt naturgemäß manches zur Sprache, was in den vorangehenden Ausführungen bereits enthalten war.)

Die aktive seelische Behandlung der Geisteskranken läuft darauf hinaus, daß Arzt und Pfleger am Kranken eine Erziehungsarbeit leisten. Sie sollen von Mensch zu Mensch auf ihn in der mannigfaltigsten Weise tätig einwirken. Die Natur der Sache bringt es nun mit sich, daß dabei oft mehr oder weniger starke Widerstände auf seiten der Kranken zu überwinden sind, daß vom Pfleger, von der Pflegerin Geduld und Selbstbeherrschung gefordert wird. Sie müssen den Kranken manchmal fest, energisch und bestimmt entgegentreten. Man muß, wie bei aller Erziehung, die menschliche Fähigkeit auch beim Kranken benutzen und entwickeln, aus Erfahrungen Nutzanwendung zu ziehen, das Handeln auf Grund von Erfahrungen einzurichten und nach Normen zu bestimmen. Da kommen Situationen vor, in denen, von außen betrachtet, Pflegeperson *gegen* Kranken steht, in denen aber deshalb auch die Möglichkeit gegeben ist, daß die Pflegeperson in ihrer inneren Haltung dem Kranken gegenüber die stets und unbedingt zu fordernde humane, fürsorgliche Einstellung verliert und in die Haltung eines Gegners hineingleitet. Hier ist der Gefahrenbereich. Wird hier nicht wirksam vorgebaut, was von allem Anfang an im Unterricht bei der Begründung der aktiven Therapie zu geschehen hat, so können grobe Mißstände einreißen.

Deshalb wird es zweckmäßig sein, bei der Unterweisung des Pflegepersonals die Ableitung der ganzen aktiven Psychotherapie aus der Natur der Geisteskrankheiten von vornherein in den Mittelpunkt zu stellen und besonders zu betonen. Daraus würde sich etwa folgender Gedankengang ergeben.

Ganz allgemein haben wir in der Medizin zu unterscheiden zwischen dem eigentlichen Krankheitsprozeß und den klinischen Äußerungen desselben, zwischen dem körperlichen Krankheitsvorgang, welcher meist nicht unmittelbar wahrnehmbar ist, und den am erkrankten Menschen wahrnehmbaren Krankheitserscheinungen. Dieser Unterschied wird an Beispielen aus der inneren Medizin, wie z. B. an dem der Lungenentzündung, erläutert. Der für uns meist nicht unmittelbar wahrnehmbare eigentliche Krankheitsprozeß bedingt Veränderungen in den Verrichtungen des erkrankten Organes, welche nach außen in den klinischen Krankheitserscheinungen für uns erkennbar zutage treten. Das erkrankte Organ oder Organsystem vermag nicht die Leistungen des gesunden aufzubringen.

Das Gesagte gilt durchaus für die Geisteskrankheiten. Auch hier nehmen wir nicht den eigentlichen Krankheitsvorgang an dem Organsystem wahr, dessen Verrichtungen dem seelischen Leben „zugrunde liegen", sondern nur die klinischen Krankheitserscheinungen, nämlich alle die auffälligen Veränderungen des Verhaltens, durch die sich Geisteskranke als solche verraten und die eben der Ausdruck der durch die Krankheit veränderten, verminderten seelischen Funktionen sind. Hier würde des näheren zu erläutern sein, was alles unter Funktionen zu verstehen ist: sämtliche psychischen Vorgänge als Leistungen des „Seelenorganes". Nicht also nur das, was man gewöhnlich als „Arbeit" bezeichnet, sondern die Summe des seelischen Geschehens, das Handeln, Denken, Fühlen, Wollen usw.

Das bei den Geisteskrankheiten krankhaft veränderte Organsystem kann naturgemäß nicht die normalen psychischen Funktionen aufbringen. Man kann daher von den Geisteskranken nicht die psychischen Leistungen des Gesunden erwarten und verlangen, wenigstens nicht von der Mehrzahl der in den Anstalten befindlichen Kranken. Trotzdem aber ist es nicht so, daß alles krankhafte Tun und Lassen der Geisteskranken mit Notwendigkeit unmittelbar durch die Krankheit bestimmt und daher als unvermeidbar von uns hinzunehmen ist. Wir haben neuerdings immer deutlicher erkannt, daß die Mehrzahl der Geisteskranken in einem weit höheren Maße beeinflußbar ist, als man das bisher annahm. Daraus ergibt sich für den Umgang mit den Kranken und für ihre Behandlung die zwingende Forderung, zielbewußt und energisch diese Beeinflussung auszuüben. Man darf in den Kranken nicht Menschen sehen, von denen überhaupt nichts zu erwarten und zu verlangen ist, sondern man muß erzieherisch auf sie einwirken, um das größtmögliche Maß von dem Normalen sich näherndem Verhalten bei ihnen zu erreichen. Vor einer Überspannung dieses Grundsatzes schützt die stete Berücksichtigung der Tatsache, daß die Kranken, wenigstens diejenigen, mit denen wir es in den Anstalten zu tun haben, eben Menschen sind, an deren Seelenorgan ein Krankheitsvorgang abläuft, welcher dessen Leistungsfähigkeit abändert und vermindert. Daher ist von vornherein und dauernd zu betonen, daß alle Erziehung und Beeinflussung unbeschadet aller im Einzelfalle u. U. nötigen Festigkeit und Bestimmtheit in menschenfreundlicher, schonender Weise zu erfolgen hat.

Die Pfleger und Pflegerinnen müssen ausdrücklich auf die Gefahr falscher Einstellung hingewiesen werden; es muß darauf aufmerksam gemacht werden, daß ungeschicktes und unfreundliches Vorgehen zu einer Verrohung der Irrenpflege führen kann. Der Kranke soll die freundliche und wohlmeinende Absicht immer durchfühlen. „Der Ton macht die Musik“: man kann bestimmt und energisch sein, ohne Härte zu zeigen.

Zunächst ist nun dem Pflegepersonal in Anknüpfung an seine eigenen Wahrnehmungen die Tatsache der Beeinflußbarkeit der Geisteskranken ausführlich vor Augen zu stellen. Man wird daran erinnern, daß nicht selten Kranke, die sich in der Anstalt sehr abnorm gebärdeten und denen man die Fähigkeit, sich außerhalb der Anstalt zu halten, deshalb nicht zutraute, sich bei einem Entlassungsversuche überraschend gut in das freie Leben einfügen; daß scheinbar ganz stumpfe, ablehnende, gemütlich anscheinend tief verblödete Kranke unter dem Einflusse eines tief wirkenden Erlebnisses (plötzlicher Besuch von geliebten Angehörigen, gerichtlicher Termin, eine Reise, ein Anstaltsfest) vorübergehend aufwachen und hochwertige Gefühlsregungen bekunden. Man wird den Pfleger daran erinnern, daß die Kranken sich in der Anstalt ganz offenkundig oft gegenseitig ungünstig beeinflussen, daß aber anderseits auch Umwelteinflüsse insofern wirksam sind, als eine pflegliche nette Ausstattung der Räume usw. die Kranken zu einem sozialeren Verhalten anregt. Die Kranken sprechen es auch nicht selten aus, daß sie ja als Kranke in der Anstalt seien, daß sie hier tun und lassen könnten, was sie wollten. Solche Äußerungen also lassen erkennen, daß Kranke oft mit einer gewissen Absichtlichkeit sich gehen lassen; zugleich verraten diese Äußerungen auch ein gewisses Bewußtsein, auch anders zu können, sich bis zu einem gewissen Grade zusammennehmen zu können.

An solchen Beispielen ist die Grundneigung sehr vieler Geisteskranker zu zeigen, sich in ihre Krankheit zu sehr zu verlieren, sich den Krankheitserscheinungen zu sehr hinzugeben, — in stärkerem Grade unter die Herrschaft der krankhaften Tendenzen zu geraten, als es sozusagen, dem Krankheitsprozeß nach, „notwendig“ ist. Auf diesem Wege wird man dem Pflegepersonal am besten den Zugang eröffnen können zum Verständnis alles dessen, was wir als psychogene Komponente, als psychogene Überlagerung bei den Geisteskrankheiten, insbesondere auch bei der Schizophrenie bezeichnen. Die Wahnkranken neigen z. B. dazu, sich in ihre Wahnideen zu vertiefen, sich einzuspinnen, ihnen nachzuhängen; die Halluzinanten haben den Hang, ihre Aufmerksamkeit ganz ihren Trugwahrnehmungen zuzuwenden; die Melancholischen wühlen sich in ihre Verstimmung hinein usw. So werden die Patienten durch eine irgendwie in ihrer Krankheit begründete elementare Tendenz von der Außenwelt, von der Wirklichkeit abgelenkt, und das führt zu einer Verstärkung, zu einer vermehrten Betonung der krankhaften Symptome. Diese krankhafte Tendenz dem Pflegepersonal ganz klarzumachen und stark zu betonen, ist besonders wichtig, weil dadurch die Notwendigkeit aktiver Einwirkung ungeachtet der gerade dadurch aus den Tiefen des krankhaften Seelenlebens wach werdenden, die Beeinflussung zunächst erschwerenden Widerstände seitens der Kranken ins rechte Licht gesetzt und den Pflegern und Pflegerinnen als eine *therapeutische* Notwendigkeit ersten Ranges erkennbar wird.

Man kann ihnen jenen Grundhang sehr vieler Geisteskranker durch Erfahrungen aus der Gesundheitsbreite verständlicher machen und näher bringen, wenn man daran erinnert, wie auch der Gesunde unter dem Einfluß eines großen, seine ganze Seele erschütternden Kummers (Schicksalsschläge) von dem depressiven Affekt, solange dieser frisch und übermächtig ist, ganz erfüllt ist, so daß der Mensch „für nichts", also für die Außenwelt, kein Interesse hat, allen Trost, also alle äußere Einwirkung, ablehnt und sich mit Wollust in seinen Affekt vergräbt. Man kann weiter erinnern an die innere Fesselung eines Gesunden, der über einem sein ganzes Denken in Anspruch nehmenden Plan, einer Erfindung, einem Problem brütet und darüber alles um sich her vergißt.

Von hier aus läßt sich auch der schizophrene Autismus und Negativismus am besten verständlich machen, was von größter Wichtigkeit ist. Hier ist das Sichzurückziehen auf sich selbst, das Sichabsperren von der Außenwelt ein ganz elementares Grundsymptom. Der Kranke schaltet die Außenwelt aktiv aus seinem Bewußtsein aus, er betont ebenso aktiv sein krankhaftes „Anderssein" gegenüber dem Gesunden. Darin ist es begründet, daß die Schizophrenen in der Anstalt vielfach gewissermaßen geflissentlich, ostentativ in ihrem ganzen Verhalten das Pathologische, Unnatürliche betonen. Viele Manieren und Absonderlichkeiten, viele Erscheinungen der Verwahrlosung, Unordentlichkeit und Unsauberkeit haben darin ihren Ursprung. Die Kranken halten an diesen Zügen, an ihrem Autismus mit großer Starre und Hartnäckigkeit fest und können Beeinflussungsversuchen dann einen großen Widerstand entgegensetzen, der zunächst oft unüberwindlich erscheint[1]. In noch nicht zu sehr veralteten Fällen indessen gelingt es doch in der Regel nach über längere oder kürzere Zeit wiederholten Versuchen, an die Kranken heranzukommen. Nicht selten macht man auch die Beobachtung, daß die Kranken, obwohl ihr Negativismus bei den ersten Versuchen, ihn zu brechen, unüberwindlich erschien und obwohl auf die Beeinflussung besonders brüsk reagiert wurde, dann doch überraschend schnell nachgeben, wenn man sich nur nicht abschrecken läßt und die Beeinflussungsversuche unbeirrt fortführt. Es ist übrigens zu betonen, daß, wie die Befragung von Schizophrenen in der Remission öfters erkennen läßt, die Patienten nicht selten unter ihrer autistischen Tendenz und deren klinischen Erscheinungsformen innerlich leiden und daß sie die Befreiung davon durch die Therapie

---

[1] Es kommt natürlich nicht darauf an, ob diese „Erklärung" des Autismus und Negativismus wissenschaftlich richtig ist, sondern wir müssen eben versuchen, dem Personal ein gewisses Verständnis für diese dem Gesunden sehr schwer ergründbaren Erscheinungen zu eröffnen, damit es unsere therapeutischen Bestrebungen richtig versteht und aus eigener Überzeugung an ihnen teilnimmt.

als Wohltat und Erleichterung empfinden, obwohl sie sich dagegen triebhaft zur Wehr setzten.

Dies alles, hier nur kurz angedeutet, möchte dem Pflegepersonal näher ausgeführt und erläutert werden. Wo es nötig ist, Schizophrenen energisch entgegenzutreten, werden solche Erläuterungen dazu dienen, dieses Entgegentreten dem Personal im rechten Lichte erscheinen zu lassen, Mißdeutungen vorzubeugen und das Personal anzuhalten, auch bei anfänglichem Ausbleiben des Erfolges in der Fortsetzung der Beeinflussungsversuche nicht zu erlahmen. Wahrscheinlich wird es veraltete Fälle von Schizophrenie geben, die dauernd refraktär bleiben; doch wäre es falsch, deswegen vor solchen veralteten Fällen vorzeitig oder gar von vornherein haltzumachen, da die Grenze der Beeinflußbarkeit nur empirisch festzustellen ist und man daher keinen Fall von vornherein als grundsätzlich hoffnungslos betrachten darf.

Es ist weiterhin die Neigung der Schizophrenen zur Stereotypie eingehend zu beleuchten. Sie äußert sich nicht nur in den einzelnen „Stereotypien", sondern allgemein in einer Neigung zum Erstarren in einmal angenommenen Gewohnheiten. Die Sucht zum Zerreißen, zum Schimpfen, zu Affektausbrüchen, zu Unsauberkeit, zu Gewalttätigkeiten usw. ist vielfach Ausdruck jener Neigung. Der frühere Grundsatz des Gewährenlassens beim Mißlingen der ersten Versuche psychischer Beeinflussung — weil man dann glaubte, ein rein organisch bedingtes, also unvermeidliches Symptom vor sich zu haben — leistete der Stereotypisierung Vorschub. Heute wird man sich durch eine ganze Reihe fehlschlagender Versuche nicht abhalten lassen. Oft genug wird man erleben, daß die Beeinflussung überraschend schnell gelingt, wenn einmal sozusagen der tote Punkt überwunden ist: denn eben die Neigung zur Stereotypisierung, zur Annahme von Angewohnheiten macht sich dann im Sinne der therapeutischen Beeinflussung geltend und bewirkt, daß diese verhältnismäßig leicht gelingt, nachdem der Widerstand einmal gebrochen ist. Allerdings muß in der Regel die Beeinflussung dauernd weiter fortgesetzt werden, weil ja der autistisch-negativistische Grundhang weiter besteht; doch macht diese fortgesetzte Beeinflussung dann gewöhnlich keine Schwierigkeiten, wenn nicht neue Schübe des eigentlichen Krankheitsprozesses einsetzen.

Das Gesagte läßt erkennen, daß und warum, man kann sagen die überwiegende Mehrzahl unserer Anstaltsinsassen *andauernd* geleitet und geführt werden müssen. Die Mehrzahl derselben hat infolge der Natur ihres Leidens, eben in Anbetracht der Neigung zum Versinken in die Krankheit (in dieser Allgemeinheit gefaßt, gilt diese Neigung keineswegs nur für die Schizophrenen und ist nicht identisch mit dem Autismus), die Selbststeuerung verloren. Sie vermögen sich nicht aktiv, von sich aus, in die Wirklichkeit einzufügen. So vermögen sie vor allem nichts mit ihrer „freien Zeit" anzufangen. Daher muß man sie auch außerhalb der Zeit der Arbeitstherapie irgendwie „beschäftigen", man muß sie eben sozusagen jederzeit „gängeln". Diese beständige Gängelung solcher Kranken darf daher nicht als eine unerlaubte Bevormundung aufgefaßt werden, sondern ist ein wichtiges therapeutisches Erfordernis.

Natürlich muß die immerwährende Führung und Leitung der Patienten auf die Fälle und Krankheitsstadien beschränkt werden, in denen sie unbedingt angezeigt ist. Die Forderung, die Spontaneität und Aktivität der Kranken, ihre Fähigkeit zur „Selbststeuerung" zu entwickeln, bleibt unbedingt bestehen. Die Indikationen setzt der Arzt fest.

Besonders zu betonen ist: dieser ganzen Beeinflussung liegt keineswegs lediglich der Wille, Ordnung zu schaffen in der Anstalt, zugrunde, sondern sie ist Therapie. Sie ist die durch die Natur der Geisteskrankheiten gegebene Form, wie der Kampf gegen die Krankheit zu führen ist. Indem wir dafür sorgen, daß der Kranke möglichst „herausgerissen", daß er dazu gebracht wird, sich nach außen, sich von der Versenkung in die krankhaften Inhalte weg und der Außenwelt zuzuwenden, indem wir das tun, schaffen wir ihm Erleichterung; wir verhindern u. U. das übermäßige Ausspinnen der Wahnideen, die weitgehende Hingabe an die Trugwahrnehmungen usw. Wir bauen ihn seelisch so weit wieder auf, als es die durch den eigentlichen Krankheitsprozeß bedingte Schädigung seines Seelenlebens gestattet.

Die sich durch die aktive Therapie ergebende Beruhigung und Zivilisierung des einzelnen Kranken kommt aber nun — und das ist sehr wichtig — auch seinen Mitkranken zugute. Denn ebenso wie alle Auswüchse der Psychose, alle Äußerungen ungeordneten Verhaltens einzelner Kranken auf die übrigen abfärben und sie ungünstig beeinflussen, indem sie dazu beitragen, eine Atmosphäre des Narrenhausmäßigen zu schaffen, auch zu unmittelbarer Belästigung der Mitkranken führen, — ebenso wirkt das gute Beispiel der geordneten, sich natürlich gebärdenden Pfleglinge günstig auf die anderen ein. Und gerade dieser Erfolg der aktiven Therapie ist es, der ihre tiefgehende und ausgebreitete Wirkung bedingt. Auf diese Weise gleichen wir die aus dem Zusammensein vieler Kranken in unseren großen Abteilungen — neben günstigen Wirkungen dieses Zusammenseins — unleugbar sich ergebenden schädigenden Einflüsse auf den einzelnen wieder aus. Es muß stark betont werden, daß gerade in dieser „abfärbenden", die Gesamtheit der Abteilungsinsassen beeinflussenden, einen bestimmten „guten Ton", eine allgemeine suggestive Atmosphäre auf der Station schaffenden Wirkung der aktiven Therapie ihr Erfolg und ihre Bedeutung ganz wesentlich beruht. Daher muß das Bestreben darauf gerichtet sein, möglichst alle Patienten der einzelnen Stationen aktiv-therapeutisch zu erfassen, denn jeder einzelne Refraktäre verdirbt die Hausordnung, die Massensuggestion.

Wenn wir nun von solchen allgemeinen Gesichtspunkten aus dazu übergehen, das Pflegepersonal zur Ausübung der aktiven Therapie im einzelnen anzuleiten, so müssen wir ihm zunächst auseinandersetzen, daß es sich um Psychotherapie, um eine seelische Einwirkung von Mensch zu Mensch handelt unter freier Entfaltung und Betätigung der Persönlichkeit des Arztes und Pflegers, seines psychologischen Taktes, seiner Findigkeit und seines Geschickes. Dafür gibt es also keine feststehenden, in bestimmten Einzelfällen so und nicht anders anzuwendenden Vorschriften, wie es etwa die Anwendungsformen der therapeutischen Maßnahmen bei körperlichen Krankheiten sind, die Arzneiverordnungen, die operativen Eingriffe. Man kann bezüglich der psychotherapeutischen Einzelmaßnahmen nur allgemeine Gesichtspunkte aufstellen und Anleitungen geben. Es gilt vielfach, instinktiv aus der Eigenart des Einzelfalles, oft aus dem Augenblicke heraus zu handeln. Dabei ist auch die persönliche Eigenart des Therapeuten mit bestimmend. Der eine wird dem Kranken auf diese, der andere auf jene u. U. ganz entgegengesetzte Weise beizukommen wissen. Oft wird eine gut abgepaßte Gelegenheit, eine vorübergehende günstige Verfassung eines Kranken zufällig möglich machen, was bisher durch geflissentliche Bemühungen nicht zu erreichen war. In diesem Falle wird man durch gütiges Zureden, durch Bitten, in jenem durch energische Nötigung, bei einem dritten Kranken durch scheinbare Uninteressiertheit zum Ziele kommen, indem man ihn das Gewünschte wie von selbst finden läßt.

Ganz allgemein stellt alle Erziehung in ihren Dienst die Grundeigenschaft der Psyche, aus Erfahrung Nutzanwendung zu ziehen, den Trieb also, erwünschte Folgen einer Handlungs- und Verhaltensweise wieder herbeizuführen, unerwünschte zu vermeiden. Dieser Trieb ist es vor allem, der das menschliche

Tun und Lassen bestimmt. Es ist unmöglich, dieses von der Natur gegebene Mittel der seelischen Beeinflussung in der Psychotherapie zu entbehren. Tatsächlich haben wir ja von jeher schon in der Anstaltsbehandlung der Geisteskrankheiten davon Gebrauch gemacht, indem wir z. B. für die Beschäftigung der Kranken Vergünstigungen gewährten. Darin, in einem Belohnen liegt der Anreiz, das Anhalten der Patienten zu einer vom Arzte gewünschten Verhaltens- und Handlungsweise. Die entgegengesetzte, abhaltende Art der Einwirkung darf Geisteskranken gegenüber im wesentlichen nur in dem Nichtgewähren solcher Anlockungsmittel bestehen. Wir müssen dem Pflegepersonal zwar ganz ausdrücklich auseinandersetzen, daß alles Strafen in der Welt gleichfalls von dieser Grundeigentümlichkeit der Psyche ausgeht, daß aber von einem „Strafen" nie bei Kranken die Rede sein darf und daß es auch tatsächlich nicht berechtigt wäre, wenn jemand bei gewissen Maßnahmen der aktiven Therapie diesen Ausdruck gebrauchen wollte. Unleugbar freilich bestehe die Gefahr, daß bei unrichtigem und ungeschicktem Vorgehen, besonders bei mangelhaftem Verständnis und bei fehlendem Mitgefühl mit den Kranken solche Maßnahmen auf ein „Strafen" hinauslaufen würden; tatsächlich ist das ja der bedenkliche Punkt in der ganzen Frage. Der Charakter der „Strafe" wird vor allem dadurch vermieden, daß man den Kranken die freundliche, einzig auf sein persönliches Wohl gerichtete Absicht stets fühlen läßt. Daher begleitet man auch alle solche Maßnahmen mit diese Absicht ausdrücklich betonenden Redewendungen und Erklärungen, u. a. mit dem Hinweis, daß der Kranke im Interesse der Besserung und Heilung seines Zustandes lernen müsse, die in ihm ruhende Fähigkeit einer gewissen Selbstbeherrschung zu entwickeln; daß er, wenn er in das freie Leben zurückkehren wolle, fähig werden müsse, sich nach anderen zu richten, auf andere Rücksicht zu nehmen; daß auch er unter der Zügellosigkeit Mitkranker leide, daher selbst lernen müsse, sich zum Wohle der anderen mehr in die Gewalt zu bekommen; daß überhaupt im Leben das eigene Wohlbefinden in weitem Maße vom eigenen Verhalten abhänge; daß Ärzte und Pfleger deshalb verpflichtet seien, ihn in der Anstalt zu lehren, sein Verhalten nach Zielen und Normen einzurichten usw. Es muß die Belehrung des Pflegepersonals über diesen wichtigen Punkt so gestaltet werden, daß es unbedingt von der Richtigkeit dieser Argumentierung überzeugt wird und sie nicht für ein den Tatbestand verhüllendes und beschönigendes Scheingerede hält. Ausschlaggebend für die Vermeidung der hier drohenden Klippe wird natürlich stets das Gesamtverhalten eines Pflegers, einer Pflegerin sein. Die Kranken fühlen sicherlich im allgemeinen — trotz dem gegenteiligen Anschein in vielen Fällen namentlich von Schizophrenie — sehr wohl, ob es jemand gut mit ihnen meint, und werden von solchen Personen sich williger erziehen lassen als von anderen.

Nach allem Gesagten ist also besonders auseinanderzusetzen, daß sehr vieles von dem Unerfreulichen, Ungeordneten und Schwierigen im Verhalten der Kranken in der Anstalt, sehr viele der von ihnen begangenen Ausschreitungen „Kunstprodukte" und bei richtiger psychischer Behandlung vermeidbar sind. Je früher bei einem Kranken diese Beeinflussungsweise einsetzt, um so größer sind die Erfolge, um so mehr wird ein Ausarten in dem eben erwähnten Sinne vermieden. Ebenso ist zu sagen, daß, wie schon oben erwähnt wurde, die Erfolge dieser Therapie um so größer sind, je mehr sie bereits in der Anstalt festen Fuß gefaßt hat. Die Umstellung des Abteilungsbetriebes im Sinne der aktiven Therapie macht vielfach große Schwierigkeiten. Man wird zunächst manchmal genötigt sein, Kranke, die sich als vorläufig unbeeinflußbar erweisen, möglichst aus der Gemeinschaft mit den anderen auszuschalten, selbst um den Preis, daß man für die Übergangszeit ihnen gegenüber Maßnahmen anwenden muß, die man grundsätzlich nicht für zweckmäßig hält. (Isolierung, Dauerbäder, ohne daß dafür die positive Indikation vorliegt.)

Was die einzelnen Arten des Vorgehens im Sinne der aktiven Therapie anlangt, so ist es didaktisch zweckmäßig und fordert das Verständnis, wenn man sie in drei große Gruppen einteilt, deren Bereich freilich vielfach ineinander greift.

1. Beschäftigung.
2. Förderung des Gemeinschaftslebens der Kranken.
3. Kampf gegen die Krankheitsäußerungen zum Wohle der Kranken. (Eine solche Fassung stellt die aktiven Tendenzen der Therapie, die dazu nötigen, dem Kranken in gewissem Sinne entgegenzutreten, von vornherein ins richtige Licht und schützt am besten vor Mißverständnissen.)

1. Beschäftigung.

Da von manchen Leuten die Arbeit vielfach zu den Lasten des Daseins gerechnet wird, ist es wünschenswert, dem Pflegepersonal die Bedeutung der Arbeit für das Seelenleben des gesunden und kranken Menschen vom physiologischen Standpunkt aus klarzumachen. Jedes Organ verlangt nach Funktion; die regelmäßige Funktion gehört zu seinen Erhaltungsbedingungen. Was wir Arbeit nennen, ist Funktion in diesem Sinne, vor allen Dingen seelische Funktion. Der gesunde Mensch hat ein Bedürfnis nach Betätigung; die durch den Lebensprozeß freiwerdenden Kräfte verlangen nach Entladung. Wie notwendig das auch zum Wohlbefinden ist, zeigen die Unlustgefühle der „Langeweile", welche bei Behinderung dieser Entladung, also des normalen Betätigungsbedürfnisses entstehen. Hinweis auf körperliche Organe (Herz, übrige Muskeln), welche sich zurückbilden, wenn sie nicht regelmäßig genügend funktionieren, also arbeiten können. Auch für die sachgemäße Behandlung erkrankter Organe ist meist notwendig, daß ihre Funktion aufrechterhalten wird, wenn auch in einer dem krankhaften Zustande angepaßten Weise.

Die Geisteskranken, die vielfach infolge ihres oben ausführlich geschilderten Grundhanges zum Versinken in ihre Krankheit einer natürlichen Betätigung und Beschäftigung aus dem Wege gehen, schaffen dem meist auch ihnen innewohnenden Betätigungsbedürfnis oft in unzweckmäßiger Weise Befriedigung. Ihr Betätigungsbedürfnis verpufft sich dann in allerhand ungeordneten Handlungen, üblen Angewohnheiten usw.

Solange die Kranken im freien Leben bleiben können, verhindert die beständige Wechselwirkung zwischen ihnen und der Umgebung vielfach das Zustandekommen solcher Auswüchse und Kunstprodukte, indem die Kranken in natürlicher Weise genötigt werden, sich in die Lebensgemeinschaft ihrer Umgebung einzufügen. In der Anstalt wird bei falscher Zurückhaltung gegenüber den Krankheitsäußerungen das Zustandekommen solcher Auswüchse des Betätigungsbedürfnisses gefördert. Besonders wirksam ist in dieser Richtung auch die gegenseitige, von ihnen gewollte oder ungewollte Beeinflussung der Kranken auf den Abteilungen. Wie oben schon erwähnt, färbt das hemmungslose Verhalten einzelner Patienten auf die ganze Station ab; eine falsche Passivität den Kranken gegenüber erzeugt in ihnen die allgemeine Suggestion, daß Hemmungen bei ihnen nicht vorausgesetzt werden, daß man sich in der Anstalt gehen lassen dürfe.

Die richtige Beschäftigung bindet die psychischen Kräfte, schafft Lustgefühle, erzeugt hiermit das Gefühl des eigenen Wertes, das Gefühl, noch etwas zu bedeuten, noch etwas zu leisten.

Sie lenkt den Kranken von seinem Innern nach außen ab, entfaltet und übt seinen Willen, seine Konzentrationsfähigkeit, sie baut ihn seelisch auf. Dabei nötigt ihn die Beschäftigung meist zu genossenschaftlichem Zusammenleben mit anderen. Dadurch und durch die damit verbundene Hinlenkung auf die Außenwelt wirkt sie dem Autismus, dem Negativismus und ganz allgemein dem weit über den Rahmen dieser beiden Sammelbegriffe hinausgehenden Grundhang vieler Kranken zum Versinken in ihre Krankheit entgegen, indem sie zur Anerkennung der Wirklichkeit ohne weiteres anhält. Unter diesem Gesichtspunkte erscheint es bei schwer zugänglichen, alten autistischen Anstaltsinsassen in der Umstellung zur aktiven Therapie oft schon als ein begrüßenswerter erster und vorläufiger Erfolg, wenn die Kranken zunächst einmal dazu gebracht worden sind, mit ihren Leidensgenossen geordnet zusammenzusitzen.

Bei gemeinschaftlich zu verrichtenden Arbeiten, und das sind ja die meisten, ordnet die Beschäftigung den einzelnen in einen großen Zusammenhang ein und wirkt dadurch sozial machend. Sie nötigt ihn, sich auf andere einzustellen, auf sie Rücksichten zu nehmen und übt dadurch das Willens- und Gefühlsleben.

Voraussetzung dafür, daß die Beschäftigung diese Zwecke erfüllt, ist, daß die Art der Arbeiten den Kräften und Fähigkeiten der einzelnen Kranken angepaßt wird; sie soll deren obere Grenze nicht überschreiten, aber auch stets erreichen. Eine Arbeit, die wesentlich geringere Anforderungen an den Kranken stellt, als wie er ihnen genügen kann, wirkt psychotherapeutisch ungünstig, da sie den Kranken zu wenig fesselt, herausreißt, ablenkt, konzentriert, also die therapeutischen Hauptabsichten der Beschäftigung nicht erreicht.

Die Beschäftigung soll aus allen diesen Gründen möglichst abwechslungsreich sein und Eintönigkeit vermeiden. Dieselbe Arbeit Tag für Tag sitzend in denselben Räumen verrichten müssen, bedeutet für viele Kranke keine genügende Abwechslung und Aufmunterung. Zu bevorzugen sind Beschäftigungsarten, die aus verschiedenartigen und häufige innere Umstellung verlangenden Einzelverrichtungen bestehen.

Die Art der Beschäftigung soll aber auch mit der etwa steigenden Leistungsfähigkeit des Kranken gleichen Schritt halten; man muß ihm also höherwertige Arbeit zuweisen, wenn sich sein Zustand so verändert, daß er mehr leisten kann.

Besonderen Wert hat die Arbeit im Freien. Abgesehen davon, daß hier noch körperliche Vorteile hinzukommen, wirkt der Aufenthalt und die Bewegung in frischer Luft, der häufige Ortswechsel und der damit verbundene Wechsel der Bilder seelisch hebend, ebenso die Beobachtung der freien Natur, das Gedeihen und Wachsen unter den Händen der Kranken.

Dabei muß aber auch betont werden, daß für viele stark niedergeführte Kranke bereits ganz einfache Verrichtungen, wie „Zupfen" erhebliche geistige Leistungen bedeuten.

Die Natur der Mehrzahl der Anstaltskranken bringt es mit sich (vgl. oben), daß sie auch in den arbeitsfreien Zeiten nicht sich selbst überlassen werden dürfen, weil sie mit sich selbst nichts anzufangen wissen. Daraus ergibt sich die Notwendigkeit, diese Kranken in der arbeitsfreien Zwischenzeit — in den Pausen zwischen der Arbeit, an den Abenden, namentlich aber an Feiertagen — in angemessener Weise durch Unterhaltungsspiele zu beschäftigen.

2. Pflege des Gemeinschaftslebens.

Sie entwickelt die gemütlichen Eigenschaften, nötigt zur Rücksichtnahme und zur Selbstbeherrschung, sie wirkt dem Autismus und Negativismus entgegen und dient ganz wesentlich dazu, die Kranken der Außenwelt zuzuwenden. Kampf gegen die Neigung vor allen Dingen, sich abzusondern, sich für sich zu halten, in den Ecken herumzustehen usw. Vor allen Dingen aber erleichtert und mildert die Pflege des gemeinschaftlichen Lebens in wünschenswerter Weise den Kampf gegen alle unsozialen Krankheitserscheinungen, indem sie die Möglichkeit gibt, die Kranken immer zur notwendigen Rücksichtnahme auf andere anzuhalten und die humanen Zwecke dieses Kampfes gegen unsoziale Tendenzen des einzelnen Kranken diesem und seinen Mitpatienten deutlich vor Augen zu führen.

Wie unter 1 ausgeführt, dient der Pflege des gemeinschaftlichen Lebens vor allen Dingen auch die Beschäftigung der Kranken.

3. Kampf gegen die Krankheitsäußerungen zum Wohle der Kranken.

Hier ist zunächst auf alles das hinzuweisen, was weiter oben gesagt wurde über den Grundhang der Kranken zum Versinken in ihre Krankheit im allgemeinen, über den Autismus und Negativismus im besonderen, über die Auswüchse der Psychose, über die Anstaltskunstprodukte. Es ist an das gleichfalls schon Gesagte zu erinnern: daß die Kranken um so leichter zu beeinflussen sind, je früher die Beeinflussung einsetzt; daß daher die meisten Schwierigkeiten alte Fälle machen; daß, je mehr Kranke auf einer Abteilung geordnet sind, um so leichter sich einzelne widerstrebende Elemente einfügen.

Es ist weiter zu verweisen auf das oben über die Anwendung von Belohnungen Gesagte und auf die psychologischen Grundlagen dieser Einwirkungsweise.

Im Mittelpunkt steht die eingehende angemessene Beschäftigung des Pflegers, der Pflegerin mit den einzelnen schwierigen Kranken. Schon die stete Beschäftigung von Arzt und Personal mit einem Kranken wirkt aufschließend (in der Anstalt Burghölzli hatte vor Jahren die allgemeine Einführung des psychoanalytischen Verfahrens eine deutliche Zunahme der Entlassungen der Schizophrenen zur Folge, obgleich zur gleichen Zeit die Zahl der Aufnahmen dauernd im Ansteigen war).

Mit geduldigem Zureden, gleichmäßiger Bestimmtheit, mit häufiger Wiederholung derselben Aufforderungen an den Kranken kommt man, wenn man nur nicht vorzeitig erlahmt, vielfach zum Ziel. Man darf nicht vorzeitig resignieren, muß günstige Momente beim Kranken abpassen, muß aber namentlich jeder einzelnen Ausschreitung sofort nachgehen und auf sie irgendwie pädagogisch reagieren.

Wichtig ist besonders, den Kranken immer fühlen zu lassen, daß man ihn nicht als einen erledigten, aufgegebenen Fall betrachtet. Man muß sich an sein Selbstgefühl wenden und ihm merken lassen, daß man die Fähigkeit zu Hemmungen bei ihm voraussetzt. Man wird ihn darauf hinweisen, daß er sich selbst durch ungeordnetes Verhalten herabsetzt und entwürdigt. Ungeachtet aller Pflege zur Fürsorge für die Kranken wird man sie deshalb doch nicht unnötig bemuttern, man wird sie vielmehr nach ihren Kräften anhalten, sich selbst zu versorgen, zu waschen, zu kämmen, anzukleiden usw. Es wird in geeigneten Fällen auch vielfach nützlich sein, in angemessener und freundlicher Weise die Kranken aufzufordern, die Spuren ungeordneten, unsauberen, zerstörenden Verhaltens selbst zu entfernen. Vor allem muß die Neigung vieler Kranken bekämpft werden, in ihrem Äußeren salopp, verwogen, narrenmäßig sich zu geben. Dem Arzte nachzulaufen, lautes Perorieren und Schimpfen usw. muß ihnen abgewöhnt werden. Maßnahmen, wie vorübergehendes Wegbringen aus der Gemeinschaft, vorübergehendes Isolieren usw. müssen in der mehrfach erwähnten Weise des Charakters der Strafe entkleidet werden.

Besonders wichtig ist, daß Arzt und Pfleger mit ihren Äußerungen über Kranke in deren Gegenwart vorsichtig sind. Diese Äußerungen müssen immer so berechnet sein, daß der Kranke im Sinne der aktiven Therapie dadurch beeinflußt wird. Meldungen an den Arzt in der Weise wie: Heute ist mit dem Kranken gar nichts zu machen usw. — sind durchaus zu vermeiden.

Immer muß bei der Art der Einwirkung auf Schizophrene auf den Negativismus Rücksicht genommen werden.

Bald ist mündliche Aufforderung und Belehrung wirksamer, bald wortlose Anleitung, die das richtige Verhalten des Kranken als Selbstverständlichkeit vorauszusetzen scheint.

Besonders ist hinzuweisen auf die Nachteile falsch angewandter Bettbehandlung.

Wie sich von selbst versteht, wird man dem Personal auch über die sich für die einzelnen Krankheitsformen und Krankheitsstadien ergebenden Abwandlungen der aktiven Therapie ausführliche Erklärung geben und dafür sorgen, daß z. B. die aktiven Tendenzen gewissen Manischen und Depressiven gegenüber nicht zu falscher, die innere Spannung der Kranken nur erhöhender Unterdrückung führen.

Wie in den vorstehenden Ausführungen über die Psychotherapie der Geisteskrankheiten immer wieder zum Ausdruck gekommen ist, verdankt die Psychiatrie Simon eine ganz wesentliche Förderung und Ausgestaltung der seelischen Behandlung. Wennschon die Grundgedanken von Simon auch über die Grenzen der Anstalt hinaus äußerst fruchtbar und anwendbar in der Behandlung psychisch kranker Menschen sind, so handelt es sich doch dabei ganz wesentlich um Anstaltsbehandlung. In seiner Anstalt in Gütersloh hat Simon in mustergültiger und bewundernswerter Weise seine Gedanken verwirklicht. Er hat damit ein hochinteressantes Paradigma geschaffen, zu dem unbedingt Stellung genommen werden und mit dem sich jeder Anstaltsarzt auseinandersetzen muß.

Auch wir wollen jetzt noch einmal im Zusammenhange einen Blick auf diese Verwirklichung der Leitgedanken der Simonschen aktiven Anstaltsbehandlung der Geisteskranken werfen, wie wir sie in seiner eigenen Anstalt vor uns sehen.

Als Grundprinzip erkennen wir da die Forderung der intensiven Erziehung *aller* Kranken der Anstalt zu einem geordneten, ruhigen, tätigen, möglichst unauffälligen Verhalten auf Grund der geflissentlich und bewußt betonten Vorstellung, daß auch die Geisteskranken in der Anstalt als verantwortlich zu betrachten, daß sie fähig seien, ihr Handeln gewissen Normen anzupassen, aus Erfahrungen Lehren und Nutzanwendungen zu ziehen und danach ihr Tun und Lassen einzurichten. Dabei wird ein entscheidender Wert darauf gelegt, diesem Regime eben alle Kranken zu unterziehen. Sie sollen sich *alle* im Rahmen der vorhandenen Arbeitsmöglichkeiten beschäftigen, sollen u. U. alle gemeinschaftlich in Reih' und Glied an Tischen sitzen, sollen alle Ruhe halten usw. Dieses Moment muß man wohl im Auge behalten. Es ist kein Zweifel, daß gerade damit die verblüffenden Wirkungen, die in Gütersloh erreicht sind und die nahezu alle dortigen Kranken in ihren Bann ziehen, eng zusammenhängen. In dieser ausschließlichen und einheitlichen Anwendung derselben Behandlungsweise auf alle Kranke der Anstalt liegt ganz wesentlich deren umfassender Erfolg begründet. Dadurch wird zunächst das Pflegepersonal, dessen richtige Mitarbeit natürlich von größter Wichtigkeit ist, intensiv in einer Richtung eingestellt. Sodann wirken die Patienten durch das Beispiel, das sie sich gegenseitig geben, günstig aufeinander ein. Nicht nur, daß die ansteckende Wirkung krankhafter Ausschreitungen wegfällt oder auf ein Mindestmaß beschränkt ist; ein Kranker macht dem anderen auch noch vor, wie er sich zu benehmen hat.

Unleugbar liegt darin in einem gewissen Sinne ein Schematismus. Doch soll mit diesem Worte keineswegs ein Tadel verbunden sein. Ich weiß wohl, daß durchaus individualisierendes Vorgehen nötig ist, um an alle Kranken heranzukommen. Im Mittelpunkt steht aber ganz zweifellos die hausordnungsmäßig straff durchgeführte Beschäftigung, und es drängt sich unabweisbar die Frage auf, ob denn die Anwendung dieser Behandlungsweise auf alle Krankheiten und Zustände richtig und auch nur möglich ist; ob es möglich und richtig ist, alle Geisteskranken ohne Rücksicht auf klinische Krankheitsform und Zustandsbild in ein solches programmatisch durchgeführtes Abteilungsregime einzuspannen, wie es für Schizophrene, im allgemeinen wenigstens, durchaus richtig und zweckmäßig sein mag.

Zunächst kann es wohl Bedenken erwecken, das Pflegepersonal an den Gedanken zu gewöhnen, daß es die Kranken als verantwortlich zu betrachten habe. Natürlich ist es denkbar, daß in einer nicht zu großen Anstalt und bei gut ausgebildetem und gewähltem Personal falsche Auffassungen und Folgerungen seitens der Pflegepersonen vermieden werden, und es ist nicht zu bezweifeln, daß das in Gütersloh allenthalben erreicht ist. Aber unleugbar liegt doch hier die Gefahr des Mißverständnisses vor, und es kann unter Umständen leicht zu falscher Einstellung namentlich schwierigen Kranken gegenüber und zu Mißständen kommen. Es wird nicht jeder Pfleger und jede Pflegerin fähig sein, den Begriff der Verantwortlichkeit cum grano salis, wie er gemeint ist, zu verstehen und die richtige Folgerung für den Umgang mit den Kranken daraus zu ziehen. Können sich daraus nicht doch verhältnismäßig leicht bedenkliche Zustände entwickeln? Mindestens sollte ich meinen, daß man dasselbe erreicht, wenn man das Personal in der rechten Weise lehrt, die Kranken seien „erziehbar". Die Anwendung dieses Begriffes schwächt solche Gefahren schon erheblich ab.

Wenn ich soeben die Frage äußerte, ob das Verfahren für alle Zustände zweckmäßig, ja ob es überhaupt überall durchführbar sei, so kann erwidert werden, daß man die Antwort auf diese Frage ja in Gütersloh unmittelbar erleben könne. Dazu ist zunächst zu bemerken, daß man natürlich auch bei mehrtägiger Anwesenheit kein Urteil zu gewinnen vermag über die Rückwirkung des Verfahrens auf die einzelnen Zustandsbilder. Ein solches Urteil wird überhaupt vielfach erst nach langen Erfahrungen und Beobachtungen möglich sein. Immerhin sprechen viele Umstände ohne weiteres zugunsten der Methode auch in dieser Hinsicht; so z. B. die Tatsache, daß auf den Krankenabteilungen in Gütersloh auch nachts große Ruhe zu herrschen pflegt, so daß man dort mit einer recht geringen Zahl von Nachtwachen auskommt.

Indessen muß man doch die Zusammensetzung des Gütersloher Krankenmaterials hinsichtlich der verschiedenen klinischen Krankheitsformen bedenken. Man sieht nur ganz vereinzelte Manisch-Depressive und Paralysen, sowie wenig Psychopathen dort. Die überwältigende Mehrzahl der Pfleglinge stellen die Schizophrenen dar. Nun darf man, sowohl von vornherein nach der Eigenart dieser Krankheit als auch nach den in Gütersloh zu gewinnenden Eindrücken, wohl sagen, daß für die Schizophrenie, wenigstens für die Mehrzahl der Fälle von Schizophrenie, die ganze Behandlungsart, ich möchte sagen geradezu adäquat ist. SIMON liefert in seiner Anstalt den Beweis, daß nicht nur das dauernde Verhalten auch der schwerer Schizophrenen günstig beeinflußt wird, sondern auch die periodischen Erregungen und die halluzinatorischen Zustände. Gerade hier bewährt sich die Behandlungsart besonders gut und segensreich. Diese akuten Phasen verlaufen milder, sie bleiben vielfach gewissermaßen im Keime stecken; auch in den schwereren Fällen lassen sich die Kranken nicht so gehen, wie man es sonst oft sieht.

Indessen, wie ich weiter oben bei der Besprechung der Beschäftigungstherapie schon ausgeführt habe, gibt es Zustandsbilder, die für diese Behandlung, wenigstens in der in Gütersloh verwirklichten hausordnungsmäßigen, alle Kranken kollektiv zusammenfassenden Durchführung offenbar nicht in Betracht kommen. Ich erinnere nur an manche Fälle von manischer, paralytischer, epileptischer Erregung, an gewisse Zustände von Depression und ängstlicher Erregung. Es gibt einmal allerlei akute Zustände, die einer Beschäftigung überhaupt nicht zugänglich sind. Es gibt aber auch akute Zustände, in denen die Kranken zwar u. U. beschäftigt werden können, bei denen aber das Einordnen der Patienten in die nach einem einheitlichen Reglement beeinflußte Gemeinschaft entweder gar nicht möglich ist oder doch ungünstige Rückwirkungen auf das subjektive Befinden ausübt. Nach den Erfahrungen, die ich an dem ziemlich vielseitigen Krankenbestand der Anstalt Leipzig-Dösen gemacht habe, kann ich das nicht bezweifeln. Wir hatten hier bei einer Krankenzahl von über 1200 nur 37% Schizophrene, hatten verhältnismäßig viele akute Psychosen, besonders zahlreiche Manisch-Depressive, Epileptische, Psychopathen, sehr viele Paralytiker — Patienten mit Krankheitsformen, welche in Gütersloh selten sind. Und diese Formen bedingen verhältnismäßig häufig Zustandsbilder, von denen soeben gesagt wurde, daß sie sich für die dort herrschende Behandlungsart nicht eignen. Damit fällt eines der wichtigsten wirksamen Momente dieser Behandlungsart weg, eben das in der Ausschließlichkeit und Einheitlichkeit seiner Anwendung liegende suggestive Moment.

So ergeben sich aus klinischen Erwägungen und aus Verschiedenheiten des Krankenbestandes innere Gründe, welche eine einfache Übertragung der in Gütersloh geübten Behandlungsart in der dortigen Form nicht überall angezeigt erscheinen lassen, ja stellenweise unmöglich machen. Dazu kommen nun manchenorts äußere Gründe.

Die nach SIMONS Plänen in der Gütersloher Anstalt errichteten Krankenhäuser erleichtern nach Raumanordnung und Ausstattung die Durchführung seiner Grundsätze ohne Zweifel. Bett- und Tagesräume liegen dort so zueinander und die Zahl und Größe der einzelnen Räume ist so bemessen, daß die Übersicht über die Kranken leicht zu gewinnen und verhältnismäßig wenig Pflegepersonal dazu nötig ist, auch die verschiedensten Beschäftigungsarten unter den gleichen Bedingungen in den Krankenstationen leicht gepflegt werden können. Dieses Moment ist gewiß nicht von ausschlaggebender Bedeutung, erleichtert aber doch die therapeutische Arbeit im Sinne SIMONS nicht unerheblich. In Anstalten von anderer Bauart der Krankenhäuser machen sich bauliche Momente mehr oder weniger erschwerend bemerkbar, wenn auch ein solcher Mangel zum Teil durch reichlichere Bemessung des Pflegepersonals ausgeglichen werden kann.

Wesentlich stärker fallen aber andere Umstände ins Gewicht. In Gütersloh wird ein strenger Abschluß des Anstaltsbereiches von der Außenwelt durchgeführt. Auch den Familien der dort wohnenden Beamten ist das eigentliche Anstaltsgelände mit den Krankenstationen nicht zugänglich. Es ist auch nicht üblich, daß sich Kranke frei auf diesem Gelände umherbewegen. Da die Anstalt zudem so liegt, daß die Angehörigen der meisten Kranken in mehr oder weniger weiter Entfernung vom Orte wohnen, kommen Besucher zu den Kranken verhältnismäßig nicht häufig und nie in größerer Zahl zugleich, wie es in allen in einer großen Stadt gelegenen Anstalten zu sein pflegt. Auch Beurlaubungen der Patienten zu ihren Angehörigen finden aus dem gleichen Grunde seltener statt. Aus diesen Umständen ergibt sich, anders als vor allem in großstädtischen Anstalten, ein intensiver Abschluß der Kranken von der Außenwelt und von fremden, dem Geiste der Anstalt nicht konformen Einflüssen überhaupt. Das bedeutet natürlich eine wesentliche dauernde Verstärkung der einheitlichen hausordnungsmäßigen Einwirkung auf die Patienten. Auch infolge solcher Eigentümlichkeiten kann das „Gütersloher System" nicht ohne weiteres in Bausch und Bogen auf jede andere Anstalt übertragen werden. In einer in der Großstadt liegenden Anstalt z. B. stehen die am gleichen Orte wohnenden Angehörigen der Anstaltsinsassen mit diesen in dauernder Verbindung. Sie kommen regelmäßig in die Anstalt zu Besuch, und bei der Größe der Anstalt ist die Zahl der Besucher an den einzelnen Besuchstagen sehr erheblich. Es können auch sehr leicht Entlassungsversuche gemacht werden; viele Kranke erhalten Urlaub zum Aufsuchen ihrer Familien. Dadurch kommen Einflüsse in den Anstaltsbetrieb hinein, die vom Standpunkte des Gütersloher Systems zweifellos Störungen und Erschwerungen, doch aber vielfach in mancher Richtung auch wieder therapeutisch günstige Einflüsse bedeuten. Der enge Kontakt mit den Angehörigen wirkt, mag er infolge von deren verkehrter Einstellung die Anstaltsarbeit in mancher Richtung auch oft genug erschweren, doch unleugbar auf viele Kranke günstig ein; Beurlaubungen und freie Ausgänge bedeuten eine wertvolle belebende Unterbrechung des Anstaltslebens, sind geeignet, auf viele Patienten übend, anregend und aufschließend zu wirken. Das sind therapeutische Momente von großer Wichtigkeit, die ich unter keinen Umständen missen möchte.

Nach alledem ist also zu sagen, daß jede Anstalt unter Berücksichtigung der für sie etwa gegebenen besonderen Verhältnisse die geeigneten Wege zur Verwirklichung der Forderungen aktiver psychischer Behandlung ihrer Kranken finden muß.

Wir haben in dem vorstehenden Überblick über die psychische Behandlung der Geisteskrankheiten im wesentlichen die vorhandenen Verfahren und Möglichkeiten psychotherapeutischer Beeinflussung als solche besprochen, ohne besonders darauf Rücksicht zu nehmen, in welchen äußeren Formen dieselben angewendet werden, ob dies insbesondere im Rahmen der Anstaltsbehandlung geschieht oder unter Belassung der Kranken im freien Leben. Es ergibt sich aber aus dem oben Gesagten ohne weiteres, daß diese *äußere Form der Behandlung* auch von Wichtigkeit ist, daß ihr an und für sich schon eine psychotherapeutische Bedeutung zukommt. Man kann Geisteskranke zur Behandlung in eine Anstalt bringen; man kann sie einfach in der ärztlichen Sprechstunde behandeln und beraten; man kann unter Umständen auch in therapeutischer Absicht von einer eigentlichen ärztlichen Behandlung geflissentlich absehen und sich mit einer Milieuänderung begnügen usw.

Wir wollen daher noch erörtern, welche psychotherapeutische Bedeutung die verschiedenen in Betracht kommenden äußeren Formen der Behandlung der Geisteskrankheiten haben.

Im Mittelpunkte der Therapie der Psychosen steht naturgemäß die *Anstaltsbehandlung.* Die Umbildung des Irrenwesens, die sich in entscheidendem Maße in der zweiten Hälfte des vorigen Jahrhunderts vollzog, kam im wesentlichen zum Ausdruck in der Entwicklung der Irrenanstalt von der Verwahrungs- und Detentionsanstalt zum Krankenhause für psychisch Kranke, welches die moderne Anstalt darstellt. Mit der vollkommenen Ausbildung dieses Anstaltstypes blieben nun eine Zeitlang die psychiatrisch-therapeutischen Bestrebungen auf die Anstaltsbehandlung beschränkt. Die Familienpflege, die alsbald allgemein in Aufnahme kam, galt doch zunächst wenigstens ihr gegenüber keineswegs als etwas grundsätzlich Neues; sie entstand im wesentlichen aus dem Be-

dürfnis, die Anstalten zu entlasten, und blieb eigentlich lange Zeit nur eine Er-
gänzungsmaßnahme. Allmählich erst lernte man erkennen, daß die Anstaltsbehandlung nicht als das A und O der psychiatrischen Therapie zu betrachten
ist[1], daß es genug Fälle gibt, in denen man sie besser vermeidet oder abbricht,
auch wenn der Kranke noch keineswegs geheilt ist oder den nach Lage des Falles
möglichen Grad von Besserung seines Zustandes noch nicht erreicht hat. Es
sind gerade ganz vorwiegend psychotherapeutische Erwägungen und Erfahrungen,
die zu dieser Erkenntnis geführt haben. Bleuler, der als einer der ersten und
mit besonderem Nachdruck unseren Blick hierauf gelenkt hat, hat schon vor
mehr als 20 Jahren geradezu gesagt, für die Schizophrenen sei die Anstaltsbehandlung ein Übel, das sich während der akuten Schübe und bei antisozialem
Verhalten der Kranken nicht vermeiden lasse. Auch in neueren Arbeiten findet
man stark betont, daß die Überführung in eine Anstalt gerade bei Schizophrenie
häufig eine schwere Schädigung der Kranken bedeute, die zu vermeiden therapeutisch indiziert sei. Wenn auch in dieser Richtung jetzt entschieden übertrieben wird, so kann doch gar kein Zweifel darüber bestehen, daß die mit der
Anstaltsbehandlung gegebenen Einwirkungen nicht für alle Fälle und Zustandsbilder zweckmäßig und günstig sind.

Mit der Aufnahme in eine Anstalt wird der Kranke aus seiner gewohnten
Umgebung, aus seiner Berufstätigkeit, seiner Familie und seinen übrigen Beziehungen losgelöst. Das kann je nach der Art des Zustandsbildes und der
Lebensverhältnisse günstig oder nachteilig wirken. Ersteres wird der Fall sein,
wenn mit der Veränderung der Lage schädliche Reize unwirksam gemacht
werden; indem der Patient in eine Umgebung versetzt wird, die ganz auf den
Zustand schwer zu behandelnder kranker Menschen eingestellt ist, wird ihm in
weitgehendem Maße Schonung und Beruhigung zuteil; es fallen die Konflikte
weg, die das krankhafte Verhalten des Patienten sowie unzweckmäßige Reaktion seitens der Personen der Umgebung auslöst und die weiter nachteilig auf
den Krankheitszustand zurückwirken. Das alles gilt für eine außerordentlich
große Zahl von Fällen aller Krankheitsformen, die nicht alle einzeln aufgezählt
zu werden brauchen.

Diese schonende Wirkung des Anstaltsaufenthaltes wird allerdings nur dort
zur Geltung kommen, wo die subjektive Einstellung des Kranken nicht in nennenswertem Maße hinderlich ist. Fehlt ihm Krankheitseinsicht und Krankheitsgefühl, empfindet er die Unterbringung als Unrecht, ist er dabei besonnen,
zieht er konsequent Schlußfolgerungen, kämpft er gegen die Unterbringung an,
queruliert er, so wird man von einer schonenden und beruhigenden psychischen
Wirkung der Anstaltsbehandlung nur dann noch reden können, wenn das freie
Leben mit Sicherheit noch ungünstigere Rückwirkungen auf den Kranken erwarten ließe. Das wird aber in solchen Fällen keineswegs stets gesagt werden
können; oft genug wird das Gegenteil zutreffen.

Auf viele Kranke kann man freilich nur in einer Anstalt psychotherapeutisch
einwirken, weil sie sich anderwärts jedem Beeinflussungsversuche entziehen
würden. Dabei handelt es sich jedoch nicht lediglich darum, daß sie aus der Anstalt nicht einfach weglaufen können; sondern in der Anstalt gelingt die psychische
Beeinflussung vieler Kranker vor allem deshalb leichter, weil ganz andere Hilfskräfte und sonstige Einrichtungen dazu zur Verfügung stehen als anderswo
meist, weil in einer ordentlichen Anstalt eine gewisse suggestive Atmosphäre
die Einwirkung erleichtert, weil auch das Beispiel anderer Kranker mitwirkt.
Die Tatsache, daß sie untergebracht sind und behandelt werden, erzeugt eben

---

[1] Zum Folgenden vgl. auch die Ausführungen S. 93ff.

doch in manchen an und für sich einsichtslosen und jedes Krankheitsgefühls ermangelnden Patienten so etwas wie ein Gefühl der Behandlungsbedürftigkeit, weshalb sie dann auch deshalb leichter auf Beeinflussungsversuche eingehen. Dazu kommt weiter, daß eine ganze Anzahl von antriebsarmen Kranken in der Anstalt durch die Hausordnung und den genius loci einfach mitgerissen werden und dann, einmal in Gang gesetzt, vermöge einer gewissen Neigung zum Automatismus weiter mitmachen.

In Fällen, wo Kranke steuerlos, schwer haltlos und unstet sind (gewisse Imbezille z. B. und schwere Psychopathen, Hebephrene, Manische), ist ein leidlich geordneter Zustand nur in der Anstalt zu erreichen. Vielen Patienten, wie manchen Depressiven, konstitutionell Verstimmten, schwer Sensitiven, gibt die Anstaltsbehandlung ein Gefühl des Geborgen- und Geschütztseins, welches ihnen ihr Leiden erleichtert.

Es liegt ganz in der Natur der Sache, daß nun aber anderseits die Anstaltsverhältnisse bei manchen Zuständen nachteilige Folgen mit sich bringen. Mögen die Verhältnisse in einer modernen Irrenanstalt noch so günstig liegen, so lebt der Kranke doch unter künstlichen Bedingungen darin. Eine gewisse Einförmigkeit des täglichen Lebens ist trotz allem nicht zu vermeiden. Alle die Umstände, die den Anstaltsaufenthalt eben „schonend" machen, durch die er auf viele Kranke lindernd und beruhigend einwirkt, bringen es mit sich, daß eine übende Einwirkung auf die Patienten nur bis zu einem gewissen Grade möglich ist. Der Entwicklung persönlicher Initiative mit ihrer heilsamen subjektiven Rückwirkung ist eine enge Grenze gezogen. Die wieder erwachende Regsamkeit zu fördern, ist nur in beschränktem Umfange möglich. Das für die freiere Entfaltung der Persönlichkeit wichtige Gefühl der Selbständigkeit, das Bewußtsein, Herr seiner selbst, für sein Tun und Lassen verantwortlich zu sein, kann sich bloß in geringem Maße entwickeln. Die auch für viele Defekte und chronisch Kranke so förderliche seelische Massage, die die Wechselfälle des Lebens ausüben und durch welche der höhere psychische Apparat mit allen seinen feinen Regulationsmechanismen in Übung erhalten wird, fällt auch in der besten Anstalt weg.

Wenn gerade auch in vielen Fällen das Zusammensein mit anderen Geisteskranken, wie schon erwähnt wurde, große Vorteile bietet, so darf doch anderseits nicht bestritten werden, daß dieses Zusammensein auch Nachteile mit sich bringen kann. Eine Krankenabteilung, in der zahlreiche schwerere Fälle von Schizophrenie vereinigt sind, bekommt dadurch ein ganz bestimmtes Ansehen. Wir wissen heute, daß gerade die Schizophrenen, so schwer oft an sie heranzukommen ist, durchaus empfänglich für Umweltseindrücke und dadurch beeinflußbar sind. Sieht so ein Kranker täglich eine Anzahl Mitpatienten mit der vielen Schizophrenen schwereren Grades eigenen äußeren Haltung um sich — die groben Absonderlichkeiten kommen ja in einer guten modernen Anstalt nicht mehr so häufig vor, aber eine gewisse nachlässige Haltung, eine Starre des Gesichtsausdruckes, kurz irgendein abnorm wirkender Zug ist solchen Anstaltsinsassen doch vielfach eigentümlich —, so wird das Gefühl, „auch so" zu sein oder gewertet zu werden, sicherlich oft das Gegenteil einer „aufschließenden" Wirkung auf den Kranken ausüben. Alle Äußerungen ungeordneten Verhaltens, alle Affektausbrüche, alle Zügellosigkeiten der Kranken, alle üblen Angewohnheiten einzelner färben auf Mitkranke ab, indem sie eine Art Narrenmilieu herstellen, eine Atmosphäre des Sichgehenlassens schaffen und den Willen, sich Hemmungen aufzuerlegen, bei den anderen verringern. Umgekehrt ist ein geordnetes, pflegliches Verhalten der Mitkranken, ein „guter Ton" auf der ganzen Abteilung geeignet, zivilisierend, mäßigend auf den einzelnen Patienten einzuwirken und Hemmungen bei ihm auszulösen.

In den angeführten Tatsachen liegt der günstige Einfluß der zuerst von Bleuler empfohlenen *Frühentlassungen* namentlich schizophrener Kranker begründet. Überhaupt lassen jene Tatsachen bei Berücksichtigung der Psychopathologie der Schizophrenie erkennen, warum gerade bei dieser Krankheit die Indikation der Anstaltsbehandlung besonders sorgfältig erwogen werden muß. Doch darf man das Kind nicht mit dem Bade ausschütten und muß zugeben, daß für sehr viele Fälle wenigstens zeitweise der Aufenthalt in einer Anstalt keineswegs nur ein Notbehelf, sondern eine positiv zweckmäßige Maßnahme ist.

Ungünstig wirkt die Anstalt auch auf Fälle mit jener Form hochgradiger affektiver Erregbarkeit ein, bei der die Kranken — es handelt sich ganz vorwiegend um schwere Psychopathen oder „Hysterische" weiblichen Geschlechts — auf äußere Reize mit heftigen und oft langdauernden Erregungszuständen antworten und sich offenkundig unter dem Einflusse chronischer Verärgerung über ihre Internierung gehen lassen, ja mit einer gewissen Absichtlichkeit durch Zerstörungen und raffinierte Quälereien des Personals an der Anstalt gewissermaßen Rache zu nehmen suchen, wobei sie allmählich leicht in die schwersten und lange dauernden Affektzustände hineingeraten.

In allen Fällen, in denen die Anstaltsbehandlung nicht angezeigt ist, wird man die Kranken davor zu bewahren suchen, wenn das in Anbetracht ihres sonstigen Verhaltens der menschlichen Gesellschaft gegenüber möglich ist und nicht soziale Rücksichten, Sicherheitsgründe u. a. alle therapeutischen Erwägungen über den Haufen werfen. Wo es irgend angeht, wird man aus psychotherapeutischen Gründen versuchen, die Kranken ihre Berufstätigkeit oder, wenn der eigentliche ursprüngliche Beruf nicht mehr in Betracht kommen kann, eine andere Tätigkeit im freien Leben ausüben zu lassen. Geht das nicht an, sucht man ihr Verbleiben in der eigenen Familie zu ermöglichen. Ist auch das nicht möglich — weil die Angehörigen den Kranken nicht verstehen oder die häuslichen Verhältnisse sonst ungeeignet sind, — dann kommt Unterbringung in einer fremden Familie in Frage.

In allen diesen Fällen finden die modernen Bestrebungen, die *offene psychiatrische Fürsorge* zu organisieren, diese Kranken im freien Leben zu überwachen und zu beraten, ein weites Feld für ihre Betätigung.[1]

II. Physikalisch-diätetische Behandlung.

1. Hydrotherapie.

Unter den hydrotherapeutischen Maßnahmen stand längere Zeit hindurch in der Irrenheilkunde das protrahierte *warme Vollbad* oben an. Bereits vor hundert und mehr Jahren hat man warme Bäder von längerer Dauer namentlich zur Bekämpfung von Erregungszuständen angewendet. Z. B. haben sie Pinel, Baillarger und Esquirol empfohlen. Seit Kraepelins dringender Befürwortung sind langdauernde warme Vollbäder in den letzten Jahrzehnten allenthalben in Gebrauch gekommen und bildeten lange die vorherrschende Methode in der Behandlung der psychischen Erregungszustände, namentlich der Erregungszustände schweren Grades. Unter dem Einfluß der aktiveren psychischen Anstaltsbehandlung, besonders der erweiterten Beschäftigungstherapie, ist ihre Anwendung indessen ganz erheblich zurückgegangen, so daß man heute die Indikation dafür eng umgrenzen muß.

Außer warmen Vollbädern finden die feuchtwarmen Einpackungen Anwendung.

---

[1] Vgl. S. 99.

Andere hydriatische Behandlungsmittel, wie sie in der inneren Medizin und in der Praxis des Nervenarztes zur Einwirkung auf den Stoffwechsel, zur Abhärtung und Erfrischung, zur Bekämpfung abnormer Ermüdbarkeit und abnormen Müdigkeitsgefühls in Gebrauch sind — kühle und laue Waschungen zu verschiedenen Tageszeiten, lokale Prießnitzumschläge, Fuß- und Sitzbäder und anderes mehr —, diese hydriatischen Prozeduren spielen in der Irrenheilkunde eine untergeordnete Rolle und finden im allgemeinen nur da Anwendung, wo neben den psychischen Störungen die gleichen Anzeichen dafür gegeben sind wie bei inneren und nervösen Erkrankungen. Eine eigentlich psychiatrische Indikation gibt es dafür nicht, es sei denn in den leichteren depressiven Phasen der Zyklothymen und Manisch-Depressiven, in denen „neurasthenische" Erscheinungen im Vordergrund stehen; auch als suggestiv wirkende Maßnahme mögen solche hydriatische Prozeduren manchmal gute Dienste tun. Bei ihrer Anwendung in Depressionszuständen ist aber immer milde zu verfahren, um jede psychische Shockwirkung und Verängstigung zu vermeiden. Deshalb ist besonders vor der Verwendung des kalten Wassers in der Behandlung Geisteskranker zu warnen.

Was nun die Wirkungsweise der warmen Vollbäder auf den psychischen Zustand der Kranken anlangt, so herrscht darüber Unklarheit. Wir können diese Wirkungen nicht analysieren, wissen also nichts Rechtes darüber. Die einfache klinische Beobachtung berechtigt aber dazu, in dieser Frage von den allgemein bekannten Wirkungen warmer Bäder auf Gesunde auszugehen. Solche Bäder erzeugen ein gewisses allgemeines Wohlgefühl, ein Gefühl des Behagens und, wenn sie länger dauern, Müdigkeit. Experimentelle psychologische Untersuchungen von Busch und Plaut an Gesunden lassen annehmen, daß ein zweistündiges Bad von 34 oder 35⁰ Celsius keine Verringerung der groben Kraft, der geistigen Leistungs- und Auffassungsfähigkeit erzeugen, wohl aber ein mehrere Stunden andauerndes Müdigkeitsgefühl.

Damit steht die klinische Erfahrung in Einklang, daß solche Bäder zunächst bei Schlaflosigkeit, namentlich wenn es sich wesentlich um Erschwerung des Einschlafens handelt, darüber hinaus nicht selten auch bei Depressionszuständen auf die Stimmung günstig einwirken. In beiden Fällen werden Vollbäder von einer der normalen Körperwärme nahe kommenden Temperatur und etwa einstündiger Dauer verordnet, gegen Schlaflosigkeit kurz vor Beginn der Nachtruhe, bei Verstimmungszuständen nach Befinden ein- oder mehrmals am Tage zu im Einzelfall empirisch festzustellenden Zeiten. Auch bei Angstzuständen beobachtet man nicht selten günstige Wirkungen. Dieser Einfluß der Bäder auf Affektzustände ist aber natürlich rein symptomatisch und vorübergehend; immerhin bringt er Kranken, die gut darauf reagieren, wertvolle Erleichterung.

Vor allem wirken auf Zustände von ängstlicher Unruhe verlängerte, unter Umständen stundenlang fortgesetzte warme Vollbäder nicht selten günstig, wie überhaupt Erregungszustände der verschiedenen Art die Maßnahme, wenn andere Mittel versagen, manchmal angezeigt erscheinen lassen. Von der eine Zeitlang vielfach geübten längeren Ausdehnung der Dauerbäder über mehrere Tage und Nächte ist man im allgemeinen zurückgekommen. Doch können ganz besondere, freilich seltene Fälle eine solche Ausdehnung wohl auch heute noch rechtfertigen: namentlich kommt das in Frage bei einem besonderen Grad von Erregbarkeit und Widerspenstigkeit eines erregten Kranken, infolgedessen ihn jede mit ihm vorzunehmende Veränderung und Prozedur (Abtrocknen, Hin- und Herbringen zwischen Bad und Wachsaal) stark aufregt, in Kollisionen mit der Umgebung bringt, während der Patient, wie das in solchen Fällen manchmal vorkommt, in der Badewanne verhältnismäßig ruhig liegen bleibt. Diese Voraussetzungen sind besonders erfüllt bei gewissen Mischzuständen des manisch-depressiven Irreseins mit deliranter Färbung, einer gewissen, sich nicht in Handlungen, sondern in einer ziellosen Unruhe entladenden motorischen Erregung, bei der die Kranken nicht die Tendenz haben, sich mit ihrer Umgebung in Beziehung zu setzen.

Die klinische Beobachtung und der Vergleich mit der Wirkung anderer Maßnahmen berechtigen zu der Annahme, daß das Bad bei schwersten Erregungszuständen in manchen Fällen beruhigend wirkt, daß die erregten Kranken unter dem Einflusse des Bades eher Schlaf finden als ohne diese Maßnahme. Außerdem beruht der Wert der Dauerbadbehandlung solcher Kranker aber darin, daß die Kranken so am besten saubergehalten werden können. Dabei sind sie immer unter Aufsicht. Das Wohlgefühl, das der Aufenthalt im warmen Vollbad verursacht, ist sichtlich öfters auch mit wirksam. Die Kranken empfinden das Bad wohl nicht als eine unangenehme, feindliche Maßnahme, wie es bei der Isolierung und der Packung offenkundig vielfach geschieht. Die ganze Behandlungsart trägt auch für das Bewußtsein schwer Erregter den Charakter des Kurmäßigen, der therapeutischen Maßregel. Alles das wirkt zusammen dahin, daß im allgemeinen auch schwierige Patienten im prolongierten Bade verhältnismäßig gut zu haben sind, während sie sich anderen Behandlungsarten häufiger widersetzen.

Freilich gibt es auch Kranke, die sich an das Dauerbad nicht oder schwer gewöhnen. Manchmal liegt das an dem hohen Grade der motorischen Erregung bei besonders großer Ablenkbarkeit, so daß die Patienten die Wanne immer wieder verlassen. Nicht selten ist die Ursache darin zu suchen, daß die im gleichen Raume badenden Kranken sich gegenseitig ungünstig beeinflussen und stören. Deshalb sollte auf diesen Gesichtspunkt stets Rücksicht genommen werden. Wo auf psychische Behandlung, besonders auf Beschäftigung in dem erforderlichen Maße Wert gelegt wird, da wird es ja ohnehin nicht leicht zur Anhäufung von Kranken im Dauerbade kommen.

Wenn die Kranken nicht gleich oder nicht immer in der Wanne bleiben, braucht man die Badebehandlung keineswegs sofort als erfolglos aufzugeben. Oft gewöhnen sich die Patienten nach einigen vergeblichen Versuchen an das Bad; manchmal kann man diese Angewöhnung befördern, indem man anfangs Narkotica gleichzeitig verabreicht. Daß die Erregten ununterbrochen in der Wanne bleiben, ist oft überhaupt nicht zu erreichen. Sofern die Kranken dadurch nicht in die Gefahr kommen, zu stürzen, sich sonst zu beschädigen, oder solange sie Mitkranke nicht beeinträchtigen, kann man ruhig zuwarten und sie immer wieder ins Bad führen.

Wie bereits erwähnt wurde, muß man nach den neuen Erfahrungen die Anzeige für die Behandlung von Erregungszuständen mit verlängerten warmen Vollbädern ganz ungleich enger fassen, als es bisher üblich war. Die hydrotherapeutisch beruhigende Wirkung tritt, wenn wir sie auch postulieren dürfen, vielfach doch bei Fällen wirklicher Erregung nicht so sichtbar in die Erscheinung, daß wir nicht versuchen müßten, ehe wir zur Bäderbehandlung schreiten, mit Psychotherapie, besonders mit Beschäftigung zu erreichen, was im einzelnen Falle auf diesem Wege erreichbar ist. Zudem läßt sich nicht leugnen, daß die Bäderbehandlung bei allen Zuständen, die nicht auf echte elementare psychomotorische Erregung zurückzuführen sind, sondern in denen es sich um die Neigung zu ungeordnetem Verhalten, zu „Auswüchsen der Psychose", eben doch auf diese Neigung fördernd wirkt; hier, also besonders bei sehr vielen Schizophrenen bedeutet das verlängerte Bad nichts als einen Verzicht auf psychotherapeutische Erziehung, ein Gehenlassen unter dem Anschein einer medizinischen Methode: ja sogar für die Fälle, in denen man am ehesten noch von einer positiven Indikation reden kann, bei manchen Formen von manischer Erregung oder von manisch-depressiven Mischzuständen, sowie bei manchen Paralytikern, besteht die Gefahr des schädlichen Wegfalls von Hemmungen, der Steigerung der Erregung unter der Wirkung von Umwelteinflüssen, wie sie sich aus dem Zusammensein mehrerer Personen im Baderaum leicht ergeben. Aus dem Gesagten geht hervor, welche Erwägungen im Einzelfalle der Anwendung verlängerter Bäder bei Erregungszuständen vorhergehen müssen.

Von selbst versteht sich, daß die Kranken im Bade dauernd gut zu beaufsichtigen sind.

Große Vorsicht ist bei gleichzeitig bestehender Herzaffektion geboten. Zur Zeit der Menstruation vermeidet man die Badebehandlung, sofern es möglich ist; doch bilden die Menses keine absolute Gegenanzeige.

Eine nicht seltene unliebsame Begleiterscheinung der Dauerbadebehandlung bilden Hautentzündungen, die aber bei Aussetzen der Hydrotherapie und Salbenbehandlung rasch wieder zurückgehen, oft auch durch prophylaktische Einfettung der Haut mit Vaseline, Lanolin oder dgl. vor jedem einzelnen Bade verhütet werden können. Übler sind schon Furunkel und Furunculosen, die dann leicht von einem Kranken auf den anderen übergehen, wenn man für verschiedene Patienten dieselben Badetücher verwendet und die Wannen nicht gehörig desinfiziert.

Eine von den bisher betrachteten psychischen Indikationen für die Badetherapie verschiedene bildet die Neigung zu Decubitus. Äußert sich diese Neigung in der bekannten verdächtigen Rötung der Haut oder ist nach Lage des Falles nur mit ihrer Möglichkeit zu rechnen, so legt man den Kranken für längere Zeit ins Bad. Nicht nur wenn seine Hinfälligkeit eine sorgfältige Stützung erfordert, sondern auch ohne diese Voraussetzung soll man solche Patienten nicht in der gewöhnlichen Weise in die Wanne, sondern auf ein Tuch lagern, das über dieselbe ausgespannt ist, so daß der vollständig im Wasser befindliche Körper des Kranken gut gestützt ist und die Stelle des Decubitus durch Verteilung des Druckes entlastet wird. Zu diesem Zwecke kann man ein Bettlaken verwenden oder besser ein Tuch, in das ein netzartiges Mittelstück eingelassen ist. Ein bereits eingetretener Druckbrand heilt unter solcher Behandlung bekanntlich meist gut ab.

Daß man prolongierte oder Dauerbäder in psychischen Krankheitsfällen grundsätzlich in jedem Badezimmer eines Haushaltes anwenden kann, versteht sich von selbst. Wo die häuslichen Verhältnisse und die Art des Zustandsbildes häusliche Verpflegung überhaupt gestatten, da mag man bei sorgfältiger Überwachung auch Bäderbehandlung treiben. Für alle Erregungszustände verbietet sich das von selbst. Hier kommt nur Anstaltspflege in Betracht.

An die Einrichtung der Dauerbaderäume in den Anstalten sind ganz bestimmte Anforderungen zu stellen, die nur kurz erwähnt zu werden brauchen. Die wichtigste ist eine gute Ventilationsvorrichtung. Wenn es daran fehlt, kommt es rasch zur Überhitzung und zu hohem Wasserdampfgehalt der Luft, worunter Patienten und Pflegepersonal erheblich leiden. Bei jenen stellen sich Kongestionen und Überhitzung ein, wodurch dem Zwecke der Bäder entgegengewirkt wird; auch das Personal leidet unter diesen Erscheinungen, wird rasch erschöpft, ungeduldig und unfähig, den oft schwierigen Dienst mit der erforderlichen Sorgfalt und Ruhe zu versehen. Deshalb haben sich die vor Jahren von G. Lehmann in der Heil- und Pflegeanstalt Leipzig-Dösen für die warme Jahreszeit eingerichteten *Dauerbäder im Freien* sehr gut bewährt und können zur Nachahmung sehr empfohlen werden.

Weiter muß die Badeanlage mit einer gut und sicher funktionierenden Wassermischvorrichtung versehen sein, so daß das Wasser in den Wannen immer auf der gleichen Temperatur gehalten werden und in solcher Wanne zuströmen kann, daß die in der Wanne liegenden Patienten nicht der Gefahr der Hautverbrennungen ausgesetzt sind.

Der Baderaum enthält am besten gar keine Holzteile, die unter dem Einflusse der Feuchtigkeit leicht faulen. Die Wände und Fußböden seien mit Tonplatten belegt, die geriffelt sein müssen, um das Ausgleiten der Kranken zu verhindern. Ein eingemauerter Sitz für das Pflegepersonal, eine Trinkwasserentnahmestelle, sowie ein Wasserklosett müssen vorhanden sein.

Haben die länger dauernden warmen Vollbäder sich den allgemeinen Beifall der Irrenärzte erworben, so sind die Meinungen über die Anwendbarkeit der *feuchtwarmen Einpackungen* geteilt. In der auch in der somatischen Medizin üblichen Weise wird der ganze Körper des Kranken in ein oder mehrere mit Wasser von Körpertemperatur getränkte Bettlaken gewickelt, die man mit einer überall gut anschließenden Wolldecke umgibt. Nach Möglichkeit sollen aber die Arme nicht mit eingewickelt werden. Die Enden der Wolldecke werden so eingesteckt, daß die Packung, wenn der Kranke ruhig liegt, hält. So bleibt der Patient eine bis zwei Stunden lang liegen. Sorgfältige Überwachung des Gefäßsystems und der Körperwärme ist nötig. Bei Kongestionen zunächst kalte Kompressen oder Eisblase auf Stirn und Kopf; wenn das nicht hilft, auspacken, was auch sofort bei Anzeichen der Wärmestauung zu geschehen hat.

Bezweckt wird die hydrotherapeutisch beruhigende Wirkung. Ursprünglich knüpften manche an die Anwendung feuchter Packungen auch die Hoffnung, durch die damit manchmal verbundene Diaphorese Toxine zur Ausscheidung zu bringen —, eine Hoffnung, die natürlich illusorisch ist, besonders wenn man an die Psychosen verursachende Toxine dachte.

Die hydrotherapeutisch beruhigende Wirkung feuchtwarmer Packungen stellt G. Specht z. B. neben die des prolongierten Bades; ja er meint, die feuchte Packung wirke eher noch stärker als dieses. Zweifellos wirkt sie oft sehr erheblich schlafbringend und beruhigend bei leichter Unruhe und gesteigerter Erregbarkeit. Im Rahmen dieser Indikationen werden Meinungsverschiedenheiten über die Zweckmäßigkeit der Maßnahme nicht bestehen. Man kann die Packungen mehrere Male am Tage wiederholen, soll die Kranken aber nicht länger als höchstens zwei Stunden darin liegen lassen.

Gegenanzeigen sind Angstzustände, die Neigung zu Krampfanfällen, stärkere Grade von Blutarmut und körperlicher Entkräftung, Herzaffektionen. Unter den Erregungszuständen kommen am ehesten leicht manische Zustände mit geringerem Bewegungsdrang und katatonische Unruhe dafür in Frage.

Nun werden die feuchten Packungen aber auch vielfach bei schweren Erregungszuständen verwandt. Hier gilt das oben für die Dauerbäder Gesagte, daß eine hydrotherapeutisch beruhigende Wirkung zwar für diese Fälle nicht selten anzunehmen ist, daß sie aber vielfach auch nicht in Erscheinung tritt. Kann man für diese letztere Gruppe von Fällen das Bad trotzdem als einen „ausgezeichneten Aufenthaltsort", wie sich Bleuler ausdrückt, empfehlen, so kommt die Packung hier nur dann in Frage, wenn die Kranken sich nicht dagegen sträuben. Man muß sich entschieden davor hüten, den hydrotherapeutischen Effekt solcher Einwickelungen bei erregten Kranken zu überschätzen. Dieser Ansicht ist z. B. auch Bleuler, welcher in seinem Lehrbuche sagt, der feuchte Wickel wirke „gelegentlich" beruhigend. Auch er betont, daß die Arme möglichst frei bleiben sollen und fügt hinzu: „Nimmt man die Arme unter das Tuch, so wird die Maßregel nach meiner und meiner Patienten Auffassung unter medizinischem Mäntelchen das ärgste Zwangsmittel, das es gibt. Ich vermeide sie deshalb nach Möglichkeit." Auch Bumke erklärt, er halte Packungen und Wickel, die an vielen Orten noch angewandt würden, nicht nur für entbehrlich, sondern auch für bedenklich; denn sie stellten doch oft nur eine verschleierte Form von Zwangsjacke dar und bedeuteten bei sehr erregten Kranken unter Umständen auch eine Gefahr für das Herz. Noch schärfer drückt sich BLEULER in seiner Monographie über die Dementia praecox (in Aschaffenburgs Handbuch 1911) S. 391 aus, wo er sagt: „Der ganze Wickel ist der ärgste Restraint, den ich kenne; ich habe ihn deswegen oft jahrelang nicht angewendet; in chronischen Fällen wird er auch kaum je nötig werden. In der Heilanstalt gibt es Fälle, bei denen ich leider dieses Mittel nicht umgehen kann; ich bin mir aber bewußt, daß ich es bei Geld und Platz kaum je anwenden müßte. In Fällen von unbezwingbarem Selbstbeschädigungstrieb greift man besser zum Bettgurt, der sich leichter anwenden läßt und nicht den vom Kranken wie vom Personal doch durchschauten *Schein* einer medizinischen Maßregel zu wahren sucht. Dabei sieht man, daß die beim Wickel eintretende Beruhigung gar nicht immer der nassen Einhüllung, sondern dem physikalischen Zwang zur Ruhe zu verdanken sein muß, der die aufgeregtesten Patienten in kurzer Zeit zum Schlafen bringt."

Auch GROSS (in Aschaffenburgs Handbuch 1912) führt aus, die Frage, ob es prinzipiell zulässig sei, aufgeregte Kranke durch Anlegung eines feuchten Wickels zu behandeln, sei noch durchaus strittig. Mit Recht, wie mir scheint, läßt ihn GROSS unbedenklich zu bei völlig verwirrten Kranken, welche in kleiner steter Unruhe sich rasch abarbeiten, ohne einen in die Weite gehenden Bewegungsdrang zu zeigen und welche in der Wicklung sich rasch beruhigen und einschlafen, eine therapeutische Wirkung also schnell und eklatant erkennen lassen. Solche Fälle sind aber nicht häufig. Auch bei Fällen mit „völlig sinn-, plan- und motivlosem Bewegungsdrang", in dem sich die Kranken verletzen und schließlich einem progressiven Marasmus verfallen, wirkt nach GROSS eine sorgfältig angelegte Wicklung, die sich die Patienten meist mit geringem Widerstreben gefallen ließen, oft überraschend. Durch täglich zweimalige Packungen von mehrstündiger Dauer könnten solche einer Heilung oder weitgehenden Remission fähigen Fälle nicht selten vom sonst sicheren Tode gerettet werden; Dauerbäder seien hier ohne Wirkung oder selbst gefährlich. Bei erregten Kranken aber, welche der Maßregel energisch widerstrebten, sei die feuchte Wickelung immer eine bedenkliche Maßregel; man habe sie nicht mit Unrecht als „nasse Zwangsjacke" bezeichnet; jedenfalls sei hier nicht an die physiologische Wirkung zu glauben. „Wenn wir wickeln, so suchen und finden wir die Wirkung in dem Festlegen der Kranken." Nach ALTER ist die wichtigste Wirkung der Einpackung „eine einfache und direkte Folge der durch sie geschaffenen Situation; sie folgt unmittelbar aus der ihr eigentümlichen Festlegung des Kranken." Das heißt also doch wohl: aus der mechanischen Beschränkung. Im übrigen nennt ALTER als wirksame Faktoren die erzwungene angenehme Ruhelage, die gleichmäßige Temperatur, feuchte Wärme und Reizfernhaltung.

Bei stärkeren Erregungen geht das Einpacken der Kranken nach meiner Erfahrung in der großen Mehrzahl der Fälle nicht ohne geringeres oder stärkeres Widerstreben der Kranken und demgemäß nicht ohne Anwendung von mehr oder weniger Gewalt seitens des Pflegepersonals vonstatten. Auch G. SPECHT, der sich nicht skeptisch hinsichtlich der Anwendung der Packungen bei Erregungszuständen zeigt, sagt: „es muß unumwunden zugegeben werden, daß es beim Anlegen des Wickels meistens ohne Hindernisse seitens der Kranken nicht abgeht."

Bei dieser Sachlage darf man sich nicht wundern, wenn AICHENWALD, ein russischer Autor, 1912 „die so modern werdenden Einpackungen" bei Geisteskranken als dem No-restraint widersprechend bezeichnet und sich dagegen wendet.

Ich meine, daß der Indikator für die Grenzen, innerhalb deren man diese feuchtwarmen Packungen unbedenklich anwenden kann, darin liegt, ob die Patienten in den *nicht zugesteckten* Tüchern liegen bleiben und zur Ruhe kommen. Die Packung muß so angelegt sein, daß die Patienten die Möglichkeit haben, sich auszuwickeln. Machen sie hiervon keinen Gebrauch, so kann von einer unzulässigen Beschränkung nicht gesprochen werden. Dann sind sie aber in der Packung auch zur Ruhe gekommen, und die Maßnahme hat den gewünschten Erfolg gehabt. Ob dieser Erfolg durch die spezifisch hydrotherapeutische oder durch mechanisch-suggestive Wirkung erreicht wurde — ein suggestives Moment wird wohl stets im Spiele sein —, ist dann schließlich gleichgültig. Unter diesem Gesichtspunkte wird man finden, daß besonders gewisse Erregungs- und Unruhezustände bei Schizophrenie, in denen die Kranken triebhaft und impulsiv handeln, günstig auf die Maßregel reagieren. Gerade hier ist offenbar das der Packung innewohnende suggestive Moment, dem die Befehlsautomatie der Schizophrenen einen günstigen Boden bereitet, besonders wirksam. Diese Kranken lassen sich gewöhnlich auch ohne Widerstreben einpacken.

Sträuben sich die Patienten gegen die Wickelung, so soll man in der Regel davon absehen. Kommen Erregte darin nicht bald zur Ruhe, so daß man die Packung nur durch Feststecken der Tücher aufrecht erhalten kann, so muß man sich darüber klar sein, daß man dann eine ausgeprägte mechanische Beschränkung übt; denn dann muß man die Wicklung so fest vornehmen, daß mechanischer Zwang vorliegt. Im allgemeinen wird man dann, wenn man sich diesen Sachverhalt klar vor Augen hält, die Packung aufgeben und eine andere Maßnahme anwenden. Denn man kann sich unschwer davon überzeugen, daß die Kranken, wie auch Bleuler in seinen oben angeführten Sätzen andeutet, auf solche feste Packungen mit heftiger Unlust reagieren und daß z. B. die Erregung Manischer nur gesteigert wird durch das andauernde vergebliche Ankämpfen gegen den Zwang. Hier kommen alle die grundsätzlichen Bedenken zur Geltung, welche die Anwendung eines zu absoluter mechanischer Beschränkung führenden Zwangsmittels in der Behandlung Geisteskranker verbieten.

2. Die Frage der Absonderung und andere strittige Fragen.

In den Anstalten ergibt sich die Verpflegung und Behandlung der Geisteskranken auf gemeinsamen Abteilungen nicht nur aus dem Zwange der äußeren Verhältnisse, sondern es sprechen auch mancherlei sachliche Rücksichten dafür. Die Nachteile, die das Zusammensein mit anderen Kranken für den einzelnen manchmal mit sich bringt, haben wir schon erörtert. So beachtlich und schwerwiegend sie unleugbar unter Umständen sein können, so liegen doch eben anderseits im Zusammenleben auch therapeutisch wirksame Momente.

Bisweilen aber erfordert die Eigenart eines Krankheitsfalles eine Absonderung des Patienten von den übrigen Kranken. Man hat da zu unterscheiden zwischen *Separierung* und *Isolierung*. Im ersteren Falle wird der Kranke bei nicht abgeschlossener Türe in ein Zimmer für sich gelegt, so daß er dieses also verlassen kann, wenn er will. Bei der Isolierung wird die Zimmertüre abgeschlossen, so daß die Isolierung den Charakter einer Beschränkungsmaßnahme hat.

Dem separierten Kranken wird das im einzelnen Falle nötige Maß von Überwachung zu teil. Von der Zuweisung eines Sonderzimmers auf einer frei gehaltenen „offenen" Station für harmlose soziale Patienten bis zur Verlegung der Kranken in einen unmittelbar an einen Wachsaal angrenzenden und von hier aus beständig zu überblickenden Raum gibt es alle möglichen Abstufungen der Maßnahme, die für kürzere oder längere Zeit gute Dienste verrichtet, wo es gilt, gefügige Patienten in einer gewissen Abtrennung zu halten von den übrigen, weil sie besonders empfindlich gegen Störungen sind, weil sie leicht mit anderen in Konflikt kommen oder sonst ungünstig auf ihre Umgebung einwirken, weil sie im gemeinschaftlichen Saal keinen Schlaf finden oder dgl. Achtet man immer darauf, daß die Kranken durch die Separierung nicht in ihrem Autismus oder in der Entwicklung nachteiliger Angewohnheiten bestärkt, daß sie nicht dadurch stumpf und interesselos werden, — so wird man durch die Maßregel bei strengster Indikationsstellung Nutzen stiften können.

Um die Frage, inwieweit die *Isolierung* als eine im therapeutischen Apparat der neuzeitlichen Irrenheilkunde berechtigte Maßnahme zu gelten habe, ist bekanntlich in den letzten Jahrzehnten viel gestritten worden. Von keiner Seite kann natürlich geleugnet werden, daß die Isolierung da berechtigt und notwendig ist, wo ernste Gefahren für die Sicherheit anderer Personen, besonders der Mitkranken, nicht in anderer Weise abgewendet werden können. KRAEPELIN sagt (Psychiatrie 8. Aufl. Bd. 1 S. 596): „Daß unter günstigen Verhältnissen die Isolierung *grundsätzlich* aufgegeben werden kann und daß damit ein unvergleichlicher Fortschritt in unserer Krankenbehandlung herbeigeführt wird, steht für mich fest. Dennoch würde ich in einem besonderen Ausnahmefalle, namentlich bei gefährlichen Verbrechern, nicht zögern, zur Isolierung zu greifen, sobald es keinen anderen Weg mehr gebe, der Umgebung diejenige Sicherheit zu verschaffen, auf die sie begründeten Anspruch hat."

Läßt also KRAEPELIN nur das Sicherheitsmoment — unter der Voraussetzung, daß mildere Maßnahmen nicht mehr in Betracht kommen — als eigentliche Anzeige für die Isolierung gelten, so gibt er doch zu, daß sich der Durchführung dieses Grundsatzes vielfach ernste Hindernisse entgegenstellen, weil sie erhebliche Mittel fordert: genügende Kräfte an Ärzten und Pflegepersonal, zweckmäßig eingerichtete Wachabteilungen und reichliche Gelegenheit zu Dauerbädern bei Tag und bei Nacht.

Andere Psychiater umgrenzen die Indikation zur Isolierung aber weiter und stellen bestimmte klinische Gesichtspunkte dafür auf. So z. B. BLEULER, der erklärt, daß die Isolierung bei richtiger Auswahl der Kranken und in richtiger Weise angewandt oft ein Segen für alle Teile sei; bei Manischen, die nicht zu Unsauberkeit neigen, sei sie die Vorzugstherapie (Lehrbuch IV. Aufl.).

Man wird den richtigen Gesichtspunkt für die Anwendung der Isolierung aus im engeren Sinne klinisch-therapeutischen Gründen im Gegensatz zur Isolierung als sichernder Maßnahme am besten finden, wenn man von den damit verbundenen Gefahren und Nachteilen ausgeht. Das sind im wesentlichen folgende.

Isolierung ist zunächst, wie gesagt, ein Akt der Beschränkung des Kranken, der diesen zwar nicht am Gebrauche und an der freien Bewegung seiner Glieder hindert, aber doch einen gewaltsamen Abschluß von der Gemeinschaft mit den übrigen Patienten, eine Absperrung, eine erhebliche Verminderung der Bewegungsfreiheit bedeutet. Viele Kranke empfinden den Zwang darin als solchen, empfinden die Maßnahme als Einsperrung und Behinderung, als Beeinträchtigung und Benachteiligung. Insofern ist die Maßregel geeignet, krankhaftes Mißtrauen, krankhafte Abwehreinstellung gegen die Umgebung, Beeinträchtigungsideen zu verstärken, Feindschaftsgefühle zu nähren, Ressentiment auszulösen. Angstzustände steigern sich meist in der Isolierung. Der Autismus Schizophrener, ihre Neigung, sich von der Außenwelt abzusperren und in ihre eigene Sphäre einzuspinnen, wird befördert. Die Überwachung isolierter Patienten ist erschwert, weshalb in der Isolierung die Gefahr der Selbstbeschädigung und des Selbstmordes wesentlich erhöht ist. Der Betätigungsdrang gerät leicht in unerwünschte Bahnen, die Kranken nehmen dann allerhand üble Gewohnheiten an, werden unsauber. Da das Verhalten der meisten Kranken keineswegs unabhängig ist von dem Grade der Gepflegtheit ihrer Umgebung, die Isolierzimmer aber kahl und nüchtern sein müssen, so fällt auch das in der zweckmäßigen Gestaltung der Umwelt wirksame, allerlei Hemmungen auslösende und Anregungen bewirkende Moment bei der Isolierung weg. Sehr viele Kranke sträuben sich sehr und unter elementarem Widerstande dagegen, in das Einzelzimmer gebracht zu werden. Ihre Einschließung ist nur unter erheblichem Aufwand von Kraft und Personal möglich. Der Akt der Isolierung wird dann zu einer widerlichen Szene, deren häufige oder gewohnheitsmäßige Widerholung auch ungünstig auf den Geist des Personals und auf dessen Einstellung zu den Kranken zurückwirken kann.

Daher bilden alle die hier angeführten Momente Gegenanzeigen gegen die Isolierung, die deshalb im allgemeinen nicht oder nur mit größter Vorsicht bei Schizophrenie anzuwenden ist.

Unleugbar aber gibt es Fälle, in denen alle die eben angeführten Gefahren nicht bestehen, weil das ganze Krankheitsbild sie nicht begründet, während anderseits gewisse Symptome desselben eine vorsichtig angewandte Isolierung unter Umständen vorteilhaft erscheinen lassen können. In diesem Sinne kann eine therapeutische Isolierung vor allem einmal in Betracht kommen bei gesteigerter Erregbarkeit und Ablenkbarkeit. Solche Kranken werden im Wachsaale durch äußere Umstände, z. B. durch störende Krankheitsäußerungen Mitkranker oder dgl., abnorm erregt; gewisse unvermeidliche Vorgänge in der Abteilung, ärztliche Besuche, therapeutische Maßnahmen an anderen Patienten usw. bilden für diese Kranken Anlässe, sich einzumischen, Konflikte hervorzurufen, dadurch Unordnung zu schaffen und die Mitkranken ungünstig zu beeinflussen und aufzuregen, was wieder auf den Zustand der Ruhestörer ungünstig zurückwirkt. Solche Patienten — es handelt sich meist um Manisch-Depressive in der Phase der Erregung oder um Paralytische mit manischem Zustandsbilde — werden manchmal in der Isolierung rasch ruhig und bleiben dann dort ruhig liegen, wenn sie sehen, daß sie den Raum nicht eigenmächtig verlassen können. Sie fügen sich vielfach der Einschließung ohne Widerstreben und Murren, weil sie die günstige Wirkung an sich selbst empfinden. Namentlich zur Beförderung der Nachtruhe für Kranke dieser Art und ihre Umgebung kann die Isolierung dann unter Umständen gute Dienste tun.

A. Gross führt noch andere Indikationen für die therapeutische Isolierung an. Das seien einmal gewisse Erscheinungsformen des hysterischen Irreseins mit der Neigung zu theatralischer Produktion; sodann die Reizzustände bei Epilepsie und epileptischer Psychopathie, sowie Verstimmungszustände der Psychopathen. Man wird dieser Indikationsstellung beistimmen dürfen. Es versteht sich aber von selbst, daß sie nicht schematisch verstanden werden darf und daß in jedem einzelnen Falle geprüft werden muß, ob nicht eine der oben erwähnten Gegenanzeigen vorliegt. Im ganzen ist zu sagen, daß die Fälle, wo Isolieren eines Kranken positiv angezeigt ist, selten sind, die Indikation dafür also sehr eng begrenzt ist.

Unbedingt zu vermeiden ist jedes längere Absondern. Die Isolierung soll, wo sie überhaupt angezeigt ist, möglichst kurze Zeit, höchsens wenige Stunden dauern; immer wieder sind die Kranken aus dem Einzelzimmer herauszuholen und in den Wachsaal, in den Beschäftigungsraum, ins Freie zu bringen. Bei häufigerer Wiederholung oder längerer Dauer der Isolierung können sich die erwähnten nachteiligen Folgen der Maßnahme auch in Fällen entwickeln, die zunächst keine Neigung dazu erkennen und die therapeutische Isolierung positiv angezeigt erscheinen ließen. Immer ist also zu bedenken, daß namentlich in Fällen, bei denen mit einer längeren Dauer der Erregung oder gar mit chronischer Unruhe gerechnet werden muß, häufiges Isolieren eine maligne Entwicklung des Zustandsbildes, nämlich das Zustandekommen aller jener Eigenschaften begünstigt, durch die gewisse erregte und erregbare Patienten so schwierig werden und eine ganze Abteilung ungünstig beeinflussen können. Daher ist auch hinsichtlich der Isolierung aus Sicherheitsgründen größte Vorsicht geboten und immer erst sorgfältigst zu erwägen, ob den die Sicherheit gefährdenden krankhaften Neigungen nicht in anderer Weise beizukommen ist.

So muß also in der Anwendung der Isolierung die größte Zurückhaltung walten. Stadtasyle und Kliniken, welche fast lediglich als Durchgangsstationen für Kranke dienen und zudem gewöhnlich besonders günstig mit Pflegepersonal ausgestattet sind, werden in der Regel ohne Isolierung auskommen. Aber auch die Heil- und Pflegeanstalten werden verhältnismäßig selten davon Gebrauch machen, sofern sie normale Platzverhältnisse haben; Überfüllung freilich lähmt jedes planmäßige therapeutische Handeln und führt zu Mißständen. Nur in den Sonderabteilungen für psychopathische Verbrecher und besonders gefährliche Kranke wird von der Isolierung häufig Gebrauch gemacht. Hier handelt es sich aber meist um Patienten, die zum Komplottieren neigen, besonnen sind und deshalb von den Nachteilen, welche die Maßnahme Erregten und Ungeordneten bringt, meist nicht so bedroht sind.

Isolierzimmer müssen einerseits so eingerichtet sein, daß dem Kranken jede Handhabe fehlt, sich Schaden zuzufügen; sodann sollen sie genügend groß, hell, gut lüftbar und heizbar sein.

Es sei noch besonders betont: der hier in der Isolierungsfrage vertretene Standpunkt dürfte der heute vorwiegend herrschenden Meinung entsprechen. Es gibt aber auch Irrenärzte, die absolute Gegner jeder Isolierung sind. Außer auf den im vorstehenden dargelegten Bedenken und Gefahren beruht diese Stellungnahme wohl vor allem auf der Tatsache, daß mit der Isolierung fast stets ein gewisser Zwang auf den Kranken ausgeübt wird. Die Fernhaltung jeglicher Zwangsmittel aus dem gewöhnlichen therapeutischen Apparat gilt mit Recht als Grundforderung der modernen Irrenbehandlung. Mechanische Beschränkung, wie sie vor Einführung des „No-restraint" an der Tagesordnung war, ist inhuman, menschenunwürdig, wirkt verrohend auf den Geist des Ärzte- und Pflegepersonals ein, schädigt die Kranken körperlich und seelisch. Nur in verzweifelten Fällen, in denen wirklich auf andere Weise dem Kranken nicht zu helfen ist — bei absolute Ruhigstellung unbedingt erfordernden körperlichen Komplikationen — kann man auch heute einmal zu einer solchen Maßnahme veranlaßt und berechtigt sein. Doch sind solche Fälle sehr selten; mir z. B. ist in 25 Jahren nur ein einziger vorgekommen (Oberschenkelbruch bei einem Schizophrenen mit impulsiven Erregungen). Man wird auch dann mit dem mildesten Beschränkungsmittel auszukommen suchen, als welches das Festlegen mittels Gurtes im Bette anzusehen ist.

Im übrigen aber ist zu sagen, daß gerade in neuerer Zeit Stimmen laut geworden sind von Fachmännern, die vor jedem Verdachte der Rückständigkeit gefeit sind und für gewisse extreme, selten vorkommende Fälle Maßnahmen empfehlen, welche offenkundig auf eine zeitweilige mechanische Stillegung von Kranken hinauslaufen. So empfiehlt ein auf der Höhe der Zeit stehender Psychiater wie GANSER bei gewissen, mit starker motorischer Unruhe und der Gefahr der Erschöpfung verbundenen Erregungszuständen, die Kranken zum Zwecke der Einschränkung der motorischen Leistungen stundenweise in trockene Decken zu packen. Es wird niemand bestreiten können, daß hier ein mechanischer „Zwang" ausgeübt wird, daß diese Maßnahme aber anderseits deshalb doch angezeigt sein kann, wo es gilt, einen Kranken in schwerster Erregung für Zeiten ruhig zu stellen und wo dies auf dem angegebenen Wege gelingt, Psychotherapie, Bett-, Dauerbad- und narkotische Behandlung aber nicht durchführbar ist.

Daß die heute noch vielfach üblichen feuchten Einpackungen leicht zum groben, den Kranken absolut beengenden Zwangsmittel werden können und in dieser Form unbedingt zu verpönen sind, wurde schon ausgeführt.

Durch eine zielbewußte heilpädagogische Beeinflussung und Beschäftigung der Geisteskranken in den Anstalten, die vor allem die Schizophrenen rechtzeitig erfaßt, wird es sicher gelingen, die Zahl der ungeordneten, zu Ausschreitungen aller Art neigenden Kranken immer mehr zu verringern. Unbeeinflußbar von dieser Seite her werden nur die schwersten Erregungszustände im eigentlichen Sinne des Wortes bleiben. Es können nun aber Fälle von psychischer Unruhe vorkommen, die einer Behandlung durch Vollbad, lockere feuchte Einpackung, Absonderung, Narkotica und psychische Beeinflussung zeitweise aus irgendeinem Grunde nicht zugänglich sind. In solchen Fällen kann sich gelegentlich die in letzter Zeit von Neuendorff empfohlene „Netzbehandlung" bei richtiger Anwendung bewähren. Das Verfahren ist keineswegs allgemein anerkannt und wird von vielen Psychiatern, z. B. auch von Bumke, verworfen. In eine an beiden Bettenden befestigte „Hängematte", die so konstruiert sein muß, daß auf den Kranken keinerlei Druck ausgeübt wird, und die deshalb auch eine Liegefläche aus Segeltuch hat, wird der Patient im Bette liegend eingehüllt. Durch eine längsverlaufende Schnur wird die Matte nach oben geschlossen. Die Kranken haben darin Kopfkissen und Decke; sie können sich im Netz vollkommen frei bewegen, vermögen nur das Bett nicht ohne Zutun des Personals zu verlassen und liegen dabei im Wachsaal unter ständiger guter Aufsicht. Die Erfahrung lehrt, daß dieses Verfahren tatsächlich in manchen Fällen auf die Kranken sehr günstig einwirkt. Ungeordnete und sonst nicht zu beeinflussende Patienten liegen in dem Netze oft ruhig, lassen sich bei richtiger Auswahl der Fälle meist ohne Widerstreben oder nahezu widerstandslos hineinlegen, was überhaupt im Vergleiche zur Einpackung eine einfache und schonende Prozedur ist. In solchen seltenen Fällen halte ich das Netz für ein wertvolles Beruhigungsmittel. Beruhigend kann dabei nur ein psychisches, suggestives Moment wirken; das Bewußtsein, nicht aufstehen und herumlaufen zu können, genügt, um den Antrieb dazu zu mindern oder zu unterdrücken, wobei die dem Kranken im Netze gewährte relative Bewegungsfreiheit günstig mitwirkt, insofern Unlustgefühle durch dauernde absolute Bewegungsbeschränkung, wie sie z. B. in einer festen Packung leicht entstehen müssen, wegfallen und infolgedessen auch der Anreiz, gegen diese Behinderung anzukämpfen, nicht entsteht. So muß man sich nach meiner Ansicht die Wirkung in den in der beschriebenen günstigen Weise reagierenden Fällen vorstellen. Das Netz ist hier ein wirkliches Behandlungsmittel und nicht ein Notbehelf. Wo diese Wirkung nicht eintritt, ist es kontraindiziert. Das sind also alle Fälle, in denen die Kranken in ihrer dauernden Unruhe verharren; sie werfen sich zappelnd im Netze umher, und es gibt den widerlichen Anblick von gegen einen mechanischen Zwang ankämpfenden gefangenen Menschen. Daher eignet sich das Verfahren nicht für eigentliche Erregungszustände. Am besten reagieren gewisse periodische Unruhezustände in chronischen Stadien der Schizophrenie darauf. Aus alledem ergibt sich, daß diese Behandlungsart mit Vorsicht und unter Beschränkung auf bestimmte Fälle angewendet werden muß; sonst führt sie zu Mißständen. Wenn ich sie also hier für ganz bestimmte Indikationen empfehle, so muß ich doch zugleich vor jeder Übertreibung und vor falscher Anwendung eindringlich warnen. In der Veröffentlichung von

TRAMER und ESTHER z. B., die sich kürzlich sehr enthusiastisch über diese Behandlungsart ausgesprochen haben, vermißt man jede bestimmte Indikationsstellung und jeden Hinweis auf die dem Verfahren bei falscher Anwendung anhaftenden Gefahren. Voraussetzung der Indikation ist unter allen Umständen, daß alle anderen Mittel, namentlich auch Beschäftigungstherapie, versagen. Es wird sich stets nur um eine ganz vorübergehende Maßnahme handeln.

Daß im Netz liegende Kranke zur Verrichtung ihrer Notdurft regelmäßig abgeführt werden müssen, versteht sich von selbst.

3. Bettbehandlung. Andere diätetische und physikalische Maßnahmen.

Die planmäßige Anwendung der Bettruhe lediglich aus Gründen des psychischen Zustandes der Kranken ist eine wichtige psychiatrische Behandlungsmethode geworden, die in der Geschichte des Irrenwesens eine große Rolle gespielt hat. Ihre Einführung und systematische Ausbildung knüpft sich besonders an die Namen LUDWIG MEYER, PAETZ und CLEMENS NEISSER.

Freilich darf sie nicht schematisch angewandt werden, und es ist kein Zweifel, daß das Verfahren lange Zeit weit über Gebühr benutzt worden ist und man die Nachteile, die es in vielen Fällen mit sich bringen kann, nicht genügend beachtet hat.

Angezeigt ist die Bettbehandlung zunächst in allen den Fällen, in denen der Kräftezustand der Patienten darniederliegt und durch Beschränkung der Bewegungen geschont werden muß — vorausgesetzt, daß nicht gerade eine anregende, übende Behandlung des Kranken die Aussicht bietet, in Fällen, wo andauernde ungenügende Nahrungsaufnahme Ursache des Kräfteverfalls ist, die Eßlust und damit den Ernährungszustand zu heben. Dieser Fall kommt häufig bei der Unterernährung chronisch Kranker, besonders Schizophrener vor. Hier wäre es ein grober Fehler, den Kranken ins Bett zu bannen. Liegt zunächst der Kräftezustand zu sehr darnieder, um dem Kranken sofort das dauernde Außerbettsein zumuten zu können — das kommt vor, wenn solche vernachlässigte Patienten zu spät in sachgemäße Behandlung gelangen —, so wird man das richtige Mittelmaß zwischen Bettruhe und Aufstehen mit den verschiedenen in Frage kommenden Anregungsmitteln wählen und fernerhin immer darauf bedacht bleiben müssen, den Bettaufenthalt auf das zulässige Mindestmaß zu beschränken.

Unterstützen soll man die Wirkung der Bettbehandlung, aus welcher Indikation sie auch gewählt werden möge, durch möglichst ausgiebige Zufuhr frischer Luft. Daher viel Lagerung im Freien, in Gärten und Liegehallen.

Als weitere Anzeige für die Verordnung der Bettruhe wird gemeinhin die Nahrungsverweigerung oder andauernde ungenügende Nahrungsaufnahme bezeichnet. Daß man in dieser Richtung vorsichtig sein muß, geht aus dem soeben Gesagten hervor. Man muß sich davor hüten, hier Ursache und Folgen zu verwechseln. Nahrungsverweigerung und ungenügende Nahrungsaufnahme sind nicht selten Begleiterscheinungen einer Versimpelung chronisch Kranker, die bekämpft werden muß und die ihre Ursache manchmal in falsch angewandter Bettlagerung hat.

Die wichtigste Indikation sind manche Erregungszustände. Bekanntlich besteht eine gewisse Wechselwirkung zwischen Affekt und Affektäußerungen. Läßt sich der Mensch hinsichtlich der letzteren gehen, so steigert sich auch der Affekt und umgekehrt. Innerhalb gewisser Grenzen gilt das auch von den krankhaften Affektzuständen, die bei den psychischen Erregungen bestehen. Man geht sicher nicht fehl in der Annahme, daß hierin die beruhigende Wirkung der Bettbehandlung zum Teil begründet ist. Sie kommt gleichmäßig zur Geltung bei mit expansiven Affekten wie bei mit depressiven einhergehenden Erregungszuständen. Allerdings darf die Erregung nicht ein gewisses Maß überschreiten, über das hinaus die Kranken eben einfach nicht liegen bleiben. Namentlich wenn die Patienten gleichzeitig sehr reizbar und erregbar sind und dadurch leicht in Konflikte kommen, zeigt sich die Bettruhe segensreich. Sie erzeugt übrigens offenbar bei den Kranken eine gewisse Suggestion, krank zu sein, was auch zur Erklärung der günstigen Wirkung der Behandlungsart in solchen Fällen mit heranzuziehen ist.

Freilich muß man die soeben besprochene Indikation zur Bettbehandlung auf die Erregungszustände im eigentlichen Sinne des Wortes beschränken. Darunter sind Zustände von dauernder innerer Spannung zu verstehen, die zu motorischer Entladung unwiderstehlich drängt. Zu unterscheiden sind hiervon die namentlich bei schizophrenen Psychosen so häufig vorkommenden Zustände von Unruhe und Ungeordnetsein, in denen sozusagen nicht ein beständig von innen neu sich ladender Motor abläuft, sondern so etwas wie ein Rest von natürlichem Betätigungsbedürfnis sich in einzelnen ungeordneten und sinnlosen Handlungen verpufft.

Auch solche krankhafte Affektzustände, die nicht mit motorischer Unruhe verbunden sind, aber durch eine Komponente von gesteigerter Reizbarkeit und Erregbarkeit zu Konflikten mit der Umgebung disponieren — z. B. epileptische Verstimmungen, gewisse manisch-depressive Mischzustände — reagieren gelegentlich günstig auf Bettruhe.

Über diese Hauptindikationen hinaus wird die Bettbehandlung mit Erfolg auch in vielen Fällen als suggestive Maßnahme vorübergehend angewandt, wo es gilt, einem Patienten den krankhaften Charakter seines Verhaltens zum Bewußtsein zu bringen und Hemmungen bei ihm wirksam zu machen. Mit Recht sagt A. Gross in diesem Zusammenhange: „Da mit der Verbringung in das Bett die Krankhaftigkeit der psychischen Störungen den Kranken, aber auch dem Personal gegenüber betont wird, so ist diese auch die geeignete Reaktion auf Exzesse oder Hausordnungswidrigkeiten, die außer Bett befindliche Geisteskranke begehen." Im Rahmen des durch Simon angeregten aktiv-psychotherapeutischen Verfahrens wird man aber wohl nur sehr ausnahmsweise aus solchem Anlaß zu der Maßnahme greifen.

Wenn man der Bettruhe der Geisteskranken auch den Vorteil nachrühmt, daß sie deren Überwachung erleichtere, so ist in ihrer Anwendung aus solchem Anlaß Vorsicht geboten. In den Fällen, für die man diesen Vorteil unbedenklich wird zugeben können, wird wohl fast immer eine der vorerwähnten Indikationen vorliegen. Deshalb kann man die Notwendigkeit guter Überwachung schlechthin nicht als eigentliche Anzeige für Bettbehandlung gelten lassen; sonst besteht die Gefahr, daß sie auch auf alle die Fälle ausgedehnt wird, in denen sie unbedingt schädlich ist und in denen sich die Notwendigkeit besonders guter Überwachung aus falscher Behandlung der Kranken, aus einem falschen Gewährenlassen und laisser aller ergibt — eine Gefahr, die besonders bei chronischen Fällen droht.

Mit der Bettruhe ist zunächst eine Konzentration des Kranken auf sich, auf seine inneren Erlebnisse verbunden. Sie bewirkt das Gegenteil von allen den Maßnahmen, die auf Ablenkung, Zerstreuung, auf Hinlenken des Kranken zur Außenwelt gerichtet sind. Hält man sich das vor Augen, so wird man unschwer die Gegenindikationen und die zulässigen Grenzen der Methode finden. Die Bettbehandlung hemmt, dämpft, sie fördert den Autismus, das Sicheinspinnen, die Fixierung und Verarbeitung krankhafter Ideen, die Hingabe des

Kranken an Trugwahrnehmungen. Sie unterdrückt die Aktivität und Regsamkeit. Überall, wo es auf therapeutische Ausnützung der Wechselwirkung zwischen der Psyche des Kranken und seiner Umgebung ankommt, ist die Bettruhe vom Übel. Das Betätigungsbedürfnis wird in falsche Bahnen gelenkt; chronisch Kranke gewöhnen sich so alle die unerwünschten Eigentümlichkeiten und „Unarten" an, welche dann ihre Behandlung so erschweren, das Abteilungsleben verderben, auf die Mitkranken abfärben, eine Atmosphäre des Narrenhausmäßigen schaffen. Auch die Neigung zur Masturbation wird gefördert.

Zu den psychischen kommen gewisse physische Wirkungen: Erschlaffung der Muskulatur, Ausfall der Wirkung der Muskeltätigkeit auf den Stoffwechsel, Hemmung des Blutumlaufes, Gefahr des Decubitus usw.

Daher ist die Anwendung der Bettbehandlung streng auf die zulässigen Indikationen zu beschränken. Aber auch innerhalb dieser zulässigen Grenzen ist immer wieder zu prüfen, ob dauernde Bettruhe wirklich angezeigt ist. Man wird dann finden, daß man sehr häufig regelmäßige Unterbrechungen vornehmen muß; die Kranken sind dann regelmäßig für kürzere oder längere Zeit herumzuführen, möglichst im Freien; es sind Bäder einzuschieben. Wo irgend möglich, sind die Patienten im Bette liegend in geeigneter Weise zu beschäftigen. Bei heißer Witterung empfiehlt GROSS kurze kühle Bäder von einer Dauer von 10 bis 15 Minuten (25 bis 30° C). Findet man ununterbrochene Bettlagerung angezeigt, so ist in vielen Fällen zur Anregung des Stoffwechsels Massage zweckmäßig. Man sollte davon nur da absehen, wo eine ungünstige Beeinflussung des psychischen Zustandes ängstlicher, namentlich ängstlich widerstrebender Kranker durch das Massieren deutlich und dauernd erkennbar ist.

Aus allem Gesagten ergibt sich also die Forderung sparsamer Verwendung der Bettbehandlung und die Notwendigkeit, jeden Schematismus unbedingt zu vermeiden. Es ist ganz verkehrt, grundsätzlich jeden neu aufgenommenen Kranken zunächst eine Zeitlang liegenzulassen.

In neuester Zeit ist besonders SIMON gegen die Gefahren der Bettbehandlung aufgetreten, wovon schon ausführlich die Rede war.

Der Regulierung der Ernährung und allgemein roborierenden Maßnahmen kommt ein spezifischer Heilwert bei Geisteskrankheiten nicht zu. Gleichwohl sind diese Dinge bei ihrer Behandlung unter Umständen von Bedeutung. Wir sehen namentlich bei akuten psychotischen Zuständen oft sehr erhebliche Schwankungen des Ernährungs- und Kräftezustandes und müssen uns überzeugen, daß dieselbe in sehr vielen Fällen zur gesamten Symptomatologie solcher Zustände gehören und daß wir sie nicht in nennenswertem Maße beeinflussen können. Doch ist natürlich auch hier bis zu einer gewissen Grenze etwas zu tun, denn es ist klar, daß z. B. schwer delirierende und erregte Kranke schneller verfallen und herabkommen, wenn man ihrer Nahrungszufuhr keine besondere Aufmerksamkeit widmet, als wenn es sorgfältigster Pflege gelingt, wenigstens das irgend Mögliche zu erreichen. Anderseits gibt es Fälle, in denen durch eine sorgsame Ernährung der Gefahr der Tuberkulose oder der Ausbildung einer Anämie gesteuert werden kann. Daß erfahrene Ärzte und Pfleger auch die Neigung zur Nahrungsverweigerung durch vielfache kleine Mittel und Kunstgriffe nicht selten bekämpfen können, ist bekannt. Wo das nicht gelingt, ist schließlich die künstliche Ernährung nicht zu umgehen. Wie lange man damit zögern kann, richtet sich ganz nach der Art des einzelnen Falles. Im allgemeinen wartet man zu, solange es geht; manchmal erreicht man jedoch bei Schizophrenen gerade durch eine bald vorgenommene Sondenernährung, daß die Kranken sofort zu essen anfangen.

Zu den allgemein roborierenden Faktoren, die ebenso wie die Ernährung von Wichtigkeit sind, gehören *Luft und Licht*. Ihrer psychischen Wirkung gesellt sich die somatische hinzu, welche wieder namentlich hinsichtlich der Prophylaxe der Tuberkulose von Bedeutung ist. Die Bett- und Badebehandlung bei warmer Witterung möglichst im Freien durchzuführen, ist eine Forderung, deren bereits gedacht wurde.

Auch wurde schon erwähnt der Wert der Massage in Fällen, wo es gilt, bei Stuporzuständen oder längerer Bettruhe aus anderen Gründen auf diesem Wege den Stoffwechsel zu beeinflussen und die Muskulatur zu kräftigen.

4. Die therapeutische Unterbrechung der Schwangerschaft bei Geisteskrankheiten. Therapeutische Kastration und Sterilisierung.

Die Unterbrechung der Schwangerschaft, die Einleitung der künstlichen Frühgeburt durch den Arzt ist nach dem geltenden deutschen Rechte nur aus therapeutischen Gründen erlaubt und lediglich dann, wenn eine dringende Gefahr für Leben oder Gesundheit der Mutter gegeben ist.

Von vornherein muß hier betont werden, daß psychische und nervöse Krankheitszustände nur verhältnismäßig sehr selten den Arzt zur Unterbrechung einer Schwangerschaft berechtigen. Spezifische Schwangerschaftspsychosen gibt es nicht, — man müßte denn gewisse psychisch bedingte, rein reaktiv auftretende Depressionszustände, wie sie u. a. Friedmann beschrieben hat und von denen noch zu sprechen sein wird, darunter rechnen oder die nicht häufigen eklamptischen Psychosen. Doch ist bezüglich der ersteren zu bedenken, daß es sich hier eben doch um psychogene Erkrankungen handelt. Im allgemeinen gehören die in der Gravidität auftretenden Psychosen Krankheitsformen an, wie sie auch sonst vorkommen. In der ganz überwiegend großen Mehrzahl der Fälle kann da von der Unterbrechung der Schwangerschaft eine günstige therapeutische Wirkung nicht erwartet werden. Unter allen Umständen ist diese Maßnahme geboten bei eklamptischen Geistesstörungen, wie bei Eklampsie überhaupt.

Nicht so unbedingt ist die Indikation für die Choreapsychosen zu stellen. Hier kommt der Eingriff nach Jolly und Krönig nur in Betracht, wenn schwerer körperlicher Verfall eine unmittelbare Lebensgefahr erkennen läßt.

Epilepsie wird nur dann begründeten Anlaß zur Einleitung der Frühgeburt geben, wenn durch Status epilepticus die Mutter ernstlich gefährdet ist (Alzheimer).

Es wäre denkbar, daß eine solche Gefährdung des mütterlichen Lebens auch einmal durch statusartige Häufung von paralytischen Anfällen herbeigeführt werden könnte; im übrigen wird die Paralyse kaum jemals den Eingriff indizieren.

Von den organischen Erkrankungen kommt so gut wie ausschließlich die multiple Sklerose in Betracht, bei der die Krankheitserscheinungen sich häufig unter dem Einflusse der Generationstätigkeit des Weibes verschlimmern, so daß der künstliche Abortus und, prophylaktisch, die Sterilisierung in Frage zu ziehen sind.

Die Anfälle des manisch-depressiven Irreseins sind durch Unterbrechung der Schwangerschaft nicht nachweislich zu beeinflussen.

Auch die Psychosen aus der Gruppe der Schizophrenie geben im allgemeinen keine Indikation dafür ab. Allerdings sprechen gewisse Erfahrungen für eine verschlimmernde oder auch auslösende Wirkung der Gravidität auf diese Erkrankungen. Mit Recht weist indessen Bumke darauf hin, daß es dann doch noch fraglich sei, ob die durch die Schwangerschaft gesetzte Schädlichkeit durch deren künstliche Unterbrechung besser beseitigt werde als durch die natürliche. In keinem Falle könne die bloße Möglichkeit, daß sich eine prognostisch so ungünstige und zudem in ihrem Verlauf vollkommen unberechenbare Krankheit wie die Dementia praecox durch die Schwangerschaft noch weiter verschlimmere, zur Opferung des Kindes Anlaß geben. Allerdings könne sich der Zustand der katatonen Schwangeren ausnahmsweise so bedrohlich gestalten, daß dadurch eine Indikation zur Unterbrechung gegeben sei.

Manche Autoren aber (z. B. E. MEYER) stellen diese Indikation, wenn bei remittierenden Formen von Dementia praecox die Kranken bereits früher *mehrmals* Krankheitsanfälle in zeitlichem Zusammenhang mit der Generationstätigkeit erlitten haben — übrigens ein recht seltenes Vorkommnis — und nun wieder Schwangerschaft eintritt. In solchen Fällen dürfte in der Tat der Eingriff berechtigt sein, nicht aber, wenn Krankheitsschübe ohne eine solchen erkennbaren Zusammenhang vorausgegangen sind.

Geben also die eigentlichen Geisteskrankheiten sehr selten Anlaß zur Unterbrechung der Schwangerschaft, so ist eine Indikation dazu bei den Grenzzuständen, bei den psychopathischen, neuropathischen, psychogenen, hysterischen Zuständen im allgemeinen vollständig abzulehnen. Das kann nicht scharf genug betont werden um deswillen, weil gerade in diesen Fällen erfahrungsgemäß die Gefahr besteht, daß aus sozialen Gründen oder gar aus Bequemlichkeitsrücksichten nervöse Erscheinungen in den Vordergrund geschoben werden, um den Arzt willfährig zu machen. Auch in der Beurteilung von Verstimmungszuständen in der Gravidität ist äußerste Vorsicht aus ähnlichen Gründen am Platze. Wie wollte man sonst die Grenze finden gegenüber der gelegentlich aus rein äußeren Gründen verständlichen und durchaus physiologischen depressiven Reaktion Schwangerer auf ihren Zustand? Andere als wissenschaftliche Erwägungen gibt es für den Arzt hier nicht. Mit Recht erinnert in diesem Zusammenhang BUMKE an den Satz des Strafrechtslehrers KAHL: „Der Arzt, der heute eine Schwangerschaft aus eugenischer oder sozialer Ursache unterbricht, begeht, gleichviel ob er aus Eigennutz oder Eigenbrödelei handelt, einen kriminellen Abort."

Es gibt nun aber doch im Gebiete der psychogenen, psychopathischen Zustände reaktive oder doch als ganz vorwiegend reaktiv, psychogen aufzufassende psychische Störungen in der Schwangerschaft, die tatsächlich, *wenn alle anderen Behandlungsmittel versagen*, zu deren Unterbrechung berechtigen; freilich kommt es auch in solchen Fällen recht selten soweit, daß diese Indikation unbedingt bejaht werden muß. FRIEDMANN, SIEMERLING (der von „idioplastischen Verstimmungen" spricht), E. MEYER, WAGNER VON JAUREGG, BUMKE und andere erwähnen diese Formen und beurteilen sie in gleichem Sinne. Die Erkrankung nimmt ihren Ausgang von abnormer Reaktion auf die mit der Gravidität verbundenen depressiven Gemütsbewegungen, Sorgen, Befürchtungen. Inhaltlich steht im Mittelpunkte der Schwangerschaftskomplex. Es kommt zu Angstzuständen, zu Suicidneigung, Wutausbrüchen, zu feindseliger Einstellung gegen den Ehemann, Vernachlässigung· der Pflichten, zu Gewichtsabnahme. Wird hier der Kräfteverfall so bedenklich, daß schwere Gefahren drohen, so kann die Unterbrechung der Schwangerschaft notwendig werden, falls alle anderen Behandlungsmaßnahmen (Psychotherapie, Anstaltsbehandlung) versagen. Unbedingt notwendig ist aber eingehende und gewissenhafteste psychiatrische Beobachtung vor der Indikationsstellung, und zwar in der Regel in einer Klinik (E. MEYER). Eine Indikation zur Schwangerschaftsunterbrechung „wegen Selbstmordgefahr" an und für sich kann nicht anerkannt werden, sofern die Suicidgefahr nicht Symptom eines psychotischen Zustandes ist, der als solcher die Maßnahme rechtfertigt.

Die Berechtigung, soziale oder eugenische Rücksichten bei der psychiatrischen Erwägung der Unterbrechung der Schwangerschaft mitsprechen oder gar ausschlaggebend sein zu lassen, muß dem Arzte unter Hinweis auf das geltende Recht entschieden bestritten werden. Zu dieser Frage hat in letzter Zeit HANS W. MAIER bemerkenswerte Ausführungen auf Grund der in der Züricher psychiatrischen Poliklinik gemachten Erfahrungen gemacht. Er meint, wenn auch die alleinige soziale Indikation zur Einleitung des Abortes durchaus abzulehnen sei, so sei es doch eine Selbsttäuschung, zu glauben, das soziale Moment spiele bei der Festlegung der psychiatrischen Indikation keine Rolle. Die Indikation sei über die „klassische" Beschränkung auf Fälle der direkten Lebensgefahr oder dauernden schwersten Gesundheitsschädigung für die Schwangere hinaus zu erweitern: sie sei bei „ausgesprochener psychopathischer" Störung dann zu bejahen, wenn durch die Fortsetzung der Gravidität die Existenz der Schwangeren im „weiteren Sinne in hohem Maße gefährdet" sei. Dabei dürften soziale Momente nie als Hauptgrund, wohl aber als wichtige Hilfsmomente mit ausschlaggebend sein. Die Gefahr der Täuschung, z. B. durch verlogene außerehelich Geschwängerte, bestehe dabei für den geübten Fachmann nicht.

De lege ferenda wird auch von anderer Seite befürwortet, daß eine soziale Indikation anerkannt werden soll. Maßgebend für diese Entscheidung werden aber weniger ärztliche Überlegungen sein; denn die Frage ist vor allem bevölkerungspolitisch von großer Wichtigkeit. Es ist zu befürchten, daß es bei grundsätzlicher rechtlicher Anerkennung der sozialen Indikation keine Möglichkeit mehr geben wird, die zur Vermeidung bevölkerungspolitisch schädlicher übermäßiger Ausdehnung derselben zu beobachtenden Grenzen einzuhalten. Auch ist der Begriff der sozialen Indikation so verschwommen und unbestimmt, daß er die Möglichkeit des Mißbrauches allzu nahe legt. Wenn man zu einer exakten Formulierung und praktisch brauchbaren Begriffsbestimmung zu kommen sucht, dann wird man finden, daß die zulässigerweise zu beachtenden sozialen Momente innerhalb einer rein ärztlichen Indikationsstellung bleiben. Hat man es z. B. mit einer Gravida zu tun, die außergewöhnlich schwer arbeiten muß, so wird eben dieser Umstand im Falle des Bestehens einer schweren reaktiven Depression, wie sie oben erwähnt wurde, geeignet sein, den Grad von Entkräftung herbeizuführen, der bei diesen Formen die Einleitung des Abortes angezeigt erscheinen läßt.

Vom ärztlichen Standpunkte aus muß jedenfalls schon deshalb auf größte Vorsicht und Mäßigung in der Anwendung der künstlichen Frühgeburt gedrungen werden, weil die gewaltsame Unterbrechung des in den weiblichen Organismus so tief eingreifenden und einen regelrechten natürlichen Ablauf erheischenden physiologischen Prozesses der Schwangerschaft für das Weib keineswegs eine gleichgültige Maßnahme, vielmehr für seine Gesundheit um so bedenklicher ist, je häufiger sie sich bei demselben Individuum wiederholt. Und das Zugeständnis einer sozialen Indikation würde eben einer schrankenlosen Willkür in dieser Richtung Tür und Tor öffnen zum schweren Nachteile der Volksgesundheit.

Der eugenischen Indikation würde aber in den weitaus meisten Fällen viel besser durch die Sterilisierung zu genügen sein.

Denkt man die Frage nach allen Seiten recht durch, so dürften von allen nichttherapeutischen Anzeigen der künstlichen Frühgeburt wohl nur die Fälle des § 176 Absatz 2 (Schwängerung von in willen- oder bewußtlosem Zustande befindlichen, sowie von geisteskranken Frauenspersonen), ebenso die zweifellos als solche festgestellten Fälle von Schwängerung durch Notzucht zur gesetzlichen Zulassung zu empfehlen sein.

Unter allen Umständen muß dringend empfohlen, ja gefordert werden, bei der Indikationsstellung zur Unterbrechung der Schwangerschaft die erforderliche

Sorgfalt und Vorsicht auch dadurch zum Ausdruck zu bringen, daß der behandelnde Arzt sich mit einem besonders sachverständigen Fachmann über die Frage verständigt und daß eine Niederschrift darüber angefertigt wird. Die allgemeine Einführung der neuerdings in Deutschland getroffenen Einrichtung, daß die ärztlichen Standesorganisationen die ganze Angelegenheit in die Hand nehmen und regeln, ist sehr zu begrüßen.

Kastration und *Sterilisierung* ohne Entfernung der Keimdrüsen sind in der Psychiatrie im wesentlichen als prophylaktische Maßnahmen Gegenstand der Erörterung.

Zu *therapeutischen* Zwecken ist die Kastration verschiedentlich in Fällen von geschlechtlicher Übererregbarkeit vorgenommen worden. Allerdings ist zu bedenken, wie u. a. GAUPP hervorhebt, daß die Heilung dieser Übererregbarkeit durch Kastration beim erwachsenen Menschen, nachdem schon Geschlechtsverkehr stattgefunden hat, keineswegs sicher gelingt. GAUPP weist in diesem Zusammenhange auf eine Beobachtung WOLLENBERGS hin, welche den Schluß nahelegt, daß beim Weibe nur dann, wenn mit der periodischen Eierstockfunktion auch eine Periodizität der geschlechtlichen Übererregbarkeit parallel geht, auf Abnahme und Verschwinden des Geschlechtstriebes durch Ausschaltung der Keimdrüsentätigkeit zu rechnen sei.

In der Psychiatrie würde die Maßnahme — außer der operativen Entfernung der Keimdrüsen käme noch die allerdings nach Wirkung und Nebenwirkungen noch unsichere *Röntgenbestrahlung* derselben in Betracht — dort Bedeutung gewinnen können, wo es sich um abnorme Hypersexualität, namentlich um die Neigung zu Sexualdelikten handelt und wo diese Triebbetätigung nicht nur eine dauernde Gefahr für andere bildet, sondern in ihrer Rückwirkung auf das betreffende Individuum selbst auch unheilvoll in die Erscheinung tritt, denn es darf wohl als sicher gelten, daß in Fällen dieser Art mit der Dämpfung oder Ausschaltung des Geschlechtstriebes die ganze Persönlichkeit oft ruhiger und sozialer wird. In solchen Fällen könnte man mit gutem Grunde die Meinung vertreten, daß eine derartige tatsächlich therapeutische Kastration bei uns in Deutschland schon nach dem geltenden Strafrechte erlaubt sei. Doch ist das immerhin sehr unsicher, und das um so mehr, als das therapeutische Moment auch in solchen Fällen neben dem Gesichtspunkte der Sicherung und des Schutzes der Gesellschaft mehr oder weniger zurücktreten wird.

Jedenfalls ist de lege ferenda dringend zu befürworten, daß die rechtliche Möglichkeit zur Kastration gewisser Sexualverbrecher geschaffen werden möge. H. W. MAIER z. B. empfiehlt in diesem Sinne die Maßnahme als allerletztes Hilfsmittel bei dauernd gemeingefährlichen Sexualverbrechern, wenn alle anderen therapeutischen Methoden versagt haben und wenn es sich um im übrigen psychisch relativ Intakte handelt, die sich gegen ihre antisozialen Tendenzen selbst wehren wollen und bei denen die körperliche Komponente der Libido für die Delikte den Ausschlag gibt. Auch BONHOEFFER, GAUPP und andere nehmen einen solchen Standpunkt ein.

Beim weiblichen Geschlecht käme die Kastration in Frage in den besonders von GAUPP erwähnten nicht häufigen Fällen, in denen schwachsinnige Mädchen sich wiederholt haben schwängern lassen und dann die Kinder getötet haben. Allerdings wird man den erheblichen Eingriff der Kastration hier nur dann in Frage ziehen, wenn die Libido der Betreffenden eine besondere Rolle in dem Dilemma spielt. Handelt es sich mehr um eine wahllose passive Hingabe, so wird man mit der Tubenresektion oder mit der Röntgenbestrahlung auszukommen suchen.

Beim Manne ist die operative Sterilisierung ohne Keimdrüsenentfernung ein noch viel einfacherer Eingriff als bei weiblichen Individuen. Als therapeutischer Akt im eigentlichen Sinne kommt er hier wohl nicht in Frage. Wenn auch amerikanische Autoren nach der einfachen Vasektomie eine Abnahme der männlichen Libido und allgemeine psychische Beruhigung oft beobachtet haben wollen, so ist dieser Behauptung gegenüber sicherlich erheblicher Zweifel gerechtfertigt. Jedenfalls bedarf die Angabe sehr der Nachprüfung. Auch Gaupp ist der Meinung, daß es eine medizinische Indikation zur Sterilisierung des Mannes überhaupt nicht gibt.

Strittig ist auch durchaus noch, ob in einzelnen Fällen bei weiblichen Individuen krankhafte psychische Störungen, die einen deutlichen Zusammenhang mit der Menstruation erkennen lassen, durch Kastration oder Keimdrüsenbestrahlung günstig beeinflußt werden. H. W. Maier nimmt es für seltene Fälle von immer wiederkehrenden starken menstruellen Aufregungszuständen bei Psychopathinnen oder Oligophrenen an, meint aber, bei Dementia praecox, bei der man doch so häufig menstruelle oder praemenstruelle Erregungen sieht, seien diese Versuche meist erfolglos. Ewald und Pietrusky haben je einen Fall von menstruell rezidivierender Psychose ohne Erfolg bestrahlen lassen. Die ganze Frage bedarf offenbar noch der Klärung und ist nicht spruchreif.

III. Medikamentöse und biologische Behandlungsarten.

Über medikamentöse Behandlungsarten, welche gegen den Krankheitsprozeß unmittelbar gerichtet sind, verfügen wir in der Psychiatrie nur in sehr beschränktem Maße. Allerdings sind in neuester Zeit Methoden eingeführt worden mit der Tendenz, nach dieser Richtung zu wirken, wie z. B. die verschiedenen Versuche einer Organtherapie, sowie die Verfahren, durch Medikamente Fieber erzeugen und dadurch den Krankheitsprozeß zu beeinflussen. Doch sind diese Verfahren noch nicht genügend erprobt. Die Fieberbehandlung hat zweifellos in ihrer Anwendung auf die Paralyse sehr wertvolle Erfolge gezeitigt; es gilt dies aber nicht so sehr von den verschiedenen Verfahren der Heilfiebererzeugung durch chemische Agentien, als vielmehr von der Überimpfung von Malaria und Recurrens.

Als die Krankheitsursache und den Krankheitsprozeß angreifende Therapie ist die spezifische Behandlung der syphilitischen psychischen Störungen zu betrachten. Daß bei Paralyse durch eine antisyphilitische Therapie namentlich im Initialstadium Erfolge im Sinne vorübergehender Besserung zu erzielen sind, steht nicht sicher fest. Neuerdings werden bei dieser Krankheit antisyphilitische Kuren im Anschluß an eine Fieberbehandlung empfohlen.

Von der Arzneibehandlung gewisser körperlicher Zustände, die sich wie Anämie und allgemeine Erschöpfung als durch die Psychose bedingte Begleiterscheinungen oft einstellen, braucht hier nicht weiter die Rede zu sein. Von entschiedenem Werte sind bisweilen subcutane Kochsalzinfusionen. Sie spielten vor längerer Zeit einmal eine Rolle, weil man an diese Maßnahme die Hoffnung knüpfte, Toxine und schädliche Stoffwechselprodukte dadurch zur Ausscheidung zu bringen. Nachdem sich diese Hoffnung als trügerisch erwiesen hat, hat man die Infusionen zu Unrecht etwas vergessen. Sie leisten gute Dienste bei schweren akuten Psychosen, besonders Erregungs- und Verwirrtheitszuständen, welche mit ungenügender Nahrungsaufnahme, mit Entkräftung und raschem körperlichen Verfall einhergehen. Hier hebt sich unter ihrer Wirkung der Kräftezustand bisweilen in einem Maße, das durch künstliche Ernährung allein nicht zu erreichen ist. In geeigneten Fällen kann man die physiologische Kochsalzlösung auch per rectum zuführen.

Was die *Organtherapie* anlangt, so liegen die Verhältnisse naturgemäß am klarsten bei Kretinismus, Myxödem und gewissen dysadenoiden Formen von

Imbezillität. Hier kann man durch Darreichung von Schilddrüsensubstanz oft erhebliche Erfolge erzielen. Ebenso konnte man verschiedentlich bei mit Basedow-Erscheinungen verbundenen Psychosen durch partielle Abtragung der Schilddrüse günstig wirken.

Man hat dann vor allem noch bei Psychosen des schizophrenen Formenkreises organtherapeutische Versuche gemacht. Bei der unbekannten Ätiologie dieser Erkrankungen, bei der Unklarheit vor allem der Bedeutung der hier zu beobachtenden endokrinen Störungen, endlich in Anbetracht der begründeten Zweifel über die klinische Zusammengehörigkeit aller als Schizophrenie bezeichneten Geistesstörungen wird man sich nicht darüber wundern dürfen, daß von bestimmten Ergebnissen derartiger Versuche noch nicht die Rede sein kann. Auf der einen Seite wird berichtet, daß weder die Verfütterung aller möglichen Keimdrüsenpräparate, noch die Verpflanzung eines gesunden Hodens in die Bauchhöhle eines Katatonikers irgendwelchen Einfluß auf die Äußerungen der Krankheit hatte (WILMANNS). Demgegenüber beobachtete z. B. HAUPTMANN nach der Überpflanzung eines gesunden Ovariums eine auffallende Besserung im Zustande einer weiblichen Schizophrenen, und ebenso berichtet SIPPEL von guten Erfolgen dieses Verfahrens in 3 Fällen von Schizophrenie mit leichten Graden von Hypogenitalismus. A. PICK beobachtete eine der Heilung gleichkommende Remission nach Behandlung mit Epiglandol. Am bestimmtesten hat über Erfolge einer Organtherapie WAGNER-JAUREGG berichtet. Nach ihm sind gewisse hebephrenische Formen, deren Ausbruch in die Zeit der Pubertät fällt, zu bessern, wenn man im Beginne der Erkrankung mit der Darreichung von Schilddrüsen- und Geschlechtsdrüsenpräparaten einsetzt. Bei einer kleinen Gruppe derartiger Fälle hält er auf diesem Wege wirkliche Heilungen für möglich, nämlich bei weiblichen Kranken, die bei Bestehen einer Psychose vom Charakter der Dementia praecox ein Stehenbleiben oder Ausbleiben der Pubertätsentwicklung erkennen lassen, so daß die Patientinnen in einem Alter, da die Pubertät längst eingetreten sein soll, noch ganz unentwickelt sind. Hier sei durch gleichzeitige Zufuhr von Schilddrüsen- und Ovarialsubstanz in auffallend kurzer Zeit die Pubertätsentwicklung und vollständige Heilung der Psychose herbeizuführen. Auch erklärt es WAGNER-JAUREGG für denkbar, daß in Fällen von verspätetem Eintritt der Menses bei jungen Mädchen, die dabei körperlich mangelhaft entwickelt und mit allerlei nervösen und psychischen Störungen behaftet seien, durch die gleiche Therapie die Entwicklung einer Hebephrenie verhindert werde.

Der gleiche Autor regte ferner auch die doppelseitige *Samenstrangunterbindung* bei Dementia praecox an, wobei er auf die günstige Wirkung dieser Maßnahme auf den Zustand von jugendlichen männlichen Individuen hinwies, welche durch excessive Onanie auf psychopathischer Grundlage körperlich und vor allem geistig in solchem Grade herabgekommen waren, „daß man ihre völlige Verblödung, den Ausgang in Dementia praecox, befürchten mußte".

KAUDERS berichtet von zwei mit Vasoligatur behandelten und schon seit 5 und 7 Jahren in Beobachtung befindlichen Kranken, bei denen der schizophrene Prozeß zum Stillstand oder zu weitgehender Remission gebracht worden sei. Er hat weiter auf Anregung WAGNER-JAUREGGS im Gange befindliche therapeutische Versuche geschildert, mit verschiedenen Organpräparaten auf schizophrene Erkrankungen einzuwirken, Versuche, die sich auf experimentellen Erfahrungen aufbauen. Auf dieser Basis stellt er den Grundsatz auf, daß eine organtherapeutische Behandlung mit einiger Aussicht auf Erfolg nur vorgenommen werden könne, wenn sie sich über viele Monate, vielleicht sogar noch länger erstrecke; ferner müsse man zu sehr hoher, die bisher übliche weit übersteigender

Dosierung der Keimdrüsenpräparate greifen. Verwendet werden vorwiegend die von der österreichischen Sanabogesellschaft hergestellten Präparate Testosan und Ovosan. Kauders macht dabei darauf aufmerksam, daß noch ausgedehnte Erfahrungen und wohl auch noch manche Modifikation der Behandlungsmethode — z. B. Kombination der Keimdrüsenpräparate mit anderen Organpräparaten — nötig seien, um Klarheit zu schaffen.

Auch die moderne „Reizkörpertherapie" hat man in letzter Zeit in die Psychiatrie eingeführt. Die Ergebnisse dieser Versuche sind zum großen Teile noch nicht spruchreif.

Die Behandlung von Psychosen durch künstliche Erzeugung von Fieber hat in den letzten Jahren vor allem durch Wagner-Jaureggs erfolgreiches Vorgehen große Bedeutung gewonnen. Diese Methode geht auf sehr alte Erfahrungen zurück. Bereits Hippokrates und Galen beobachteten, daß *fieberhafte Erkrankungen* den Verlauf von Geisteskrankheiten manchmal günstig beeinflussen. Besonders erschienen dann in der Literatur des 19. Jahrhunderts immer wieder dahingehende Mitteilungen. Bevor Wagner-Jauregg zur Malariabehandlung der Paralyse überging, erzielten er und nach ihm andere Autoren bei dieser Krankheit Erfolge mit Fiebererzeugung durch Tuberkulin, dessen Anwendung man dann mit einer antisyphilitischen Kur kombinierte. Wenn auch die Malaria- oder Recurrensimpfbehandlung wesentlich wirksamer bei Paralyse sind, so kommt doch diese Tuberkulinbehandlung allein oder kombiniert mit einer antisyphilitischen Therapie auch heute noch in solchen Paralysefällen in Frage, bei denen Impfbehandlung aus irgendeinem Grunde nicht durchführbar oder kontraindiziert ist.

Wagner-Jauregg hatte früher zur therapeutischen Fiebererzeugung die Besredkasche polyvalente Typhusvaccine angewandt, welche lebende, aber durch Absättigung mit Typhusimmunserum avirulent gemachte Typhusbazillen enthält; weiter machte er Versuche mit intravenöser Injektion von Staphylokokkenvaccine.

Von Donath und O. Fischer wurde eine Methode der Fiebertherapie der Paralyse angegeben, bei der als fiebererzeugend Injektionen eines nichtbakteriellen Mittels, des nukleinsauren Natron, dienen. Auch hiermit haben die genannten und verschiedene andere Autoren in einem beträchtlichen Prozentsatze befriedigende Remissionen erzielt, wenn die Erfolge auch hinter den durch Bakterienprodukte herbeigeführten zurückzustehen scheinen.

In letzter Zeit empfiehlt O. Fischer Phlogetan, ein Gemisch von Abbaukörpern gewisser Eiweißstoffe, andere Autoren verschiedene andere Eiweißstoffe und deren Derivate (Milch, Albumosen, Peptone) als Mittel, um Fieber therapeutisch hervorzurufen.

Nach Wagner-Jaureggs Feststellungen üben die schwächste therapeutische Wirkung auf den paralytischen Krankheitsprozeß die nicht-bakteriellen Proteinkörper aus, eine stärkere die Bakterienderivate, die stärkste aber die künstlich erzeugte oder als zufällige Komplikation spontan hinzutretende Infektionskrankheit selbst. Wagner-Jauregg unternahm zum ersten Male 1917 die Überimpfung von Malaria tertiana auf Paralytiker. Ihm folgten bald andere Autoren, und heute ist die Behandlung der Paralyse mit Impfmalaria neben der mit Einimpfung von Recurrens eine allgemein geübte Maßnahme. Letztere Methode führten Plaut und Steiner 1919 ein.

Was die Malariabehandlung der Paralyse anlangt, so hat sich als der dazu am meisten geeignete Typus die Malaria tertiana erwiesen. Man entnimmt von einem sicheren Fall dieser Art, der nicht mit Chinin vorbehandelt war, Blut, injiziert es dem Impfling, in der Regel subcutan, und kann dann von diesem, nachdem er mindestens einen typischen Malariaanfall gezeigt hat, auf den nächsten Kranken weiter impfen und so in gleicher Weise von Fall zu Fall fortfahren. Gewöhnlich erfolgt in 8 bis 14 Tagen nach der Impfung der erste Fieberanfall. Nach 8 bis 10 Fieberanfällen pflegt dann eine Chininbehandlung einsetzen.

Bei der Recurrenstherapie wird ebenfalls vorwiegend subcutan von mit afrikanischem Rückfallfieber infizierten Menschen oder Ratten, Mäusen Blut auf den Patienten übergeimpft. Durchschnittlich tritt der erste Fieberanfall nach 4 bis 5 Tagen auf, dem in unregelmäßigen Zwischenräumen gewöhnlich 2 bis 4 weitere zu folgen pflegen.

Die Malaria- und Recurrenstherapie der Paralyse hat sehr beachtliche Erfolge gezeitigt. Nicht nur Remissionen überhaupt, sondern vor allem sehr gute, an Heilung grenzende und lange dauernde Remissionen sind bei so behandelten Fällen nach den bis jetzt vorliegenden Feststellungen erheblich häufiger als bei unbehandelten Kranken. Auf alle Fälle darf man nach diesen Erfahrungen behaupten, daß das Dogma von der therapeutischen Unbeeinflußbarkeit der Paralyse überwunden ist. Die Hoffnung ist begründet, daß der hier beschrittene Weg allmählich noch zu weiteren Erfolgen führen wird.

Die Verbindung einer antisyphilitischen Kur mit der Malaria- oder Recurrensbehandlung scheint den therapeutischen Erfolg zu erhöhen. Bezüglich der eingehenden Darstellung dieser Fieberbehandlung wird auf den speziellen Teil verwiesen.

Verschiedene Autoren (DONATH, HAUBER, KIELHOLZ u. a.) berichten auch über ermutigende Erfahrungen der Fieberkuren bei Dementia praecox. Zur Sammlung eines umfangreichen und allen Anforderungen der Kritik entsprechenden Materials ist es aber noch nicht gekommen.

Eine auf jeden Fall schon durch ihre therapeutischen Vorausestzungen interessante und beachtliche Therapie der endogenen Psychosen hat WEICHBRODT eingeführt. Er geht dabei von der durch französische und englische Erhebungen gestützten Beobachtung aus, daß das gleichzeitige Bestehen chronischer Gelenkerkrankungen und endogener Psychosen bei denselben Individuen selten ist und nur ausnahmsweise vorkommt. Weiter erinnert WEICHBRODT daran, daß französische Autoren schon lange zwischen gichtischer Konstitution und manchen psychotischen Zuständen Beziehungen annehmen und auch ihre therapeutischen Maßnahmen dadurch beeinflussen lassen. Während ferner bei allen Infektionskrankheiten Gelenkaffektionen recht häufig auftreten, scheine das nie der Fall zu sein, wenn es hier zu einer symptomatischen Psychose komme; und wenn fieberhafte rheumatische Prozesse hier und dort einmal zu einer symptomatischen Psychose führen, sei meist sofort während der Psychose eine weitgehende Besserung der Gelenkaffektionen zu verzeichnen. WEICHBRODT sieht davon ab, bestimmte Schlüsse auf Grund solcher Erwägungen zu formulieren, betont vielmehr die Notwendigkeit, zunächst noch weiter zu forschen. Er meint, die ganze Betrachtungsweise solle nur die Grundlage zu einer Arbeitshypothese schaffen und Wege zeigen, „auf denen wir unter Umständen der Ätiologie der endogenen — vielleicht besser diathetischen — Psychosen näherkommen". Was die Therapie der endogenen Psychosen betreffe, so könne man nicht warten, bis die ätiologische Forschung die Grundlagen dazu liefere; man müsse bis dahin empirisch weiterarbeiten und zusehen, ob wir nicht auch durch die Therapie der Ätiologie näherkommen können.

Von solchen Überlegungen ausgehend, wendet WEICHBRODT Salicylpräparate bei endogenen Psychosen an. Er berichtet, daß er bei täglich zweimaliger intravenöser Injektion von 10 ccm einer 10 proz. Lösung von Natrium salicylicum eine beruhigende Wirkung auf erregte, besonders ängstlich erregte Kranke sah.

Chronisch Kranke verloren oft für eine gewisse Zeit die Halluzinationen. Erregte verfielen oft schon nach wenigen Injektionen in Stupor. Die Halluzinationen chronisch Kranker blieben auch nach Aussetzen des Mittels oft wochen- bis monatelang aus; hier wurden die Injektionen nur 5 Tage lang vorgenommen und erst erneuert, wenn die Halluzinationen wieder auftraten. Dann ging WEICHBRODT zu Chinolinpräparaten über, von denen er Hexophannatrium am brauchbarsten fand (2 bis 3mal täglich 10 ccm einer 10proz. Lösung intramuskulär). Wenn nach der zweiten Injektion das nach der ersten manchmal kommende Erbrechen sich wiederholt, tritt an Stelle. des Mittels Natrium salicylicum, bei dem Nebenwirkungen nie beobachtet wurden.

WEEBER bestätigte die WEICHBRODTschen Erfahrungen; er verwandte besonders Atophanyl. Auch KLEIN erzielte mit Hexophannatrium in 14 von 16 Fällen Besserungen. Ich konnte mich dagegen von günstigen Wirkungen der WEICHBRODTschen Therapie noch nicht überzeugen. Man wird weitere Erfahrungen an einem großen Krankenmaterial abwarten müssen, ehe man ein Urteil abgeben kann. WEICHBRODT selbst ist sich bewußt, mit diesen therapeutischen Versuchen erst am Anfang eines Weges, aber nach seiner Ansicht eines aussichtsreichen Weges zu stehen und setzt seine Versuche, zu besseren Erfolgen zu kommen, fort.

Was die *Schlaf- und Beruhigungsmittel* anlangt, so haben die letzten Jahre eine erhebliche Vermehrung ihrer Zahl gebracht. Es soll auf sie alle nicht näher eingegangen werden, denn die Reihe der wirklich erprobten und in der Irrenbehandlung bewährten ist nicht groß.

Unentbehrlich ist nach wie vor das Scopolaminum hydrobromicum in subcutaner Injektion da, wo es sich um rasche Ruhigstellung schwer erregter Kranker handelt. Man versucht zunächst je nach dem Allgemeinzustand des Patienten, mit Dosen von ½ bis 1 mg auszukommen, muß aber nicht selten weit höher gehen. Auf Reinheit des Präparates und frische Lösungen ist sorgfältig zu achten. Die Kombination des Scopolaminum mit Morphium, etwa in zehnfacher Dosis der gleichzeitigen Scopolamingabe, hat den Vorteil, die oft stark hervortretenden subjektiven Nebenwirkungen des letzteren abzuschwächen, bringt aber die Gefahr der Gewöhnung der Kranken an das Morphium bei häufigerer Darreichung mit sich.

Vorzügliche Schlaf- und Beruhigungsmittel finden sich unter den *Abkömmlingen des Harnstoffes* (Veronal, Medinal, Luminal, Bromural, Adalin, Neuronal, Somnifen).

Besonders das *Veronal* (Diäthylbarbitursäure) und sein Natriumsalz, das *Medinal*, haben sich in der Irrenheilkunde gut bewährt. *Veronal* bewirkt einen nachhaltigen Schlaf und läßt infolge langsamer Ausscheidung noch längere Schläfrigkeit zurück. Man versucht zunächst mit 0,5 (in heißem Getränk) auszukommen, muß aber bei stärkerer Unruhe durchschnittlich 0,75 geben. Wegen der Gefahr der Angewöhnung soll man das Mittel nicht längere Zeit ununterbrochen nacheinander verordnen. Aufschwemmung des Veronals in heißer Flüssigkeit verringert die Nachwirkung — Letztere pflegt bei *Medinal* geringer zu sein (0,3 bis 1,0 innerlich) Es löst sich leicht in Wasser und kann auch rectal und subcutan angewandt werden.

Auch das *Luminal* (Phenylacethylbarbitursäure) hat sich sehr bewährt. Er wirkt in geringeren Dosen als das Veronal (0,1 bis 0,3 innerlich) und vermag stärkere Erregungszustände zu beeinflussen als dieses. In solchen Fällen muß man unter Umständen die Einzeldosis noch erhöhen und kann schließlich vorsichtig bis 0,6 pro dosi gehen. Wichtig ist, daß die individuelle Reaktionsweise des Mittels viel mehr Schwankungen aufweist als die des Veronals. Beachtenswerte Nebenwirkungen sind Herabsetzung des Blutdruckes, Exantheme und Nacherscheinungen wie Benommenheit, Taumeln und Abgeschlagenheit. Wegen der individuellen Unterschiede in der Wirksamkeit soll man bei der Anwendung des Mittels immer erst vorsichtig mit kleinen Dosen beginnen. Wertvolles leistet das Mittel bei schwereren Erregungs- und Unruhezuständen, besonders bei depressiver Unruhe. Hier wirken oft schon kleine Dosen, „Luminaletten" zu 0,015, etwa 3mal 2 am Tage, mehrere Tage fortgesetzt, recht günstig, ebenso bei erregbaren Psychopathen. Auch beobachtet man oft schon von täglich 4 bis 6 Luminaletten einen überraschenden Einfluß auf leichtere Unruhe Seniler und von Idioten. Sehr bewährt hat sich das Luminal auch in der Epilepsiebehandlung. Sein Natriumsalz ist infolge seiner Löslichkeit zur subcutanen Anwendung (0,1 bis 0,3 pro dosi) geeignet; doch muß die Lösung stets frisch hergestellt sein. Kontraindiziert ist Luminal bei Nieren-, Herz-, Gefäß- und Lungenleiden, sowie bei allgemeiner Schwächlichkeit.

Bromural (Monobromisovalerianharnstoff) ist ein mildes Mittel, das hauptsächlich das Einschlafen befördert, hat keine nennenswerten Nebenwirkungen, wird in leichten Fällen, besonders bei Kindern und alten Leuten angewendet (0,3 bis 0,6 pro dosi in heißem Getränk innerlich); als Sedativum bei Psychosen kommt es nicht in Betracht.

Als Einschläferungsmittel wird auch das *Adalin* (Bromdiäthylazetylharnstoff) viel verwandt bei einfacher Schlaflosigkeit in Dosen von 0,5 bis 1,5 oder 2,0; für schwerere Psychosen kommt es aber nicht in Frage.

Neuronal (Diäthylbromazetamid) wirkt als leichtes Sedativum und kann bei leichter Erregung versucht werden (0,5 bis 0,2 pro dosi); auch als Antiepileptikum wird es verwandt.

Das *Somnifen* ist eine 20 proz. Lösung der Diäthylaminsalze der Diäthyl- und Dipropenylbarbitursäure. Es wird in Einzeldosen von 35 bis 60 Tropfen oral allgemein als gutes Sedativum und Hypnotikum bezeichnet und wirkt, so angewendet, nach ½ bis 1 Stunde. Subcutan oder intramuskulär eingespritzt, führt es Erfolg bei psychomotorischer Erregung nach ¼ bis ½ Stunde, intravenös injiziert sofort herbei. Die intravenöse Applikation wird bei Status epilepticus empfohlen.

Nirvanol (Phenyläthylhydantoin), das in Wasser schwer, als Natriumsalz aber gut löslich ist, wird als bei schweren Erregungen gut wirkend empfohlen (0,6—0,9 am besten abends).

Unter den Schwefelhydraten der Kohlenwasserstoffe hat sich das *Trional* (Diäthylsulfonmethyläthylmethan) dauernd bewährt. Es hat das vordem gebräuchliche, aber wegen seiner Nebenwirkungen bedenkliche chemisch verwandte Sulfonal verdrängt und wirkt auch bei schwereren Erregungszuständen in Einzeldosen von 1,0 bis 2,0 gut. In solchen Fällen kann man die kumulierende Wirkung des Mittels ausnützen und mit viel Aussicht auf Erfolg mehrere, der Sicherheit halber nicht über 5 Tage hindurch bis zu 4,0 täglich in Einzeldosen von 1,0 bis 2,0 geben. Ein länger nacheinander fortgesetzter Gebrauch ist aber wegen der Gefahr der Intoxikation zu vermeiden.

Unter den Aldehyden und ihren Derivaten ist vor allem das *Paraldehyd* als ein sehr wertvolles Medikament hervorzuheben. In Einzeldosen von 3,0 bis 5,0, die man bei Psychosen unter Umständen erheblich erhöhen kann, wirkt es schnell und zuverlässig, besonders bei seniler Unruhe. Sein schlechter, brennender Geschmack kann durch süßen Tee oder Sirup gemildert werden; dieser Geschmack ist die Ursache, daß Alkoholiker das Mittel leicht nehmen, verbietet aber die orale Darreichung bei Magenaffektionen. In solchen Fällen kann Paraldehyd *rectal* (mit Gummi arabicum) gegeben werden.

Chloralhydrat, ein anderes Mittel der gleichen chemischen Gruppe, hat die große Rolle, die es früher in der Irrenbehandlung spielte, infolge seiner gefährlichen Nebenwirkungen und wegen der Gefahr der Gewöhnung eingebüßt. Es wird am besten, ebenso wie das Amylenhydrat (bis 4,0), nur noch bei Status epilepticus in Klysmen gegeben (2,0 bis 3,0 stark verdünnt).

Die *Brompräparate* finden Anwendung vor allem bei epileptischen Zuständen aller Art; im übrigen ist ihr Verwendungsgebiet in der Psychiatrie klein. Vor allem sind sie zu vermeiden bei Zuständen, die mit Hemmungs-, Müdigkeits- und Insuffizienzgefühl einhergehen.

Opium und Pantopon sind angezeigt bei Angstzuständen verschiedener Art. Die Opiumkur in allmählich an- und absteigender Dosierung wirkt oft günstig bei protrahierten Angstpsychosen. Das neue Morphiumderivat *Dicodid* scheint sich ebenfalls bei ängstlicher Erregung manchmal zu bewähren; man gibt morgens und abends je 1 Tablette (0,01) oral oder 1 Ampulle (0,015) subcutan. Gewöhnung soll angeblich nicht zu befürchten sein (?).

Was die Verwendung von narkotischen Mitteln in der Behandlung Geisteskranker im allgemeinen anlangt, so ist Zurückhaltung und Vorsicht unter allen Umständen geboten. Es handelt sich überall um differente Mittel, deren toxische Wirkung bei mehr oder weniger langem Gebrauch, sowie in übertherapeutischen einmaligen Dosen zeigt, daß ihnen die Tendenz zu einer Schädigung des Organismus anhaftet. Man soll sie daher nur aus ganz bestimmten Indikationen anwenden. Nur wenn sich der Arzt zur Regel macht, sich vor jeder Verordnung Rechenschaft über die vorliegende Indikation zu geben, kann er mißbräuchliche Verwendung vermeiden.

Die erste Regel ist natürlich, daß man zu chemischen Schlaf- und Beruhigungsmitteln erst dann greift, wenn man das gewünschte Ziel nicht auf anderem Wege erreichen kann: durch diätetische, hydrotherapeutische, suggestive und andere psychisch wirkende Maßnahmen. Dann kann aber Beruhigung oder Herbeiführung von Schlaf auf chemischem Wege sehr im individuellen Interesse des Kranken liegen: bei auch nachts quälenden und mit starkem Affekt verbundenen Trugwahrnehmungen; bei quälendem depressiven und ängstlichen Affekt; wenn psychomotorische Erregung den Kranken gar nicht zur Ruhe kommen läßt und besonders die Gefahr besteht, daß sich der Patient zu sehr dadurch verausgabt und im Kräftezustand herabkommt. Stets ist natürlich zu prüfen, ob das unruhige und ungeordnete Verhalten eines Kranken nicht Ausdruck einer Art Verwahrlosung infolge falscher Behandlung ist, ob nicht versäumt wird, den Kranken psychotherapeutisch gehörig zu beeinflussen, ob nicht eine durch äußere Veränderung auszugleichende Umwelteinwirkung vorliegt. Sind positive Indikationen von der Art der soeben angeführten gegeben, so kann man mit gutem Gewissen ein für den einzelnen Fall geeignetes Narkoticum verordnen, wobei natürlich der körperliche Zustand genau zu berücksichtigen und länger fortgesetzter Gebrauch nach Möglichkeit zu vermeiden, bei häufigerer Anwendung solcher Medikamente aber öfters mit dem Mittel zu wechseln ist.

Leider bringen es die Verhältnisse oft genug mit sich, daß solche Mittel um der Umgebung willen verordnet werden müssen, weil der Patient dieselbe stört. Der Fall tritt natürlich besonders auf überfüllten und auf räumlich ungünstig eingerichteten Anstaltsabteilungen ein. Diese Indikation bildet den Punkt in der Anwendung der Narcotica, an dem die Gefahr ihrer Übertreibung am meisten droht, weshalb sie stets besonders vorsichtiger Erwägung bedarf. Es kann übrigens kein Zweifel darüber bestehen, und die in Gütersloh gemachten Erfahrungen lehren es mit besonderer Deutlichkeit, daß eine richtige dauernde aktive psychische Beeinflussung der Kranken sie, abgesehen von den eigentlichen

Erregungszuständen schwereren Grades, in einem auch während der Nachtzeit noch wirksamen Maße beruhigt und geordnet erhält.

Übrigens vermag eine planmäßige *vorübergehende* Anwendung von chemischen Beruhigungsmitteln gerade in solchen Fällen wesentlichen Nutzen zu stiften, wo es sich darum handelt, schwierige, besonders schwer psychisch zu beeinflussende Kranke zu einem geordneten Verhalten und zur Beschäftigung zu erziehen. Im Beginn der aktiven psychischen Therapie kommt man dann oft rascher zum Ziele, wenn man den Kranken häufig kleine Dosen Luminal (Luminaletten) oder eines anderen Mittels gibt.

In neuester Zeit hat man nun noch eine besondere Form vorübergehender Behandlung Geisteskranker mit hohen Dosen von Narcoticis eingeführt, über welche die Erfahrungen zwar noch nicht abgeschlossen sind, die aber anscheinend doch manchmal von Nutzen, übrigens auch theoretisch interessant ist und deshalb alle Beachtung verdient.

Schon vor längerer Zeit ist die Frage theoretisch erwogen worden, ob nicht durch eine länger dauernde Narkotisierung auf Psychosen günstig einzuwirken sei. Der erste, der über Ausführung einer solchen *therapeutischen Dauernarkose* berichtete, war O. WOLFF (1901). Er versetzte „bei akuten Zuständen von lebhaftester psychomotorischer Unruhe bei plötzlichem Ausbruch mit Verwirrtheit, Unfixierbarkeit, Sinnestäuschungen, Angst, Reizbarkeit usw.", die er vorwiegend als manisch-depressiv auffaßte, aber auch „bei Exzitationen innerhalb chronischer Psychosen (Katatonie, Dementia paranoides)" durch länger fortgesetzte Darreichung von Trional die Kranken in einen andauernden Dämmerschlaf mittleren Grades und glaubt dadurch in der Mehrzahl der Fälle rasche Beruhigung und Klarwerden bewirkt zu haben, so daß etwa in der Hälfte der Fälle bald Genesung eintrat. Stets begann er mit höheren Anfangsdosen (2,0 bis 3,0) und ging dann, wenn eine gewisse Narkose erzielt war, zu kleineren von 0,5 bis 1,0 über dergestalt, daß die Kur ungefähr 14 Tage dauerte und in diesem Zeitraum 20 bis 30 g Trional verbraucht wurden. Bedenkliche Nebenerscheinungen sah WOLFF nur in einem seiner Fälle, in dem die Kur nicht, wie er es für unbedingt nötig hält, in der Anstalt durchgeführt wurde und Intoxikationserscheinungen eintraten, die aber wieder beseitigt werden konnten. Sorgfältige Pflege der Kranken ist nötig; als erschwerend wird die Notwendigkeit bezeichnet, den Patienten das Trional gewöhnlich und meist auch die Nahrung mit der Sonde beizubringen, sowie daß fast in allen Fällen mehrmals Erbrechen vorkam. WOLFF meint, daß durch die Narkose der psychotische Anfall abgekürzt werde, und betont selbst die Notwendigkeit, die Wirkungsweise und den Wert der Dauernarkose durch zahlreiche weitere Versuche aufzuklären. Zu betonen ist, daß es sich in den meisten seiner Fälle um ganz akute Erkrankungen handelt, die bekanntlich oft spontan sehr rasch abklingen.

Auch andere Autoren haben neuerdings Versuche in der gleichen Richtung gemacht.

So nahm KLÄSI vor wenigen Jahren unabhängig von WOLFF und dem später noch zu erwähnenden EPIFANIO die therapeutische Verwendung der *Dauernarkose* bei Schizophrenie auf und machte darüber 1921 zum ersten Male Mitteilungen. Sein Verfahren ist nicht nur wegen der von ihm berichteten Erfolge sehr beachtenswert, sondern auch wegen der damit verbundenen psychotherapeutischen Bestrebungen und der daran angeknüpften theoretischen Erwägungen.

KLÄSI verwendet zur Herbeiführung eines Dauerschlafes Somnifen. Damit von Anbeginn rasch eine erhebliche Tiefe der Narkose erzielt und die sonst zunächst leicht auftretende Unruhe mit Neigung zum Erbrechen vermieden wird, gibt er dem Kranken zunächst subcutan 1 mg Hyoscin und 0,01 Morphium und ½ Stunde nach dem Einschlafen subcutan 4 ccm Somnifen (je 2 ccm in eine der beiden oberen oder unteren Extremitäten). Der so erzielte erste Schlaf dauert nach KLÄSI gewöhnlich 6 bis 10 Stunden. Dann genügten in der Regel weitere 2 ccm, später sogar manchmal nur 1 ccm, um den Schlaf um weitere 8 bis 10 Stunden zu verlängern, wenn er schon von Anfang an tief genug war. Andernfalls gibt KLÄSI am 2. oder gar noch am 3. Tage mehr als je 2 ccm morgens und abends. Zur Nahrungsaufnahme und zur Verrichtung ihrer Bedürfnisse sind die Patienten nötigenfalls zu wecken. Die Kur wird gewöhnlich auf 5 bis 7 Tage erstreckt.

Über das KLÄSIsche Verfahren sind nun seither eine Anzahl Arbeiten erschienen. Einzelne Autoren geben anfangs nur Hyoscin; STUURMANN hat sich bei einer verhältnismäßig großen Zahl von Fällen lediglich auf Somnifen beschränkt und dabei eher weniger Nebenwirkungen beobachtet als die anderen Autoren. Allgemein ist man in der Folge von der subcutanen Injektion zur intramuskulären übergegangen, da bei jener leicht Hautnekrosen auftreten. Die Dauer der Kur ist von vereinzelten Autoren über das von KLÄSI angegebene Durchschnittsmaß hinaus ausgedehnt worden. Auch mit abgekürzten Kuren sind indessen hier und da günstige Erfahrungen gemacht worden.

Was die Wirkungen des Verfahrens anlangt, so leitet sie KLÄSI einmal ab aus der Hypothese von der Heilung entzündlicher Vorgänge durch Anästhesie bzw. durch Unterbrechung des Circulus vitiosus zwischen Reiz und Hyperämie, erhöhter Transsudation und Verstärkung des Reizes. Er nimmt demgemäß an, daß die Dauernarkose die ungünstige Wechselwirkung zwischen Affekterregung und psychomotorischer Erregung unterbricht. Zweitens aber werde durch die dauernde Narkotisierung bei schizophrenen Patienten eine körperliche Hinfälligkeit und Hilfsbedürftigkeit erzeugt, die zur Gewinnung oder Besserung des Rapportes zwischen Patienten und Arzt führe. Verstünden es nun Arzt und Pflegepersonal, diesen Gewinn durch geschickte Psychotherapie auszunützen, über die Zeit der psychischen Niedergeschlagenheit und Hilfsbedürftigkeit hinaus zu bewahren und den Kranken dauernd aufgeschlossen zu erhalten, so komme auch auf diesem psychischen Wege eine therapeutische Wirkung zustande.

Die Stellungsnahme der verschiedenen Autoren, die ihre Erfahrungen über die Somnifendauernarkose veröffentlicht haben, ist teils zustimmend, teils ablehnend. Man hat da zunächst zu unterscheiden zwischen der Frage der therapeutischen Bedeutung der Dauernarkose überhaupt und der der Verwendung des Somnifens zu ihrer Erzeugung.

Was das erstere Problem anlangt, so berechtigen die bisher bekannt gewordenen Behandlungsergebnisse — ich schließe mich darin der Meinung M. MÜLLERS an, welcher 1925 die bis dahin bekanntgewordenen Erfahrungen einer sorgfältigen Kritik unterzogen hat — zu der Annahme, daß der Dauerschlaf bei gewissen Erregungszuständen günstig wirkt, in erster Linie bei manchen schizophrenen Erregungen, namentlich solchen von manischer Färbung; ferner bei manchen manischen Zuständen. Es scheint, daß hier die Wirkung namentlich auf dem Wege der „zentralen Anästhesierung" zustande kommt. KLÄSI, welcher besonders die Schizophreniebehandlung im Auge hat, bezeichnet als Indikationen für seine Dauernarkose noch „negativistische Abkehrungen und Einkapselungen, die nicht Symptome einer vorgeschrittenen Verblödung, sondern mehr nur einer Trotzeinstellung sind oder auf der Wirkung feindseliger Stimmen und Beeinträchtigungsideen beruhen"; ferner „Stereotypien des Gedankens und des Wunsches". Wenn vielfach von anderer Seite auf diesen Gebieten keine Erfolge erzielt worden sind, so wird man mit M. MÜLLER annehmen dürfen, daß hier, wo es sich vorwiegend um die psychotherapeutische Ausnutzung der Dauernarkose handelt, die Persönlichkeit des einzelnen Arztes und dessen psychotherapeutische Fähigkeiten von ausschlaggebender Bedeutung sein werden. Übrigens habe ich den Eindruck, daß diese Seite der therapeutischen Verwendbarkeit des Dauerschlafes ihn auch in manchen Fällen von schwerer Psychopathie angezeigt erscheinen läßt, nämlich bei gewissen schwer zu beeinflussenden Psychopathen, die unter dem Einfluß von Beeinträchtigungsideen sich feindselig gegen ihre Umgebung einstellen und aus einem chronischen Wut- und Trotzeffekt nicht wieder herauskommen können.

Der Einwand, daß bei den Erfolgen der Dauernarkose eine günstige Verlaufstendenz der betreffenden Fälle entscheidend im Spiele ist, ist gewiß sehr zu beachten; doch ist nach der Meinung vieler Autoren anzunehmen, daß dieser Faktor allein die anscheinend günstige Wirkung des Verfahrens nicht erklären könne.

Anders steht es nun freilich mit der Frage: inwieweit eignet sich gerade das Somnifen zur therapeutischen Dauernarkose? Von allen Seiten wird festgestellt, daß dieses Mittel, in der Häufigkeit und Stärke angewendet, wie es zur Erzielung eines Dauerschlafes nötig ist, sehr bedenkliche und gefährliche Nebenwirkungen entfaltet. Sie bestehen einmal in Koordinationsstörungen, die nie fehlen, sobald der Schlaf nicht allzu tief ist; die Kranken werden taumelig und neigen dazu, sich zu verschlucken, was die Gefahr der Aspirationspneumonie mit sich bringt. Kommt dazu im Halbschlafe eine gewisse Unruhe, so können sich die Kranken Verletzungen zuziehen. Sodann tritt sehr häufig Fieber auf, oft ohne jeden Organbefund. Der Blutdruck pflegt während der Dauer der Somnifenwirkung herabgesetzt zu sein. Auch Erbrechen kommt häufig vor. Öfters beobachtet man Anurie oder Urinretention. Die bedenklichste Erscheinung sind aber kollapsähnliche Zufälle; sie treten nicht selten bei körperlich ganz gesunden Individuen ein; auch ist keineswegs ein deutlicher Zusammenhang dieser bedrohlichen Zufälle mit hohen Dosen festzustellen. SCHMIDT beobachtete das Auftreten zweier epileptiformer Anfälle bei einem von ihm als Hebephrenie aufgefaßten Fall (mit Rücksicht darauf, daß bei solchen Psychosen auch spontan solche Anfälle nicht selten vorkommen und bei SCHMIDTS Kranken die beiden Anfälle zwei Tage nach Aussetzen der Somnifennarkose auftraten, wird man zunächst in der Deutung dieser sonst anscheinend als Somnifennebenwirkungen nicht beobachteten Anfälle Zurückhaltung üben müssen). Endlich sind im Somnifendauerschlaf Todesfälle vorgekommen, die zum Teil als rein toxisch bedingt aufgefaßt werden müssen, in einer Anzahl von Fällen aber durch Pneumonie herbeigeführt waren. Nach MÜLLERS Zusammenstellung wurden bei 311 Somnifendauernarkosen 15, das sind 4,8% Todesfälle beobachtet.

Diese bedrohlichen Nebenwirkungen veranlassen eine Anzahl Autoren, die Dauernarkose mit Somnifen bei aller Anerkennung des Wertes seiner Anwendung in einzelnen Dosen abzulehnen. Diese Haltung wird um so verständlicher, als allgemeingültige, auf den einzelnen Fall anwendbare Abhängigkeitsbeziehungen jener Nebenwirkungen des Somnifens von Dosierung, konstitutionellen Momenten usw. nicht bekannt sind, so daß man die Abwendung der gefährlichen Komplikationen auch bei größter Vorsicht nicht auch nur mit einiger Sicherheit in der Hand hat. Man muß daher GUNDERT recht geben, wenn er sagt, das Mittel erfülle nicht die an ein gutes Medikament zu stellende Anforderung, daß die therapeutische Dosis möglichst weit unter der toxischen liege.

Jedenfalls muß bei der Verwendung von Somnifen zur Dauernarkose größte Vorsicht walten. Wer sich dazu entschließt, möge dem Rate von M. MÜLLER gemäß vorher die Angehörigen des Kranken unterrichten und ihre Zustimmung einholen. Dann hat eine sorgfältige körperliche Untersuchung vorauszugehen;

Marasmus, Herz- und Nierenaffektionen schließen das Verfahren unbedingt aus. Wird die Kur unternommen, so ist der Kranke peinlich zu überwachen und zu pflegen, die Temperatur, der Urin, die Herztätigkeit genau zu kontrollieren; für Blasenentleerung ist zu sorgen. Daß alle diese Maßregeln nur in einer Anstalt durchgeführt werden können, versteht sich von selbst.

Wer an die therapeutische Wirkung der Dauernarkose glaubt, der wird wünschen müssen, daß Mittel gefunden werden möchten, gegen welche die dem Somnifen gegenüber berechtigten Bedenken nicht zu erheben sind.

MÖLLENHOFF empfiehlt, am zweiten Tage der Somnifenkur das Somnifen durch Luminal zu ersetzen und am dritten Tage mit möglichst kleinen Somnifendosen fortzufahren.

EPIFANIO hat 1915 über die Wirkung des von ihm angewendeten Luminaldauerschlafes berichtet. Er geht (nach KLÄSIS Mitteilung) von der Vorstellung aus, der Schlaf sei ein assimilatonischer Vorgang, besonders eine „Funktion der Ruhe und des Wiederaufbaues des Nervengewebes", weshalb auch ein mehrtägiger künstlicher Schlaf wohltuende Wirkung haben, nämlich „den abnormen Gedankenablauf zum Stillstand bringen, die krankhafte Geistestätigkeit ruhig stellen und den Knäuel einer unfruchtbaren und mühseligen Gedankenarbeit lösen könne". EPIFANIO gab bei Psychosen täglich 0,4 bis 1,0 Luminalnatrium subcutan. Alle zehn Kranken nahmen wesentlich an Körpergewicht zu. Ferner beobachtete EPIFANIO zum Teil sofortiges Verschwinden der Halluzinationen, Beruhigung und anhaltende Besserung bei schizophrenen Erregungen, auffallende Besserungen auch bei Manien. Wie KLÄSI mit Recht betont, begegnet indessen die Verwendung des Luminals zu diesem Zwecke wegen seiner oft gefährlichen Nebenwirkungen Bedenken.

MEHNER verwandte zur Dauernarkose in einer großen Reihe von schwereren und leichteren Erregungs- und Angstzuständen vor allem ein von der Firma F. D. Riedel hergestelltes Schlafmittel (R. 296), ferner Noctal, Luminal und Veronal nebst deren Natriumsalzen mit und ohne Hyoscin. Er hat dabei nie unangenehme Zwischenfälle gesehen.

Auf Grund der in der psychiatrischen und Nervenklinik in Rostock-Gehlsheim gemachten Erfahrungen empfahl dann 1924 WIETHOLD zur therapeutischen Dauernarkose Paraldehyd, kombiniert mit Scopolamin in rectaler Anwendung. Klysmen mit 1 bis 2 mg Scopolamin und 5 bis 10 g Paraldehyd können nach ihm so oft als nötig wiederholt und fast beliebig lange angewandt werden. Bei Delirien, akuten Erregungszuständen katatoner, halluzinatorischer oder manischer Art, bei choreatischer Unruhe, bei tobsüchtigen Epileptikern und beim Status epilepticus habe sich diese Verordnung als sehr wirksam erwiesen und sei auch häufig kontinuierlich bis zur schließlichen Beruhigung fortgeführt worden.

Weiterhin wurde nun, wie WIETHOLD 1925 mitteilte, die Technik der Dauernarkose an der Rostocker Klinik abgeändert. Man ging von der Beschränkung auf Paraldehyd-Scopolaminklysmen ab und kombinierte diese Narkotica mit anderen, mit Luminal, Noctal, Medinal, Veronal, vereinzelt auch mit Chloral, bevorzugte aber statt des reinen Scopolamins die Scopolamin-Morphiummischung. Ferner wurden diese Mittel nicht mehr grundsätzlich per Klysma gegeben, sondern auch je nach Verhalten der Kranken lediglich per os oder subcutan und rectal nebeneinander, wobei bei schwierigen Kranken die Scopolaminwirkung die nachfolgende Verabreichung des Einlaufes erleichterte. Bei dem lange nachwirkenden Veronal läßt man im Beginn manchmal absichtlich eine leichte Kumulierung eintreten, wenn ein kontinuierlicher Schlaf mit den flüchtigeren Mitteln nicht zu erzielen ist. Ein Schema dieser ganzen Methodik kann nach

WIETHOLD nicht aufgestellt, Dosierung nach Wahl der Mittel muß vielmehr ganz dem Einzelfall angepaßt werden. Manche Kranke haben z. B., wie WIET-HOLD berichtet, vorübergehend innerhalb von 24 Stunden insgesamt 60 g (!) Paraldehyd, 4 bis 5 mg Scopolamin und die zehnfache Menge Morphium, dazu 0,4 bis 0,6 g Luminal oder die entsprechende Menge anderer Barbitursäure-derivate erhalten. Derartige große Mengen sollen stets gut vertragen worden sein und nie Komplikationen wie das Somnifen hervorgerufen haben. Im allgemeinen muß mit dem Grade der Erregung auch die Menge der Narkotica gesteigert werden. In manchen Fällen ließ sich ein ununterbrochener Schlaf nicht erzielen, es kam zwischen den einzelnen Dosen zum vorübergehenden Erwachen des Kranken; doch schien die therapeutische Wirkung darunter nicht zu leiden. Die Dauer des Verfahrens schwankte in den Rostocker Fällen zwischen 4 Tagen und 3 Wochen. Man hört nicht plötzlich mit den Mitteln auf, sondern verringert die Dosen tastend.

Gegenstand dieser Therapie waren in Rostock-Gehlsheim Erregungszustände, vorwiegend manische. Eine symptomatische Wirkung wurde nach WIETHOLD durchweg erzielt. Er meint aber weiter, daß auch eine Kupierung des akuten Erregungsstadiums möglich und ein insgesamt milderer Verlauf überwiegend wahrscheinlich sei. Am günstigsten reagieren seiner Meinnug nach die Fälle, bei denen die primäre motorische Erregung das Bild beherrsche, „die Manien bzw. deren Abarten im Sinne der WERNICKEschen Motilitätspsychose". Auch scheint es WIETHOLD, als ob die durch die Dauernarkose herabgesetzte Erlebnis-tiefe und Verarbeitung der subjektiven psychotischen Phänomene ein weiterer nicht unwesentlicher therapeutischer Faktor des Verfahrens sei. Im übrigen betont er, daß er seine Versuche und sein Urteil über das ganze Verfahren noch nicht als abgeschlossen betrachte und weitere Studien für notwendig halte. Hierin ist ihm sicherlich zuzustimmen.

MAX MÜLLER wandte *Dial* (Diallylbarbitursäure) an, dehnte die Kur mög-lichst auf 9 bis 10 Tage aus und gab bei Männern eine mittlere Tagesdosis von 0,58, bei Frauen eine solche von 0,48 g intramuskulär, betont aber die Notwendig-keit weitgehender Individualisierung in der Dosierung. Er rühmt dem Mittel nach, daß es weniger und namentlich weniger gefährliche Komplikationen herbeiführe als das Somnifen, und daß es echt manische Schübe abzukürzen, ja vollständig zu coupieren vermöge, während seine Wirkung auf „schizophrene Manien" unsicherer sei. Weiter betont MÜLLER, daß man unterscheiden müsse zwischen einer vorübergehenden bloß sedativen Beeinflussung und der viel häufigeren, erst 2 bis 3 Tage nach Beendigung der Kur einsetzenden, zu einem dauernden Erfolg führenden „Umstimmung", nämlich einer dauernden Beruhi-gung manischer Kranker. Ich muß gestehen, daß ich diese letztere, von MÜLLER so stark betonte Wirkung bei keinem einzigen mit Dial behandelten Falle von manischer Erregung beobachten konnte. Ähnlich spricht sich OBERHOLZER aus.

OBERHOLZER hat in einer Arbeit über die in Burghölzli seither gemachten Erfahrungen bzw. der Verwendung von Somnifen und Luminal zur Dauer-schlafbehandlung berichtet. Die Arbeit bringt sehr wertvolle Einzelheiten. Das Luminal ist nach OBERHOLZER dem Somnifen überlegen, insofern es geringere Gefahren mit sich bringt als das letztere; dagegen bewirkt es bei einer recht großen Anzahl von Fällen keinen genügend tiefen Schlaf, so daß man deshalb bei vielen Kranken die Kur nicht durchführen kann. Deshalb empfiehlt er, es künftighin bei der Dauernarkose erst mit Luminal zu versuchen und erst beim Versagen dieses Mittels zum Somnifen überzugehen. Wertvoll ist der Hinweis OBERHOLZERS, daß nicht der Schlaf der Narkose das Wichtige sei, sondern der Dämmerzustand, in dem die Kranken während der Kur leben.

In diesem Dämmerzustande spielten sich wichtige Veränderungen ab; vor allem trete eine affektive Lockerung ein. So betont OBERHOLZER besonders stark die psychotherapeutische Seite dieser Behandlungsart. Er sagt da u. a.: „Wenn *Psychotherapie* schon *während* der Kur eine wichtige Rolle spielte, so war sie uns *nach der Kur besonders wichtig.* Die Patienten kamen *nach der Kur, wenn irgend möglich, nicht mehr in ihre alte Umgebung* zurück. Wo es sich machen ließ, wurden die Patienten so rasch wie möglich nach Hause *entlassen.* Blieben sie in der Anstalt, so wurde versucht, ihnen eine Arbeit oder doch wenigstens eine Beschäftigung zu geben, die ihnen Freude machte. Wir haben auch für Ablenkung und Anregung gesorgt. In vielen Fällen bekamen die Kranken nach der Kur *eine eigene Wärterin*, und zwar möglichst eine, die der Patientin besonders sympathisch war. Diese Wärterin arbeitete mit der Patientin zusammen, spielte mit ihr, ging mit ihr spazieren. *Die ersten Tage nach der Kur sind in psychotherapeutischer* Beziehung besonders wichtig. Auch in Fällen, die gut gehen, treten in diesen Tagen Erinnerungen aus der Zeit vor der Kur auf, eine Stereotypie will wieder auftreten, eine Wahnidee will wieder Gewalt über den Kranken bekommen usw. Hier hat die Pflegerin sehr wichtige Arbeit zu leisten. Wir hatten im ganzen den Grundsatz, mit Patienten nach der Dauernarkose soviel wie möglich zu versuchen und keine Mühe scheuen zu lassen. Das Wartpersonal hat uns in diesem Bemühen redlich unterstützt. Es gibt zweifellos viele Fälle, bei denen während der Kur eine eigentliche Psychotherapie nicht möglich ist, ja bei denen es anscheinend auch nicht möglich ist, einen deutlichen Rapport zu gewinnen. Die Kranken verharren in ihrer Ablehnung. Auch in diesen Fällen ist das Verhalten der Umgebung durchaus nicht gleichgültig. Trotz aller Ablehnung durch den Kranken haben Arzt und Pfleger immer für den Patienten da zu sein. Ihre Haltung muß dem Patienten beständig zeigen, daß sie bereit sind, einen Rapport mit ihm aufzunehmen, ihm zu helfen. Oft ermöglicht eine solche Haltung der Umgebung während der Kur einen Rapport nach der Kur. Viele Kranke werden während der Kur affektiv sehr viel freier. Oft geschieht das allerdings in einer Weise, die für die Umgebung nicht mehr angenehm ist. Die Patientin spielt das kleine Kind und will bemuttert und verhätschelt werden, oder sie wird sehr erotisch. Natürlich wird der Psychotherapeut auch diese Formen des Entgegenkommens und des Beziehungssuchens ernst nehmen und auf ihnen aufzubauen suchen."

Betont OBERHOLZER die psychotherapeutische Seite der Dauernarkose besonders stark, so steht diese Wirkung bei SCHÄFGEN ganz im Vordergrund.

SCHÄFGEN geht von vornherein nicht darauf aus, Schlaf bei seinen Kranken durch eine längerdauernde Verabreichung von Narcoticis zu erzielen, sondern er bezeichnet als alleinigen Zweck dieser Darreichung, irgendwie schwierige, den üblichen suggestiven Maßnahmen nicht zugängliche Kranken umzustimmen und für eine psychotherapeutische Beeinflussung geeignet zu machen. Ein Schlafzustand soll gerade vermieden werden. Eine gewisse Benommenheit und Schläfrigkeit, die mit der Anwendung hypnotischer Mittel immer verbunden ist, ist eben unbedingt nötig; gerade diese dämpfende Wirkung des Narcoticum ist es ja, welche den Rapport zwischen Arzt und Kranken erleichtert. Doch dürfen die Mittel „keine starre, dumpfe Antriebslosigkeit" erzeugen, sollen vielmehr neben der dämpfenden eine befreiende Wirkung haben, die der Kranke selbst empfinden muß. Je klarer er diese als das Werk des Arztes erlebt, um so fruchtbarer werden dessen psychotherapeutischen Bemühungen sein. Nach mannigfachen Versuchen hat sich für diese Methode SCHÄFGEN eine längerdauernde kombinierte Verabreichung von Luminal, Brom und Somnifen bewährt. Bei den beiden ersten Mitteln kommt vor allem ihre die Erregbarkeit des Zentralnervensystems herabsetzende Wirkung in Betracht, beim Somnifen neben der hypnotischen eine gewisse euphorisierende Wirkung. Die Stärke der notwendigen narkotischen Einwirkung ist von der jeweiligen Art und Form der Psychose abhängig. Bei stillen Depressiven braucht sie wesentlich geringer zu sein als bei Erregten. Auch die Dauer der Kur schwankt je nach der Art der einzelnen Fälle. Rasch läßt sich die erstrebte Umstimmung nicht erzeugen; daher muß sich die Kur im allgemeinen über mehrere Wochen erstrecken

Der Verlauf der Kur gestaltet sich etwa so, daß der Kranke 1 oder 2 Tage morgens, mittags und abends je 0,05 Luminal, je 5 Tropfen Somnifen und je 1 Eßlöffel Brom (Kal bromat., Natr. bromat. $\overline{aa}$ 8,0 Ammon. bromat. 4,0, Aqu. dest. ad 200,0) erhält. In den nächsten 3 Tagen wird die Luminaldosis allmählich bis auf 0,2 (morgens und mittags je 0,05, abends 0,1 Luminal) und die Somnifengabe bis auf 3×10 Tropfen gesteigert; die Bromdosis bleibt die gleiche, um die Nebenwirkungen dieses Mittels zu vermeiden. Vielfach tritt schon mit solchen Dosen nach einigen Tagen eine genügende hypnotische Wirkung ein. Meist aber, besonders bei erregten Kranken und Katatonischen, müssen die Luminal- und Somnifengaben erhöht werden, etwa bis auf $3 \times 0,1$ Luminal und 3×15 Tropfen Somnifen täglich. Unter Umständen wird mit diesen gesteigerten Dosen erst im Laufe einer Woche oder nach noch längerer Zeit die nötige Reaktion erzielt. Es kommt dann, wie Schäfgen ausführt, darauf an, mit möglichst geringen Dosen die Kur fortzuführen; vielfach kann man bald dadurch, daß sich der Kranke der neuen Situation genügend angepaßt hat, die Luminal- und Somnifengabe allmählich verringern, bis es gelingt, ihn gewissermaßen auf eine Dauerdosis einzustellen, die etwa die Hälfte der verabreichten Höchstgaben beider Mittel darstellt, aber, entsprechend dem vielfach wechselnden Zustande der Kranken, öfter kleineren Schwankungen unterliegt. Bei Patienten, welche nicht einnehmen, wird die Kur nur mit Luminalnatrium und Somnifen, zweimal täglich intramuskulär gegeben, durchgeführt. Die Dosen müssen dann höher sein, man muß sie unter Umständen bis auf 0,5 Luminalnatrium und 2 ccm Somnifen steigern. In den ersten 2 Tagen gibt man früh und abends je 0,1 Luminalnatrium und 0,5 ccm Somnifen; dann wird allmählich angestiegen. Meist fangen nach Schäfgen die Kranken bald nach Beginn der Injektion an, die Mittel per os zu nehmen.

Ernsthafte Gefahren bringt die Kur nach Schäfgens Ansicht bei genügender Vorsicht nicht mit sich. Nur hin und wieder trete im Beginn Übelkeit, ganz selten auch Erbrechen auf; man müsse dann die Einzeldosen, vor allem die des Somnifen, verringern. Fieber trete äußerst selten auf; überschreite es einmal 38°, so müsse die Kur abgebrochen werden. Der Blutdruck senke sich kaum während der Behandlung; der Appetit leide nur in vereinzelten Fällen zu Beginn, im allgemeinen nehme das Körpergewicht sogar zu. Sobald man den Eindruck hat, daß der Kranke ohne Mittel genügend zu lenken ist, soll man dieselben ebenso vorsichtig, wie man sie gesteigert hat, absetzen. Um der Umstimmung Dauer zu verleihen, ist während der ganzen Kur psychische Beeinflussung des Kranken durch den Arzt und zweckmäßige Beschäftigung notwendig. Sehr günstig reagieren nach Schäfgen im allgemeinen Manisch-Depressive, Schizophrene mit affektiven Schwankungen und besonders ängstliche Kranke, seien es eigentlich Depressive oder Schizophrene. Anwendbar ist die Kur aber bei jeder Art von Geisteskrankheit. Ich kann bestätigen, daß auch ich günstige Erfahrungen mit dem Verfahren Schäfgens gemacht habe. Es verlangt aber große Sorgfalt in psychotherapeutischer Beziehung.

Ein abschließendes Urteil über den therapeutischen Wert der Dauernarkose und über die hierzu zu verwendenden Mittel ist heute noch nicht möglich. Sicher

aber kann man jetzt schon sagen, daß in geeigneten Fällen das Verfahren die
Einleitung einer psychotherapeutischen Beeinflussung erleichtert. Auch eine
symptomatisch-medikamentöse Wirkung im Sinne zeitweiliger Ruhigstellung
erregter Kranker ist natürlich nicht zu bezweifeln. Sie kann, worauf verschiedene
Autoren besonders hinweisen, auch in anstaltstechnischer Hinsicht wertvolle
Dienste leisten, indem dadurch der Einfluß einzelner auf ihre Mitkranken ungünstig einwirkender Patienten ausgeschaltet wird. Es fällt einem aber schwer,
zu glauben, und es kann sicher noch nicht als erwiesen gelten, daß die medikamentöse Wirkung der Dauernarkose darüber hinaus gehen und endogene psychotische Krankheitsanfälle kupieren oder wesentlich zu verkürzen vermag. Da gerade akute Erregungszustände, bei denen eine solche Wirkung von mancher Seite
angenommen wird, nicht selten spontan rasch uud günstig verlaufen, wird man
erst noch eine größere Zahl weiterer Beobachtungen abwarten müssen, ehe man
hierüber ein endgültiges Urteil fällt. Vor dem Gebrauche des Somnifen zum
Dauerschlafe ist zu warnen, jedenfalls ist bei seiner Verwendung größte Vorsicht nötig. Die Anwendung anderer Narcotica befindet sich noch im Ver-
suchsstadium. Bei der Notwendigkeit einer Häufung großer Dosen, auch solcher
anderer Mittel, muß natürlich stets große Vorsicht walten; besonders wird man
sich davor hüten müssen, daß man die Dauernarkose bei Kranken einleitet,
die schon durch häufigeren Gebrauch von Narcoticis an höhere Dosen gewöhnt
sind. Die zu einem Dauerschlafe nötigen Mengen können überhaupt nur gerechtfertigt werden unter der Voraussetzung einer lediglich vorübergehenden Anwendung der narkotischen Mittel.

Offenbar sind in der Wirkung der Dauernarkose wichtige psychotherapeutische
Faktoren enthalten. Die besonders von Kläsi, Oberholzer und Schäfgen betonte
Möglichkeit, auf diesem Wege unzugängliche, sich absperrende Patienten zugänglich zu machen und aufzuschließen, ist unbedingt zuzugeben. Aber
auch das erscheint einleuchtend, daß unter Umständen die Herübernahme
inhaltlicher Elemente aus interkurrenten akuten Krankheitsphasen ins chronische Stadium und ihre wahnhafte Weiterverarbeitung verhindert werden kann.
Ebenso kann man sich wohl vorstellen, daß man der Neigung der Schizophrenen,
automatisch und stereotyp bestimmte seelische Einstellungen festzuhalten,
durch das Verfahren entgegenzuwirken vermag. Gerade diese psychotherapeutische Seite der Frage macht das Problem der Dauernarkose so interessant und
läßt ihr eingehendes Studium nicht nur therapeutisch, sondern auch analytisch
lohnend und notwendig erscheinen. Namentlich dürfte mit der Dauernarkose
auch im Rahmen einer heilpädagogischen Krankenbehandlung im Sinne von
Simon gute Erfolge zu erzielen sein, indem man schwere interkurrente, durch
einfache Psychotherapie nicht zu beeinflussende akute Schübe dadurch sozusagen zu überbrücken und zu verkürzen vermag.

IV. Die Anstaltsbehandlung.   Die Familienpflege.

Wenn wir, was schon berührt wurde, in der Anstaltsbehandlung auch keineswegs *die* Methode der Behandlung Geisteskranker schlechthin erblicken und
gerade in letzter Zeit in dieser Beziehung neue Gesichtspunkte gewonnen haben,
so nimmt doch die Anstaltsbehandlung auch heute noch eine durchaus
zentrale Stellung im Rahmen der Fürsorge für die Geisteskranken ein. Im
allgemeinen zwar spielt in der Therapie der Psychosen die Irrenanstalt dieselbe
Rolle wie jedes andere Krankenhaus in der Behandlung der körperlichen Krankheiten: nur innerhalb gewisser Grenzen gibt es zwingende Indikationen für die
Verbringung eines Patienten in eine Krankenanstalt, weil bestimmte thera-

peutische Maßnahmen nur dort durchgeführt werden können; im übrigen sind mehr äußere, zufällige Umstände dafür maßgebend, ob Krankenhaus- oder Anstaltsbehandlung in Frage kommt. Aber es besteht doch zwischen den psychischen und den somatischen Krankheiten der erhebliche Unterschied, daß bei jenen die mit dem bloßen Aufenthalte des Patienten in der Krankenanstalt gegebenen Umwelteinflüsse an und für sich schon eine wesentliche Einwirkung auf den Krankheitszustand auszuüben vermögen, die je nach Lage des einzelnen Krankheitsfalles und der Gestaltung dieser Umweltsverhältnisse förderlich oder nachteilig sein können. Daraus ergibt sich, daß der Aufenthalt eines Geisteskranken in einer Anstalt an sich schon unter therapeutischem Gesichtspunkt zu beurteilen ist. Dieser Umstand macht, wenn auch die Fragen der Organisation von Irrenanstalten nicht in den Rahmen eines Handbuches von der Art des vorliegenden gehören, doch eine kurze Besprechung dieser Dinge hier notwendig. Dabei muß manches wiederholt werden, was bereits im Abschnitte über die psychische Behandlung ausgeführt wurde.

Von der richtigen Organisation des Anstaltsbetriebes hängt eben zum großen Teil die therapeutische Wirkung ab.

Im wesentlichen herrscht jetzt über diese Fragen unter den Irrenärzten Einigkeit. Die Entwicklung der Irrenanstalt von der Detentionsanstalt zum Krankenhause für psychisch Kranke ist längst vollzogen und abgeschlossen. Auch über die Einrichtung und Organisation der Anstalten besteht in allen wichtigeren und grundlegenden Fragen Einmütigkeit.

Wir brauchen einmal in größeren Städten mit zahlreicher, dicht wohnender Bevölkerung und komplizierten Lebensverhältnissen leicht erreichbare, in der Stadt selbst gelegene „Stadtasyle" im Sinne GRIESINGERS, in die frisch Erkrankte und Patienten mit rasch vorübergehenden psychischen Störungen aller Art schnell und ohne äußere Schwierigkeiten verbracht werden können. Wir brauchen psychiatrische Universitätskliniken zu Unterrichts- und Forschungszwecken, welche zugleich die Aufgaben solcher Stadtasyle mit erfüllen können. Wir brauchen endlich größere Anstalten, in denen außer akuten auch länger dauernde und chronische Psychosen Behandlung finden.

Die großstädtischen Aufnahmestationen sollen möglichst organisatorisch selbständige psychiatrische Abteilungen unter einem psychiatrischen Leiter sein; psychiatrische Stationen, die einer anderen, etwa der Krankenhaus-Abteilung für innerlich Kranke angeschlossen und deren Chefarzt als fremdartige Anhängsel mit unterstellt sind, sind zu verpönen, weil erfahrungsgemäß dann der psychiatrische Dienst leicht zu kurz kommt. Dagegen ist die Verbindung von psychiatrischer und neurologischer Abteilung in solchen Stadtasylen oder Kliniken stets zweckmäßig und wünschenswert, weil das Krankenmaterial des Psychiaters und das des Neurologen fließend ineinander übergehen. Deshalb gibt es zahlreiche Grenzfälle, welche bald mehr psychiatrisch, bald mehr neurologisch zu betrachten und zu behandeln sind; und der Psychiater muß eine gute neurologische, ebenso aber auch der Neurologe eine gute psychiatrische Ausbildung und Fortbildung genießen.

Daß das Stadtasyl für sich allein und getrennt von einer größeren Heil- und Pfleganstalt besteht, ist aber keineswegs notwendig. Im Gegenteil bietet es große Vorteile, wenn seine Aufgaben einer in der Stadt gelegenen größeren Anstalt mit zugewiesen werden. Die Durchführung gewisser therapeutischen Maßnahmen, besonders einer intensiven Beschäftigungstherapie ist in kleinen Kliniken nicht in dem wünschenswerten Maße möglich. Auch die geringe Zahl von Krankenstationen in einem kleinen Stadtasyl läßt nicht die nötige Mannigfaltigkeit in der Verteilung der Kranken zu. Gar aber bringt die Vereinigung von großstädtischer Aufnahmestation, Heil- und Pfleganstalt und neurologischer Abteilung außerordentlich große wissenschaftliche und praktische Vorteile mit sich.

Die große Irrenanstalt soll der Unterbringung aller heilbaren und unheilbaren, akut und chronisch Kranken eines bestimmten Bezirks dienen, solange sie der psychiatrischen Behandlung in einer geschlossenen Anstalt bedürfen. Dieser Typus der *Heil- und Pfleganstalt* hat sich allenthalben am besten bewährt. Die heilbaren und die unheilbaren, dauernd anstaltsbedürftigen Kranken je in besonderen Anstalten zu behandeln, neben Heilanstalten also Pflegeanstalten einzurichten und zu unterhalten, ist nicht empfehlenswert und ein allgemein verlassenes Prinzip. Es gibt keine ganz zuverlässigen Erkennungsmerkmale für Heilbarkeit und Unheilbarkeit, und die Art der Unterbringung, Behandlung und Pflege der Kranken regelt sich in erster Linie nicht nach prognostischen Gesichtspunkten, sondern nach Zustandsbildern. Vor allem aber hat die Anhäufung von lediglich chronischen Fällen nur zu leicht eine allgemeine Stagnation und einen Schematismus des ganzen Betriebes zur Folge, der zunächst auf das ärztliche und das Pflegepersonal, letzten Endes aber auch auf die Behandlung und den Zustand der Kranken ungünstig zurückwirken muß. (Allerdings kommt einem in Anbetracht der von Simon ausgebildeten Art der aktiven Therapie in der Anstalt, welche ganz offenbar am besten für die Schizophrenen paßt, manchmal der Gedanke, ob nicht eine Vereinigung dieser Kranken sozusagen „in Reinkultur" zweckmäßig wäre. Natürlich ist dieser Gedanke gar nicht ausführbar. Aber er drängt sich einem auf, wenn man es in seiner Anstalt mit einem sehr vielgestaltigen Krankenmaterial zu tun hat, unter dem die Schizophrenen zahlenmäßig nicht in dem erheblichen Grade vorherrschen, wie das vielfach der Fall ist. Denn wie wir an anderer Stelle sahen, kann sich das Simonsche Verfahren erst dort vollständig auswirken, wo ihm grundsätzlich alle oder doch nahezu alle Kranken unterzogen werden können; das aber setzt ein starkes Überwiegen der Schizophrenen voraus und ein erhebliches Zurücktreten anderer Krankheitsformen, besonders der Manien, Psychopathien, der deliranten und Verwirrtheitszustände.)

Für psychiatrische Anstalten jeder Bestimmung und jeder Größe gilt die Forderung, schon in der äußeren Gestaltung und Einrichtung nach Möglichkeit alles zu vermeiden, was den Eindruck des Zwanges und der Detention erwecken kann, und die Abteilungen und Häuser möglichst dem Charakter von allgemeinen Krankenhäusern und Familienheimen anzuähneln. Bei größeren Heil- und Pfleganstalten ordnet man demgemäß die Häuser so an, daß der Eindruck einer dörflichen Siedlung entsteht. Die innere Ausstattung der Abteilungen soll zwar nicht luxuriös, aber behaglich und wohnlich sein, da eine solche pflegliche Ausstattung auf die Kranken günstig zurückwirkt. Viele Irrenärzte stehen heute auf dem Standpunkte, daß aus den angeführten Gründen Fenstergitter unter allen Umständen zu vermeiden seien. Die Erfahrungen, die ich in einer vollständig gitterlos gehaltenen Anstalt gemacht habe, lassen mir diese Forderung aber nicht gerechtfertigt erscheinen. Gewiß wird man Gitter an allen Häusern weglassen, in denen sie ohne Gefährdung der Kranken entbehrt werden können. Auf allen anderen Stationen aber gestatten gitterlose Fenster nicht in dem durch die Verantwortlichkeit der Anstaltsleitung gebotenen Maße, Unglücksfälle zu vermeiden. Vor allem aber, und das ist mindestens ebenso wichtig, können Krankenabteilungen mit unvergitterten Fenstern, wenn die Art der Kranken besondere Vorsichtsmaßregeln bei deren Öffnen nötig macht, nicht in dem hygienisch erforderlichen und auch für das subjektive Befinden der Patienten notwendigen Maße gelüftet werden. Das macht sich natürlich nachts und in der warmen Jahreszeit außerordentlich ungünstig bemerkbar. Nun kann man allerdings diesen Nachteil bis zu einem gewissen Grade auch ohne Anbringung von Gittern vermeiden, wenn man die Fenster so einrichtet, daß wenigstens einzelne Teile von ihnen ohne Gefahr geöffnet werden können. Aber das ist auch noch unzureichend und kann den Vorteil, den das Weitöffnen der gewöhnlichen Fenster für die Kranken mit sich bringt, nicht genügend ersetzen. Und stellt man die Fenster so her, daß sie in einzelne, um vertikal verlaufende Achsen seitlich drehbare Teile zerfallen, so sehen solche Fenster von außen und innen mindestens ebenso ungewöhnlich, ja meines Erachtens weniger natürlich aus, als gefällig gestaltete Gitter.

Bei der inneren Einrichtung der Häuser und Abteilungen ist für größte Übersichtlichkeit und für zahlreiche Nebenräume zu sorgen. Die Krankenräume sind so anzuordnen, daß sie in einer Reihe nebeneinander liegen und durch breite, die ganze Flucht leicht übersehbar machende Türen miteinander verbunden sind. Überall muß die Beschäftigung von Kranken *in* den Stationsräumen möglich sein. Wo suicidale Kranke sind, ist nach Möglichkeit alles zu vermeiden, was die Kranken zu Selbstbeschädigungen verwenden könnten. Man hat demzufolge in neuerer Zeit in solchen Abteilungen auch die Aborte gleich in den Wachsälen angebracht, weil in abgelegenen, von außen nicht leicht übersehbaren Kloseträumen mit besonderer Vorliebe von den Kranken Selbstbeschädigungen vorgenommen werden. Doch bringt eine solche Einrichtung für die Patienten soviel Belästigungen mit sich und widerstreitet so sehr der Forderung, alles vom Gewohnten Abweichende und den Kranken den Aufenthalt Verleidende nach Möglichkeit zu vermeiden, daß man sie bei Neubauten wieder aufgeben sollte. Man kann das Klosett in einen an den Wachsaal angrenzenden und von diesem aus gut übersehbaren Nebenraum verlegen. Dagegen können und sollen die Waschgelegenheiten in den Wachräumen angebracht werden.

Reichlich muß bei allen Häusern, namentlich bei den geschlossenen, für Gärten und Veranden gesorgt sein, in und auf denen sich die Kranken beschäftigen, diejenigen aber, welche aus irgendeinem Grunde Bettruhe einhalten müssen, sich liegend aufhalten können.

Für Unterhaltung, Zerstreuung und Aufheiterung der Patienten muß alles nur Mögliche geschehen. Darbietungen geselliger, literarischer und künstlerischer Art sind gerade im Rahmen des Anstaltslebens als psychische Reize von besonderer Art wichtig zur Anregung; sie wirken der Einförmigkeit des Anstaltslebens entgegen, bringen die Kranken in eine gesellige Sphäre, in der sie eine gewisse Haltung bewahren und Selbstbeherrschung üben müssen. Besonders wünschenswert ist es, daß die Kranken zur aktiven Beteiligung an derartigen Unternehmungen und Darbietungen angehalten werden. Ein geschickter, verständnisvoller Anstaltslehrer kann hier sehr segensreich wirken; er hat dann auch in geeigneten Fällen den Kranken Unterricht zu erteilen und durch geistige Schulung den Arzt zu unterstützen. Sorge für Abwechslung, für Belebung und Unterbrechung des nur zu leicht in einer gewissen Eintönigkeit erstarrenden täglichen Abteilungslebens, für möglichste Aktivierung der Kranken sind überhaupt wichtige Erfordernisse, um gewissen der Anstaltsbehandlung leicht anhaftenden Nebenwirkungen zu begegnen oder sie doch wenigstens nach Möglichkeit zu vermindern.

Sport, Turnen, wobei naturgemäß ganz vorwiegend Freiübungen und Bewegungsspiele in Betracht kommen, sind gleichfalls wertvolle Mittel, um belebend und ordnend auf die Psyche der Kranken einzuwirken. Endlich leistet es in dieser Richtung gute Dienste, wenn man die Kranken, welche aus irgendeinem Grunde nicht aus der Anstalt entlassen werden können, soweit es ihr

Zustand und ihr Verhalten erlaubt, wenigstens öfters mit der Außenwelt in Berührung bringt, was durch regelmäßigen freien Ausgang in Begleitung von Pflegepersonal oder auch allein, sowie durch Beurlaubung in die Familie geschehen kann. Unter diesem Gesichtspunkte sind auch die Besuche der Angehörigen der Patienten in der Anstalt zu begünstigen. In den meisten Fällen ist die Pflege der Verbindung zwischen den Kranken und ihren nächsten Angehörigen ein wertvolles Mittel, um die für längere Zeit oder für die Dauer Anstaltsbedürftigen in ihrem Gemütsleben günstig zu beeinflussen.

In dieser Richtung ist nun hier nochmals besonders an die Bedeutung einer ausgiebigen und alle Kranke, soweit nicht geradezu Gegenindikationen bestehen, erfassenden *Beschäftigungstherapie* zu erinnern. Darüber wurde ja bereits eingehend in dem Kapitel über psychische Behandlung gesprochen. Hier muß die Frage aber noch einmal vom organisatorischen Standpunkt aus erörtert werden. Die Wichtigkeit der Beschäftigung und die Bedeutung richtiger Organisation für ihre therapeutische Wirksamkeit in der Anstalt fordert das. Soeben hat Simon (Allg. Z. Psychiatr. 87, H. 3/4) auf Grund seiner reichen Erfahrungen sehr wertvolle Angaben hierüber gemacht, denen ich im nachstehenden im wesentlichen folge.

Auch er hebt hervor, daß im Vordergrund der Krankenbeschäftigung, wie von jeher, die Beschäftigung mit Garten- und Feldarbeit stehen müsse. Großer Grundbesitz erleichtert die Krankenbeschäftigung natürlich. Sehr richtig sagt Simon aber hierzu: „Aber, wenn wir das größte Gut nach lediglich landwirtschaftlichen Grundsätzen bewirtschaften würden, dann genügen auch 1000 Hektar nicht, um einer Anstalt von 1500 Kranken Arbeit zu schaffen. Die großen mit Getreide oder Kartoffeln bestellten Flächen nützen der Beschäftigungstherapie nur verhältnismäßig wenig. Das Gut muß „irrenanstaltsmäßig" betrieben werden, wobei es eine ganz besondere Kunst der zuständigen Beamten ist, die landwirtschaftlichen und wirtschaftlichen Interessen mit denen der Krankenbeschäftigung in Einklang zu bringen. Möglichste Vielseitigkeit der Kulturen, Einfügung solcher Kulturen, welche auf geringem Raume viel Arbeit bringen, wird hier das Mittel zum Zweck sein: Bewirtschaftung großer Gemüsegärtnereien, Obstgärten, Beerenobst, Anzucht von Forst- und Zierpflanzen; auch Arzneipflanzen können mit Vorteil kultiviert werden. Maulbeeranpflanzungen hat man mehrfach an Anstalten versucht zu Seidenzucht. Von nachhaltigem Erfolg solcher Versuche in Anstalten habe ich allerdings noch nicht gehört. Dagegen versprechen Weidenkultur und Anbau von Faserpflanzen guten Erfolg, zumal das Erzeugnis im eigenen Betriebe weiter verarbeitet werden kann (Korbmacherei, Aufbereitung, Spinnen und Weben)."

Für geistig tiefer stehende, aber dabei körperlich rüstige Kranke haben sich Arbeiten bewährt wie Rigolen, Trockenlegung, Planierung unebenen Geländes, Erdbewegungen. Bei beschränktem Anstaltsgelände muß die gartenmäßige Bewirtschaftung ganz an Stelle der landwirtschaftlichen treten. Das Anstaltsgelände, die Gärten bieten hierzu reichlich Gelegenheit. Simon hat namentlich mit gutem Erfolg die Wandelgärten der einzelnen Krankenabteilungen zu arbeitsreichen Kulturen verwendet, da hierzu auch die schwächeren und unzuverlässigen Kranken noch mit herangezogen werden können.

Nächst diesen Arbeiten im Freien kommt weitestgehende Beschäftigung von Kranken mit häuslichen Arbeiten in den Krankenabteilungen, in Küche, Waschhaus, Geflügelzucht, Büro und Verwaltungsbetrieb in Frage. Welche wertvollen Dienste bei der Behandlung unruhiger, weiblicher Kranker die Handwäscherei leistet, wurde im ersten Abschnitt bereits betont. „Was in der Anstalt von einem Kranken selbständig besorgt werden kann, soll kein Gesunder machen."

Werkstätten und Handwerksstuben der verschiedensten Art sind notwendig. Fast jedes Handwerk kann in der Anstalt betrieben werden. Will man aber den Vorteil der Beschäftigung möglichst vielen Kranken zugänglich machen, dann müssen nach Simons Empfehlung die Werkstätten möglichst nahe bei den geschlossenen Krankenabteilungen liegen; ja es sollen, wo es irgend die Eigenart der Kranken erfordert, derartige Werkbetriebe in den Tagesräumen der geschlossenen Abteilungen selbst, einschließlich der Aufnahme- und Wachabteilungen, eingerichtet werden. Gerade das ist besonders wichtig; denn nur diese Einrichtung ermöglicht es, so gut wie alle Kranken an eine nützliche Tätigkeit heranzubekommen, ohne daß die klinische Fürsorge, die Überwachung und die ärztliche Beobachtung der Kranken leidet.

Für eine derartige Hausindustrie kommen allerhand Arbeiten in Betracht, wie Klebarbeit, Spularbeit für die Weberei, Flechtarbeiten der verschiedensten Art, Wollezupfen, Webarbeiten. Durch Einrichtung solcher Hausindustrie wird auch der Anstaltsbetrieb nicht nur vereinfacht, sondern auch verbilligt, insofern der Bau besonderer Werkstättengebäude stark eingeschränkt werden kann.

Simon macht darauf aufmerksam, wie notwendig es ist, schon bei dem Bauentwurf neuer Krankenhäuser auf diesen Teil der Krankenbeschäftigung Rücksicht zu nehmen, und schlägt vor, den Kellergeschossen oder doch zusammenhängenden, übersichtlichen Teilen derselben eine lichte Höhe von nicht weniger als 2,50 m zu geben, ferner sie mit genügend hohen und großen Fenstern zu versehen, auch für unmittelbar vom Hauptraum aus zugängliche Aborte, Wasserentnahmestellen, für Heizung usw. zu sorgen. Auch das Dachgeschoß könne man nötigenfalls so ausbauen.

Dauernd muß alle Krankenbeschäftigung unter dem Gesichtspunkte der Therapie stehen und organisiert sein. Der wirtschaftliche Wert der geleisteten Arbeit ist nicht in erster Linie maßgebend, muß aber natürlich aus sich von selbst verstehenden Sparsamkeitsgründen immer im Auge behalten werden. Doch auch rein therapeutische Rücksichten erfordern das, wie wir bereits bei der Besprechung der psychischen Behandlung erwähnten; denn es ist psychotherapeutisch wichtig, daß der Kranke die Vorstellung hat, auch wirklich wertvolle und nützliche Arbeit zu leisten. In der Beziehung kann auf das im ersten Abschnitt Gesagte verwiesen werden.

Sehr recht hat Simon auch mit der gleichfalls früher schon erwähnten Forderung, einem Kranken nicht eine Beschäftigung „in der Richtung seiner krankhaft abwegigen Gedankengänge oder Verirrungen zuzuweisen oder eine solche Betätigung auch nur zu dulden oder zu unterstützen". Mit Recht betont er, daß das auch für die Abfassung umfangreicher Querulantenschriften gelte, da das Dulden und Unterstützen solcher Betätigung den uralten Grundsätzen jeder Psychotherapie widerspreche: allem Krankhaften mit zielbewußter Konsequenz und Energie entgegenzuwirken, anderseits aber alles, was der Kranke an Betätigungsdrang aufbringe oder was in ihm mehr oder weniger in dieser Richtung geweckt werden könne, ausschließlich nach einer normalen, gesunden Seite hin zu entwickeln. Simon hat außerordentlich recht, wenn er gerade mit Bezug auf die beschwerdesüchtigen Kranken hervorhebt, daß der Arzt ihnen ihr Beschwerderecht und die Beschwerdemöglichkeit zwar keineswegs nehmen solle, daß aber doch in dieser Hinsicht auch das therapeutische Moment beachtet bleiben müsse. Er sagt: „Nach dem oben ausgesprochenen allgemeinen therapeutischen Grundsatz verhindern wir deshalb wohl einerseits diese massenhaften, sinnlosen, von Beleidigungen strotzenden Schreibereien durchaus, sorgen aber gleichzeitig dafür, daß auch diese Kranken wieder lernen, ihre wirklichen Interessen in geordneter Form bei den zuständigen Stellen anzubringen. Will ein solcher Kranker schreiben, so lassen wir uns sagen, um was es sich handelt, und beraten ihn und helfen ihm sogar, seine Wünsche in geordneter, kurzer und beweiskräftiger Form, in klarer Fassung, frei von haltlosen Beschimpfungen Unbeteiligter, zu Papier zu bringen. Das Recht, seine Interessen zu vertreten und sich gegebenenfalls bei der zuständigen Instanz auch über etwas zu beschweren, darf dem Kranken nicht verkürzt werden. Es ist seinen eigenen Interessen aber mehr damit gedient, wenn er seine Angelegenheiten in geordneter und sachlicher Form vertritt, als in end- und zusammenhanglosen, von offensichtlichen Wahnvorstellungen durchsetzten Eingaben, denen jeder Vernünftige doch auf den ersten Blick den verrückten Urheber ansieht."

Als allgemein psychotherapeutischer Grundsatz wurde bereits früher erwähnt, daß die Beschäftigung der Kranken zwar innerhalb der Leistungsfähigkeit des einzelnen Kranken gehalten werden müsse, aber doch an der oberen Grenze derselben. Die Arbeit soll den Kranken möglichst seelisch ausfüllen. Dabei ist natürlich vorsichtiges Individualisieren eine Grundforderung aller Beschäftigungstherapie. Nicht nur die körperliche und geistige Leistungsfähigkeit des einzelnen Kranken ist zu berücksichtigen, sondern auch seine Ermüdbarkeit und seine gesamte gefühlsmäßige Einstellung, namentlich die Frage der affektiven Rückwirkung der Beschäftigung mit allen ihren äußeren Begleiterscheinungen auf das subjektive Befinden des Patienten. Wo es der einzelne Fall erfordert, ist die Arbeit nur auf kürzere Zeiten festzusetzen, sind Erholungspausen oder andere Maßnahmen, wie Spiele, Spazierengehen, hydrotherapeutische Verordnungen, gegebenenfalls auch Bettruhe, namentlich Liegen im Freien, einzuschieben.

Der psychotherapeutische Zweck der Beschäftigung fordert auch insofern eine richtige Abstufung und Dosierung der Arbeit, als die Anforderungen mit zunehmender Leistungsfähigkeit eines Kranken gesteigert werden.

Simon hat a. a. O. ein Schema angegeben, welches eine Zusammenstellung der hauptsächlichsten in der Anstalt vorkommenden Arbeiten in der Stufenfolge ihrer Forderung an die geistige Leistungsfähigkeit darstellt. Es sei hier angeführt:

Unterste Stufe: Allereinfachste Betätigungen ohne jede Anforderungen an Selbständigkeit und Aufmerksamkeit:

Anfassen beim gemeinsamen Tragen eines Korbes, eines anderen Gegenstandes; weiterhin — bei körperlich rüstigen Kranken — regelmäßiges Mithelfen beim Essenholen, beim Wäschetragen. Allmählich lassen sich die Kranken dazu bringen, einen Gegenstand allein zu tragen, ihn selbständig an eine bestimmte Stelle zu bringen. Einfachste Hausarbeit, wie Staubwischen von Möbeln, Türen und Fenstern; Bohnern.

Drehen des Antriebsrades einer kleinen Spulmaschine oder einer anderen Maschine, sofern dazu keine besondere körperliche Kraftaufwendung gehört (das Spulen selbst erfordert für diese Stufe schon zuviel Aufmerksamkeit).

Einfache, sich stetig wiederholende Griffe beim Tütenkleben. Auseinanderzupfen von Woll- und Leinwandresten in die einzelnen Fäden. (Das Weiterverarbeiten der Fäden mit der sog. Wollkratze verlangt schon mehr Aufmerksamkeit und gehört in die dritte Stufe).

Flechten einfacher Bänder aus Stroh, Peddigrohrabfall, Liesch (im Sumpfland wachsende Schilfart) für Fußmattenfabrikation. Anfassen beim Holzsägen, wenn am anderen Ende der Säge ein höherstehender Kranker ist.

Aufladen von Erde in eine bereitstehende Karre (in Kolonne, wo der Kranke nur mitzumachen braucht, was die anderen auch machen).

Mithelfen beim Ziehen eines kleinen Wagens ("Karrengruppe", besonders wertvoll, um tiefversunkene katatone Kranke wieder in Bewegung zu bringen).

Zweite Stufe: Mechanische Arbeit mit geringen Anforderungen an Aufmerksamkeit und Regsamkeit:

Einfache Kolonnenarbeiten bei Meliorationen, größeren Erdarbeiten, die längere Zeit dauern, damit die Kranken Zeit haben, sich einzugewöhnen. Einreihung in die "Anlernkolonne" (s. u.).

Unkraut jäten, wenn es nicht auf besondere Aufmerksamkeit ankommt, z. B. in den Parkanlagen, auf größeren unbestellten Flächen, nicht aber zwischen jungen Gemüsen, wo erhebliche Aufmerksamkeit vonnöten ist.

Umsetzen der Komposthaufen im Gemüsegarten.

Aussuchen und Sortieren der Weiden für die Korbmacherei. Glatte Korbflechtarbeit.

Spulen für die Weberei.

Tütenkleben, Wenden von Briefumschlägen. Einzelne Arbeiten dabei, wie das Kleisteraufstreichen, Fertigstellung der Böden bei gefütterten Tüten, gehören schon wieder in eine höhere Stufe. Es müssen deshalb bei diesem Betrieb immer auch intelligentere Kranke dabei sein.

Einfache weibliche Handarbeiten, wie Stopfen, Säumen von Aufnehmern, Handtüchern usw.

Einfache Bürstenfabrikation (Scheuerbürsten, Schrupper).

Gelernte Facharbeiter können schon in dieser Stufe zu einfachen, in ihr Fach einschlagenden Arbeiten herangezogen werden.

Einfache Arbeiten in der Wäscherei.

Endlich gehört hierher die Hausarbeit aller Art (Bettenmachen, Reinigungsarbeiten) als Mithilfe einer Pflegeperson.

Dritte Stufe: Arbeiten, die mäßige Aufmerksamkeit, Regsamkeit und Intelligenz verlangen:

Die meisten Kolonnenarbeiter in Landwirtschaft und Gärtnerei, sowie im ganzen Anstaltsbetrieb (Feldbestellung, Ernte, Besorgung der Ställe, Kohlentransport, Wegebau und -unterhaltung); Gemüsebau mit Ausnahme besonderer Facharbeiten, für die längeres Arbeiten erforderlich ist.

Wollekratzen.

Weben glatter Stoffe auf Zweitrittstuhl.

Nähstube: Reparaturen aller Art, Säumen von Decken und Wäsche, einfache Nähmaschinenarbeit.

Korbmacherei: Die nicht so ganz einfachen Arbeiten an Böden und viereckigen Körben.

Bürstenmacherei: Bessere Arbeiten, wie Picharbeit an Haarbesen, Kleiderbürsten.

Kartonnage- und andere Klebarbeiten.

Einfache Arbeiten in den verschiedensten anderen Werkstätten. Kartoffelschälen, Gemüseputzen, Reinigungsarbeiten und sonstige Hilfe in der Küche.

Bügelstube und bessere Arbeiten in der Waschküche.

Melkhilfe im Stall.

Selbständige Ausführung regelmäßiger Transporte, z. B. täglicher Milchtransport vom Stalle zur Küche, Gemüsetransport aus der Gärtnerei usw.

Hausarbeit wird von den Kranken dieser Stufe schon selbständig ohne ständige Aufsicht ausgeübt.

Vierte Stufe: Arbeiten, die gute Aufmerksamkeit und halbwegs normales Nachdenken verlangen:

Landwirtschaftliche und gärtnerische Facharbeiten, Pflanzen und Anzucht von Gemüsestecklingen, Treibhausarbeit, Bedienung der Rasenmähmaschine.

Jätarbeit, wo es auf Aufmerksamkeit und Vorsicht ankommt, wie zwischen jungen Gemüsen.

Selbständiges Füttern und Besorgen von Tieren (Schweinestall, Geflügelhof).

Mähen.

Facharbeiten in den Werkstätten.

Anfertigung neuer Wäsche und Kleidung in der Nähstube; feinere Handarbeiten aller Art.

Selbständigere Mitarbeit in Küche und Waschhaus als Ersatz für gesunde Arbeitskräfte.

Büroarbeit aller Art.

Selbständige Hausarbeit, Besorgung der Abteilungsspülküche, selbständiges Zimmermachen bei Angestellten.

Webarbeit am Drei- und Viertrittstuhl; Gebildweberei, Anfänge der Kunstweberei, Teppichweberei.

Aus dieser Stufe können schon zahlreiche „Einzelarbeiter" ausgesucht werden, die — ohne ständige Aufsicht — selbständig beschäftigt werden können und dann für den Betrieb wertvoll sind.

Fünfte Stufe: Volle normale Leistungsfähigkeit eines Gesunden aus gleichem Stande:

Hierher gehören die Rekonvaleszenten von akuten Krankheiten, manche mäßig Imbezille, Epileptiker in der anfallsfreien Zeit, aber auch viele Paranoide, sofern die Arbeitsleistung und Selbstführung von der Abwegigkeit des Denkens nicht beeinträchtigt wird. Gerade letztere sind oft die tüchtigsten, wertvollsten und ausdauerndsten Berufsarbeitskräfte der Anstalten. Oft sind diese Kranken auf die Interessen ihres Berufes und der Anstalt noch mehr bedacht als die verantwortlichen Gesunden.

Es ist zweckmäßig, solchen Kranken, soweit sie es vertragen können, auch selbständigere Verantwortung, sowie geeignete Vertrauensposten zu übertragen, z. B. Führer kleiner Arbeitskolonnen, zu Botengängen und auswärtigen Besorgungen, Bedienung des Telephons, zum Pförtnerdienst. Auch die „Abteilungsältesten" der „pflegerlosen Abteilungen" gehören hierher.

Je mehr diese Art der Beschäftigung die Kranken mit der gesunden Außenwelt in persönlichen Verkehr bringt, destomehr treten, wie Simon hervorhebt, krankhafte Äußerungen zurück. „Die Persönlichkeit des Kranken wendet sich wieder mehr den nützlichen, normalen Komplexen zu, die unnützen, pathologischen veröden mehr und mehr . . . Wer sich auf dieser Stufe bewährt, wird auch unbedenklich der freien Erwerbstätigkeit wiedergegeben werden können." Wir fügen zu letzterem Satz hinzu: Wenn nicht soziale Momente, wie namentlich die Neigung eines Kranken zu gefährlichen Handlungen, seine Unfähigkeit „zur Selbststeuerung" durch längere Zeit hindurch auch bei solchen ganz geordneten Kranken eine Entlassung eben doch unmöglich macht.

Unbeschadet aller Forderung des Individualisierens und der nötigen Schonung soll in der Beschäftigung der einzelnen Kranken doch eine gewisse Stetigkeit gewahrt bleiben. Zu häufiger, womöglich täglicher Wechsel der Arbeit verhindert vielfach, daß der Kranke zu einer richtigen Arbeitsleistung kommt. Auf der anderen Seite muß ich aber doch auch betonen, daß in vielen Fällen ein gewisser Wechsel der Arbeit psychotherapeutisch notwendig ist. Namentlich alle jene Beschäftigungsarten, die in der Krankenabteilung selbst ausgeführt werden, führen, wenn sie allzulange beibehalten werden, zu einer, namentlich für Schizophrene nachteiligen Einförmigkeit. Man sieht immer wieder, daß gerade der zum Autismus und zur Automatisierung neigende Schizophrene, wenn er Tag für Tag mit denselben Arbeitsleistungen beschäftigt wird, rasch erlahmt, nachläßt, die Arbeit einstellt, während umgekehrt ein häufigerer Wechsel solche Kranke rege erhalten kann.

Es ist ohne weiteres ersichtlich, daß die richtige einheitliche Organisation des ganzen Beschäftigungsbetriebes für eine Anstalt von großer Bedeutung ist. Simon empfiehlt, die Leitung der Arbeitstherapie für die Männer und für die Frauen in die Hand je eines erfahrenen Oberarztes zu legen, der natürlich mit den übrigen Ärzten gut zusammenarbeiten muß. Auch in dieser organisatorischen Frage gibt Simon a. a. O. auf Grund seiner Erfahrungen sehr wertvolle Ratschläge. Er hat z. Zt. in seiner Anstalt 12 Außenkolonnen in Gang, die teils von 1 bis 2 Pflegern, teils aber auch durch selbständigere Kranke geführt werden. Diese einzelnen Kolonnen kennzeichnet Simon foldendermaßen:

I. Kolonne „Anlernkolonne" 10—12 Kranke unter 2 geübten Pflegern. Im wesentlichen Kranke der unruhigen Überwachungsabteilungen, die der Anleitung erhebliche Schwierigkeiten machen, frisch aufgenommene, noch wenig bekannte Kranke, widerstrebende Katatoniker, Aufgeregte, überhaupt Kranke mit unsozialen Neigungen aller Art. Notwendig: Scharfe, ununterbrochene Aufsicht, häufiger Arztbesuch bei der Arbeit, vorsichtigster Umgang mit jedem Kranken, Fernhaltung von allen Reizungen, besonders auch von solchen, die von der unverantwortlichen Außerwelt ausgehen könnten, Vermeidung begangener Wege. Dabei allereinfachste, leicht erlernbare Arbeit in Abteilungsgärten und Parkanlagen. Verwendung nur in der Nähe der Krankenabteilung, damit bei vorkommenden, und hier unvermeidbaren, Störungen die Rückführung einzelner Kranker auf die Abteilung leicht und schnell und ohne häßliche Szenen möglich ist („Hauskolonne").

II. Kolonne „II. Hauskolonne". Ergänzt sich hauptsächlich aus der ruhigen und Siechenwache; bis zu 10 Kranken ein geübter, ruhiger Pfleger. Kranke, die körperlich wenig kräftig oder schonungsbedürftig sind, altersschwache, harmlose oder schwachsinnige Kranke, wie Epileptiker, Idioten usw. bleiben in den Abteilungsgärten oder doch in der Nähe der Krankenabteilungen und machen hier bei günstigster Witterung allerleichteste Arbeiten, wie Laub zusammenharken, etwas Unkraut ausziehen und dgl. Notwendig: Gute Aufsicht, ruhige, besonders wohlwollende Anleitung, geringe Anforderungen an die Leistung. Nach Bedarf, besonders bei weniger günstigem Wetter, geht diese ganze Kolonne oder einzelne

Mitglieder derselben täglich nur für wenige Stunden (je nach ärztlicher Anordnung $\frac{1}{4}$ oder $\frac{1}{2}$ Tag) zur Arbeit.

III. Kolonne. „Doppelkolonne". 2 erfahrene Pfleger mit 15 bis 18 körperlich rüstigen und schon etwas angelernten Kranken aus den weniger sozialen Abteilungen. Kranke mit gelegentlich hervorbrechenden unsozialen Neigungen, reizbare Epileptiker, katatone und paranoide Kranke, auch Minderwertige, Durchbrenner usw. Notwendig: sehr scharfe Aufsicht, vorsichtiger Umgang mit den Kranken, um alle Konflikte zu vermeiden. Beschäftigung nur an übersichtlichen Stellen und nur in geschlossener Kolonne, zur Vermeidung von Entweichungen. Verwendung: große, langdauernde Meliorationsarbeiten, Rigolen größerer Flächen, Ausschachtungsarbeiten. Änderung der Verwendung bedarf der Genehmigung des Direktors.

IV. Kolonne. Doppelkolonne mit 2 Pflegern und bis 20 in der Beschäftigung schon etwas geübteren Kranken. Verwendung: in der Landwirtschaft bei der Feldbestellung großer Flächen, Heumachen usw. Gute Aufsicht nötig.

Die *Kolonnen V—X* bestehen aus je 1 Pfleger und 10 Kranken. Mehr Kranke auf einen Pfleger zu beschäftigen empfiehlt sich m. E. nicht, wegen der notwendigen Aufsicht und Anleitung. Auch sind allzu große Kolonnen schwer zu verwenden. Es besteht bei ihnen die Gefahr, daß die zu leistende Arbeit nur von einem Teil der Kranken getan wird, während die übrigen untätig umherstehen. Nach der Kolonne X hin wird die Arbeitsweise der Kranken selbständiger, die Aufsicht lockerer. Auch findet hier schon eine gewisse Spezialisierung auf bestimmte, im Anstaltsbetrieb öfter vorkommende Arbeiten statt, z. B. auf den Wegebau, das Setzen von Zäunen, den Möbeltransport, Erntearbeit, Mähen, Kartoffelhacken usw. Letztere Arbeiten werden regelmäßig von den Kolonnen IV bis VI besorgt, in welche aus diesem Grunde auch vorzugsweise die vorhandenen Berufslandwirte eingereihtwerden.

Die Kolonnen IX und X werden bei Bedarf auch in belebteren Gegenden, in der Stadt, am Bahnhofe usw. benützt. Ihnen werden deshalb auch nur solche Kranke zugeteilt, welche nach Aussehen und Verhalten der Anstalt draußen „keine Unehre" machen, bei denen auch Störungen irgendwelcher Art unbedingt ausgeschlossen sind. Es folgen dann noch einige kleinere Kolonnen (je 4—5 Mann), welche nur unter der Führung eines besonneneren und zuverlässigen Kranken stehen.

SIMON hält es für zweckmäßig, eine derartige, mit selbständiger Verantwortung ausgestattete Beschäftigung der Kranken allmählich weiter auszudehnen. Deshalb begrüßt er auch als einen wesentlichen Schritt in dieser Richtung nach vorwärts die Einrichtung pflegerloser Krankenabteilungen. Solche Abteilungen soll man vereinzelt in älteren Anstalten schon länger kennen. Neuerdings hat sie aber MÖNKEMÖLLER in seiner Hildesheimer Anstalt in großem Maßstabe eingeführt und tritt sehr für diese Einrichtung ein. Nach seinen Mitteilungen ist er dadurch darauf gekommen, daß während des Krieges und in Streikzeiten man sich schon mehrfach in einzelnen Abteilungen ohne Pflegepersonal habe vorübergehend behelfen müssen. Weiter verweist er darauf, daß schon von jeher in manchen großen Abteilungen mit harmlosen Kranken ein Pfleger oder eine Pflegerin soviel Kranke gehabt habe, daß von einer Pflege dieser Kranken durch Personal gar keine Rede sein konnte, und daß die meiste Arbeit auf diesen Stationen von jeher Patienten getan hätten. Finanzielle Gesichtspunkte seien für diese Einrichtung nicht in erster Linie maßgebend gewesen, wenn auch die dadurch gemachten Ersparnisse manche sonst nicht mögliche Verbesserung der Anstaltsverhältnisse gestattet hätten. Vielmehr legt MÖNKEMÖLLER den Nachdruck darauf, daß die Einrichtung dem Wohle der Kranken diene. Es handle sich auch keineswegs darum, daß etwa das Pflegepersonal durch Kranke ersetzt werden solle; vielmehr liege der Gesichtspunkt der Selbstverwaltung zugrunde, der sich in manchen ähnlichen Bereichen, z. B. in der Fürsorgeerziehung, längst bewährt hat. Den Kranken werde damit eine Verantwortlichkeit auferlegt, die sie psychisch hebe. Sie müßten sich in den Dienst einer gemeinsamen Sache stellen, fühlten sich anerkannt und empfänden es wohltuend, daß man ihnen Vertrauen schenkte. Sie sähen, was sie leisteten, und gewönnen wieder mehr Vertrauen zu sich selbst. Damit diene diese Einrichtung durchaus den Zwecken der *Psychotherapie*. Auch hebe es das Selbstgefühl der Kranken, wenn sie nicht immer das Gefühl der Bevormundung durch Pflegepersonal hätten.

In erster Linie kommen nach Mönkemöller für solche Abteilungen in Frage ungeheilte Kranke, die dauernd oder doch sehr lange Zeit anstaltsbedürftig seien, bei denen meist schon alle Versuche, sie der Außenwelt wiederzugeben, gescheitert seien oder die keine Angehörigen hätten, welche zu einem Entlassungsversuche bereit seien. Es handele sich dabei um alle möglichen Krankheitsformen, in der Mehrzahl aber eben um ruhige ältere Anstaltsinsassen. Vielfach würden auf solche Abteilungen auch Kranke verlegt, deren Entlassung in Frage komme, als Übergangsmaßnahme gewissermaßen und zur Probe. Voraussetzung sei natürlich, daß nach Vorgeschichte und augenblicklichem Krankheitszustand nach menschlicher Berechnung bedenkliche Handlungen von solchen Patienten nicht zu erwarten sind.

Die Aufrechterhaltung der Ordnung auf den Stationen liegt in den Händen von „Abteilungsältesten"; das sind Kranke, welche Verständnis und Neigung für ihre Aufgabe haben, größeres Verantwortungsgefühl besitzen und sich in der richtigen Weise auf den Verkehr mit den übrigen Kranken einstellen können. Sie haben für Ordnung und Sauberkeit auf der Abteilung zu sorgen, das Essen zu holen und zu verteilen, die anderen Kranken bei der Beschäftigung anzustellen; auch sind ihnen die Stationsschlüssel anvertraut.

In der Nacht werden die Stationen von Pflegepersonal überwacht. Es wird von Mönkemöller hervorgehoben, daß untertags eine vermehrte Betreuung der Abteilungen durch Ärzte und Oberpflegepersonal notwendig ist.

In der Anstalt Hildesheim und ihren Außenabteilungen sind z. Zt. 36% sämtlicher Kranken auf solchen pflegerlosen Abteilungen untergebracht.

Mönkemöller betont, daß eine Verallgemeinerung der Erfahrungen, die er an der Hildesheimer Anstalt mit diesen pflegerlosen Abteilungen gemacht habe, unzulässig sei. Nicht nur komme hier die bauliche Eigenart einer Anstalt, sondern vor allem auch die Art ihres Krankenbestandes in Frage.

Die Bedenken, daß durch die Einrichtung die Entlassung entlassungsfähiger Kranker verzögert und daß die Sicherheit der Kranken und anderer gefährdet werde, widerlegt er. Was das erstere anbelangt, so sei gleichzeitige Ausgestaltung einer Außenfürsorge und stetes Bedachtsein auf rechtzeitige Entlassung dazu geeigneter Pfleglinge nötig. Und hinsichtlich der ärztlichen Verantwortung liege die Sache auch nicht anders als auf den ruhigen Abteilungen, wenn man eben nur für gewissenhafte Auswahl der Kranken sorge; übrigens seien auch hinsichtlich der Sicherheitsfrage die in Hildesheim gemachten Erfahrungen sehr günstig.

Man wird zunächst geneigt sein, einen Widerspruch darin zu finden, daß der Anstaltspflege bedürftige Geisteskranke nicht vom Pflegepersonal betreut und beaufsichtigt werden sollen. Das ist aber für gewisse Kranke in dem hier vorliegenden Zusammenhange nur ein scheinbarer Widerspruch. Der Grad von Fürsorgebedürftigkeit und die Art der Fürsorgebedürftigkeit psychisch abnormer Menschen, die sich nicht schlechthin für freies Leben eignen, zeigt ja nach der Art der Einzelfälle die allerverschiedensten Abstufungen und Schattierungen. Das haben wir schon in den bisher bekannten und üblich gewesenen Fürsorgeformen gesehen. Es zeigt sich das nicht nur im Rahmen der Anstalt, wo wir alle Gradabstufungen hinsichtlich Beaufsichtigung und Pflege der Kranken haben, von intensivster ununterbrochener Bewachung während Tag und Nacht bis zur offenen ländlichen Kolonie, in der eine große Anzahl harmloser Kranker sich tagsüber ganz frei und selbständig umher bewegt und wo auch keine „Nachtwache" zu sein pflegt, sondern Pflegepersonal meist lediglich in erreichbarer Nähe der Kranken schläft. Sodann werden heute überall dort, wo es eine offene Fürsorge für Geisteskranke gibt, nicht selten Patienten ins freie Leben entlassen — und zwar so, daß sie draußen ganz auf eigene Füße gestellt werden —, bei denen wir das nicht wagen würden, wenn es eben nicht die „offene Fürsorge" gäbe, eine sehr lose und freie Form der Überwachung zwar, aber eben doch auch eine Überwachung und Betreuung. So kann man also auch in der Unterbringung eines Kranken auf einer pflegerlosen Station an und für sich noch keineswegs eine die Anstaltsbedürftigkeit widerlegende Tatsache erblicken, wie es der Laie begreiflicherweise zu tun geneigt ist. Die betreffenden Kranken bleiben ja Anstaltsinsassen, sie sind in den Anstaltsorganismus mit seiner fest geregelten Hausordnung eingefügt, ganz abgesehen davon, daß Arzt und Oberpflegepersonal täglich mehrmals nach ihnen sehen.

Ich verfüge nicht über eigene Erfahrungen bezüglich solcher Abteilungen, da in meinem Wirkungskreis die Voraussetzungen für ihre Einrichtung fehlen. Man wird aber den Erfahrungen MÖNKEMÖLLERS Beachtung schenken müssen und eine psychotherapeutische Bedeutung der Einrichtung in dem von ihm angedeuteten Sinne für gewisse Krankheitsfälle anerkennen dürfen. Freilich vermag ich mir auf Grund meines Krankenbestandes nicht zu erklären, wie es möglich ist, mehr als den dritten Teil anstaltsbedürftiger Anstaltsinsassen auf pflegerlosen Abteilungen zu haben und dabei den Anforderungen psychischer Behandlung voll zu genügen.

Von größter Wichtigkeit für eine gute Anstalt ist die Heranbildung eines guten *Pflegepersonals*. Um geeignete Elemente heranzuziehen und im Dienste zu halten, ist eine ausreichende Besoldung desselben unumgänglich nötig. Die heutige aktive Anstaltsbehandlung stellt an Pfleger und Pflegerinnen sehr hohe Anforderungen (vgl. auch S. 31ff.). Irrenpflegepersonal muß eine solide Ausbildung auch in der körperlichen Krankenpflege haben. Der Freistaat Sachsen hat seit Jahrzehnten hinsichtlich der Ausbildung der Pfleger und Schwestern für seine Irrenanstalten vorbildliche Einrichtungen. Sehr bewährt haben sich die in letzter Zeit hier und da gemachten Versuche, weibliches Personal zur Pflege auch von geisteskranken Männern zu verwenden. Es kann nicht bestritten werden, daß für den Pflegeberuf geeignete Personen in größerer Zahl beim weiblichen Geschlechte gefunden werden als beim männlichen. Die Mutterinstinkte des normal veranlagten Weibes prädestinieren es geradezu zur Krankenpflege, welche Frauen daher mit viel größerer innerer Hingabe und Freudigkeit zu verrichten pflegen als die Mehrzahl der Männer. Damit soll das Gute, das die männlichen Irrenpfleger leisten, keinesfalls verkannt oder gering geschätzt sein. Gerade in der Irrenpflege ist für viele Posten nur der Mann geeignet, und man wird auch stets dafür sorgen müssen, daß die Pfleger nicht lediglich auf den schwierigen Abteilungen zu arbeiten, sondern zeitweise Gelegenheit zu leichter Tätigkeit haben. Die Grenzen für die Verwendung weiblicher Pflegepersonen auf Männerabteilungen sind keineswegs lediglich durch die Rücksicht auf das sexuelle Moment und auf die Krankheitsfälle bezeichnet, in denen an die Notwendigkeit zu besonderer körperlicher Kraftanwendung seitens des Pflegepersonals zu denken ist. Es ist nicht nur die Rücksicht auf die Sicherheit, welche über ein bestimmtes Maß in der Verwendung der Pflegerinnen bei Männern hinauszugehen verbietet. Man macht vielmehr die Beobachtung, daß auch eine Anzahl von männlichen Kranken, die zu solchen Bedenken hinsichtlich der Sicherheit keinerlei Anlaß geben, deshalb die weibliche Pflege nicht gut vertragen, weil sie auf sie leicht verweichlichend wirkt. Kranke, die zum Sichgehenlassen neigen, die schlaff und wehleidig sind, lassen sich gerne verwöhnen; ihnen vermögen männliche Pfleger im allgemeinen besser beizukommen als die Mehrzahl des weiblichen Pflegepersonals.

Schon das Bestreben, im Äußeren der Anstalt den Eindruck des Kasernenmäßigen, Unfreundlichen zu vermeiden, führt für größere Anstalten dazu, einzelne kleinere Häuser zur Unterbringung der Kranken zu errichten. Außerdem bringt dieses „Pavillonsystem" gegenüber den mehrstöckigen großen Massenbauten den wichtigen Vorteil mit sich, daß die Kranken im Interesse individualisierender, gegenseitige ungünstige Beeinflussung möglichst erschwerender Behandlung mannigfach voneinander abgetrennt werden können. Freilich führt dieses Pavillonsystem bei sehr großen Anstalten zu dem Übelstande, daß das ganze Gelände zu weitläufig wird; dadurch wird vor allem der ärztliche Dienst erschwert, für den ein Haupterfordernis die möglichst häufige Anwesenheit und jederzeit mögliches rasches Erscheinen des Arztes auf den Abteilungen ist. Deshalb wird man bei größeren Anstalten wenigstens Häuser für harmlose chronisch Kranke in größeren Ausmaßen errichten und alle die ärztliche Anwesenheit in besonderem Grade erfordernden Abteilungen nahe aneinander, etwa in die Mitte des ganzen Komplexes verlegen müssen.

Eine bestimmte Größe sollen Heil- und Pfleganstalten aber auf keinen Fall überschreiten. Für die Frage, wie groß solche Anstalten zweckmäßigerweise sein dürfen und sollen, sind zwei Gesichtspunkte maßgebend: nur bei einer bestimmten, nicht zu gering bemessenen Zahl von Pfleglingen ist der Betrieb sparsam und wirtschaftlich; bei Überschreitung gewisser Grenzen nach oben kann die notwendige Einheitlichkeit in der Leitung der Anstalt und der ärztlichen Behandlung nicht gewahrt werden.

Sind zu kleine Anstalten sicherlich verhältnismäßig teuer, so nimmt doch anderseits die Rentabilität nicht ins Ungemessene mit der Größe zu, sondern hat eine gewisse Grenze, bei deren Überschreitung der Betrieb im allgemeinen wieder teurer zu werden scheint. Nach den Berechnungen von STARLINGER weisen die Gesamtkosten bei einer Zahl von 500 bis 1000 Betten die geringste Höhe auf; er hält eine Zahl von 800 bis 1000 Betten für diejenige, welche den ärztlichen und wirtschaftlichen Anforderungen am besten entspricht. VOCKE meint, daß bei ganz gleichen Verhältnissen und gleichen Ansprüchen die Bau- und Betriebskosten in einer großen Anstalt zweifellos geringer seien als in einer kleinen, und empfiehlt eine Größe von 1000 bis 1200 Betten. WEYGANDT wieder bestreitet, daß bei einer Bestandsziffer von 1400 Kranken und mehr als 1200 Aufnahmen im Jahre eine einheitliche ärztliche Leitung, wenn man diesen Begriff richtig verstehe, nicht mehr möglich sei. Es wird natürlich so sein, daß individuelle Momente in der Persönlichkeit des ärztlichen Leiters hier mitspielen; auch ist es natürlich nicht gleichgültig, ob lediglich ein ärztlicher Direktor da ist oder neben ihm noch ein Verwaltungsdirektor steht. Im allgemeinen aber wird man sicherlich eine Krankenzahl von 800 bis 1000 als das äußerste Maß dessen bezeichnen müssen, was mit einer einheitlichen ärztlichen Leitung der Anstalt zu vereinbaren ist, wenn man darunter die dauernde Gewährleistung eines den gesamten Krankendienst durchdringenden einheitlichen Geistes hinsichtlich der klinischen Auffassung und der Therapie versteht.

Ein unbedingtes Erfordernis einer gedeihlichen Anstaltsarbeit ist — diese organisatorische Frage muß ihrer therapeutischen Bedeutung wegen hier erörtert werden — die *ärztliche Oberleitung* der Irrenanstalten. Allerdings ist die Irrenanstalt ein Krankenhaus. Der ärztliche Direktor soll daher Arzt bleiben und seinen Beruf lediglich als Arzt auffassen und ausüben. Die Organisation der Anstalt soll auch so sein, daß ihm an nichtärztlicher Verwaltungsarbeit alles abgenommen wird, was ihm unbeschadet des sachlichen Interesses abgenommen werden kann. Verwaltungsbeamte mit eigener Verantwortlichkeit innerhalb ihres fachmäßig begrenzten Geschäftsbereiches sollen ihm unterstehen. Aber die in Krankenhäusern für körperlich Kranke übliche vollständige Trennung der Leitung des ärztlichen von der des übrigen Dienstes ist für eine Irrenanstalt durchaus unzweckmäßig. Die besonderen Verhältnisse des Irrenanstaltsbetriebes vertragen einen solchen Dualismus keineswegs. Überall spielen hier in die Abwicklung der Verwaltungsgeschäfte die durch die Eigenart der Geisteskranken bedingten besonderen Anforderungen richtunggebend und mitgestaltend hinein. Schon allein der Umstand macht das deutlich, daß die Beschäftigung der Kranken zum großen Teile im Rahmen nutzbringender, der Anstalt wirtschaftlich zugute kommender Arbeit und daher in enger Berührung mit dem Wirkungsbereich der verschiedenen technischen und Verwaltungsbeamten verläuft. Eine sichere Gewähr für die dauernde gehörige Berücksichtigung des therapeutischen Gesichtspunktes bei der Krankenbeschäftigung ist nur durch die ärztliche Oberleitung der Anstalt gegeben. Mit Recht sagt daher SIMON: „Eine aktive und damit allein vollen Erfolg verheißende Beschäftigungstherapie steht und fällt mit der einheitlichen ärztlichen Anstaltsleitung." Aber auch sonst sind für die Verrichtung der verschiedensten handwerksmäßigen und technischen Arbeiten, für die Entschließung in zahlreichen Verwaltungsfragen rein psychiatrische Gesichtspunkte in solchem Grade mitbestimmend, daß dem leitenden Arzt das Recht unter allen Umständen gewahrt bleiben muß, in allen diesen Dingen seinen Einfluß entscheidend zur Geltung zu bringen.

Soll eine psychiatrische Anstalt ihren Zweck erfüllen, wozu vor allem gehört, daß die Kranken ihr jederzeit so rasch und so leicht als möglich zugeführt werden können, so muß sie innerhalb ihres Aufnahmebezirkes günstig gelegen sein, so nämlich, daß sie von möglichst vielen Orten desselben bequem erreichbar ist. A. GROSS hat den Vorschlag gemacht, daß eine für einen größeren ländlichen Bezirk bestimmte Anstalt zentral angelegt und mit einer Sanitätsautomobilstation verbunden werden möge, damit in diesen Wagen die aufzunehmenden Kranken, wenn auch nicht unter Verwendung von Anstaltspersonal, zugeführt werden könnten. Vielleicht läßt sich später beim Neubau von Anstalten dieser Vorschlag hier und da verwirklichen. Vor allem aber sind auch für die Landesanstalten, ebenso wie für Stadtasyle, möglichst liberale Aufnahmebedingungen festzusetzen, um auch auf diesem Wege die Unterbringung Kranker möglichst zu erleichtern. Etwaige gesetzliche Überwachungsvorschriften sind so zu treffen, daß die tatsächliche Unterbringung dadurch nicht verzögert und erschwert wird.

Es soll hier noch eine Bemerkung über Kranke mit besonders gefährlichen Neigungen Platz finden.

Die Erfahrung lehrt, daß es in der Regel gelingt, in guten Anstalten gefährliche Handlungen der Kranken zu verhindern. Das ist vor allem der, ungeachtet aller sorgfältigen Beobachtung, milden Behandlungsart zu verdanken, die heute grundsätzlich angewandt wird und bei der besonders jede stärkere Beschränkung der Patienten vermieden wird. Die moderne Irrenbehandlung wirkt mildernd auf die Krankheitsäußerungen ein. Es gibt jedoch eine kleine Zahl von Kranken, deren besonders gefährliche Neigungen in der gewöhnlichen modernen Heil- und Pfleganstalt nicht mit der zum Schutze der Allgemeinheit nötigen Sicherheit bekämpft werden können. Sie machen deshalb Sicherheitsmaßnahmen nötig, welche sich mit dem freiheitlichen Charakter der heutigen Anstalten nicht vertragen und deren Durchführung in diesen auf die übrigen Kranken ungünstig zurückwirken würde. Man ist in der neuesten Zeit deshalb dazu übergegangen, solche Kranke in besonders festen Häusern unterzubringen. Bei der geringen Zahl der dafür in Betracht kommenden Kranken ist im allgemeinen ein solches „festes Haus" nur einer Anstalt eines größeren Bezirkes (Provinz, kleiner Bundesstaat) angegliedert und nimmt die einer solchen Sonderbehandlung bedürftigen Fälle aus mehreren Anstalten auf. Was die Art der dahin gehörenden Kranken anlangt, so handelt es sich in erster Linie um gewisse hochgradig gemeingefährliche psychopathische Verbrecher mit einer ganz ungewöhnlichen Neigung zu Gewalttaten, zu raffinierten Ausbruchsversuchen, zum Komplottieren. Die Tatsache, daß ein Geisteskranker verbrecherische Handlungen begangen hat, rechtfertigt diese Art der Unterbringung allein noch nicht; denn die große Mehrzahl solcher Kranken kann in einer gewöhnlichen Anstalt unbedenklich behandelt werden. Lediglich ein besonders hoher Grad von Gefährlichkeit auch in der Anstalt kann Anlaß zu solch gesonderter Unterbringung geben. Außer den bereits erwähnten psychopathischen Verbrechern kann diese Voraussetzung gelegentlich auch gegeben sein in seltenen Fällen von Psychosen, bei Paranoikern oder Paraphrenen, bei Schizophrenen, bei Epileptikern u. a. Immer werden es aber, wie gesagt, gerade hier nur sehr seltene, ungewöhnlich liegende Fälle sein, die solche besondere Sicherung erfordern. Nach allem, was hier immer wieder betont worden ist, braucht nicht besonders hervorgehoben zu werden, daß die Indikation äußerst sorgfältig geprüft werden muß, und daß keinesfalls Fälle in Frage kommen, in denen die Neigung zu gefährlichen Handlungen ein Kunstprodukt ist, nämlich das Ergebnis falscher Behandlung, die zur Verwilderung eines Kranken geführt hat und eben durch die richtige ersetzt werden muß.

Man hat darüber gestritten, ob es besser ist, solche besonders gefährliche Kranke in einer Sonderanstalt zu vereinigen oder in kleineren, einzelnen Heil- und Pfleganstalten angegliederten „festen Häusern" zu behandeln. Für und gegen beide Lösungen kann man allerlei Gründe anführen. Die tatsächliche Entwicklung hat bei uns in Deutschland zur Bevorzugung des letzteren Typus geführt. Es ist das zunächst schon eine notwendige Folge der geringen Zahl von Kranken, die als besonders gefährlich einer solchen gesonderten Unterbringung bedürfen. Diese kleine Zahl hat bei den meisten Regierungen und Provinzialbehörden den Gedanken der Errichtung einer besonderen Anstalt für solche Elemente gar nicht aufkommen lassen. Auf Einzelheiten dieser organisatorischen Frage ist hier nicht einzugehen, ebensowenig auf alle andern anstaltsorganisatorischen Fragen, welche sich erheben angesichts der im Entwurf des Strafvollzugsgesetzes für die Unterbringung der Gemindert-Zurechnungsfähigen, der Trinker und anderer Süchtigen vorgesehenen Maßnahmen. Dagegen muß seiner therapeutischen Bedeutung wegen hingewiesen werden auf den Bratzschen Gedanken einer „gestaffelten Fürsorge für Nervöse und seelisch Abnorme". In diesem System, dessen Verwirklichung, wie Bratz sich ausdrückt, in den Wittenauer Heilstätten 1927 zum vorläufigen Abschluß gebracht worden ist, bildet die psychiatrische Anstalt im Gegensatz zur „reinen" Irrenanstalt nur noch die Grundstaffel. Bratz fordert, daß die öffentliche Heil- und Pflegeanstalt seines Systems „alle behandlungsbedürftigen Formen der Nervös- und Seelischabnormen zu erfassen hat, naturgemäß unter Trennung in verschiedene Sonderabteilungen mit entsprechender baulicher und Inneneinrichtung der Gliedabteilungen und zweckmäßigerweise auch mit einer die Kranken der Gliedabteilungen von der Irrenanstalt abrückenden Namengebung ... Ihr fügen sich ein oder gliedern sich an in einem vollständigen Kranze von Heilstätten als weitere Staffeln: die Epileptikerlandhäuser, ein Erziehungsheim für schwachsinnige und psychopathische Kinder, soweit sie unterrichtsfähig sind, ein Kinderhort für bildungsunfähige idiotische Kinder, ein Abstinenzsanatorium für Alkoholisten, Morphinisten und andere Süchtige und für erwachsene Psychopathen, endlich eine Nervenheilstätte für organisch und funktionell Nervöse." Eine so gegliederte Krankenanstalt für alle Formen Nervöser und seelisch Abnormer leistet durch die Behandlung der Nervösen, Psychopathen und im Frühstadium der Suchten und Psychosen Befindlichen erheblich mehr als die reine Irrenanstalt. Darin liegt der therapeutische Wert dieser Einrichtung (vgl. auch S. 79). BRATZ hebt aber auch die Vorteile der Vereinigung aller dieser Elemente für die wissenschaftliche Forschung und die Ausbildung von Ärzten und Pflegepersonal mit Recht hervor. — Als zweite Hauptstaffel werden nach dem künftigen Strafvollzugsgesetz Unterbringungsstätten für die straffällig gewordenen Gemindertzurechnungsfähigen und Süchtigen notwendig werden. Die ärztlich beaufsichtigte Familienpflege (vgl. S. 98f.) bildet die dritte, die offene Fürsorge (vgl. S. 99f.) die vierte Hauptstaffel. Die fünfte, „am weitesten nach außen vordringende Staffel" endlich ist „die Tätigkeit des Psychiaters im Leben des Volkes, die Aufklärung des Publikums, psychiatrische Belehrung der Richter, der Pädagogen, die Verwirklichung der Forschung der Rassenhygiene, also alle hygienischen und prophylaktischen Betätigungen für die nervöse Volksgesundheit, die neuerdings der deutsche Verband für psychische Hygiene unter Führung von ROEMER, SOMMER, WEYGANDT u. a. zusammenzufassen versucht". Es leuchtet ein, daß in diesem ganzen Plan eine großzügige Zusammenfassung aller praktisch-psychiatrischen Bestrebungen gedacht ist. Vor der ersten Staffel, der vielgestaltigen Anstalt, die keineswegs mehr „reine Irrenanstalt" ist, sagt BRATZ selbst mit Recht, sie liege zweckmäßigerweise nahe einer Großstadt; denn natürlich werden nur da, wo ein großer Aufnahmebezirk auf verhältnismäßig kleinem Raum zusammengedrängt ist, alle diese mannigfaltigen Arten von Kranken in einer solchen Anzahl zusammenkommen, daß die verschiedenen Sonderabteilungen wirtschaftlich möglich werden. Aber auch für mehr ländliche Bezirke gibt das Wittenauer System wertvolle Anregungen. Die Idee der Einbeziehung der Grenzgebiete in den Behandlungsbereich der psychiatrischen Anstalt im Gegensatz zur ausschließlichen Beschränkung auf die eigentlichen Psychosen, wie sie in der „reinen Irrenanstalt" geübt wird, ist schließlich manchenorts wenigstens teilweise zu verwirklichen.

Was nun die *Bedeutung der Anstaltsbehandlung*[1] überhaupt anlangt, so kommt ihr an und für sich ein spezifischer Heilwert nicht zu. Für das große Heer der nicht psychisch bedingten Geisteskrankheiten gilt, daß die Wirksamkeit derjenigen endogenen Faktoren, die die Heilung solcher Psychosen bedingen, durch die Anstaltsbehandlung nicht nachweislich gefördert wird, ein unmittelbarer Einfluß der letzteren auf den Heilungsprozeß selbst also nicht anzunehmen ist. Nur insofern ist in vielen Fällen eine günstige Wirkung auf den Verlauf und Ausgang heilbarer Krankheiten Tatsache, als nur in der Anstalt lebensgefährdende Krankheitserscheinungen erfolgreich bekämpft werden können, wie z. B. in gewissen Fällen die hartnäckige Nahrungsverweigerung, die Selbstmordneigung, Allgemeininfektionen infolge des unhygienischen Verhaltens schwer erregter und verwirrter Kranker. Im übrigen aber macht sich die segensreiche Wirkung zweckmäßiger Anstaltsbehandlung, abgesehen von der Verhütung von Unheil jeglicher Art in einer großen Zahl von Fällen, in weitgehender Besserung und Milderung der Krankheitsäußerungen bemerkbar. Dabei darf

---

[1] Vgl. hierzu das im I. Abschnitt Gesagte (S. 44f.).

aber der Aufenthalt Geisteskranker in einer Anstalt keineswegs als ein in jedem Falle ohne weiteres angezeigtes Universalmittel betrachtet werden. Es gibt vielmehr, wie schon früher auseinandergesetzt wurde, zahlreiche Krankheitsfälle, in denen die Anstaltsbehandlung vom therapeutischen Standpunkte aus dauernd oder zeitweise kontraindiziert ist. Je nachdem ist dann die Unterbringung der Kranken in einer Anstalt zu vermeiden oder ihre Entlassung aus derselben angezeigt, wenn nicht Gegengründe bestehen, welche gegenüber den therapeutischen Rücksichten überwiegen. Leider kommt es freilich oft genug vor, daß diese therapeutischen Rücksichten hinter den, die Internierung von Kranken aus Sicherheitsgründen erheischenden Gesichtspunkten zurücktreten müssen, ein Zwiespalt, welcher die Arbeit des Anstaltsarztes dann sehr erschweren und unerfreulich machen kann.

Machen wir uns, um das näher ins Auge zu fassen, die wichtigsten allgemeinen Wirkungen der Anstaltsbehandlung klar. Wir müssen da nochmals auf Erörterungen zurückgreifen, wie sie schon im Abschnitt über die psychische Behandlung der Geisteskranken angestellt wurden, und müssen manches dort Gesagte wiederholen.

Durch die Aufnahme in eine geschlossene Anstalt wird ein Kranker aus seinen gewöhnlichen Lebensverhältnissen, aus Familie und Berufssphäre entfernt. War er dort mehr oder weniger auf sich gestellt, hatte er Aufgaben zu lösen und Anforderungen zu genügen, wirkte das Maß, in dem er das vermochte oder nicht vermochte, auf ihn selbst in der mannigfaltigsten Weise zurück, ergaben sich daraus für ihn besondere affektive Rückwirkungen der verschiedensten Art, die je nach den Umständen sein Lebensgefühl steigerten und belebend wirkten oder aber zu seelischen Konflikten führten, — so befindet er sich nun in der Anstalt unter geschützten Verhältnissen. Sein Verhalten löst nicht wie im freien Leben Reaktionen aus, die unter Umständen ungünstig auf ihn zurückwirken. Der Patient, der sich im freien Leben nicht selbst zu steuern vermag, wird hier betreut, gelenkt; ein fremder Wille übernimmt seine Leitung. Das wird überall da, wo Schonung, Besänftigung, Beruhigung, Führung notwendig ist, den Kranken günstig beeinflussen, seine Leiden lindern, kurz alle die heilsamen Folgen zeitigen, die in solchen Fällen die Anstaltsbehandlung an sich zu einer psychotherapeutischen Maßnahme ·von symptomatischer Wirkung machen, wie wir früher schon sahen. Diese schonende, beruhigende, leitende Beeinflussung kann in einer guten Anstalt vermöge des ganzen therapeutischen Apparates graduell mannigfach abgestuft, dosiert werden, es können dem therapeutischen Verfahren, wo es nötig ist, Elemente der Übung beigemischt werden; es können Maßnahmen angewandt werden, die den Willen des Kranken entwickeln, die ihn in verschiedenen Richtungen anregen usw. Immer aber wird das nur bis zu einem gewissen Grade im Rahmen des Anstaltsbetriebes möglich sein. Im ganzen wird daher die Anstaltsbehandlung stets vorwiegend den Charakter schonender Fürsorge haben. In zahlreichen Fällen ist das aber den Kranken nicht dienlich. Hier wirken die geschützten Verhältnisse der Anstalt verweichlichend; sie erhalten gewisse Patienten in einem Grade der Abhängigkeit und Unselbständigkeit, bei dem die in den betreffenden Krankheitsfällen latent vorliegenden Besserungsmöglichkeiten nicht zur Geltung gelangen können, so daß das mögliche Maß der Besserung innerhalb der Anstalt aus den Kranken sozusagen nicht herausgeholt werden kann. Das freie Leben dagegen ist in so liegenden Fällen oft genug geeignet, roborierend auf die Kranken einzuwirken. Es stellt sie mehr auf sich, nötigt sie zur Aktivität und zur Anpassung an wechselnde Verhältnisse, regt so ihren Willen an, gibt ihnen das Gefühl einer gewissen Selbstbeherrschung, weckt das Gemütsleben. In vielen Fällen ist auch das durch den Anstaltsaufenthalt bestärkte Gefühl der Bevormundung nachteilig für die Kranken. Die täglich durch die bloße Anwesenheit in der Anstalt als Pflegling erneuerte Betonung der krankhaften Minderwertigkeit ist geeignet, bei vielen Kranken eine fatalistische Passivität und Hoffnungslosigkeit zu erzeugen, welche sie in einer gewissen Schlaffheit verharren läßt und veranlaßt, sich hinsichtlich der Äußerungen der Krankheit gehen zu lassen, sich im pathologischen Gebahren zu gefallen. Alles das gilt für gewisse Stadien verschiedener Krankheitsformen. Es gilt keineswegs nur für Psychopathen mit der Neigung zu psychogenen Reaktionen. Es gilt auch für manche manisch-depressive Zustandsbilder. Wir kennen alle z. B. die Fälle, in denen in der Rekonvaleszenz von einer melancholischen Phase die Patienten in der Anstalt nicht vollständig frei werden können, während die Entlassung in geeignete Verhältnisse ein rasches Abklingen der depressiven Residualerscheinungen zur Folge hat. Das Gesagte gilt aber besonders für zahlreiche Fälle von Schizophrenie. BLEULER, der zuerst mit Nachdruck auf den nachteiligen Einfluß aufmerksam gemacht hat, welchen der Anstaltsaufenthalt oft auf Schizophrene ausübt, geht soweit, geradezu zu erklären, für diese Kranken sei die Anstaltsbehandlung ein Übel, das sich während der akuten Schübe und bei allzu argem chronisch antisozialem Verhalten nicht vermeiden lasse. Er sagt: „Für die Verblödungspsychosen ist die Anstalt im großen und ganzen schädlich und nur als ein notwendiges Übel zu betrachten, das sich während gewisser Zeiten nicht vermeiden läßt, aber sofort vermieden werden soll, wenn es nicht mehr nötig ist.“ Gerade die Schizophrenen würden, so führt BLEULER weiter aus, durch Repression gereizt und verschlimmert. Echopraxie bedinge ein um so sozialeres Verhalten dieser Kranken, je besser sich die Umgebung verhalte und umgekehrt. Ihre Neigung zur Stereotypie mache, daß sich, je länger die Schizophrenen unter abnormen Umständen gelebt haben, bei ihnen um so stärker ein Bedürfnis nach diesen Zuständen ausbilde. Halte man sie so viel wie möglich unter normalen Verhältnissen, so blieben sie viel eher diesen angepaßt.

Treffend kennzeichnet BLEULER hiermit die mit dem Anstaltsaufenthalt verbundenen ungünstigen Einwirkungen, denen die Kranken sich gegenseitig in der Anstalt nicht selten aussetzen und von denen schon die Rede war bei Besprechung der anstaltstherapeutischen Bestrebungen von SIMON. SIMONS Vorgehen ist ja vor allem auf Bekämpfung der „Auswüchse der Psychose“ gerichtet, und wir müssen zugeben, daß das Zusammensein vieler zu ungeordnetem Verhalten neigender Kranken in großen Krankenstationen geeignet ist, solche Auswüchse zu begünstigen. Das gilt, wie früher schon ausgeführt wurde, für viele Schizophrene; es gilt für manche Manisch-Depressive, vor allem aber auch für viele erregbare Psychopathen. Bei diesen ist es vor allem die abnorm erhöhte Reizbarkeit, infolge deren diese Kranken das Zusammensein mit irritierenden Mitpatienten oft schlecht vertragen. Dazu kommt bei vielen Psychopathen eine ausgeprägte Unstetheit und Veränderungssucht sowie die Neigung, Beeinträchtigungsideen gegen die Personen der gewohnten Umgebung zu fassen und sich in dieselben zu verbeißen. Namentlich auch alle zum Querulieren neigenden Kranken pflegen aus solchen Gründen auf die Dauer auf den Anstaltsaufenthalt ungünstig zu reagieren.

Weiter gilt dasselbe für manche mit Verfolgungs- oder Beeinträchtigungswahn einhergehende paranoide Psychosen von verschiedenem klinischem Charakter. Gewiß wirkt auf paranoide Prozesse die Anstaltsbehandlung häufig beruhigend und bessernd ein. Aber auch das Gegenteil kann geschehen. Vom einfachsten Falle dieser Art, daß die Unterbringung im Sinne des Wahnes verarbeitet wird, wollen wir ganz absehen. Nicht immer hat das einen ungünstigen

Einfluß auf den Gesamtzustand zur Folge. Wichtiger ist die Erfahrung, daß eine lebhafte und energische Abwehrreaktion oder eine depressive Reaktion auf den Anstaltsaufenthalt bei Paranoiden, ohne daß eine eigentliche wahnhafte Umdeutung stattfindet, nicht selten zu einer allgemeinen Aktivierung der wahnbildenden Tendenz führt, so daß der Aufenthalt der Kranken in der Anstalt das Krankheitsbild sichtlich verschlimmert. So etwas sieht man sowohl bei den verschiedensten paranoiden Prozeßpsychosen wie auch bei paranoischen Entwicklungen auf psychopathischer Grundlage.

Unleugbar gibt es auch noch eine Anzahl andere Momente, die der Unterbringung eines Geisteskranken in einer Anstalt den Charakter eines psychischen Traumas von nachteiliger symptomatischer Rückwirkung auf dessen Zustand verleihen können. Es sei da erinnert an die Fälle, in denen ein besonnener, an sich noch erwerbsfähiger Kranker lediglich aus sozialen Gründen, z. B. weil er die Sicherheit anderer gefährdet usw., untergebracht werden muß und wo sich hieraus Schwierigkeiten für den Unterhalt der Familie, die Aussicht auf den Verlust einer Stellung und dgl. mehr ergeben, also Folgen drohen, die tatsächlich geeignet sind, den Patienten mit Sorge und Unruhe zu erfüllen. In anderen Fällen sind es wohl die im Publikum verbreiteten verkehrten Vorstellungen über die Anstalten, die in Verbindung mit von Mitkranken ausgehenden Eindrücken die Aufnahme in eine Anstalt zum aufregenden und den Zustand unter Umständen ungünstig beeinflussenden Erlebnis machen.

Es ist also nicht zu bezweifeln, daß aus allen solchen Gründen die Frage der therapeutischen Wirksamkeit des Anstaltsaufenthaltes im gegebenen Falle stets geprüft werden muß sowohl vor der Entschließung über die Unterbringung als namentlich auch immer wieder während der Anstaltsbehandlung. Freilich liegen, wie gesagt, oft zwingende Anlässe für deren Einleitung oder Weiterfortführung vor, die alle Erwägungen über die feineren therapeutischen Indikationen oder Gegenanzeigen überflüssig machen: Gefährlichkeit des Kranken für sich und andere, Gefahr der Verwahrlosung usw.

Im übrigen muß aber entschieden betont werden, daß eine gute Anstalt, in der alle Einrichtungen und namentlich der ärztliche Dienst auf der Höhe sind, in der Lage ist, viele der mit der Anstaltsbehandlung für bestimmte Fälle oft verbundenen Nachteile zu vermeiden oder doch so erheblich zu verringern, daß die Vorteile der Anstaltsbehandlung die nachteiligen Wirkungen überwiegen. Erste Voraussetzung dazu, daß in der Anstalt alle in ihrem Rahmen gegebenen therapeutischen Möglichkeiten zur wirksamen Entfaltung kommen, sind allerdings normale Platzverhältnisse. Überfüllung ist ein ganz grundlegendes Übel, das jede planmäßige Behandlung unmöglich macht und die Wirkungen des Anstaltsaufenthaltes sehr bald ins Gegenteil von dem umkehrt, was damit beabsichtigt wird. Das kann namentlich heute nicht scharf genug betont werden.

Das Gesagte macht es verständlich, daß nicht selten die Entlassung eines noch nicht geheilten Kranken aus der Anstalt therapeutisch angezeigt sein kann. Nur bis zu einem gewissen Grade lassen sich die Anzeigen für die *therapeutische Entlassung* in Formeln bringen, vor allem deswegen, weil die Verhältnisse, die der einzelnen Kranken außerhalb der Anstalt im Falle ihrer Entlassung harren, natürlich ganz verschieden sein und oft genug einen an sich wünschenswerten Entlassungsversuch bedenklich erscheinen lassen werden, so daß das damit verbundene Risiko nicht wird übernommen werden können. Einsichtigen, ruhigen und nicht selbst mit störenden psychopathischen Eigenschaften behafteten Angehörigen wird man einen Kranken oft unbedenklich anvertrauen können, dessen Zustand sich in einer ungeeigneten Familie rasch verschlimmern würde. Aber auch die Zustandsbilder bei den einzelnen Krankheitsformen sind ja so außerordentlich mannigfaltig, daß dieser Umstand gleichfalls die Aufstellung von Normen für die therapeutische Entlassung erschwert. BLEULER, dem vor allen wir den Hinweis auf die therapeutische Bedeutung rechtzeitiger Entlassung verdanken, macht besonders darauf aufmerksam, daß bei der Schizophrenie unnötige Anstaltsbehandlung zu vermeiden ist. Sein oben angeführtes Wort vom notwendigen Übel darf man freilich nicht so wörtlich nehmen, auch im Sinne von BLEULER selbst nicht, wie aus anderen Stellen seiner Schriften hervorgeht. Es ist kein Zweifel, daß sehr viele Schizophrene in bestimmten Stadien der Krankheit — auch abgesehen von solchen Zustandsbildern, die zur Unterbringung in der Anstalt schlechthin zwingen und eine andere Form der Fürsorge gar nicht zulassen — am besten im Rahmen einer Anstalt therapeutisch zu beeinflussen sind. (Erziehung der Kranken, Beseitigung von psychisch bedingten Aufregungszuständen.) Mit Recht sagt BLEULER: „Der Kranke soll nicht in die Anstalt kommen, weil er an Schizophrenie leidet, sondern nur dann, wenn eine bestimmte Indikation dafür da ist.“ Solche Indikation ist da gegeben, wenn der Patient störend oder gefährlich wird, wenn ungünstige häusliche Einflüsse stattfinden, wenn anzunehmen ist, daß die besonderen therapeutischen Faktoren der Anstalt günstig wirken werden: das schonende Verhalten des Personals, die Einfügung in den bestimmten Ablauf des Anstaltsbetriebes usw. Hieraus ergeben sich auch Anhaltspunkte für die Entlassung Schizophrener. BLEULER erklärt: „Im ganzen kann man als Regel aufstellen, daß die frühen Entlassungen die besseren Resultate haben“; er meint, daß das mit an dem größeren Interesse liege, welches man draußen den noch nicht lange Kranken entgegenbringe. Aber frischere Fälle sind überhaupt noch leichter beeinflußbar als alte. Natürlich muß man das Für und Wider bei der therapeutischen Entlassung noch im akuten Stadium befindlicher Schizophrener sorgfältig abwägen. Je weniger psychogen das Bild aussieht, um so weniger bietet nach BLEULER die Entlassung Aussichten. Als ein oft gut anwendbares Kriterium bezeichnet er die Fähigkeit der Patienten, auf Veränderungen in Umgebung und Behandlung zu reagieren.

Was soeben über die Notwendigkeit sorgfältiger Prüfung der Verhältnisse nach allen Seiten gesagt wurde, gilt natürlich für die therapeutische Entlassung auch bei anderen Krankheitsformen. Am meisten ist Vorsicht bei Manisch-Depressiven und bei Paralytikern geboten. Hier hat die Maßnahme keinen nennenswerten Wirkungsbereich. Auf die vereinzelten Fälle von Melancholie wurde schon hingewiesen, bei denen man im Stadium der Rekonvaleszenz ein rasches Schwinden der letzten Krankheitserscheinungen mit der Entlassung beobachten kann. Die Entlassung hier ärztlicherseits zu veranlassen, ist allerdings ein mißliches Ding und gewagt, da gerade in diesem Stadium unvermutete Rückfälle drohen.

Was die Psychopathen, Querulanten, Paranoiden und Paranoiker anlangt, so kann auf das weiter oben Gesagte verwiesen werden. In diesen Fällen ist es oft von großer Wichtigkeit für den weiteren Verlauf, daß der Anstaltsaufenthalt vermieden oder rechtzeitig abgebrochen wird.

Da der Entlassung eines Geisteskranken aus der Anstalt oder dem Verzicht auf Unterbringung in einer solchen nur zu oft soziale Bedenken entgegenstehen, liegt es auf der Hand, wie wichtig die modernen Bestrebungen nach Organisation der psychiatrischen Fürsorge für nicht in Anstalten untergebrachte Geisteskranke gerade auch im Hinblicke auf die wirksame Handhabung der therapeutischen Entlassungen sind.

In Fällen, in denen der an sich therapeutisch indizierten Entlassung eines Kranken aus der Anstalt das Hindernis entgegensteht, daß die eigenen An-

gehörigen zu seiner Aufnahme nicht geeignet oder nicht imstande sind, oder
wenn der Kranke keine Angehörigen hat, macht man mit Vorteil von der Einrichtung der *Familienpflege* Gebrauch. Das Wesen dieser Einrichtung, über die
hier das Nötige gesagt sei, besteht bekanntlich darin, daß Geisteskranke, die
noch nicht auf eigenen Füßen stehen können, vielmehr fremder Fürsorge bedürfen, gegen Entgelt in auf ihre Eignung für diesen Zweck geprüfte, unter
psychiatrischer Überwachung und Anleitung stehende Familien gegeben werden,
wo sie Pflege und geeignete Beschäftigung finden. Bei uns in Deutschland wird
diese Familienpflege meist von einer Anstalt aus ins Leben gerufen und bleibt
mit dieser in dauerndem Zusammenhang, vor allem dadurch, daß ein Anstaltsarzt die Familienpfleglinge regelmäßig besucht, die Familien berät, anleitet und
überwacht. In Belgien besonders hat man die Familienpfleglinge vorwiegend in
großer Zahl in ausgewählten Bezirken untergebracht; ein zentral gelegenes
Asyl dient als Durchgangsstation und zu vorübergehender Aufnahme von Fa-
milienpfleglingen bei Erregungszuständen, Verstimmungen und körperlichen
Erkrankungen. In Deutschland hat ALT für die Provinz Sachsen diesen Typus
nachgeahmt.

Vor dem Kriege haben zahlreiche Anstalten mit der Familienpflege sehr gute
Erfahrungen gemacht. Während des Krieges ist die Einrichtung aus naheliegenden Gründen außerordentlich zurückgegangen und hat auch bis jetzt
infolge der wirtschaftlichen Schwierigkeiten nicht wieder recht aufleben können.
Bei der Auswahl der Familien sind solche Menschen heranzuziehen, welche
sich ihrer ganzen Gemütsart und Gesinnung nach dazu eignen, welche nicht
vollständig unbemittelt sind und die Kranken nicht lediglich des geringen Verdienstes wegen, sondern weil sie gerne jemanden betreuen wollen, aufnehmen.
Wenn möglich, bevorzugt man ländliche Gegenden sowie Familien, welche
ein eigenes kleines Anwesen haben und bewirtschaften, wobei ihnen die Kranken
an die Hand gehen können.

Meist bringen es die Verhältnisse mit sich, daß die Kranken in einer ihnen
fremden Familie untergebracht werden. Grundsätzlich bestehen aber keinerlei
Bedenken dagegen, sie in geeigneten Fällen ihren eigenen Angehörigen gegen
Entgelt in Pflege zu geben, wenn sich diese ihrer Persönlichkeit und der Einstellung des Kranken nach dafür eignen, wenn sie aus eigenen Mitteln dessen
Unterhalt nicht bestreiten können und das Bedenken, daß von der Familie
irgendwie Mißbrauch mit der Einrichtung getrieben wird, unbegründet ist.

· Ist die Familienpflege schon in Anbetracht der hohen Kosten, die das Irrenwesen verursacht, wichtig als billigste Verpflegform und zur Entlastung der
Anstalten, so sind mit ihr noch weitere sachliche Vorteile verbunden. Sie kann
in allen den Fällen eintreten, in denen die Anstaltsbehandlung entbehrlich
oder unzweckmäßig ist, während die Kranken doch nicht vollständig auf sich
selbst gestellt werden können, sondern noch der unmittelbaren Betreuung und
einer gewissen ärztlichen Aufsicht bedürfen. So dient die Familienpflege einmal
zur dauernden Versorgung chronisch Kranker, sodann aber hat sie die wichtige
Aufgabe, in einer Anzahl von Fällen den Kranken den Übergang aus der Anstalt
ins freie Leben zu ermöglichen. Bei chronisch Kranken, namentlich bei Schizophrenen, leistet sie vor allem das, was ihnen die Anstalt oft nicht in genügendem
Maße gewähren kann: eine wohnliche Unterbringung in einem kleinen Kreise
von gesunden Menschen, in dem der Kranke mit seinen individuellen Bedürfnissen zu seinem Rechte kommt. Hier wird ihm ein normales Milieu geboten,
das den Kranken fernhält von dem in ungünstigem Sinne abfärbenden Einflusse sich pathologisch gebärdender Leidensgenossen, ihn vielmehr suggestiv
zu einem normalen Gehaben anhält, ihn in ein heilsames Verhältnis der Wechsel-

wirkung mit anderen bringt und affektive Bindungen erzeugt, welche sein Gemütsleben vertiefen.

Es versteht sich von selbst, daß die Einrichtung der Familienpflege nur dann ihre Aufgaben erfüllen und segensreich wirken kann, wenn sie richtig organisiert ist, wenn die Kranken und die Familien richtig ausgewählt sind, gut angeleitet und dauernd überwacht werden. Im anderen Falle werden sich üble Mißstände entwickeln müssen.

V. Die offene Fürsorge für Geisteskranke[1].

Eine planmäßige organisierte psychiatrische Fürsorge für nicht in Anstaltsbehandlung befindliche Geisteskranke ist in neuester Zeit ins Werk gesetzt worden. In Deutschland ging KOLB voran, der 1911 diese Form der Fürsorge einführte und von der Erlanger Anstalt aus eine mustergültige Organisation schuf. Nach dem Kriege sind in einer Anzahl von Bezirken, besonders großstädtischen, ähnliche Einrichtungen getroffen worden, die sich gut bewährt haben; z. B. in Frankfurt a. M., Wiesloch-Mannheim, Leipzig-Dösen, Untergöltzsch, Plauen, Konstanz, Breslau u. a.

Die Einrichtung bezweckt die Erfassung, Überwachung und Beratung von Geisteskranken und Psychopathen, welche aus Anstalten entlassen wurden, so wie von solchen, welche noch nie in Anstalten untergebracht waren, mögen die letzteren die Organisation von selbst in Anspruch nehmen oder ihr von ihren Angehörigen oder von Behörden zugewiesen werden.

Die Fürsorgetätigkeit wird ausgeübt durch einen Anstaltspsychiater, dem je nach Bedarf Hilfskräfte beigegeben werden, die aus dem geschulten Irrenpflegepersonal hervorgegangen sind und sich nach Intelligenz, Erfahrung, Geschick im Umgang mit Kranken und Bevölkerung für diese Tätigkeit besonders eignen müssen. Diese Hilfskräfte sind zweckmäßig in dieser Eigenschaft hauptamtlich tätig und wohnen im Fürsorgebezirk, so daß sie alle Gegenden desselben leicht erreichen können; dem Fürsorgearzt unterstehen sie und haben in steter enger Fühlung mit ihm zu arbeiten. Der Arzt muß auch, wenn sich seine Tätigkeit lediglich auf dieses Arbeitsgebiet beschränkt, Arzt der Anstalt bleiben, an die die ganze Organisation angeschlossen ist. Nur dann ist seine psychiatrische Weiterbildung am sichersten gewährleistet; nur dann kann er die zu entlassenden Kranken, die wohl immer die Mehrzahl der seiner Obhut Anvertrauten bilden werden, in dem erforderlichen Maße kennenlernen und sich von den behandelnden Anstaltsärzten in die Fragen einführen lassen, welche bei und nach der Entlassung des einzelnen Patienten im Auge zu behalten sind. Bei der Bedeutung, welche für das Gelingen eines Entlassungsversuches oft die persönliche Eigenart der Angehörigen, deren richtige Beeinflussung und Anleitung hat, wird der Fürsorgearzt sie von vornherein nur dann richtig beurteilen und ihnen richtig gegenübertreten können, wenn er die schon während des Anstaltsaufenthaltes gewonnene Kenntnis der Familienmitglieder mit verwerten kann. Das ist ihm nur als Arzt der betreffenden Anstalt möglich, der mit den übrigen Anstaltsärzten in dauernder Verbindung steht. Hat der Fürsorgebezirk eine einigermaßen größere Ausdehnung und ist die Zahl der Kranken nicht zu klein, dann muß der Arzt seine Fürsorgearbeit im Hauptamt ausüben und kann

---

[1] Nach bei weitem vorherrschender Anschauung ist eine von der Irrenanstalt ausgehende, freilich in das ganze übrige System der Fürsorge- und Wohlfahrtseinrichtungen gut eingegliederte offene Fürsorge für psychisch Abnorme die beste Organisation. Es fehlt aber auch nicht an anderen Formen. So hat WENDENBURG in Gelsenkirchen seine offene Fürsorge als kommunale Einrichtung zunächst unabhängig von einer Irrenanstalt aufgebaut.

nebenbei nicht noch regelmäßig mit Anstaltsdienst verrichten. Die Anstaltsärzte ihrerseits müssen ihn in jeder Beziehung in seiner Arbeit unterstützen, ihn insbesondere rechtzeitig auf zu entlassende Kranke aufmerksam machen und in alle mit der Entlassung zusammenhängende Fragen einführen.

Die der offenen Fürsorge unterstellten Kranken werden je nach Lage des Falles in größeren oder geringeren zeitlichen Zwischenräumen vom Arzt und von seinen Helfern besucht; außerdem ist die Abhaltung von regelmäßigen ärztlichen Sprechstunden nötig, in denen die Patienten und ihre Angehörigen auf Bestellung oder freiwillig erscheinen können.

Nach den verschiedensten Seiten hin wird durch die offene Fürsorge sehr Wertvolles geleistet. Die Kranken werden fortlaufend beobachtet, überwacht, durch den Arzt und seine Helfer beeinflußt und betreut. Ihre Angehörigen werden zur richtigen Art des Umgangs mit ihnen angehalten. Das ist natürlich schon rein therapeutisch wichtig. Bei bedrohlichen Wendungen im Zustande der Patienten kann rechtzeitig eingegriffen und Unheil für die Kranken selbst wie für ihre Umgebung verhütet werden. Dadurch verringert sich das Risiko bei der Entlassung vieler Kranker sehr. Was Selbstmord anlangt, so wird man allerdings mit völliger Sicherheit in der offenen Fürsorge das Vorkommen solcher Fälle nicht verhindern können, wie das ja auch im Rahmen der Anstaltsbehandlung nicht einmal absolut sicher möglich ist. Das gelegentlich vollständig überraschende, plötzliche Auftreten depressiver Anwandlungen bei Manisch-Depressiven, einer impulsiven Handlung bei Schizophrenen, die Unmöglichkeit, erregende Erlebnisse von zu´ schwerdepressiven Reaktionen neigenden Psychopathen immer fernzuhalten, und anderes mehr macht eben gelegentlich jede Vorsicht und Vorausberechnung zuschanden. Man wird FALTLHAUSER Recht geben müssen, wenn er sagt, daß in der Geisteskrankenfürsorge absolut verhindert werden müsse eine Gefährdung anderer Personen durch die Kranken, die absolut sichere Vermeidung des Selbstmordes aber nie Aufgabe sein könne. Wenn wir eine andere Stellung einnehmen wollten, so könnten wir in vielen Fällen gar keine Therapie treiben, sondern müßten reine, dem Kranken schädliche Detention üben.

Bei der Entlassung aus der Anstalt werden die Kranken und ihre Angehörigen auf die Fürsorge aufmerksam gemacht und veranlaßt, ihre Zustimmung zur Unterstellung unter dieselbe zu erteilen. Gegen ihren ausdrücklichen Willen sollen die Patienten außer in polizeilich zugewiesenen Fällen nicht Gegenstand der Entlassenenfürsorge werden. Doch empfiehlt es sich in allen Fällen, in denen behördliche oder vormundschaftliche Zustimmung zur Entlassung nötig ist, diese an die Bedingung der Unterstellung knüpfen zu lassen. Naturgemäß läßt sich die ganze offene Fürsorgetätigkeit am besten in großen Städten durchführen. In ländlichen Bezirken ist die Organisation wesentlich schwieriger.

Die Entlassenenfürsorge erleichtert in allen und ermöglicht in vielen Fällen überhaupt erst die temporäre Entlassung von Kranken mit periodisch auftretenden psychotischen Anfällen oder mit erheblichen zeitlichen Schwankungen in der Schwere der Störungen. Angesichts der in unbestimmter Zeit sicher zu erwartenden Neuerkrankung oder Wiederverschlimmerung kann man im freien Intervall oder in der Remission natürlich um so eher eine Entlassung wagen, je besser die Patienten draußen beaufsichtigt sind.

Die unter Fürsorge im freien Leben befindlichen Kranken können bei Verschlimmerung ihres Zustandes besonders leicht und rasch der Anstaltsbehandlung zugeführt werden, viel leichter als die nicht unter fortdauernder Überwachung stehenden Patienten, deren Familien der Entschluß, ärztlichen Rat einzuholen und die Überführung in die Anstalt ins Auge zu fassen, erfahrungsgemäß viel schwerer fällt.

In vielen Fällen wird der Verwahrlosung der Kranken vorgebeugt. Auch können diese wirksam vor Ausnutzung geschützt werden.

Ganz wesentlich fällt ins Gewicht die Arbeitsvermittlung für die Patienten. Die Organe der Fürsorge müssen in ständiger Verbindung mit den Arbeitsnachweisstellen stehen. Die Gemeinden haben schon vom finanziellen Gesichtspunkte aus allen Anlaß, gerade in dieser Beziehung die Bestrebungen der offenen Fürsorge zu fördern, da es sehr zur Verminderung ihrer Lasten beiträgt, wenn unnötiger Anstaltsaufenthalt von auf öffentliche Kosten zu verpflegenden Kranken vermieden wird; die Beschaffung einer deren individuellen Fähigkeiten entsprechenden Arbeit aber ist ja oft die Vorbedingung für das Gelingen von Entlassungsversuchen und für ein geordnetes Verhalten der Patienten im freien Leben. Auch indem man im Rahmen der Fürsorgetätigkeit den Kranken im Verkehr mit Behörden, in zivilrechtlichen Fällen, in Rentenangelegenheiten sowie in allen anderen Lebensfragen berät und unterstützt, wirkt man im gleichen Sinne.

Die offene Fürsorge für Geisteskranke ist ein Teil der Wohlfahrtspflege. Demgemäß führt sie z. B. das neue sächsische Wohlfahrtspflegegesetz vom 28. März 1925 unter den Pflichtaufgaben der öffentlichen Wohlfahrtspflege an; in der Ausführungsverordnung dazu wird bestimmt, daß die „offene Fürsorge für Schwachsinnige, Idioten, Fallsüchtige und Geisteskranke" im Einvernehmen mit den staatlichen oder städtischen Heil- und Pflege- oder Erziehungsanstalten durchgeführt werde. Die offene Fürsorge trägt zur Aufrechterhaltung der öffentlichen Ordnung und Sicherheit bei und hat dabei allen Anspruch auf tatkräftige Förderung durch alle Behörden. Diese müssen Hand in Hand mit ihren Organen arbeiten und ihnen ihre Aufgaben erleichtern. Es ist z. B. unbedingt nötig, daß diese Organe dauernd in Verbindung stehen mit den Organen der Gesundheitsämter, der Gefangenenfürsorge, der Armenpflege, der Trinkerfürsorge, der Fürsorgeerziehung, mit den Wohlfahrtspflegerinnen. Auch ist Wert auf Zusammenarbeit mit den praktischen Ärzten zu legen, deren Tätigkeit die Fürsorgearbeit nicht durchkreuzen, sondern nach der sozialen Seite ergänzen soll. Bei taktvollem und sachgemäßem Vorgehen werden Unzuträglichkeiten in dieser Hinsicht sicher zu vermeiden sein. Der Fürsorgearzt hat natürlich die Kompetenzen der Haus- und Fachärzte zu respektieren.

Möglichst sollen die in allen Zweigen der öffentlichen Fürsorge aktiv tätigen Personen durch Kurse über die Geisteskrankenfürsorge unterrichtet werden, damit sie in der Lage sind, ihr Kranke zuzuweisen, auf welche sie bei Ausübung ihrer Tätigkeit aufmerksam werden. Die Zuweisung von Personen, welche im Leben irgendwie durch Erscheinungen von psychischer Anomalie auffällig werden, an die Fürsorgestelle ist besonders wichtig. In vielen Fällen kann der Fürsorgearzt hier beratend und helfend eingreifen, ohne daß die Patienten in Anstaltsbehandlung gebracht, ja oft ohne daß sie aus ihrer Berufstätigkeit herausgerissen zu werden brauchen. Das bedeutet vielfach nicht nur psychotherapeutisch, sondern auch wirtschaftlich für die Patienten und ihre Familien außerordentlich viel.

Der offenen Fürsorge für Geisteskranke wird zweckmäßig auch die für erwachsene Psychopathen mit angegliedert, da beide Kategorien ja nicht scharf gegeneinander abzugrenzen sind und die praktischen Aufgaben in vieler Hinsicht übereinstimmen. Wo eine Familienpflege besteht, ist es das Gegebene, auch diese dem Fürsorgearzt und seinen Helfern mit zu unterstellen.

Welcher große Wert dieser ganzen offenen Fürsorge zukommt, wenn sie richtig organisiert ist und von den richtigen Persönlichkeiten ausgeübt wird, liegt auf der Hand und hat sich bereits allenthalben praktisch erwiesen. Sie ist zunächst ein wertvoller therapeutischer Apparat, denn sie ermöglicht eine zweckmäßige Behandlung aller der Fälle von psychischer Erkrankung, für die es wünschenswert ist, Anstaltsbehandlung zu vermeiden oder die Entlassung aus derselben in einem bestimmten Krankheitsstadium zu ermöglichen, den Kranken unter Fortdauer ärztlicher Betreuung und Beratung in einer Familie unterzubringen oder wieder als tätiges Glied der menschlichen Gesellschaft zuzuführen, damit er hier in der Wechselwirkung zwischen Individuum und Umwelt, wie sie das freie Leben mit sich bringt, das Maß von freier Entfaltung seiner Persönlichkeit erfülle, dessen er überhaupt noch fähig ist. Die offene Fürsorge übt auch insofern Therapie, als sie den Kranken oder psychopathisch Veranlagten im Leben beisteht, auf ihr Erleben glättend wirkt, ihnen hilft, Schwierigkeiten zu überwinden, sowie äußere und innere Konflikte zu vermeiden, die ungünstig auf ihren psychischen Zustand zurückwirken würden. Insofern wirkt sie auch prophylaktisch. Sie mildert und verhütet ungünstige soziale Auswirkungen psychischer Anomalien, hilft die Verwahrlosung bekämpfen und antisozialen Handlungen vorzubeugen.

Die offene Fürsorge bietet auch erhebliche wirtschaftliche und finanzielle Vorteile, indem sie die Anstalten entlastet, unnütze Aufnahmen in dieselben zu vermeiden gestattet und die Entlassung von Kranken befördert, die billigere Verpflegung derselben in Familien begünstigt und dazu beiträgt, Kranke oder krank Gewesene dem Erwerbsleben zuzuführen, auf sich zu stellen und die Kosten für ihren Unterhalt der Allgemeinheit abzunehmen. Bei guter Organisation verschwinden die Kosten, die die Fürsorge verursacht, hinter diesen ökonomischen Vorteilen.

Endlich ist noch zu betonen, daß die offene Fürsorge auch wissenschaftlich wertvolle Dienste zu leisten vermag. Die andauernde Berührung der Kranken mit dem Psychiater ergänzt die Anstaltsbeobachtung in sehr erwünschter Weise. Der Verlauf der Krankheiten kann weiter verfolgt, der Einfluß des freien Lebens auf die Zustandsbilder studiert, diagnostische und prognostische Irrtümer können berichtigt werden. Daraus wird die klinische Forschung wesentlichen Nutzen ziehen. Wenn es gelingen würde, die einer systematischen allgemeinen Einführung der offenen Fürsorge namentlich in den weiten ländlichen Bezirken entgegenstehenden Schwierigkeiten zu überwinden, so könnte auch das Ziel einer möglichst viele Fälle von Geisteskrankheit und Psychopathie erfassenden Statistik erreicht werden. Das wäre aus wissenschaftlichen und sozialen Gründen gleich wichtig.

Durch die Tätigkeit der Fürsorgeorgane bietet sich endlich Gelegenheit, die Öffentlichkeit über die psychiatrischen Bestrebungen und Aufgaben aufzuklären, Mißtrauen und falsche Vorstellungen zu zerstreuen, das Vertrauen zur Irrenheilkunde und zu den Anstalten zu heben.

Eines darf man freilich nicht außer acht lassen. Wenn man in so aktiver Weise die Rückkehr psychisch kranker Menschen ins Leben befördert, die natürlich dort Gelegenheit haben, sich fortzupflanzen, wird dadurch nicht in höchst unerwünschter Weise der Verbreitung krankhafter Erbanlagen in der Bevölkerung Vorschub geleistet? Die Befürchtung ist natürlich unbedingt begründet. Dieser sehr beachtlichen Gefahr vorzubeugen, wird man ernstlich bestrebt sein müssen. Man kann das auch in wirksamer Weise tun, sodaß diese Gefahr kein Anlaß sein kann, die ganze, aus wichtigen Gründen verschiedenster Art notwendige Fürsorgetätigkeit zu verwerfen. Wir müssen hoffen, daß es mit der Vervollkommnung unserer psychiatrisch-erbbiologischen Kenntnisse und mit zunehmender Verbreitung von rassenhygienischem Wissen und Verständnis zu einer Umgestaltung unserer ethischen Anschauungen kommt, die die gebührende Beachtung rassenhygienischer Gesichtspunkte hinsichtlich der Eheschließung und Fortpflanzung zur Folge haben wird. Schon heute kann und soll der psychiatrische Fürsorgearzt in diesem Sinne beratend und aufklärend wirken; er kann da in manchen Fällen bereits Positives leisten und vor allem an der so dringend erforderlichen Belehrung der Bevölkerung mitwirken. Vielfach wird er der gegebene Facharzt sein, der in den hoffentlich bald allgemein einzurichtenden Eheberatungsstellen die psychiatrische Arbeit übernimmt. Unbedingt hat er bestrebt zu sein, die seiner Fürsorge anvertrauten Kranken und ihre Angehörigen auf die einer Kinderzeugung entgegenstehenden Bedenken hinzuweisen und ihnen in dieser Richtung Ratschläge zu erteilen. Wenn die Sterilisierung mit Zustimmung der Patienten in solchen Fällen gesetzlich gestattet sein wird, wird der Arzt auch hierauf das Augenmerk der Betreffenden zu richten haben.

Bevor man an die Organisation der offenen Fürsorge in der hier beschriebenen Weise ging, haben ähnliche Bestrebungen die bereits seit Jahrzehnten in verschiedenen Ländern bestehenden *Irrenhilfsvereine* verfolgt. Sie hatten und haben zum Ziele die materielle und wirtschaftliche Unterstützung frei lebender Geisteskranker, sowie der Familien von Anstaltspfleglingen durch Gewährung von Geldbeihilfen, Arbeitsvermittlung, Beratung, Zuspruch, ferner die Aufklärung der Bevölkerung über das Irrenwesen. Das betreffende Gebiet ist in einzelne Bezirke eingeteilt, welche von ehrenamtlich tätigen Vertrauensmännern versorgt werden. So Gutes diese Vereine bereits vielfach geleistet haben, so wird ihre Arbeit zweifellos noch viel lohnender und erfolgreicher werden, wenn sie sich in den Dienst der nach modernen Gesichtspunkten organisierten offenen Fürsorge stellen.

In erschöpfender, bis in alle Einzelheiten gehender Weise wird die offene Fürsorge behandelt in dem soeben erschienenen Werke von ROEMER, KOLB und FALTLHAUSER: „Die offene Fürsorge in der Psychiatrie und ihren Grenzgebieten". Berlin: Julius Springer 1927. Auf dieses Werk wird verwiesen.

Allgemeine Prophylaxe der Geisteskrankheiten.

Die alte Vorstellung, daß seelische Ursachen wie Gemütsbewegungen, daß geistige und körperliche Überanstrengung und Erschöpfung alle Arten von Geisteskrankheiten hervorzurufen vermögen, diese Vorstellung, die noch heute weit verbreitet ist, haben wir als irrig erkannt. Der Weltkrieg hat uns ihre Unrichtigkeit mit besonderer Deutlichkeit vor Augen geführt. Der Krieg hat im Gegenteil gelehrt, welchen hohen Grad von Widerstandsfähigkeit gegen geistig und körperlich erschöpfende Einflüsse das Zentralnervensystem hat. „Die verbreitete Vorstellung, daß das Gehirn auf starke und andauernde emotionelle und körperlich erschöpfende Anspannung mit eigentlicher Geisteskrankheit antworte, hat in der Kriegserfahrung keine Bestätigung gefunden" sagt BONHOEFFER. Nach ihm hat der Krieg auch gezeigt, daß die inneren Gesetze, denen die Entwicklung der endogenen Psychosen, besonders des schizophrenen und des manisch-depressiven Irreseins folgt, von außen nur wenig oder gar nicht beeinflußt werden. „Die früher verbreitete Ansicht, daß beliebige äußere Schädigungen beliebige psychische Erkrankungen hervorrufen können, kann als endgültig beseitigt gelten" (BONHOEFFER).

Gewiß vermögen Gemütsbewegungen, sowie chronische Übermüdung, körperliche und geistige Überanstrengung und Erschöpfung schädigend auf Nervensystem und Psyche einzuwirken und müssen daher vermieden und bekämpft werden. Aber ihre Verhütung hat eben nicht die ganz umfassende Bedeutung, welche man ihr früher in psychiatrisch-prophylaktischer Hinsicht allgemein zuschrieb. Wie gesagt, spielen alle diese Momente keine nachweisbare Rolle in der Ätiologie der großen Zahl der endogenen Psychosen. Wie deren eigentliche Ursachen noch in Dunkel gehüllt sind, so haben wir heute auch noch keine sichere Möglichkeit einer Prophylaxe dieser Krankheiten, einer Prophylaxe wenigstens, deren Maßnahmen ihren Angriffspunkt am Einzelmenschen hätten. Da wir aber Grund zur Annahme haben, daß wenigstens ein großer Teil der endogenen Psychosen und der anderen endogen bedingten krankhaften seelischen Zustände auf angeborener oder ererbter Veranlagung beruhen, so müssen wir allerdings fragen, ob wir heute schon etwas tun können, um die Entstehung solcher abnormen Anlagen zu verhüten. Diese Frage der generativen Prophylaxe der Geisteskrankheiten soll uns später noch beschäftigen.

Verhältnismäßig klarer liegt die Sache bei den auf exogener Schädigung beruhenden Psychosen. Hier ist eine wirksame Abwehr und damit eine psychiatrische Prophylaxe sehr wohl möglich. In erster Linie sind da zu nennen der *Alkoholmißbrauch* und die *Syphilis*. Der *Alkohol* ruft ja zahlenmäßig erheblich ins Gewicht fallende vorübergehende Psychosen und chronische Schwächezustände hervor, deren unheilvolle Folgen für den Kranken, für seine Familie und die ganze menschliche Gesellschaft von großer Bedeutung sind. So bildet also der gesamte Kampf gegen die Trunksucht, abgesehen von seiner großen sozialen Wichtigkeit, seinem unschätzbaren Werte für den Volkswohlstand, eine der wichtigsten Aufgaben psychiatrischer Prophylaxe. Die ätiologische Bedeutung des Alkohols in der Psychiatrie beschränkt sich aber durchaus nicht auf seine Rolle als Hauptursache der eigentlichen Alkoholpsychosen. Alkoholgenuß verschlimmert und kompliziert ja in unheilvoller Weise oft genug auch andere psychische Krankheitszustände. Er verschuldet insbesondere, auch nicht gewohnheitsmäßig ausgeübt, auf durch Psychopathie oder irgendeine Psychose vorbereitetem Boden pathologische Rauschzustände mit ihren oft so schlimmen Auswirkungen. Endlich ist Alkoholgenuß bei einem erheblichen Prozentsatz der Ansteckungen mit *Syphilis* im Spiele und hilft damit die Grundlage zu Erkrankungen an Paralyse und Lues cerebri schaffen. Daher gehört auch der Kampf gegen diese Seuche namentlich im Sinne einer Verhütung der Infektionen mit Lues zu den Hauptaufgaben psychiatrischer Prophylaxe. Auf die Bedeutung von Syphilis und Alkohol für die Entstehung abnormer psychischer Veranlagung durch Keim- und Fruchtschädigung kommen wir noch zu sprechen.

Gifte wie Morphium und Cocain führen gleichfalls zu psychischen Schädigungen; der Kampf gegen ihren Mißbrauch muß daher viel energischer geführt werden als bisher, und es sind namentlich auch noch wirksamere behördliche und gesetzgeberische Maßnahmen nötig.

In Gegenden, in denen Kretinismus und Kropf endemisch vorkommen, hat man durch allgemein hygienische Maßnahmen, wie Herstellung guter Trinkwasseranlagen, Verbesserung der Wohnverhältnisse, eine Verhütung jener Leiden und der mit ihnen verbundenen psychischen Störungen erzielt.

Bei der zunehmenden Bedeutung der Encephalitis lethargica ist durch eine erfolgreiche Bekämpfung dieser Krankheit eine Verminderung der durch sie verursachten seelischen Anomalien zu bewirken. Auch die allgemeine Seuchenbekämpfung hat psychiatrisch-prophylaktische Bedeutung, nicht nur in Anbetracht der mit den Infektionskrankheiten verbundenen symptomatischen Psychosen, sondern auch hinsichtlich der durch sie bisweilen hervorgerufenen psychischen Schwächezustände.

Eine sorgfältige Schwangerschaftshygiene und geburtshilfliche Versorgung der Bevölkerung liegt gleichfalls im Interesse einer psychiatrischen Prophylaxe, da auf diesem Wege Fruchtschädigungen und traumatische Schädigungen der Kinder bei der Geburt, nachteilige Einflüsse also vermieden werden können, die leicht das Zentralnervensystem zu treffen und somit psychische Anomalien herbeizuführen vermögen.

Wir sagten vorhin, daß allgemeinen Einflüssen wie Gemütsbewegungen, chronischer Übermüdung, geistiger und körperlicher Überanstrengung usw. unter dem dauernden Drucke schwerer Verantwortung und ohne genügenden Ausgleich durch Erholung und ausreichenden Schlaf nicht die Bedeutung für die Entstehung aller möglichen Geisteskrankheiten zukommt, die ihnen eine weitverbreitete Betrachtungsweise zuzuschreiben pflegt, wenn diese Momente auch sicherlich schädigend auf Nerven- und Seelenleben einwirken könnten. Mit jener Einschränkung darf also die Notwendigkeit, die erwähnten Schädigungen auch im Sinne psychiatrischer Prophylaxe zu vermeiden, keineswegs bestritten werden. Ihre Bekämpfung wird stets eine wichtige Maßnahme geistiger Hygiene sein.

Gerade das moderne Leben mit seinen gesteigerten Anforderungen, mit dem hochgetriebenen Kampf ums Dasein und der vielfach noch gewohnheitsmäßig geübten Vernachlässigung von Ruhe und wirklicher Erholung legt uns diese Verpflichtung auf. Es ist wohl nicht zu bestreiten und wird von erfahrenen kritischen Beobachtern bestätigt, daß unter diesen Einflüssen jener abnorme Zustand bei den modernen Kulturvölkern an Häufigkeit zugenommen hat, den man als „Nervosität" bezeichnet. BUMKE hebt unter den im modernen Leben gegebenen Entstehungen dieser abnormen Zeiterscheinung besonders eine stärkere gemütliche Anspannung hervor und sagt treffend: „Alle Schädlichkeiten, die HOCHE z. B. vor dem Kriege als Ursachen gewisser nervöser Erscheinungen nannte, setzten in erster Linie hier an: die veränderte Lebensführung von Hunderttausenden infolge der Umwandlung des Agrar- in den Industriestaat, das rapide Wachstum der Großstädte mit ihrer vielleicht notwendigen Unterschicht des Proletariats, die zunehmende Schärfe und Rücksichtslosigkeit des wirtschaftlichen Kampfes, das Sinken religiöser Gefühle und Vorstellungen, in der Politik das Abflauen des Idealismus, in der allgemeinen Lebensführung der Gebildeten eine zunehmende Zersplitterung, ein Ansteigen des Lebenstempos, eine Zunahme des Lärmes und der Unruhe, die Einengung der persönlichen Freiheit, in der Kunst eine Wahl der Objekte, eine Steigerung der Technik und der Ausdrucksmittel, die sie nicht mehr als wohltätige Entspannung wirken ließ, in der Erholung und im Genuß die unglückliche Formel Überreizter, welche die natürlichen Warnungszeichen der Ermüdung überhörten und nach neuen, unzweckmäßigen Reizmitteln griffen, dazu die durch die Verkehrstechnik bedingte Entstehung ganz neuer, früher unbekannter Berufsarten, deren Ausübung an sich schon als gemütliche Schädlichkeit wirken kann. Hinzugefügt sei dieser Aufzählung noch die schon früher erwähnte Erklärung KRAEPELINS, die das gehäufte Auftreten von depressiven und ängstlichen Vorstellungen, von Selbstvorwürfen und Phobien, auf die stärkere Anspannung unseres Verantwortlichkeitsgefühls zurückführt."

Diese „Nervosität" als Zeitkrankheit ist wohl wenigstens überall da, wo sie sich an Menschen ohne angeborene psychopathische Veranlagung zeigt, nicht im eigentlichen Sinne des Wortes als Krankheitserscheinung zu betrachten, am allerwenigsten als geistige Erkrankung. Aber doch bedeutet eine mit ihr verbundene „gewisse Hast, eine innerliche und äußerliche Unruhe, ein Hin- und Herschwanken der Stimmungen, eine bewußt angestrebte Verfeinerung des

Gefühlslebens bis an die Grenze des mit den Anforderungen des praktischen Lebens noch Vereinbaren" (Bumke) eine in der Bevölkerung weit verbreitete seelische Alteration, die sich im Leben des einzelnen wie vor allem in dem der Gesamtheit ungünstig, das Gleichgewicht störend bemerkbar machen muß und der mit den Mitteln geistiger Hygiene vorzubeugen ist. Hier verdienen namentlich auch die von Robert Sommer seit Jahren verfolgten und lange zu wenig beachteten Bestrebungen tatkräftige Unterstützung, welche darauf hinzielen, die irritierenden und erschöpfenden Einwirkungen des modernen öffentlichen Lebens zu paralysieren, überall hier für das nötige Ausruhen (öffentliche Ruhehallen) und für ausreichende zweckmäßige Erholung zu sorgen. Mit Recht betont daher Sommer, daß ein wesentlicher Teil der psychiatrischen Prophylaxe die richtige Behandlung der Geistesgesunden vom Standpunkte der psychischen Hygiene und Prophylaxe sei.

Eine erhöhte und tatsächlich krankmachende Bedeutung erhalten alle jene soeben betrachteten Einflüsse überall da, wo sie auf psychopathisch veranlagte Individuen treffen. Sie vermögen eine psychopathische Anlage oder gar eine Anlage zu endogenen Geisteskrankheiten nicht zu erzeugen, wohl aber auf Psychopathen, wie gesagt, krankmachend einzuwirken, indem sie den labilen seelischen Mechanismus namentlich psychasthenischer Individuen ungünstig beeinflussen, die Psychopathie stärker hervortreten lassen, die affektive Erregbarkeit erhöhen, die Disposition zu pathologischen Reaktionen verschiedenster Art steigern, weshalb Vermeidung jener Schädlichkeiten in solchen Fällen entschieden vorbeugende Bedeutung hat.

Insofern sich auf der Grundlage psychopathischer Veranlagung zahlreiche und praktisch sehr wichtige, im wesentlichen seelisch bedingte psychische Störungen der verschiedensten Art entwickeln können, müssen wir für dieses ganze klinische Gebiet allerdings der psychischen Hygiene eine prophylaktische Wirkung von Wichtigkeit zuerkennen. Freilich sind wir überall da der Entstehung psychopathischer Reaktionen und Entwicklungen gegenüber ziemlich machtlos, wo es sich um krankhafte Verarbeitungen der im Rahmen des gewöhnlichen Menschenschicksales liegenden Lebensreize handelt. Die nicht seltenen schweren Grade seelischer Verkümmerung und Verbildung z. B., die unverheiratet bleibende Frauenspersonen mit der Zeit erreichen können, vermögen wir nicht planmäßig zu verhüten, denn es liegt eben in der Natur der sozialen Verhältnisse — heute mehr denn je —, daß soundsoviele Mädchen sich nicht verheiraten. Ebenso vermögen wir, um noch ein anderes Beispiel anzuführen, nichts gegen die Entwicklung einer Paranòia oder eines Querulantenwahnes in Fällen, in denen Individuen infolge einer abnormen Veranlagung mit Enttäuschungen und Unbilden nicht fertig werden können, wie sie das Leben notwendig und für uns alle mit sich bringt. Wo es hier zu ausgeprägten Geisteskrankheiten kommt, da ist eben ein übermächtiger anlagemäßiger Faktor wirksam, gegen den alle prophylaktischen Bestrebungen sich als fruchtlos erweisen dürften. Daß ein verständiger Arzt aber psychotischer Auswirkung einmaliger psychischer Traumen von ungewöhnlicher Art und Heftigkeit, wenn sie disponierte Personen treffen, manchmal vorzubeugen imstande ist, kann nicht bestritten werden.

Am ehesten wird man die allzusehr ins Pathologische gehende Entwicklung psychopathisch veranlagter Persönlichkeiten in vielen Fällen verhindern, also prophylaktisch durch seelische Beeinflussung wirken können, wenn man schon die Erziehung solcher Kinder und heranwachsender Menschen nach psychiatrischen Gesichtspunkten abwandelt. Hier versprechen die modernen Bestrebungen der *Fürsorgeerziehung*, der *Heilpädagogik* und der *Psychopathenfürsorge* bei richtiger Organisation entschiedene und auch für die ganze Gesellschaft sehr wertvolle Erfolge. Die Therapie dieser Zustände im Kindes- und Jugendalter wirkt also zugleich vielfach prophylaktisch. Indem sie auf Ausgleich disharmonischer seelischer Veranlagung, auf Willensbildung, seelische Abhärtung, Bändigung der Triebe, Zügelung der Affekte gerichtet ist und durch Unterbringung des gefährdeten Individuums in geeigneten Familien oder Anstalten, in geeigneten Berufsstellungen, durch fortlaufende Beratung und psychische Beeinflussung sein Lebensschicksal und die Umweltbedingungen in einer seiner Entwicklung förderlichen, ungünstige Rückwirkungen von Umwelt und Erlebnissen auf die Persönlichkeit möglichst vermeidenden Weise gestalten hilft, vermag die psychische Therapie und Fürsorge für Psychopathen unter Umständen schicksalbedingter schwerer Ausgestaltung angeborener psychopathischer Veranlagung ins Psychotische hinein vorzubeugen. Insofern also werden wir auch den Einflüssen der Erziehung in der Verhütung des Irreseins, nämlich „degenerativer", aus psychopathischer Anlage erwachsender Seelenstörungen, eine Bedeutung nicht absprechen können. Auch der körperlichen Entwicklung und Kräftigung solcher Kinder und Jugendlicher ist größte Aufmerksamkeit zuzuwenden, da das körperliche Gedeihen die unerläßliche Grundlage seelisch-nervöser Hebung ist. Ohne weiteres ergibt sich aus dem Gesagten, wie wichtig die entscheidende Mitwirkung des Psychiaters in der Erziehung und Ausbildung psychopathischer Kinder ist; die moderne Psychopathenfürsorge sieht diese Mitwirkung ja tatsächlich allenthalben vor. Bildet doch die psychiatrische Mitarbeit einen Grundpfeiler ihrer Organisation, auch nach der Richtung, daß die Arbeit der Schulärzte in den für Normale bestimmten Schulen auf psychiatrische Gesichtspunkte die gebührende Rücksicht nimmt, damit auch in den Schulen psychisch labile und gefährdete Schüler rechtzeitig erkannt und ihrer Eigenart gemäß von den Lehrern behandelt werden.

Was so für die Psychopathen kindlichen und jugendlichen Alters gilt, trifft in erheblichem Umfange auch auf die Erwachsenen zu. Auch bei ihnen vermag bis zu einem gewissen Grade eine zweckmäßige psychische Therapie, die natürlich nur zum Teil in der Form rein ärztlicher Behandlung, zum wesentlichen Teil aber in einer die Stellung des ganzen Menschen zur Umwelt erfassenden und beeinflussenden sozialen Fürsorge und Beratung (*Psychopathenfürsorge, offene Fürsorge für Geisteskranke und Psychopathen*) wirksam wird, einer Entwicklung der Psychopathie zu vorübergehenden oder chronischen psychotischen Zuständen vorzubeugen. Akute Ausnahmezustände als pathologische Reaktionen auf Erlebnisse, wie reaktive Verstimmungen, Dämmerzustände, poriomanische und Fugue-Zustände, dipsomanische Phasen, abortiv-paranoide Zustände von psychischer Genese, werden sich so manchmal vermeiden oder doch kupieren lassen. Es ist auch durchaus denkbar, wie wir schon an anderer Stelle erwähnten, daß an sich zum Fortschreiten neigende psychogene Reaktionen auf der Grundlage einer paranoischen oder querulatorischen Veranlagung im Keime erstickt werden können, wenn es gelingt, auf dem Wege ärztlich-sozialer Einwirkung und Beratung aller an dem betreffenden Konflikt beteiligten Instanzen den Circulus vitiosus zwischen pathologischen Reaktionen und Gegenwirkuugen seitens der Umgebung beizeiten zu unterbinden. Das kann durch einen konsultierten Facharzt geschehen; vor allem aber kann ein richtiger Ausbau der offenen Fürsorge für Geisteskranke und Psychopathen dazu führen, in diesem Sinne zu wirken, wie das schon bei Besprechung dieser neuesten Fürsorgeform dargetan wurde. Auf die Organisation der modernen Psychopathenfürsorge näher einzugehen, ist hier nicht der Ort. Sie ist in ihrer Anwendung auf Kinder und Jugendliche ein großes selbständiges Sondergebiet geworden. Die Aufgaben der Sorge für erwachsene Psychopathen werden zweckmäßig von der offenen Fürsorge für Geisteskranke mit übernommen. Von großer Wichtigkeit ist im Interesse einer Prophylaxe der aus angeborener psychopathischer Veranlagung entstehenden schwereren psychischen Anomalien die Errichtung von Nervenheilstätten.

Bekanntlich spielt in der Bevölkerung die Vorstellung noch eine große Rolle, daß für psychisch Abnorme die Heirat ratsam und zur Verhütung von Verschlimmerung des krankhaften Zustandes geeignet sei. Es läßt sich nicht bestreiten, daß die Verehelichung eines durch angeborene psychopathische Veranlagung zu steuerloser Lebensführung, zur Verwahrlosung, zu pathologischer Entwicklung Disponierten mit einem besonders vernünftigen, zu verständnisvoller Korrektur befähigten Partner eine unheilvolle Ausgestaltung der Psychopathie unter Umständen zu verhindern vermag. Aber diese Vorbedingungen werden die betreffenden Ehepartner nur selten erfüllen, und man müßte sie jedenfalls gewissenhaft über die Sachlage aufklären und sie ihren folgenschweren Entschluß in voller Klarheit und Bewußtheit fassen lassen. Im allgemeinen stehen der Verheiratung mit Psychopathen dieser Art so schwere Bedenken entgegen und ist die Prognose solcher Ehen stets so ungewiß, daß der Arzt den Rat zur Eheschließung aus therapeutischen und prophylaktischen Gründen niemals erteilen soll.

Schließlich ist in diesem Zusammenhange noch der Prophylaxe solcher psychisch bedingter Geistesstörungen zu gedenken, welche an bestimmte Umwelteinflüsse gebunden sind. Das sind in erster Linie die in der Haft und im Strafvollzuge entstehenden Formen. Ihre Entstehung ist vielfach durch Milderung des Strafvollzuges, durch psychiatrische Beaufsichtigung der Häftlinge, durch rechtzeitige psychiatrische Beeinflussung aller der mehr oder weniger physiologischen seelisch-nervösen Reaktionen vorzubeugen, welche in der Haft und im Strafvollzuge leicht auftreten und aus denen sich bei Disponierten ausgeprägte Psychosen entwickeln können. Die sachgemäße psychiatrische Behandlung solcher Menschen hat namentlich auch den Umstand zu berücksichtigen, daß solchen Psychosen oft der geheime Wunsch mit zugrunde liegt, sich durch die „Flucht in die Psychose" der unangenehmen Situation zu entziehen. Aus dieser Indikation ergibt sich für eine Anzahl von Fällen die Forderung, die richtige Mitte einzuhalten zwischen eigentlicher Behandlung auf der einen Seite und Entgegentreten, Bekämpfen der Autosuggestionen sowie der den Krankheitszustand unterhaltenden unterbewußten Tendenzen auf der andern. Ähnliche Anforderungen stellen die als traumatische Neurosen bekannten Reaktionen, die sich zu schwerer psychischer Anomalie auswachsen können, eine Entwicklung, der sachgemäße, die psychologischen Vorbedingungen dieser Wendung aus dem Wege schaffende Behandlung des Falles (rechtzeitige Ablehnung ungerechtfertigter Ansprüche, einmalige Abfindung) oft zuvorzukommen vermag.

Insoweit allgemeine soziale Momente Einfluß auf die Entstehung von schwereren psychischen Anomalien, von Geistesstörungen haben, erstreckt sich ihre unmittelbare Wirkung im wesentlichen auch auf die auf dem Boden angeborener psychopathischer Veranlagung erwachsender Formen. Not und Elend, die aufreibende Wirkung des Kampfes ums Dasein, harte Schicksalsschläge, aufregende und zermürbende Erlebnisse, Kummer, Sorgen und Enttäuschungen vermögen hier psychotische Entwicklungen zu verursachen. Im Grunde handelt es sich hier um die Rückwirkungen „nervösmachender" Schädigungen, wie wir sie soeben betrachtet haben. Vorbeugende Maßnahmen haben sich, wie wir sahen, hier weit über den Rahmen eigentlich ärztlicher Tätigkeit hinaus auf eine umfassende soziale Fürsorge unter psychiatrischen Gesichtspunkten zu erstrecken.

R. Sommer forderte mit Recht nachdrücklich eine feste äußere Organisation der psychischen Hygiene und Prophylaxe auch in Deutschland. Eine solche feste Organisation ist nun in dem Deutschen Verband für psychische Hygiene geschaffen worden.

Wie bereits eingangs erwähnt wurde, haben wir keine Möglichkeit, das große Heer der endogenen Geisteskrankheiten durch auf das bedrohte Individuum einwirkende vorbeugende Maßnahmen zu bekämpfen. Sie beruhen, wie wir heute annehmen müssen, zum großen Teile auf angeborener, meist ererbter Anlage. Zu den erblichen Geistesstörungen gehören bekanntlich die häufigsten und, wenn wir von der Paralyse absehen, praktisch wichtigsten: vor allem das manisch-depressive Irresein, mindestens ein Teil der großen Gruppe der Schizophrenie-Erkrankungen, die Mehrzahl der Fälle von angeborenem Schwachsinn in allen seinen Formen und Gradabstufungen; weiter wenigstens viele Fälle von „genuiner" Epilepsie, die „hysterischen" Erkrankungen und besonders die große und praktisch so wichtige Gruppe der Psychopathien. Von der Häufigkeit dieser Formen gibt eine Tabelle Bumkes einen Begriff, nach der unter allen Kranken, die im Jahre 1922 in die Psychiatrische und Nervenklinik zu Leipzig aufgenommen wurden, rund 60% an Krankheitszuständen litten, bei deren Entstehung der Vererbung eine überragende Bedeutung zukommt. Nach Stolz sind etwa $\frac{1}{3}$ der Geisteskrankheiten durch Vererbung entstanden[1]. Gruhle stellte an einem größeren Material von Zöglingen einer Zwangserziehungsanstalt fest, daß die abnorme Anlage ein erheblich größerer ursächlicher Faktor der jugendlichen Verwahrlosung ist als Umwelteinflüsse.

Es ist klar, daß es von der allergrößten praktischen Bedeutung und Tragweite wäre, wenn wir hier wirksam eingreifen, wenn wir die Entstehung von Individuen mit solchen verhängnisvollen Erbanlagen einschränken könnten. Um das ins rechte Licht zu stellen, nur einige Zahlenangaben; eingehendere Erörterungen gehören nicht hierher.

Nach Lenz wurden bei der Volkszählung von 1910 im Deutschen Reiche mehr als 250000 Geisteskranke und Geistesschwache gezählt (das sind also nur die tatsächlich erkannten Fälle). Die Zahl der Schwachsinnigen wird auf 200—300000, die der Idioten auf 75000 und die Zahl der Epileptiker auf 100000 geschätzt. Dazu nimmt man an, daß etwa 10% der Bevölkerung Psychopathen sind. Es wird angegeben, daß etwa 25% aller Geisteskranken verheiratet und daß von allen Geborenen 1 bis 2% schwachsinnig, 0,25% idiotisch sind. In der Schweiz zählte man auf 100000 Einwohner 800 bis 1000 Geisteskranke. Eine große Anzahl der Geisteskranken, nämlich die verhältnismäßig vielen in jugendlichem Alter Erkrankenden, sowie die von Hause aus in schwererem Grade Schwachsinnigen und die Idioten kommen zweifellos meist nicht zur Fortpflanzung. Es bleibt aber übrig die sehr große Zahl der erst in reiferem Alter von Geisteskrankheit Befallenen, sowie das große Heer der leichter Schwachsinnigen und vor allem der Psychopathen aller Grade. Nach Lundborg ist gerade die Fruchtbarkeit der geistig und sittlich Minderwertigen höher als die der Gesunden und Vollwertigen. Reiter und Osthoff haben festgestellt, daß 234 Mütter von schwachsinnigen Hilfsschülern in Rostock 1490 lebend geborene Kinder hatten, das ist doppelt so viel als die durchschnittliche Kinderzahl aller Familien der Stadt. Wenn jene 1490 Kinder auch eine erhöhte Sterblichkeit aufwiesen, so kamen doch

---

[1] Zu dieser Zahlenangabe und zu den meisten Zahlenangaben des übernächsten Absatzes bemerke ich ausdrücklich, daß sie ganz unsicher und anfechtbar sind. Ich erwähne sie nur, um zu zeigen, wie man sich die Verhältnisse schätzungsweise und ganz ungefähr vorstellen kann.

immer noch 4,5 pro Familie ins heiratsfähige Alter. Einige Autoren meinen, daß im allgemeinen die zur Fortpflanzung kommenden geistig Abnormen mehr Kinder in die Welt setzen als die Gesunden. Nach dem Amerikaner Belfieldt haben sich die psychisch Defekten (geborene Verbrecher, Schwachsinnige, Epileptiker, Geisteskranke) in den letzten 30 Jahren mehr als doppelt so schnell vermehrt als die gesamte Bevölkerung. Sayer berechnet für England die Zahl der Kinder in gesunden Familien auf 5, in kranken auf 7,6 durchschnittlich.

Diese Tatsachen, auf welche die soeben gegebenen Zahlen nur ein Schlaglicht werfen sollten, müssen natürlich den Gedanken sehr nahe legen, die Verbreitung von Geisteskrankheiten durch Ausschluß gewisser Individuen von der Fortpflanzung zu hemmen. In verschiedenen außerdeutschen Staaten, wie Nordamerika und Schweden, ist man bereits zu einer gesetzlichen Regelung dieser Frage gelangt, und auch bei uns haben Behörden sie in neuester Zeit ins Auge gefaßt. In einigen Bundesstaaten ist jetzt durch Gesetz oder Verordnung auf die Notwendigkeit der Einführung einer amtlichen ärztlichen Eheberatung hingewiesen worden, so daß also nunmehr auch deshalb ein zwingender Anlaß für den Psychiater besteht, zu den sich für ihn ergebenden praktischen Fragen Stellung zu nehmen.

Was können wir also heute über die Möglichkeit sagen, die Entstehung psychisch krankhafter Individuen zu verhüten?

Obgleich die Darstellung der erbbiologischen Tatsachen natürlich nicht in diesen Abschnitt gehört, müssen wir doch zur Beantwortung dieser Frage zunächst wenigstens einen Blick auf das uns bekannte Tatsachenmaterial werfen; denn die Würdigung unseres heutigen psychiatrisch-erbbiologischen Wissens muß unmittelbar maßgebend für unsere praktische Stellungnahme in dieser ganzen prophylaktischen Frage sein.

Die auf angeborener krankhafter Veranlagung beruhenden abnormen Eigenschaften eines Menschen können entweder zurückzuführen sein auf eine von den Vorfahren ererbte Anlage oder aber auf eine Schädigung eines elterlichen Keims oder des Fötus (Keim- oder Fruchtschädigung). So klar der Unterschied zwischen Keim- und Fruchtverderbnis theoretisch ist, so wenig können wir vielfach die Wirkungen beider Faktoren heute noch praktisch voneinander unterscheiden. In vielen Fällen wird von Keimverderbnis gesprochen, wo tatsächlich nur Fruchtschädigung vorliegt.

Unter den Schädlichkeiten, denen eine keimverderbende Wirkung gemeinhin zugeschrieben wird, steht der Alkohol an erster Stelle. Wenn eine solche Wirkung für den Menschen auch noch nicht sicher bewiesen ist, so kann man doch an ihr wohl nicht ernstlich zweifeln. Einwandfreie Untersuchungen über das Vorkommen von psychischen Anomalien bei Trinkerabkömmlingen, welche alle bei der Bearbeitung dieser Frage immer übersehenen Fehlerquellen gebührend berücksichtigen, liegen noch nicht vor. Immerhin sprechen aber z. B. die experimentellen Tierstudien von Stockard und von A. Bluhm sehr für eine keimschädigende Wirkung des Alkohols; ebenso die Beobachtungen von Holitscher und Horsley über die Folgen der Zeugung im Rausch, die Untersuchungen von Bertholet über die Zerstörung der Stammzellen der Samenzellen in den Hoden von Alkoholikern, sowie der Nachweis von Schädigungen der Samenzellkerne von Ratten nach Alkoholgaben (Kostitsch).

Weiter muß mit der Möglichkeit einer Keim- und Fruchtschädigung durch schwere chronische Blei-, Quecksilber- und Morphiumvergiftung gerechnet werden. Lenz zählt den starken Tabakgenuß unter die praktisch wichtigen idiokinetischen (d. h. die Erbmasse ändernden) Schädlichkeiten. Er weist weiter auf die Möglichkeit hin, daß eine Anzahl von Arzneimitteln, zumal von den protozoentötenden, wie Chinin, Jod und Arsen, nachteilig auf das Keimplasma einwirken und so zur Neuentstehung krankhafter Erbanlagen beitragen. Lenz fordert deshalb die Ärzte auf, an diese Möglichkeit zu denken und solche Mittel nur dann in größerer Menge oder auf lange Dauer zu verordnen, wenn es unbedingt nötig ist.

Sicher wissen wir, daß Syphilis der Eltern oft psychische und nervöse Anomalien der Kinder nach sich zieht. Fruchtschädigung durch mütterliche Lues ist als häufige Erscheinung nachgewiesen, und man darf sich viele dieser Fälle so entstanden denken. Sichere Beweise für eine Keimschädigung durch Syphilis sind allerdings noch nicht erbracht; doch ist die Annahme einer solchen Wirkung wohl berechtigt.

Die Vermutung, daß das Bestehen auch anderer Infektionskrankheiten bei den Eltern zur Zeit der Zeugung oder der Schwangerschaft nervöse Entartung durch Keim- oder Fruchtverderbnis herbeiführen kann, liegt nahe und wird von vielen Beobachtern geteilt; sie ist aber bisher noch nicht durch einwandfreie Beobachtungen gestützt.

Nach Lenz ist eine nachteilige idiokinetische Wirkung von den Röntgenstrahlen und den Strahlen der radioaktiven Substanzen anzunehmen. Nicht nur Unfruchtbarkeit kommt auf diesem Wege zustande, sondern man muß nach Tierversuchen auch mit Schädigung der Erbmasse rechnen. Exakte Beweise für Keimschädigung durch Röntgenstrahlen liegen nur in Tierversuchen vor. Wenn Fr. Müller aus seinen Erfahrungen über die im allgemeinen normale Beschaffenheit solcher Abkömmlinge den Schluß zieht, daß sich die idiokinetische Schädigung durch Röntgenstrahlen nur in Sterilität der exponierten Individuen, nicht aber in einer degenerativen Wirkung auf deren Nachkommenschaft zu äußern scheine, so ist demgegenüber zunächst auf die erwähnten Tierversuche, z. B. auf die von Driessen an Kaninchen unternommenen, zu verweisen. Allerdings ist auch da eine Abhängigkeit der idiokinetischen Schädigung von der Dosis zu erkennen, und es ist die Frage, ob die z. B. zur Zeitsterilisierung beim Menschen verwendeten Dosen eine solche Schädigung bewirken. Weiter aber ist hier auf eine wichtige, allerdings rein theoretische Erwägung von Lenz hinzuweisen. Dieser Autor macht darauf aufmerksam, daß die meisten Idiovariationen (d. h. Variationen infolge Änderung der Erbmase), deren Auftreten man beobachtet hat, sich rezessiv verhalten. Dabei sei in der Regel nicht zu erwarten, daß idiokinetische Schädigungen der Erbmasse eines Menschen sich schon an dessen Kindern äußern; in der Erbmasse des anderen „Elters" werde meist nicht gerade derselbe Defekt vorhanden sein, so daß dieser zunächst überdeckt bleibe; daher werde die neu entstandene krankhafte Anlage erst nach einer größeren Reihe von Generationen in Erscheinung treten. Dieser sehr wichtige Gedanke läßt die Möglichkeit der degenerativen Wirkung der verschiedenen eben kurz besprochenen Schädlichkeiten durch Keimverderbnis viel größer erscheinen als die verhältnismäßig geringfügigen Erfahrungstatsachen, welche uns die Beobachtung heute schon erkennen läßt.

v. Gruber und Rüdin führen noch andere Ursachen der Keimschädigung an, wie zu große Jugend oder zu hohes Alter der Erzeuger, körperliche und geistige Überanstrengung, sexuelle Exzesse der Eltern, zu rasche Geburtenfolge bei der Frau, Unter- oder Überernährung der Eltern, Erkrankungen der Keimdrüsen. Doch ist die tatsächliche Wirksamkeit dieser Einflüsse beim Menschen zum Teil noch sehr unsicher.

Die vorstehende kurze Übersicht läßt erkennen, von welcher Seite her der Erbmasse und der in der Entwicklung befindlichen Frucht Gefahren drohen. Inwieweit auf diesem Wege im besonderen Anlagen zu psychischen Störungen und

Anomalien entstehen, wissen wir noch nicht. Mit der Möglichkeit dieser Wirkung müssen wir aber ernstlich rechnen. Bumke z. B. führt unter den Erscheinungen der nervösen Degeneration durch Keimschädigung in erster Linie die Imbezillität in allen ihren Graden an. Er hält es weiter für wahrscheinlich, daß auch die mannigfachen Formen der konstitutionellen Nervosität häufig auf diesem Wege zustande kommen.

Werfen wir sodann einen Blick auf die Ergebnisse, die die Forschungen über die Vererbung psychisch-nervöser Krankheiten gezeitigt haben, so ist festzustellen, daß auf diesem Gebiete bisher nur für zwei Krankheiten eine eindeutige Gesetzmäßigkeit der Vererbung sicher nachgewiesen ist, für die Huntingtonsche Chorea und die Myoklonus-Epilepsie. Die Anlage zu jener vererbt sich dominant, die zur Myoklonusepilepsie einfach recessiv. Beide Krankheiten sind selten und fallen daher gegenüber den zahllosen übrigen Fallen von erblichen Krankheitsformen praktisch wenig ins Gewicht. In Familien, in denen die Huntingtonsche Chorea erblich ist, hat durchschnittlich jedes kranke Familienglied von einem gesunden Ehepartner zur Hälfte kranke und zur Hälfte gesunde Kinder, während die von der Erkrankung verschonten Familienangehörigen das Leiden sicher nicht weiter vererben. Deshalb sollten die Kranken unter keinen Umständen heiraten oder Kinder zeugen. Nur wissen wir im Einzelfalle nicht, ob ein zur Zeit gesundes Individuum nicht doch noch erkranken wird, denn das Leiden wird bekanntlich im Durchschnitt erst im mittleren Lebensalter manifest. Um sicher zu gehen, müßte man also überhaupt jeden mit Huntingtonscher Chorea Belasteten von Heirat oder Kinderzeugung abhalten.

Bei einer sicher als einfach recessiv erkannten Anomalie, wie es die Myoklonusepilepsie ist, müßten wir einen Erbträger, um ihn sicher von der Fortpflanzung auszuschließen, mit Bestimmtheit als solchen erkennen können, was uns aber noch nicht möglich ist.

Diese letztere Schwierigkeit, die Unmöglichkeit, die phänotypisch Gesunden aus einer belasteten Familie als Träger der krankhaften Erbanlage zu erkennen, kehrt nun bei den übrigen erblichen psychisch-nervösen Krankheiten als ein die Prophylaxe sehr erschwerender Faktor immer wieder.

Die Myoklonusepilepsie pflegt schon im jugendlichen Alter in schwerer Form aufzutreten, so daß die Kranken selbst im allgemeinen nicht zur Fortpflanzung kommen. Es müßten also theoretisch auch alle Gesunden aus solchen Familien auf Fortpflanzung verzichten; denn wenn sie sich mit Angehörigen gesunder Familien kreuzen, wird die Krankheitsanlage weiter verbreitet, nämlich durch alle die, welche gesunde Erbträger sind.

Was die so häufige Schizophrenie anlangt, so müssen wir zunächst noch starke Zweifel hegen, ob die in dieser Gruppe vereinigten Psychosen alle etwas klinisch Einheitliches sind. Es ist vielmehr anzunehmen, daß wir noch Formen darunter rechnen, bei denen die Vererbung vielleicht keine Rolle spielt. Schon dadurch kommt ein gewichtiges Moment der Unsicherheit in alle erbtheoretischen Betrachtungen hinsichtlich dieser Erkrankungen hinein, wie besonders Bumke hervorgehoben hat.

Der Erbgang der erblichen Formen ist nicht mit Sicherheit festgestellt, ist aber wahrscheinlich recessiv. Nach Hoffmanns Berechnungen sind etwa 10% der Kinder Schizophrener krank, wenn der andere „Elter" gesund und unbelastet ist. Rüdin stellte fest, daß unter 166 Kindern von 34 schizophrenen Einzeleltern 6,18% an Schizophrenie, 10,3% an anderen, zum großen Teil auch erblichen psychischen Anomalien litten, im ganzen also nahezu 16,5% geistig mehr oder weniger psychisch abnorm waren. Offenbar ist für den Grad der Gefährdung der Nachkommenschaft vor allem maßgebend, ob Kreuzung mit anlagefreien oder belasteten Personen stattfindet. In einer Reihe vom Fällen, in denen beide Eltern an Schizophrenie litten, fand KAHN bei 60% der Kinder diese Krankheit wieder, bei weiteren 25% schizoide Psychopathie. Praktisch wird dieser Fall, daß beide Eltern schizophren sind, selten vorkommen. Auch die Gefährdung der Nachkommenschaft durch Erkrankung eines „Elters" darf nicht überschätzt werden. Denn etwa 26% aller Schizophrenen, nimmt man an, werden von dem Leiden vor dem 25. Lebensjahre befallen; da sehr viele dieser Kranken dauernd anstaltsbedürftig bleiben, die wieder ins freie Leben Zurücktretenden infolge der durch die Krankheit herbeigeführten eigenartigen Umwandlung ihrer Persönlichkeit aber zum großen Teile wenig zur Annäherung ans andere Geschlecht neigen werden, so ergibt sich bei diesen früh Erkrankten also eine geringe Gefahr der Forterbung des Leidens. Freilich darf man anderseits aber nicht die große Zahl der Fälle außer acht lassen, in denen die Krankheit erst nach der Heirat einsetzt; unter ihnen sind immer nicht wenige, die wir aus der Anstaltsbehandlung mindestens zeitweise entlassen und die dann zur Fortpflanzung kommen können.

Anderseits haben aber auch Untersuchungen, die sich über eine ganze Reihe von Generationen erstreckten, eine Abnahme der Erkrankungen im Laufe der Geschlechterfolge, unter Umständen bis zum Verschwinden der Krankheit, erkennen lassen.

Eine derartige Regeneration, ein Verschwinden der Geisteskrankheit aus einer erblich belasteten Familie im Verlaufe von Generationen ist bei recessivem Erbgang auf die Kreuzung mit von der krankhaften Anlage freien Personen zurückzuführen. Würde man derartige Familien über eine viel größere Zahl von Generationen hin verfolgen, so würde man wohl sicher manchmal nach Phasen des Verschwindens der manifesten Krankheit solche ihres Wiederauftauchens beobachten, nämlich dann, wenn krankhafte Erbträger sich heiraten (konvergierende Belastung). Entstammen solche Partner derselben Familie, so liegt der Fall der schädigenden Inzucht vor. Doch kann derselbe Fall bei Krankheitsanlagen, die, wie die zur Schizophrenie, in der Bevölkerung weitverbreitet sind, natürlich leicht auch bei der Kreuzung von miteinander nicht Verwandten vorkommen. Vielfach werden sich, das darf man wohl sagen, von der manifesten Psychose freie Träger der Erbanlage zu Schizophrenie phänotypisch durch diejenige seelische Beschaffenheit verraten, die wir als schizoid bezeichnen. Nach HOFFMANN ist der Fall sehr häufig, daß zwei ausgeprägt schizoide Persönlichkeiten ein schizoides Kind erzeugen. Freilich ist für die praktische Nutzanwendung zu betonen, daß der Begriff des „Schizoiden" recht verschwommen ist und man ihn praktisch nur auf eben „ausgeprägte" Fälle anwenden soll, will man nicht ins Uferlose kommen.

Was soeben über Verschwinden und Wiedererscheinen von erblichen Krankheiten in Familien gesagt wurde, gilt im wesentlichen auch für andere Formen, z. B. für den Formenkreis des manisch-depressiven Irreseins. Für die Anomalien aus dieser Gruppe, bei denen die Erblichkeit anerkanntermaßen eine besonders große Bedeutung hat, ist die Vererbungsart auch noch nicht sicher gestellt. Nach den meisten Forschern überträgt sich die Krankheit nach irgendeinem dominanten Modus. Nach HOFFMANN handelt es sich um polymere Dominanz, nach RÜDIN um einen gemischt-recessiv-dominanten Vererbungsmodus. Rund ein Drittel der Kinder von manisch-depressiven Einzeleltern leiden wieder deutlich an der gleichen Geistesstörung (RÜDIN). Mit großer Wahrscheinlichkeit wird das Leiden auch durch phänotypisch gesunde Personen weitergegeben; wir können aber auch diese persönlich gesunden Erbträger als solche nicht erkennen.

Die Bedeutung der Vererbung bei der Epilepsie wird allgemein anerkannt.

Wenn die von den verschiedenen Autoren genannten Zahlen ziemlich weit auseinandergehen, so kommt das offenbar zum Teil daher, daß auch der Begriff der Epilepsie in seiner heutigen Fassung verschiedenartige Krankheiten einschließt, die wir noch nicht genügend voneinander trennen können. Epilepsie vererbt sich nach der Ansicht der Mehrzahl der Forscher nach einem recessiven Modus; daneben mag ein dominanter Erbgang vorkommen.

Aus zahlreichen Statistiken geht hervor, daß bei den nächsten Angehörigen von genuin Epileptischen im Vergleich zu anderen Familien besonders häufig Epilepsie, andere Geistesstörungen, Schwachsinn, Psychopathie, Potus vorkommen, so daß bei Epileptikern eine erhebliche Tendenz zur erblichen Übertragung von psychisch-nervösen Anomalien angenommen werden muß.

Auch der angeborene Schwachsinn ist bekanntlich keineswegs eine klinisch einheitliche Krankheitsgruppe. Nach Goddard sollen mindestens ⅔ aller Fälle auf erblicher Ursache beruhen. Diese Schätzung hängt natürlich ganz in der Luft. Immerhin darf behauptet werden, daß ein großer Teil dieser Fälle erblich ist. Für die vererbbaren Formen ist über den Erbgang noch nichts Sicheres bekannt.

Über die krankhaften psychischen Veranlagungen, die wir unter Sammelnamen wie Hysterie und Psychopathie zusammenfassen, wissen wir hinsichtlich der Art der bei ihnen wirksamen erblichen Übertragung noch gar nichts. Nur daß erbliche Belastung bei diesen schon rein klinisch noch durchaus ungenügend erforschten Formen eine große Rolle spielt, ist allgemein anerkannt. Man darf wohl annehmen, daß den hierher zu rechnenden Persönlichkeiten eine große Bedeutung bei der Vererbung der verschiedensten psychisch-nervösen Krankheiten zukommt; denn unter ihnen finden sich anscheinend viele Fälle, welche man teils als abortive Formen erblicher Psychose auffassen darf, anderseits solche, die engere Beziehungen zum Erbkreise solcher Krankheiten haben.

Bei Erwähnung der Huntingtonschen Chorea und der Myoklonusepilepsie sahen wir, daß in unserem erbbiologischen Wissen über diese Krankheiten die Voraussetzungen für eine generative Prophylaxe theoretisch gegeben wären. Jeder mit Huntingtonscher Chorea Behaftete vererbt die Krankheit weiter, während die Nachkommenschaft aller von dem Leiden verschonten Familienglieder auch davon frei bleibt. Unser Rat müßte also sein: der Erkrankte soll keine Kinder zeugen; es soll niemand eine von dem Leiden befallene Person heiraten. Die Gefahr, daß das geschieht, kommt auch ohne unser Zutun nach Lage der Dinge praktisch nicht in Betracht. Praktisch wichtiger ist, daß wir nicht wissen können, welche zur Zeit noch gesunden, im zeugungsfähigen Alter stehenden Familienmitglieder an dem Leiden, das ja im Durchschnitt erst in den mittleren Jahren aufzutreten pflegt, in Zukunft noch erkranken werden. Demnach müßten wir fordern: kein Abkömmling einer Familie, in der Huntingtonsche Chorea erblich ist, soll heiraten oder Kinder zeugen. Hier setzen nun bereits bei dieser erbbiologisch gut bekannten Krankheit die praktischen Schwierigkeiten ein.

Es liegt auf der Hand und braucht nicht näher ausgeführt werden, daß auf Befolgung dieses Rates unter den heutigen Verhältnissen nicht zu rechnen ist.

Bei dem anderen erbbiologisch sicher erforschten Leiden, der Myoklonusepilepsie, hat die manifeste Krankheit eines Menschen, da es sich um ein recessives Leiden handelt, nicht den Wert eines bestimmten Anzeichens für die Gefährdung der unmittelbaren Abkömmlinge, wie bei einem dominanten Leiden.

Bei der Myoklonusepilepsie müssen wir nach unserer heutigen Kenntnis auch von jedem phänotypisch gesunden Familienmitgliede die Möglichkeit annehmen, daß es die Krankheit weiterzugeben vermag. Es bliebe also bei einem solchen recessiven Leiden als radikal wirksame Maßregel nur übrig, daß alle aus einer belasteten Familie stammenden Menschen auf Heirat oder Kinderzeugung verzichteten.

In Anbetracht der Seltenheit der beiden besprochenen Krankheiten spielt die Frage ihrer Verhütung für die Gesamtheit der Bevölkerung weiter keine Rolle. Anderseits liegen bei ihnen die Dinge bezüglich der prophylaktischen Schlußfolgerungen einfach im Vergleich zu den zahlenmäßig weit vorherrschenden, erblich übertragbaren Formen der schizophrenen, manisch-depressiven, epileptischen Erkrankungen usw., die außerordentlich verbreitet, aber erbtheoretisch noch nicht sicher geklärt sind.

Nun ergaben sich schon bei den oben genannten, in dieser Hinsicht gut bekannten Erkrankungen erhebliche Unsicherheiten hinsichtlich der Erbprognose im gegebenen Falle, die, wenn wir an Prophylaxe denken, entweder unser Handeln hemmen oder uns nötigen müssen, Individuen Beschränkungen zuzumuten, die sachlich noch nicht mit genügender Sicherheit zu begründen wären, denen sie sich freiwillig meist nicht unterwerfen würden und die zwangsweise zu verhängen, mit den geltenden Rechtsgrundsätzen nicht zu vereinbaren wäre. Es ist ohne weiteres klar, daß diese Schwierigkeiten in erheblich vermehrtem Maße bei den anderen erblich übertragbaren, aber erbbiologisch noch nicht so gut erforschten psychischen Anomalien ins Gewicht fallen werden, welche nun gerade wegen ihrer Häufigkeit praktisch eine große Rolle spielen. Am Schlusse seines Buches „Vererbung und Seelenleben" wirft HOFFMANN die Frage nach der praktischen Verwertbarkeit unserer heutigen Kenntnisse auf dem Gebiete der psychiatrischen Vererbungsforschung auf und sagt: „Wenn wir noch einmal die Ergebnisse der Untersuchungen in den letzten Jahren an unseren Augen vorüberziehen lassen, müssen wir jedoch leiden sagen, daß wir zwar eine Reihe von Möglichkeiten, von wahrscheinlichen Vermutungen herausarbeiten konnten, daß aber für eine gesetzmäßige Formulierung der Resultate aus Mangel an übereinstimmenden und einmütig greifbaren Beobachtungen heute noch nicht die Zeit gekommen ist."

Bei dieser Sachlage stehen manche auf dem Standpunkte, daß der Arzt hier vorerst noch seine Hände aus dem Spiele lassen soll. Von einer Eheschließung oder von Kinderzeugung abraten, sei eine so verantwortungsvolle, in das Wohl und Wehe der Menschen so tief einschneidende Sache, daß der Arzt angesichts der Unsicherheit unseres Wissens heute noch nicht das Recht habe, seine Meinung geltend zu machen.

Allein diese Einstellung ist sicherlich nicht richtig. Das Wissen um die Bedeutung der Vererbung bei der Entstehung von Geisteskrankheiten ist schon so verbreitet, daß ärztlicher Rat vor Eingehung einer Ehe von den Ehekandidaten oder ihren Angehörigen heute schon in manchen Fällen begehrt wird. Daß gesundheitliche Gesichtspunkte überhaupt bei Eheschließungen immer mehr berücksichtigt werden, darauf müssen wir Ärzte ganz allgemein hinwirken. Je mehr das Gebrauch werden wird, um so häufiger werden auch Fragen nach der Bedeutung erblicher Belastung mit psychisch-nervösen Leiden gestellt werden und zu beantworten sein. Es ist nicht einzusehen, warum wir nicht im einzelnen Falle wenigstens das sagen sollen, was zu sagen wir verantworten können. Wir müssen natürlich die Ratsuchenden stets klar erkennen lassen, was als sicher gelten kann und mit welchem Grade von Wahrscheinlichkeit wir uns da äußern können, wo unser Wissen unvollkommen und unsicher ist. Auch werden wir bemüht sein müssen, daß wir die Ausbreitung einer unkritischen Vererbungshypochondrie nicht begünstigen. Den Grad größerer oder geringerer Wahrscheinlichkeit werden unsere Vorhersagen immerhin öfters haben, und das Eingehen einer Ehe ist ein Schritt von so ungeheuerer Tragweite nicht nur für das individuelle Wohl beider Partner, sondern auch für Generationen Nachkommender, daß alle diejenigen, welche sich ihrer Verantwortung dabei bewußt sind, das Recht haben zu wissen, welche Gefahren etwa im Bereiche des Wahrscheinlichen erkennbar sind. Mit Recht sagt Rüdin: „Es wird ferner eingewendet, daß nicht jeder Geisteskranke seine krankhafte Anlage und Krankheit auf seine Kinder oder auf alle Kinder zu übertragen braucht. Das weiß ich. Denn es gibt geistige Störungen, die ganz vorwiegend durch äußere Momente entstehen, und ich weiß auch, daß nicht jedes Kind eines erblich Geisteskranken zu erkranken braucht. Ja der Zufall des Würfelspiels der Erbanlagen kann es mitunter fügen, daß selbst in solchen Fällen kein einziges Kind das Los des erkrankten Elternteils trifft. Aber welcher gewissenhafte, Verantwortung fühlende Mensch wollte die Gesundheit seiner Kinder diesem kargen Zufall überlassen? Er wird doch umgekehrt sein Verhalten nach der großen Wahrscheinlichkeit richten wollen, unter seinen Kindern kranke zu bekommen oder mindestens auf sie eine schlummernde krankhafte Anlage zu übertragen, die dann bei den späteren Nachkommen wieder leicht zur offenkundigen Krankheit führen kann. Auch die Versicherungsgesellschaft z. B. übernimmt ja mit der Einreihung eines Menschen in eine bestimmte Klasse der Lebenserwartung keine Verpflichtung, daß er nun wirklich so lange leben wird. Im Einzelfalle *kann* er früher sterben, aber auch länger leben. Trotz dieser ‚Ausnahmen‘ erweist sich aber die Berechnung der Versicherungsgesellschaft als richtig, was deren geschäftliche Ergebnisse beweisen.“

Nach dem Stande unseres erbbiologischen Wissens und in Anbetracht der herrschenden Rechtsauffassung können wir Ärzte nicht darauf dringen oder empfehlen, Personen, welche zu der Befürchtung berechtigen, daß sie die Anlage zu psychischer Erkrankung auf ihre Nachkommen übertragen, *zwangsweise* von der Fortpflanzung auszuschließen, sei es daß ihnen die Heirat verboten oder das Vermögen zur Zeugung genommen werde. Wohl aber dürfen und müssen wir die Bevölkerung nachdrücklich auf die Notwendigkeit der Vorsicht bei der Gattenwahl, sowie zu strenger Selbstprüfung des Einzelnen auf seine Ehetauglichkeit und seine Berechtigung zur Fortpflanzung hinweisen. Wir müssen empfehlen, bei dieser verantwortungsvollen Entscheidung den Rat sachkundiger Ärzte einzuholen. Nach der bei uns herrschenden Rechtsanschauung ist das individuelle Wohl, der individuelle Vorteil des einzelnen heute noch so sehr Richtpunkt aller Normsetzung, daß der Wille der Allgemeinheit als Voraussetzung so schwerer Eingriffe in die Sphäre des Individuums, wie sie ein Eheverbot und eine Sterilisierung sind, einen weit größeren Grad von Sicherheit der erbbiologischen Vorhersage fordert, als er uns in der großen Mehrzahl der Fälle auf dem Gebiete der psychischen Anomalien zur Zeit noch erreichbar ist. Wer sich freilich klar macht, welche ausschlaggebende Bedeutung auch für das individuelle Wohl des einzelnen eine gute gesundheitliche Veranlagung hat und welches unermeßliche Unheil pathologische Individuen über ganze Familien zu bringen pflegen, ja wieviele dieser Individuen sich selbst zur Last leben, der wird geneigt, die Dinge anders zu betrachten. Wie schütteln den Kopf über die Unbedenklichkeit, mit der man anscheinend in Amerika vielfach auf diesem Gebiete vorgeht[1], wie man

---

[1] Die im Mittelpunkte der rassenhygienischen Bewegung in Amerika stehende „American Genetic Association“ setzte etwa 1911 einen Ausschuß ein, dessen Aufgabe die Untersuchung und Anempfehlung praktischer Maßnahmen „zur Ausmerzung minderwertigen Keimplasmas in der amerikanischen Bevölkerung“ ist. Im Auftrage dieses Ausschusses, in dem eine Anzahl bekannter Persönlichkeiten der Wissenschaft und des öffentlichen Lebens mitwirkten, schlug Laughlin die ständige Unfruchtbarmachung der untersten Zehn vom Hundert der Bevölkerung vor, und zwar in der Weise, daß dieser zehnte Teil in zwei Geschlechtsfolgen gänzlich ausgemerzt werde. Der Vorschlag geht von der Annahme aus, daß die im Volkskörper enthaltenen minderwertigen Elemente den zehnten Teil des Ganzen ausmachen.

da praktischem Handeln und eingreifenden gesetzlichen Bestimmungen die Annahme eines Polymorphismus der Vererbung psychischer Anomalien zugrunde legt, die bei uns als überwunden gilt, wie man vielleicht vielfach die Grenzen zwischen erblich bedingten und exogenen Störungen nicht genug beachtet, Aber es läßt sich angesichts der ungeheueren Bedeutung der Frage der Standpunkt doch durchaus vertreten, in dieser prophylaktischen Frage schon auf Grund von Wahrscheinlichkeit zu handeln. Das hängt nur vom Willen der Allgemeinheit ab. Freilich muß unter allen Umständen festgehalten werden: als wissenschaftlich gebildete Ärzte sind wir an unser wissenschaftliches Gewissen unbedingt gebunden. Größte Sorgfalt und kritische Erwägung muß alle unsere ärztlichen Ratschläge leiten. In Ausübung unseres ärztlichen Berufes sind wir Vertrauensleute und Funktionäre der Gesellschaft, der wir dienen, und daher an deren Rechtswillen gebunden. Zugleich sind wir aber Erzieher zur Gesundheit. Als solche haben wir die Pflicht, die Bevölkerung zu belehren und aufzuklären über die Bedeutung der Vererbung, über die Notwendigkeit der Bevorzugung erbtüchtiger Individuen bei Gattenwahl und Fortpflanzung. Je mehr wir hierüber Aufklärung verbreiten, um so mehr wird sich das Bewußtsein hiervon befestigen und zur Umbildung unserer sittlichen Anschauungen und Gebote in dieser Richtung führen. Dann wird es vielleicht auch bei uns dazu kommen, daß man Verbote errichtet, wo nur mit mehr oder weniger Wahrscheinlichkeit unheilvolle Folgen zu erwarten sind. Auch dann aber wird die Aufgabe des beratenden Arztes stets bleiben objektive, kritische Darlegung der Sachlage nach dem Stande der Wissenschaft. Die praktischen Folgerungen müssen die zu Beratenden und die Allgemeinheit ziehen und bestimmen.

Zu den aus der Unvollkommenheit unseres Wissens sich ergebenden grundsätzlichen Schwierigkeiten hinsichtlich der Prophylaxe der Geisteskrankheiten kommen nun noch andere zwar sozusagen nur akzidentelle, die aber gleichwohl praktisch recht ins Gewicht fallen.

Soll man in einem gegebenen Falle jungen Leuten, die vor einer Heirat und Verlobung stehen, auf ihren Wunsch oder auf Verlangen mitverantwortlicher Angehöriger einen erbprognostischen Rat geben, so ist eine genaue Aufklärung des ärztlichen Ratgebers über die psychisch-nervösen Gesundheitsverhältnisse in beiden Familien unerläßlich. Die meisten Menschen wissen indessen heute noch sehr wenig über die Gesundheitsverhältnisse ihrer Vorfahren und Verwandten, so daß in jedem Falle zur Klärung derselben äußerst zeitraubende Nachforschungen nötig wären und sehr häufig ausreichende Kunde überhaupt nicht zu erlangen sein würde. Schon woran ihre Großeltern gestorben sind, ist vielen unbekannt. Und noch viel seltener ist eine genügende genaue Kenntnis über die körperliche und seelische Beschaffenheit auch nur der unmittelbaren Vorfahren und Kollateralen. Wie schwer ist es z. B. vielfach auch da, wo die vom Arzte zu befragenden Überlebenden Auskunft über die Wesensart verstorbener Verwandter geben können, sich psychiatrisch ein klares Bild darüber zu machen, ob die betreffenden Personen im engeren Sinne psychopathisch waren, welche Art der Psychopathie etwa vorlag; und doch wird gerade auf solche Dinge gegebenenfalls oft viel ankommen für die Erbprognose. Erfährt man, daß in der Familie ein Fall von Geisteskrankheit vorgekommen ist, so wird es vielfach schwer sein, nachträglich eine Diagnose zu stellen und namentlich zu sagen, ob es sich um ein erblich übertragbares Leiden handelte oder nicht. Aber auch da,

---

(Nach G. v. HOFFMANN im Arch. f. Rassenbiol. **11**, 184). Dieser Vorschlag wird wohl auch in Amerika undurchführbar sein, aber daß er überhaupt offiziell gemacht werden konnte, beweist die von der unsrigen ganz abweichende Gesamteinstellung der amerikanischen Bevölkerung.

wo es an und für sich möglich wäre, genügendes Material zu gewinnen, hat man mit allerlei Hemmnissen zu rechnen. Ein in diesen Fragen so besonders erfahrener Psychiater wie RÜDIN hat aus seiner Praxis diese Schwierigkeiten anschaulich geschildert. Er sagt u. a.: „Der Wunsch nach Gründlichkeit von seiten des Arztes ist in allen Fällen gleich groß, von seiten der Ratsuchenden aber sehr verschieden intensiv. Auch muß man auf absichtliche Täuschungen auf Schritt und Tritt gefaßt sein. Freilich fallen dann die Folgen des Betruges zu Lasten des Betrügers. Auch gedruckten Familienchroniken oder Stammbäumen gegenüber ist größte Vorsicht geboten. Ich kenne solche Stammbäume über große Begabung in Familien, die sich sehr schön lesen, in die ich aber doch nicht hätte hineinheiraten mögen, weil ich weiß, daß darin schon sehr viele erbliche Geistesstörungen vorgekommen sind, die aber in diesen Familienbiographien nicht erwähnt sind." RÜDIN macht weiter darauf aufmerksam, daß der gegebene Rat in so und so vielen Fällen doch nicht befolgt werde, aus unüberwindlicher Liebe, aus wirtschaftlichen oder aus allen möglichen anderen Gründen. Mitunter gingen die Ratsuchenden auch so lange von einem Arzt zum anderen, bis sie ein ihren Wünschen entsprechendes Gutachten bekämen. Den von großen Gesichtspunkten aus bedeutsamsten Haupteinwand formuliert RÜDIN folgendermaßen: „Die meisten Menschen und namentlich die, die es am meisten brauchen würden, fragen den Arzt gar nicht erst: Alle Indolenten, Gleichgültigen, alle in Gesundheitsfragen Ahnungslosen, alle sterblich Verliebten, ferner die durch wirtschaftliche oder finanzielle Gründe, durch Ehrgeiz oder Karriere oder dergleichen an einer Ehe Interessierten, ferner alle die, die ein böses Gewissen haben, alle Unwahren, Unehrlichen, schließlich so viele Minderwertige, die nur an sich selbst, nicht aber an den Ehepartner oder gar an die Gesundheit einer zu erwartenden Nachkommenschaft denken. Ich darf nur an die banale Tatsache erinnern, daß beispielsweise kein vielfach vorbestrafter, gemeiner Verbrecher jemals auf die Idee kommen wird, einen Arzt zu fragen, ob seine antisoziale Persönlichkeit etwa einen Gegengrund der Eheschließung oder Kinderzeugung abgeben könnte. Auch ein Säufer wird niemals fragen." Demgegenüber weist RÜDIN mit Recht darauf hin, daß trotz alledem eine ärztliche Beratung für Ehe und Fortpflanzung schon heute sehr geeignet sei zu einem Schutz der Gesunden, Gewissenhaften, Aufklärbaren, Tüchtigen. Je mehr diese Elemente ärztlichen Rat in solchen Fragen suchten, umso häufiger würden sich Tüchtige zu Tüchtigen finden. So stelle also die fachärztliche Eheberatung einen Schutz der Gesunden und Tüchtigen vor den Kranken und Untüchtigen dar.

Man wird sich natürlich auch darüber klar sein müssen: in vielen, sehr vielen Fällen wird der abmahnende ärztliche Rat zu spät kommen. Denn wenn die Leute einmal vor der Heirat oder der Verlobung stehen, so werden sie im allgemeinen innerlich schon in einem Grade aneinander gebunden sein, daß sie die Kraft schwer finden werden, voneinander zu lassen.

Endlich noch ein Umstand, der vielfach sehr betont wird. Wir sehen, daß krankhafte seelische Veranlagung auffallend häufig in Familien vorkommt, in denen gleichzeitig hohe, ja geniale Begabung nach irgendeiner Richtung erblich ist. Dieses Zusammentreffen ist so häufig, daß allen Ernstes die Frage aufgeworfen werden kann, ob hier nicht ein unabänderlicher, ein notwendiger innerer Zusammenhang vorliegt, — eine Frage, welche wir tatsächlich heute noch nicht sicher beantworten können. Für das manisch-depressive Irresein ist es längst erwiesen, daß die Personen, die an dieser Krankheitsgruppe zugehörenden seelischen Anomalien leiden, daß Familien, in denen das Leiden erblich ist, besonders häufig geistig hochstehen, daß sie vielfach künstlerisch begabt, gemütlich und ethisch hochwertig, seelisch differenziert sind. Muß man also nicht fürchten, unter Umständen mit der Verhinderung der Fortpflanzung solcher Individuen zugleich die Ausbreitung wertvoller geistiger Anlagen in der Bevölkerung zu hemmen, die Geburt hochbegabter, kulturfördernder Individuen zu verhindern? Tatsächlich wird vielfach gegen eugenetische Bestrebungen eingewandt, daß dieses oder jenes Genie von minderwertigen Eltern abstamme. Aber merkwürdigerweise hört man selten die Gegenfrage: wieviel überdurchschnittlich genial Begabte, wieviel Hochbedeutende bleiben ungeboren, weil geistig und körperlich Hochstehende sich mit Krankhaften, Minderbegabten paaren, anstatt mit gleichwertigen Individuen? oder weil die Hochbegabten infolge unserer sozialen Verhältnisse zu spät zur Zeugung kommen, um eine größere Zahl von Nachkommen zu erziehen und so größere Möglichkeiten dafür zu schaffen, daß der „Zufall" bei der Mischung der Erb-Teilanlagen besonders günstige Kombinationen herbeiführt? Die Rücksicht auf die Erhaltung hochwertiger Begabungsanlagen in der Bevölkerung wird allerdings ein wichtiges Erfordernis rationeller, gewissenhafter Ehe- und Fortpflanzungsberatung sein müssen; sie wird bei Stellung von Erbprognosen, beim Abwägen widerstreitender Anlagemomente oft genug entscheidend in die Wagschale fallen. Aber einen Gegengrund gegen die Berechtigung prophylaktischer Bestrebungen in dieser Richtung überhaupt kann man aus dieser Seite des Problems keinesfalls herleiten.

Wenn also alles das, was man an Bedenken vorbringen mag, uns keineswegs daran hindern kann, für die Notwendigkeit einer psychiatrischen Ehe- und Fortpflanzungsberatung im Sinne einer Prophylaxe der Geistesstörungen heute schon einzutreten, sofern nur alle kritische Vorsicht dabei beachtet wird, so kommt noch *ein* wichtiges Argument dafür in Betracht. Im allgemeinen wird man sagen dürfen, daß die Ratschläge, die man nach dem heutigen Stande unseres Wissens verantworten kann, meist auch dem wohlverstandenen individuellen Wohle der Ratsuchenden und ihrer Familien dienen werden. Eben weil der gut unterrichtete und gewissenhafte Arzt nur bei wohlbegründeten Bedenken abraten wird, wird er dann seine Klienten mit großer Wahrscheinlichkeit auch vor persönlichem Ungemach bewahren, das ihnen die dauernde Verbindung mit vielfach schwierigen schwerpsychopathischen Individuen, mit während der Ehe geisteskrank werdenden Personen bringen würde, nicht zu reden von dem Leid, das krankhafte und kranke Kinder über die Familien bringen. Dieses individuelle oder soziale Moment, das bei der enormen sozialen Wichtigkeit und Rückwirkung psychischer Anomalien naturgemäß größte Beachtung verdient, verleiht allen wohlerwogenen, auf eine Hemmung der Ausbreitung erblicher seelischer Abweichungen gerichteten Maßnahmen noch besondere Bedeutung. Wo der ärztliche Beurteiler im einzelnen Falle im Zweifel ist, wie sein Rat lauten soll, wird er oft aus der individuell-prophylaktischen Perspektive heraus zu einer Entscheidung kommen können.

Nach allen diesen Erörterungen erhebt sich nunmehr die Frage: welche psychiatrischen Gesichtspunkte können wir heute aufstellen für eine Ehe- und Fortpflanzungsberatung?

Da ergibt sich als erster Satz der, daß einem Menschen, der an einer erblichen Geisteskrankheit leidet oder gelitten hat, vom Eingehen einer Ehe unbedingt abzuraten ist.

Jenes könnte auf den ersten Blick als unnötige Forderung angesehen werden, da man meinen möchte, eine solche Möglichkeit komme nur selten in Betracht. Man braucht aber beispielsweise nur an die leichten hypomanischen Zustände beim manisch-depressiven Irresein zu denken, in denen die Kranken dem Unkundigen den Anschein besonderer Aktivität und Tüchtigkeit erwecken, auch durch ihre ganzes Wesen oft auf Personen des anderen Geschlechtes geradezu eine besondere Anziehungskraft ausüben können. Weiter sei erinnert an manche weitgehenden Remissionen bei Schizophrenie, während deren die Patienten dem Laien oft ganz gesund erscheinen. Zudem besteht in solchen Fällen die Gefahr, daß die Angehörigen der Patienten in dem Aberglauben an die besondere heilende Wirkung der Ehe auf psychische Anomalien die Verheiratung solcher Kranken mit besonderem Eifer betreiben.

Auch solchen Personen, die von einem Anfall von erblich übertragbarer Geisteskrankheit geheilt sind, muß natürlich von der Heirat abgeraten werden. Zwar hat man hier wie auch dort, wo es sich um noch Kranke handelt, durchaus mit der Möglichkeit zu rechnen, daß wenigstens ein Teil der zu erwartenden Kinder gesund bleiben würde, besonders wenn der Ehepartner gesund wäre und auch aus gesunder Familie stammte. Der beratende Arzt wird dies auch darlegen müssen. Trotzdem wird er aber um so mehr Veranlassung zu ernstlichem Abraten haben, als es im wohlverstandenen individuellen Interesse gesunder Ehekanditaten liegt, vor einer Verbindung mit psychisch Kranken und Krankgewesenen, denen jederzeit die Gefahr der Wiedererkrankung droht, behütet zu werden.

Hinsichtlich der *Epileptiker* ist zu berücksichtigen, daß bei manchen Formen die Erblichkeit offenbar eine nachweisbare Rolle nicht spielt. Einen Kranken mit ausgeprägten Krankheitserscheinungen, auch wenn eine psychische Veränderung noch nicht erkennbar ist, zu heiraten, davon kann man schon aus individuellen Gründen mit gutem Gewissen abraten. Bei den vielen Fällen, in denen epileptiforme Symptome nur selten aufgetreten sind, wird man natürlich sehr vorsichtig und zurückhaltend sein müssen.

Was die *Psychopathie* anlangt, so wird man in Anbetracht der unscharfen Grenzen dieses Begriffes nach der Gesundheitsbreite ein erhebliches Maß von Kritik und Vorsicht walten lassen müssen. Nicht für Ehe und Kinderzeugung taugen nach RÜDIN besonders die Leute mit deutlichen sexuellen Triebanomalien, die krankhaft Ängstlichen, Willensschwachen, Erregbaren, die unter schweren Zwangsvorstellungen oder unter quälenden hypochondrischen Befürchtungen Leidenden. Vorerst wird man sich, allgemein gesagt, abratend aussprechen dürfen nur bei schweren und schwersten Fällen von deutlich krankhaftem Charakter, in denen die psychopathischen Eigenschaften die Existenzfähigkeit und Lebenstüchtigkeit ihres Trägers deutlich beeinträchtigen oder seiner Einfügung in die menschliche Gemeinschaft dauernd im Wege stehen.

Unter diesen letzteren Gesichtspunkt fallen die durch angeborene erbliche Veranlagung bedingten Fälle von schwerer moralischer Minderwertigkeit, die geborenen Verbrecher und Antisozialen, die an der Fortpflanzung zu verhindern dringend im Interesse der menschlichen Gesellschaft läge. Freilich dürfen wir uns nicht verhehlen, daß wir gerade auf diese Individuen durch Beratung in dieser Richtung nicht werden einwirken können. Sie kennen kein Verantwortungsgefühl und denken daher am wenigsten daran, vor der Eheschließung erbbiologischen Rat zu suchen. Auch wer eine Heirat mit solchen Personen eingehen will, wird nicht für prophylaktische Skrupel empfänglich sein. Bei dieser Gruppe von Menschen wird man erst eingreifen können, wenn die Zeit zu Zwangsmaßnahmen gekommen sein wird. In den nach Gradabstufung und Erscheinungsform weniger ausgeprägten, daher erbprognostisch weniger deutlichen Fällen von Psychopathie muß es der gewissenhaften Erwägung des sachkundigen Arztes überlassen bleiben, inwieweit er die Ratsuchenden auf gewisse Bedenken hinweisen will. Hier besonders muß der nötige Takt walten im Einhalten der richtigen Mitte zwischen den Interessen der zu erwartenden und denen der gegenwärtigen Generation. Der Berater muß sich, wie schon einmal erwähnt wurde, unbedingt davor hüten, unnötige Zweifel und Ungewißheit wachzurufen und einer Vererbungshypochondrie Vorschub zu leisten. Gerade in solchen Fällen, wie sie hier gemeint sind, wird der erbprognostische Befund, wie ihn der andere Partner erkennen läßt, besonders zu beachten und im Zweifel oft ausschlaggebend für die Haltung des Arztes sein. Namentlich wo es sich bei dem einen Teil des zu beurteilenden Paares um einen Phänotypus handelt, der Zweifel erweckt, ob schon von einer leicht manisch-depressiven Beschaffenheit oder einer schizoiden Psychopathie gesprochen werden muß, kann die genaue Betrachtung der anderen Person und ihrer Aszendenz und Verwandschaft entscheidend ins Gewicht fallen. GAUPP macht auf die Gefahr aufmerksam, daß die seelische Feinsinnigkeit zirkulärer oder zykloider Menschen sie gegenseitig für einander anziehend macht und so zur Ehe gleichartig krankhaft Belasteter bzw. manifest Kranker Anlaß gibt.

Was über die Psychopathie gesagt wurde, gilt ebenso für die unter den Begriff der „*Hysterie*" fallenden Fälle. Daß besonders hier die Diagnose zunächst gesichert sein muß, versteht sich von selbst. Diese Forderung gehört eben zu den Voraussetzungen jeder zulässigen Ehe- und Fortpflanzungsberatung und braucht nicht näher erörtert zu werden. Nicht jede hysterische oder psychogene Reaktion, die ein Mensch in seinem Leben einmal gezeigt hat, braucht ein Anzeichen von „Hysterie" oder Psychopathie zu sein. Entscheidend ist immer die Analyse der gesamten Persönlichkeit.

Alkoholisten taugen keinesfalls zur Heirat und Fortpflanzung. Nicht nur auf die zwar noch nicht bewiesene, aber doch wohl zu postulierende Möglichkeit der Keimschädigung ist da hinzuweisen, sondern auch auf die der Vererbung der bei sehr vielen Alkoholisten vorhandenen primären Psychopathie, vor allem aber auch auf die Gefahr der Verwahrlosung der Kinder, die infolge der Not der Familie meist unter ungünstigen Bedingungen aufwachsen. Auch liegt es natürlich sehr im persönlichen Interesse der Frauen, von der Verbindung mit Trinkern abgehalten zu werden. Aber auch hier würde praktisch nur durch Zwangsmaßnahmen Nennenswertes zu erreichen sein.

Hinsicht der Imbezillität und Debilität, soweit es sich um erbliche Formen handelt, wird man im allgemeinen dieselben Gesichtspunkte anzuwenden haben, wie auf die bisher besprochenen Anomalien. Auch schon bei den leichteren Formen des angeborenen Schwachsinns ist Vorsicht geboten. Bei der nicht seltenen Dominanz der geistigen Beschränktheit ist namentlich überdurchschnittlich Begabten eine Heirat mit solchen Individuen dringend zu widerraten (HOFFMANN). Besondere Gefahren bietet, wie aus den weiter oben gemachten statistischen Angaben hervorgeht, die Kreuzung zweier erblich Schwachsinnigen. Überhaupt steigert sich die Gefährdung der Nachkommenschaft noch erheblich, wenn zwei Geisteskranke sich heiraten; auch vor der Verbindung zweier an verschiedenen erblichen psychischen Anomalien leidender Personen muß nachdrücklichst gewarnt werden.

Wie steht es nun aber mit den persönlich gesunden Abkömmlingen aus Familien, in denen psychische Störungen erblich sind? Die Tatsache, daß ihre Kinder — die Kreuzung mit anlagefreien Partnern vorausgesetzt — gesund sein werden, wenn es sich um ein dominantes Leiden handelt, nützt uns praktisch hier nicht viel; denn gerade für die praktisch wichtigen Formen steht der Erbgang noch nicht sicher fest.

Bleiben wir zunächst einmal beim manisch-depressiven Irresein in allen seinen Gestaltungen und Gradausprägungen als der Krankheitsform, der eine besonders starke Vererbungskraft zukommt. Bei persönlich vollständig gesunden Mitgliedern von Familien, in denen das Leiden erblich ist, besteht natürlich stets die Gefahr, später noch selbst zu erkranken. Man muß aber Rüdin zustimmen, wenn er sagt: „Trotz alledem" — d. h. trotz dieser stets bestehenden Möglichkeit, noch zu erkranken, und trotz der Gefahr, auch im Falle des Gesundbleibens die Krankheit weiter zu vererben — „könnte ich zur Zeit die Verantwortung dafür nicht übernehmen, allen völlig gesund befundenen Ehebewerbern aus manisch-depressiven Familien, also z. B. völlig gesunden Söhnen oder Geschwistern von manisch-depressiven Kranken die Ehe zu widerraten, weil doch die Chance dieser Menschen, gesunde Kinder zu bekommen, ganz unvergleichlich größer ist, als bei den manisch-depressiven Kranken selbst. Die Kautelen, die bei ihnen bei der Beratung anzuwenden sind, sind nur die, daß ihre Persönlichkeit und diejenige ihres Ehepartners sowie die Verwandten des Ehepartners frei von manisch-depressiver Erkrankung auch leichtester Ausprägung sein müssen. Denn da ein recessives Moment bei der Vererbung des manisch-depressiven Irreseins mit im Spiele zu sein scheint, ist solchen Kandidaten sowohl eine blutsverwandte Heirat irgendwelchen Grades, als auch die Heirat in eine mit manisch-depressivem Irresein belastete Familie zu widerraten. Eine absolute Garantie kann der Arzt aber natürlich nicht übernehmen." Dieser Meinung kann man sich nur anschließen. Zu widerraten wäre also in bezug auf die manisch-depressiven Familien Verbindung gesunder Glieder mit ebensolchen anderer manisch-depressiver Familien oder von Familien, in denen andere Formen psychischer Krankheit erblich sind. Schwierigkeiten kann aber in solchen Fällen die Entscheidung machen, ob das fragliche Individuum persönlich frei von manisch-depressiven Krankheitserscheinungen „auch leichtester Ausprägung" sei. Da die zu den manisch-depressiven Veranlagungen gerechneten dauernden Verstimmungen, wie man sie z. B. als konstitutionelle Erregung oder Verstimmung bezeichnet sowie der zyklothyme Stimmungswechsel ohne scharfe Grenze in die Gesundheitsbreite übergehen, werden manchmal Zweifel entstehen, und man wird sich hier einer nicht zu weiten Grenzbestimmung befleißigen müssen, um nicht ins Uferlose zu geraten.

In gewissem Sinne ähnlich wie beim manisch-depressiven Irresein liegen die Dinge, wie auch Rüdin bemerkt, bei *der Schizophrenie*. Auch Hoffmann warnt unbedingt davor, daß Glieder aus schizophrenen Familien eine Verbindung mit anderen solcher Familien eingehen. Bei der unklaren Grenzbestimmung des klinischen Begriffes der Schizophrenie muß sich der Berater aber auch der aus dieser Tatsache fließenden Fehlerquellen bewußt sein. Überhaupt kommt in die ganze Eheberatung durch die Unklarheit der nosologischen Stellung der schizophrenen Psychosen unleugbar ein besonderes Moment der Unsicherheit, welches zur nötigen Vorsicht beim Raterteilen verpflichtet. Zudem muß auch hier, ähnlich wie beim manisch depressiven Formenkreis, auf die Unmöglichkeit hingewiesen werden, schizophrenen Prozeß, schizoide Psychopathie und schizothymes Temperament scharf voneinander abzugrenzen.

Bei der *Epilepsie* fand Rüdin nur rund 9% erbliche Übertragung unter Annahme recessiver Vererbung. Gaupp weist darauf hin, daß die frühere Annahme eines schicksalsmäßig ungünstigen Erbganges bei der Epilepsie nach den Feststellungen neuerer Autoren ein viel zu dunkles Bild gezeichnet hat. Aus allen diesen Gründen ist in der Beurteilung der Ehe- und Fortpflanzungstauglichkeit von Gesunden, in deren Familien Epilepsie vorgekommen ist, besondere Vorsicht nötig. Man wird es heute im allgemeinen nicht rechtfertigen können, solchen Personen Ehe und Fortpflanzung zu widerraten, es sei denn, daß die Familienanamnese des Partners erhebliche Gefahren für die Nachkommen befürchten läßt.

Bezüglich der Vererbung der Imbezillität, der Psychopathien und der „Hysterie" wissen wir, wie gesagt, noch allzu wenig, um irgend etwas über die Frage sagen zu können, imwieweit man gesunden Mitgliedern solcher Familien von der Heirat abraten soll. Man muß sich wohl hier zunächst mit der allgemeinen Feststellung HOFFMANNS begnügen, welcher sagt, schwer endogen belastete Individuen sollten nur in Familien mit gesunder, stabiler psychischer Veranlagung einheiraten. Ob man „schwer endogen belastete" Individuen vor sich hat, wird im einzelnen Falle nur die eingehende Erhebung der Familienanamnese erkennen lassen.

Es erhebt sich nun aber noch die wichtige Frage, ob der Rat, schwer endogen Belastete sollten in gesunde Familien einheiraten, nicht doch bedenklich ist angesichts der Gefahr, daß dadurch die Verbreitung krankhafter Erbanlagen begünstigt wird.

RÜDIN hat sich ausführlich mit dieser Überlegung beschäftigt. Er sagt: „Soll bei recessiven Krankheiten, die also bald offen zutage treten, bald in den Zustand der Verborgenheit, der Latenz, treten können, den gesunden Familiengliedern, die möglicherweise aber Erbträger von verborgenen Anlagen sind, angeraten werden, in eine Familie zu heiraten, in der eine gleichartige Belastung fehlt? Wir wissen, daß eine derart belastete Familie durch Zuführung gesunden Blutes aufgefrischt werden kann, wie man sagt. Bei stets wiederholter Auffrischung braucht dann offene Krankheit nicht mehr aufzutreten, während umgekehrt bei Verwandtenheiraten innerhalb derart belasteter Familien oder zwischen gleichartig belasteten fremden Familien die Wahrscheinlichkeit der Erkrankung groß ist. In einem Fall bleiben Anlagen und Krankheiten innerhalb der belasteten Familien, im anderen Falle verschwinden die Krankheiten zunächst, aber es werden die Anlagen in der Bevölkerung weiter verbreitet." Wenn ich RÜDINS weitere Ausführungen hierzu recht verstehe, so meint er, daß an eine Fernhaltung Belasteter von gesunden „Zeugungskreisen" heute aus den verschiedensten Gründen nicht zu denken ist. Man solle den Sachverhalt den Beteiligten objektiv auseinandersetzen. Sie und ihre Familien würden dann entscheiden müssen, ob ihnen eine solche Ehe unter diesen Umständen noch wünschbar erscheine, trotz der Möglichkeit der Weiterverschleppung krankhafter Anlagen.

Die Gefahr dieser Weiterverschleppung muß freilich im Interesse der Volksgesundheit hoch eingeschätzt werden. Denn bekanntlich hängt der Grad von Wahrscheinlichkeit, mit der bei einem Kinde einer mit einem recessiven Leiden behafteten Person dieses Leiden in Erscheinung treten wird, von der Verbreitung ab, welche diese recessive Erbanlage in der Bevölkerung hat. Je mehr sie verbreitet ist, um so größer ist auch die Gefahr, daß der gesunde Gatte eines recessiv Kranken die Anlage überdeckt enthalte, und demgemäß auch die Gefahr der Erkrankung des Kindes. LENZ sagt mit Recht, die wirklich gesunden und vollständigen Familien seien zu schade für die Vermischung mit Kranken. Das ist rassenhygienisch natürlich der einzig richtige Standpunkt. Trotzdem wird der Arzt heute nicht weiter gehen können, als daß er RÜDINS eben erwähnten Rat befolgt.

Neben den im Vorstehenden erörterten, heute in Betracht zu ziehenden Möglichkeiten, durch Vermeidung von Ehe und Fortpflanzung gewisser Individuen und durch Beeinflussung der Gattenwahl die Geburt von zu psychischer Krankheit disponierten Menschen zu verhindern, kommt nun noch in Frage, inwieweit man heute eine erbbiologische Prophylaxe durch Verhütung von Keim- und Fruchtschädigung treiben kann.

Nach dem früher Gesagten ist wirklich absolut Sicheres über keimschädigende Einflüsse beim Menschen nicht bekannt. Noch ungewisser ist insbesondere, in welchem Maße wir von den Agentien, denen wir mit mehr oder weniger Wahrscheinlichkeit einen solchen Einfluß zuschreiben, eine ätiologische Bedeutung für die Disposition zu psychisch-nervösen Leiden annehmen dürfen. Am ehesten möchte man das vom Alkohol und von der Syphilis glauben. Die fruchtschädigende Wirkung der Syphilis ist gewiß, und eine Schädigung besonders des Zentralnervensystems vieler unter diesem schädigenden Einflusse Geborener darf gleichfalls als sicher gelten. Mit der Bekämpfung von Alkoholismus und Syphilis treiben wir also sicher auch aus diesem Grunde Prophylaxe der Geisteskrankheiten. Kinderzeugung darf Syphilitikern erst erlaubt werden, wenn nach energischer Behandlung mehrere Jahre hindurch keine Krankheitserscheinungen mehr beobachtet worden sind und auch die Wassermannsche Reaktion negativ geblieben ist. Vermeidung von Tabakabusus, von chronischer Blei-, Quecksilber- und Morphiumintoxikation, Vorsicht im medikamentösen Gebrauch von Chinin, Jod, Arsen sind Maßnahmen, die neben ihrer individual-hygienischen Wichtigkeit auch zur Verhütung von Keimverderbnis beitragen können. LENZ spricht mit Rücksicht auf die idiokinetisch schädigende Wirkung der Röntgenstrahlen den Wunsch aus, daß sich der Röntgenarbeit in der Hauptsache nur Personen zuwenden möchen, die aus irgendeinem Grunde ohnehin nicht ehetauglich sind.

Bei der im Vorstehenden gegebenen Übersicht über die Frage, inwieweit wir heute eine erbbiologische Prophylaxe der Geisteskrankheiten treiben können, ist zur Genüge immer wieder zum Ausdruck gebracht worden, welche Schranken unserem Wirken in dieser Richtung noch gesetzt sind. Sie sind also gegeben einmal in der Unsicherheit unseres erbbiologischen Wissens, sodann in äußeren Hemmnissen und Schwierigkeiten mannigfacher Art. In ersterer Beziehung muß von der fortschreitenden Forschung Vervollkommnung erhofft werden. Was die äußeren Schwierigkeiten anlangt, so ist mit zunehmender Verbreitung von rassenhygienischem Verständnis und Wissen in der Bevölkerung ihre Verringerung zu erwarten. Je mehr hier Wandel geschaffen wird, je mehr das Bewußtsein der Verantwortlichkeit für das Wohl der kommenden Generationen Allgemeingut werden und zu einer Umgestaltung unseres sittlichen Vorstellens und Fühlens führen wird, in um so größerem Maße ist an Berücksichtigung erbbiologischer Gesichtspunkte bei Gattenwahl, Eheschließung und Zeugung zu denken. Alles das im einzelnen auszuführen, ist hier nicht der Ort. Hier handelt es sich nur darum, die Frage der psychiatrischen Indikationsstellung und der grundsätzlichen Möglichkeiten nach dem heutigen Stande unseres Wissens zu erörtern. Wie planmäßig durch fortlaufende gesundheitliche Registrierung der Bevölkerung, durch Anlegen von Familiengeschichten das Material für alle hier in Frage kommenden ärztlichen Schlußfolgerungen zu beschaffen sein wird; wie den ärztlichen Ratschlägen bei der Gattenwahl die nötige Wirksamkeit gesichert, wie etwa darauf hingearbeitet werden kann, daß der Rat nicht erst in einem Stadium der Angelegenheit erteilt wird, in dem er zu spät kommt, weil schon eine zu weitgehende gegenseitige Bindung erfolgte — diese und viele andere Fragen von größter praktischer Wichtigkeit sind hier nicht zu behandeln. Da ist auf die rassenhygienische Literatur zu verweisen, besonders auf das grundlegende Werk „Menschliche Erblichkeitslehre und Rassenhygiene" von BAUR, FISCHER und LENZ.

Allen Bedenken gegenüber sei nochmals betont, daß eine psychiatrische Ehe- und Fortpflanzungsberatung heute schon berechtigt ist und empfohlen werden muß. Trotz den Grenzen, die unserer Wirksamkeit auf diesem Gebiete durch den Stand unseres Wissens noch gezogen sind, können wir doch in einer Anzahl von Fällen positiv wertvolle Ratschläge erteilen. Besonders können wir vielfach auch unbegründete Besorgnisse und Zweifel zerstreuen überall da, wo wir nachzuweisen vermögen, daß Geistesstörungen, die in einer Familie vorgekommen sind, eine erbliche Belastung einer zu beratenden Person nicht befürchten lassen, weil sie exogener Natur waren. Psychiatrischer Rat wird bei Verlobungen und Heiraten heute schon nicht selten gesucht, und das Verlangen darnach wird mit zunehmendem Verständnis für alle diese Fragen weiter wachsen. Da ist es nötig, für Berater zu sorgen, die die erforderliche Befähigung für diese verantwortungsvolle Tätigkeit besitzen und die Bevölkerung vor unkritischer Beratung zu schützen. Eine sachgemäße psychiatrische Eheberatung setzt vor allem voraus eingehendes klinisches und erbbiologisches Wissen; ebenso sehr sind dazu aber nötig gewisse persönliche Eigenschaften, wie kritische Vorsicht, eine ausgeprägte Gewissenhaftigkeit und Freisein von Illusionismus. Bei diesen Anforderungen sollte Wert darauf gelegt werden, daß für diese ärztliche Tätigkeit von gut beratenen Behörden und von wissenschaftlichen Gesellschaften eigene Beratungsstellen ins Leben gerufen werden, damit die größtmögliche Gewähr für richtige Auswahl der Berater geschaffen würde. Die Tätigkeit solcher Beratungsstellen käme auch den individuellen Interessen der Ratsuchenden in wünschenswerter Weise zugute. Bei Berücksichtigung aller dieser Vorsichtsmaßregeln würde am sichersten vermieden, daß die psychiatrische Eheberatung auf Fälle und Gebiete ausgedehnt wird, in denen sie heute noch nicht am Platze ist. Es wäre auch gewährleistet, daß, wo es nötig ist, — z. B. in den vielen Zweifels- und Grenzfällen — Erbkrankheiten nichtpsychiatrischer Natur, ihre Häufigkeit und Schwere, ferner die körperliche Veranlagung der zu Beratenden selbst und schließlich auch wertvolle geistige Begabung beim Kandidaten und in dessen Familie in gebührender Weise in Anschlag gebracht werden (RÜDIN). Die Beratungsstellen könnten auch wertvolle Mitarbeit an der Aufklärung und Belehrung der Bevölkerung verrichten.

Man wird sich heute gewiß noch keinen Illusionen über den vorbeugenden Erfolg psychiatrisch-erbbiologischer Eheberatung hingeben dürfen. Ihren Hauptwert unter den gegenwärtigen Verhältnissen dürfte RÜDIN richtig umschrieben haben, wenn er sagt: ,,Eine solche Beratung ist im wahrsten Sinne des Wortes geeignet zu einem Schutz der Gesunden, Gewissenhaften, Aufklärbaren, Tüchtigen. Würden diese Elemente allgemein von ärztlichen Ratschlägen nach dieser Richtung hin Gebrauch machen, so würden sich durchschnittlich mehr Tüchtige zu Tüchtigen finden, da ihr natürlicher und berechtigter Egoismus, welcher sich in diesem Falle mit dem Egoismus der Rasse deckt, eine eheliche Verbindung mit untüchtigen Elementen ablehnen würde. Es gibt ja Gott sei Dank noch eine große Zahl von Menschen, denen der natürliche Instinkt gewahrt geblieben ist, keine Verbindungen mit einem Verwandtschaftskreise einzugehen, wo bedenkliche erbliche Krankheiten vorhanden sind. Es besteht kein Zweifel, daß ein Allgemeinerwerden der Hinzuziehung des Rates von Fachärzten die Zahl der Ehen und Nachkommen, welche ein Opfer der Unwissenheit und Rücksichtslosigkeit in rassenhygienischen Dingen werden müssen, vermindern würde. In dieser Selbsthilfe der erblich guten Elemente sehe ich vorläufig auch den hauptsächlichen zielsicheren Weg, nach dieser Richtung Rassenhygiene zu treiben. Sie kann individuell sein, aber von einer gewissen Familienpolitik unterstützt werden.‘‘

Bei der vorstehenden Erörterung der Verhütung von Geisteskrankheiten auf erbbiologischer Grundlage handelte es sich immer nur um die Frage der psychiatrischen Indikationsstellung nach unserem heutigen Wissen und um Raterteilung an Privatpersonen hinsichtlich der Eheschließung und Fortpflanzung, denen dann die Entschließung frei steht. Die Frage, wie denn erreicht werden kann, daß die psychiatrischen Gesichtspunkte praktisch in möglichst großem Umfange auch beobachtet werden, gehört nicht eigentlich hierher.

Im allgemeinen herrscht die Meinung vor, daß zur Ausübung eines gesetzlichen Zwanges auf diesem Gebiete die Zeit bei uns noch nicht gekommen ist. Ein solcher Zwang wäre möglich durch gesetzliche Eheverbote für gewisse Individuen und durch die gesetzlich geregelte Unfruchtbarmachung unter bestimmten Bedingungen auch gegen den Willen der Betroffenen.

In einer großen Zahl nordamerikanischer Staaten und vor einigen Jahren auch in Schweden hat man Eheverbote unter gewissen Voraussetzungen bereits gesetzlich festgelegt. In Nordamerika erstrecken sich diese Verbote außer auf Geschlechtskranke und Personen, welche der öffentlichen Armenpflege zur Last fallen, auch auf Geisteskranke, Schwachsinnige und Epileptiker. Nach dem schwedischen Gesetze von 1915 ist die Heirat Geisteskranken, Geistesschwachen, sowie solchen Personen verboten, die vorwiegend aus inneren Ursachen an Fallsucht leiden oder mit einer ansteckenden Geschlechtskrankheit behaftet sind. Die Deutsche Gesellschaft für Rassenhygiene vertritt in ihren 1922 aufgestellten Leitsätzen den Standpunkt, daß eine Erweiterung der Eheverbote aus rassenhygienischen Gründen über das nach geltendem deutschen Recht festgelegte Maß für spätere Zeiten anzustreben, vorläufig aber noch nicht durchführbar sei; dagegen seien pflichtmäßige Untersuchungen aller Ehebewerber ohne Eheverbot schon jetzt gesetzlich einzuführen.

Es ist klar, daß in anbetracht der Macht des Geschlechtstriebes gerade bei psychisch defekten Individuen, deren Ausschließung von der Fortpflanzung wünschenswert erscheint, ohne eine Maßnahme, die diesen Ausschluß vom Willen der betr. Person unabhängig macht, also ohne Unfruchtbarmachung nicht auszukommen ist. Die Kastration, die Entfernung der Keimdrüsen, hat eine Anzahl nachteiliger Folgen für das Individuum, die durch den Ausfall der endokrinen Tätigkeit dieser Organe bedingt sind. Sie kommt als prophylaktische Maßnahme gegen die erbliche Übertragung von Geisteskrankheiten nicht in Betracht und ist nur therapeutisch dort indiziert, wo der Versuch zu machen ist, den Geschlechtstrieb eines Menschen aufzuheben, was in der Mehrzahl der Fälle, aber nicht ausnahmslos durch Kastration gelingt.

Für prophylaktische Zwecke kommen nur die Methoden der Unfruchtbarmachung in Frage, durch die nicht auch die endokrine Wirkung der Geschlechtsdrüsen, der Geschlechtstrieb und die Beischlafsfähigkeit aufgehoben werden. Das ist erreichbar durch Röntgenbestrahlung der Keimdrüsen und durch einen operativen Eingriff, der beim Manne in der Durchtrennung der Ausführungsgänge der Hoden (Vasektomie), beim Weibe in der der Eileiter (Salpingektomie) besteht. Die Vasektomie ist ein geringfügiger und gefahrloser Akt, der in wenigen Minuten vollzogen ist. Die Durchtrennung der weiblichen Eileiter stellt eine eingreifendere Operation dar. In diesen beiden operativen Methoden haben wir also sichere Mittel zur Unfruchtbarmachung ohne Ausschaltung der von den Keimdrüsen ausgehenden innersekretorischen Einflüsse, also ohne jede über den Verlust der Zeugungsfähigkeit hinausgehende Beeinträchtigung und gesundheitliche Schädigung. Das gleiche Ziel ist, wie gesagt, durch Röntgenbestrahlung erreichbar. Doch dürfte diese Methode wohl jetzt noch weniger in Betracht kommen, da ihre Wirkung zeitlich begrenzt zu sein scheint und mit der Möglichkeit ernster Schädigungen verknüpft ist.

Die Frage der Unfruchtbarmachung psychisch Abnormer aus rassenhygienischen Gründen ist in den letzten Jahren bei uns in Deutschland viel erörtert worden. In der Schweiz sind solche Sterilisierungen in den letzten Jahrzehnten vielfach vorgenommen worden, und auch in Deutschland haben sie in den letzten

Jahren BRAUN und BOETERS ausgeführt. Die Frage, ob nach deutschem Recht Unfruchtbarmachung mit Einwilligung der betreffenden Individuen oder ihrer gesetzlichen Vertreter aus rassenhygienischer Indikation gestattet ist, ist durchaus strittig; die Mehrzahl der Juristen verneint sie. Wenn wir auch nach dem Stande unseres erbbiologisch-psychiatrischen Wissens heute immer nur in gewissen schweren Fällen von manifester psychischer Krankheit die Indikation zur Sterilisierung werden stellen können und damit die Möglichkeit entfällt, heute schon auf diesem Wege in nennenswertem Grade eindämmend auf die Verbreitung von psychischen Anomalien einzuwirken, so geht doch die allgemeine Meinung dahin, daß zwar eine Zwangssterilisierung bei uns noch nicht in Frage kommen kann, die gesetzliche Grundlage zur Einführung der freiwilligen Unfruchtbarmachung schwer Geisteskranker und psychopathischer, sowie sittlich minderwertiger Personen aber doch geschaffen werden sollte. In diesem Sinne hat z. B. die sächsische Staatsregierung dem Reichsjustizministerium vorgeschlagen, dem § 224 RStrGB. die Bestimmung beizufügen: „Eine strafbare Körperverletzung liegt nicht vor, wenn durch einen Arzt zeugungsunfähig gemacht worden ist, wer an einer Geisteskrankheit, an einer dieser gleich zu erachtenden anderen Geistesstörung oder an einer betätigten schweren verbrecherischen Veranlagung leidet oder gelitten hat, die nach dem Gutachten zweier hierfür amtlich anerkannter Ärzte mit großer Wahrscheinlichkeit schwere Erbschädigungen seiner Nachkommen erwarten läßt. Der Eingriff muß mit seiner Einwilligung oder bei Unmündigen mit Einwilligung des gesetzlichen Vertreters und in beiden Fällen mit Zustimmung des Vormundschaftsgerichtes vorgenommen worden sein. Als Gutachter können nur gelten ein Psychiater und ein in Eugenik und Rassenhygiene erfahrener Arzt."

In Betracht kämen heute schon für diese freiwillige Sterilisierung Personen, welche an einer sicher diagnostizierten und sicher vererbbaren geistigen Störung leiden. Diese Indikation wäre als gegeben zu erachten bei Schizophrenie, wenn die Art und Schwere der Krankheitserscheinungen keinen Zweifel an der Diagnose zuläßt; bei manisch-depressivem Irresein mit häufigen Anfällen von deutlich psychotischer Intensität; bei ausgeprägten Fällen von Epilepsie, in denen nach Art und Häufigkeit der Symptome die Diagnose gleichfalls sicher ist; bei schwerer Entartungshysterie, insbesondere sogenannter hysterischer Charakterentartung; bei erblicher Imbezillität schwereren Grades; bei schwerer Psychopathie, die eine ausgesprochene Insuffizienz gegenüber den Anforderungen des Lebens bedingt; bei schwerem Alkoholismus; endlich bei psychopathischen Gewohnheitsverbrechern.

Die Sterilisierung aller dieser Elemente heute schon anzustreben, ist um so mehr berechtigt, als ihre Ausschaltung von der Kinderzeugung auch aus sozialen Gründen dringend wünschenswert ist. Daß psychisch schwer Defekte und Kranke Kinder in die Welt setzen, ist nicht nur wegen der Gefahr der Vererbung ihrer Anomalien bedenklich, sondern auch wegen der ungünstigen sozialen Rückwirkungen dieser elterlichen Anomalien, Rückwirkungen, die sich außerordentlich vermehren und verschlimmern, wenn die Kranken eine Familie gründen und Kinder zeugen; sie können die Kinder dann gewöhnlich nicht ernähren und erziehen, so daß diese dem Elend, der Verwahrlosung verfallen und Gegenstand der öffentlichen Fürsorge werden, was eine enorme wirtschaftliche Belastung der Allgemeinheit bedeutet.

Mit Recht betont GAUPP, daß die Direktoren von Heilanstalten künftig bei der Entlassung von zeugungsfähigen Kranken die Frage der Sterilisierung zu prüfen und bei ihren Entscheidungen, ob die Entlassung eines Schwachsinnigen, z. B. eines ungeheilten Schizophrenen zu gestatten sei, die eugenischen Gesichtspunkte in gebührendem Maße zu berücksichtigen hätten. Namentlich die modernen Bestrebungen nach Frühentlassung gewisser Kranker machen das zur Pflicht. Gaupp stellt weiter zur Erwägung, ob nicht die Anstaltsleiter bei der Entlassung geheilter Zirkulärer zur eugenischen Sterilisierung in solchen Fällen raten sollen, in denen bei den bereits vorhandenen Kindern Zeichen krankhafter Anlage erkennbar sind. Diesem Vorschlage kann man nur zustimmen und wird überhaupt sagen müssen, daß nach gesetzlicher Regelung der freiwilligen eugenischen Unfruchtbarmachung unter allen den Voraussetzungen, unter denen im Vorstehenden der Standpunkt des Abratens von Eheschließung und Fortpflanzung vertreten wurde, die Sterilisierung mit Zustimmung des Patienten oder seines gesetzlichen Vertreters empfohlen werden soll. Natürlich müßte einer mißbräuchlichen Anwendung dieser freiwilligen Sterilisierung mit allen Mitteln vorgebeugt werden. Denn die Maßnahme dürfte keinesfalls zur Förderung der rassenhygienisch so verhängnisvollen und heute in allen Kreisen verbreiteten freiwilligen Fortpflanzungshemmung dienen. Deshalb müßte die Ausführung der Sterilisierung an die Zustimmung eines vom Staate zu bestellenden ärztlichen Sachverständigenausschusses gebunden werden, der auf Grund besonderer Sachkunde seiner Mitglieder die Indikationen nachzuprüfen hätte. H. W. Maier, der sich mehrfach über die ganze Frage geäußert hat, erklärt, er sei von seiner Forderung eines Kollektivgutachtens oder einer kommissarischen Entscheidung zurückgekommen, fordert aber interne Beschlüsse der ärztlichen Standesorganisationen, daß die Ärzte sterilisierende Operationen nur nach Zuziehung eines besonders sachverständigen Konsiliarus vornehmen sollen und ein Protokoll anzufertigen sei; in besonderen Fällen sei ein Facharzt in beamteter Stellung zuzuziehen; auch Entmündigte sollen selbst noch ihr Einverständnis geben, wenn sie einigermaßen imstande sind, das Problem aufzufassen und zu beurteilen. Weiter auf diese Dinge einzugehen, ist hier nicht der Ort.

Als eine Maßnahme generativer Prophylaxe kommt gelegentlich auch die *künstliche Unterbrechung der Schwangerschaft* in Betracht, die uns schon unter therapeutischen Gesichtspunkten beschäftigte. Wenn man bedenkt, daß diese Maßregel stets einen erheblichen Eingriff in den mütterlichen Organismus bedeutet, dessen Bedeutung mit jeder Wiederholung bei demselben Individuum wächst, so kommt man zur Forderung, die jetzt gesetzlich noch nicht statthafte Unterbrechung der Schwangerschaft aus eugenetischer Indikation, auch wenn sie gesetzlich zugelassen sein wird, aufs Äußerste einzuschränken. Immer wird man daher Empfängnis verhütende Maßnahmen zu bevorzugen haben. Die eugenetische Schwangerschaftsunterbrechung wird auch nach erfolgter gesetzlicher Regelung auf Ausnahmefälle beschränkt bleiben müssen, unter denen der der Notzucht durch einen Geisteskranken besonders hervorgehoben sei.

Literatur.

Abraham: Klinische Beiträge zur Psychoanalyse. 1921. Aichenwald: Einpackungen bei Geisteskranken als Restraintmethode. Psychiatr. Gegenw. (russ.) **6**, 412 (1912). Alt: Über familiäre Irrenpflege. Halle 1899. — Weiterentwicklung der familiären Verpflegung der Kranksinnigen in Deutschland seit 1902. Halle a. S.: C. Marhold 1907. Alter: Über die Anwendung feuchter Einpackungen bei Psychosen. Psychiatr. neurol. Wschr. **1903/04**. — Zur Hydrotherapie der Geisteskranken. Zbl. Nervenheilk. u. Psychiatr. **1906**. — Luftliegekuren bei Psychosen. Psychiatr.-neur. Wschr. 4. Alzheimer: Über die Indikationen für eine künstllche Schwangerschaftsunterbrechung bei Geisteskranken. Münch. med. Wschr. **1907**. Ast: Die Behandlung schwer erregter Geisteskranker. Allg. Z. Psychiatr. **86**, H. 3/5.

Baur, Fischer, Lenz: Menschliche Erblichkeitslehre und Rassenhygiene. 2. Aufl. **1923**. (Hier weitere Literaturangaben.) Becker: Therapie der Geisteskrankheiten für praktische und Irrenärzte. 1911. BINSWANGER, O.: Psychopath. Konstitution und Erziehung. 1911. BLEULER: Die allgemeine Behandlung der Geisteskrankheiten. Zürich 1898. — Frühe Entlassungen. Psychiatr.-neur. Wschr. 1905. — Lehrbuch der Psychiatrie. 4. Aufl. — Dementia praecox. 1911. BONHOEFFER: Handbuch der ärztl. Erfahrungen des Weltkrieges. 4. — Die Unfruchtbarmachung der geistig Minderwertigen. Klin. Wschr. 3. BRESLER: Deutsche Heil- und Pfleganstalten. 1910 u. 1912. BRIEGER und LAQUEUR: Moderne Hydrotherapie. Moderne ärztl. Bibl. 1904. BUMKE: Lehrbuch der Geisteskrankenheiten. 1924. — Die gegenwärtigen Strömungen in der Psychiatrie. Berlin: Julius Springer 1928. — Kultur und Entartung. 2. Aufl. 1922. BUSCH und PLAUT: Experimentelle Untersuchungen über die Wirkung verlängerter warmer Bäder. Vortr. Jahresvers. bayer. Psychiater 1905.

CLEMENS: Über Psychotherapie bei Geisteskranken. Zbl. Neur. 41.

DANNEMANN: Bau, Einrichtung und Organisation psychiatrischer Stadtasyle. Halle: Marhold 1901. DEES: Arbeitstherapie. Allg. Z. Psychiatr. 68.

EPIFANIO: D'ipuosi farmacologica prolungata e sua applicazione per la cura di alcune psicopatie. Riv. Pat. nerv. 20.

FALTLHAUSER: Erfahrungen des Erlanger Fürsorgearztes. Allg. Z. Psychiatr. 80. FISCHER-WIESLOCH: Stadtasyle und Irrenversorgung. Allg. Z. Psychiatr. 57. — Der weitere Ausbau der Irrenfürsorge außerhalb der Irrenanstalten. Vortr. a. d. Vers. d. V. südwestdeutsch. Irrenärzte, 1897. Allg. Z. Psychiatr. 55. FRIEDMANN: Zur Indikationsstellung f. d. künstl. Abort wegen psych. Krankheit. Dtsch. med. Wschr. 1908.

GANSER: Über die Behandlung der unruhigen Geisteskranken. Vortr. Vers. mitteldeutsch. Psychiater u. Neur. 1910. Arch. f. Psychiatr. 49. GAUPP: Die Unfruchtbarmachung geistig und sittlich Kranker und Minderwertiger. 1925. GERSTMANN: Die Malariabehandlung der progr. Paralyse. 1925. (Hier weitere Literaturangaben über Fieberbehandlung d. Psychosen.) GREIL: Keimesfürsorge. Arch. Frauenkde u. Konstit.forschg. 9. GROHMANN: Techn. u. Psychol. i. d. Beschäftigung von Nervenkranken. 1899. GROSS, A.: Allg. Therapie der Psychosen. Aschaffenburgs Handbuch. 1912. — Der Umbau einer Zellenabteilung. — Betrachtungen zur praktischen Anstaltspsychiatrie. Allg. Z. Psychiatr. 84.

HAAS: Must the perequisites for training as occupational therapists for mental and nervous work be bigh? Occupational Ther. 4. HEILBRONNER: Bettbehandlung und Einzelzimmerbehandlung. Allg. Z. Psychiatr. 53. HERTING: Beschäftigungstherapie. Klin. Wschr. 6 (1927). HINRICHS: Über Dauerschlafbehandlung mit Skopolamin-Paraldehyd bei Geisteskranken. Z. Neur. 105. HIRSCH: Über die Legalisierung des ärztlich indizierten Abortus unter besonderer Berücksichtigung eugenetischer Gesichtspunkte. Arch. Frauenkde u. Konstit.forschg 12. HOCHE: Die Aufgaben des Arztes bei der Einweisung Geisteskranker in die Irrenanstalt. v. Hof 1900. HOFFMANN, H.: Vererbung und Seelenleben. 1922. HOFMANN: Die medikamentöse Behandlung der schwer erregten Kranken. Allg. Z. Psychiatr. 86, H. 3/5. HORSTMANN: Zur Frage der Schwangerschaftsunterbrechung bzw. Schwangerschaftsverhütung bei Geisteskranken und Psychopathen. Dtsch. Z. gerichtl. Med. 5. HÖSEL: Über weibliche Pflege auf der Männerabteilung der Kgl. Sächs. Heil- und Pfleganstalt Zschadrass bei Colditz. Z. Neur. 27. HÜBNER: Psychiatrische Eheberatung. Dtsch. med. Wschr. 53.

ILBERG: Irrenanstalten, Idioten- und Epileptikeranstalten, mit bes. Berücksichtigung der Tätigkeit des Arztes in denselben. 1904. — Über den Umfang der Arbeitstherapie. Psychiatr.-neurol. Wschr. 1927. ISSERLIN: Psychotherapie. 1926. JOHANN TRAUGOTT (LÖSCHKE): Das Turnen Geisteskranker im allgemeinen und insonderheit das Turnen der Geisteskranken in der Kgl. Sächs. Heil- und Verpflegungsanstalt Sonnenstein bei Pirna. Leipzig: Herm. K. Fritzsche 1850.

KAUFFMANN: Über die Nachteile der Arbeitstherapie bei akuter Geisteskrankheit. Allg. Z. Psychiatr. 68. KAUDERS: Neue Erfahrungen und Ausblicke zur Organotherapie der Dementia praecox. Allg. Z. Psychiatr. 83. KEHRER: Leitsätze des Referats über Psychotherapie und Psychiatrie. 1926. — Psychotherapie u. Psychiatrie. Bericht des 1. Allg. Kongresses für Psychotherapie, Baden-Baden 1926. KLÄSI: Einiges über Schizophreniebehandlung. Z. Neur. 78. — Über die Bedeutung und Entstehung der Stereotypien. 15. Beiheft zur Mschr. Psychiatr. — Über die therap. Anwendung der Dauernarkose mittels Somnifen bei Schizophrenen. Z. Neur. 74. KLEIN: Über die Behandlung erregter Geisteskranker mit Hexophannatrium. Arch. f. Psychiatr. 76. KOGERER: Psychotherapie der Psychosen. Z. Neur. 96. KOLB: Sammelatlas für den Bau von Irrenanstalten. Ein Handbuch für Behörden, Psychiater und Baubeamte. Halle a. S.: Marhold 1907. — Organisation des Irrenwesens. Vortr. Jahresvers. d. Ver. bayer. Psychiater 1908. — Die Familienpflege unter besonderer Berücksichtigung der bayerischen Verhältnisse. Vortr. Ver. bayer. Psychiater 1911. Z. Neur. 1911. — Reform der Irrenfürsorge. Z. Neur. 47. KRONFELD: Psychotherapie. 1925.

LADAME: Le traitement et plus specialement le traitement moral des aliénés à Bel-Air. Rapp. Soc. genévoise de patronage des aliénés 12 (1917). LANG: Zur Frage der Frühentlassung Geisteskranker. Psychiatr.-neur. Wschr. 1921/22. Löwenstein: Über einige experimentelle und klinische Grundlagen für die Anwendung der Psychotherapie bei Psychosen mit besonderem Hinblick auf die Arbeitstherapie. Z. Neur. 1927, 110.

Maier, H. W.: Die Erweiterung der psychiatrischen Indikation zum künstlichen Abort. Zbl. Neur. 40, 943. Mercklin: Bemerkungen zur zellenlosen Therapie. Vortr. u. Diskuss. im Nordostdeutsch. Ver. f. Psych. 1901. Allg. Z. Psychiatr. 1902. — Über die Anwendung der Isolierung bei der Behandlung Geisteskranker. Vortr. Jahresvers. d. d. Ver. f. Psych. Allg. Z. Psychiatr. 1903. Meyer, E.: Zur Frage der Schwangerschaftsunterbrechung im Falle des § 167 St.G.B. Berl. klin. Wschr. 1920. — Die Indikationen für die Unterbrechung der Schwangerschaft und die Sterilisierung bei Geistes- und Nervenkrankheiten. Zbl. f. Gynäk. 1921. Möbius: Über die Behandlung von Nervenkranken und die Errichtung von Nervenheilstätten. Berlin 1896. Möckel: Die Behandlung der alten Schizophrenen durch die Arbeitstherapie. Z. Neur. 78. Müller, G.: Die Beschäftigungsbehandlung in der Lippischen Heil- und Pfleganstalt Lindenhaus bei Brake in Lippe. Psychiatr.-neur. Wschr. 1925/26. Müller, Max: Die Dauernarkose mit flüssigem Dial bei Psychosen, speziell bei manisch-depressivem Irresein. Z. Neur. 107. Müller: Die Dauernarkose mit Somnifen in der Psych. Z. Neur. 96. (Hier weitere Literatur.) — Keimverderbnis und Fruchtschädigung. Med. Klin. 1924. Müller, O.: Aufgaben des Anstaltslehrers an der Heil- und Pfleganstalt. Allg. Z. Psychiatr. 80.

Naumann, J.: Die Schwesterneinrichtung des Freistaates Sachsen. Allg. Z. Psychiatr. 81. Naumann, P.: Die Pflegereinrichtung des Freistaates Sachsen. Allg. Z. Psychiatr. 81 (1925). Neisser: Die Bettbehandlung der Irren. Berl. klin. Wschr. 1890. — Noch einmal die Bettbehandlung der Irren. Allg. Z. Psychiatr. 1894. — Über die Bettbehandlung der akuten Psychosen. 1900. — Bettbehandlung, Arbeit, aktive Therapie. Arch. f. Psychiatr. 77. — Die Weiterentwicklung der praktischen Psychiatrie, insbesondere der Anstaltstherapie im Sinne Griesingers. Mschr. Psychiatr. 63. Neuendorff: Zur Behandlung aufgeregter Geisteskranker. Mschr. Psychiatr. 33, 182. Neuendorff, A.: Über Hängematten- resp. Netzbehandlung erregter Geisteskranker. Psychiatr.-neur. Wschr. 1923/24.

Oberholzer: Die Dauerschlafbehandlung mit Somnifen und Luminal an der Psychiatrischen Klinik Burghölzli-Zürich. Z. Neur. 110. Ortleb: Mängel der Anstaltsbehandlung und Vorschläge zur Abhilfe. Allg. Z. Psychiatr. 83.

Paetz: Die Kolonisierung der Geisteskranken. 1893. Pots: Geistige Hygiene — Arbeit in England. Z. Kinderforschg 31.

Raecke: Die Frankfurter Fürsorgestelle für Gemüts- und Nervenkranke. Arch. f. Psychiatr. 66. Rähner: Die Dauer der Anstaltsbehandlung der Schizophrenen. Psychiatr. neur. Wschr. 1918/19. Raimann: Physikal. Therapie der Geisteskrankheiten. Wien. med. Wschr. 1923. Rehm: Über die zukünftige Ausgestaltung der Irrenfürsorge in Bayern. Zbl. Nervenheilkde 1908. Rein: Ärztliche Versorgung und ärztliche Leitung der öffentlichen Irrenanstalten. Allg. Z. Psychiatr. 84. Reinelt: Über aktivere Arbeitstherapie und deren Berechnung. Psychiatr.-neur. Wschr. 29. Renner: Schlafmitteltherapie. 1925. Rixen: Die gemeingefährlichen Geisteskranken im Strafrecht, im Strafvollzug und in der Irrenpflege. 1921. Roemer: Die soziale Bedeutung der offenen Fürsorge für Geisteskranke und Psychopathen. Klin. Wschr. 1925. — Die sozialen Aufgaben des Irrenarztes in der Gegenwart. Psychiatr.-neur. Wschr. 1920/21. Roemer, Kolb und Faltlhauser: Die offene Fürsorge in der Psychiatrie und ihren Grenzgebieten. Berlin: Julius Springer 1927. Rüdin: Über rassenhygienische Familienberatung. Arch. Rassenbiol. 16.

Sadger: Die Hydratik der Psychosen. Zbl. Nervenheilkde 1905. Sagel: Die ärztliche Ausbildung der Schwestern im staatlichen Schwesternhause Arnsdorf i. S. Allg. Z. Psychiatr. 81 (1925). Sander: Zur Behandlung der akuten Erregungszustände. Psychiatr.-neur. Wschr. 1901. Saunders: The relation of education to mental disorders. Occupational Ther. 4, Nr 5. — Der Einfluß erzieherischer Maßnahmen auf die Geisteskranken. Occupational Ther. 4. Schäfgen: Zur Anwendung der „Dauernarkose" in der Psychiatrie. Arch. f. Psychiatr. 81. v. d. Scheer: Über einige wichtige Behandlungsmethoden in unserer Anstalt. Psychiatr.-neur. Wschr. 28, Nr 6. Schilder: Zur Psychotherapie der Psychosen. Bericht über den I. Allg. ärztl. Kongreß f. Psychother. 1926. Schiller: Erfahrungen mit der Arbeitstherapie in der Psychiatrie. Allg. Z. Psychiatr. 87. Schneider, C.: Referat über die Bedeutung der Encephalitis lethargica für die öffentl. Gesundheitspflege und die von der Medizinalverwaltung dagegen zu ergreifenden Maßnahmen. Allg. Z. Psychiatr. 82. Schulz: Seelische Krankenbehandlung. 1922. Siemerling: Psychosen und Neurosen in der Gravidität und ihre Anzeichen zur künstl. Unterbrechung der Schwangerschaft. Mschr. Geburtsh. 46. Sievert: Die weitere Entwicklung der einer Irrenanstalt angeschlossenen offenen Nervenheilanstalt. Allg. Z. Psychiatr. 87. Simon: Aktivere Therapie in der Irrenanstalt. Zbl. Neur. 40. — Aktivere Krankenbehandlung in der Irrenanstalt. Allg. Z. Psychiatr. 87, H. 3/4 (1927). — Psychotherapie in der Irrenanstalt. Bericht d. allg. ärztl. Kongresses f. Psychother. 1927. — Arbeitstherapie in der Irrenanstalt und ihre moderne Ausgestaltung. Vortr. 58. Vers. d. Ver. d. Irrenärzte Niedersachsens u. Westfalens. Allg. Z. Psychiatr. 86. SIOLI: Erweiterte Aufgaben der großstädtischen Irrenfürsorge. Vortr. Ver. d. d. Irrenärzte. Allg. Z. Psychiatr. 60. — Die Fürsorge für Geisteskranke in den deutschen Großstädten. Vortr. Jahresvers. Ver. d. d. Irrenärzte. Allg. Z. Psychiatr. 1898. — Warum bedürfen die großen Städte einer intensiveren Fürsorge für Geisteskranke als das flache Land? Vortr. Jahresvers. Ver. d. d. Irrenärzte 1900. SIPPEL: Die homöoplast. Ovarientransplantation bei Schizophrenie. Klin. Wschr. 1925. SOMMER: Die nationale und internationale Organisation der psych. Hygiene. Allg. Z. Psychiatr. 83. — Öffentliche Ruhehallen. 1913. — Zu dem internat. Kongreß f. psych. Hygiene. Wien. med. Wschr. 1925. SPECHT, G.: Allgem. Behandlung der Geisteskrankheiten. Handbuch d. ges. Therapie. 1917. STEMMLER: Die Unfruchtbarmachung Geisteskranker, Schwachsinniger aus Anlage unter Erhaltung der Keimdrüsen. Allg. Z. Psychiatr. 80. STROHMAYER: Künstl. Fehlgeburt und künstl. Unfruchtbarkeit vom Standpunkt des Psychiaters (in PLACZEK: Künstl. Fehlgeburt u. künstl. Unfruchtbarkeit. 1918). STRANSKY, E.: Direkte Psychotherapie bei Geisteskrankheiten. Jahreskurse f. ärztl. Fortbildung. 1923. — Über übungstherapeutische Einwirkung auf die Gestaltung psychischer Mechanismen. Wien. med. Wschr. 1923.

THUMM: Über Erfahrungen mit „aktiver" Therapie bei Psychosen. Z. Neur. 103. TIFFANY: What may the medical officer expect from the occupational therapist dealing with mental patients? Occupational Ther. 4, Nr. 6. TOMASCHNY: Über die Anwendung des Pantopon in der Psychiatrie. Neur. Zbl. 1911. TRAMER und ESTHER: Zur Hängemattenbehandlung bei Geisteskranken. Schweiz. med. Wschr. 1926. TRAPET: Die Simonsche Beschäftigungstherapie. Psychiatr.-neur. Wschr. 28, Nr 8.

UHLMANN: Zur Frage der vorzeitigen Entlassung von Geisteskranken aus der Heilanstalt. Psychiatr.-neur. Wschr. 1914/15.

WAGNER V. JAUREGG: Die psychiatrischen und neurologischen Indikationen zur vorzeitigen Unterbrechung der Schwangerschaft. Wien. klin. Wschr. 1905. — Organtherapie bei Neurosen und Psychosen. Wien. klin. Wschr. 1923. WEICHBRODT: Die endogenen Psychosen und ihre Therapie. Dtsch. med. Wschr. 1925. WEYGANDT: Psychiatrisches zur Schularztfrage. Vortr. Vers. d. Ver. d. südwestdeutschen Irrenärzte 1899. Allg. Z. Psnchiatr. 57. — Verhütung der Geisteskrankheiten. Würzburg 1904. WIETHOLD: Die Anwendung der Dauernarkose bei Geisteskranken. Münch. med. Wschr. 1924. — Weitere Erfahrungen mit der Dauernarkosebehandlung Geisteskranker. Ibid. 1925. WOLFF, O.: Trionalkur. Zbl. Nervenheilkde 1901, 281, 545. — Trionalkur III. Ibid. 1907. — Trionalkur (Dauernarkose) IV. Z. Neur. 94. WOLLENWEBER: Eheberatung. Z. Med.beamte 1923.

Forensische Beurteilung.

Von

WILLI VORKASTNER
Frankfurt a. M.

I. Stellung des Sachverständigen im Straf- und Zivilprozeß.

1. Deutsches Recht.

§ 72 StPO.

Auf Sachverständige finden die Vorschriften des sechsten Abschnittes über Zeugen entsprechende Anwendung, insoweit nicht in den nachfolgenden Paragraphen abweichende Bestimmungen getroffen sind.

§ 73 StPO.

Die Auswahl der zuzuziehenden Sachverständigen und die Bestimmung ihrer Anzahl erfolgt durch den Richter.

Sind für gewisse Arten von Gutachten Sachverständige öffentlich bestellt, so sollen andere Personen nur dann gewählt werden, wenn besondere Umstände es erfordern.

§ 74 StPO.

Ein Sachverständiger kann aus denselben Gründen, welche zur Ablehnung eines Richters berechtigen, abgelehnt werden. Ein Ablehnungsgrund kann jedoch nicht daraus entnommen werden, daß der Sachverständige als Zeuge vernommen worden ist.

Das Ablehnungsrecht steht der Staatsanwaltschaft, dem Privatkläger und dem Beschuldigten zu. Die ernannten Sachverständigen sind den zur Ablehnung Be-

§ 402 ZPO.

Auf den Beweis durch Sachverständige finden die Vorschriften über den Beweis durch Zeugen entsprechende Anwendung, insoweit nicht in den nachfolgenden Paragraphen abweichende Bestimmungen enthalten sind.

§ 404 ZPO.

Die Auswahl der zuzuziehenden Sachverständigen und die Bestimmung ihrer Anzahl erfolgt durch das Prozeßgericht. Dasselbe kann sich auf die Ernennung eines einzigen Sachverständigen beschränken. Es kann an Stelle der zuerst ernannten Sachverständigen andere ernennen.

Sind für gewisse Arten von Gutachten Sachverständige öffentlich bestellt, so sollen andere Personen nur dann gewählt werden, wenn besondere Umstände es erfordern.

Das Gericht kann die Parteien auffordern, Personen zu bezeichnen, welche geeignet sind, als Sachverständige vernommen zu werden.

Einigen sich die Parteien über bestimmte Personen als Sachverständige, so hat das Gericht dieser Einigung Folge zu geben; das Gericht kann jedoch die Wahl der Parteien auf eine bestimmte Anzahl beschränken.

§ 406 ZPO.

Ein Sachverständiger kann aus denselben Gründen, welche zur Ablehnung eines Richters berechtigen, abgelehnt werden. Ein Ablehnungsgrund kann jedoch nicht daraus entnommen werden, daß der Sachverständige als Zeuge vernommen worden ist.

Das Ablehnungsgesuch ist bei demjenigen Gericht oder Richter, von welchem die Ernennung des Sachverständigen erfolgt ist, vor der Vernehmung desselben, bei schriftlicher Begutachtung vor erfolgter

rechtigten namhaft zu machen, wenn nicht besondere Umstände entgegenstehen.

Der Ablehnungsgrund ist glaubhaft zu machen; der Eid ist als Mittel der Glaubhaftmachung ausgeschlossen.

Einreichung des Gutachtens anzubringen. Nach diesem Zeitpunkt ist die Ablehnung nur zulässig, wenn glaubhaft gemacht wird, daß der Ablehnungsgrund vorher nicht geltend gemacht werden konnte. Das Ablehnungsgesuch kann vor dem Gerichtsschreiber zu Protokoll erklärt werden.

Der Ablehnungsgrund ist glaubhaft zu machen; zur Versicherung an Eides Statt darf die Partei nicht zugelassen werden.

Die Entscheidung erfolgt von dem im zweiten Absatz bezeichneten Gericht oder Richter; eine vorgängige mündliche Verhandlung der Beteiligten ist nicht erforderlich.

Gegen den Beschluß, durch welchen die Ablehnung für begründet erklärt wird, findet kein Rechtsmittel, gegen den Beschluß, durch welchen dieselbe für unbegründet erklärt wird, findet sofortige Beschwerde statt.

§ 75 StPO.

Der zum Sachverständigen Ernannte hat der Ernennung Folge zu leisten, wenn er zur Erstattung von Gutachten der erforderten Art öffentlich bestellt ist, oder wenn er die Wissenschaft, die Kunst oder das Gewerbe, deren Kenntnis Voraussetzung der Begutachtung ist, öffentlich zum Erwerbe ausübt, oder wenn er zu ihrer Ausübung öffentlich bestellt oder ermächtigt ist.

Zur Erstattung des Gutachtens ist auch der verpflichtet, welcher sich hierzu vor Gericht bereit erklärt hat.

§ 407 ZPO.

Der zum Sachverständigen Ernannte hat der Ernennung Folge zu leisten, wenn er zur Erstattung von Gutachten der erforderten Art öffentlich bestellt ist oder wenn er die Wissenschaft, die Kunst oder das Gewerbe, deren Kenntnis Voraussetzung der Begutachtung ist, öffentlich zum Erwerbe ausübt oder wenn er zur Ausübung derselben öffentlich bestellt oder ermächtigt ist.

Zur Erstattung des Gutachtens ist auch derjenige verpflichtet, welcher sich zu derselben vor Gericht bereit erklärt hat.

§ 76 StPO.

Dieselben Gründe, welche einen Zeugen berechtigen, das Zeugnis zu verweigern, berechtigen einen Sachverständigen zur Verweigerung des Gutachtens. Auch aus anderen Gründen kann ein Sachverständiger von der Verpflichtung zur Erstattung des Gutachtens entbunden werden.

Die Vernehmung eines öffentlichen Beamten als Sachverständigen findet nicht statt, wenn die vorgesetzte Behörde des Beamten erklärt, daß die Vernehmung den dienstlichen Interessen Nachteile bereiten würde.

§ 408 ZPO.

Dieselben Gründe, welche einen Zeugen berechtigen, das Zeugnis zu verweigern, berechtigen einen Sachverständigen zur Verweigerung des Gutachtens. Das Gericht kann auch aus anderen Gründen einen Sachverständigen von der Verpflichtung zur Erstattung des Gutachtens entbinden.

Die Vernehmung eines öffentlichen Beamten als Sachverständigen findet nicht statt, wenn die vorgesetzte Behörde des Beamten erklärt, daß die Vernehmung den dienstlichen Interessen Nachteile bereiten würde.

Wer bei einer richterlichen Entscheidung mitgewirkt hat, soll über Fragen, die den Gegenstand der Entscheidung gebildet haben, nicht als Sachverständiger vernommen werden.

§ 53 StPO.

Zur Verweigerung des Zeugnisses sind ferner berechtigt:

1. Geistliche über das, was ihnen bei Ausübung der Seelsorge anvertraut ist;

2. Verteidiger des Beschuldigten über das, was ihnen in dieser ihrer Eigenschaft anvertraut ist;

3. Rechtsanwälte und Ärzte über das, was ihnen bei Ausübung ihres Berufes anvertraut ist.

§ 383 ZPO.

Zur Verweigerung des Zeugnisses sind berechtigt:

1. der Verlobte einer Partei;

2. der Ehegatte einer Partei, auch wenn die Ehe nicht mehr besteht;

3. diejenigen, welche mit einer Partei in gerader Linie verwandt, verschwägert oder durch Adoption verbunden oder in der Seitenlinie bis zum dritten Grade verwandt oder bis zum zweiten Grade verschwägert

Die unter Nr. 2, 3 bezeichneten Personen dürfen das Zeugnis nicht verweigern, wenn sie von der Verpflichtung zur Verschwiegenheit entbunden sind.

sind, auch wenn die Ehe, durch welche die Schwägerschaft begründet ist, nicht mehr besteht;

4. Geistliche in Ansehung desjenigen, was ihnen bei der Ausübung der Seelsorge anvertraut ist;

5. Personen, welchen kraft ihres Amtes, Standes oder Gewerbes Tatsachen anvertraut sind, deren Geheimhaltung durch die Natur derselben oder durch gesetzliche Vorschrift geboten ist, in betreff der Tatsachen, auf welche die Verpflichtung zur Verschwiegenheit sich bezieht.

Die unter Nr. 1—3 bezeichneten Personen sind vor der Vernehmung über ihr Recht zur Verweigerung des Zeugnisses zu belehren.

Die Vernehmung der unter Nr. 4, 5 bezeichneten Personen ist, auch wenn das Zeugnis nicht verweigert wird, auf Tatsachen nicht zu richten in Ansehung welcher erhellt, daß ohne Verletzung der Verpflichtung zur Verschwiegenheit ein Zeugnis nicht abgelegt werden kann.

§ 77 StPO.

Im Falle des Nichterscheinens oder der Weigerung eines zur Erstattung des Gutachtens verpflichteten Sachverständigen wird dieser zum Ersatz der Kosten und zu einer Ordnungsstrafe in Geld verurteilt. Im Falle wiederholten Ungehorsams kann noch einmal auf eine Ordnungsstrafe erkannt werden.

§ 409 ZPO.

Im Falle des Nichterscheinens oder der Weigerung eines zur Erstattung des Gutachtens verpflichteten Sachverständigen wird dieser zum Ersatz der Kosten und zu einer Ordnungsstrafe in Geld verurteilt. Im Falle wiederholten Ungehorsams kann die Strafe noch einmal erkannt werden.

Gegen den Beschluß findet Beschwerde statt.

§ 79 StPO.

Der Sachverständige hat vor Erstattung des Gutachtens einen Eid dahin zu leisten:

Daß er das von ihm erforderte Gutachten unparteiisch und nach bestem Wissen und Gewissen erstatten werde.

Ist der Sachverständige für die Erstattung von Gutachten der betreffenden Art im allgemeinen beeidigt, so genügt die Berufung auf den geleisteten Eid.

§ 410 ZPO.

Die Beeidigung des Sachverständigen erfolgt vor oder nach der Erstattung des Gutachtens. Die Eidesnorm geht dahin, daß der Sachverständige das von ihm geforderte Gutachten unparteiisch nach bestem Wissen und Gewissen erstatten werde oder erstattet habe.

Ist der Sachverständige für die Erstattung von Gutachten der betreffenden Art im allgemeinen beeidigt, so genügt die Berufung auf den geleisteten Eid; sie kann auch in einem schriftlichen Gutachten erklärt werden.

§ 80 StPO.

Dem Sachverständigen kann auf sein Verlangen zur Vorbereitung des Gutachtens durch Vernehmung von Zeugen oder des Beschuldigten weitere Aufklärung verschafft werden.

Zu demselben Zwecke kann ihm gestattet werden, die Akten einzusehen, der Vernehmung von Zeugen oder des Beschuldigten beizuwohnen und an sie unmittelbar Fragen zu stellen.

§ 81 StPO.

Zur Vorbereitung eines Gutachtens über den Geisteszustand des Angeschuldigten kann das Gericht auf Antrag eines Sachver-

(§ 656 ZPO.)

ständigen nach Anhörung des Verteidigers anordnen, daß der Angeschuldigte in eine öffentliche Irrenanstalt gebracht und dort beobachtet werde.

Dem Angeschuldigten, welcher einen Verteidiger nicht hat, ist ein solcher zu bestellen.

Gegen den Beschluß findet sofortige Beschwerde statt. Sie hat aufschiebende Wirkung.

Die Verwahrung in der Anstalt darf die Dauer von 6 Wochen nicht überschreiten.

§ 83 StPO.

Der Richter kann eine neue Begutachtung durch dieselben oder durch andere Sachverständige anordnen, wenn er das Gutachten für ungenügend erachtet.

Der Richter kann die Begutachtung durch einen anderen Sachverständigen anordnen, wenn ein Sachverständiger nach Erstattung des Gutachtens mit Erfolg abgelehnt ist.

In wichtigeren Fällen kann das Gutachten einer Fachbehörde eingeholt werden.

§ 84 StPO.

Der Sachverständige hat nach Maßgabe der Gebührenordnung Anspruch auf Entschädigung für Zeitversäumnis, auf Erstattung der ihm verursachten Kosten und außerdem auf angemessene Vergütung für seine Mühewaltung.

§ 85 StPO.

Soweit zum Beweise vergangener Tatsachen oder Zustände, zu deren Wahrnehmung eine besondere Sachkunde erforderlich war, sachkundige Personen zu vernehmen sind, kommen die Vorschriften über den Zeugenbeweis zur Anwendung.

§ 412 ZPO.

Das Gericht kann eine neue Begutachtung durch dieselben oder durch andere Sachverständige anordnen, wenn es das Gutachten für ungenügend erachtet.

Das Gericht kann die Begutachtung durch einen anderen Sachverständigen anordnen, wenn ein Sachverständiger nach Erstattung des Gutachtens mit Erfolg abgelehnt ist.

§ 413 ZPO.

Der Sachverständige hat nach Maßgabe der Gebührenordnung auf Entschädigung für Zeitversäumnis, auf Erstattung der ihm verursachten Kosten und außerdem auf angemessene Vergütung seiner Mühewaltung Anspruch.

§ 414 ZPO.

Insoweit zum Beweise vergangener Tatsachen oder Zustände, zu deren Wahrnehmung eine besondere Sachkunde erforderlich war, sachkundige Personen zu vernehmen sind, kommen die Vorschriften über den Zeugenbeweis zur Anwendung.

Der Sachverständige im Sinne des Gesetzes ist im Gegensatz zum Zeugen eine Aussageperson, die Sachverständnis besitzt (MEZGER) und die dazu bestimmt ist, diese Eigenschaft im Dienste des Rechts zu verwerten. Nach einer von ASCHAFFENBURG zitierten Definition von v. KRIES „muß er durch besondere wissenschaftliche Kenntnisse, technische und gewerbliche Übung die Fähigkeit erlangt haben, Wahrnehmungen bestimmter Art zu machen und aus diesen und aus anderweit festgestellten oder hypothetisch angenommenen Tatsachen Schlüsse zu ziehen." Hier ist Aufgabe und Voraussetzung zur Aufgabe klar gekennzeichnet.

Sachverständiger wird eine Person mit diesen Fähigkeiten erst auf dem Wege einer entsprechenden Einführung in den Prozeß durch den richterlichen Willen, wenn auch letzten Endes entscheidend für die Leistung der Aussageperson der Inhalt ihrer Aussage ist (MEZGER).

Der Sachverständige gilt dem Juristen als „Beweismittel". Die Sachverständigenaussage wird speziell in der StPO. auf eine Stufe gestellt mit der Zeugenaussage, dem Urkundenbeweis, der Augenscheinseinnahme, der Einlassung des Angeklagten und der Aussage des Privatklägers. Eine analoge Stellung hat sie in der ZPO. Außerdem findet sich der Ausdruck Richtergehilfe für den Sachverständigen (Motive zur StPO. Materialien v. C. HAHN, Berlin 1880 S. 121, [§§ 64 bis 76, §§ 73—85] LÖWE-ROSENBERG; 17. Aufl. 1927, Anm. zu § 244 StPO. RGE.; VII 15. Juni 12. Das Recht E. Nr. 2569). In diesem Sinne kann er auch

als unparteiischer Berater des Gerichtes bezeichnet werden. Auf das Wort
unparteiisch ist Nachdruck zu legen. Der Sachverständige hat sich — wiederum
zunächst in Bezug auf den Strafprozeß — vor Augen zu halten, daß er weder im
Dienste der Anklagebehörde noch in dem der Verteidigung steht, das letztere
auch dann nicht, wenn er etwa von Angeklagten unmittelbar geladen ist (siehe
unten). Ärztlich-humanitäre Gesichtspunkte, wie sie dem behandelnden Arzt
seinem Patienten gegenüber eigen sind, haben bei dieser Tätigkeit für ihn auszuscheiden. Hier dient er lediglich der Ermittlung der vom Strafrecht ange-
strebten materiellen Wahrheit, als deren Sachwalter er sich betrachten darf.
Dem entsprechen die Worte der Eidesformel, mit denen er sich verpflichtet,
das von ihm erforderte Gutachten „unparteiisch und nach bestem Wissen und
Gewissen zu erstatten" (§ 79 StPO.). Sinnentsprechend steht im Zivilprozeß der
Sachverständige nicht im Dienste der Parteien, sondern des Richters.

Unser Recht beruht ebenso wie die Rechte sämtlicher moderner Kultur-
staaten auf dem Prinzip der freien Beweiswürdigung. Nach dem § 261 der
StPO., dem der § 287 der ZPO. entspricht, „entscheidet über das Ergebnis der
Beweisaufnahme das Gericht nach seiner freien, aus dem Inbegriff der Verhandlung geschöpften Überzeugung".

Daraus geht zunächst hervor, daß der Richter eine Begründung des Gutachtens verlangen kann (RG. VI 23. Dez. 1911 Seufferts Arch. Bd. 52, Nr. 122,
JW. 1906, S. 303). Einem einfachen Diktum des Sachverständigen braucht er
sich nicht zu fügen.

Des weiteren, daß er sich dem Gutachten eines Sachverständigen nicht an-
zuschließen braucht. In einem Urteil des RG. heißt es: „Nicht auf die Ansicht
oder die Überzeugung eines Sachverständigen, sondern allein auf die Überzeugung des Gerichts ist das Urteil zu gründen." (L. c. K. u. Gen. Urteil des RG.
vom 18. März 1915, 546/14 IV Karlsruhe, JW. 1915 Nr. 11.)

Gelegentlich ist gerade von psychiatrischer Seite eine Änderung dieses Zustandes gefordert worden, speziell von NAECKE, der zur Begründung anführte,
der Richter habe sich im allgemeinen unbedingt dem Urteil des Sachverständigen
zu fügen, da dieser zweifellos mehr in seinem Fache wisse als selbst der best-
unterrichtete Richter. Die Erfüllung einer solchen Forderung würde eine
Durchbrechung des Prinzips der freien Beweiswürdigung an einer Stelle bedeuten. Der ärztliche Sachverständige hat kein Recht, für sich allein eine Ausnahmestellung gegenüber allen anderen Sachverständigen zu fordern, jeder
Sachverständige schlechthin gegenüber allen anderen Beweismitteln, und das
Nichtbestehen einer solchen Ausnahmestellung ist mit dem Vorteil verbunden,
daß die Verantwortung nicht allein auf seinen Schultern ruht.

Sicherlich ist es für den Sachverständigen nicht angenehm, wenn der Richter
über sein Gutachten hinweggeht. Er muß sich aber mit der Tatsache des in
unserem Recht herrschenden Prinzips abfinden. Besonders der jüngere Sachverständige möge sich dann auch überlegen, ob er nicht zum Teil Schuld an diesem Ausgang trägt. Es kommt so sehr viel darauf an, *wie* eine Sache vorgetragen
wird. Manchen Gutachtern fehlt es an Geschick, zu überzeugen bzw. überzeugend
zu wirken. Im übrigen teile ich die Anschauung ASCHAFFENBURGS, daß gerade
das Recht der freien Beweiswürdigung „dem Richter die Verpflichtung auferlegt, sich seiner Verantwortlichkeit bewußt zu sein und alles aufzubieten, um die
Grundlage seines Urteils zu sichern" und, „daß eine Verurteilung eines Angeschuldigten gegen die Stimme des Sachverständigen, vorausgesetzt, daß derselbe
mit Bestimmtheit und unter Darlegung seiner Gründe für das Vorhandensein
einer geistigen Störung im Sinne des § 51 StGB. sich ausspricht, nicht vorkommen sollte". Nach gleich zu erwähnenden Bestimmungen ist es dem durch ein

Sachverständigenurteil nicht überzeugten Richter unbenommen, einen weiteren Sachverständigen hinzuzuziehen oder ein Obergutachten einzuholen.

Auf der anderen Seite kann sich das Gericht von einem Sachverständigen auch ohne die Handhabe von Gründen leiten lassen. Eine RGE. spricht sich dahin aus „daß das Gericht, wenn es auch befugt ist, von dem Sachverständigen die Angabe von Gründen zu verlangen und die Beifügung von Gründen zu einem Gutachten die Regel bilden wird, gesetzlich nicht gehindert ist, einem Sachverständigen Vertrauen auch dann zu schenken, wenn dessen Gutachten eine Nachprüfung im einzelnen nicht gestattet" (RG. IV 23. Dez. 1911. Seuff. Arch. Bd. 52 Nr. 122, JW. Nr. 6. S. 303).

Der Richter hat auch darüber zu entscheiden, ob überhaupt für eine bestimmte Frage ein Sachverständiger hinzugezogen werden soll. Sehr klar spricht dies eine Entscheidung folgenden Inhalts aus: „Es besteht keine Vorschrift, die den Strafrichter an das Gutachten eines Sachverständigen bindet. Auch rein chemische Fragen konnte das Gericht aus eigener Sachkunde entscheiden. Es hatte nur eine gewissenhafte Selbstprüfung vorzunehmen, ob es hierzu aus eigener Erfahrung, Bildung und Wissenschaft imstande war" (RG. III 16. März 1911, D. Recht Entsch. Nr. 1684, s. auch Motive zur StPO., ferner RGE. Bd. 52, S. 326, zit. nach Bumke).

Ein Sachverständigenbeweis kann abgelehnt werden, wenn das Gericht auf Grund eigener Sachkunde Beurteilung der an sich erheblichen Beweistatsache eintreten läßt (RGSt. Bd. 52, S. 61ff.). In der strafprozessualen Hauptverhandlung erfordert indes die Ablehnung eines auf die Vernehmung eines Sachverständigen gerichteten Beweisantrages stets nach § 243 StPO. (jetzt § 244 Abs. 2) ausdrückliche Bescheidung bzw. Beschluß. (RG. I Urt. v. 15. März 1917 g. E. I 60/70 I Landgericht Landshut RG. Bd. 51/42).

Eine Verpflichtung, in bestimmten Fällen Sachverständige hinzuzuziehen, besteht im Strafprozeß — abgesehen von psychiatrisch nicht interessierenden Ausnahmen (Leichenschau und Leichenöffnung, § 87) — *nicht*. Ausnahmen im Zivilprozeß werden später namhaft gemacht werden. Im Strafprozeß kann der Angeklagte bei Ablehnung des Antrags auf Ladung einer Person diese persönlich laden lassen, so auch einen Sachverständigen, der dann *gehört werden muß* (§ 220 StPO.) (219). Nach dem § 245 StPO. ist die Beweisaufnahme auf die sämtlichen vorgeladenen Zeugen und Sachverständigen zu erstrecken, also besteht Anspruch des Angeklagten auf Vernehmung der Zeugen und Sachverständigen, die eine Ladung erhalten haben, wenn auch unmittelbar[1].

Nach dem Kommentar von Loewe-Rosenberg (1927) ist aber das Gericht für befugt zu erachten, die Vernehmung von Personen abzulehnen, denen bezügl. der vorliegenden Frage die Eigenschaft von Sachverständigen zweifellos nicht beigemessen werden kann (Anm. zu § 245, 3). Anders ist ferner die Sachlage, wenn der Zeuge oder Sachverständige nicht eine vorschriftsmäßige Ladung erhalten hat, sondern von dem Angeklagten ohne Ladung mitgebracht („gestellt") wird. Seine Vernehmung kann dann wegen Unerheblichkeit abgelehnt werden.

Ebenso braucht eine Person nicht als Sachverständiger vernommen zu werden, wenn sie als Zeuge unmittelbar geladen und erschienen ist (RG. 11. Dez. 25 1 D 572/25 JurRundsch. Rechtspr. 1926 Nr. 437).

Auch über Person und Zahl der Sachverständigen hat der Richter zu entscheiden (§ 73 StPO. und § 404 ZPO.).

Sind jedoch für gewisse Arten von Gutachten Sachverständige öffentlich bestellt, so sollen andere Personen nur dann gewählt werden, wenn besondere Um-

---

[1] Loewe-Rosenberg: Komm. zur StPO. 17. Aufl.

stände es erfordern (§ 73, 2 StPO. und § 404, 2 ZPO.). Öffentlich bestellte Sachverständige für medizinische Angelegenheiten sind die zuständigen Gerichtsärzte. Der Ausdruck findet sich speziell in der StPO. Nähere Bestimmungen gibt das Landesrecht, das darüber entscheidet, ob die Funktion des Gerichtsarztes in einem bestimmten Staatsmedizinalamt von selbst enthalten ist. In Preußen gehört die Wahrnehmung der gerichtsärztlichen Geschäfte regelmäßig zu den Amtsobliegenheiten der Kreisärzte, falls sie nicht besonderen ärztlichen Personen übertragen ist (LOEWE-ROSENBERG 17. Auflage Anm. 4b zu § 87, § 9 des Gesetzes vom 16. Sept. 1899 [Ges. Samml. 172], allgem. Verf. vom 27. April 1910 betr. die Dienstanweisung der Kreisärzte [PrJM. Bl. 149], für Bayern die Kgl. VO. vom 9. Jan. 1912 [BayrGV. Bl. 7] und die Bek. vom 22. März 1915 [BayrJM. Bl. 19]). Die Zahl der eigentlichen Gerichtsärzte, d. h. ärztlicher Personen, denen lediglich die Wahrnehmung der gerichtsärztlichen Geschäfte übertragen ist, ist in Deutschland vorläufig beschränkt; in Preußen beträgt sie zur Zeit 17, daneben sind 9 Hochschulprofessoren im Nebenamt gerichtsärztlich tätig (SCHORN). Für Zulassung zur staatsärztlichen Prüfung wird in Preußen — und, wie ich der Darstellung von ASCHAFFENBURG entnehme, auch in den meisten übrigen Bundesstaaten — eine dreimonatige Tätigkeit an einer staatlichen Irrenanstalt gefordert. Das ist nicht gerade viel im Verhältnis zu den späteren Anforderungen. ASCHAFFENBURG äußert sich über den Erfolg dieser Ausbildungszeit recht befriedigt. Wer längere Zeit hindurch als Mitglied eines gerichtsärztlichen Ausschusses in der Lage gewesen ist, die Entmündigungs-Protokolle zu überprüfen, wird diesem optimistischen Urteil nicht ganz zustimmen. Wünschenswert wäre eine Vermehrung der Gerichtsärzte i. e. S., deren Vorbildung schärfer auf die gerichtsärztliche Tätigkeit und unter Berücksichtigung der hohen Zahl von Gutachten über Geisteszustände speziell auf die forensisch-psychiatrische Tätigkeit einzustellen wäre. Die wirtschaftliche Vereinigung deutscher Gerichtsärzte verlangt zur Zeit eine einjährige psychiatrische Ausbildung. Sicher ist BONHÖFFER beizupflichten, daß auch eine solche den Gerichtsarzt noch nicht zum Spezialisten macht und ihn der Verpflichtung enthebt, die Grenzen seines Wissens und Könnens sorgsam zu prüfen. Aber es liegt auch etwas Wahres darin, wenn der Gerichtsarzt TEUDT in einer einschlägigen Polemik LOEWENSTEIN entgegenhält, daß auch die nicht spezialistischen Gerichtsärzte (interessant ist seine Feststellung, daß sie in Preußen in der Minderzahl sind) „geradezu stumpf sein müßten, wenn sie sich nicht in der ihnen tagtäglich dargebotenen Klinik der Kriminalpsychiatrie und -Psychologie wissenschaftlich fortbildeten, derart, daß sie letzten Endes Spezialisten auf diesem ihrem Hauptarbeitsgebiet würden". Ich meine auch, daß auf diese Weise ein recht hohes Maß von Erfahrung gewonnen werden kann, und möchte jedenfalls angesichts der unter den zeitigen gesetzlichen Verhältnissen dem Gerichtsarzt nun einmal erwachsenden Anforderungen, die nicht allzu häufig auf fremde Schultern abgewälzt werden können, die Betrauung besonderer beamteter Ärzte mit den Gerichtsarztgeschäften für eine recht glückliche Lösung halten. Leider stehen dem raschen Fortschritt dieser Entwicklung pekuniäre Schwierigkeiten entgegen.

Abgesehen von dieser Sollvorschrift, nicht Mußvorschrift, die bei Vorliegen besonderer Umstände durchbrochen werden kann, steht dem Richter die Wahl offen. Es ist selbstverständlich, daß er sich dabei von dem Gesichtspunkt der größten Geeignetheit leiten lassen muß. Gerade auf dem hier besprochenen Gebiet erheischt Wahl und Bewertung des Sachverständigen besondere Aufmerksamkeit und Sorgfalt. Eine ganze Anzahl noch heute praktizierender Ärzte hat niemals eine Vorlesung über Psychiatrie gehört, und daß die im Rahmen der medizinischen Staatsprüfung geforderte Prüfung in der Psychiatrie nicht zum vollgültigen psychiatrischen Gutachter stempelt, braucht an dieser Stelle nur deshalb betont zu werden, um die Frage anzuknüpfen, ob dies vor Gericht immer hinreichend berücksichtigt wird. Immerhin ist wohl dem Richter von heute das Spezialistische der psychiatrischen Sachverständigentätigkeit weitgehend geläufig, und wo das Gutachten des zunächst zuständigen Amtsarztes nicht als ausreichend erachtet wird, dürfte im allgemeinen nicht der praktische Arzt befragt werden. Gelegentlich wird er in ländlichen Bezirken dann herangezogen, wenn der Amtsarzt schwer erreichbar ist (aus finanziellen Gründen). Gelegentlich wird er auch in größeren Städten als früher behandelnder Arzt in den Prozeß eingeführt und als Gutachter gehört. Er erscheint wenigstens für den kundigen Juristen deutlich als Nichtspezialist dokumentiert. Weit gefährlicher erscheinen infolge des schillernden Charakters ihrer Berufsbezeichnung die Nervenärzte der Großstädte, die durchaus nicht immer eine psychiatrische Vorbildung besitzen, geschweige sich mit forensischer Psychiatrie beschäftigt haben. FORSTER hat gelegentlich mitgeteilt, daß auch Internisten sich manchmal Spezialärzte für innere und Nervenkrankheiten nennen, ohne eine spezialistisch-neurologische, geschweige denn psychiatrische Vorbildung genossen zu haben.

Der Richter hat nach dem Obigen nicht nur das Recht, sondern sogar die Pflicht, Erkundigungen hinsichtlich der Qualifikation eines zum Sachverständigen zu Berufenden oder schon Berufenen einzuziehen; eine andere Frage ist, *wie* das geschehen soll. In einem von BUMKE übermittelten Fall MITTERMAIERS hatte der Richter in öffentlicher Sitzung Auskünfte über die Qualitäten eines von der Verteidigung vorgeschlagenen Sachverständigen (anscheinend in dessen Gegenwart) eingeholt. Die Art des Vorgehens ist Sache des Taktes. Auch die persönliche Befragung in der Verhandlung dürfte sich ja meist vermeiden lassen. Im übrigen hat sie der wirkliche Sachverständige nicht zu scheuen, und für gewisse auffallend angeklagtenfreundliche Pseudo-Sachverständige der Verteidigung erscheint sie nicht einmal unangebracht. Sicherlich bedürfen die von der Verteidigung vorgeschlagenen und unmittelbar geladenen Sachverständigen einer besonders aufmerksamen Prüfung. Bei Ladung auf gewöhnlichem Wege dürfte die Frage der Qualifikation seitens des Gerichts oder der Anklagebehörde nur selten aufgeworfen werden. Diesbezügliche Fragen der Verteidigung, etwa nach der Länge der Ausbildungszeit bei jüngeren Sachverständigen, z. B. Assistenten psychiatrischer Kliniken, brauchen m. E. nicht ohne weiteres beantwortet zu werden, unter Hinweis auf die Ladung durch das Gericht und die Selbstverständlichkeit des Nichtverschweigens eigener Bedenken hinsichtlich der Kompetenz. Der § 241 StPO. gibt dem Sachverständigen die Möglichkeit, hinsichtlich der Zulässigkeit einer Frage an den Vorsitzenden zu appellieren, der nach Abs. 2 „ungeeignete und nicht zur Sache gehörige Fragen zurückweisen" kann. Zweifel über die Zulässigkeit einer Frage entscheidet das Gericht (§ 242 StPO.). Ich stimme HÜBNER zu, daß im Falle des angezogenen Beispiels solche Fragen ungerechtfertigt erscheinen, da die Direktoren psychiatrischer Universitätskliniken immer nur geeigneten Kräften die Erstattung des Gutachtens übertragen werden.

Werden mehrere Gutachter gehört und lauten ihre Gutachten nicht übereinstimmend, so hat der Richter zwar das Recht, aus dieser Tatsache die Folgerung eines non liquet zu ziehen, er ist aber dazu nicht verpflichtet. Auch hier kann er nach dem Prinzip der freien Beweiswürdigung das Gutachten des einen Sachverständigen unberücksichtigt lassen und sich dem Gutachten des anderen anschließen (Mot. der StPO. S. 151).

Widersprüche zwischen den Gutachtern werden sich am wenigsten ereignen, wenn im gleichen Maße hochwertige Sachverständige zugezogen werden. Gerade auf psychiatrischen Gebiet sind freilich auch unter diesen Umständen solche nicht ganz zu vermeiden. Dieser Tatsache sollte auch der psychiatrische Gutachter stets eingedenk sein und sich vor ungerechtfertigter Überhebung und Schroffheit gegenüber dem andersmeinenden Mitsachverständigen hüten. Wie RAECKE hervorhebt, betreffen die Meinungsverschiedenheiten meist nicht die Diagnose, sondern die gar nicht auf medizinischem Gebiet liegende Frage der Zurechnungsfähigkeit.

Nach dem § 74 der StPO. und dem § 406 ZPO. kann ein Sachverständiger aus denselben Gründen, die zur Ablehnung eines Richters berechtigen, abgelehnt werden. Ablehnungsberechtigt sind im Strafprozeß der Staatsanwalt, der Privatkläger und der Beschuldigte, im Zivilprozeß sind es die Parteien. Der Ablehnungsgrund ist glaubhaft zu machen, ohne daß eine eidliche bzw. eidesstattliche Erhärtung zugelassen ist.

Unter die genannten Gründe fällt neben anderem (Verwandtschaft, Vormundschaft, eheliche Verhältnisse usw.) die Besorgnis der Befangenheit[1].

„Der Sachverständige soll in persönlicher, moralischer und wirtschaftlicher Beziehung den Parteien völlig unabhängig gegenüberstehen, so daß seine Unparteilichkeit jedem Zweifel entrückt ist und ihm beide Parteien uneingeschränktes Vertrauen entgegenbringen.“ (OLG. Frankfurt a. M. 6 ZS. Beschl. v. 3. Dez. 1927 6 W. 369/27 JW. 28/420).

Es ist mir gelegentlich vorgekommen, daß sich ein Sachverständiger durch die Geltendmachung der Besorgnis der Befangenheit und noch mehr durch die zufällige, rein referierende Erwähnung des Vorgangs innerhalb der Geschichtserzählung eines anderen Gutachters tief beleidigt fühlte. Gewiß wird der Sachverständige durch eine Anzweiflung seiner Unbefangenheit nicht gerade angenehm berührt werden. Der Verdacht einer *bewußten* Benachteiligungsabsicht kommt aber darin gar nicht ohne weiteres zum Ausdruck, sondern lediglich die Befürchtung einer *unbewußten* subjektiven Färbung des Urteils. Eine Entscheidung des OLG. Bamberg spricht von dem „Verdacht einer unbewußten, durch das Interesse am Schicksal einer Partei hervorgerufenen Voreingenommenheit“ (OLG. Bamberg 4. Mai 1904, Respr. d. OLG. Bd. 9 S. 73, Das Recht 1904 Nr. 2049). Ebenso eine Entscheidung des OLG. Braunschweig von der Befürchtung, „daß der Sachverständige vielleicht ganz unbewußt seines Amtes nicht unparteiisch walten werde“ (OLG. Braunschweig 10. Mai 1921 Braunschweig Z 68/56 Warn. Jahrb. 22/236).

Bereits das subjektiv berechtigte Mißtrauen einer Partei erscheint nach verschiedenen, Zivil- und Strafrecht betreffenden Entscheidungen für die Ablehnung genügend.

Doch „genügt die bloße Meinung des Angeklagten, der Sachverständige sei befangen, nicht, vielmehr ist erforderlich, daß seine Meinung gerechtfertigt erscheint, der Besorgnisgrund also, der vom subjektiven Standpunkt des Angeklagten aus geltend gemacht wird, von diesem Standpunkt aus wirklich vorliegt“ (RG. IV 16. April 1912 D. R. Entsch. Nr. 1411, weiterhin RG. IV Urteil vom 25. Sept. 1923 4 D 307/23, JW. 24 I 912[6], RG. III 18. März 1926, 3 D 71/26, JW. 26 II/2446, RG. VIa Urteil vom 13. Februar 1922, D 1662/21, JW. 22 II/1588).

Ein Ablehnungsgrund ist nach vorliegenden Entscheidungen im Zivilprozeß z. B. gegeben, wenn der Sachverständige der einen Partei Privatgutachten gegen Entgelt erstattet, oder wenn er sonst im Interesse einer Partei eine Sachver-

---

[1] Hierunter versteht das Gesetz das Vorliegen von Gründen, welche geeignet sind, Mißtrauen gegen die Unparteilichkeit eines Sachverständigen zu rechtfertigen (§ 24 in Verb. mit § 74 StPO.).

ständigentätigkeit in der betreffenden Angelegenheit ausgeübt hat, ferner wenn eine Partei gegen den Sachverständigen einen Rechtsstreit führt, indem dieser die Klageforderung bestreitet (OLG. Kiel 14. Juni 20 41/271 Warn. Jahrb. 22/236). Die Ablehnung ist nicht begründet bei privater Besprechung des Prozeßgegenstandes, sofern eine Beeinflussung des Sachverständigen vermieden wurde, oder wenn er bereits in einer früheren Instanz in dieser Eigenschaft tätig gewesen ist. Ein im strafprozessualen Vorverfahren als Sachverständiger vernommener Arzt kann nicht für das Hauptverfahren als Sachverständiger abgelehnt werden. (Entsprechende Entscheidungen im Lehrbuch von Hübner, dem diese Beispiele zum Teil entnommen sind, S. 281 und S. 589.)

Die Entscheidung über Begründetsein oder Unbegründetsein kann an sich auf dem Wege der Beschwerde angefochten werden, nicht jedoch der Beschluß des *erkennenden* Gerichts, welcher ein Ablehnungsgesuch für unbegründet erklärt, da dieser zu den der Urteilsfällung vorangehenden Entscheidungen gehört, welche nach § 305 StPO. nicht einer Beschwerde unterliegen (KG. 2 StS. Beschl. vom 16. Mai 1928 2 W 273/28, JW. Heft 30/949). Im Zivilprozeß ist nach § 406 Abs. 5 eine Beschwerde im Falle der Unbegründeterklärung zulässig, im umgekehrten Falle nicht.

Die Ablehnung kann zurückgenommen werden, auch dann, wenn der Ablehnungsgrund zwingend und dem Gesuch bereits stattgegeben ist (RG. 29. April 1927 1 D 356/27 JRundsch., Rechtsprechung 1927[3] Nr. 1265). Das Gutachten ist in solchem Fall verwertbar, das Gesetz kennt hinsichtlich des Sachverständigen nicht eine Ausschließung wie beim Richter, sondern nur eine Ablehnung, deren Geltendmachung dem Ermessen der Prozeßbeteiligten überlassen ist.

Der § 75 der StPO. und 407 der ZPO. verpflichten unter bestimmten Voraussetzungen, der Ernennung als Sachverständiger Folge zu leisten. In die erste Kategorie, der von ihnen genannten Personen gehören die für bestimmte Zwecke vereidigten Sachverständigen, z. B. die Schriftsachverständigen, in die zweite Kategorie würden die in der Praxis stehenden Ärzte fallen, in die dritte Kategorie die beamteten und die nicht praktizierenden Ärzte.

Jeder Arzt ist demnach zur Abgabe von Gutachten in medizinischen Dingen verpflichtet, wobei ihm freilich unbenommen bleibt, geltend zu machen, daß er sich gerade in einer zur Erörterung stehenden Frage nicht als kompetent erachtet.

Er kann dann von der Erstattung des Gutachtens entbunden werden (siehe unten); wird er es nicht, müßte er evtl. sein Gutachten mit einem non liquet endigen. Der praktische Arzt und der sonstige Nichtspezialist sollte bei forensisch-psychiatrischen Anforderungen dieselbe Zurückhaltung üben, deren er sich gegenüber anderen spezialistischen Anforderungen befleißigt.

Der § 77 der StPO. und der § 409 ZPO. bedrohen einen zum Sachverständigen Ernannten im Falle des Nichterscheinens oder der Verweigerung eines Gutachtens bei dazu bestehender Verpflichtung mit dem Ersatz der Kosten und einer Ordnungsstrafe in Geld. Da nach § 72 StPO. die Vorschriften des sechsten Abschnittes über Zeugen entsprechende Anwendung finden, soweit nicht in den nachfolgenden Paragraphen abweichende Bestimmungen getroffen sind, unterbleibt nach dem auf Zeugen bezüglichen § 50 StPO. die Verurteilung zu Strafe und Kosten, wenn das Ausbleiben genügend entschuldigt ist. Bei genügender nachträglicher Entschuldigung werden die gegen den Sachverständigen getroffenen Anordnungen wieder aufgehoben. Bei unwahren Angaben hinsichtlich der Entschuldigungsgründe kann neben der Ordnungsstrafe eine Bestrafung auf Grund des § 138 des StGB. erfolgen. Es sei hier gleich angefügt, daß im Zivilprozeß nach § 411 ZPO. im Falle der Befristung eines schriftlichen Gutachtens eine Ordnungsstrafe wegen Fristversäumnis vorgesehen ist. Beschwerde ist möglich.

Bei persönlicher Ladung durch den Angeklagten (s. oben) ist die geladene Person nur dann zum Erscheinen verpflichtet, wenn ihr bei der Ladung die gesetzliche Entschädigung für die Reisekosten und für die Versäumnis bar dargeboten oder die Hinterlegung bei dem Gerichtsschreiber, bzw. der Geschäftsstelle des Amtsgerichts nachgewiesen wird (§ 220, 2 StPO.).

Das Gericht kann nach dem § 76 StPO. und dem § 408 ZPO. einen Sachverständigen von der Verpflichtung zur Erstattung eines Gutachtens entbinden. Die Vernehmung eines öffentlichen Beamten als Sachverständiger findet nach demselben Paragraphen nicht statt, wenn die vorgesetzte Behörde des Beamten erklärt, daß die Vernehmung dem dienstlichen Interesse Nachteil bereiten würde.

Als Nachteil in diesem Sinne wird in der Praxis nicht nur im dienstlichen Interesse unerwünschte Preisgabe von Tatsachen, sondern auch unter Umständen eine die dienstliche Tätigkeit beeinträchtigende Abwesenheit vom Dienstort angesehen. Ein Gutachtenverweigerungsrecht leitet sich nach dem § 76 StPO. und dem § 408 ZPO. aus denselben Gründen her, welche einen Zeugen zur Verweigerung des Zeugnisses berechtigen. Es sind das u. a. verwandtschaftliche Verhältnisse und die Bewahrung des Berufsgeheimnisses. Von dem Zeugnisverweigerungsrecht aus letzterem Grund handeln der § 53 StPO. und der § 383 ZPO.

Der § 300 StGB. *verpflichtet* den Arzt zur Geheimhaltung von Privatgeheimnissen, die ihm gelegentlich seiner ärztlichen Berufstätigkeit anvertraut wurden, der § 53 StPO. und der § 383 ZPO. *berechtigen* ihn zu einer solchen Geheimhaltung.

Das Wort „berechtigt" bringt zum Ausdruck, daß in der Aussage eines Arztes vor Gericht niemals ein „unbefugtes Offenbaren von Privatgeheimnissen" angesehen werden kann. Es sei im Anschluß gleich bemerkt, daß die Berufsverschwiegenheit überhaupt keine unbedingte ist, ganz abgesehen von gesetzlichen Bestimmungen, die sie gewaltsam durchbrechen. Nach Entscheidungen des RG. kann das ärztliche Berufsgeheimnis durchbrochen werden, im Falle einer Pflichtenkollision, dann, wenn der Arzt die Durchbrechung für seine höhere Pflicht erachten kann oder muß (Entsch. des 6. Zivilsenats vom 19. Jan. 1903 und Entsch. des 4. Zivilsenats vom 17. Mai 1897, zit. nach BUMKE).

Bei Vernehmung vor Gericht hat er darüber zu befinden, ob er aussagen oder die Aussage verweigern will, wobei er in entsprechender Weise die Pflicht gegen das Einzelindividuum und die Pflicht gegen die Allgemeinheit miteinander abwägen darf. Eine Verweigerung ist nur dann nicht möglich, wenn ihn der Angeklagte oder die Partei von der Schweigepflicht entbinden. Die Frage, ob ein Geisteskranker den Arzt von der Schweigepflicht entbinden kann, ist wohl unbedingt zu verneinen, soweit Geschäftsunfähigkeit vorliegt, da ein geschäftsunfähiger Geisteskranker zur Abgabe einer rechtlich belangvollen Willenserklärung nicht fähig ist.

Schwierigkeiten kann dem Gutachter die Frage bereiten, inwieweit er belastende oder einen sonstigen Nachteil in sich schließende Angaben, die ihm gelegentlich einer Untersuchung gemacht worden sind, dem Gericht zu übermitteln hat. Soweit diese Angaben etwa unbedingt zur Beantwortung der Fragestellung notwendig sind (BUMKES Beispiel: der Schluß auf Fehlen einer Bewußtseinstrübung aus der Erinnerung an die Tat) darf wohl zweifellos von ihrer Mitteilung nicht abgesehen werden. Anders dagegen, wenn es sich um für die Beurteilung belanglose Tatsachen handelt. Der Sachverständige ist m. E. trotz seines Eides sehr wohl berechtigt, solche Tatsachen zu verschweigen, da ihre Mitteilung nicht

eine Vernehmung als Sachverständiger, sondern eine Vernehmung als Zeuge
zur Voraussetzung haben würde.

HÜBNER meint, es sei ein Unterschied, ob der Arzt von dem Interessierten
privatim mit der Bitte um Begutachtung aufgesucht worden sei, dann sei unbedingt Verschwiegenheit geboten, evtl. bei Unmöglichkeit der Abgabe eines
Gutachtens ohne die Verwertung des Anvertrauten Ablehnung des ersteren.
Bei Ernennung vom Gericht sei es zweckmäßig, dem Patienten (! der Refer.) vor
Beginn der Untersuchung zu sagen, daß der Gutachter verpflichtet sei, alle Wahrnehmungen und Mitteilungen zu verwerten, die ihm für die Beantwortung der vom
Gericht gestellten Fragen wichtig seien. Selbstverständlich sei, daß er dann letz-
teres auch tue, denn er sei dazu bestellt, die Wahrheit zu erforschen und müsse
sein Gutachten nach bestem Wissen und Gewissen abgeben. Gerade unter Bezugnahme auf die letzte Wendung kann ich die Berechtigung eines solchen Hin-
weises nicht anerkennen; er ist ja doch eine Warnung an den zu Begutachtenden,
mit seinen Äußerungen auf der Hut zu sein, hindert im Strafprozeß die Erforschung
der materiellen Wahrheit, bzw. verbaut evtl. dem Gutachter den Weg zur Diagnose; im Zivilprozeß könnte er als unzulässige Begünstigung einer Partei aufgefaßt werden. Der Sachverständige steht eben *an sich* nicht in einem dem Ver-
trauensverhältnis zwischen Arzt und Patient entsprechenden ethischen Verhältnis zu dem zu Begutachtenden, der Arzt ist hier gar nicht Arzt, sondern lediglich Mediziner. Berührt wird die Frage durch eine Reichsgerichtsentscheidung,
die ich des Interesses halber teilweise wörtlich folgen lasse:

„Nach § 53 Nr. 3 StPO. sind Ärzte zur Verweigerung des Zeugnisses über das berechtigt,
was ihnen bei Ausübung ihres Berufes anvertraut ist. Die Vorschrift will hilfesuchende
Kranke vor einer Offenbarung der Privatgeheimnisse (vgl. § 300 StGB.) schützen, die sie
dem behandelnden Arzt zum Zweck einer sachgemäßen Behandlung und Heilung anvertraut haben. Im vorliegenden Falle war aber der Sachverständige der Zeugin nicht als
behandelnde Vertrauensperson, sondern als Beauftragter des Gerichts entgegengetreten,
der sie auf ihren Geisteszustand untersuchen sollte, um festzustellen, ob ihre Angaben über
den fraglichen Hergang Glauben verdienen. Diesem Zweck diente auch die Befragung der
Zeugin über die Einzelheiten der Tatausführung. Aus der Art der Schilderung konnte der
Sachverständige gewichtige Aufschlüsse darüber gewinnen, ob die Angaben der Zeugin frei
erfunden und Ausfluß einer krankhaften Einbildung waren, oder ob sie auf eigenen zuverlässigen Wahrnehmungen beruhten. Die Aussage des Sachverständigen fiel hierüber durchaus
in den Rahmen des ihm aufgetragenen Gutachtens. Eine andere Beurteilung der Sachlage
würde in Frage kommen, soweit es sich etwa um Wahrnehmungen handelt, die sich auf freiwillige, mit dem Gutachten in keinem Zusammenhang stehende Mitteilungen der untersuchten Person stützen, bezügl. deren nach den Umständen des Falles die Annahme geboten
ist, daß sie unter der Voraussetzung der Geheimhaltung gemacht worden sind. Ein derartiger Fall liegt hier nicht vor, auch das Urteil RGSt. 57/63 erörtert einen anders gearteten
Sachverhalt, da es sich auf vertrauliche Mitteilungen bezieht, welche die damalige Angeklagte
ihrem behandelnden Arzte gemacht hatte“ (RG. II 17. Okt. 1927, 2 D 806/27, JW. 1928, S. 67).

Die Entscheidung trifft nicht genau die hier besonders ins Auge gefaßten
Fälle; jedenfalls ist in ihr klar die nicht ärztliche Stellung des Sachverständigen
hervorgehoben und die Berechtigung zu der Verweigerung einer Aussage über
für die Beurteilung belangvolle Tatsachen verneint.

Der § 79 StPO. und der § 410 ZPO. regeln die Beeidigung des Sachverständigen. Nach dem Abs. 2 der beiden Paragraphen genügt die Berufung auf den
geleisteten Eid, wenn der Sachverständige für die Erstattung von Gutachten
der betreffenden Art im allgemeinen beeidigt ist. Die Wirkung einer derartigen
allgemeinen Vereidigung erstreckt sich in den einzelnen Bundesstaaten verschieden weit, in Preußen nicht über den betreffenden Landgerichtsbezirk hinaus.
Eine derartige Berufung ist auch bei kommissarischen Vernehmungen möglich und dann innerhalb eines anderen Bezirkes gültig (RG. 3 1911, DR. Entsch.
955). Eine Berufung auf eine bereits abgegebene Versicherung gibt es aber nicht

(Erk. v. 17. Nov. 93, Goltdammers Arch. f. Strafrecht, Bd. 41, S. 407). Im Zivilrecht ist nach § 410 ZPO. auch eine Berufung auf den allgemein geleisteten Eid im schriftlichen Gutachten möglich.

Für die beamteten Ärzte genügt innerhalb ihres Bezirkes Berufung auf den vor der Verwaltungsbehörde geleisteten Diensteid. Nach verschiedenen Reichsgerichtsentscheidungen deckt der Diensteid eines beamteten Arztes auch die von ihm innerhalb seiner amtlichen Zuständigkeit abzugebenden Gutachten (RG. 8. Jan. 81 St. Bd. 3, S. 321, 15. Juni 83, Bd. 8, S. 357, 12. Dez. 95, Bd. 28, S. 41, Z. f. M., S. 153, 96). Nach einem Pr. Justizministerialerlaß vom 29. März 1902 und einem Erlaß des Medizinalministeriums vom 26. Mai 02 ist für eine allgemeine Beeidigung der Gerichtsärzte kein Raum (zit. nach RÄUBER, auch die obigen Entsch.).

Der Eid soll nach dem Wortlaut des § 79 vor Erstattung des Gutachtens geleistet werden, doch macht nach einer Reichsgerichtsentscheidung auch der nachträgliche Eid die Sachverständigenvernehmung nicht ungültig. Der Schwörende sei nach Maßgabe des § 154 StGB. verantwortlich, die Aussage sei in rechtsverbindlicher Weise beeidigt, das Gutachten sei durch den Sachverständigeneid gedeckt (RG. I. 7. April 1920, Jahrb. 1910, S. 173). Der § 410 ZPO. läßt ohne weiteres vorherige oder nachherige Beeidigung zu[1].

Der Sachverständigeneid deckt auch alle tatsächlichen Wahrnehmungen, auf denen sich das Gutachten aufbaut (RG. II 10. Juni 1910, D. R., Entsch. Nr. 954 RG. vom 24. Juni 1910, Entsch. Bd. 44 S. 11).

Fahrlässige Begutachtung würde unter Falscheid fallen, im übrigen besteht auch die Möglichkeit einer Schadensersatzklage auf Grund des § 823 des BGB., wonach derjenige, der gegen ein den Schutz eines anderen bezweckendes Gesetz verstößt, dem anderen zum Ersatz des ihm daraus entstehenden Schadens verpflichtet ist (KG. Entsch. vom 27. März 1903, zit. nach BUMKE).

Der § 80 der StPO. enthält wichtige Vorrechte des Sachverständigen. Nach diesem Paragraphen kann dem Sachverständigen auf sein Verlangen zur Vorbereitung des Gutachtens durch Vernehmung von Zeugen oder des Beschuldigten weitere Aufklärung verschafft werden. Zu demselben Zweck kann ihm gestattet werden, die Akten einzusehen, der Vernehmung von Zeugen oder des Beschuldigten beizuwohnen und an dieselben unmittelbar Fragen zu stellen.

Beherzigenswert ist der Rat von ASCHAFFENBURG, keinesfalls auf die Einsichtnahme in die Akten zu verzichten, da sie wichtige Aufschlüsse zu geben vermöchten. Die Akten des vorliegenden Rechtsfalles werden erfahrungsgemäß dem Ersuchen um Erstattung eines Gutachtens häufig mit beigegeben; manchmal erscheint aber auch zur Klärung des Falles eine Einsichtnahme in Akten vorhergegangener Straffälle angezeigt, die entsprechend zu beantragen wäre.

Auch von den anderen Vorrechten sollte reichlich Gebrauch gemacht werden, um das Gutachten auf eine unanfechtbare juristische Basis zu stellen und sich nicht dem Vorwurf auszusetzen, Dinge verwertet zu haben, die nicht „gerichtskundig" sind, was leicht möglich ist, wenn etwa die Vernehmung der gewünschten Zeugen privatim von dem Sachverständigen vorgenommen wird und eine beeidete Aussage bei Erstattung des mündlichen Gutachtens nicht vorliegt. Der Sachverständige kann entweder im Vorverfahren eine richterliche Vernehmung in seinem Beisein beantragen und bei dieser die Erlaubnis erbitten,

---

[1] Weigert der Sachverständige den Eid, so kann er in die Kosten sowie zu einer Ordnungsstrafe in Geld, an deren Stelle im Unvermögensfalle Haft bis zur Höchstdauer von 6 Wochen tritt, verurteilt werden (§ 72 in Verb. mit § 70 Abs. 1 StPO.). Gleiches gilt für den Zivilprozeß (§ 402 in Verb. mit § 390 ZPO.). Es ist der einzige Fall, in dem ein Sachverständiger zu Haft verurteilt werden kann.

Fragen an die Zeugen zu richten, da er ja am besten weiß, worauf es ankommt, oder er kann privatim die ärztlich belangvollen Erhebungen anstellen und, soweit zweckdienlich, die Ladung der von ihm Vernommenen zur Hauptverhandlung beantragen. Das Gericht ist natürlich verpflichtet, die Beweise zu erheben, die der Sachverständige zur Erstattung seines Gutachtens gebraucht. Dadurch erfährt die Kannvorschrift des § 80, welche wohl ungemessenen Anträgen vorzubeugen bestimmt ist, eine gewisse Beschränkung. In der Hauptverhandlung wird in der Regel von dem Vorsitzenden ohne weiteres den anwesenden Sachverständigen die Erlaubnis erteilt, den Zeugenvernehmungen beizuwohnen, und ihnen damit die Möglichkeit gegeben, auch von dem weiteren Recht der Zeugenbefragung Gebrauch zu machen. Nach einem Reichsgerichtsurteil findet der § 59 StPO., wonach jeder Zeuge einzeln und in Abwesenheit der später zu verhörenden Zeugen zu vernehmen ist, auf Sachverständige keine Anwendung, obwohl nach § 72 StPO. die Vorschriften über Zeugen auf Sachverständige anwendbar sein sollen, insoweit nicht in den nachfolgenden Paragraphen abweichende Bestimmungen getroffen sind; eine solche abweichende Bestimmung sei aber der Vorschrift des § 80 StPO. zu entnehmen, die Möglichkeit des § 80 betreffe jeden Sachverständigen, also dürften mehrere gleichzeitig anwesend sein (RG. V Urt. v. 2. März 1918 g. S. V 948/17 Landg. Hannover RG. Bd. 52, 161).

Tatsächlich ist die Anwesenheit des Sachverständigen bei Vernehmung des Angeklagten und der Zeugen dringend erwünscht, da letztere das Bild zuweilen in einer für ihn ausschlaggebenden Weise verschiebt, ebenso seine Anwesenheit bei der Vernehmung anderer Sachverständiger, damit er Gelegenheit hat, Meinungsabweichungen zu hören und später zu ihnen Stellung zu nehmen, aber unter Umständen auch auf Grund der Kenntnisnahme von fremden Beobachtungen die eigene Ansicht zu korrigieren. Auch Fragen an die Mitsachverständigen sind sinngemäß zulässig.

Den Nicht-Rechtskundigen kann wundernehmen, daß ein entsprechender Paragraph in der Zivilprozeßordnung fehlt; das ist erklärlich aus den ganz anderen Prinzipien, auf denen das Zivilrecht beruht. Im Strafprozeß ist die materielle Wahrheit zu ergründen. Zu diesem Zwecke hat der Richter selbst Beweise zu erheben, und es ist deshalb erklärlich, daß auch dem ihm zur Seite stehenden Sachverständigen das Recht zu entsprechenden Anträgen gegeben ist. Im Zivilprozeß begnügt man sich mit der Feststellung der formalen Wahrheit; der Richter läßt sich von den Parteien das Beweismaterial vortragen, und entsprechend ist das Antragsrecht des Sachverständigen hinfällig.

Auffällig ist das Fehlen einer entsprechenden Bestimmung nur bei dem nicht auf dem genannten kontradiktorischen Prinzip beruhenden Entmündigungsverfahren.

Von großer Wichtigkeit ist der bekannte § 81 StPO., welcher besagt, daß zur Vorbereitung eines Gutachtens über den Geisteszustand des Angeschuldigten das Gericht auf Antrag eines Sachverständigen nach Anhörung des Verteidigers anordnen kann, daß der Angeschuldigte in eine öffentliche Irrenanstalt gebracht und dort bis zur Dauer von 6 Wochen beobachtet wird.

Das Wort „Angeschuldigter" besagt, daß die Stellung des Antrages in jedem Stadium des Verfahrens nach Erhebung der öffentlichen Klage (Eröffnung des Vorverfahrens) möglich ist. Im Privatklageverfahren ist der § 81 StPO. nicht anwendbar (da eine öffentliche Klage nicht erhoben ist), ebensowenig in der Strafvollstreckung.

Beachtenswert ist weiter, daß der Antrag von Sachverständigen gestellt werden muß. Stellt dieser nicht den Antrag, so sieht sich das Gericht nicht in der Lage, einen entsprechenden Beschluß zu fassen. Es kann dann nur einen anderen Sachverständigen hören, der evtl. den Antrag stellt. Ebensowenig genügt der Antrag der Verteidigung. Erst wenn sich der Sachverständige diesem Antrag anschließt, erscheint er beachtlich. Dem Gericht steht es nach dem Wortlaut des Paragraphen frei, den Antrag abzulehnen (RG. I 26. Oktober 1908 Jahrb. S. 174). Der erhebliche Eingriff in die Rechtssphäre des Einzelnen bedingte die Vorschrift, daß vor der Beschlußfassung der Verteidiger zu hören ist (wo ein Verteidiger noch nicht existiert, muß er zu diesem Zweck ernannt werden), und daß gegen den Beschluß die sofortige Beschwerde mit aufschiebender Wirkung möglich ist. Gegen die Abweisung des Unterbringungsantrags steht weder der Staatsanwaltschaft noch dem Sachverständigen ein Beschwerderecht zu (OLG. Kolmar 2. Sept. 10, Jahrb. 1911, S. 152).

Das Gericht soll sich bei der Entscheidung auch von dem Gesichtspunkt leiten lassen, ob die Schwere der beantragten Maßnahme im Verhältnis steht zu der Schwere der zu erwartenden Strafe (OLG. Kolmar, 2. Sept. 1910, Jahrb. S. 152). Eine wichtige Entscheidung besagt, daß die Anwendung des § 81 so lange auszusetzen ist, als die Möglichkeit besteht, daß abgesehen von der Strafausschließung nach § 51 StGB. durch die Erhebung angebotener Beweise die Beschränkung der Voruntersuchung nach § 181 StPO. deshalb sich ergibt, weil eine Entscheidung dahin begründet ist, daß der Angeklagte schon wegen des Fehlens eines zum Tatbestande der ihm zur Last gelegten Straftat erforderlichen objektiven Merkmals außer Verfolgung zu setzen ist (BayrOLG. 14. Jan. 09, Jahrb. f. Strafrecht 1909, S. 174).

Der § 81 spricht von der Feststellung des Geisteszustandes. Dabei wird gewöhnlich nur an die Frage der Zurechnungsfähigkeit gedacht. Zweimal hat sich mir in letzter Zeit in meiner gerichtsärztlichen Praxis auch das Bedürfnis ergeben, den Geisteszustand nach einer anderen Richtung hin auf dem Wege der Beobachtung feststellen zu lassen, speziell nach der Richtung der Verhandlungsfähigkeit. Es handelte sich um Persönlichkeiten, die der langjährigen Verhandlungsdrückebergerei auf dem Wege hysterischer oder simulierter psychogener psychischer Störungen dringend verdächtig waren, bei denen aber die Abgrenzung von aus bestimmten Gründen auch in Betracht kommenden organischen Störungen kurzerhand doch nicht möglich war. An einer Begründung für den Antrag auf Beobachtung des Geisteszustandes wegen Zweifels an der Zurechnungsfähigkeit während der Tat fehlte es. Da der § 81 nur von Feststellung des Geisteszustandes spricht, so schien mir seiner Verwendung nichts im Wege zu stehen. Von kompetenter theoretischer juristischer Seite wurde mir beigepflichtet, während von praktisch-juristischer Seite Bedenken erhoben wurden. Ich konnte schließlich auf eine von HÜBNER zitierte Reichsgerichtsentscheidung hinweisen, welche die Frage in meinem Sinne entschieden haben soll. (Entscheidung jedoch nach dem Zitat nicht auffindbar.)

Daß der § 81 anwendbar erscheint, wenn eine geistige Störung nur zur Zeit der Tat bestanden hat, zur Zeit des Antrages aber nicht mehr vorliegt, erscheint ebenfalls durch eine Reichsgerichtsentscheidung belegt. Gerade in derartigen Fällen kann sich der Wunsch nach einer Beobachtung sehr dringlich regen (RGE. XX, S. 378). Man denke etwa an die Feststellung einer Epilepsie.

Die Frist von 6 Wochen dürfte meist genügen. Anders äußert sich RAECKE. Freilich mag es Fälle geben, die das Verlangen nach einer längeren Beobachtung rechtfertigen. Doch handelt es sich wohl um Ausnahmen.

Es braucht an dieser Stelle kaum betont zu werden, daß eine weitgehende Anwendung des § 81 erwünscht erscheint, durch fachkundige Spezialärzte, soweit eine oder mehrmalige kürzere Untersuchungen nicht genügen, durch

Nicht-Spezialisten in weiser Berücksichtigung der Grenze ihres Wissens und Könnens.

Mißlich ist für die spätere Begutachtung, daß der Antrag meist nicht wiederholt werden kann, da die Dauer des Aufenthaltes in der Anstalt 6 Wochen nicht übersteigen darf und die Zeit konsumiert ist. Es bleibt dann für eine Oberbegutachtung noch der Ausweg einer Beobachtung im Gefängnis, für welche Verlängerung der Untersuchungshaft und Überführung in ein anderes Gefängnis angeordnet werden kann (Urt. d. IV. Strafsenat d. RG. v. 2. Juni 1901, Zeitschr. f. Med.-Beamte 1902, Rechtspr. S. 19). Sind dagegen bei der ersten Untersuchung die 6 Wochen nicht voll ausgenutzt worden, so ist ein neuer Antrag möglich. In dem Gesagten liegt schon, daß es dem Sachverständigen überlassen bleibt, wie lange er innerhalb des Zeitraums von 6 Wochen die Beobachtung anzunehmen für nötig befindet. Eine Anordnung der Unterbringung auf die Dauer von 6 Wochen ist unzulässig (Sammlung von Entsch. des BayrOLG. in Strafsachen Bd. 12, S. 133, Z. f. M. 26. Jahrg. Nr. 14).

Dem § 81 StPO. entspricht in der ZPO. der § 656, der dieselbe Maßnahme im Entmündigungsverfahren vorsieht und später eine ausführlichere Besprechung finden soll.

Ob im strafrechtlichen Vorverfahren der Sachverständige sein Gutachten schriftlich oder mündlich zu erstatten hat, unterliegt der Entscheidung des Richters. Schriftliche Begutachtung ist in der Praxis das Gewöhnliche. In weniger schwerwiegenden, auch psychiatrisch einfach liegenden Fällen genügt nach meinen Erfahrungen die Abgabe einer gutachtlichen Äußerung unter Verschiebung der ausführlichen Begründung auf die Hauptverhandlung. Es erschiene mir begrüßenswert, wenn der Richter in geeigneten Fällen sein Ersuchen auf diese Form der schriftlichen Äußerungen und die *evtl.* Abgabe eines ausführlichen Gutachtens im Falle des für erforderlich Befindens beschränkte. Dem vielbeschäftigten Gutachter wäre jedenfalls damit gedient.

Auf Grund des im Strafprozeß herrschenden Prinzips der Unmittelbarkeit hat der benötigte Sachverständige sein Gutachten auf jeden Fall *mündlich* in der Hauptverhandlung zu erstatten, auch dann, wenn ein schriftliches Gutachten bereits vorliegt, falls nicht etwa im Ausnahmefall (Krankheit, weite Entfernung) eine kommissarische Vernehmung (§ 223 StPO.) angeordnet wird.

Vollgültig ist nur das beeidigte Gutachten. Die Beeidigung der Zeugen (sinngemäß auch der Sachverständigen) erfolgt vorbehaltlich der Bestimmungen des eben zitierten § 223 erst in der Hauptverhandlung. § 66 StPO. (§ 65). Zu dem Eid des Sachverständigen muß, streng genommen, die eidliche Erhärtung der Zeugenaussagen kommen, auf denen sich ein Gutachten aufbaut. Insofern hat das mündliche oder schriftliche Gutachten des Vorverfahrens etwas Vorbehaltliches[1].

Aber im Fall der psychiatrischen Begutachtung auch insofern, als die Hauptverhandlung dem Sachverständigen neue Eindrücke und Aufschlüsse vermitteln kann, die ihn zu einer Änderung des gutachtlichen Standpunktes veranlassen. Gerade deswegen ist seine Anwesenheit im Gerichtssaal bei der Vernehmung des Angeklagten und der Zeugen so außerordentlich wichtig. Manchmal erscheint es direkt angezeigt, einen solchen Vorbehalt im Gutachten des Vorverfahrens zum Ausdruck zu bringen, etwa in der Fassung, es sei kein Anhalt für das Vorliegen einer geistigen Störung zur Zeit der Tat gegeben, falls nicht die Hauptverhandlung noch neue Momente zutage fördere.

---

[1] Nach dem § 52 StPO ist eine Person, auf deren Wahrnehmung der Beweis einer Tatsache ruht, in der Hauptverhandlung mündlich zu vernehmen. Siehe auch oben die Vorschrift über den Zeitpunkt der Beeidigung.

Anders liegen die Dinge im Zivilprozeß. Hier steht es im Ermessen des Gerichts, ob eine schriftliche oder mündliche Begutachtung erfolgen soll. Nach einer Reichsgerichtsentscheidung (RG. 18. Dez. 24 4 ZS. Jur. Rundsch., Rechtspr. 25 Nr. 223, Seuff. Arch. 79/133) hat die Partei keinen Anspruch darauf, daß der Sachverständige, der sich bereits schriftlich geäußert hat, mündlich vernommen wird, jedenfalls für den Fall, daß durch den Beweisbeschluß von vornherein schriftliche Begutachtung angeordnet worden ist.

Erachtet der Richter ein Gutachten für ungenügend, so kann er nach § 83 StPO. neue Begutachtung durch dieselben oder andere Gutachter anordnen. Ebenso wenn ein Gutachter nach Erstattung seines Gutachtens mit Erfolg abgelehnt ist. Diesem Paragraphen entspricht in der ZPO. teilweise der § 412.

Eine nähere Definition des Wortes „ungenügend" zu finden, ist mir ebensowenig möglich gewesen wie ASCHAFFENBURG. Ich nehme mit ihm an, daß es subjektiv gemeint ist, daß es bedeutet: für *ihn*, den Richter ungenügend, also unter Umständen nur: nicht genügend überzeugend oder nicht genügend verständlich. Bemerkenswert ist, daß auch nach erfolgreicher Ablehnung eines Sachverständigen eine neue Begutachtung nicht zu erfolgen braucht. ASCHAFFENBURG vertritt die Meinung, die Überzeugung von der Beweiskraft des abgelehnten Gutachtens sei nur erschüttert, aber nicht vernichtet, und dem Richter könne es nicht verwehrt werden, das abgelehnte Gutachten zu verwerten, wenn es für ihn überzeugend sei. Demgegenüber ist nach den Ausführungen des Kommentars von LOEWE-ROSENBERG jede Verwertung des abgelehnten Gutachtens unzulässig, und die freie Beweiswürdigung dadurch geschmälert. Die Kannvorschrift des § 81 StPO. trage nur der Möglichkeit Rechnung, daß die Notwendigkeit eines Gutachtens nach der Ablehnung *an sich* hinfällig erscheine. Ich muß die Frage offen lassen, ob von anderer juristischer Seite die Meinung ASCHAFFENBURGS geteilt wird. In wichtigeren Fällen kann nach dem Abs. 3 des § 83 StPO. das Gutachten einer Fachbehörde eingeholt werden. Die in Betracht kommenden Fachbehörden sind in den einzelnen Bundesstaaten verschiedenartig zusammengesetzt. Für Preußen kommen in Betracht in I. Instanz die gerichtsärztlichen Ausschüsse der Provinzen, in II. Instanz der gerichtsärztliche Ausschuß des Landesgesundheitsrats, der die Nachfolge der Preuß. wissenschaftlichen Deputation für das Medizinalwesen übernommen hat. Nach einem von HÜBNER mitgeteilten Erlaß vom 15. Aug. 02 sollen Mitglieder der Preuß. Wissensch. Deputation im allgemeinen nicht als Gutachter herangezogen werden, da sie in erster Linie als Obergutachter in Betracht kommen.

Die Schadloshaltung und Entlohnung des Sachverständigen (§ 84 StPO. und § 413 ZPO.) werden gesondert in einem Anhang besprochen werden.

Der § 85 StPO. und der § 414 ZPO. beziehen sich auf die Vernehmung „sachverständiger Zeugen", so bezeichnet man Personen, die vernommen werden über vergangene Tatsachen, deren Wahrnehmung ihnen nur infolge besonderer Sachkunde möglich war, Beispiel etwa der Arzt, der Zeuge einer Verletzung war und infolge seiner besonderen Sachkunde wahrgenommen hat, daß das Blut aus der Verletzung im Strahl hervorspritzte. In medizinischen Darstellungen tritt gelegentlich die Ansicht hervor, der Paragraph werde öfters zum Zwecke der Verbilligung der Gebühren mißbraucht. Abgesehen davon ist der Begriff des sachverständigen Zeugen ein verschwommener und gibt häufig zu Meinungsverschiedenheiten Anlaß. HÜBNER spricht sich in diesem Zusammenhang dahin aus, daß fast mit jeder sachverständigen Aussage ein Sachverständigenurteil verbunden sei. Verschiedentlich wurde die Beseitigung des Begriffes gefordert, sowohl von medizinischer als auch von juristischer Seite. Nach der Darstellung des Kommentars von LoEWE-RoSENBERG braucht es sich bei der sachverständigen Zeugenaussage durchaus nicht immer um *prä*-prozessuale Tatsachen zu handeln. Ferner stempelt ein *gelegentliches* Urteil eine Zeugenaussage noch nicht zum Sachverständigengutachten. Es kommt darauf an, ob die Aussage wesentlich Gutachten oder Zeugenaussage ist. Gegen offensichtliche Überschreitung kann natürlich protestiert werden. Es steht Beschwerde offen (s. unten), und man kann zum Zwecke einer solchen Protokollierung der Aussage verlangen. Die Verweigerung von Urteilen möchte ich für einen Rat von zweifelhafter Güte halten, der sich unter Umständen übel bezahlt machen kann. Die fälschliche Vernehmung als Zeuge in solchen Fällen steht der späteren Forderung von Sachverständigengebühren nicht im Wege. Eine neue Beeidigung braucht nicht stattzufinden (RGE. III S. 101 zit. nach AscHAFFENBURG). Danach deckt also der Zeugeneid — jedenfalls bedingt — das Sachverständigengutachten, ebenso wie umgekehrt der Sachverständigeneid Mitteilungen über die bei der Untersuchung gemachten, mit der Beurteilung in Zusammenhang stehenden Wahrnehmungen (siehe oben, siehe ferner folgende Entscheidungen RG. IV Urt. v. 17. Dez. 1920 g. M. IV 1687/20 RG. Bd. 55/183, R.G. 3. Juli 1926 II D 285/26 Jur. Rundsch. Rechtspr. 26 Nr. 1794, abweichend RG. I Urteil vom 11. Nov. 1918/16. Dez. 1918 I 329/18 JW. 1919, S. 23). Keine Deckung findet nach einer von HüBNER zitierten Reichsgerichtsentscheidung die Zeugenaussage durch den Sachverständigeneid, wenn ein Sachverständiger unabhängig von seinem Gutachten nicht zu diesem gehörige Zeugenaussagen macht, die sich auf Sachkunde gründen (RG. I 2. März 11, Das Recht Bd. 15 Nr. 1754, Jahrb. 1911 S. 181). Immer wenn ein Sachverständiger Aussagen über Tatsachen macht, welche außer Zusammenhang mit seiner Sachverständigentätigkeit stehen, hat er zugleich den Zeugeneid zu leisten, ob nach Ansicht von Reichsgerichtssenaten im umgekehrten entsprechenden Fall auch der Zeuge den Sachverständigeneid, vermag ich auf Grund der mir vorliegenden Entscheidungen nicht zu sagen.

Schließlich sei ausdrücklich betont, daß der Sachverständige in Hinsicht seiner Behandlung höhere Instanzen anzurufen vermag. Wenig Bedeutung besitzt für ihn der § 238 StPO., der den Prozeßbeteiligten das Recht verleiht, bei auf die Sachleitung bezüglichen Anordnungen des Vorsitzenden einen gerichtlichen Beschluß herbeizuführen. Denn es ist unter Sachleitung nicht die Vernehmung des Angeklagten und die Aufnahme des Beweises zu verstehen. Fragen an den Sachverständigen fallen deshalb nicht unter den § 238; doch kann er, wie schon erwähnt, Protokollierung der Fragen verlangen (§ 273, 3). Wichtig ist das im § 304 Abs. 2 StPO. auch dem Sachverständigen zugesprochene Recht, gegen Beschlüsse und Ausführungen, durch welche er betroffen wird, Beschwerde zu erheben. Gegen allzu aggressive Fragen der Verteidigung schützt bis zu einem gewissen Grade der ebenfalls bereits genannte § 241 (240) StPO., 2. Ferner der Umstand, daß der Vorsitzende als Prozeßleiter das Recht hat, die Fragen über sich hinwegzuleiten. Ich würde mich nicht scheuen, ihn gegebenenfalls darum zu bitten. Beim sogenannten Kreuzverhör (Überlassung der Vernehmung der vom Angeklagten und von der Staatsanwaltschaft benannten Zeugen oder Sachverständigen an Staatsanwaltschaft und Verteidiger auf deren übereinstimmenden Wunsch (§ 239 [238] StPO.) kann nach § 241 (240) StPO. demjenigen, welcher die Befugnis der Vernehmung mißbraucht, diese entzogen werden. Auch im Zivilrecht steht dem Sachverständigen im Rahmen der dort getroffenen Bestimmungen, auf die nicht näher eingegangen werden kann, ein Beschwerderecht zu.

2. Österreichisches Recht.

Im folgenden seien gleich die einschlägigen Bestimmungen der österreichischen StPO. und ZPO. angefügt. Die entsprechenden schweizerischen Bestimmungen entziehen sich einer Darstellung im Rahmen dieser Abhandlung, da sie infolge kantonaler Regelung der Prozeßverfahren verschiedenartig und umfänglich sind.

§ 119 Österr. StPO. (§ 73 StPO.)[1]

Die Wahl der Sachverständigen steht dem Untersuchungsrichter zu. Sind solche für ein bestimmtes Fach bei dem Gerichte bleibend angestellt, so soll er andere nur dann zuziehen, wenn Gefahr am Verzuge haftet, oder wenn jene durch besondere Verhältnisse abgehalten sind, oder in dem einzelnen Falle als bedenklich erscheinen.

Wenn ein Sachverständiger der an ihn ergangenen Vorladung nicht Folge leistet oder seine Mitwirkung bei der Vornahme des Augenscheines verweigert, so kann der Untersuchungsrichter eine Geldstrafe von 5 bis 100 Gulden gegen ihn verhängen.

§ 321 Österr. ZPO.

Die Aussage darf von einem Zeugen verweigert werden:

1. Über Fragen, deren Beantwortung dem Zeugen, seinem Ehegatten oder einer Person, mit welcher der Zeuge in gerader Linie oder in der Seitenlinie bis zum zweiten Grade verwandt oder verschwägert oder ·mit welcher er durch Adoption verbunden ist, ferner seinen Pflegeeltern und Pflegekindern, sowie seinem Vormunde oder Mündel zur Schande gereichen oder die Gefahr strafgerichtlicher Verfolgung zuziehen würde;

2. Über Fragen, deren Beantwortung dem Zeugen oder einer der in Ziffer 1 bezeichneten Personen einen unmittelbaren vermögensrechtlichen Nachteil zuziehen würde;

3. In bezug auf Tatsachen, über welche der Zeuge nicht würde aussagen können, ohne eine ihm obliegende staatlich anerkannte Pflicht zur Verschwiegenheit zu verletzen, insofern er hiervon nicht giltig entbunden wurde;

4. In Ansehung desjenigen, was dem Zeugen in seiner Eigenschaft als Rechtsanwalt von seiner Partei anvertraut wurde;

5. Über Fragen, welche der Zeuge nicht würde beantworten können, ohne ein Kunst- oder Geschäftsgeheimnis zu offenbaren.

Die Aussage kann in den unter Ziffer 1 und 2 angegebenen Fällen mit Rücksicht auf die daselbst bezeichneten Angehörigen auch dann verweigert werden, wenn das eheliche Verhältnis, welches die Angehörigkeit begründet, nicht mehr besteht.

§ 351 Österr. ZPO. (§ 404 ZPO.)

Wird die Annahme eines Beweises durch Sachverständige notwendig, so hat das erkennende Gericht einen oder mehrere Sachverständige sofort nach Einvernehmung der Parteien über deren Person zu bestellen. Hierbei ist, sofern nicht besondere Umstände etwas anderes notwendig machen, vor allem für auf Gutachten der erforderten Art öffentlich bestellte Sachverständige Bedacht zu nehmen.

Das Gericht kann an Stelle des oder der zuerst bestellten Sachverständigen andere ernennen.

§ 353 Österr. ZPO.
(§ 407 ZPO. § 75 StPO. § 408 ZPO. § 76 StPO.)

Der Bestellung zum Sachverständigen hat derjenige Folge zu leisten, welcher zur Erstattung von Gutachten der erforderten Art öffentlich bestellt ist oder welcher die Wissenschaft, die Kunst oder das Gewerbe, deren Kenntnis Voraussetzung der geforderten Begutachtung ist, öffentlich als Erwerb ausübt oder zu deren Ausübung öffentlich angestellt oder ermächtigt ist.

Aus denselben Gründen, welche einen Zeugen zur Verweigerung der Aussage berechtigen, kann die Enthebung von der Bestellung als Sachverständiger begehrt werden.

Öffentliche Beamten sind überdies auch dann zu entheben, wenn ihnen die Verwendung als Sachverständige von ihren Vorgesetzten aus dienstlichen Rücksichten untersagt wird oder wenn sie durch besondere Anordnungen der Pflicht, sich als Sachverständige verwenden zu lassen, enthoben sind.

---

[1] Die in Klammern beigefügten Angaben beziehen sich auf die entsprechenden Bestimmungen der Deutschen Straf- und Zivilprozeßordnung.

§ 120 Österr. StPO. (§ 74 StPO.)
Personen, welche in einem Untersuchungsfalle als Zeugen nicht vernommen oder nicht beeidet werden dürfen, oder welche zu dem Beschuldigten oder dem Verletzten in einem der im § 152 Ziff. 1 bezeichneten Verhältnisse stehen, sind bei sonstiger Nichtigkeit des Aktes als Sachverständige nicht beizuziehen. Von der Wahl der Sachverständigen sind in der Regel sowohl der Ankläger, als der Beschuldigte vor der Vornahme des Augenscheines in Kenntnis zu setzen; werden erhebliche Einwendungen vorgebracht und haftet nicht Gefahr im Verzuge, so sind andere Sachverständige beizuziehen.

§ 119 Österr. StPO. (§ 77 StPO.)
Abs. 2 (s. oben).

§ 355 Österr. ZPO. (§ 406 ZPO.)
Sachverständige können aus denselben Gründen abgelehnt werden, welche zur Ablehnung eines Richters berechtigen; jedoch kann die Ablehnung nicht darauf gegründet werden, daß der Sachverständige früher in derselben Rechtssache als Zeuge vernommen wurde.

Die Ablehnungserklärung ist bei dem Prozeßgerichte, wenn aber die Auswahl der Sachverständigen dem beauftragten oder ersuchten Richter überlassen wurde, bei diesem vor dem Beginne der Beweisaufnahme und bei schriftlicher Begutachtung vor erfolgter Einreichung des Gutachtens mittels Schriftsatz oder mündlich anzubringen. Später kann eine Ablehnung nur dann erfolgen, wenn die Partei glaubhaft macht, daß sie den Ablehnungsgrund vorher nicht erfahren oder ein für sie unübersteigliches Hindernis nicht rechtzeitig geltend machen konnte.

Ist im Falle einer solchen nachträglichen Ablehnung die durch einen beauftragten oder ersuchten Richter vorzunehmende Beweisaufnahme schon beendet, so kann die Ablehnung nur bei dem Prozeßgerichte vorgebracht werden.

§ 356 Österr. ZPO.
Gleichzeitig mit der Ablehnung sind die Gründe der Ablehnung anzugeben. Die Entscheidung über die Ablehnung steht dem erkennenden Gerichte oder dem beauftragten oder ersuchten Richter zu, je nachdem die Ablehnung zufolge § 355 bei ersterem oder letzterem angebracht wurde.

Die Entscheidung erfolgt, wenn die Ablehnung nicht in einer Tagsatzung vorgebracht wird, ohne vorhergehende mündliche Verhandlung. Die ablehnende Partei hat die von ihr angegebenen Gründe der Ablehnung auf Verlangen des Gerichtes vor der Entscheidung glaubhaft zu machen. Wird der Ablehnung stattgegeben, so ist ohne Aufschub die Bestellung eines anderen Sachverständigen zu veranlassen.

§ 354 Österr. ZPO. (§ 409 ZPO.)
Wenn ein zur Erstattung des Gutachtens bestellter Sachverständiger die Abgabe des Gutachtens ohne genügenden Grund verweigert oder trotz ordnungsmäßiger Ladung bei der zur Beweisaufnahme bestimmten Tagsatzung ohne genügende Entschuldigung nicht erscheint, ist demselben der Ersatz der durch seine Weigerung oder durch sein Ausbleiben verursachten Kosten durch Beschluß aufzuerlegen; außerdem ist der Sachverständige in eine Ordnungsstrafe oder bei mutwilliger Verweigerung der Abgabe des Gutachtens in eine Mutwillensstrafe zu verfällen. In Bezug auf diese Beschlußfassungen haben die Bestimmungen der §§ 326, 333 und 334 sinngemäße Anwendung zu finden.

§ 121 StPO. (§ 79 StPO.)
Diejenigen Sachverständigen, welche vermöge ihrer bleibenden Anstellung schon im allgemeinen beeidigt sind, hat der Untersuchungsrichter vor dem Beginne der Amtshandlung an die Heiligkeit des von ihnen abgelegten Eides zu erinnern.

Andere Sachverständige müssen vor der Vornahme des Augenscheines eidlich verpflichtet werden, daß sie den Gegenstand desselben sorgfältig untersuchen, die gemachten Wahrnehmungen treu und vollständig angeben und den Befund, sowie ihr Gutachten nach bestem Wissen und Gewissen und nach den Regeln ihrer Wissenschaft oder Kunst abgeben wollen.

§ 123 Österr. StPO. (§ 80 StPO.)
Der Untersuchungsrichter leitet den Augenschein. Er bezeichnet mit möglichster Berücksichtigung der von dem Ankläger und dem Beschuldigten oder dessen Verteidiger gestellten Anträge die Gegenstände, auf welche die Sachverständigen ihre Beobachtungen zu richten haben, und stellt die Fragen, deren Beantwortung er für erforderlich hält. Die Sachverständigen können verlangen, daß ihnen aus den Akten oder durch Vernehmung von Zeugen jene Aufklärungen über von ihnen bestimmt zu bezeichnende Punkte gegeben werden, welche sie für das abzugebende Gutachten für erforderlich erachten.

Wenn den Sachverständigen zur Abgabe eines gründlichen Gutachtens die Einsicht der Untersuchungsakten unerläßlich erscheint, können ihnen, soweit nicht besondere Bedenken dagegen obwalten, auch die Akten selbst mitgeteilt werden.

§ 134 Österr. StPO.
Entstehen Zweifel darüber, ob der Beschuldigte den Gebrauch seiner Vernunft besitze, oder ob er an einer Geistesstörung leidet, wodurch die Zurechnungsfähigkeit desselben aufgehoben sein könnte, so ist die Untersuchung des Geistes- und Gemütszustandes jederzeit durch zwei Ärzte zu veranlassen.

Dieselben haben über das Ergebnis ihrer Beobachtungen Bericht zu erstatten, alle für die Beurteilung des Geistes- und Gemütszustandes des Beschuldigten einflußreichen Tatsachen zusammenzustellen, sie nach ihrer Bedeutung sowohl einzeln als im Zusammenhange zu prüfen und, falls sie eine Geistesstörung als vorhanden be-

Anstatt des ungehorsamen Sachverständigen kann ein anderer Sachverständiger gestellt werden.

Der ungehorsame Sachverständige haftet nebst dem Kostenersatze für alle weiteren, den Parteien für die ihm zur Last fallende Vereitelung oder Verzögerung der Beweisführung verursachten Schaden.

§ 358 Österr. ZPO. (§ 410 ZPO.)
Jeder Sachverständige hat vor dem Beginne der Beweisaufnahme den Sachverständigeneid zu leisten. Von der Beeidigung des Sachverständigen kann abgesehen werden, wenn beide Parteien auf die Beeidigung verzichten.

Ist der Sachverständige für die Erstattung von Gutachten der erforderten Art im allgemeinen beeidet, so genügt die Erinnerung und Berufung auf den geleisteten Eid.

§ 359 Österr. ZPO.
Den Sachverständigen sind diejenigen bei Gericht befindlichen Gegenstände, Aktenstücke und Hilfsmittel mitzuteilen, welche für die Beantwortung der denselben vorgelegten Fragen erforderlich sind.

trachten, die Natur der Krankheit, die Art und den Grad derselben zu bestimmen und sich sowohl nach den Akten, als nach ihrer eigenen Beobachtung über den Einfluß auszusprechen, welchen die Krankheit auf die Vorstellungen, Triebe und Handlungen des Beschuldigten geäußert habe und noch äußere, und ob und in welchem Maße dieser getrübte Geisteszustand z. Zt. der begangenen Tat bestanden habe.

§ 126 Österr. StPO. (§ 83 StPO.)

Ergeben sich solche Widersprüche oder Mängel in Bezug auf das Gutachten oder zeigt sich, daß es Schlüsse enthält, welche aus den angegebenen Vordersätzen nicht folgerichtig gezogen sind, und lassen sich die Bedenken nicht durch eine nochmalige Vernehmung der Sachverständigen beseitigen, so ist das Gutachten eines anderen oder mehrerer anderen Sachverständigen einzuholen.

§ 384 Österr. StPO. (§ 84 StPO.)

Sachverständige, welche bei einem Gericht bleibend als solche bestellt sind und dafür eine Entlohnung beziehen, haben nur den Ersatz der zur Erstattung eines Gutachtens nötig gewesenen und gehörig nachgewiesenen Vorauslagen anzusprechen. Andere Sachverständige erhalten außerdem eine von dem Gerichte mit Erwägung aller Umstände zu ermessende Gebühr. Soweit hierüber in den bestehenden Vorschriften nichts Besonderes bestimmt ist, wird die Gebühr zwischen einem und fünf Gulden und in dem Falle, wenn zu dem Gutachten besondere wissenschaftliche, technische oder künstlerische Kenntnisse oder Fertigkeiten erforderlich sind, zwischen zwei Gulden und 20 Gulden bemessen. Zur Bewilligung einer diesen Betrag übersteigenden Entlohnung ist die Genehmigung des Gerichtshofes zweiter Instanz einzuholen.

§ 386 Österr. StPO.

Dagegen haben Sachverständige und Dolmetscher, wenn sie die vorstehenden Amtshandlungen außer dem Orte ihres gewöhnlichen Aufenthaltes zu verrichten haben, auch Reise- und Zehrungskosten, und zwar die in öffentlichen Diensten angestellten

§ 362 Österr. ZPO. (§ 412 ZPO.)

Das Gutachten ist stets zu begründen. Vor Darlegung seiner Ansicht hat der Sachverständige in denjenigen Fällen, in welchen der Abgabe seines Gutachtens die Besichtigung von Personen, Sachen, Örtlichkeiten und dgl. vorausging und die Kenntnis ihrer Beschaffenheit für das Verständnis und die Würdigung des Gutachtens von Belang ist, eine Beschreibung der besichtigten Gegenstände zu geben (Befund).

Erscheint das abgegebene Gutachten ungenügend oder wurden von den Sachverständigen verschiedene Ansichten ausgesprochen, so kann das Gericht auf Antrag oder von Amts wegen anordnen, daß eine neuerliche Begutachtung durch dieselben oder durch andere Sachverständige oder doch mit Zuziehung anderer Sachverständiger stattfinde. Eine solche Anordnung ist insbesondere auch dann zulässig, wenn ein Sachverständiger nach Abgabe des Gutachtens mit Erfolg abgelehnt wurde. Zu diesen Anordnungen ist auch der beauftragte oder ersuchte Richter berechtigt.

§ 365 Österr. ZPO. (§ 413 ZPO.)

Der Sachverständige hat Anspruch auf Ersatz der ihm verursachten Kosten und Auslagen, auf Entschädigung für Zeitversäumnis und auf Entlohnung seiner Mühewaltung; er kann einen angemessenen Vorschuß begehren.

Der Vorsitzende oder der beauftragte oder ersuchte Richter, vor welchem die Beweisaufnahme stattfindet, können anordnen, daß der Beweisführer einen von ihnen zu bestimmenden Betrag zur Deckung des mit der Aufnahme des Beweises durch Sachverständige verbundenen Aufwandes vorschußweise erlege (§ 332 Abs. 2).

Auf die Bemessung der Sachverständigengebühren finden die Bestimmungen des § 347 sinngemäße Anwendung. Gegen den Beschluß über das Ausmaß dieser Gebühren ist der Rekurs zulässig.

nach Vorschrift der hierfür bestehenden allgemeinen Verordnungen, die übrigen aber nach Maßgabe der im § 383 gegebenen Bestimmungen, jedoch allerdings auch bei einer geringeren als der dort angegebenen Entfernung anzusprechen.

Alle vorerwähnten Gebühren sind übrigens den Sachverständigen und Dolmetschern womöglich sogleich nach ihrer Verwendung auszuzahlen oder kostenfrei zuzumitteln.

In der schriftlichen Vorladung ist ihnen zu bedeuten, daß sie ihre Forderung bei Verlust des Anspruchs längstens binnen 14 Tagen nach Abgabe ihres Gutachtens anzubringen haben.

§ 350 Österr. ZPO. (§ 414 ZPO., § 85 StPO.)
Die Vorschriften über den Zeugenbeweis finden auch Anwendung, insoweit zum Beweise vergangener Tatsachen oder Zustände, zu deren Wahrnehmung eine besondere Sachkunde erforderlich war, solche sachkundigen Personen zu vernehmen sind.

Einer näheren Kommentierung bedürfen diese Bestimmungen nicht mehr. Ein Vergleich mit den reichsdeutschen Bestimmungen wird weitgehende Übereinstimmungen aufweisen. Irritierend wirkt in der österreichischen StPO., daß die Bestimmungen über Sachverständige zum großen Teil in die über den Augenschein hinein verflochten sind, so daß man versucht sein könnte, sie nur auf diesen richterlichen Akt zu beziehen. Das kann man nicht. Die Überschrift über dem Teilabschnitt lautet: Von der Tätigkeit der Sachverständigen und den Sachverständigen *überhaupt*. Die StPO. legt den Fall „der umfassendsten Verwendung von Sachverständigen", nämlich den, daß sie einem gerichtlichen Augenschein beigezogen werden, und sofort Befund und Gutachten abgeben, ihren Vorschriften zugrunde (RULF-GLEISPACH: Der österreichische Strafprozeß, S. 188). An Abweichungen seien besonders folgende namhaft gemacht: Eine unmittelbare Ladung von Sachverständigen (§ 220 D. StPO.) ist nicht im Strafprozeß vorgesehen. Ein eigentliches Ablehnungsrecht gibt es wohl im Zivilrecht, nicht im Strafrecht. Auch fehlt es im letzteren an einem Zeugnis- und Gutachtenverweigerungsrecht für den Sachverständigen. Bei Zweifeln an der Zurechnungsfähigkeit eines Angeschuldigten besteht Sachverständigenzwang, es sind zwei Sachverständige hinzuzuziehen; dagegen ist in der österreichischen StPO. wiederum nicht die Möglichkeit einer Anstaltsbeobachtung vorgesehen. Die Institution des sachverständigen Zeugen kennt die ZPO., nicht die StPO. In der strafprozessualen Hauptverhandlung haben Sachverständige nicht bei der Vernehmung anderer Sachverständiger anwesend zu sein (§ 248).

Anhang[1].
Die Gebühren des Sachverständigen.

Der Anspruch des Sachverständigen auf Gebühren ist im Deutschen Recht begründet durch § 84 StPO. und § 413 ZPO., danach hat der Sachverständige Anspruch auf Entschädigung für die Zeitversäumnis, die verursachten Kosten und die Mühewaltung.

Des Näheren ist die Entschädigung der Sachverständigen in der für das Deutsche Reich gültigen „Deutschen Gebührenordnung für Zeugen und Sachverständige" (RGebO.) in der Fassung vom 21. Dez. 25 (RG. Bl. I, S. 471) geregelt.

---

[1] Dieser Absatz kommt aus der Feder meines Assistenten, Herrn Dr. B. MUELLER.

Hiernach erhält der Sachverständige für seine Leistung eine Vergütung nach Maßgabe der erforderlichen Zeitversäumnis im Betrage bis zu 3 RM., für besonders schwierige Leistungen im Betrage bis zu 6 RM. für jede angefangene Stunde. Die Vergütung ist unter Berücksichtigung der Erwerbsverhältnisse des Sachverständigen zu bemessen. Auch die auf die Vorbereitung des Gutachtens verwendeten Kosten, sowie die für eine Untersuchung verbrauchten Stoffe sind zu vergüten (§ 3 RGebO.).

Als versäumt gilt zunächst die Zeit, die der Sachverständige zur Abfassung des Gutachtens und zu dessen Erstattung vor Gericht (Dauer des Termins) aufgewendet hat, sodann aber auch die Zeit, während welcher er seine gewöhnliche Beschäftigung nicht wieder aufnehmen kann, also auch der Weg zum und vom Gerichtsgebäude (§ 6 RGebO.); beträgt die Entfernung von der Wohnung innerhalb seines Aufenthaltsortes bis zum Ort des Termins mehr als 2 km, so ist auch die Benutzung angemessener Transportmittel (zum Beispiel der Straßenbahn) zu entschädigen (§ 10 RGebO.).

Diese Bestimmungen beziehen sich auf die *mündliche* Begutachtung. Zur Vorbereitung des mündlichen Gutachtens notwendige Literatureinsicht und Aktenstudium werden nach demselben Stundensatz liquidiert; dagegen können ärztliche Voruntersuchungen nach der ärztlichen Gebührenordnung liquidiert werden, die zur Zeit in Preußen für eine „eingehende neurologische oder psychiatrische Untersuchung" ein Honorar von 4 bis 40 RM. vorsieht (Zf. 21a). Die Möglichkeit einer derartigen Berechnung stützt sich auf § 4 RGebO., nach dem dem Sachverständigen auf Verlangen statt des Stundensatzes nach § 3 auch der für die aufgetragene Leistung bestehende „übliche Preis" gewährt werden kann.

Für beamtete Ärzte (Gerichtsärzte, Kreisärzte) gilt ein Sondertarif nach Maßgabe des Gesetzes betreffend die Gebühren der Medizinalbeamten vom 17. Juli 09, GS. Seite 925. Nach diesem Tarif (Ziff. 1) wird die Abwartung eines Termins bis zur Dauer von zwei Stunden einschließlich der während des Termins ausgeführten Untersuchungen und des zu erstattenden mündlichen Gutachtens mit 6 RM. vergütet, für jede angefangene halbe Stunde kommt ein Betrag von je 1 RM. hinzu. Im Gegensatz zu den für nicht beamtete Ärzte gültigen Bestimmungen gilt hier die Zeit, zu welcher geladen wurde, als Anfang des Termins und als Endpunkt die Zeit der Entlassung.

Zu diesen Gebühren kommen bei mündlicher Begutachtung laut Ziff. 4 des Tarifs ein Honorar von 1,50 bis 10,— RM. für vorheriges Aktenstudium und laut Ziff. 3a ein Honorar von je 3 RM. für jede im Hause des Sachverständigen vorgenommene Voruntersuchung und je 5 RM. für jede außerhalb des Hauses vorgenommene Voruntersuchung. Mehr als drei Voruntersuchungen sind nur mit Genehmigung der ersuchenden Behörde zulässig.

Nicht beamtete Ärzte können wählen, ob sie nach den Vorschriften für Amtsärzte oder nach dem in der RGebO. vorgesehenen Stundensatze entschädigt werden wollen. Bei kurzen Terminen erscheint es zweckmäßig, sich für den Tarif der Amtsärzte zu entscheiden, bei längeren Terminen wird die Vergütung höher, wenn sie nach der RGebO. berechnet wird.

Schriftliche Gutachten werden nicht beamteten Ärzten im allgemeinen nach dem jeweils üblichen Preis, in Preußen also nach der Pr. Gebührenordnung für approbierte Ärzte und Zahnärzte in der Fassung vom 1. Dez. 24 entschädigt. Die Pr. ärztliche Gebührenordnung sieht in Ziff. 15f zur Zeit für ein „ausführliches wissenschaftlich begründetes Gutachten, d. h. für ein auf Grund der Vorgeschichte, der Angaben und des Befundes durch wissenschaftliche Äußerungen gestütztes und zugleich die wissenschaftlichen Erwägungen erläuterndes Gutachten" ein Honorar von 10 bis 60 RM. vor. Nach DIETRICH und SCHOPOHL ist eine Überschreitung dieses Höchstsatzes nicht zulässig, auch nicht für Spezialisten und Universitätsprofessoren. Glaubt der betreffende Sachverständige das Gutachten für den Höchstsatz von 60 RM. nicht erstatten zu können, so tut er am besten, dies vor Übernahme des Gutachtens dem Gericht mitzuteilen und einen anderen Preis zu vereinbaren.

In der Tat ist eine Entschädigung von 60 RM. für ein ausführliches psychiatrisches Gutachten, das mitunter ein sehr umfangreiches und mühsames Studium vieler Aktenbände und häufig auch eine Einarbeitung in dem Sachverständigen ferner liegende wirtschaftliche Verhältnisse erfordert, manchmal eine Arbeit von Monaten, bei weitem nicht ausreichend. Hat der Sachverständige es in einem solchen Falle versäumt, sich vor Übernahme des Auftrages mit dem Gericht bezüglich des Honorars in Verbindung zu setzen, so bleibt ihm nach Ansicht des Verfassers noch die Möglichkeit, für das Aktenstudium nach dem erwähnten Stundensatze von 3 bis 6 RM. besonders zu liquidieren, ebenso auch für etwa erforderliche Vorbesuche (4 bis 40 RM.). Denn in der oben angeführten Definition des ausführlichen wissenschaftlich begründeten Gutachtens ist ein Aktenstudium neben den sonstigen Erfordernissen nicht besonders angeführt und demnach in dem Betrage von 60 RM. auch nicht enthalten. Dagegen dürfte es nach dem Wortlaut der Definition nicht zulässig sein, für Literatureinsicht bei schriftlichen Gutachten besonders zu liquidieren. Immerhin wird es auf die angegebene Weise möglich sein, auch bei Fehlen von Sonderabmachungen in geeigneten Fällen das geringe Honorar von 60 RM. in angemessener Weise zu erhöhen. Nach unseren Erfahrungen sind die Gerichtsbehörden in solchen Fällen ziemlich entgegenkommend. Die

Gerichtsbehörden lassen z. B. auch zu, daß ein ärztlicher Sachverständiger bei Erstattung eines schriftlichen Gutachtens nicht den üblichen Satz gemäß ärztlicher Gebührenordnung liquidiert, sondern daß er die gesamte, zur Fertigstellung des Gutachtens benötigte Zeit (einschließlich Untersuchungen, Literatureinsicht, Aktenstudium, Herstellung des Entwurfes usw.) nach dem in der RGebO. vorgesehenen Satz von 3 bis 6 RM. in Rechnung stellt[1].

Wesentlich ungünstiger ist die Entschädigung der beamteten Ärzte bei Erstattung schriftlicher Gutachten. Die Ziffer 13 des Tarifs für die Medizinalbeamten sieht für ein „ausführliches, wissenschaftlich begründetes Gutachten insbesondere über den körperlichen oder geistigen Zustand einer Person oder über eine Sache" eine Entschädigung von nur 30 RM. vor. Eine Überschreitung dieses Höchstsatzes ist nur mit Genehmigung des zuständigen Regierungspräsidenten zulässig. Das Aktenstudium darf nicht besonders vergütet werden. Etwa notwendige Voruntersuchungen werden bis zur Höchstzahl von drei Besuchen, ebenso wie bei mündlicher Begutachtung, mit 3 RM. oder in den Fällen, in denen die Untersuchung außerhalb der Wohnung des Amtsarztes stattfindet, mit 5 RM. vergütet.

Für alle schriftlichen Gutachten wird eine Schreibgebühr von 0,30 RM. für die Seite gewährt, sofern die Reinschrift von fremder Hand angefertigt wurde.

Alle Sachverständigengebühren werden nur auf Verlangen gewährt. Der Anspruch erlischt, wenn das Verlangen binnen drei Monaten nach Beendigung der Zuziehung des Sachverständigen oder Abgabe des Gutachtens bei dem zuständigen Gericht nicht angebracht wird (§ 19 RGebO.). Auf Antrag des Sachverständigen oder der Staatskasse können die Gebühren auch nach bereits erfolgtem Ansatz seitens des Urkundsbeamten durch das Gericht von Amts wegen festgesetzt werden. Es ist das Gericht oder der Richter zuständig, vor welchem die Verhandlung stattgefunden hat, also auch ein Gericht höherer Instanz. Gegen eine richterliche Gebührenfestsetzung ist Beschwerde nach Maßgabe der §§ 567 Abs. 2, 568 bis 575 ZPO., bzw. der §§ 304 bis 310 StPO. zulässig (§ 20 RGebO.).

II. Strafrecht und Strafprozeß.

A. Das geltende Recht.

1. Deutsches Recht.

a) Kinder und Jugendliche im Strafrecht.

§ 1 JGG.

Ein Jugendlicher im Sinne dieses Gesetzes ist, wer über vierzehn, aber noch nicht achtzehn Jahre alt ist.

§ 2 JGG.

Wer eine mit Strafe bedrohte Handlung begeht, ehe er vierzehn Jahre alt geworden ist, ist nicht strafbar.

§ 3 JGG.

Ein Jugendlicher, der eine mit Strafe bedrohte Handlung begeht, ist nicht strafbar, wenn er zur Zeit der Tat nach seiner geistigen oder sittlichen Entwickelung unfähig war, das Ungesetzliche der Tat einzusehen oder seinen Willen dieser Einsicht gemäß zu bestimmen.

§ 5 JGG.

Hat ein Jugendlicher eine mit Strafe bedrohte Handlung begangen, so hat das Gericht zu prüfen, ob Erziehungsmaßregeln erforderlich sind.

Hält das Gericht Erziehungsmaßregeln für erforderlich, so hat es entweder selbst die Erziehungsmaßregeln anzuordnen oder auszusprechen, daß Erziehungsmaßregeln erforderlich sind, ihre Auswahl und Anordnung aber dem Vormundschaftsgericht überlassen bleibt. Das Vormundschaftsgericht muß alsdann eine Erziehungsmaßregel anordnen. Die Fürsorgeerziehung soll das Gericht nur dann selbst anordnen, wenn in erster Instanz die Zuständigkeit dafür auch außerhalb des Strafverfahrens begründet ist.

Die vorstehenden Bestimmungen finden auch Anwendung, wenn das Gericht den Täter nach § 3 freispricht.

---

[1] In Österreich beträgt das Honorar lt. Z. 4 der Verordnung des Bundeskanzleramtes über die Gebühren der gerichtlichen Sachverständigen im Strafverfahren vom 26. 6. 1927 für die Untersuchung des Geisteszustandes samt Befund und Gutachten 10 bis 30 S., bei außergewöhnlichem Aufwand an Zeit und Mühe 30 bis 80 S. und in den Fällen, in denen überdies eine umständliche wissenschaftliche Begründung des Gutachtens notwendig ist, 80 bis 160 S. (Nach freundlicher Mitteilung von Herrn Professor Dr. REUTER, Graz.)

§ 6 JGG.

Hält das Gericht Erziehungsmaßregeln für ausreichend, so ist von Strafe abzusehen.

§ 7 JGG.

Als Erziehungsmaßregeln sind zulässig:
1. Verwarnung,
2. Überweisung in die Zucht der Erziehungsberechtigten oder der Schule,
3. Auferlegung besonderer Verpflichtungen,
4. Unterbringung,
5. Schutzaufsicht,
6. Fürsorgeerziehung.

Die Reichsregierung kann mit Zustimmung des Reichsrats auch andere Erziehungsmaßregeln für zulässig erklären.

Die Voraussetzungen, die Ausführung und Aufhebung sowie das Erlöschen der Schutzaufsicht und der Fürsorgeerziehung bestimmen sich nach dem Reichsgesetze für Jugendwohlfahrt. Für die anderen Erziehungsmaßregeln bestimmt das Erforderliche die Reichsregierung mit Zustimmung des Reichsrats; sie dürfen auch nach Vollendung des achtzehnten Lebensjahres bis zum Eintritt der Volljährigkeit ausgeführt werden.

§ 10 JGG.

Das Gericht kann die Vollstreckung einer Freiheitsstrafe im Urteil aussetzen, damit der Verurteilte sich durch gute Führung während einer Probezeit Straferlaß verdienen kann. Dies soll insbesondere dann geschehen, wenn der sofortige Strafvollzug eine Erziehungsmaßregel gefährden würde.

Wird die Vollstreckung der Strafe nicht ausgesetzt, so müssen die Urteilsgründe sich darüber aussprechen, ob die Strafe vollstreckt oder die Entscheidung über die Aussetzung vorbehalten werden soll.

§ 12 JGG.

Die Probezeit ist mindestens auf zwei und höchstens auf fünf Jahre zu bemessen. Ist sie auf weniger als fünf Jahre bemessen, so kann sie nachträglich bis auf fünf Jahre verlängert werden.

Dem Verurteilten können für die Dauer der Probezeit, und zwar auch über den Eintritt der Volljährigkeit hinaus, besondere Pflichten auferlegt, auch kann er unter Schutzaufsicht gestellt werden. Die Anordnungen können auch nachträglich getroffen oder geändert werden. Für die Ausführung der Schutzaufsicht gelten die Vorschriften des Reichsgesetzes für Jugendwohlfahrt; für die Zeit nach erreichter Volljährigkeit gelten sie entsprechend.

Während der Probezeit ruht die Verjährung der Strafvollstreckung.

Führt sich der Verurteilte während der Probezeit schlecht, so kann die Vollstreckung der Strafe angeordnet werden. Das gleiche gilt, wenn nachträglich Umstände bekannt werden, die, wenn sie bereits zur Zeit der Aussetzung der Strafe bekannt gewesen wären, bei Würdigung des Wesens der Aussetzung zur Versagung dieser Vergünstigung geführt haben würden.

Zu den Ermittlungen über die Führung des Verurteilten während der Probezeit ist das Jugendamt nach Möglichkeit zuzuziehen.

§ 31 JGG.

Bei den Ermittlungen sind möglichst frühzeitig die Lebensverhältnisse des Beschuldigten sowie alle Umstände zu erforschen, welche zur Beurteilung seiner körperlichen und geistigen Eigenart dienen können. In geeigneten Fällen soll eine ärztliche Untersuchung des Beschuldigten herbeigeführt werden.

Die Eltern des Beschuldigten sind, wenn es ohne erhebliche Schwierigkeiten geschehen kann, zu hören. In der Hauptverhandlung wird ihnen auf ihr Verlangen das Wort erteilt; ein Fragerecht steht ihnen nicht zu.

Zur Erforschung der in Abs. 1 bezeichneten Umstände ist das Jugendamt nach Möglichkeit zuzuziehen. Ort und Zeit der Hauptverhandlung sind ihm bekannt zu machen. In der Hauptverhandlung wird ihm auf Verlangen das Wort erteilt; ein Fragerecht steht ihm nicht zu.

Bei Fürsorgezöglingen ist der Fürsorgeerziehungsbehörde Gelegenheit zur Äußerung zu geben.

Die Strafgesetzbücher aller Staaten räumen dem jugendlichen Rechtsbrecher eine Sonderstellung hinsichtlich seiner strafrechtlichen Behandlung ein, wobei die Verantwortlichkeit meist abgestuft ist. Im deutschen Recht hat das letzte Jahrzehnt wichtige gesetzgeberische Änderungen auf diesem Gebiet gebracht.

Anlaß dazu gab der stete Anstieg der Kriminalität und die Rückfallshäufigkeit in diesen Altersstufen. Man ist geneigt, diese Erscheinungen ursächlich der stärkeren Anteilnahme der Jugendlichen am Erwerbsleben infolge der Industrialisierung unseres Landes zuzuschreiben. Früher befand sich der junge Mensch als Dienstbote oder Lehrling in dienender Stellung, während er jetzt als Fabrikarbeiter eine frühzeitige Selbständigkeit genoß und des Schutzes und der Erziehung mehr oder weniger ermangelte. Außerdem wurde er bei Wirtschaftskrisen zuerst, früher als ältere Arbeiter entlassen und konnte sich dann schwer der infolge des Geldverdienstes bisher gestatteten Genüsse entschlagen. Alles das gefährdete ihn in krimineller Hinsicht stärker.

Der Erscheinung wurde mit Recht von maßgeblicher Seite sorgende Aufmerksamkeit geschenkt. Bilden doch die jugendlichen Rechtsbrecher gewissermaßen die Reservearmee, aus der sich das Heer der Verbrecherwelt ständig ergänzt. So kam man dazu, Schäden des bisherigen Verfahrens aufzudecken, zu bekämpfen und zu beseitigen.

Die Entwicklung unterstützten moderne strafrechtstheoretische Anschauungen, welche ganz allgemein die Erziehung des Rechtsbrechers forderten. Dieser Gedanke hat sich zuerst und am kräftigsten in der Behandlung der jugendlichen Rechtsbrecher durchgesetzt. Im Laufe der Jahre wurden im Interesse der kriminellen bzw. kriminell gefährdeten Jugend eine Reihe von Maßnahmen getroffen, z. T. in enger Anlehnung an ausländische Vorbilder. Dahin gehören das preußische Fürsorgeerziehungsgesetz und entsprechende Gesetze anderer Bundesstaaten, für welche der § 1666 BGB. die Basis geschaffen hatte, ein Erlaß des Königs von Preußen, welcher die Möglichkeit einer bedingten Begnadigung jugendlicher Personen brachte, die zunächst auf dem Verwaltungswege in verschiedenen Bundesstaaten erfolgte Einführung von Jugendgerichten nach amerikanischem Vorbilde, an denen Jugendrichter, eng vertraut mit der Psychologie der Jugend, des Richteramtes walten sollten. Private Liebestätigkeit in Gestalt von Jugendfürsorge schuf die Einrichtung der Jugendgerichtshilfe, welche bestimmt war, den Richter bei der Erforschung der Persönlichkeit und der Umweltverhältnisse des jugendlichen Rechtsbrechers zu helfen. Ihren Abschluß und ihre Krönung fand diese Entwicklung in einem Reichsgesetz, dem Jugendgerichtsgesetz, dessen Zustandekommen durch ein besonders starkes Anschwellen der Jugendkriminalität während und nach dem Kriege beschleunigt wurde. Neben das Jugendgerichtsgesetz trat das Reichsjugendwohlfahrtsgesetz, das die Einrichtung der Jugendgerichtshilfe gesetzlich verankerte.

Das JGG., das hier besonders interessiert, enthält materielles und formelles Recht.

In formeller Hinsicht sei gleich folgendes erwähnt: Jugendsachen gehören zur Zuständigkeit der Jugendgerichte, die bei den Amtsgerichten eingerichtet sind, und zwar mit einem Jugendrichter (gewöhnlich zugleich Vormundschaftsrichter), Jugendschöffen und Jugendstaatsanwalt. Rechtsprechende Instanzen sind: Das kleine Jugendgericht (1 Amtsrichter, 2 Schöffen), und das große Jugendgericht (2 Amtsrichter, 3 Schöffen) in Sachen des Schwurgerichts und des Reichsgerichts. Berufungsinstanz ist die Jugendstrafkammer in der gewöhnlichen Besetzung der großen Strafkammer, Revisionsinstanzen sind die Oberlandesgerichte und, falls in erster Instanz das große Jugendgericht entschieden hat und die Verletzung von Reichsrecht in Frage steht, das Reichsgericht.

Aus dem materiellen Recht ist zunächst der § 2 zu erwähnen, der das Strafmündigkeitsalter festlegt. Der Beginn ist von dem im StGB. gewählten Zeitpunkt des 12. Lebensjahres auf das 14. Lebensjahr heraufgesetzt. Wer eine mit Strafe bedrohte Handlung begeht, ehe er 14 Jahre alt geworden, ist nicht strafbar. Nach Maßgabe der Bestimmungen des Reichsjugendwohlfahrtsgesetzes besteht jedoch die Möglichkeit, in solchem Falle Erziehungsmaßnahmen einzuleiten.

Die Heraufsetzung des Strafmündigkeitsalters auf das 14. Lebensjahr durch das Jugendgerichtsgesetz ist wohl allseitig begrüßt worden. Das Schulkind gehört nicht in den Gerichtssaal oder gar ins Gefängnis. Psychologische Untersuchungen haben gelehrt, daß altruistische, sozial-ethische Hemmungsvorstellungen erst jetzt lebhafter zum Vorschein kommen (LEVY-SUHL), daß bei Jüngeren strafrechtliche Gesichtspunkte eine ganz geringe Rolle spielen (v. GIZYCKI) und die Wertung von Handlungen nach den Motiven eine ungenügende ist (JACOBSOHN).

Schon gegenüber dem analogen § 55 des StGB. herrschte ein Streit der juristischen Meinungen, dahingehend, ob der Paragraph einen Schuldausschließungsgrund oder nur einen Strafausschließungsgrund in sich berge. Je nachdem bestimmte sich die strafrechtliche Stellung des Anstifters und Gehilfen, die im Falle des eine strafbare Handlung überhaupt annullierenden Schuldausschließungsgrundes nicht bzw. im Falle der Anstiftung nur auf dem Umwege der mittelbaren Täterschaft bestraft werden konnten. Der Streit ist auf den § 2 JGG. übergegangen. KIESOW hebt hervor, daß die Entwicklungsgeschichte des Paragraphen zu Gunsten des Schuldausschließungsgrundes entscheide, da sich die vorangegangenen Entwürfe unzweideutig in diesem Sinne aussprächen. Die Frage erscheint nicht mehr so wichtig wie früher, da der § 4 ausdrücklich die Strafbarkeit der Teilnehmer im Falle des § 2 für unberührt erklärt, und interessiert überdies in dem hier gegebenen Zusammenhange wenig.

Mit dem 14. Lebensjahr tritt nicht sofort volle Strafmündigkeit ein, sondern vom 14.—18. Lebensjahre währt das Alter der relativen Strafmündigkeit, die unter Zugrundelegung der obigen Auffassung eine Art partieller Jugendunzurechnungsfähigkeit darstellen würde. Angehörige dieser Alterklasse werden als *Jugendliche* bezeichnet. Der § 1 des JGG. besagt: „Ein Jugendlicher im Sinne dieses Gesetzes ist, wer über 14, aber noch nicht 18 Jahre alt ist". Der Jugendliche bildet das Objekt der Jugendgerichtsbarkeit, unbedingt dann, wenn er sich zur Zeit der Anklageerhebung noch in diesem Alter befindet, bedingt dann, wenn er zur Zeit der Tat jugendlich, zur Zeit der Anklageerhebung noch nicht 21 Jahre war. Die Staatsanwaltschaft kann in diesem Fall die Sache an das Jugendgericht verweisen.

Der Jugendliche ist bedingt strafbar, nämlich nur dann, wenn er zur Zeit der Tat nach seiner geistigen oder sittlichen Entwicklung fähig war, das Ungesetzliche der Tat einzusehen oder seinen Willen dieser Einsicht gemäß zu bestimmen. Eine Prüfung nach den angegebenen Richtungen hin muß jedesmal erfolgen. Der Gesetzgeber hat auch hier die sog. biologisch-psychologische Methode benutzt, wobei als biologische Zustände die jeweiligen Entwicklungsstufen, als psychologische Merkmale die erwähnten Unfähigkeiten zu gelten haben. Ein besonderer Nachweis für die Grundlage der biologischen Zustände dürfte sich aber in der Regel erübrigen, da in dem Entwicklungsalter Unfähigkeiten bezeichneter Art immer mit dem gegebenen Entwicklungsgrad in Zusammenhang gebracht werden können, falls erworbene psychische Störungen fehlen. Das gilt auch für den von KIESOW in entgegengesetztem Sinn exemplifizierend herangezogenen Fall, daß diese Fähigkeiten an sich gegeben waren, aber der Wille dem Einfluß einer Verführung unterlag.

Maßgeblich für die Annahme der Bedingungen des § 3 ist das Bestehen der genannten Unfähigkeiten zur Zeit der Tat, ferner das völlige Ausgeschlossensein der korrespondierenden Fähigkeiten. Eine bloße Herabminderung genügt nicht.

Nach KIESOW ist die Einsichts- und Willensfähigkeit nicht in abstracto, sondern stets im Hinblick auf die konkrete, zur Erörterung stehende Tat zu prüfen; „es genügt, ist aber auch erforderlich, daß der Täter fähig war, das Unzulässige dieser Tat einzusehen und den Willen der Einsicht von dem Ungesetzmäßigen dieser Tat entsprechend zu bestimmen".

Der Autor spricht sich ferner dahin aus, die mangelnde Willensfähigkeit setze der Sache nach und nach der Fassung des Gesetzes voraus, daß der Jugendliche nicht nur die Einsichtsfähigkeit, sondern die Einsicht selbst besessen habe. Dem vermag ich nur beizustimmen, falls die Voraussetzung nur fiktiv gedacht ist; denn sonst wäre der Einsichthabende besser gestellt als der nur Einsichtsfähige.

Die Geltung des § 51 StGB. für das Jugendstrafrecht ist durch den § 3 nicht berührt.

Es kann der Richter für den Fall des Zutreffens der Bedingungen des § 3, falls erforderlich, Erziehungsmaßnahmen anordnen.

Der psychiatrische Sachverständige hat sich des öfteren auch über die „Einsichts- und Willensfähigkeit" eines Jugendlichen zu äußern, besonders in Berücksichtigung des fraglichen Vorliegens abnormer seelischer Zustände, die im übrigen keine unerläßliche Vorbedingung für die Anwendung des § 3 bilden. Auch für nicht pathologische Fälle, die ja gar nicht a priori von den pathologischen abgrenzbar sind, erscheint übrigens der psychiatrisch vorgebildete Arzt auf Grund seines Wissens und seiner Methodik hier wie anderweitig als ein geeigneter Gutachter, mehr als die Mehrzahl der Fachpsychologen.

Der § 3 ist geschaffen in Abänderung des § 56 StGB., der einen Angeschuldigten für nicht strafbar erklärte, wenn ihm bei Begehung der Tat die zur Erkenntnis ihrer Strafbarkeit erforderliche Einsicht gefehlt hatte. Dieser letztere Begriff war wieder hervorgegangen aus dem Discernement, dem Unterscheidungsvermögen zwischen Gut und Böse des Code Napoléon. Er wurde deshalb vielfach auch einfach mit Discernement bezeichnet. Gegen ihn sind seinerzeit gerade von psychiatrischer Seite schwere Bedenken erhoben worden. Man hat eingewandt, daß der Begriff nur eine, nämlich die intellektuelle Seite hinsichtlich der Unterlassung strafbarer Handlungen hervorhebe. Mit dieser sei es aber nicht getan. Die Einsicht in das Verwerfliche eines Handelns genüge nicht, um den Menschen von einem solchen zurückzuhalten, sondern es müsse auch die Fähigkeit zur Betätigung dieser Einsicht hinzutreten. Nicht allein auf die intellektuelle, sondern auch auf die sittlich-ethische Entwicklung des Individuums komme es an. Die Erfahrung lehre aber, daß die letztere öfter mehr oder minder stark hinter der intellektuellen Entwicklung hinterher hinke, auch trage die gesetzliche Bestimmung nicht den lebhaften Gefühlsregungen der Jugendlichen Rechnung, welche die Selbstbeherrschung erschwerten. ASCHAFFENBURG hat betont, daß gerade bei den Delikten, die als Hauptdelikte der Jugendlichen zu gelten hätten, nämlich Diebstählen, Körperverletzungen, Sittlichkeitsverbrechen, das Intellektuelle stark hinter dem Gefühlsmäßigen zurücktrete. Der § 56 StGB. mache sich daher der Einseitigkeit schuldig[1].

Weiter wurde die Schwierigkeit hervorgehoben, die darin liegt, daß der jugendliche Täter unter nicht ganz anormalen Verhältnissen die Erkenntnis der Strafbarkeit durch die Einleitung eines Verfahrens erlangt bzw. erlangen muß. Es werde demnach vielfach — besonders bei der üblichen reichlich schematischen

---

[1] Die Bestimmung, welche früher die jugendlichen Militärpersonen bei militärischen Verbrechen und Vergehen von der Vergünstigung des § 56 StGB. ausschloß, ist durch das Gesetz betr. die Aufhebung der Militärgerichtsbarkeit vom 17. August 1920 (RGBl. 1579) ungültig geworden. Demnach kann der § 3 des JGG. auch auf die genannten Personen Anwendung finden.

und oberflächlichen Art des Vorgehens — nicht, wie gesetzlich gefordert, das Vorliegen der Bedingungen des § 56 zur Zeit der Tat, sondern zur Zeit der Gerichtsverhandlung festgestellt. Die Verschiedenartigkeit des Vorgehens und der Auffassung des Begriffes wurde durch die statistisch festgestellte Ungleichmäßigkeit seiner Anwendung belegt.

Der § 3 JGG. hat den ersten Einwurf berücksichtigt; er hebt nicht nur die intellektuelle Seite, die Fähigkeit, das Ungesetzliche einer Handlung einzusehen, sondern auch die „emotionelle Seite" (v. Liszt) hervor, die Fähigkeit, den Willen dieser Einsicht gemäß zu bestimmen. Fraglich kann nur erscheinen, ob diese Berücksichtigung eines auf unzweifelhaft richtigen psychologischen Behauptungen gestützten Teiles der Kritik eine befriedigende Lösung gezeitigt hat, fraglich auf Grund theoretischer Erwägungen und der bisherigen Diskussionen über den Gegenstand. Auch die neuerlichen Strafgesetzentwürfe verwenden allerdings die gleiche Fassung für den Unzurechnungsfähigkeitsparagraphen. Aber die Verhältnisse liegen doch wesentlich anders als hier, wo es sich eben nicht um gröbere geistige Störungen, sondern um physiologische bzw. dem Physiologischen nahestehende Zustände handelt, deren Subsumierung unter den Begriff der Willensunfähigkeit bedeutend größere Schwierigkeiten bereitet. Ich komme darauf zurück.

Beachtenswert ist zunächst hinsichtlich der Einsichtsfähigkeit die Tatsache, daß der Jugendliche nicht erkannt zu haben braucht, daß er etwas gesetzlich Unzulässiges begeht, sondern er muß nur die Fähigkeit dazu gehabt haben. Eine Definition des Begriffes des § 56 gibt eine Reichsgerichtsentscheidung, die sich folgendermaßen ausspricht:

„Nicht Gesetzeskenntnis, d. h. die Einsicht für die Erkenntnis, unter welches Strafgesetz die Handlung falle, wird verlangt, sondern nur, daß der Jugendliche (Taubstumme) die Einsicht besitze, zu erkennen, daß sein unkorrektes Handeln kriminell strafbar sei. Es ist weiter nicht Erfordernis, daß er die Strafbarkeit erkannt hat, sondern nur, daß er sie erkennen konnte. Das Vermögen zum Erkennen, ein bestimmter Grad von Verstandesentwicklung, wird gefordert. Dieses Vermögen ist dann vorhanden, wenn der Täter imstande gewesen ist, zu erkennen, daß seine Pflicht die Unterlassung der speziellen Handlung forderte und er durch Begehung derselben einer Kriminalstrafe sich aussetzte (RGE. 5, S. 395[1])."

Die im § 3 geforderte Fähigkeit kennzeichnet Frank unter Anlehnung an eine ältere Definition von v. Hippel entsprechend dahin, daß der Jugendliche imstande gewesen sein müsse, die gefährlichen oder schädlichen Eigenschaften der Tat richtig einzuschätzen und darauf die Vorstellung zu gründen, daß sie möglicherweise gesetzlich verboten sei. Kiesow sagt, es sei nichts anderes gemeint, als die Fähigkeit des Täters, zu erkennen, daß das, was er tat, unrecht, unerlaubt, vom Recht mißbilligt, verboten sei, also im wesentlichen das gleiche, was in dem Ausdruck und in den Worten: Erkenntnis der Strafbarkeit des § 56 zu verstehen sei. Die Fähigkeit, sein Tun als ein mit Strafe bedrohtes, eine strafbare Handlung zu erkennen, brauche der Täter ebensowenig gehabt zu haben, wie die Fähigkeit, über die Handlungen ein sittliches Werturteil zu fällen. Noch weniger sei natürlich die Fähigkeit zu fordern, die Unterordnung der Tat unter ein bestimmtes Strafgesetz zu erkennen. Im Hinblick auf einen Passus der letzten Ausführungen sei ausdrücklich hervorgehoben, daß der § 3 nicht von dem Strafbaren spricht, sondern von dem Ungesetzlichen. Der Begriff ist ein weiterer,

---

[1] Ein Einsichtsvermögen hinsichtlich qualifizierender Momente wird nach derselben Entscheidung nicht gefordert. So ist es z. B. beim Einbruchsdiebstahl nicht erforderlich, daß der strafschärfende Charakter des Einsteigens erkannt werden kann.

auch die zivilrechtliche Verantwortung mitumfassender. Eine Reichsgerichtsentscheidung nennt deshalb den § 3 nach dieser Richtung hin schärfer als den § 56. Inwieweit sich dieser Unterschied in der Praxis geltend machen kann, sei dahingestellt. Ich berücksichtige ihn im folgenden nicht.

Nach einer den § 56 StGB. betreffenden Reichsgerichtsentscheidung „genügt ferner nicht Belehrbarkeit für die Erkenntnis, sondern es wird vorausgesetzt die Einsicht als eine dem Täter zur Zeit der Tat innewohnende, ihn zur eigenen Erkenntnis befähigende Verstandesreife". (RG. E.v.17. Dez. 1910; Jahrb. 12, S. 15; Psych. W. 1913, S.4; RG. E v. 16. Sept. 1912, s. XXX. Spruchs. d. D Jur Ztg. 1913, S. 7.) Eine sinngemäße Übertragung auf den § 3 JGG. ist wohl statthaft. Es sind nach dem Obenstehenden zwei evtl. isoliert zu prüfende Komponenten in dem „Discernement" unterscheidbar, erstens die Fähigkeit zur Erkenntnis des überhaupt Beanstandenswerten und zweitens die Fähigkeit zur Erkenntnis der Bestrafungsmöglichkeit (siehe auch HÜBNER). In der Praxis dürfte vielfach bei Vorhandensein der ersten Fähigkeit das der zweiten ohne weiteres vorausgesetzt werden. Man wird aber berechtigt sein, entfernte Bestrafungsmöglichkeiten im negativen Sinne zu verwenden. Im Falle der Idealkonkurrenz kann Einsichtsfähigkeit für eine strafbare Handlung bestehen, für die andere nicht, je nachdem hätte die Bestrafung zu erfolgen. Im Falle der Gesetzeskonkurrenz, je nachdem ob für das anzuwendende Gesetz Einsichtsfähigkeit vorhanden ist oder nicht. Das gleiche gilt für die später zu erörternde Willensfähigkeit.

Die Möglichkeit eines Bewußtwerdens des schlechthin bzw. rechtlich Unzulässigen wird man unter durchschnittlichen bzw. annähernd durchschnittlichen Verhältnissen natürlich erwarten dürfen bei geläufigen und schweren Delikten, deren Verwerflichkeit bereits dem Kinde durch Schule und Elternhaus vermittelt wird, anders bei selteneren Delikten, besonders solchen mit Überwiegen der strafrechtlichen über die moralische Kennzeichnung. SPRANGER bemerkt, man dürfe bei keinem Jugendlichen voraussetzen, daß er das Deutsche Reichsstrafgesetzbuch im Original gelesen habe, und auch der Erwachsene könne aus Mangel der Vertrautheit mit dem geltenden Recht in Schwierigkeiten kommen. Als Beispiel benennt er die strafrechtlichen Grenzen beim Hausfriedensbruch und bei der Notwehr. Zweimal wurden mir beispielsweise in letzter Zeit dem Strafunmündigkeitsalter gerade entwachsene Jugendliche zugeführt, die unzüchtige Handlungen an Kindern begangen hatten. Beide Male mußte ich die Fähigkeit zur Erkenntnis des spezifisch Verwerflichen und des Ungesetzlichen der Vornahme solcher Handlungen gerade mit Kindern verneinen. In einem Falle handelte es sich um einen leicht Schwachsinnigen, in dem anderen Falle um einen an sich gutartigen und liebenswürdigen Burschen, bei dem offensichtlich weniger sexuelle Begier das Treibende gewesen war, als ein gewisser Schautrieb, der neugierige Wunsch, sich einmal die weiblichen Genitalien anzusehen.

Entsprechend der Rüge der Kritik bereitet im Einzelfall der Nachweis Verlegenheit, daß die gemeinte Fähigkeit bereits zur Zeit der strafbaren Handlung vorhanden gewesen ist. Man muß von vornherein seine Fragen danach einrichten und mit ihnen auf den Erwerb entsprechenden Wissens aus früherer Zeit abzielen (Fragen nach dem in der Schule Gelernten, nach aus früherer Zeit bekannten Bestrafungen anderer aus gleichen oder ähnlichen Anlässen).

Darf die Prüfung der Einsichtsfähigkeit als eine oft heikle Aufgabe betrachtet werden, so führt die Beurteilung der Willensfähigkeit nicht aus den Schwierigkeiten heraus. Mancherlei Bedenken und Zweifel tauchen hier auf. Der Mediziner wird am ehesten an abnorme, krankhafte Veranlagungen denken, zumal sie klarer erfaßbar erscheinen als normale Entwicklungen und ihr psychologischer Einfluß. Aber nach welchen Prinzipien und in welchem Ausmaße sollen sie berücksichtigt werden? Wo sind die Grenzen, und mit welcher Sicherheit lassen sie sich feststellen? Mir persönlich widerstrebt es, abnorme Jugendliche weitgehend für willensunfähig zu erklären. Ein solches Vorgehen erscheint mir nicht genügend fundiert. Mit dieser Abneigung stehe ich nicht allein. MÜLLER-HESS weist gleichsinnig auf die Gefahr hin, daß unter der Herrschaft des § 3 zuviel Psychopathen exculpiert würden und fügt begründend hinzu, gerade für den Psychopathen sowie für den leicht Schwachsinnigen bedeute es oft einen ungeheuren Schaden (man kann hinzufügen, und damit auch für die Allgemeinheit, der Ref.), wenn sie durch gerichtliche Urteile die Bescheinigung ihrer Unzurechnungsfähigkeit und damit einen Freibrief für neue Delikte erhalten. Die Anwendung des § 3 sei nur in Erwägung zu ziehen, bei Störungen, die es unmöglich machten, bei vorhandener Einsicht den Willen dieser Einsicht gemäß zu bestimmen (wann ist dies der Fall? d. Ref.). Es kämen intellektuell zurückgebliebene Jugendliche und gelegentlich Psychopathen in Betracht[1].

Gewiß will ich nicht ein Vorkommen von Fällen in Abrede stellen, in denen auch mir die Anwendung des Zusatzes zum Discernement nahegelegt und damit mehr oder minder gerechtfertigt erscheinen würde, doch glaube ich nicht, daß derartige Fälle für mein Empfinden häufig sein werden. Der Jurist KOHLRAUSCH hat auf der Jenaer Jugendgerichtstagung 1922 die Meinung vertreten, es werde sich durch den Zusatz nicht viel ändern. Diese Vorhersage, deren Voraussetzungen bei der Kürze der Ausführungen nicht ganz klar erscheinen, dürfte jedenfalls im Endeffekt für meine Person zutreffen, nicht jedoch für alle Richter und Sachverständige.

Überschläglich werden sich in der Praxis erhebliche Anwendungsdifferenzen ergeben; die für das Discernement konstatierte starke Ungleichmäßigkeit in der Anwendung wird dem Zusatz im gleichen oder vermehrten Maße zukommen. Wenn der Jurist MÜLLER sich dahin ausspricht, es sei mit dem Verstande nicht erfaßbar, warum man einem Jugendlichen die Willensfähigkeit abspreche, so vermag das nur eine weitere Bekräftigung dieser Vermutung zu bilden.

Eine Kommission, der u. a. v. LISZT angehörte, glaubte überhaupt ohne Discernement auskommen zu können, die im Anschluß entstandenen Thesen der IKV. vom Jahre 1891 forderten neben gewissen Reformen seine Beseitigung, und der Vorentwurf zu einem Strafgesetzbuch von 1909 hatte es gestrichen. Die Begründung führte folgendes aus: Der Begriff berücksichtige einseitig die Verstandesentwicklung, er sei unklar und habe in der Praxis entweder zu schematischer Handhabung oder zu Schwierigkeiten geführt, er sei wenig angewandt worden, hauptsächlich bei den bis Vierzehnjährigen, deren Strafbarkeit der Entwurf überhaupt verneine, und in Fällen von verminderter Zurechnungsfähigkeit, die in dem Entwurf besonders berücksichtigt würden. Grundsätzlich sei es richtig, Jugendliche und Erwachsene in fraglicher Hinsicht gleichzustellen, da das rechtliche Unterscheidungsvermögen zum Begriff der Zurechnungsfähigkeit gehöre, die bei jugendlichen Verbrechern von keiner anderen Art sei wie bei Erwachsenen. Mit dem Verzicht auf die Stufe der sog. relativen Strafmündigkeit stehe der Entwurf gesetzgeberisch nicht allein. Im übrigen brachte derselbe die Möglichkeit des Absehens von Strafe in besonders leichten, genauer umschriebenen Fällen bei manchen Delikten und für die Jugendlichen im beschränkten Maße den Ersatz der Strafe durch Erziehungsmittel. E. SCHULTZE stimmte der Streichung zu, er anerkannte, daß eine alle befriedigende

---

[1] In der Tat liegt die Anwendung bei intellektuell Zurückgebliebenen am nächsten. Die Verwirklichung des Gedankens, das Zurückbleiben hinter der Stufe des Strafmündigkeitsalters als Maßstab zu wählen, stößt aber praktisch auf gewisse Gefahren und Schwierigkeiten. Siehe das folgende Kapitel.

Umschreibung zu finden in der Tat sehr schwer sei und der völlige Verzicht auf einen derartigen Versuch vielleicht die beste Lösung der Aufgabe darstelle. Leider ist eine derartige Zugabe in den psychiatrischen Kritiken sonst nicht zu finden. Der genannte Autor spricht gleichzeitig den Wunsch aus, daß reichliche Anwendung der letzten von mir genannten Möglichkeit den Ausfall der Bestimmung des § 56 wettmachen möge.

Mag man nun eine Streichung billigen, mag man sie für damals oder jetzt zu radikal finden, zum mindesten bestand m. E. für den Gesetzgeber des JGG. in Anbetracht der sonst von ihm vorgesehenen Bestimmungen und besteht jetzt für uns eigentlich kein Anlaß mehr, das Discernement um das Unbestimmte der Willensunfähigkeit zu verlängern. Denn auch bei vorliegender Verantwortlichkeit hat nach dem JGG. der Jugendrichter von einer Strafe abzusehen und sich auf Erziehungsmaßregeln zu beschränken, falls diese ausreichen. Daran liegt ja gerade der Fortschritt und der außerordentliche Vorzug des JGG., daß es eine ausgedehnte, sehr fein abgestufte Skala von Einwirkungsmöglichkeiten auf den Jugendlichen an die Hand gibt, angefangen von der Warnung über verschiedene erzieherische Maßnahmen hinweg bis zur Strafe. Im einzelnen sind möglich Verwarnung, Überweisung in die Zucht der Erziehungsberechtigten, Auferlegung besonderer Verpflichtungen, Unterbringung, Schutzaufsicht, Fürsorgeerziehung, ferner ist möglich eine bedingte Strafaussetzung, die Gewährung einer Probezeit von mindestens 2, höchstens 5 Jahren, während derer dem Jugendlichen besondere Verpflichtungen auferlegt werden, bzw. er unter Schutzaufsicht gestellt werden kann. In besonders leichten Fällen kann von Strafe überhaupt abgesehen werden. (§ 9). Das alles läßt die Bedeutung des § 3 weit zurücktreten. In Übereinstimmung damit sagt FRANCKE: „Das JGG. gibt dagegen im § 6 und § 9 Abs. 4 dem Gericht in weitem Umfange die Befugnis, von Strafe abzusehen, dadurch verliert die Möglichkeit des Freispruchs wegen mangelnder Entwicklungsreife wesentlich an Bedeutung."

Eine wichtige Grundlage der zu treffenden Maßnahme bildet die Erforschung der körperlichen und seelischen Eigenart des Jugendlichen, die das Gesetz ausdrücklich vorschreibt. Nach dem *§ 31* sind möglichst frühzeitig die Lebensverhältnisse des Beschuldigten sowie alle Umstände zu erforschen, welche zur Beurteilung seiner geistigen und körperlichen Eigenart dienen können (Abs. 1). Das Gesetz weist diese Aufgabe wesentlich den Jugendämtern zu, die ihre Befugnisse an private Jugendfürsorgeorganisationen weitergeben können (Jugendgerichtshilfe). Nach dem § 22 des Gesetzes sollen in allen Abschnitten des Verfahrens in Jugendsachen die Organe der Jugendgerichtshilfe zur Mitarbeit herangezogen werden. In der Hauptverhandlung wird nach dem Abs. 3 des § 31 dem Jugendamt auf Verlangen das Wort erteilt, d. h. der Vertreter des Jugendamtes kann sich hinsichtlich der Eigenart des Jugendlichen und der Art der Behandlung, das Letztere in Form von Vorschlägen und Wünschen äußern. Es kann an dieser Stelle nicht verschwiegen werden, daß die Jugendgerichtshilfe, so wertvoll sie an sich ist, auch gewisse Gefahren in sich birgt (ebenso wie übrigens auch die Erwachsenen-Gerichtshilfe). Die Beobachtung ist zu buchen, daß die Personen der Jugendpflege zuweilen die aus dem § 31 erwachsende Stellung im Sinne einer Parteistellung verkennen und nicht durchgehends über die Kenntnisse der Jugendpsychologie und Jugendpsychiatrie verfügen, um ihrer helferischen Aufgabe einigermaßen gewachsen zu sein. Verfehlte Ausführungen an Gerichtsstelle sind die Folge; leidiges Halbwissen greift sogar in die medizinisch-diagnostische Sphäre hinüber. Ich lasse dahingestellt, wieweit solche Unerfreulichkeiten in der Jugendgerichtshilfe reichen, sie werden sich möglicherweise besonders an kleinerem Ort zeigen, wo unter Umständen auch von dem Rechte Gebrauch gemacht wird, die diesbezüglichen Funktionen des Jugendamtes an private Jugendfürsorgeorganisationen zu übertragen. Produktionen bezeichneter Art sind jedenfalls nicht ungefährlich, da sie zum mindesten die Jugendschöffen beeinflussen können, die ihrerseits wieder vom Jugendamt vorgeschlagen sind, weil man ihnen eine besondere Kenntnis der Jugend zutraut, und die sich oft selbst eine solche zutrauen, vielleicht manchmal in nicht gerechtfertigtem Maße. Daß nicht alle Lehrer ohne weiteres gewiegte Jugendkenner sind, braucht kaum betont zu werden. Gerade im Hinblick auf das Gesagte muß gewünscht werden, daß recht ausgiebig die Möglichkeit benutzt wird, welche der Schlußsatz des ersten Absatzes des § 31 an die Hand gibt, „in geeigneten Fällen soll eine ärztliche Untersuchung des Beschuldigten herbeigeführt werden". Keiner erscheint mehr als der psychiatrisch vorgebildete Arzt geeignet, Persönlichkeiten zu erfassen und zu beurteilen, auch außerhalb des Pathologischen. Bieten doch die psychopathischen Persönlichkeiten, mit denen er sich dauernd zu befassen hat, und um die es sich auch hier vielfach dreht, nur besonders scharfe Ausprägungen von allgemeinen Charakterzügen. Er darf daher als Träger einer wissenschaftlich fundierten Menschenkenntnis gelten. Für größere Jugendämter kommt die Angliederung eines sachverständigen Arztes in Betracht, der die Tätigkeit der Jugendpflegepersonen kontrolliert und sie unterweist. Geeignete Vorbildung ist für sie und natürlich auch für den Jugendrichter unerläßlich.

Zum Schluß verdient kurze Erwähnung, daß dem Jugendlichen ebenso wie im Strafgesetzbuch, aber in erweitertem Umfange auch bezüglich des Strafmaßes und des Strafvollzugs eine Sonderstellung eingeräumt wird. Eine Anführung der einzelnen Strafmilderungen würde zu weit führen, es sei auf den Gesetzestext verwiesen. Erwähnung finde nur, daß nach dem Willen des Gesetzes die Strafe ganz in den Dienst des Erziehungsgedankens gestellt werden soll. Eine ideale Verwirklichung bietet das mustergültige Jugendgefängnis in *Wittlich*.

Aus dem formellen Teil interessiert vielleicht noch die Bestimmung, daß alle Verhandlungen gegen Jugendliche nicht öffentlich sind; das ist zu begrüßen. Es wird dadurch einerseits die Bemakelung verringert und auf der anderen Seite einer Selbstgefälligkeit des Jugendlichen vorgebeugt, der sich in der Rolle des Helden eines Schauspiels sonnt (§ 23 Abs. 1).

Anhangsweise sei noch aus dem RJWG. der § 65 erwähnt, nach dessen 4. Abs. im Fürsorgeerziehungsverfahren das Vormundschaftsgericht die ärztliche Untersuchung des Minderjährigen anordnen und ihn auf die Dauer von höchstens 6 Wochen in einer zur Aufnahme von jugendlichen Psychopathen geeigneten Anstalt oder in einer öffentlichen Heil- und Pflegeanstalt unterbringen lassen kann.

b) Taubstumme.
§ 58 (Taubstummheit).

Ein Taubstummer, welcher die zur Erkenntnis der Strafbarkeit einer von ihm begangenen Handlung erforderliche Einsicht nicht besaß, ist freizusprechen.

An die Jugendlichen reihen sich die Taubstummen an, deren in Kürze zu denken ist. Ich setze an die Spitze die treffende von ASCHAFFENBURG zitierte Definition PASSOWS: „Wer infolge äußerst mangelhaften oder gänzlich fehlenden Gehörs unfähig ist, auf normalem Wege und ohne besonderen Unterricht sprechen zu lernen, ist taubstumm. Auch der ist taubstumm, dem durch den in jungen Jahren eingetretenen Verlust des Gehörs die Möglichkeit geraubt ist, sein auf naturgemäße Weise nicht erlangtes Sprachvermögen, sich zu bewahren." Die Taubstummen stehen geistig auf sehr verschiedenartiger Stufe, je nachdem sich mit dem Verlust des Gehörs angeborene oder erworbene Mängel des Gehirns kombinieren, und je nachdem sie unterrichtet sind oder nicht. Häufig werden seelische Eigenarten, wie Erregbarkeit, Mißtrauen, Launenhaftigkeit beobachtet. Inwieweit diese konstitutionell oder durch Erziehungsmängel bzw. situativ bedingt sind, steht dahin. Die ununterrichteten und geistig schwer defekten Taubstummen haben natürlich als unzurechnungsfähig zu gelten (s. folgenden Abschnitt); den übrigen billigt der Gesetzgeber partielle Schuldfähigkeit bzw. Nichtstrafbarkeit zu im Falle mangelnder Einsicht zur Erkenntnis der strafbaren Handlung. Sie waren früher auf eine Stufe gestellt mit den Jugendlichen, sind dies z. Zt. nicht mehr, da eine Erweiterung ihrer strafrechtlichen Privilegien durch Einbeziehung der Willenssphäre in das Gebiet der Exkulpierbarkeit nicht wie bei jenen erfolgt ist. Doch ist dieses für das kommende Strafgesetz vorgesehen. Dasselbe wird sie auch durch die Ausdehnung der Möglichkeit der Annahme mildernder Umstände auf alle Delikte vor jetzt bestehenden, mit Recht von ASCHAFFENBURG gerügten Härten schützen (Verurteilung zum Tode bei Morden). Derselbe Autor berichtete (1909), daß die meisten Strafgesetze die Taubstummen gar nicht oder nur wenig berücksichtigen, ein Status, an welchem inzwischen nicht viel geändert sein dürfte. Weitgehendere Berücksichtigung finden sie im italienischen und belgischen Strafrecht.

c) Zurechnungsfähigkeit.

§ 51 StGB.

Eine strafbare Handlung ist nicht vorhanden, wenn der Täter zur Zeit der Begehung der Handlung sich in einem Zustande von Bewußtlosigkeit oder krankhafter Störung der Geistestätigkeit befand, durch welchen seine freie Willensbestimmung ausgeschlossen war.

§ 217 StGB.

Eine Mutter, welche ihr uneheliches Kind in oder gleich nach der Geburt vorsätzlich tötet, wird mit Zuchthaus nicht unter drei Jahren bestraft.

Sind mildernde Umstände vorhanden, so tritt Gefängnis nicht unter zwei Jahren ein.

§ 49 MStGB.

Bei strafbaren Handlungen gegen die Pflichten der militärischen Unterordnung, sowie bei allen in Ausübung des Dienstes begangenen strafbaren Handlungen bildet die selbstverschuldete Trunkenheit des Täters keinen Strafmilderungsgrund.

Der strafrechtliche Teil der forensischen Psychiatrie wird beherrscht von dem viel umstrittenen Begriff der Zurechnungsfähigkeit, der von dem Strafrechtler v. LILIENTHAL einmal der Eckstein der Strafrechtspflege genannt worden ist. Voraussetzung jeder Bestrafung ist nach juristischer Auffassung eine *Schuld*. Ein Schuldausschließungsgrund ist das Fehlen der Zurechnungsfähigkeit. Ja, darüber hinaus meinen manche Juristen, daß in Zuständen von Unzurechnungsfähigkeit ein Dolus, ein vorsätzliches Handeln gar nicht möglich ist. Beide Anschauungen unterliegen der naturwissenschaftlich-psychologischen Kritik. Ein subjektives Verschulden kann von diesem Standpunkt aus nicht anerkannt werden, wie sogleich näher ausgeführt werden wird, und daß Geisteskrankheit vorsätzliches Handeln ausschließt, widerspricht der allergeläufigsten psychopathologischen Erfahrung.

Es sei mit der Besprechung des Ausdrucks: krankhafte Störung der Geistestätigkeit und des Relativsatzes: durch welchen die freie Willensbestimmung ausgeschlossen wurde, begonnen.

Was *krankhafte Störung der Geistestätigkeit* ist, wird von der medizinischen Wissenschaft bestimmt. Die Grenzen werden bekanntlich gerade auf seelischem Gebiet recht weit gesteckt. Berechtigung dazu verleiht der Umstand, daß Krankheit überhaupt ein relativer Begriff ist. Materielle Krankheit ist im Grunde genommen nichts als ein biologischer Vorgang; wir nennen ihn Krankheit und verbinden damit die Vorstellung des Schädigenden und Leistungsbeeinträchtigenden; darüber hinaus werden speziell auf psychiatrischem Gebiet als „krankhaft" bezeichnet Veranlagungen, welche sich in bestimmter Hinsicht als *außerdurchschnittlich* und *unterdurchschnittlich* erweisen, d. h. den Anforderungen des Lebens, speziell des sozialen Gemeinschaftslebens minder gewachsen sind und dadurch auch Schädigungen ihrer selbst erleiden.

Gerade wegen der weiten Umgrenzung erscheint die Anfügung des Relativsatzes nach der sogenannten biologisch-psychologischen Methode gerechtfertigt, denn dieser bedeutet eine offenbare Einschränkung; nicht jede krankhafte Störung der Geistestätigkeit soll exkulpierend wirken, sondern diejenige, welche so stark ist, daß sie die freie Willensbestimmung ausschließt. Es ist nicht die Absicht des Gesetzgebers gewesen, alles unter den § 51 fallen zu lassen, was der Mediziner als krankhaft bezeichnet, und es erscheint verständlich, daß er dem in der Fassung des Gesetzesparagraphen einen klaren Ausdruck verleihen wollte, um so mehr, als auf der anderen Seite die ebenfalls verständliche Neigung manches Mediziners steht, zunächst und vorwiegend an den Schutz des Kranken zu denken[1].

Welche krankhaften Störungen der Geistestätigkeit sind von der gekennzeichneten Schwere?

Der naturwissenschaftlich orientierte Mediziner und Psychologe wird sich zunächst einmal an dem Ausdruck „freie Willensbestimmung" stoßen. Wie man sich im einzelnen den Ablauf der seelischen Geschehnisse denken mag, ob man nun apperzeptionspsychologisch oder assoziationspsychologisch oder aktpsychologisch eingestellt ist, darüber besteht unter den Betrachtern naturwissenschaftlicher Richtung kein Zweifel, daß auch das Seelische den Kausalgesetzen gehorcht.

SEELIG bemerkt sehr richtig, das onus probandi dafür, daß das Seelische in dieser Hinsicht eine Ausnahme bilde, liege ganz und gar auf der anderen Seite.

Die absolute Parallelität, die zwischen seelischen und körperlichen Vorgängen anzunehmen ist (Parallelität im Sinne eines Vergleichs), würde bei der Annahme eines freien Willens an einer Stelle unterbrochen; einen freien, d. h. ursachlosen Willen annehmen heißt nichts anderes, als annehmen, daß plötzlich das Ich, aber nicht das Ich als materielle Hirnerregung und psychischer Parallelprozeß, sondern ein ganz mystisches, in den Wolken schwebendes Ich als ein deus ex machina in die in sich geschlossene Ursachenkette eingreifen und sie durchbrechen könne.

Zu einer solchen Annahme kann sich nur derjenige verstehen, der entweder ganz auf eine naturwissenschaftliche Betrachtungsweise verzichtet oder der geistige Klüfte gar nicht in sich bemerkt, der, um den treffenden Ausdruck BUMKES zu gebrauchen, eine „doppelte Buchführung des Geistes" besitzt.

An der Determiniertheit alles menschlichen Handelns ändert die Tatsache nichts, daß die Freiheit des Willens ein seelisches Erlebnis für uns darstellt. Dem an dieser Determiniertheit Zweifelnden, der einem die naive Beobachtung entgegenhält, er könne doch jeden Augenblick das von ihm Gewollte tun und unterlassen, legt man zweckmäßig einmal die spezifizierte Frage vor, ob er auch jeden Augenblick imstande sei, einen Mord zu begehen. Er wird vielleicht zweifelhaft werden, worauf man ihm zu entgegnen hätte, daß er damit die Determiniertheit seines Handelns durch seine Persönlichkeit, durch seinen Charakter anzeige. Frei sei er nur, wenn er etwas entgegen seinem Charakter tun könne.

Auch ist es nicht angängig, die Freiheit dieses Wollens nunmehr an einen anderen Punkt zu verschieben, nämlich dahin, es sei jedermann frei hinsichtlich seiner Charakterbildung. Denn tausendfache Erfahrung lehrt, daß die Charakterbildung wesentlich abhängt von Veranlagung und Milieu. Wieder muß man verneinen, daß sich jemand „frei" diesen Einflüssen entziehen kann, daß sich jemand im direkten Gegensatz zu ihnen entwickeln kann.

---

[1] Die Zweckmäßigkeit des gelegentlich von medizinischer Seite gemachten Vorschlags (ASCHAFFENBURG), in der Fassung des Unzurechnungsfähigkeitsparagraphen eine nähere psychologische Bestimmung ganz fortzulassen und lediglich von Geisteskrankheit oder geisteskrank zu sprechen, erscheint recht fraglich. BUMKE bemerkt mit Recht, daß der Ausdruck Geisteskrankheit sowohl nach der einen wie nach der anderen Richtung hin dehnbar erscheint, und es würde bei einer derartigen Beschränkung eben nicht die Mahnung zum Ausdruck kommen, die in dem Relativsatz liegt. Die zeitige Fassung hat überdies noch den Vorzug, daß für die angeborenen Schwachsinnszustände, die im Publikum vielfach nicht zu den Geisteskrankheiten gezählt werden, eine besondere Kennzeichnung sich erübrigt.

Es erscheint auch zwiespältig, den Willen frei, d. h. unbeeinflußt von materiellen Vorgängen, und ihn dann doch wieder durch Hirnerkrankungen leichterer oder schwererer Art gebunden sein zu lassen. Wäre der Wille wirklich frei, so müßte er sich auch diesen Einflüssen entziehen können[1].

Seelig wirft die spöttische Frage auf, bei welchem Glase Wein denn der Wille unter die Kausalgesetze schlüpfe. Wir verdanken diesem Autor aus der jüngsten Zeit eine ausführliche Studie über Willensfreiheit gerade in ihrer Beziehung zur strafrechtlichen Verantwortlichkeit. Seelig beruft sich nicht nur auf die Empirie des täglichen Lebens, sondern zieht auch für die allgemeine Gültigkeit des Kausalgesetzes dessen in Anlehnung an Hobbes von Meinong schärfer formulierte mathematische Ableitung heran. Bei ursachlosem Geschehen sind unendlich viele Möglichkeiten gegeben. Auch bei einer beschränkten Freiheit des Willens bleiben solche noch bestehen. Bei Heranziehung der Grundsätze der Wahrscheinlichkeitsrechnung beträgt die Wahrscheinlichkeit W, daß unter n möglichen Fällen sich ein bestimmter Fall ereignet $\frac{1}{n}$, wobei n die Zahl der möglichen Fälle angibt. Das würde für den Fall des Fortfalls des Kausalgesetzes bedeuten: $n = \infty$, und die Wahrscheinlichkeit, daß ein bestimmtes x, ein bestimmter Willensentschluß zustande kommt, würde gleich Null sein ($Wx = \frac{1}{\infty} = 0$).

„Mit anderen Worten: die Möglichkeit, daß aus unendlich vielen Möglichkeiten heraus ein bestimmtes Geschehen Existenz erlangt, besteht nicht. Da aber im Naturgeschehen stets neue Dinge existent werden, kann die Zahl der bestandenen Möglichkeiten nicht unendlich sein. Dies ist sie aber nur dann nicht, wenn das Geschehen durch Ursachen eindeutig bestimmt ist." Das Freiheitsbewußtsein spricht nicht gegen die deterministische Auffassung; auch bei kausal vollkommen determiniertem Geschehen kann man von einem „Anders-sein-können" sprechen, wenn man die Träger der „reinen Möglichkeit" (Meinong), losgelöst von ihren Bedingungen, betrachtet. Entsprechendes gilt für das „Gesollte". In dem Gebot „Du sollst nicht töten" ist das „Du" der Träger der reinen Möglichkeit. In ähnlicher Weise helfen sich andere über das „auch anders handeln können" hinweg. So formuliert v. Lilienthal: Er hätte ein anderer sein können. Wohl zu ergänzen: unter anderen Bedingungen. Und: Ein anderer hätte anders handeln können. Wohl zu ergänzen: Ein anderer seiner Kategorie. Kohlrausch stellt fest, daß in jedem Urteil, welches eine Tat einem Täter zur Schuld zurechnet, eine Generalisierung liege[2].

Mit der Ablehnung eines freien Willens fällt die Annahme eines subjektiven Verschuldens, nicht aber die Möglichkeit und Berechtigung, Strafen zu verhängen. Es erscheint mir nicht gerade glücklich, zu sagen, die *moralische* Verantwortlichkeit falle fort, die *soziale* bleibe bestehen (Aschaffenburg). Man kann schlecht ein und dasselbe Wort in verschiedenem Sinne gebrauchen. Ich möchte vorschlagen zu sagen: Es bleibt die *Unterstellung unter die strafrechtlichen Abwehrmaßnahmen des Staates*, denen der Rechtsbrecher verfallen ist. Wie Kohlrausch sagt, wird er bestraft, nicht weil er anders handeln konnte, sondern weil er ein solcher ist, der so gehandelt hat. Seelig ist wenigstens so konsequent, auch vom deterministischem Standpunkt aus die moralische Verantwortlichkeit nicht abzulehnen, indem er sehr umwunden definiert „ich bin für mein Handeln moralisch verantwortlich, weil mein Ich Teilursache einer Wollung ist, die eine moralisch ungesollte (unvollständige) Wollung repräsentiert". Entsprechendes gilt ihm dann für die strafrechtliche Verantwortlichkeit, die mit der moralischen nicht identisch ist. Im Lichte der deterministischen

---

[1] Wie Seelig richtig erkannt hat, ist der gewöhnliche Standpunkt halb deterministisch, halb indeterministisch (Wagner-Jauregg spricht von einem empirischen Indeterminismus). Die bewußte Einstellung ist aber meist eine indeterministische, weshalb der Ausspruch des Juristen E. Meyer, der Mensch sei zum Indeterminismus determiniert, durchaus nicht so unrichtig ist.

[2] Der gutachtliche Gebrauch von Redewendungen wie: Der Angeklagte habe offenbar seine Gefühle nicht meistern können oder sei nicht Herr seines freien Willens gewesen, hat nach dem Obigen für mich immer einen peinlichen, halbwissenschaftlichen Beigeschmack und verrät wohl auch manchmal Unklarheit des Denkens. Derartige Feststellungen verstehen sich für den deterministischen Wissenschaftler von selbst und sind für die eigentliche Fragestellung nicht verwendbar. Erlaubt und angezeigt erscheint mir nur in der Fassung des Schlußurteils die wörtliche Wiedergabe des Wortlautes des § 51.

Auffassung erscheinen danach nur hinfällig die alten Strafrechtstheorien, welche sich auf den Gedanken der *Sühne* oder der *Vergeltung* aufbauen, dagegen fordern keinen Widerspruch heraus die modernen Strafrechtstheorien, welche die Strafe nehmen als *Zweckstrafe*, als Mittel zum Zwecke der *Besserung*, der *individuellen oder allgemeinen Abschreckung* (*Spezialprävention und Generalprävention*) oder auch der *Sicherung* der Gesellschaft.

Der Gesetzgeber gebraucht nun aber den Ausdruck: Freie Willensbestimmung. Der Vorschlag des älteren MENDEL, den in der Formulierung liegenden Schwierigkeiten dadurch aus dem Wege zu gehen, daß man die Frage nach der krankhaften Störung der Geistestätigkeit ärztlicherseits beantwortet, die Beantwortung der Frage des Relativsatzes dem Juristen überläßt (wie es übrigens nach den Motiven zum Strafgesetzbuch ursprünglich auch von juristischer Seite gedacht war) ist unbrauchbar und hat auf psychiatrischer Seite keinen Widerhall gefunden; denn das hieße allein dem Juristen gerade in heiklen Fällen die Abschätzung der Schwere einer geistigen Störung aufbürden, eine Aufgabe, der er nicht gewachsen ist. Nur ein leichtfertiger Richter könnte sich leichthin zu ihrer Übernahme verstehen; der gewissenhafte müßte oft zu einem non liquet kommen, oder er würde sich doch in dieser Frage an den Sachverständigen halten und durch versteckte Fragen dessen Ansicht über die Geeignetheit des Falles zur Einbeziehung unter den § 51 erkunden. Der Effekt, der vermieden werden sollte, wäre also dann auch gegeben. Tatsächlich wird erfahrungsgemäß von dem Richter in der Regel direkt die Frage an den Sachverständigen gerichtet, ob die von ihm festgestellte Störung der Geistestätigkeit auch die freie Willensbestimmung im Sinne des § 51 ausschließt, und der Sachverständige kann sich dieser Frage nicht entziehen. Im österreichischen Recht sind sehr genau die Aufgaben der ärztlichen Sachverständigen umgrenzt. „Dieselben haben über das Ergebnis ihrer Beobachtung Bericht zu erstatten, alle für die Beurteilung des Geistes- und Gemütszustandes des Beschuldigten einflußreichen Tatsachen zusammenzustellen, sie nach ihrer Bedeutung sowohl einzeln als im Zusammenhang zu prüfen, und falls sie eine Geistesstörung als vorhanden betrachten, die Natur der Krankheit, die Art und den Grad derselben zu bestimmen und sich sowohl nach den Akten als nach ihrer eigenen Beobachtung über den Einfluß auszusprechen, welchen die Krankheit auf die Vorstellungen, Triebe und Handlungen des Beschuldigten äußerte und noch äußert, und ob und in welchem Maße dieser geprüfte Geisteszustand zur Zeit der begangenen Tat bestanden habe." Unter Bezugnahme darauf erklärt WAGNER-JAUREGG, der Psychiater habe die Frage nach der Zurechnungsfähigkeit entschieden abzulehnen. Ich glaube aber, daß es sich auch hier nur um eine äußerliche Umgehung des Wortes handeln wird. Denn entweder wird sich der Sachverständige schon von selbst hinsichtlich des „Einflusses der Krankheit auf die Vorstellungen, Triebe und Handlungen" so äußern, daß der Jurist unschwer seine Meinung hinsichtlich der Zurechnungsfähigkeit entnehmen kann, oder er wird von diesem durch Fragen dahin gebracht werden. Ich pflichte vollkommen ASCHAFFENBURG bei, der sich dahin äußert, er sehe nicht ein, warum er dem Richter statt einer vollkommenen eine unvollkommene Antwort geben solle.

Die Beantwortung der richterlichen Frage braucht zum allerwenigsten an der indeterministischen Formulierung zu scheitern. Die *Motive zu dem Entwurf eines Strafgesetzbuches des Norddeutschen Bundes*, welches bekanntlich dem jetzigen Strafgesetzbuch zur Grundlage gedient hat, geben die Versicherung, daß der Ausdruck freie Willensbestimmung kein Bekenntnis zum Indeterminismus fordere, sondern lediglich das Maß geistiger Gesundheit bezeichnen solle, welches nach den allgemeinen Rechtsanschauungen des Volkes für die strafrechtliche

Verantwortlichkeit gefordert werden müsse. In der Tat müssen auch die Anhänger des Determinismus zugeben, daß sie in der Praxis gewöhnlich so mit den Menschen verhandeln, als ob diese einen freien Willen hätten, und WAGNER-JAUREGG weist darauf hin, daß man oft überzeugte Deterministen in Indeterministen sich verwandeln sehe, wenn es um die eigene Sache gehe.

Zur Vermeidung des ominösen Ausdrucks kann man aber Übertragungen des Relativsatzes ins Naturwissenschaftliche vornehmen. ASCHAFFENBURG empfiehlt die zuerst von F. VON LISZT vorgeschlagene Fassung: „*durch welche die normale Bestimmbarkeit durch normale Motive aufgehoben war*", oder ähnlich pflege ich in meinen Vorlesungen vorzuschlagen: „durch welchen das Auftreten und Wirksamwerden gefühlsbetonter Gegenvorstellungen aufgehoben war"[1].

Nur muß man sich darüber klar sein, daß man mit derartigen Übertragungen nicht viel weiter gekommen ist. Beseitigt ist nur die naturwissenschaftliche Unmöglichkeit der alten Frage, im übrigen erhebt sich die neue schwierige Frage: mit welcher Sicherheit kann man feststellen, daß ganz im allgemeinen die normale Bestimmbarkeit durch normale Motive, beziehungsweise die Wirksamkeit gefühlsbetonter Gegenvorstellungen gegenüber Antrieben aufgehoben, bzw. schwerwiegend beeinträchtigt war. Es braucht kaum erwidert zu werden, daß sich diese Frage für viele Fälle in irgendwie exakter Weise gar nicht beantworten läßt.

Auch andere näher spezialisierende psychologische Fassungen, welche den Ausdruck: freie Willensbestimmung vermeiden, führen nicht weiter. Wenn die neuerlichen Strafgesetzentwürfe denjenigen für nicht zurechnungsfähig erklären, der zur Zeit der Tat wegen Bewußtseinsstörung, wegen krankhafter Störung der Geistestätigkeit oder wegen Geistesschwäche unfähig war, das Unerlaubte der Tat einzusehen oder dieser Einsicht gemäß zu handeln (hier ist sogar im Gegensatz zu § 18 des Entwurfes von 1919 das Wort Willen ausgemerzt), so kann man allenfalls die intellektuelle Seite, die Einsicht in das Unerlaubte des Handelns erfassen, nicht aber die gefühlsbedingte Fähigkeit, dieser Einsicht entsprechend zu handeln, am ehesten noch in Zuständen, in denen ein starker subjektiv empfundener Zwang obwaltet, was aber nur selten zutrifft, Fälle, die übrigens nicht einmal durchgehends dem Begriffe der Unzurechnungsfähigkeit untergeordnet werden. Gewonnen ist durch diese Umgestaltung nur statt einer unzweckmäßigen alten eine besser erscheinende neue, gewonnen ist nicht die Möglickeit exakterer Bestimmung[2]. Auch diese Fassung enthält für den Sachverständigen nur eine „Anweisung" in bestimmtem, schon oben genannten Sinn (RÜMELIN); auch von ihr gilt, was BITTINGER sagt: „wer im § 51 einen Maßstab für die Lösung der Aufgabe zu finden hofft, wird nur die Aufgabe finden". Im Hinblick auf alle diese und ähnliche Fassungen trifft jedenfalls die Bemerkung WETZELS zu, die Formulierung der Umgrenzung sei weniger ausschlaggebend, als es vielleicht nach der darüber angewachsenen Literatur erscheinen möge.

Das obige Ergebnis ist natürlich für den Gutachter wenig befriedigend und vermag den Wunsch nach Gewinnung andersartiger, für die Praxis brauch-

---

[1] Es handelt sich in diesem Fall nur um die Feststellung einer genügend großen Abweichung von einem Durchschnitt, dem eine bestimmte Fähigkeit zugeschrieben wird, bzw. einer genügend großen Prädisposition zur Kriminalität.

[2] Mißlich erscheint an der neuen Fassung, daß sie der Fiktion des „Auch-anders-handeln-Könnens" ebenso stark Vorschub leistet als die alte Fassung. Daher KOHLRAUSCH „§ 51 ist eben nicht so schlecht, wie er gemacht wird, und die Gegenvorschläge sind ihm viel ähnlicher als ihre Urheber annehmen". Daß die entsprechenden Paragraphen der Strafgesetzentwürfe auch eine quantitative Einschränkung im Auge haben, geht aus ihrem zweiten Absatz hervor, der von einer hochgradigen Verminderung der gekennzeichneten Fähigkeiten spricht.

barer Prinzipien hervorzurufen. Darüber findet sich in der psychiatrischen Literatur im Verhältnis zu der Bedeutung des Problems wenig klar Ausgesprochenes. Man gewinnt den Eindruck, daß Intuition und Konvention vorherrschen, oder daß man sich scheut, die Prinzipien, nach denen man urteilt, zu nennen. Die Frage liegt nicht ganz fern, ob nicht eine schärfere Herausstellung solcher Prinzipien manche zweifellosen Überspannungen verhütet hätte, die den spöttischen Namen des Jagdschein-Paragraphen nicht ganz unverdient erscheinen lassen, Überspannungen, die freilich nur zum kleineren Teil auf Konto des psychiatrischen Spezialisten gehen.

Der Mediziner muß sich darüber klar sein, daß der Zurechnungsfähigkeitsbegriff ein nicht medizinischer, ausgesprochen normativer Begriff ist, der, unbestimmt und schwebend, nach festerer Gestaltung ringt, und ohne seine Mitarbeit schwer dazu gelangen kann. Natürlich ist von Haus aus die Frage nach der Zurechnungsfähigkeit eine vollkommen unnaturwissenschaftliche Frage, nicht vergleichbar etwa der Frage, ob eine Blutspur an einem Messer haftet. Die Fragestellung lautet ursprünglich nicht: *Wer ist unzurechnungsfähig?*, sondern: *Wen wollen wir als unzurechnungsfähig bezeichnen?* Es fragt sich, inwieweit die Frage sich durch Aufstellung einer Norm naturwissenschaftlich mundrecht machen läßt. Die Schwierigkeit liegt nicht so sehr darin, daß der Zurechnungsfähigkeitsbegriff sich von einer naturwissenschaftlichen, auf das bloße Sein gerichteten Betrachtungsweise entfernt, denn gerade der psychiatrische Krankheitsbegriff ist nicht frei von sozialen Wertungen. Die Schwierigkeit liegt vielmehr im Auffinden einer praktisch brauchbaren Begrenzung und ihrer Kennzeichnung. Ich brauche dabei nur zu erwähnen, daß eine Umgrenzung *nach rein intellektuellem Maßstab*, wie sie das amerikanisch-englische Recht[1] bietet, weder unseren heutigen Anschauungen von geistigen Störungen entspricht noch einmal praktisch zweckmäßig erscheint.

Bei der weiteren, *auch das Willensleben umfassenden* Begrenzung, die unser Recht vornimmt, wird man angesichts ihrer praktischen Unbrauchbarkeit und ihres mehr hinweisenden Charakters einen festeren Halt nur in den Tendenzen des Gesetzgebers finden können. Der Schweizer Jurist EDLIN hat jüngst in sehr temperamentvoller Weise gefordert, der Gutachter solle sich überhaupt nicht um den Willen des Gesetzgebers kümmern, sondern sein Gutachten nur auf medizinischen Gesichtspunkten aufbauen, nur so könne die Entwicklung vorwärts getrieben werden. Das ist eine vollkommene Verkennung, wenn nicht des Zurechnungsfähigkeitsbegriffs, so jedenfalls der Aufgaben des medizinischen Sachverständigen. Dieser hat mit seinem Gutachten nicht Propaganda für irgendwelche Ideen zu treiben, sondern sorglich Wunsch und Willen des Gesetzgebers und seine Fragestellung zu beachten. WETZEL sagt: „Wir bejahen die Aufhebung der freien Willensbestimmung nicht deswegen, weil uns die psychologische und psycho-pathologische Analyse sagt, daß sie aufgehoben ist, diese positive Erkenntnis wird uns auf psychologischem Wege ebenso verschlossen bleiben wie die Erfassung der Unfähigkeit, den Willen einer Einsicht gemäß zu bestimmen, sondern weil uns jener Grad und jene Art psychischer Störung gegeben erscheint, *die das Gesetz meint*, wenn es von aufgehobener freier Willensbestimmung spricht."

Die Motive zu dem Entwurf eines Strafgesetzbuches für den Norddeutschen Bund verweisen den Sachverständigen auf die Rechtsauffassung des Volkes. Der Jurist BITTINGER ist der Auffassung, daß über die Anschauung hinaus, daß dem Erwachsenen seine Straftaten grundsätzlich zugerechnet werden müssen, eine allgemeine Volksauffassung vom Maße der Zurechnungsfähigkeit nicht

---

[1] des jedenfalls noch bis vor kurzem in Geltung gewesenen.

existiere; was sich aber als solche in der Öffentlichkeit aufspiele, sei unmaßgeblich, falsch, der Korrektur bedürftig, einseitig auf dem Intellektuellen fußend. ASCHAFFENBURG spricht sich im gleichen Sinne dahin aus, die Rechtsanschauung des Volkes werde stets hinter der Wissenschaft zurückbleiben, deren Ergebnisse nur langsam aber sicher die allgemeinen Ansichten umgestalteten. Man sei deshalb wohl berechtigt, an Stelle des Volkes den Sachverständigen zu setzen, und, da es sich um die Beurteilung der geistigen Gesundheit handele, in erster Linie den Psychiater. Vielleicht gehen beide Autoren schon etwas zu weit; sicherlich bedürfen Volksanschauungen der Überprüfung und Korrektur durch Medizin und Recht; aber es ist wohl unbedenklich, ihnen zu folgen und an sie anzuknüpfen, soweit ihnen beide keinen Widerspruch entgegenzusetzen vermögen, und als sie vermutlich auch den sich ausdrücklich mit dem Volk identifizierenden Gesetzesredaktoren vorgeschwebt haben.

Das volkstümliche *„er kann nichts dafür"*, auf dem der Unzurechnungsfähigkeitsbegriff ruht, hat wohl zunächst die Quantität einer Abweichung im Auge (WAGNER-JAUREGG interpretiert: „er hat nicht die Fähigkeit, anders zu handeln"); es läßt sich ihm aber auch eine dem Volksempfinden schwerer zugängliche, mehr qualitative Deutung geben, indem man interpretiert: sein Handeln war nicht Ausfluß seiner ursprünglichen Persönlichkeit, sondern einer infolge krankhafter Gehirnveränderungen in Fluktion, Umbau und Abbau befindlichen Persönlichkeit, *Quantitatives und Qualitatives, allgemein Bezügliches und nur auf erworbene Zustände Bezügliches* läßt sich in den Ausdruck hineinlegen. Auf der andern Seite begegnet man häufig genug klar und deutlich der Ansicht, daß derjenige, der infolge seiner geistigen Beschaffenheit nicht aus der sozialen Gemeinschaft ausscheidet bzw. ausgeschieden werden kann, nicht einen Freibrief für strafbare Handlungen erhalten soll. Dagegen läßt sich juristisch kaum etwas einwenden. Die Ansicht erscheint auch rechtsdogmatisch haltbar. Es wird hier ein *Grundprinzip des Rechts* berührt, *das der Rechtssicherheit;* denn wo alle anderen Rechtsprinzipien versagen, bleibt immer als letztes dieses Prinzip übrig. Das vermag immerhin gewisse Richtlinien zu geben. Es wäre also bei der Bestimmung der Zurechnungsfähigkeit bzw. der Unzurechnungsfähigkeit abzuwägen zwischen dem Schutzbedürfnis des krankhaft Veränderten und krankhaft Gebildeten und den Ansprüchen der Rechtssicherheit auf der andern Seite, wie das offenbar auch der Jurist RÜMELIN im Auge hat. Ohne derartige rechtliche bzw. kriminalpolitische Gesichtspunkte geht es bei der Aufstellung des Begriffes der Zurechnungsfähigkeit bzw. Unzurechnungsfähigkeit nicht ab. *Unzurechnungsfähigkeit bedeutet den Schutz des geistig Abnormen, begrenzt durch die Erfordernisse der Rechtssicherheit.* Gerade die Beachtung oder Nichtbeachtung dieses letzteren Umstandes scheint mir die Erklärung für manche Differenzen zwischen Juristen und Gutachtern und letzteren untereinander zu geben.

Sehr eingehend hat jüngst der Jurist MEZGER unter enger Fühlungnahme mit medizinischen Anschauungen das Zurechnungsfähigkeitsproblem behandelt. Er konstatiert entsprechend den obigen Ausführungen, daß in dem forensischen Krankheitsbegriff zwei diametral entgegengesetzte Gesichtspunkte enthalten sind, erstens der der *Persönlichkeitsfremdheit der Tat bei erworbenen geistigen Störungen* und der der *Persönlichkeitsadäquanz bei von Haus aus erheblich Abnormen.* Bei dem Versuch einer selbständigen Bestimmung des sog. psychologischen Merkmals der Unzurechnungsfähigkeit lasse der Wortlaut des Gesetzes völlig im Stich. Auch erklärte Anhänger der freien Willensbestimmung seien der Ansicht, daß sich dieses Merkmal als solches zur juristischen Unterscheidung der Zurechnungsfähigen und Unzurechnungsfähigen im Sinne des

§ 51 nicht eigne, und zwar deshalb nicht, weil wir schlechterdings kein Mittel besäßen, das Vorliegen oder Nichtvorliegen der freien Willensbestimmung im Einzelfall praktisch darzutun und nachzuweisen. Das sog. psychologische Merkmal der Unzurechnungsfähigkeit erleide eine selbständige Bestimmung überhaupt nicht, sondern könne in seinem Wesen nur aus seinem Grunde, d. h. der Struktur des biologischen Merkmals verstanden werden. Die Persönlichkeitsfremdheit der Tat lasse sich als allein entscheidendes Kriterium nicht halten; so werde man zur Ergänzung von selbst auf eine zweite Gruppe von Ansichten hingewiesen, die das Wesen der Unzurechnungsfähigkeit in der *Abweichung* der Persönlichkeit des Täters von der Persönlichkeit des andern erblickten. Soweit wörtlich MEZGER. Es sei zunächst einmal zur Fürsich-Alleinverwertbarkeit des ersten Prinzips nicht Stellung genommen, nur zu dem zweiten, das ohne allen Zweifel anzuerkennen ist, speziell für angeborene Zustände.

Die Schwierigkeit liegt eben vor allem in der Gewinnung einer praktisch brauchbaren Norm für Art und Grad der Abweichung.

Treffend erscheint in den weiteren Ausführungen MEZGERS, daß als Maßstab nicht eine *Seinsnorm*, sondern eine *Sollensnorm* in Betracht komme, speziell eine rechtliche oder soziale Sollensnorm.

Die Insuffizienz rechtlicher Sollensnormen für die Praxis wurde bereits oben gekennzeichnet. Nur eine von ihnen verdient, weil den deterministischen Anschauungen entgegenkommend, kurze Erörterung: das ist die Norm der *Straffähigkeit*, speziell in Form der individuellen *Strafwirksamkeit*. Den Einwand MEZGERS, daß die Zurechnungsfähigkeit schon deshalb nicht Straffähigkeit sein könne, weil es sonst konsequenterweise auf den Zustand des Täters zur Zeit der Aburteilung bzw. des Strafvollzugs ankommen müßte, möchte ich jedenfalls nicht vollauf gelten lassen; denn man könnte ja Zurechnungsfähigkeit definieren als Straffähigkeit zur Zeit der Tat. Gerade von medizinischer Seite wird gelegentlich auf dieses Moment abgestellt. WAGNER-JAUREGG schreibt: „Auch der Psychiater kann Gründe dafür geltend machen, daß der Geisteskranke nicht so wie der Geistesgesunde für Gesetzesverletzung verantwortlich gemacht und der Strafe unterworfen werde: daß die Strafdrohung auf den Geisteskranken nicht wie auf den Gesunden einwirken könne, daß die Strafe beim Geisteskranken nicht bessernd wirken könne; daß durch die Strafe seine Krankheit verschlimmert werden könne und ihm so ein vom Gesetz nicht gewolltes Übel zugefügt werde; schließlich ist auch der Strafvollzug in vielen Fällen nicht möglich." WAGNER-JAUREGG fügt hinzu, daß das aber nicht die Motive seien, die den Gesetzgeber bewegten, dem Geisteskranken die Verantwortlichkeit abzusprechen. Auch von moderner juristischer (deterministisch gerichteter Seite wird das Moment zuweilen hervorgehoben (W. HOFFMANN, BITTINGER). Doch gerät BITTINGER in Schwierigkeiten hinsichtlich der „unverbesserlichen Gewohnheitsverbrecher", die ja eigentlich Musterexemplare der Strafunfähigkeit im obigen Sinne darstellen und doch beileibe nicht straffrei ausgehen sollen. MEZGER betont dieselbe Schwierigkeit und überdies, daß die Strafe erst einmal vollzogen werden müsse, um die Empfänglichkeit für die Strafe kennenzulernen. Nebenbei gesagt, werden wir manchmal auch bei eigentlich Geisteskranken eine Strafwirksamkeit keineswegs ausschließen können. Das genügt wohl um zu zeigen, daß die Straffähigkeit für sich allein nicht ausschlaggebend sein kann. Die neuerliche Feststellung MITTERMAIERS, daß in dem Begriffe der Zurechnungsfähigkeit auch der der Straffähigkeit neben dem der Schuldfähigkeit stecke, muß wohl dahin korrigiert werden, daß Unzurechnungsfähige in der Perspektive des Gesetzgebers von heute *meist* auch strafunfähig erscheinen und umgekehrt Zurechnungsfähige straffähig.

Ansprechend erscheinen für den Praktiker die von Mezger erwähnten Bezugnahmen auf das *soziale Sollen*. Dahin gehört der von Hoche speziell für angeborene Schwachsinnszustände verwertbar gefundene Maßstab *der sozialen Brauchbarkeit*. Seiner weitergehenden Verwendung stehen jedenfalls Bedenken entgegen. Während manche wirklich Geisteskranke wieder sozial mehr oder minder brauchbar erscheinen, erscheint der „unverbesserliche Gewohnheitsverbrecher" maximal unbrauchbar. Man müßte also bei der ersten Gruppe andere Gesichtspunkte verwerten, bei der zweiten von der Kriminalität absehen.

Für die Bestimmung der Zurechnungsfähigkeit sieht man sich zurückgedrängt auf etwas sehr Weitgefaßtes, Negatives, auf die Nicht-Eliminierbarkeit aus der sozialen Gemeinschaft[1]. Sehr beherzt hat Bleuler in einer noch weiter zu erwähnenden Arbeit solchen Erwägungen Wort verliehen. Im Resumé zu einem Fall läßt er sich folgendermaßen aus: „Die Einsicht in die Strafbarkeit der Tat besaß der Kranke, die Fähigkeit der Selbstbestimmung (Züricher Recht. D. Ref.) ist ein Begriff, der keine natürlichen Grenzen hat, die künstlichen Grenzen dürfen aber einen solchen Fall nicht einschließen. Explorand ist völlig arbeitsfähig. Trotz der Beleidigungen und einer gewissen (zur Zeit kleinen) Gefahr von Gewalttätigkeiten würde keine Irrenanstalt ihn auf die Dauer behalten, und einen Freibrief für Beschimpfungen und Bedrohungen darf man ihm auch nicht geben. Man muß ihn also zurechnungs- und straffähig erklären, obschon die Strafe je nach der Gemütsverfassung zur Zeit ihres Antritts ebensogut schlecht wie gut oder gar nicht wirken kann." Und an einer andern Stelle heißt es: „Gemeingefährlich sind sie, das haben sie durch ihr Verbrechen bewiesen, soll man sie dauernd in die Irrenanstalt sperren oder vorübergehend in die Strafanstalt? Sie könnten aber nicht nur ihr Brot verdienen, sondern auch in kurzem dem Laien beweisen, daß sie gesund seien und nicht mehr in die Anstalt gehören. Also könnte man dem Theoretiker keine Sühne, dem Praktiker keinen Schutz gewähren". Hier sind einmal die kriminal-politischen Gesichtspunkte ganz klar ausgesprochen. Im Grunde genommen dürften die deutschen Autoren ähnliches meinen, wenn sie von den „Absichten des Gesetzgebers" sprechen.

Klar betont auch Wilmanns die lediglicheVerwendbarkeit von Zweckmäßigkeitsgründen für den Zurechnungsfähigkeitsbegriff bei den angeborenen Zuständen, und der Jurist Brichta spricht sich unverblümt am Schluß seiner Abhandlung ganz allgemein dahin aus: Zurechnungsfähigkeit des Täters ist die Zweckmäßigkeit seiner Bestrafung. Freilich entfernen sich seine Ansichten über Zweckmäßigkeit weit vom Standpunkt der modernen wissenschaftlichen Psychiatrie.

Oben wurde verschiedentlich die Schwierigkeit der *Einordnung der unverbesserlichen Gewohnheitsverbrecher* betont. In nahen, durchsichtigen Beziehungen dazu steht die *Frage der Zurechnungsfähigkeit in Fällen sog. moralischen Schwachsinns*, die seiner Zeit lebhaft erörtert wurde. Es sei deshalb auf diesen Punkt noch besonders eingegangen, speziell auch wegen einer gewissen historischen Bedeutung, da hier einmal der oberste deutsche Gerichtshof in die Sphäre der Psychiatrie eingegriffen hat. Auf die Entwicklungsgeschichte des Begriffes „*moral insanity*", die von Hoche und jüngst von Stähelin geschildert wurde, braucht an dieser Stelle nicht näher eingegangen zu werden, es sei nur kurz erinnert, daß der Begriff ursprünglich etwas ganz anderes bedeutete als heute, daß das Wort „moral" nicht im Sinne von ethisch gebraucht wurde, sondern im Sinne von affektiv, und daß Psychosen gemeint waren, bei denen die Ver-

---

[1] Das Gesagte bezieht sich zunächst auf angeborene Zustände (s. oben), kann aber unter Umständen auch auf erworbene Zustände vorübergehender oder dauernder Natur übertragen werden.

standesstörungen hinter den affektiven Störungen zurücktraten (Stähelin).
Die Verbindung mit der Lombrososchen Lehre hat dem Begriff die heutige
Bedeutung gegeben, in der zugleich das restlich Richtige dieser Lehre enthalten
ist, daß es nämlich Menschen mit einem angeborenen ethischen Defekt gibt,
moralisch Schwachsinnige, die den intellektuell Schwachsinnigen an die Seite
gestellt werden können. Die alte Streitfrage, inwieweit ein solcher moralischer
Defekt ohne einen gleichzeitig bestehenden intellektuellen überhaupt vorkommt
ist wohl dahin zu entscheiden, daß jedenfalls gröbere intellektuelle Defekte bei
derartigen Persönlichkeiten nicht vorhanden zu sein brauchen. Aschaffenburg
dürfte das Richtige treffen, wenn er meint, daß sie vielfach doch eine gewisse
Beschränktheit aufweisen, vor allem in der mangelnden Einsicht für die Verfehltheit ihres sozialen Verhaltens und daß der intellektuell hochstehende ethisch
Defekte sich rein aus Vernunftsgründen rechtsbrecherischer Handlungen enthält. Auf diese Fälle bezieht sich eine berühmte Entscheidung des Reichsgerichts,
die folgenden Inhalt hat (E. Bd. 15 S. 97):

„Die neuere Theorie hat das Vorhandensein von Irreseinszuständen angenommen, in
denen die logischen Prozesse ungestört von statten gehen, die äußere Besonnenheit erhalten
ist und Wahnideen und Sinnestäuschungen ganz fehlen, gleichwohl aber die Bedingungen
der Zurechnungsfähigkeit geschmälert sind bis zur Aufhebung derselben, insofern das Individuum statt ethisch-rechtlicher Motive nur Begriffe der Nützlichkeit oder Schädlichkeit
zu verwerten weiß, das Strafgesetz von diesem eigenartig inferioren Standpunkt nur als
eine Art polizeilicher Vorschrift zu beurteilen vermag und bei diesem sittlichen und intellektuellen Defekt mehr oder weniger widerstandslos seinen egoistischen, unsittlichen Trieben
preisgegeben ist. Ob diese Theorie vom moralischen Irresein ‚moral insanity‘ für eine spätere
Gesetzgebung verwertet werden kann, muß hier ungeprüft bleiben. Soviel ist indessen klar,
daß nach den dem deutschen Strafgesetzbuch zugrunde liegenden Anschauungen durch
den von der Theorie angenommenen Mangel jeglichen moralischen Haltes die Zurechnungsfähigkeit nur dann für ausgeschlossen gelten kann, wenn der Mangel aus krankhafter Störung
nachzuweisen ist.“

Die Entscheidung ist m. E. teilweise falsch aufgefaßt worden. Bleuler
bestreitet dem Reichsgericht (mit Recht) die wissenschaftliche Kompetenz, zu
beurteilen, ob ein Zustand den Namen „krankhaft“ verdiene oder nicht[1]. Diese
Kompetenz hat es sich aber auch gar nicht angemaßt; es sagt ja ausdrücklich, daß
bei den gemeinten Zuständen die Zurechnungsfähigkeit für ausgeschlossen gelten
kann (nicht muß; muß natürlich auch nur dann, wenn die freie Willensbestimmung ausgeschlossen ist). Es entscheidet eigentlich gar nicht die Frage der Zurechnungsfähigkeit selbst, sondern greift eine Voraussetzung für das Zutreffen
dieser Annahme heraus, nämlich *den Nachweis der Krankhaftigkeit des biologischen Zustandes.* Auffallend ist freilich, daß dem Reichsgericht nicht schon
ein Zweifel an der Nichtkrankhaftigkeit genügt, sondern daß es einen Wahr-
scheinlichkeitsnachweis des Gegenteils fordert. Darin liegt nun freilich ein gewisses Mißtrauensvotum gegen die Psychiatrie, der die Beweislast für eine nicht

---

[1] Bleuler knüpft an die „moral‘ insanity“-Frage folgende Erörterungen. Die Frage
nach der Krankhaftigkeit eines Zustandes sei nur dann zu beantworten, wenn die Krankheit ein Novum darstelle; im übrigen sei sie keine Tatsachenfrage, sondern eine Auf-
fassungsfrage. „Die Psychiatrie wird prinzipiell neues Material gewiß niemals erhalten zur
Beantwortung der Frage, ob und eventuell wann ein moralischer Defekt als Krankheit anzusehen sein wird. Wenn wir sie jetzt nicht beantworten können, so ist auf die Beantwortung
zu verzichten.“ Für alle graduellen Unterschiede fordert er den Begriff der Norm, und
zwar die Aufstellung einer Norm, die den praktischen Bedürfnissen entspricht. „Wir haben
also zu unterscheiden, die Aufstellung der Norm, welch letztere sich nach den praktischen
Bedürfnissen zu richten hat, aber allgemeine Geltung haben muß, und andererseits die
Frage, ob und inwieweit sich ein bestimmter Zustand von der geltenden Norm entfernt. Die
erstere ist eine lösbare praktische Aufgabe, die zweite ist eine reine Tatsachenfrage, die
dem Experten zu stellen ist.“ Über die nähere Natur der ins Auge gefaßten Norm läßt
sich Bleuler nicht aus.

ohne weiteres einleuchtende Behauptung zugeschoben wird. Eine anscheinend auch bei den Medizinern anzutreffende Neigung, den Schwerpunkt in die Vorfrage hineinzuverlegen, rührt vielleicht her aus der Scheu vor den Konsequenzen, denn bei Bejahung der Krankhaftigkeit lag bei dem sichtlichen Herausfließen der strafbaren Handlungen aus den krankhaften Erscheinungen und bei der das „Nicht-anders-können" handgreiflich anzeigenden Unbeeinflußbarkeit der Persönlichkeiten die Exkulpierung nahe. M. E. ist in keiner Weise abzustreiten, daß man Menschen dieser Art auch als krankhaft bezeichnen kann und nach den sonstigen Auffassungen der Medizin auch so bezeichnen muß. Die Schwierigkeit der Abgrenzung von Milieudefekten hebt das Vorkommen von zweifellos pathologischen Fällen nicht auf. Die Hauptfrage bleibt aber immer noch selbst in extremen Fällen, ob die freie Willensbestimmung als ausgeschlossen anzunehmen ist. Eine Bejahung dieser Frage würde m. E. eine zu enge Anheftung an den Wortlaut des § 51 bedeuten. Von einer Reihe von Autoren wird die Frage ohne weiteres verneint (BUMKE, ASCHAFFENBURG), ohne daß eine nähere Begründung gegeben wird. In der Tat werden wir es uns versagen müssen, den moralisch Defekten wegen „pathologischer Unerziehbarkeit" zu exkulpieren, wiewohl er vielleicht weniger „willensfrei", d. h. normal bestimmbar ist, als mancher von uns exkulpierte Psychotiker. Derartige Verbrechernaturen wird das Volksempfinden nie in analoger Weise wie den Idioten auf eine Stufe mit schwer Geistesgestörten stellen, und auch die Psychiatrie tut es nicht einmal. Sie erscheinen intellektuell recht brauchbar, und das Intellektuelle hat eben doch in der Bemessung der geistigen Leistungsfähigkeit ein gewisses Primat. Sie scheinen weder behandlungs- noch pflegebedürftig, sondern *lediglich erziehungsbedürftig*, und wir können auch den Gedanken nicht aufgeben, daß sie irgendwie letzten Endes doch erziehbar sind, wenn man nur das richtige Mittel fände (ASCHAFFENBURG). Dazu kommt die Schwierigkeit, innerhalb einer im Gefühlsmäßigen liegenden, in das Normale einmündenden Reihe Grenzen zu ziehen, welche nach einer einheitlichen Behandlung der ganzen Gruppe drängt. Der Jurist MEZGER führt überdies vom juristischen Standpunkt aus, daß ein Moment, das im allgemeinen als strafverschärfend gilt, nämlich die Gesinnung, nicht mit einem plötzlichen Knick strafaufhebend wirken könne. Freilich ist mit der Verurteilung dieser Persönlichkeit die Mißlichkeit verbunden, daß hier die Strafe nur als Sicherungsmittel und die Gesellschaft wegen deren zeitlicher Begrenztheit nicht als genügend gesichert erscheint. Abhilfe erscheint hier nur möglich auf dem Wege einer Änderung des Gesetzes.

Teilweise aus gleichem Grunde werden wir den abnormen Sittlichkeitsverbrechern den Schutz des § 51 nicht zubilligen können· (BUMKE). Bei Homosexuellen wird dies gelegentlich versucht, und zwar in einer sehr geschickt verklausulierten Form, auf die zurückzukommen sein wird.

Die fließenden Übergänge zwischen „geistiger Gesundheit" und „geistiger Krankheit" einerseits sowie die Variabilität und Unbestimmtheit des Zurechnungsfähigkeitsbegriffs andererseits (s. auch unten), lassen es ohne weiteres verständlich erscheinen, daß im Einzelfalle auch zwei kompetente Gutachter, die in der klinischen Auffassung eines Falles vollkommen übereinstimmen, hinsichtlich der Frage der Zurechnungsfähigkeit verschiedener Meinung sein können.

Das halb Willkürliche, halb Konventionelle der Einordnung unter den § 51 zeigen zugleich die Verfehltheit der oft genug von der Verteidigung gestellten Frage, ob auszuschließen sei, daß die Grenze der Unzurechnungsfähigkeit nicht doch bereits überschritten sei. Man müßte zunächst die Gegenfrage stellen, welche Grenze? Gefragt werden könnte eigentlich nur zweierlei: erstens: ist ein Irrtum in der Diagnose ausgeschlossen, und zweitens: würden alle bzw. die meisten deutschen Psychiater bei gleicher klinischer Auffassung zur Annahme einer Zurechnungsfähigkeit gelangen? Ich habe noch nie erlebt, daß so gefragt wurde.

Auch eine *praktische Schlußfolgerung* sei erlaubt, es erscheint mir empfehlenswert, in strittigen Fällen die subjektive Seite der Begutachtung ruhig zu betonen. Ich scheue mich in solchen Fällen nicht, offen zu erklären, daß unter Umständen ein anderer Gutachter zu einer anderen Auffassung gelangen kann und die Vernehmung eines solchen anzuregen. Besonders der jüngere Gutachter ist durch ein solches Vorgehen davor gesichert, nachher als der durch eine eventuell von der Verteidigung geladene „Autorität", „Oberbegutachtete" dazustehen; denn in Fragen der Zurechnungsfähigkeit hat gewöhnlich der Träger der höheren psychiatrischen Würde recht, ohne daß er es zu beweisen braucht, und wie BLEULER einmal richtig bemerkt, ist es nicht nur nötig, recht zu haben, sondern auch Recht zu bekommen. Mit kriminalpolitischen Gründen offen vor Gericht zu operieren, ist mißlich, da einem immer von der andern Seite scheinheilig oder nicht entgegengehalten werden kann, solche dürften keine Rolle spielen.

Eins muß noch besonders betont werden: Der Nachweis eines psychologischen Zusammenhangs zwischen irgendeiner bestimmten Erscheinung von geistiger Erkrankung und der strafbaren Handlung wird für die Unzurechnungsfähigkeit nicht gefordert. Im zweiten Entwurf des StGB. für den Norddeutschen Bund lautete der Relativsatz auf besonderes Verlangen des sächsischen Landesmedizinalkollegiums: „durch welchen die freie Willensbestimmung mit Bezug auf die Tat ausgeschlossen wurde." Dieser Zusatz ist bei der 3. Lesung mehr zufällig fortgefallen und im RStGB. geflissentlich nicht wieder aufgenommen worden. Man kann das nur begrüßen.

Die Fassung barg eine Gefahr nach zwei Richtungen hin in sich, erstens konnte es vorkommen, daß medizinische Sachverständige schon beim Nachweis des psychologischen Zusammenhanges mit einer beliebigen krankhaften Erscheinung Unzurechnungsfähigkeit annehmen würden. Der Relativsatz wäre seines einschränkenden Charakters entkleidet worden, zweitens aber lag die Gefahr vor, daß der Richter sich auch bei ausgesprochenen schweren Psychosen nicht zur Annahme von Unzurechnungsfähigkeit verstehen würde, wenn der Zusammenhang der Tat mit einem bestimmten krankhaften Symptom nicht nachgewiesen werden konnte.

Die größere Beachtung des Gemütslebens der Geisteskranken hat gezeigt, wie wenig berechtigt die Annahme isolierter Störungen der Verstandestätigkeit ist; wir sind auch weit davon entfernt, einen so klaren Einblick in das Seelenleben der Geisteskranken zu haben, daß wir im Einzelfall das Hineinspielen krankhafter Motive trotz ihres scheinbaren Fehlens mit genügender Sicherheit ausschließen können.

Ungeachtet des Nichtbestehens einer entsprechenden gesetzgeberischen Forderung ist später von psychiatrischer Seite, nämlich von ZIEHEN, die Meinung vertreten worden, es könne jemand zwar geisteskrank und im allgemeinen unzurechnungsfähig sein, aber doch für einzelne Handlungen, die nachweisbar nicht mit der Geisteskrankheit im Zusammenhang stünden, verantwortlich gemacht werden können.

ZIEHEN konstruierte folgenden Fall: Ein alter Gewohnheitsverbrecher, der zahlreiche Diebstähle begangen hat, wird geisteskrank und stiehlt weiter. Offenbar ist hier nach ZIEHEN die Geisteskrankheit nur eine Komplikation, und es wäre auch ohne Geisteskrankheit weiter gestohlen worden. In diesem Fall soll Verantwortlichkeit für die Handlung, aber Straffreiheit bestehen, denn nach dem § 487 der StPO. (§ 455 n. F.[2]) schließt das Bestehen von Geisteskrankheit eine

Bestrafung aus. Einen praktischen Effekt würde also die Verurteilung nicht haben. Es handelt sich aber auch im übrigen um eine rein theoretische Überlegung, denn daß die Koinzidenz einer allseitig die freie Willensbestimmung ausschließenden Psychose genügt, muß auch ZIEHEN anerkennen; er muß weiterhin anerkennen, daß die Bestimmung der StPO., wenn in einem derartigen Fall eine Verurteilung vorausgesehen wäre, hätte lauten müssen: „wenn der Täter geisteskrank ist" und nicht wie jetzt: „wenn der Verurteilte in Geisteskrankheit verfällt".

Abgesehen davon bestehen die schon genannten Bedenken.

Gewiß ist diesem Forscher, dem es als Verdienst anzurechnen ist, daß er von jeher für Psychologie in der Psychiatrie eingetreten ist, darin beizustimmen, daß ein guter Sachverständiger stets bemüht sein soll und wird, den Zusammenhang der zur Last gelegten Handlung mit einer bestimmten krankhaften Abweichung aufzufinden, eine Forderung, die auch von SOMMER aufgestellt wird. Aber die Lehre von der *partiellen Zurechnungsfähigkeit* ist aus den angeführten Gründen zu beanstanden. Wichtig ist jedoch, von vornherein scharf zu scheiden zwischen der *partiellen Zurechnungsfähigkeit generell Unzurechnungsfähiger*, die abzulehnen ist, und der *partiellen Unzurechnungsfähigkeit generell Zurechnungsfähiger*, die anzuerkennen ist und tatsächlich in der Praxis eine nicht unbedeutende Rolle spielt. Beispiele sind etwa der Schwachsinnige, der sich in einer Sachlage nicht zurechtfindet, der Morphinist, der im Zustand des Morphiumhungers einen Diebstahl oder eine Urkundenfälschung begeht, der mit Querulantenwahn Behaftete, der aus seinem Wahn heraus beleidigt. Zwischen dem letztgenannten Fall und ZIEHENS Beispiel ist ein wesentlicher Unterschied, der nur durch das unglückselige Wort Paranoia verdeckt wird; bei den Diskussionen über partielle Zurechnungsfähigkeit hatte man zunächst Geisteskranke im Auge, die einem Krankheitsprozeß unterlagen, bei den Fällen partieller Unzurechnungsfähigkeit dreht es sich um von Haus aus Abnorme, die im allgemeinen nicht unter den § 51 fallen können; beide Begriffe werden aber immer wieder durcheinander geworfen, so auch in neueren Arbeiten von UNGAR und CARRARA. ASCHAFFENBURGS Vorschlag, statt von *partieller Unzurechnungsfähigkeit*, von *temporärer Unzurechnungsfähigkeit* zu sprechen, scheint mir nicht glücklich, wenn ich auch weiß, daß er nur dem Mißvergnügen über die ständigen Verwechslungen zwischen den beiden Begriffen entsprungen ist; das Wesentliche der oben gebrachten Beispiele liegt gerade in der Partialität der Unzurechnungsfähigkeit, die im übrigen *temporär* oder *chronisch* sein kann. Temporäre generelle Unzurechnungsfähigkeit kommt natürlich auch bei Abnormen vor, ebenso wie bei Normalen. Mit GRUHLE ist festzustellen, daß neben der *chronischen* und *akuten generellen Unzurechnungsfähigkeit* eine *chronische* und *akute partielle Unzurechnungsfähigkeit* annehmbar erscheint. Die rechtliche Grundlage für die Annahme einer partiellen Unzurechnungsfähigkeit findet sich in zwei von HÜBNER zitierten obergerichtlichen Entscheidungen niedergelegt. Es lautet dort:

1. „Zur Anwendung des § 51 bedarf es nur der Feststellung eines Zustandes der Willensunfreiheit gegenüber dem konkreten strafbaren Handeln des Täters. Die Auffassung, daß die Feststellung einer völligen und allgemeinen, über die Beziehung der vorliegenden strafbaren Handlung hinausgehenden Unzurechnungsfähigkeit erforderlich sei, ist rechtsirrtümlich" (RG. III. 1. 10. Jahrb. des StR. 1910, S. 13).

2. „§ 51 fordert nicht einen Zustand, in welchem jede freie Willensbestimmung fehlt, er verlangt nur, daß dem Täter in Beziehung auf die konkrete Handlung das Bewußtsein von ihrem Charakter im allgemeinen und von ihrer Wirkung auf das Rechtsgebiet eines anderen sowie von dem Schutze dieses Rechtsgutes gefehlt hat" (RM.G. I, 30. 3. 05, Jahrb. 1907).

Nun gibt es ferner *Summationen einzelner Momente.* Es kann sich jemand gewissermaßen dauernd hart an der Grenze der Zurechnungsfähigkeit bewegen, ohne sie für gewöhnlich zu überschreiten. Nun kommen ein oder mehrere neue Momente hinzu, die ihn gewissermaßen zeitweilig über die Grenze hinüberheben. Zum Beispiel ein Schwachsinniger, der hart an der Grenze der Unzurechnungsfähigkeit steht, begeht unter Alkoholeinfluß ein Affektdelikt. Das eine Moment für sich allein würde noch nicht ganz genügen, um die Annahme des § 51 des StGB. zu rechtfertigen. Die Momente in Summation rechtfertigen sie jedoch.

Freilich darf die Annahme solcher Summationen nicht übertrieben werden, wozu besonders manche spezialistischen Sexualforscher neigen. Sie erkennen zwar an, daß *Homosexualität* an sich keinen Exkulpierungsgrund abgebe, halten aber einen solchen für gegeben, wenn weitere Momente wie Nervosität oder psychopathische Züge gleichzeitig vorhanden sind. Da nun aber die größte Zahl der Homosexuellen derartiger Züge nicht entbehrt, so gelingt es leichthin, sie zum guten Teil unter den § 51 einzubeziehen.

Das erscheint nicht angängig; Homosexualität ist auch dann kein Exkulpierungsgrund, wenn nervöse oder psychopathische Züge bestehen, und wenn man die Homosexualität als unabhängig von diesen betrachtet.

Ebensowenig ist es möglich, für die Homosexuellen den § 52 StGB. heranzuziehen, welcher eine strafbare Handlung dann als nicht vorhanden erklärt, wenn der Täter durch unwiderstehliche Gewalt zu der Handlung genötigt worden ist; denn nach überwiegender juristischer Ansicht ist die unwiderstehliche Gewalt vom Gesetzgeber als mechanische Gewalt gedacht worden ist. Hinsichtlich der Unwiderstehlichkeit des Triebes darf man sich natürlich nicht gläubig an die Schilderungen der Homosexuellen halten, mindestens steht ihnen ja der Notausweg der Masturbation zur Verfügung, der, wenn auch ästhetisch nicht schön, so doch ethisch und gesetzlich und sogar, wenn nicht zu häufig beschritten, gesundheitlich indifferent erscheint[1].

Man mag über den § 175 denken wie man will, ich persönlich stehe auf dem Standpunkt, daß er in Anbetracht seiner zweifellosen Mängel und unerfreulichen Begleiterscheinungen (Chantage, geringe Zahl der Bestrafungen im Verhältnis zu den Straftaten, aber auch rücksichtslose Propaganda der Gegner) dann fallen könnte, wenn ein hinreichend hohes Schutzalter für die Jugend geschaffen würde — in Übereinstimmung mit Kraepelin würde ich das 21. Lebensjahr für angemessen erachten — solange er aber besteht, unterliegen die Homosexuellen dem Gesetz, und es darf nicht versucht werden, auf Grund von allerhand ungerechtfertigten Konstruktionen sie von diesem Gesetzeszwang zu befreien.

Die Annahme von Summationen muß aber auch sonst auf *extreme Ausnahmefälle* beschränkt bleiben. Zu einem bereits sehr schwerwiegenden Moment müssen sich ein oder mehrere weitere Momente erheblicher Art hinzuaddieren.

Noch eins ist wichtig zu beachten, der Gutachter äußert sich gegebenenfalls dahin, daß *Anhaltspunkte für eine geistige Störung nicht vorliegen,* mehr kann er genau genommen nicht sagen, denn positive Zeichen der geistigen Gesundheit kennen wir nicht.

Die geistige Gesundheit in dieser Beschränkung muß aber dem Angeklagten *nachgewiesen* werden. Eine *gesetzliche Vermutung* besteht in dieser Hinsicht nach mehrfachen Entscheidungen des Reichsgerichts nicht (RGSt. XXXI, S. 131, Das Recht VI S. 186, XIV Nr. 1303). In der Praxis gibt es freilich doch

---

[1] Auch der Notzüchter darf sich nicht darauf berufen, daß es ihm an Gelegenheit zum geschlechtlichen Verkehr fehle (Bumke). Was dem Homosexuellen recht ist, wäre übrigens auch unter Umständen dem mordenden Sadisten billig.

so etwas wie eine Vermutung, aus dem eben genannten, natürlich auch für den Richter in Betracht kommenden Umstand, daß wir gewöhnlich einen Menschen für geistig gesund halten, wenn wir keinen Anhalt für das Gegenteil haben. Treffend sagt BITTINGER: „Gibt es keine gesetzliche Vermutung der Zurechnungsfähigkeit, so gibt es eine über der Macht der Gesetzgebung und oberstgerichtlichen Entscheidung stehende natürliche Vermutung. Wie der Verkehr des täglichen Lebens jeden einigermaßen erwachsenen Menschen bis auf weiteres als verantwortlich für sein Tun und Lassen ansieht, behandeln und behandeln muß, so bleibt auch dem Strafrichter mit seinen menschlicherweise beschränkten Hilfsmitteln nichts anderes übrig, als den Angeklagten so lange für genügend einsichtsvoll und willensfähig zu erachten, als nicht besondere Tatsachen zu einer besonderen Prüfung veranlassen. Übereinstimmend damit bemerkt die Begründung zum Vorentwurf 1909: „Die Strafrechtspflege kann von der Annahme ausgehen, daß, wenn nicht bestimmte Anzeichen des Gegenteils vorliegen, der allgemeinen Regel nach jeder, der ein bestimmtes Alter erreicht hat, zurechnungsfähig sei."

Kommt der Gutachter zu einem „non liquet" und schließt sich das Gericht an, so muß es nach dem Grundsatz „in dubio pro reo" zu einer Freisprechung kommen. Der letztgenannte Grundsatz wird gutachtlich besonders zu berücksichtigen sein bei Zweifeln an dem Vorhandensein oder Nichtvorhandensein, bzw. Vorhandengewesensein oder Nichtvorhandengewesensein einer sicher exkulpierenden Geistesstörung. Er verliert aber eigentlich den Sinn bei Zweifeln hinsichtlich der Exkulpierbarkeit in an sich diagnostisch gesicherten Grenzfällen, wenn man für die Entscheidung der Frage Zweckmäßigkeitsgründe maßgeblich sein läßt, welche mehr die Allgemeinheit als den Angeklagten betreffen. Es ist deshalb durchaus klar, logisch und verständlich, wenn der Jurist BITTINGER in solchen Fällen, speziell bei angeborenen Zuständen den Grundsatz „in dubio pro reo" verwandeln will in den Grundsatz „in dubio pro re publica". Auch wird von juristischer Seite betont, daß die Ansprüche an die Sicherheit der Feststellung nicht zu hoch gestellt werden dürfen, es soll eine *nähere Möglichkeit oder Wahrscheinlichkeit einer exkulpierenden Psychose* vorliegen. Entfernte Möglichkeiten können nicht in Betracht kommen. MEZGER sagt: „Gewiß gilt im Strafprozeß der Satz des ‚in dubio pro reo'; aber dieser Satz will keineswegs besagen, daß jede noch so entfernte Möglichkeit eines krankhaften Ursprungs der Tat die Anwendung des § 51 StGB. rechtfertigen würde, sonst könnte überhaupt schließlich niemand mehr für seine Taten verantwortlich gemacht werden." Übereinstimmend BITTINGER: „Tatsachen, die für eine nur außerordentlich geringe Möglichkeit vorhandener Unzurechnungsfähigkeit sprechen, sind nicht geeignet, Zweifel zu begründen."

Man darf und soll sich als Gutachter natürlich nicht scheuen, nötigenfalls ein *non liquet* zu sprechen.

Ein wohlbegründetes und belegtes „non liquet" ist besser als ein mangelhaft fundiertes Urteil. Der verständnisvolle Richter wird die Selbstsicherheit eines solchen Eingeständnisses des Nichtwissens nicht verkennen. Auch von dem Kompetentesten ist nicht zu verlangen, daß er immer zu einem bündigen Schluß kommt, und die Schwierigkeiten sind besonders groß, wenn es sich nicht um die Beurteilung eines noch gegenwärtigen, sondern eines bereits abgelaufenen Zustandes handelt.

Es darf aber im Anschluß an das Obige hinzugefügt werden: Wer sich über Gewissenhaftigkeit und Vorsicht hinaus durch das blasse Phantom einer ganz entfernten Irrtumsmöglichkeit in seinen Urteilsbeschüssen lähmen läßt, wer aus Bedenken, Zagen und Zweifeln nicht herauszukommen vermag, der taugt auch nicht zum psychiatrischen Gutachter. Justizirrtümer werden sich nie ganz vermeiden lassen, auch in diesem Punkt nicht.

In dem letzten ist bereits gesagt, daß eine sachgemäße forensisch-psychiatrische Begutachtung Richtigkeit der Diagnose zur Voraussetzung hat. Andererseits braucht sich die strafrechtliche forensische Psychiatrie nicht in subtile diagnostische Feinheiten und Meinungsverschiedenheiten zu verlieren. Es macht für die strafrechtliche Beurteilung nichts aus, ob eine chronische paranoische Defektspsychose als Dementia paranoides oder Paraphrenie oder im Sinne der älteren Psychiatrie als chronische halluzinatorische Paranoia aufgefaßt wird oder ob eine akute Psychose als degeneratives Irresein im Sinne Schröders bezeichnet oder zum manisch-depressiven Irresein geschlagen wird. Ja, nicht einmal, ob eine ausgesprochene akute Psychose Katatonie oder manisch-depressives Irresein ist. Die strafrechtliche forensische Psychiatrie kann sich in vieler Hinsicht mit weitgefaßten Gruppendiagnosen begnügen, und die symptomatologische Darbietung nach Art der älteren Psychiatrie macht dem Juristen sogar den Stoff leichter zugänglich.

Im Folgenden soll ganz kurz unter gelegentlicher eigener Stellungnahme eine Übersicht über den Stand der geistigen Störungen hinsichtlich der Frage der Zurechnungsfähigkeit innerhalb des forensisch-psychiatrischen Systems gegeben werden.

Es erscheint zweckmäßig, zunächst zwei große Gruppen einander gegenüber zu stellen, die eine stark für die Einbeziehung unter den § 51 in Betracht kommend, die andere nur wenig. Diese Gegenüberstellung ist keine streng prinzipielle, sondern eine summarische. Die beiden Gruppen sind die wirklichen Krankheitsprozesse oder *Prozeßpsychosen* und die *angeborenen Zustände im Sinne von Psychopathien* (psychopathische Konstitutionen).

Bei den *Prozeßpsychosen* tritt eine Veränderung der Reaktionsgrundlage ein, und der Mensch reagiert auf derart veränderter Basis. Bei den *Psychopathen* ist die Reaktionsgrundlage von vornherein abnorm, und der Mensch reagiert auf dieser unveränderten Basis und in ihrem Sinne.

Bei den *Prozeßpsychosen* setzt ein Krankheitsprozeß ein und führt zu einer Umgestaltung der Persönlichkeit, der Persönlichkeit der gesunden Tage tritt die Persönlichkeit der Psychose scharf gegenüber, und zwar liegen infolge des Eingriffs in die Struktur des Gehirns oft massive, eindrucksvolle Krankheitsbilder vor (massive Intelligenzdefekte, Assoziationsstörungen, Sinnestäuschungen), aber auch wenn solche nicht vorhanden sind; schließen sie sich erfahrungsgemäß häufig rasch an, die Persönlichkeit ist gewissermaßen keine abgeschlossene, sondern eine fluktuierende. Der Verlauf ist oft ein rasch ansteigender. Den massiven Krankheitsbildern entsprechen vielfach feinere mikroskopische oder auch gröbere makroskopische Veränderungen des Gehirns, welche die Schwere der Prozesse illustrieren.

Die Gesichtspunkte für eine Exkulpierung in derartigen Fällen wurden schon namhaft gemacht, sie liegen auf der Hand; Schwere der Abweichung vom Normalen und Persönlichkeitsfremdheit der Tat verbinden sich hier oft. Darüber hinaus wäre es sinnlos, eine in unberechenbarer Umwandlung befindliche Persönlichkeit zu bestrafen. Sie bedarf evtl. der *Behandlung*, würde manchmal durch den Aufenthalt im Gefängnis eine von der Strafe nicht gewollte Schädigung erfahren und sich dem Gefängnisbetrieb nicht einfügen. *Gehirnkranke dieser Art sollen behandelt, aber nicht bestraft werden.*

Hier gilt die Regel, sobald einmal die Diagnose feststeht, kann von einer weiteren Abschätzung des seelischen Krankheitszustandes abgesehen werden. Mit der Diagnose ist ohne weiteres die Exkulpierungsnotwendigkeit gegeben.

Hierher gehören die *Paralyse*, mit gewissen auf Grund neuerlicher psychiatrischer Anschauungen geltend gemachten strittigen Ausnahmen die Psychosen der *Dementia-praecox-Gruppe*, weiterhin die *chronischen paranoiden bzw. paranoischen Psychosen*, mag man sie nun zu dieser Gruppe schlagen oder als Sondergruppe abgrenzen.

Den Krankheitsprozessen stehen gegenüber die *Psychopathien*. Ihnen fehlt das Prozeßhafte, und da es sich bei ihnen eigentlich nur handelt um besonders scharfe Ausprägungen von Typen, von Charakterveranlagungen, die sich auch in der Gesundheitsbreite finden, da sie fließend in die Gesundheitsbreite übergehen, so entfernen sich die Zustandsbilder nicht so extrem weit von dem Durchschnittlichen, Normalen. *Das Moment der Behandlung tritt hier hinter dem der Erziehung zurück.*

Wäre die gebotene Gegenüberstellung eine prinzipielle, auch in forensischer Hinsicht, so lägen die Dinge einfach; doch sie ist es eben nicht. Es sind nach beiden Richtungen hin *Ausnahmen* festzustellen.

Zunächst auf der Seite der Psychopathien.

Die Psychopathen sind zwar im großen und ganzen zurechnungsfähig, aber infolge ihrer Außerdurchschnittlichkeit stehen manche vergleichsweise der Grenze der Unzurechnungsfähigkeit näher, und sie können diese Grenze sogar überschreiten. Es gibt psychopathische Reaktionsformen, welche die Wertigkeit von Psychosen besitzen (*Reaktivpsychosen*); ein treffendes Beispiel dieser Art ist der *Querulantenwahn*. Unsere Anschauungen hinsichtlich *dieser Störung* haben sich ja im Laufe der Jahre wesentlich verschoben. Das einst von Hitzig gezeichnete Bild eines organisch bedingten Schwachsinns mit „Ausfall in der Assoziationsfaserung" ist vollkommen verblaßt. Zweifellos können sich auch gelegentlich auf prozeßpsychotischem Boden querulatorische Reaktionen erheben. Diese stehen auf besonderem Platz. Der *genuine Querulantenwahn* stellt sich uns heute dar als eine Reaktivpsychose, als eine Reaktion besonders gearteter Individuen auf ein wirkliches oder vermeintes Unrecht. Die Schranke zwischen echtem Querulantenwahn im Sinne einer Prozeßpsychose und psychopathischen Pseudo-Querulanten ist gefallen. Auch auf der psychopathischen Grundlage können sich bei Fortbestehen der irritierenden äußeren Verhältnisse prozeßpsychose-ähnliche Bilder mit Systematisierung des Wahns, Eigenbeziehungen und Erinnerungsfälschungen entwickeln. Diese vollkommen veränderte Stellung des „genuinen Querulantenwahns" im psychiatrischen System macht auch eine Revision der forensisch-psychiatrischen Stellung erforderlich. Der Querulant kann nicht mehr als generell unzurechnungsfähig erscheinen (Wilmanns, Gruhle), nur insoweit, als Straftaten aus seinem Wahn herauswachsen. Er erscheint als partiell unzurechnungsfähig, und zwar bei der chronischen Art der Reaktion chronisch. Seine strafrechtliche Stellung wäre durch den Ausdruck chronische partielle Unzurechnungsfähigkeit gekennzeichnet. Entsprechendes gilt für andere Formen der obsoleten Paranoia, speziell den *Eifersuchtswahn*.

Zu den Reaktionsformen von Psychopathen zählen auch lebhaftere Affektzustände. Wir haben gewöhnlich keine rechten Anhalte dafür, daß sie wesentlich anders verliefen als bei Normalen, nur dafür, daß der Psychopath affektiv leichter ansprechbar und erregbar ist. Eine mehr oder minder starke Bewußtseinstrübung ist hier wie dort vorhanden. Der Ausdruck „pathologischer Affekt" erscheint dann wenig glücklich. Man wird sich für eine Exkulpierung lediglich unter dem Gesichtspunkt der Psychopathie nicht aussprechen können, ein anderer Standpunkt würde m. E. zu unhaltbaren Konsequenzen führen[1]. Wirkliche deliriöse Bewußtseinstrübungen, soweit sie im Zusammenhang mit hysterischen Anfällen oder ohne einen solchen auftreten, kommen forensisch psychiatrisch wenig in Betracht und die der Simulation recht nahe stehenden *Ganserschen Zustände* (Pseudodemenz) nicht für die Frage der Zurechnungsfähigkeit, sondern die der Verhandlungs- und Haftfähigkeit.

Auf der anderen Seite wirken nach allgemeinen Anschauungen *nicht alle prozeßhaften Vorgänge ohne weiteres exkulpierend*; manche dieser Prozesse verlaufen sehr langsam und schaffen überhaupt oder für längere Zeit nur wenig von der Gesundheitsbreite abweichende Zustände, etwa von der psychologischen Dignität psychopathischer Zustände.

Der *Altersblödsinn* ist ein schwerer destruierender Prozeß, dem auf psychischen Gebiet massive Krankheitsbilder entsprechen. Aber nach geläufiger Auffassung stellt er nur eine Steigerung gewöhnlicher Altersveränderungen dar, die durchaus nicht immer zu schweren Krankheitsbildern zu führen brauchen. Nicht jeder Greis mit leichten Charakterveränderungen des Seniums gilt als exkulpabel. Gruhle äußert sich dahin, nicht das Alter allein

---

[1] Riese hat sich jüngst im Anschluß an einen auch von Raecke und mir begutachteten Fall über Zurechnungsfähigkeit verbreitet. Seine Ausführungen sind höchst anfechtbar. Aus der Tendenz heraus, Affektdelikte von Psychopathen psychiatrisch zu entschuldigen, bemängelt er das Vorhandensein des Wortes „krankhaft" im § 51. Er meint, daß das Wort zu dem logischen Widersinn führe, daß bei einem krankhaften Menschen etwas nicht Krankhaftes vorkommen könne. Das ist nicht richtig. Abgesehen davon, daß man derartige Persönlichkeiten beliebig krankhaft oder nicht krankhaft nennen kann, mag man ruhig die Annahme eines krankhaften Affektes eines krankhaften Menschen treffen (durchaus nicht alles ist doch übrigens anormal in solchen Fällen); damit ist immer noch nicht gesagt, daß die freie Willensbestimmung ausgeschlossen ist. Riese übersieht ferner, daß unter der Voraussetzung einer genügend starken Bewußtseinstrübung sogar die Einbeziehung eines Affektes bei einem Normalen unter den § 51 möglich erscheint, denn Bewußtlosigkeit bedeutet Bewußtseinstrübung. Nur lagen in dem begutachteten Fall nicht die geringsten Anhaltspunkte für eine schwerere Bewußtseinstrübung vor. Riese scheint sich nur wenig mit dem ganzen Problem beschäftigt zu haben und außerdem zu den Gutachtern zu gehören, denen infolge einer gewissen einseitigen Einstellung die Anpassung an Rechtsverhältnisse schwer fällt.

mache unzurechnungsfähig, sondern nur der Altersschwachsinn. Das gilt ihm — anscheinend — und ganz klar ausgesprochen HOCHE auch für das Lieblingsdelikt der Greise, die unzüchtigen Handlungen an Kindern mit dem psychologischen Hintergrund erhaltener Libido bei mangelhafter Potenz und Konkurrenzfähigkeit, während andere (ASCHAFFENBURG, WILMANNS) für alle diese Fälle eine partielle Unzurechnungsfähigkeit anzunehmen geneigt sind.

Entsprechendes gilt von der *Arteriosklerose des Gehirns* und dem *chronischen Alkoholismus*.

Entsprechendes auch von der *genuinen Epilepsie*. Die Epilepsie ist ein Krankheitsprozeß, wobei es gleichgültig ist, ob dieser Prozeß nur z. Zt. der Anfälle einwirkt oder auch zwischen den Anfällen. Sie erzeugt eigenartige Charakterveränderungen, in schweren Fällen auch einen geistigen Defekt. Die Neigung, Epileptiker generell zu exkulpieren, scheint sehr verschieden groß zu sein. Doch stimmen die meisten Autoren insoweit überein, daß nicht schon jede leichte Veränderung im Habitualzustand dazu berechtigt, daß dies erst höhergradige psychische Veränderungen, vor allem Schwachsinn tun. Teilweise ist von hochgradiger bzw. starker Verblödung die Rede. Meist wird dem Epileptiker auf Grund der Annahme einer Verschiebung des Charakters nach der Seite des Reizbaren hin partielle Unzurechnungsfähigkeit hinsichtlich von Affektdelikten zugebilligt.

Selbstverständlich erscheint der Epileptiker in seinen *Dämmerzuständen* und *Delirien* als temporär unzurechnungsfähig.

Schwierigkeit machen von den Ausnahmezuständen aber wieder die *epileptischen Verstimmungen*, hier können die Meinungen auseinandergehen und tun dies auch wohl in der Tat.

GRUHLE ist der Meinung, daß speziell hier der psychologische Zusammenhang des Delikts mit einem Symptom der psychischen Veränderung aufgezeigt werden müsse. So sei ein Affektdelikt in diesen Verstimmungen mit der Note des Mürrisch-Reizbaren straffrei zu lassen. Begehe dagegen ein Epileptiker, der schon vorher gelegentlich gestohlen hat, in der Verstimmung einen Diebstahl, so sei das nur eine Fortsetzung früherer Gepflogenheiten, die mit der Verstimmung nichts zu tun haben, und er sei zu bestrafen. Es bestehe demnach eine temporäre partielle Unzurechnungsfähigkeit. SIEFERT äußert sich dahin, daß heutigen Tages die Verstimmungen nur in Ausnahmefällen einer Psychose gleichgestellt werden dürften. Man muß sich, glaube ich, den Habitualzustand, die Schwere und Ausgeprägtheit (Abgegrenztheit) des Zustandes und die Art des Deliktes im Einzelfall sehr genau ansehen und von Fall zu Fall entscheiden müssen. Die Beurteilung solcher Zustände erscheint schwierig und schwankend.

Ganz ähnliche Schwierigkeiten ergeben sich für das eine gewisse Sonderstellung einnehmende *manisch-depressive Irresein*. Ausgesprochen manische und melancholische Zustände, speziell melancholische Zustände mit dem Charakter schwerer Insuffizienzgefühle[1] schließen die Zurechnungsfähigkeit aus. Dagegen wird dieses bei den leichtesten, in die Gesundheitsbreite verschwindenden Affektschwankungen (Zyklothymien) nicht immer angenommen (GRUHLE). Es muß wohl auch hier wieder individualisierend entschieden werden.

Residuärzustände nach abgeschlossenen regressiv verlaufenden Prozessen wirken generell (d. h. abgesehen von besonderen Umständen) exkulpierend nur bei ausgesprochenen schweren Defekten (Residuärzustände nach traumatischen oder alkoholischen Psychosen).

Beachtung haben neuerlich besonders gewonnen *weitgehende Remissionen bei im allgemeinen progressiv verlaufenden Erkrankungen*, speziell bei schizophrenen Prozessen und bei der Paralyse.

Es wird heutzutage anerkannt, daß die Unheilbarkeit der *Schizophrenie*, die zunächst den Anlaß zur Aufstellung dieser Krankheitsgruppe gegeben hatte, lediglich eine petitio principii gewesen ist (KAHN), daß es gänzliche Heilungen gibt und Heilungen mit mäßigem Defekt (praktische Heilungen). Ich vertrete mit KAHN, der den Gegenstand kürzlich ausführlich und treffend behandelt hat, den Standpunkt, daß Fälle dieser Art nicht als exkulpabel anzusehen, sondern wie Residuärzustände sonst zu behandeln sind. Es kommt bei letzteren auf die Größe des zurückgebliebenen Defekts an. Sodann hat uns die der Malariabehandlung zugeschriebene größere Häufigkeit von Remissionen bei der *Paralyse* vor Begutachtungsschwierigkeiten gestellt. Unter der Voraussetzung eines nachgewiesenen Stillstandes der Krankheit gilt auch hier das soeben von mir Gesagte. Das ist auch der Standpunkt, den, soweit ich übersehen kann, die Autoren im allgemeinen hinsichtlich der Paralyseremissionen eingenommen haben.

Speziell kommen für die Zurechnungsfähigerklärung nur die wieder „berufsfähig" machenden „Vollremissionen" der Paralyse in Betracht. Über ihre Häufigkeit gehen die Mitteilungen weit auseinander. Nach einer Übersicht von MÜLLER-HESS und AUER schwan-

---

[1] Die depressiven Zustände kommen freilich mehr zivilrechtlich als strafrechtlich in Betracht; nur sog. erweiterte Selbstmorde mit ausgebliebenem Todeserfolg bei den Selbstmördern spielen eine Rolle; auch Fahrlässigkeitsdelikte kommen öfters vor; größere Bedeutung haben die manischen Zustände (Diebstähle, Sittlichkeitsdelikte, Widerstand gegen die Staatsgewalt).

ken die statistischen Angaben zwischen 10 bis 80%. Unter Zugrundelegung der kritischen Statistiken ist nach denselben Autoren ein Prozentsatz von 10% anzusetzen. Die Neigung dieser Paralytiker zu einer aktiven Kriminalität wird sehr gering veranschlagt, da auch bei den „Vollremissionen" regelmäßig leichte geistige Veränderungen, speziell Initiativelosigkeit zu verzeichnen sind. Am ehesten sind Delikte aus Fahrlässigkeit oder einem Gehen- und Geschehenlassen (Beihilfedelikte) sowie Erregbarkeitsdelikte zu erwarten. Die Neigung, von Exkulpierung abzusehen, ist bei prinzipiell gleicher Grundeinstellung verschieden groß. Bei nachweisbarem Zusammenhang mit irgendwelchen Krankheitsresiduen will Leppmann exkulpieren, ferner auch dann, wenn bei nicht nachweisbarem Defekt eine präpsychotische Kriminalität fehlt. Gross und Sträussler stellen mehr allgemein auf die soziale Leistungsfähigkeit ab, meinen auch, daß die Frage, ob, in welcher Zeit und in welcher Zahl Rezidive auftreten, keine Rolle spielen, sondern immer nur der Geisteszustand tempore crimines ausschlaggebend sein könne.

Wichtig ist aber doch wohl in allen diesen Remissionsfällen (welcher Art sie auch sein mögen), inwieweit eine Gewähr dafür vorliegt, daß die Krankheit wirklich zum Stillstand gekommen ist, und insofern spielt die Häufigkeit von Rezidiven bei Paralyseremissionen doch eine Rolle. Ob die Behauptung von Wagner-Jauregg, daß nach Ablauf von zwei Jahren keine Rückfälle der Paralyse mehr zu erwarten seien, als ein zuverlässiger Maßstab gelten kann, muß dahingestellt bleiben. Lediglich die Schwierigkeit der bezeichneten Feststellung hat Karl Schneider zu einer vorläufig ablehnenden Haltung hinsichtlich der Inkulpierung remittierter Paralytiker veranlaßt.

Es schließen sich hier noch an die kriminellen *Postencephalitiker*, die ebenfalls in der letzten Zeit Gegenstand der Aufmerksamkeit gewesen sind. Es handelt sich da um die bebekannten Wesensänderungen, die im Verlaufe der Encephalitis epidemica besonders bei Kindern, aber auch bei Erwachsenen beobachtet sind und sich kriminell ganz überwiegend in sexuellen Delikten ausgewirkt haben. Auch hier wird zum Teil nicht generelle Unzurechnungsfähigkeit angenommen. So will der Gerichtsarzt Dyrenfurth bei „aktiven" (vorbereiteten) Delikten nicht exkulpieren. Raecke kennt Bestrafungen von Postencephalitikern (siehe später). Kant wirft etwas schüchtern die Frage auf, ob „Fälle mit relativ geringer Drangunruhe" — wenigstens theoretisch"— nicht besser unter den Begriff der verminderten Zurechnungsfähigkeit fielen. Rossi (französische Literatur) nimmt allgemein nur verminderte Zurechnungsfähigkeit an.

Eine Erschwerung des gutachtlichen Standpunktes ist auch durch die neuerliche Ansicht geschaffen, daß sich *als Ausdruck leichtester schizophrener Prozesse prozeßhaft* Bilder entwickeln können, die sich von gewöhnlichen psychopathischen Bildern nicht unterscheiden lassen, speziell in der Pubertät. Hierzu hat Aschaffenburg das Wort ergriffen und gegen Bleuler polemisiert, der sich in einer schon Jahre zurückliegenden Arbeit mit dem bedeutungsvollen Titel: Geistesstörungen ohne forensische Konsequenzen, zu dem durch seine weite Fassung des Schizophreniebegriffes einigermaßen verständlichen Standpunkt bekannte, daß leichte Schizophrenien nicht eine Exkulpierung rechtfertigen. Bleuler hat seine Stellungnahme mit jenen oben zitierten kriminalpolitischen Erwägungen belegt, während Aschaffenburg argumentiert, das heutige Gesetz gebiete in solchen Fällen die Exkulpierung; die durch den schizophrenen Prozeß geschaffene Willensstörung lasse sich in ihrer Schwere nicht bestimmen. Gegen Aschaffenburgs Ansicht läßt sich einwenden, daß Willensstörungen sich überhaupt schwer abmessen lassen, daß auch sonst schleichend sich entwickelnden Wesensänderungen milder oder partieller Natur (Epilepsie) zumeist eine forensisch-psychiatrische Sonderstellung eingeräumt wird und ganz und gar leichten Residuärzuständen. Die Schwierigkeit liegt wieder in dem Ausschluß eines raschen Fortschreitens. Oft gilt vermutungsweise in den berührten Fällen der Ausspruch Sieferts, daß die Grenze der Diagnostizierbarkeit vor einer Überspannung des Begriffs der Unzurechnungsfähigkeit schützt.

Nur ganz ungefähr decken sich die Krankheitsprozesse mit den schweren exkulpierenden Zuständen, die Psychopathien mit den leichteren, nicht exkulpierenden.

Von Deckung der *erworbenen* Zustände mit den exkulpierenden, der *angeborenen* Zustände mit den nicht exkulpierenden kann ganz und gar nicht geredet werden, wenn man die letztgenannte Gruppe entsprechend erweitert und die angeborenen Schwachsinnszustände einbezieht. Sie gliedern sich als angeborene bzw. früherworbene Zustände den Psychopathien an, nehmen aber insofern eine Sonderstellung ein, als hier von einer prinzipiellen Zurechnungsfähigkeit nicht gesprochen werden kann.

Im heutigen Strafgesetz sind sie unter die krankhaften Störungen der Geistestätigkeit zu subsummieren (gerade mit Rücksicht auf sie ist der allgemein gehaltene Ausdruck gewählt). In einem künftigen Strafgesetz würden sie nach dem Wortlaut des § 13 des vorliegenden Entwurfes unter den Begriff der Geistesschwäche fallen, der wohl besonders mit Rücksicht auf sie geschaffen worden ist.

Mehr noch als bei den bisher besprochenen Zuständen tritt uns bei den Schwachsinnsformen die Tatsache entgegen, daß die Natur in der Regel keine scharfen Grenzen, sondern allenthalben fließende Übergänge aufweist.

Gleichgültig ist natürlich für die forensische Psychiatrie die ätiologische Fundierung des Schwachsinns im Einzelfall. Welche von den Ätiologien des Sammelbegriffs Schwachsinn in Betracht kommen, interessiert forensisch nicht, wesentlich ist der Grad. Es leuchtet ein, daß die schweren Schwachsinnsformen, die Idiotien, ohne weiteres unter den § 51 fallen müssen, und ebenso, daß man leicht Schwachsinnigen den Schutz dieses Paragraphen nicht zuerkennen kann.

Von den allerschwersten Formen aber führt eine fortlaufende Kette von Zuständen zu den allerleichtesten hinüber, und von diesen wieder zu den noch im Rahmen des Physiologischen liegenden Zuständen von sog. Beschränktheit.

In der Natur ist keine Grenze, forensisch-psychiatrisch erscheint eine solche erforderlich. Wo soll diese Grenze gezogen werden?

Das Gesetz bietet gewisse Hinweise. Da beim angeborenen Schwachsinn die geistige Entwicklung an einem bestimmten Punkt Halt macht, so liegt es nahe, den Schwachsinnigen mit den kindlichen Entwicklungsstufen zu vergleichen. Der Gesetzgeber hatte ursprünglich das Strafmündigkeitsalter auf das 12. Lebensjahr festgelegt. Neuerdings ist es durch Einführung des Jugendgerichtsgesetzes auf das 14. Lebensjahr hinaufgerückt worden. Wenn ein Mensch geistig auf der Stufe eines Kindes unter 14 Jahren steht, würde er demnach zu exkulpieren sein. In dieser Hinsicht erscheint es günstig, daß wir durch die in Deutschland nachgeprüften und im großen und ganzen als richtig befundenen Untersuchungen von BINET-SIMON heutzutage darüber orientiert sind, was man intellektuell auf den einzelnen Altersstufen bis zum 12. Lebensjahr fordern kann.

Allenthalben sind auch heute die BINET-SIMONsche Intelligenzprüfungstests im Gebrauch. Doch möchte ich vor ihrer kritiklosen, schematischen Anwendung dringend warnen. Man gelangt sonst leicht zu Resultaten, die nicht haltbar erscheinen.

Schwachsinniger und Kind lassen sich eben nicht leicht parallelisieren. KRAEPELIN spricht von einem „artigen Vergleich". Man kann nicht sagen, daß ein Schwachsinniger, der die Testaufgaben für 10jährige löst, auf der Stufe eines 10jährigen Kindes steht. Man kann nur sagen, daß er bei der Intelligenzprüfung genau dasselbe leistet wie ein 10jähriges Kind. Nach anderer Richtung hin kann er unter Umständen weit mehr leisten. Er hat vor dem Kinde eine Fülle von Lebenserfahrungen voraus. BLEULER kennzeichnet die Sachlage gut, indem er sagt, durch die BINET-SIMONschen Tests lasse sich eine Parallelisierung vortäuschen.

Es erscheint bei der gerichtsärztlichen Untersuchung nicht empfehlenswert, sich an die schematische Intelligenzprüfung zu binden, weil die Praxis das Unhaltbare der Resultate lehrt; es gibt m. E. nur einen brauchbaren Maßstab für die Frage der Zurechnungsfähigkeit eines Schwachsinnigen, das ist der Maßstab der *sozialen Tauglichkeit oder Untauglichkeit*. Es ist die Frage zu erheben: Vermag der Schwachsinnige, eine wenn auch noch so bescheidene Stellung im sozialen Leben selbständig einzunehmen, oder würde er, wenn nicht durch besondere günstige Umstände gestützt, der Anstaltspflege anheimfallen. Nur in letzterem Falle sollte er als generell unzurechnungsfähig betrachtet werden. Einen ganz guten praktischen Hinweis auf die Schwere bietet manchmal der Umstand, daß das betreffende Individuum als Dorftrottel bekannt ist, ein Gespött der Kinder usw.

Daß besonders bei dieser Frage im allgemeinen und im konkreten Fall Differenzen zwischen Gutachtern möglich sind, erscheint verständlich.

Mit dem Obigen ist keineswegs gesagt, daß die leichter Schwachsinnigen unbedingt zurechnungsfähig sind. Sie stehen, abgesehen von den ganz leichten Fällen, den sog. Jugendlichen nahe, für welche das Gesetz eine bedingte, eine relative Strafmündigkeit annimmt (§ 3 Jugendgerichtsgesetz).

Unter Anwendung des Gesagten auf das Gebiet des Schwachsinns wird man demgemäß im Einzelfall den Schwachsinnigen sehr genau auf das seelische Verhältnis zu der ihm zur Last gelegten Handlung zu prüfen haben. Hat ihm zur Zeit der Tat das Verständnis dafür gemangelt, daß er bestraft werden konnte und warum und wieso, so ist er zu exkulpieren. Er ist dann temporär partiell unzurechnungsfähig.

Die vorstehende Übersicht zeigt zunächst, daß die MEZGERsche Formel „persönlichkeitsfremde Tat" doch wohl von jeher nicht so ganz in Geltung ist. Ich verweise auf die Beurteilungsprinzipien bei der Epilepsie, bei chronischen toxischen Störungen, bei traumatischen Residuärzuständen[1]. MEZGER hat freilich seiner Ansicht eine gewisse Einschränkung dadurch gegeben, daß er unter

---

[1] Entlastung erhält jedenfalls die Tat einer möglicherweise in rascher psychotischer Umwandlung befindlichen oder dauernd schwer veränderten Persönlichkeit.

Hinweis auf die Dominanzwechsel bzw. Erscheinungswechsel der neueren Psychiatrie nur eine „relative Konstanz der Persönlichkeit" verlangt. Zuzustimmen ist sicherlich WILMANNS, daß jede Persönlichkeitsveränderung organischer Natur auf die Neigung, zu exkulpieren, steigernd einwirkt.

Die Übersicht zeigt ferner, daß wir von einer Einheitlichkeit der Beurteilung weit entfernt sind, auch ganz abgesehen von den unvermeidbaren Abschätzungsdifferenzen bei flüssigen Übergängen. Das zeigt am besten die Kontroverse zwischen BLEULER und KAHN einerseits, ASCHAFFENBURG andererseits, die eine prinzipielle Auffassungsdifferenz klargelegt hat. Für eine prinzipielle Frage möchte ich es auch halten, inwieweit die Annahme partieller Unzurechnungsfähigkeit über das Intellektuelle ausgedehnt werden soll. Der Standpunkt des englisch-amerikanischen Rechts ist schon oben von mir verurteilt worden. Eine andere Frage ist aber die Ausdehnung des auf generell Zurechnungsfähige zugeschnittenen Begriffs der partiellen Unzurechnungsfähigkeit in das emotionelle Gebiet hinein. Ich persönlich bin nicht geneigt, Psychopathen, Traumatikern und sogar Epileptikern Freibriefe für Affektdelikte auszustellen. Mir scheint, hier liegt eine Gefahrzone.

Manche sehen den Ausweg aus allen Schwierigkeiten in der Aufgabe des Schuldbegriffs und damit auch des Zurechnungsfähigkeitsbegriffs. BLEULER hat dieses Zukunftsideal folgendermaßen formuliert: „Jedem wird das zugerechnet, was er tut. Behandelt wird er so, daß bei möglichst geringer Aufwendung und bei möglichster Vermeidung von Übeln für beide Teile, die Gesellschaft am besten vor ihm geschützt wird." Der italienische Strafgesetzentwurf von FERRI hat diesen Gedanken verwirklicht. Er kennt keine Schuld, keine Zurechnungsfähigkeit, er will alle in gleicher Weise verantwortlich machen, den Geisteskranken und den Gesunden und sieht für beide nicht *Strafen,* sondern *Sanktionen* vor. Ich zweifle, ob dadurch alle Schwierigkeiten beseitigt würden. Beibehalten sind auch hier Begriffe wie: Geisteskrankheit und Geistesschwäche, und man wird sich auch unter der Herrschaft des projektierten Gesetzes überlegen müssen, ob man jemand der Irrenanstalt oder Bewahranstalt übergibt, oder ob man dem gewöhnlichen Verfahren mit begrenzter oder unbegrenzter Absonderung seinen Lauf läßt. Grenzen sind eben nicht vermeidbar.

Der § 51 enthält neben dem Begriff der krankhaften Störung der Geistestätigkeit auch den Begriff der *Bewußtlosigkeit,* auf den sich ebenfalls der Relativsatz bezieht. Es erscheint selbstverständlich, daß eine totale Bewußtlosigkeit nicht erfordert wird, sondern lediglich eine hochgradige Herabsetzung oder Trübung des Bewußtseins. In diesem Sinne haben sich verschiedene Reichsgerichtsentscheidungen ausgesprochen[1]. Der § 13 der Reichstagsvorlage gebraucht in Übereinstimmung mit den vorangegangenen Entwürfen die besser zutreffende Bezeichnung „Bewußtseinsstörung". Was man klinisch darunter zu verstehen hat, brauche ich an dieser Stelle nicht weitläufig zu erörtern. Der Psychopathologe wird keinen Anstoß daran nehmen, die meisten der hierher gehörigen Fälle unter die krankhaften Störungen der Geistestätigkeit zu subsumieren, der Gesetzgeber hat aber mit dem besonderen Ausdruck Bewußtlosigkeit Zustände treffen wollen, die allgemein oder vielfach nicht als „krankhaft" aufgefaßt werden.

Die Motive und Kommentare zum StGB. führen namentlich an: die *abnormen Zustände der Gebärenden, die Trunkenheit, die Schlaftrunkenheit, das Nachtwandeln, die Fieberdelirien.*

---

[1] RG. 21. 6. 1907, Das Recht 1907, S. 995, Entsch. Nr. 2459; RMG. II 13. 1. 1909, Jahrb. 1910, S. 14; RG. 29. 1. 1894, Goltd. Arch. Bd. 42, S. 45.

Es erscheint erklärlich, daß *unehelich und heimlich Gebärende* seelisch vielfach ernstlich alteriert sind. Wirtschaftlichen Sorgen wird teilweise eine geringere Bedeutung beigemessen als den Gefühlen von Angst, Scham und Reue; der Kriminalist H. Gross hat treffend von dem Ehren-Notstand unbescholtener Mädchen gesprochen. Die auf wirtschaftlichem Gebiet liegende Befürchtung eines Verlustes der Stellung bei Schwangerschaft und Geburt scheint mir aber nach meinen gerichtsärztlichen Erfahrungen auch keine kleine Rolle zu spielen. Vielfach handelt es sich um noch sehr junge Personen des dienenden Standes. Von 641 Mädchen, die in den Jahren 1904 bis 1908 wegen Kindesmordes verurteilt wurden, waren 498 teils in der Landwirtschaft beschäftigte, teils im Haushalt tätige Dienstmädchen. Von 132 im Jahre 1907 verurteilten Kindesmörderinnen standen 96 im Alter von 15 bis 25 Jahren (Hübner).

Zum Verständnis des Zustandekommens der Tat macht Hübner besonders darauf aufmerksam, daß es sich vielfach um Erstgebärende handelt, die ohne Hilfe niederkommen und deren Geburt anormal verläuft. Dazu muß allerdings bemerkt werden, daß die Angabe einer Sturzgeburt vielfach eine fälschliche ist.

Den bezeichneten Momenten hat der Gesetzgeber Rechnung getragen durch den Kindesmordparagraphen, der Kindesmord und Kindestotschlag umfaßt. Die strafmildernde Wirkung kommt freilich besonders beim Kindesmord zur Geltung, während beim Kindestotschlag das eigenartige Faktum besteht, daß die Angeklagte bei Annahme eines einfachen Totschlags besser fortkommen kann, speziell bei so später Ausführung der Tat, daß die in dem Paragraphen enthaltene Formel: „gleich nach der Geburt" auf Anwendungsschwierigkeiten stößt. Doch wird dann gewöhnlich von den Gerichten nicht unter das Mindeststrafmaß beim Kindestotschlag heruntergegangen.

Ich stimme mit Hübner darin überein, daß eigentliche Kindesmorde, schon vor der Geburt geplante Tötungen des Kindes, evtl. mit Hilfe des Schwängerers, selten sind. Viel häufiger sind die Fälle, in welchen in unbegreiflichem Nicht-über-den-Tag-hinausdenken die Schwangerschaft verschwiegen und die Geburt abgewartet wird, so, als ob noch ein Wunder des Himmels retten könne. Manchmal findet sich das Wunder auch dadurch realisiert, daß das Kind tot zur Welt gebracht wird. Dann wird nur die Leiche beiseite geschafft. In anderen Fällen wird in Ratlosigkeit und Angst das Kind getötet, wobei ein passives oder aktives Vorgehen bevorzugt wird (Liegenlassen des Kindes unter dem Bett oder in der Kälte, Einschlagen des Schädels, Einschieben eines Knebels in den Mund, Erwürgen usw.). Im ersteren Fall wird manchmal fahrlässige Tötung angenommen, wohl meist mit Unrecht. Je brutaler äußerlich das Vorgehen erscheint, je unvorsichtiger die Handlungen sind, desto mehr muß man mit mangelnder Überlegung rechnen.

Manchmal erhebt sich dann die Frage, ob ein psychotischer Zustand vorgelegen hat, da die Angeklagten angeben, sie seien ganz von Sinnen gewesen bzw. wüßten von nichts, Angaben, die näher geprüft werden müssen. Gelegentlich kommen im Anschluß an stärkere Blutungen oder an sehr rapid verlaufende Sturzgeburten Ohnmachten vor, häufig werden solche aber fälschlich behauptet, und auch mit der Annahme von Psychosen muß man sehr zurückhaltend sein, wenn bestimmte ätiologische Momente in Fortfall kommen. Von ihnen wäre vor allem die *Epilepsie* zu nennen. Ferner können eklamptische Anfälle bei der Geburt auftreten, *eklamptische Delirien* kommen in Betracht. Hübner weist richtig darauf hin, daß Krampfanfälle sich vielfach durch die Anamnese oder weitere Beobachtung feststellen lassen, und daß Psychosen, Dämmerzustände und Delirien vielfach so lange andauern werden, daß andere Personen hiervon Kenntnis nehmen können. Unsicher ist das Vorkommen von *transito-*

rischen Psychosen nach unbekannter Ätiologie im Anschluß an Entbindungen. WILLER hat bei einer Durchsicht der einschlägigen Literatur festgestellt, daß „es sich vorwiegend um weit zurückliegende psychiatrisch wenig einwandfrei beobachtete Fälle handelt". Eine Umfrage in den Frauenkliniken Deutschlands, Österreichs und der Schweiz hat ergeben, daß die verschiedenartigen Bewußtseinsstörungen — auf epileptischer, hysterischer, eklamptischer und anderer Grundlage — beobachtet wurden, daß jedoch kein einziges Mal eine idiopathische Störung festgestellt werden konnte, dies aus einem Geburtenmaterial der Jahre 1915 bis 1925. Ausgesprochene kurz dauernde Psychosen nach Entbindungen sind anscheinend im ganzen recht selten. Das Meiste, was man so bezeichnet hat, ist wahrscheinlich nichts weiter gewesen als ein lebhafter Affektzustand; dem ist aber bereits durch die Gesetzgeber Rechnung getragen. Die höchst heikle Frage der Einbeziehung affektbedingter Zustände unter den Begriff der Bewußtlosigkeit des § 51 verlangt in Anbetracht der gefährlichen Konsequenzen ganz besondere Vorsicht des Sachverständigen.

Dem *akuten Alkoholismus* kann vom medizinischen Standpunkt aus keine andere Stellung eingeräumt werden als anderen toxischen Schädigungen des Gehirns. Es kann keinem Zweifel unterliegen, daß rein von diesem Standpunkt aus betrachtet ein regelrechter Rausch als eine ausgesprochene geistige Störung angesehen werden muß. Kein Psychiater, ja kaum einmal ein Laie würde Bedenken tragen, einen Menschen, der aus einem anderen Grunde in einen gleichartigen Zustand geraten ist, zu exkulpieren.

Will man den Zustand näher klinisch kennzeichnen und rubrizieren, so würde man vielfach von einem toxisch bedingten manischen Zustand reden können (HEILBRONNER), bei dem das Moment einer Bewußtseinstrübung und körperliche Erscheinungen hinzutreten.

In der Praxis hat sich der Gutachter auf einen wesentlich anderen Standpunkt zu stellen. Die Verhältnisse sind eben dadurch andere, daß dieser Zustand vom Menschen *willentlich* herbeigeführt wird. Der Jurist wird sich ebenso wie ein anderer Laie schwer zu dem Standpunkt bequemen, daß der akute Rausch einer Psychose oder im allgemeinen mit der „Bewußtlosigkeit" des Gesetzes gleichzusetzen ist. Diesem Standpunkt kann deshalb eine gewisse Berechtigung nicht abgesprochen werden, als eine rein medizinische Betrachtung der Angelegenheit eine erhebliche Rechtsunsicherheit heraufbeschwören würde, denn die Zahl der im Rausch begangenen Straftaten ist recht groß. GAUPP hat aus der Kriminalstatistik berechnet, daß jährlich 150000 bis 200000 Personen für die Freisprechung wegen Trunkenheit in Betracht kamen, die man entweder hätte freilassen oder in Anstalten internieren müssen. BUMKE folgert richtig, daß das unmöglich die Absicht des Gesetzgebers gewesen sein kann.

Verschiedene europäische Strafgesetze versagen sogar der Trunkenheit den Charakter eines mildernden Umstandes. Eine gleichlautende Bestimmung enthält das deutsche Militärstrafgesetzbuch, dessen *§ 49* bei Vergehen gegen die militärische Subordination selbstverschuldete Trunkenheit als Milderungsgrund ausschließt. Doch erleidet die Bestimmung bei exkulpablen Räuschen eine Ausnahme.

Da nach dem Obigen ein bedenklicher Zwiespalt zwischen wissenschaftlichmedizinischer und rechtlicher Auffassung klafft, ist von jeher empfohlen worden, nicht zu bestrafen das Delikt im Rausch, sondern den Rausch als Fahrlässigkeitsdelikt je nach der Schwere des eingetretenen Erfolges. Der vorliegende Entwurf sieht eine entsprechende Änderung vor.

Für heute darf der Gutachter nicht etwa versuchen, den bestehenden Zwiespalt verhüllen oder überbrücken zu wollen. Es fragt sich nur, inwieweit seine

Haltung durch ihn beeinflußt werden soll. HEILBRONNER und andere haben die
Ansicht vertreten, daß jedes Urteil über den normalen Rausch und seine Grade
abzulehnen sei. HOPPE und ASCHAFFENBURG haben sich in entgegengesetztem
Sinne ausgesprochen. Die Lösung im Sinne HEILBRONNERS hat sicher den Vorzug der Bequemlichkeit, um so mehr, als es außerordentlich schwierig ist, über
Grade der Alkoholintoxikation ein Urteil zu fällen. Menge der genossenen Getränke und äußeres Verhalten sind trügerische Maßstäbe. Gleichwohl halte ich
den Vorschlag für zu weitgehend. Die HOPPEsche Begründung, der Sachverständige könne ein an ihn gerichtetes Ersuchen nicht ablehnen, ist freilich unrichtig.
Jeder Gutachter kann geltend machen, daß er sich hinsichtlich einer Frage für
inkompetent erachte, aber auf der anderen Seite muß sich ja wohl jeder psychiatrisch gebildete Mediziner in Sachen des Rausches für kompetenter halten als
der Laie, und aus diesem Grunde halte ich die Ablehnung für unzulässig. Auch
ist der Hinweis von ASCHAFFENBURG beachtenswert, daß bei einer solchen
Stellungnahme des Arztes pathologische Züge der Beobachtung entgehen können.
Nur soll meines Erachtens der Sachverständige keine Schlußfolgerungen hinsichtlich der Zurechnungsfähigkeit ziehen; sich speziell nicht zu der Frage des
„sinnlosen Rausches" äußern, der vom Juristen als exkulpierend angesehen
wird. „Sinnloser Rausch" ist ein laienhafter Begriff, die Medizin hat ihm keinen
bestimmten Inhalt zu geben vermocht, und Reichsgerichtsentscheidungen[1] haben
sich über ihn in ganz verschiedenem Sinne ausgesprochen. Es berührt daher
eigenartig, wenn GRUHLE sagt: ob ein sinnloser Rausch vorliegt, ist leicht festzustellen, der „sinnlos Trunkene taumelt und lallt". Die Herleitung eines seelischen Zustandes aus körperlichen Symptomen, die individuell verschieden
rasch auftreten können, halte ich an sich nicht für erlaubt. Immerhin wird der
Sachverständige auch nach dieser Richtung hin dem Richter gewisse Grundlagen liefern können, z. B. durch die Äußerung eines Zweifels darüber, ob der
Trunkene überhaupt noch ein Verständnis für das Unrechte seines Handelns
haben konnte. In einem von mir begutachteten Fall sollte ein im Rausch ran-
dalierender junger Offizier in das Wachtlokal gebracht werden. Er leistete dem
Dienstältesten tätlichen Widerstand. Die rechtliche Situation bereitete sogar den
Militärjuristen Schwierigkeit, man konnte mit Leichtigkeit Schlüsse auf die
Fähigkeit des Trunkenen zu ihrer Beurteilung ziehen.

Äußern soll sich der Gutachter jedenfalls zu der Frage, ob etwa ein trinkender
Geisteskranker in Betracht kommt, und zu der zweiten praktisch bei weitem
bedeutungsvolleren Frage, ob ein sogenannter *komplizierter* oder *pathologischer
Rausch* vorliegt. Hinsichtlich der Terminologie des pathologischen Rausches
herrscht freilich eine ziemliche Verwirrung. Gelegentlich wird nicht scharf zwischen
der *Alkoholintoleranz* und dem *pathologischen Rausch* getrennt. Teilweise wird
schon von pathologischen Räuschen gesprochen, wenn sich einzelne abnorme
Züge in den Rausch einschieben, z. B. Reizbarkeit mit Neigung zu elementaren
Zornausbrüchen bei geringfügigen Anlässen. Die Folge ist dann, daß nicht jeder
pathologische Rausch als exkulpierend gilt. Andere gebrauchen das Wort gleichsinnig mit exkulpierendem Rausch. Was aber als exkulpierender *Rausch* zu gelten
hat, darüber scheinen die Meinungen auch geteilt zu sein. Einstimmigkeit besteht hinsichtlich der *epileptoiden* und *deliranten Räusche*, von denen besonders
die ersteren in Betracht kommen. Diese Räusche fallen auch den Laien gewöhnlich als abnorm auf und sind von Grund auf Zeugenaussagen meist unschwer festzustellen. Bezeichnend für die epileptoiden Räusche sind die tiefe
Bewußtseinstrübung mit Verkennung der Umgebung, das sinnlos gewalttätige,
nicht zwischen einzelnen Personen differenzierende Toben, das auch andauert,

---

[1] Goltd. Arch. 42, S. 45 u. S. 136; REV. S. 338 (zit. nach ASCHAFFENBURG).

wenn der Trunkene in Abgeschlossenheit gebracht wird, und der tiefe Terminal-
schlaf. Manche dieser Räusche imponieren infolge eigenartiger motorischer Ent-
äußerungen (sinnlosem Umherwälzen und Umsichschlagen) dem Laien als
Krampfzustände. Wichtig ist auch in diagnostischer Hinsicht, daß sie sich an
echte epileptische Anfälle anschließen können. Weniger Bedeutung haben die
deliranten Räusche, die chronischen Trinkern zukommen und sich als ein in
den Abendstunden auftretendes abortives Delir mit optischen Trugwahrnehmungen, mangelhafter Orientierung und ängstlicher Verstimmung darstellen.

Sodann findet sich stellenweise der Name „pathologischer Rausch" für gewisse Rauschbewußtseinstrübungen mit mehr oder minder komponiertem Verhalten, für welche nachher Amnesie besteht. Freilich kann diese nicht für sich
allein das Kennzeichnende bilden, denn sie kommt weitgehend dem Rausch als
solchem zu, wie männiglich einer weiß. Es steckt in dem normalen Rausch
bereits ein Dämmerzustand (ZIEHEN). Das Kennzeichnende liegt vielmehr in
dem Gegensatz zwischen mehr oder weniger komponierter Bewußtseinstrübung
einerseits und Fehlen von körperlichen Erscheinungen des Rausches andererseits. Das letztere rührt wohl daher, daß eine schwerere Hirnrindenintoxikation
sich früher als eine Störung der motorischen Funktionen ausgebildet hat. Da
demnach mehr eine quantitative Abweichung im Sinne einer Intoleranz vorzuliegen scheint, so kann derjenige, der das Wesen des pathologischen Rausches
in qualitativen Abweichungen sieht, geneigt sein, diese Fälle noch zu dem normalen Rausch zu schlagen. Praktisch sind sie jedenfalls sehr schwer von ihm
zu trennen[1]. So erklärt es sich wohl, daß sie sich in der klassischen Abhandlung
von HEILBRONNER nicht erwähnt finden. HEILBRONNER macht nur auf den
Gegensatz zwischen körperlicher Ungestörtheit und tiefer Bewußtseinstrübung
bei den Räuschen Abnormer aufmerksam.

Außerdem erwähnt er anhangsweise sog. *alkoholische Dämmerzustände* (nach einer Beschreibung von MOELI). Sie heben sich von den pathologischen Räuschen durch ihre größere
zeitliche Ausgedehntheit, ihre stärkere Unabhängigkeit vom Alkoholgenuß und ihre nähere
Verbindung mit dem Wachbewußtsein ab. HEILBRONNER faßt sie zum Teil als alkoholisch-
epileptische Äquivalente auf, zum Teil auch als pathologische Räusche wohl ruhigeren
Charakters mit retroaktiver Amnesie. SCHRÖDER spricht von transitorischen Alkoholpsychosen. Die MOELISchen Fälle scheinen in der Tat recht Verschiedenartiges in sich zu
bergen, anscheinend auch Fälle der erstgeschilderten Art, die dann wohl später auch mit
dem HEILBRONNERschen Namen belegt worden sind.

Die Begutachtung der Trunkenheitsdelikte darf als eines der unerfreulichsten
Kapitel der gerichtsärztlichen Tätigkeit bezeichnet werden. Zu dem inneren
Zwiespalt kommen noch die Auffassungsdifferenzen hinsichtlich dessen, was als
exkulpierend zu gelten hat und was nicht. Werden mehrere Gutachter gehört,
so stehen sich die Ansichten vielfach gegenüber. Wie überall bei Abgrenzungs-
unstimmigkeiten ist auch hier die Gefahr einer gewissen Klassenjustiz nahe
gerückt. Der Unbemittelte wird vielleicht ohne Gutachten oder auf ein Gutachten hin verurteilt, der Begüterte stellt auf dem Wege der Verteidigung einem
nicht exkulpierenden Gutachter einen oder mehrere Gegengutachter gegenüber
und zieht Vorteile aus den Meinungsverschiedenheiten. Eine Milderung dieser
crux medicorum forensicorum ist nur möglich auf dem Wege der in Aussicht
genommenen Gesetzesänderung, die ich beinahe für eine der wichtigsten und
dringlichsten Aufgaben der Strafrechtsreform in forensisch psychiatrischer Hinsicht halten möchte, wenngleich sie eben — wie in dem Worte Milderung liegt —
auch nicht alle Schwierigkeiten aus dem Wege räumt.

---

[1] Ihrer Einbeziehung unter die exkulpierenden Räusche steht besonders dann nichts
im Wege, wenn sich andere Momente wie ausgesprochene Alkoholintoleranz und Wesens-
fremdheit des Deliktes hinzuaddieren.

Unter Bezugnahme auf den akuten Alkoholismus sei an dieser Stelle noch nachtragsweise der sogenannten „*actio libera in causa*" gedacht. Es handelt sich ganz im allgemeinen um den Fall, daß ein Täter im normalen Zustand vorsätzlich oder fahrlässig eine Bedingung eines Effektes setzt, der Effekt selbst aber in einem die freie Willensbestimmung ausschließenden Zustand liegt. Dahin gehört, speziell hier interessierend, der Fall desjenigen, der sich für die Ausführung einer Tat Mut antrinkt, bzw. sich durch den Alkohol Straffreiheit gemäß § 51 sichern will und die Tat im Vollrausch begeht. Von juristischer Seite, speziell von v. Liszt wird in einem solchen Fall angenommen, daß der Täter für seine Handlungen voll verantwortlich zu machen sei, auch dann, wenn zur Zeit der Tat die Bedingungen des § 51 zugetroffen haben, da als entscheidendes Moment der Handlung der „Anstoß zum Abrollen der Kausalkette" anzusehen sei. Von anderer juristischer Seite, speziell von Katzenstein, sind freilich gegen diese Auffassung Bedenken geltend gemacht worden, und zwar in dem Sinne, daß eben in einem solchen Falle doch zur Zeit der Tat die Bedingungen des § 51 vorgelegen hätten, und daß in keiner Weise der Wille des Gesetzgebers ersichtlich sei, in einem solchen Falle eine Ausnahme zu statuieren. Diesen Bedenken wird man sich anschließen müssen. Es dürfte in solchen Fällen in keiner Weise erweisbar sein, daß der im nüchternen Zustand gefaßte Vorsatz bei Fortfall des Alkoholeinflusses erhalten geblieben wäre; der Vorsatz zur Zeit der Tat wird aber jedenfalls durch den Zustand von Bewußtseinsstörung juristisch aufgehoben. Um so schwerwiegender werden diese Bedenken sein, wenn es sich um den Fall „des Mutantrinkens" handelt, da die Selbstunsicherheit des Täters hinsichtlich der Ausführungsfähigkeit erhebliche Zweifel an dem Aufrechterhalten des Entschlusses erwecken muß. Streng genommen wird man m. E. in einem derartigen Fall den zunächst vorliegenden Vorsatz, sich zu betrinken, um die Tat auszuführen, höchstens im Sinne einer Fahrlässigkeit werten können. Auch für andere Fälle würde m. E. die Annahme von vorsätzlichem Handeln ein Abweichen von dem rechtlichen Prinzip sein, daß Vorsatz zur Zeit der Tat vorliegen muß. Freilich hat sich eine RMGE. im Sinne von v. Liszt ausgesprochen (RMGE. Bd. 17).

Weiter sei kurz der *Schlaftrunkenheit* gedacht. Nach H. Gudden, dem wir eine eingehende Studie über diese Erscheinung verdanken, handelt es sich um eine Dissoziation zwischen Rückkehr der Besonnenheit und der der Aktionsfähigkeit. Die Delikte, die in der Schlaftrunkenheit begangen werden, sind teils Unterlassungsdelikte (Beispiel: der Bahnwärter, der die Schranke nicht schließt). Hier scheint zuweilen die Aktionsfähigkeit noch nicht genügend wieder erwacht zu sein. In anderen Fällen handelt es sich um aktive Delikte, gewöhnlich gewalttätige Angriffe auf die Umgebung. Hier scheint die Besonnenheit später zurückzukehren als die motorische Funktion; ängstliche Träume können sich in das Wachbewußtsein fortspinnen. (Traumtrunkenheit.) In manchen Fällen überdauert eine schon vor dem Schlaf vorhanden gewesene Verstimmung nach Gudden den Schlaf und ist als ursächlich zu betrachten. Besondere Beachtung verdient die alkoholische Schlaftrunkenheit. Auch pathologische Räusche können sich aus dem Schlaf heraus entwickeln, dahin gehören die Fälle, in denen Personen schon nach geringen Mengen Alkohol einschlafen und nach dem Erwachen plötzlich gewalttätig werden. Delbrück hat kürzlich darauf aufmerksam gemacht, daß eine so scharfe Scheidung der Fälle wie sie Gudden versucht hat (physiologische Schlaftrunkenheit, Traumtrunkenheit, affektive Schlaftrunkenheit, alkoholische Schlaftrunkenheit), sich nicht durchführen läßt. Mehrere für die einzelnen Gruppen als maßgebend zu erachtende Faktoren würden sich zusammen finden können. Auf die bedeutsame Möglichkeit einer epileptischen

Grundlage (Dämmerzustände aus dem Schlaf heraus) ist verschiedentlich hingewiesen worden (FÉRÉ, KRAEPELIN).

Unter die Bewußtseinsstörungen wird gewöhnlich auch die *Hypnose* gerechnet; freilich tut man ihr damit wohl zuviel Ehre an. Der Bewußtseinszustand der Hypnose ist Gegenstand vieler Erörterungen gewesen. Es wurde die Frage der Gleichheit und der Nichtgleichheit mit dem gewöhnlichen Schlaf erörtert. Eine Abart oder abgeschwächte Form des Schlafs käme in Betracht. Ich glaube, daß der Ausdruck „Schlaf" wenigstens sehr cum grano salis zu verstehen ist. Jeder sich dem Schlaf stark annähernde Zustand ist gekennzeichnet durch weitgehende Störung der apperzeptiven Vorgänge. Die Lebhaftigkeit der Apperzeptionsvorgänge in der Hypnose, vor allem die starke Aufmerksamkeitsbindung an den Hypnotiseur machen eine irgendwie tiefere Bewußtseinstrübung unwahrscheinlich. Als das Wesentliche erscheint doch zumeist, daß sich der Hypnotisierte in einer bestimmten Situation, eben der Hypnosesituation befindet, und daß ihm diese Situation zum Wirklichkeitserlebnis eines fremdartigen, eines Ausnahmezustandes wird. Also auch hier Suggestion, die Vorschlafserscheinungen ein Vehikel der Suggestion. Damit werden auch alle Einteilungen in Stadien hinfällig. Es gibt dann keine tiefen und oberflächlichen Hypnosen, nur suggestionsreiche und suggestionsarme. Kann man doch auch aus der tiefen Hypnose ebenso wie aus der oberflächlichen mit Blitzesschnelligkeit in den Wachzustand überleiten und umgekehrt. Die Amnesie könnte dem Gesagten widersprechen. Aber diese Amnesie ist wohl immer eine suggestive. Es handelt sich, wie ich in Übereinstimmung mit SCHILDER annehme, um eine reine Verdrängungserscheinung, eine Amnesie unter der Herrschaft der Vorstellung des Sichnichterinnernkönnens; sie ist ja auch mit Leichtigkeit zu beheben. Spontane Amnesien ohne vorherige Kenntnis des Symptoms dürften kaum vorkommen.

Bezüglich der Frage der Zurechnungsfähigkeit kommen hier nur Verbrechen durch Hypnotisierte in Betracht.

Die glänzende Perspektive, durch einen anderen hypnotisch oder posthypnotisch ein Verbrechen ausführen zu lassen, ihm Amnesie zu suggerieren und nach dem Wortlaut des § 51 auf jeden Fall straffrei auszugehen (s. unten), existiert bisher nur in der Phantasie. Der entsprechende Fall wird immer noch gesucht, wiewohl sich die Filmindustrie diesen blendenden Stoff nicht entgehen lassen konnte. Der Gegensatz zwischen Theorie und Praxis ist leicht verständlich. Eine einmalige Hypnose würde nach den vorliegenden Erfahrungen kaum genügen, längere Dressur wäre nötig; ob die Amnesie dicht hält, weiß man nicht; sie kann behoben, und der Täter kann wegen mittelbarer Täterschaft herangezogen werden (s. unten). Vorläufig handelt es sich immer noch um Laboratoriumskunststücke. Wem es Freude macht, willige, allzu willige Medien in der Hypnose Papierdolche zücken oder Giftmorde ausführen zu lassen, der mag das tun. Er darf sich nur nicht einbilden, daß sich etwas Derartiges mit Leichtigkeit in die Wirklichkeit übertragen läßt. Wir wissen, daß die Versuchspersonen versagen, sobald die Sache ernst oder auch nur zweifelhaft wird. Nichts wird entgegen der eigenen Persönlichkeit unternommen, welche in der Hypnose keineswegs ausgelöscht wird, sondern lauernd und kontrollierend hinter der Scheinpersönlichkeit der Hypnose steht. Nach einer verdeckt liegenden, fingierten Person wird mit einem scharfen Messer zwar gestochen, aber sehr vorsichtig und behutsam daneben. Ein anständiges junges Mädchen, das in der Hypnose die Weisung erhält, sich zu entkleiden, macht nicht mehr mit. Ein Beispiel, das für Späteres nützlich ist. Verbrecherisch veranlagte Personen werden sich im Wachen weit bequemer zu verbrecherischen Handlungen bestimmen lassen. Nur solche Personen führen in der Hypnose strafrechtlich differente Handlungen aus. Ein praktisches Beispiel eines hypnotischen oder posthypnotischen Verbrechens fehlt aber wie gesagt.

Am Schluß sei noch auf eine soeben schon berührte unliebsame Konsequenz aufmerksam gemacht, die sich aus der Fassung des § 51 StGB. ergibt: „Eine strafbare Handlung *ist nicht vorhanden*". Das Nichtvorhandensein einer strafbaren Handlung schließt die Bestrafung wegen *Beihilfe* zu der Tat eines Geisteskranken vollkommen aus, da eine solche immer nur „akzessorisch" in Betracht kommt, d. h., wenn eine strafbare Handlung auch wirklich vorliegt bzw. ein Versuch dazu. Etwas anders verhält es sich bei der Bestrafung wegen Anstiftung. Hier ist eine Bestrafung wegen „*mittelbarer Täterschaft*" dann möglich, wenn der Anstifter von der die freie Willensbestimmung ausschließenden krankhaften Störung der Geistestätigkeit oder Bewußtlosigkeit Kenntnis hat und den Geisteskranken bzw. Bewußtlosen als willenloses Werkzeug zur Ausführung der Tat benutzt, nicht dagegen bei Unkenntnis des Zustandes. Auch ist nach teilweiser juristischer Auffassung eine Bestrafung wegen mittelbarer Täterschaft dann ausgeschlossen, wenn die handelnde Person selbst nicht in der Lage ist, die strafbare Handlung auszuführen (Anstiftung eines Geisteskranken zur Notzucht durch eine Frau). Eine Bestrafung wegen Mittäterschaft kommt natürlich auch nicht in Betracht, da ein gemeinschaftliches Handeln mit einem Geisteskranken juristisch nicht denkbar ist, wohl aber kann in solchem Fall eine Bestrafung wegen Alleintäterschaft erfolgen.

Endlich wäre ein Wort zu sagen über den Begriff der *verminderten Zurechnungsfähigkeit*. Es ist bekannt, daß dieser Begriff, den das heutige Strafgesetz nicht kennt, sowohl von psychiatrischer wie auch teilweise von juristischer Seite stark erstrebt wird; er soll den allmählichen Übergängen vom Gesunden ins Krankhafte auf psychischem Gebiet Rechnung tragen. Freilich sind auch Zweifel an der Zweckmäßigkeit dieses Begriffes geltend gemacht worden (s. unten).

Da der Begriff im heutigen StGB. noch nicht existiert, so kann er vom Gutachter nur konditional verwendet werden („wenn der Begriff existierte" usw.).

Ich möchte aber jeglicher Anwendung dieses Begriffs unter den heutigen strafgesetzlichen Verhältnissen widerraten.

Man muß sich darüber klar sein, daß dieser Begriff auf indeterministischem Boden gewachsen ist. Wer weniger subjektive Schuld hat, soll auch weniger Sühne empfangen. Wie eingangs erläutert, ist ein solcher Standpunkt naturwissenschaftlich unhaltbar.

Wir werden uns auch in verhältnismäßig nur wenigen Fällen vom rein praktischen Standpunkt aus damit einverstanden erklären können, daß jemand wegen einer psychischen Abnormität mit einer geringeren Strafe, gewissermaßen nur einem Denkzettel, davonkommt. Vielfach werden die Personen, auf die dieser Begriff Anwendung zu finden hätte, zu der Gruppe der in irgendeiner Beziehung schwer Erziehbaren bzw. Beeinflußbaren zählen, und gerade vom Standpunkt der Zweckstrafe wäre nicht eine mildere, sondern eine strengere Strafe angebracht, sei es, um eine stärkere Abschreckung zu erzielen, sei es, um die Gesellschaft vor diesen Personen zu schützen. Eine mildere oder keine Bestrafung scheint nur insofern gerechtfertigt, als mehr als diese eine andersartige Beeinflussung irgendwelcher Art angebracht erscheint. Dann muß aber auch dafür gesorgt sein, daß diese Beeinflussung stattfindet, und daß bis zum Erfolg dieser Beeinflussung die menschliche Gesellschaft vor solchen Personen geschützt wird, mit anderen Worten: Mit dem auf indeterministischem Boden gewachsenen Begriff der verminderten Zurechnungsfähigkeit ist auf das engste verknüpft der auf deterministischer Grundlage gewachsene Gedanke einer hinreichenden Sicherung der Gesellschaft.

Der vorliegende Strafgesetzentwurf bringt in der Tat beide Gedanken in enger Vereinigung; er gestattet einerseits eine mildere Bestrafung des vermindert Zurechnungsfähigen, gewährt aber andererseits die Möglichkeit, ihn für unbeschränkte Zeit in einer Heil- oder Pflegeanstalt zu bewahren. Der Entwurf spricht übrigens von einer wesentlichen Verminderung. Wer als wesentlich vermindert zurechnungsfähig anzusehen ist, darüber dürften in der Psychiatrie die Meinungen noch geteilt sein. Schon aus diesem Grunde sollte man auf die zeitige Verwendung dieses Begriffes verzichten.

Da ferner für heute die Möglichkeit einer längeren Detinierung nicht gegeben ist, so kommt bei der konditionellen Heranziehung des Begriffs nur dessen Auswirkung in Gestalt einer milderen Bestrafung in Betracht, was eine Verminderung des Schutzes der Gesellschaft bedeutet.

Der Gutachter soll daher meines Erachtens von der Verwendung dieses Begriffes ganz und gar absehen und höchstens erklären, daß der Angeklagte je nachdem in leichterem oder stärkerem Grade eigenartig oder schwachsinnig sei, bzw. zur Zeit der Tat unter bestimmten krankhaften seelischen Einflüssen gestanden habe. Der Richter kann dann diese Mitteilung im Sinne der Annahme mildernder Umstände verwerten, soweit dies gesetzlich zulässig ist, er braucht es aber nicht, was unter Umständen bei Rückfallsverbrechern von Nutzen sein kann. Der Ausspruch der verminderten Zurechnungsfähigkeit legt dagegen dem Richter die Konsequenz einer milderen Bestrafung nahe.

d) Die Verbrechen an Geisteskranken.

§ 174 StGB.

Mit Zuchthaus bis zu fünf Jahren werden bestraft:

3. Beamte, Ärzte oder andere Medizinalpersonen, welche in Gefängnissen oder in öffentlichen, zur Pflege von Kranken, Armen oder anderen Hilflosen bestimmten Anstalten beschäftigt oder angestellt sind, wenn sie mit den in das Gefängnis oder in die Anstalt aufgenommenen Personen unzüchtige Handlungen vornehmen.

Sind mildernde Umstände vorhanden, so tritt Gefängnisstrafe nicht unter sechs Monaten ein.

§ 176 StGB.

Mit Zuchthaus bis zu zehn Jahren wird bestraft, wer

1. mit Gewalt unzüchtige Handlungen an einer Frauensperson vornimmt oder dieselbe durch Drohung mit gegenwärtiger Gefahr für Leib oder Leben zur Duldung unzüchtiger Handlungen nötigt;

2. eine in einem willenlosen oder bewußtlosen Zustand befindliche oder eine geisteskranke Frauensperson zum außerehelichen Bleischlafe mißbraucht, oder

3. mit Personen unter 14 Jahren unzüchtige Handlungen vornimmt oder dieselben zur Verübung oder Duldung unzüchtiger Handlungen verleitet.

Sind mildernde Umstände vorhanden, so tritt Gefängnisstrafe nicht unter sechs Monaten ein.

§ 177 StGB.

Mit Zuchthaus wird bestraft, wer durch Gewalt oder durch Drohung mit gegenwärtiger Gefahr für Leib oder Leben eine Frauensperson zur Duldung des außerehelichen Beischlafs nötigt, oder wer eine Frauensperson zum außerehelichen Beischlafe mißbraucht, nachdem er sie zu diesem Zwecke in einen willenlosen oder bewußtlosen Zustand versetzt hat.

Sind mildernde Umstände vorhanden, so tritt Gefängnisstrafe nicht unter einem Jahr ein.

§ 178 StGB.

Ist durch eine der in den §§ 176 und 177 bezeichneten Handlungen der Tod der verletzten Person verursacht worden, so tritt Zuchthausstrafe nicht unter 10 Jahren oder lebenslängliche Zuchthausstrafe ein.

Es wäre hier zunächst kurz des § 174, 3 StGB. Erwähnung zu tun, lediglich mit dem Hinweis, daß eine RGE. vom 24. August 1898 (E. 31, S. 246) eine empfindliche Lücke in der Gesetzgebung gezeigt hat. Das RG. hob das Urteil gegen einen auf Grund des § 174, 3 StGB. verurteilten Krankenwärter einer Provinzialanstalt auf, da ein einfacher Krankenwärter nicht als Medizinalperson im Sinne des Gesetzes anzusehen sei. ASCHAFFENBURG wirft nicht mit Unrecht die Frage auf, was dann unter Medizinalpersonen zu verstehen sei; die erwähnte RGE. gibt die nicht ganz einleuchtende Antwort, es gehöre zum Begriff der Medizinalpersonen, daß sie an der Ausübung der Heilkunde, wenn auch nur in untergeordnetem Maß, beteiligt seien, und die Krankenpflege sei kein Teil der Heilkunde. Mit Recht fordert ASCHAFFENBURG im Fall der Unmöglichkeit der Subsummierung des Pflegepersonals unter den Begriff der Medizinalpersonen eine Ergänzung der gesetzlichen Bestimmungen. Auch wird mit Recht bemängelt, daß der Paragraph nur von öffentlichen Anstalten spricht, demnach die in Privatanstalten beschäftigten Personen straffrei ausgehen würden. Beide Punkte haben bereits in den Strafgesetzentwürfen Berücksichtigung gefunden (§ 294 RE.).

Der § 176, 1 und 3 StGB. stellt unter Strafe: unzüchtige Handlungen, soweit sie an Frauenspersonen mit Gewalt oder Drohung mit gegenwärtiger Gefahr für Leib und Leben oder an Kindern begangen werden (Nötigung zur Unzucht, Unzucht mit Kindern).

Von größerem Interesse in Zusammenhang mit diesen Besprechungen ist der *Absatz 2,* der den außerehelichen Geschlechtsverkehr mit *Geisteskranken, Bewußtlosen oder Willenlosen* verbietet. Auch hier ist bekanntlich eine Lücke im Gesetz ersichtlich, da unzüchtige Handlungen an den unter die genannten Kategorien gehörigen Personen straflos vorgenommen werden können.

Es leitet sich aus dem Obigen die Fragestellung her, *ob ein Mensch die Geisteskrankheit einer bestimmten Person erkennen konnte oder mußte bzw. erkannt hat.* Hat jemand unwissend mit einer Geisteskranken Geschlechtsverkehr gehabt, so entfällt der Vorsatz, der für den Tatbestand des Delikts notwendig ist. Nach dem § 59 StGB. können nämlich Tatumstände nicht zugerechnet werden, welche zum gesetzlichen Tatbestande gehören oder die Strafbarkeit erhöhen, welche aber der Täter nicht kannte. Wahrscheinlich nur scheinbar im Gegensatz zu der üblichen Rechtspraxis steht eine von ASCHAFFENBURG zitierte RGE., nach der es nicht zulässig erscheint, den Geschworenen die subjektive Schuldfrage vom Standpunkt des § 176, 2 StGB. oder des § 59 StGB. vorzulegen. Da das Gesetz im § 176, 2 StGB. die Wissenschaft oder das Bewußtsein des Täters hinsichtlich der Geistesbeschaffenheit des Deliktobjektes nicht als Erfordernis des Tatbestandes ausdrücklich aufführe, so verstoße es wider die Vorschriften des § 43 StPO., wenn den im Gesetz aufgeführten Merkmalen des Tatbestandes jenes subjektive Erfordernis der Fragestellung hinzugefügt werde. Da die RGE. ungenügend zitiert ist, habe ich sie leider nicht einsehen können. Ich glaube aber, daß es sich hier lediglich um eine Erfüllung prozessualer Vorschriften handelt, deren Mängel auf dem Wege der Rechtsbelehrung wettgemacht werden konnten und wettgemacht worden sind[1]. Soweit mir bekannt ist, sind im juristischen Lager keine von der gewöhnlichen Auffassung abweichende Stimmen laut geworden.

Die oben gekennzeichnete Frage ist letzten Endes keine medizinische Frage, wenn nicht etwa bei dem Täter ein geistiger Defekt vorlag, der die Erkenntnis unmöglich machte. Aber der medizinische Sachverständige muß doch zum mindesten die Grundlagen zur Beantwortung dieser Frage liefern. Er wird die in Frage kommende geistige Störung näher schildern und aus seiner Erfahrung mit-

---

[1] Auch die Frage nach der Zurechnungsfähigkeit durfte den Geschworenen nicht vorgelegt werden, sie war in der Schuldfrage enthalten.

teilen, wie häufig oder wie selten gleichartige Störungen von Laien erkannt werden. In Anbetracht der Erfahrung, daß ganz allgemein die Fähigkeit zur Erkennung geistiger Störungen bei Laien eine recht geringe ist, wird man seine Anforderungen nicht gerade hoch stellen dürfen; gerade die besonders betroffenen leicht Manischen und Schwachsinnigen werden häufig von Laien nicht als krank erachtet.

Deutungsschwierigkeiten unterliegt der Ausdruck *Geisteskrankheit*. Der Umstand, daß in der Regel nur schwere und ausgesprochene geistige Störungen von den Laien erkannt werden, überhebt vielfach der Mühe, die Schwere der Störung nach unten hin zu begrenzen. Diese Nötigung ist aber gegeben, wenn der Täter den krankhaften Zustand gekannt hat und Vorsatz oder Eventualvorsatz in Betracht kommen. Dann tritt der objektive Charakter des Begriffes hervor. Er umfaßt neben den eigentlichen Geisteskrankheiten nach der RGE. vom 30. Nov. 89 (RG. I. Urteil vom 30. Nov. 81 g. S. u. Gen. Respr. 2586/82 RG. Bd. 7, 426) auch angeborene Blödsinnszustände, da diese dem allgemeinen Sprachgebrauch nach auch zu den Geisteskrankheiten zählen. Daß nach derselben RGE. Fieberdelirien nicht dazu zählen sollen, erscheint höchst befremdlich. Man könnte annehmen, daß die Absicht bestehe, sie als nichtkrankhaft unter den Begriff der Bewußtlosigkeit fallen zu lassen, aber dieser Begriff wird sehr eng gefaßt (siehe unten), und die Entscheidung subsummiert sie ausdrücklich unter die krankhaften Störungen der Geistestätigkeit des § 51 StGB., nicht unter den der Geisteskrankheit des § 176 StGB. Aus den Ausführungen der Entscheidungen geht vielmehr hervor, daß in Hinsicht ihres vorübergehenden Charakters Anstand genommen wird, sie den Geisteskrankheiten zuzurechnen. Es entspricht der Billigkeit, festzustellen, daß diese merkwürdige Auffassung durch ein Gutachten der preuß. Deputation für das Medizinalwesen in die juristische Welt hineingelangt ist, auf dessen Ausführungen die RGE sich stützt. Die Fieberdeliriumkranken erscheinen auf diese Weise ungenügend geschützt, da sie sich unter die beiden anderen Begriffe des § 176 StGB., so, wie diese von juristischer Seite ausgedeutet werden, schwer bringen lassen. Dasselbe gilt von ähnlichen vorübergehenden Psychosen, die doch auch Anspruch auf Schutz haben.

Im übrigen ist wohl die Annahme berechtigt, daß der Gesetzgeber nur schwerere geistige Störungen im Auge gehabt hat. Darauf deutet nicht nur der Ausdruck *Geisteskrankheit*, sondern auch die Zusammenstellung mit den beiden Ausdrücken, welche Willen und Bewußtsein ausschließen; auch der Hinweis der RGE. auf den Sprachgebrauch kann im Sinne dieser Auffassung sprechen. Unter diesen Umständen und bei der durch die Entscheidung sanktionierten Einbeziehung der angeborenen Zustände liegt es nahe, den Begriff an die freie Willensbestimmung ausschließende Störung der Geistestätigkeit des § 51 StGB. anzugleichen (s. auch einen entsprechenden Hinweis von FRANK), wenn er auch mit dieser nicht identifiziert werden kann, da sie auch Zustände partieller Unzurechnungsfähigkeit umfaßt, höchstens insoweit voll, als generell Unzurechnungsfähige in Betracht kommen. Über diese Auffassung hinaus geht eine KGE. vom 27. Juni 1928 (KG. II. Urt. vom 27. Juni 1925, 2 S. 319/25 J. W. 25/2158[1]), der ich folgende Sätze entnehme: „Mit Recht zieht das Landgericht zur Ermittlung des Begriffes geisteskranke Frauenspersonen die beiden anderen Alternativen des § 176 sowie des § 177 StGB. heran und schließt aus ihnen, daß nach dem Willen des Gesetzgebers jeder Mißbrauch einer Frauensperson zum außerehelichen Beischlaf unter Strafschutz gestellt werden soll, sofern ihre freie Willensbestimmung in Ansehung der Gewährung oder Versagung des außerehelichen Beischlafs durch körperlichen Zwang oder psychische Einwirkung ausgeschlossen oder durch krankhafte geistige Veranlagung *gemindert* ist." „Daß die freie Willensbestimmung infolge Störung der Geistestätigkeit ausgeschlossen gewesen sei, erfordert aber der Tatbestand des § 176 StGB. nicht.“ Übereinstimmend werden von dieser Entscheidung und einer RGE. vom 25. Juni 1926 (RG. I. Urt. vom 25. Juni 1926 1 D 332/26. DRZ. 1926 (18. Jg.) S. 276). Bezugnahmen auf den zivilrechtlichen Begriff Geisteskrankheit abgelehnt. Dagegen dürfte sich mit Rücksicht auf die ganz anderen Gesichtspunkte des § 6 BGB. und die spätere Entstehung des BGB. nichts einwenden lassen[1]. Mit Recht nimmt aber F. STRASSMANN an der sehr weitgehenden Auffassung des Kammergerichts Anstoß, die in dem Ausdruck: „wenn die freie Willensbestimmung *gemindert* ist“, hervortritt. Wenn die in der Entscheidung erwähnte Bedingung erfüllt ist, daß sich die gebrauchte Frauensperson der Bedeutung und Folgen des Geschlechtsaktes nicht bewußt war, dürften übrigens immer recht schwerwiegende geistige Störungen vorliegen. In der Tat wird man solche fordern müssen. Eine weitherzige Auffassung würde auch nur dem Erpressertum Vorschub leisten. Psychopathen, Degenerierte, Minderwertige können m. E. generell nicht unter den Schutz des § 176 StGB. fallen. HÜBNER macht auf die praktische Konsequenz aufmerksam, daß unter anderen Umständen schon der Verkehr mit den meisten Prostituierten strafbar sein müsse.

Eine Einwilligung der Geisteskranken ist belanglos, da sie als Ausfluß eines kranken Willens anzusehen ist. Dagegen entfällt ein Mißbrauch z. B. in dem Fall, daß eine im normalen Zustand einverstandene Frauensperson später in schwer trunkenem Zustand gebraucht wird. Das hier zur Geltung kommende Prinzip könnte auch für von HÜBNER erwähnte Fälle in Betracht kommen, in denen mit ausgesprochen geisteskranken Personen nach ihrer Entlassung aus der Anstalt, trotz Mitteilung ihres Geisteszustandes von den früheren Geliebten Verkehr gepflogen wurde, dies auch dann, wenn letztere ausdrücklich auf die Strafbarkeit des Verkehrs aufmerksam gemacht wurden. Sie könnten sich auf eine generelle, vor Einsetzen der geistigen Störung gegebene Zustimmung berufen.

Schwierig ist auch zu beurteilen der von HÜBNER erwähnte Fall eines Mannes, der aus Gefälligkeit mit einer Geisteskranken auf Drängen der Mutter in Verkehr getreten war, um „sie zu heilen“. Es wird darauf ankommen, ob der Ausdruck „Mißbrauch“ nur objektiv oder auch subjektiv gefaßt ist, in letzterem Fall würde der Vorsatz fehlen.

Was den Ausdruck *Bewußtlosigkeit* betrifft, so erscheint als weit überwiegende juristische Meinung, daß ein völliges Fehlen des Bewußtseins zu fordern ist. Wenn daher HÜBNER sagt: Der „Ausdruck „bewußtlos“ soll nicht besagen, daß das Bewußtsein völlig aufgehoben war, gemeint ist vielmehr, daß die Geschändete, während das Verbrechen an ihr vorgenommen wurde, infolge Trübung des Bewußtseins nicht in der Lage war, gültig zuzustimmen und den Angriff auf ihre Geschlechtsehre abzuwehren,“ so entspricht das zwar dem, was man erwarten sollte, erscheint aber juristisch nicht belegt.

Ein *geschlechtlicher Mißbrauch im Schlaf* ohne Erwachen der attackierten Frau ist wohl ausgeschlossen. Richtig ist nur, daß eine Bewältigung einer Frauensperson im Schlaf leichter von statten geht, und daß eine solche im Dunkel der Nacht über die Person des Beischläfers getäuscht werden kann.

Die *Trunkenheit* kann nach dem Obigen nur in ihren höchsten Graden in Betracht kommen (völlige Bewußtlosigkeit).

Ein geschlechtlicher Mißbrauch im Zustand der *Narkose* würde auch hierher zählen; HÜBNER erwähnt, daß ein solcher gelegentlich bei zahnärztlichen und

---

[1] Geisteskranke im Sinne des § 176 StGB. können Geisteskranke oder Geistesschwache im Sinne des § 6 BGB. sein.

explorativen Narkosen vorgekommen ist. Schon hier ist aber zu beachten, daß
fälschliche Angaben nicht selten sind. Die Tatsache tiefer Bewußtlosigkeit, welche
von den Dingen der Außenwelt nichts wahrnehmen läßt, muß von vornherein
Skepsis erwecken. Die Angaben können aber durchaus gutgläubig gemacht
werden. Zur Erklärung dienen: Erotische Träume während der Narkose, die in
das Wachsein projiziert werden, fälschliche Deutung von Vorgängen beim Erwachen oder von nachträglichen Empfindungen. Ein sehr überzeugendes und
lehrreiches Beispiel teilt HÜBNER mit.

Erotische Traumbilder scheinen besonders rauschartigen Narkosen zu
eigen, besonders den Narkosen mit *Stickstoffoxydul*, *Bromäther*, *Äther* und
Chloräthyl, weniger den *Chloroformnarkosen*. Bemerkenswert ist, daß auch
Lokalanästhesien unter Umständen zu einer allgemeinen Narkose mit gleichartigen Erscheinungen führen können (SALINGE).

Der juristische Ausdruck *Willenlosigkeit* ist umstritten und unklar. Eine gute
Übersicht über die juristischen Anschauungen gibt eine aus dem STRASSMANN-
schen Institut stammende medizinische Arbeit von DORENDORF. Manche Juristen
verstehen unter Willenlosigkeit die Unfähigkeit, überhaupt einen Willen zu haben,
z. B. in Erschöpfungszuständen. Gegen diese Auffassung läßt sich einwenden,
daß sie theoretisierend ist, daß ein Erlöschen der Willensvorgänge erst mit dem
Eintritt der Bewußtlosigkeit erfolgt. Gewöhnlich werden unter Willenlosigkeit
noch einbezogen Zustände, in denen der Wille zwar vorhanden ist, aber nicht
zum Ausdruck gebracht werden kann, in dem engen Sinn einer krankhaften Behinderung des sprachlichen und sonstigen Bewegungsvermögens. Dagegen wird
teilweise von juristischer Seite abgelehnt die Identifizierung von Willenlosigkeit und *Wehrlosigkeit*. Eine gefesselte Frau soll nicht als willenlos gelten, da
sie einen Willen habe und ihn nur nicht äußern könne. Es wird das Bedenken
geltend gemacht, daß andernfalls auch der Verkehr mit einer in ihre Fesselung
und in den Verkehr willigende Frau bestraft werden müsse (z. B. bei sadistischen
Sexualakten à la Fall Großmann). DORENDORF führt dagegen aus, daß hier
wohl das Tatbestandsmerkmal des Mißbrauchs in Fortfall komme. Es kann
auch der Einwand des „volenti non fit injuria" gemacht werden. Die Einbeziehung der Wehrlosigkeit unter den Begriff der Willenlosigkeit entspricht zweifellos einem natürlichen Rechtsbewußtsein. Ich würde mich durchaus der Definition
von ASCHAFFENBURG anschließen: „eine Frauensperson, die infolge ihres körperlichen und geistigen Zustandes, ohne als geisteskrank bezeichnet werden zu können,
nicht imstande ist, ihren Willen, sich der geschlechtlichen Annäherung zu er-
wehren, zur Geltung zu bringen, ist willenlos; war die Behinderung der Abwehr
im Zustande des Bewußtseins begründet, bewußtlos im Sinne des § 176 StGB."

Die *Hypnose* wird (abgesehen von der Frage der Bewußtseinstrübung) bei Geltung der obigen Auffassung schwer unter den Begriff der Bewußtlosigkeit zu bringen
sein, auch in ihren ausgeprägten Formen, eher unter den der Willenlosigkeit[1].

Auch gegenüber angeblich hypnotischen Sexualattentaten ist große Skepsis
am Platz. Zunächst einmal ist zu beachten, daß die seelischen Widerstände in
der Hypnose durchaus nicht erloschen sind. Das oben erwähnte Beispiel des
anständigen jungen Mädchens, das sich weigert, sich nackt auszuziehen, zeigt
dies gerade mit Bezug auf das Sexualleben gut an. So kann auch eine nicht
wollende Frau in der Hypnose erheblichen Widerstand leisten; es kann wohl
sogar eine suggerierte Bewegungslosigkeit unter dem Einfluß des Angstaffektes

---

[1] Die Auffassung von LILIENTHAL, der die Zustände der Lethargie als Bewußtlosigkeit
und Willenlosigkeit gelten lassen wollte, nicht dagegen die des Somnambulismus, spiegelt
anfechtbare Vorstellungen von dem Bewußtseinszustand in der Hypnose und verkennt die
Identität beider Zustände.

durchbrochen werden. Ferner besteht häufig eine starke Bindung erotischer Natur an den Hypnotiseur, welche eine Hingabe auch ohne hypnotischen Einfluß möglich erscheinen lassen würde. Auf der anderen Seite ist beachtlich, daß gerade auf sexuellem Gebiet die Ambivalenz der Vorstellungen eine besonders große ist, daß es ein Schwanken zwischen Wollen und Nichtwollen gibt und daß das Bewußtsein, unter dem Einfluß des Hypnotiseurs zu stehen, die Widerstandskraft herabzusetzen vermag. Ein derartiges weibliches Wesen wird man nicht als frei in ihren Entschließungen betrachten dürfen. Ich möchte es übrigens durchaus nicht ganz ablehnen, daß einmal in einem seltenen Fall eine widerstrebende Frau unter dem Einfluß von Überraschung, Schreck und überwältigendem Gefühl des Zwanges sich hingibt (speziell eine Debile).

Häufig scheinen sexuelle Attentate in der Hypnose jedenfalls nicht zu sein. Die meisten Fälle der Literatur halten einer ernstlichen Kritik nicht stand. Bei weitem häufiger dürften fälschliche Anschuldigungen sein, wissentliche und nichtwissentliche. Die pseudologische Sucht, sich interessant zu machen, kann eine Rolle spielen; die Angabe, in der Ohnmacht oder in der Hypnose geschlechtlich gebraucht zu sein, begegnet öfters als Beschönigung eines sexuellen Fehltritts, die letztere besonders in hypnosefreudigen Zeiten, wobei die Mädchen lügen oder sich den gewünschten Zustand einreden; öfters läßt sich schon nach der Art der Schilderung ein hypnotischer Zustand ausschließen. Seltener scheinen mir wirkliche Verkennungen, die aber dann möglich sind, wenn von ärztlicher Seite unvorsichtige Genitalmanipulationen vorgenommen werden; alles in allem ist auch diesen Angaben gegenüber größte Skepsis geboten. Es sei zum Überfluß die so oft ausgesprochene Warnung an den Arzt angeschlossen, weibliche Personen nur in Zeugengegenwart zu hypnotisieren.

Wie bereits oben erwähnt, kommt m. E. in Anbetracht der engen juristischen Fassung des Begriffes „Bewußtlosigkeit" wesentlich nur eine Einbeziehung der Hypnose unter den der Willenlosigkeit in Betracht. Freilich muß auch in diesem Fall gestattet sein, die Willenlosigkeit des Gesetzes gleichzusetzen mit einer stärkeren Willensbeschränkung (keine Forderung unwiderstehlichen Zwanges), was nach einer mir von kompetenter juristischer Seite erteilten Auskunft angängig erscheint. Man muß sich darüber entscheiden, ob diese Einbeziehung generell stattfinden oder ob sie von einer näheren psychologischen Analyse im Einzelfall abhängig gemacht werden soll. Das letztere unterliegt praktischen Bedenken, und ich möchte mich — nicht ohne Hinblick auf die ganze Tendenz des Paragraphen — eher für das erstere aussprechen[1]. Bei dieser Stellungnahme würde es sich erübrigen, das schwierige Rechenexempel von Wollen und Nichtwollen aufzustellen; es würde die Feststellung genügen, daß ein hypnotischer Zustand überhaupt vorlag. Darüber müssen die näheren Umstände, sowie die Glaubwürdigkeit der Frau und ihrer Schilderung entscheiden. Lag ein solcher Zustand nicht oder nicht genügend sicher vor, wurde er aber von dem Beischläfer angenommen, so müßte übrigens natürlich auch eine Bestrafung erfolgen, nämlich wegen *eines Versuches am untauglichen Objekt*, der nach Reichsgerichtsauffassung bei jedem Verbrechen, d. h. jeder mit Zuchthaus bedrohten strafbaren Handlung einer Strafe anheimfällt.

Die *Einbeziehung eines Beischlafaktes mit einer in Hypnose befindlichen Frau unter den § 177 StGB.* kommt dann in Betracht, wenn die Herbeiführung des Zustandes bereits zum Zwecke geschlechtlichen Mißbrauchs geschah. Die

---

[1] Die Kommentare (Komm. v. EBERMAYER, LÖWE, ROSENBERG, 1929, S. 575, Komm. v. OLSHAUSEN, 1927, S. 790) sprechen sich freilich dahin aus, daß die Anwendung des Begriffs Willenlosigkeit auf die Hypnose nach Lage des Falles zu erfolgen habe. Doch ist nicht ganz klar, was des Näheren damit gemeint ist.

Einleitung einer Hypnose zum Zwecke einer Willensunfähigmachung fällt nach teilweiser juristischer Auffassung evtl. auch unter den Begriff der *Gewalt* des § 177 StGB. und des § 176, 1 StGB. Für v. LILIENTHAL liegt Gewaltanwendung überall da vor, wo ein vorhandener oder als vorhanden angesehener Willenswiderstand überwunden werden soll. Auf diese Richtung gegen einen fremden Willen, nicht auf die Größe der angewendeten Kraft komme es an. Es sei deshalb Gewaltanwendung in jedem Verfahren zu sehen, welches einen Menschen widerstandsunfähig mache, ein an demselben alsdann begangenes Verbrechen sei mit Gewalt verübt. Folgerichtig müßten dann m. E. auch gewisse Fälle von Wachsuggestion, die zu eventuellem geschlechtlichen Mißbrauch führen, hierher gerechnet werden (diese Fälle kommen übrigens auch für den Begriff der Willenlosigkeit im Sinne des § 176 StGB. in Betracht). Freilich wird die Meinung von v. LILIENTHAL nicht allenthalben geteilt; im allgemeinen wird der Begriff Gewalt auf die Einwirkung einer *physischen* Gewalt beschränkt, auf das Psychische nur insoweit ausgedehnt, als unter der Einwirkung einer physischen Gewalt ein Widerstand als unnütz aufgegeben wird (vis compulsiva, Beispiel: Aufgabe des Widerstandes eines Geprügelten). Nach anderer Auffassung fällt in dem angezogenen Fall die Herbeiführung einer Hypnose nicht unter den Begriff der Gewalt, sondern unter den strafrechtlich indifferenten Begriff der List.

Die Strafgesetzentwürfe haben sich der ersteren Auffassung angeschlossen; die Reichstagsvorlage definiert kurz (§ 9, Ziff. 6, Reichstagsvorlage): „Gewalt ist auch die Anwendung der Hypnose oder eines betäubenden oder berauschenden Mittels, um jemand gegen seinen Willen bewußtlos oder widerstandsunfähig zu machen."

Das „*Versetzen in einen bewußtlosen Zustand*" betrifft Betäubungen irgendwelcher Art[1].

Doch kommen Inhalationsnarkosen wenig in Betracht. Die Attentate im Eisenbahnkupee mit Anspritzen betäubender Flüssigkeit sind nach geläufigen kriminalistischen Erfahrungen meist gut erfundene Geschichten. Uns ist nur ein Fall bekannt, in dem durch Anspritzen einer Flüssigkeit, nämlich von Blausäure, eine vorübergehende Bewußtseinsstörung herbeigeführt wurde; es ist dies das Attentat auf den Oberbürgermeister Scheidemann. Die Durchführung einer Narkose auf dem Wege einer Inhalation (Chloroform usw.) benötigt in der Regel eine gewisse Zeit und gelingt nach den Versuchen von DOLBEAU und GUERRIER auch an Schlafenden schwer, ohne daß diese erwachen. KRATTER spricht sich in seinem Lehrbuch für gerichtliche Medizin dahin aus, daß zur Herbeiführung plötzlicher Bewußtlosigkeit Ammoniakdämpfe weit geeigneter seien und bei Attentaten im Eisenbahnwagen öfters Verwendung gefunden haben dürften; doch ist dies eben nicht mehr als eine Vermutung. Auch muß hier wohl ein gewaltsames Vorgehen gewählt werden.

Eher als Betäubungen durch zu inhalierende Mittel kommen solche durch *Schlafmittel* in Betracht, die heimlich beigebracht werden können. Das häufigst verwandte Mittel, um eine Frau gefügig zu machen, ist wohl zweifellos der *Alkohol*. Hier ist es gerade zu begrüßen, daß nur sehr hohe Grade von Trunkenheit als Bewußtlosigkeit angesehen werden. Eine Ausdehnung in dieser Hinsicht würde zu der unerwünschten Konsequenz einer außerordentlichen Vermehrung der Strafanzeigen und Erpressungen führen. Mit Recht macht HÜBNER darauf aufmerksam, daß die Mädchen meist wissen, zu welchem Zweck sie mit Alkohol traktiert werden, und daß es gelegentlich vorkommt, daß heiratssüchtige Mäd-

---

[1] Auch hier bestehen z. Z. die gleichen juristischen Differenzen wie bei der Hypnose. Teils wird eine Betäubung mit hypnotischen Mitteln als Gewalt angesehen, teils nur dann, wenn dabei wirklich Gewalt angewendet wird.

chen sich im Alkoholrausch hingeben, um nachher zu behaupten, sie wären im Rausch vergewaltigt.

e) Verfall in Geisteskrankheit und Siechtum.

§ 224 StGB.

Hat die Körperverletzung zur Folge, daß der Verletzte ein wichtiges Glied des Körpers, das Sehvermögen auf einem oder auf beiden Augen, das Gehör, die Sprache oder die Zeugungsfähigkeit verliert oder in erheblicher Weise dauernd entstellt wird, oder in Siechtum, Lähmung oder Geisteskrankheit verfällt, so ist auf Zuchthaus bis zu 5 Jahren oder Gefängnis nicht unter einem Jahr zu erkennen.

§ 225 StGB.

War eine der vorbezeichneten Folgen beabsichtigt und eingetreten, so ist auf Zuchthaus von zwei bis zu zehn Jahren zu erkennen.

Der § 224 StGB. behandelt eine Form der qualifizierten Körperverletzung, bei der bestimmte Verletzungsfolgen eintreten, von denen hier nur der Verfall in *Geisteskrankheit* und *Siechtum* interessieren. Die Bestimmungen des Paragraphen stellen einen besonders krassen Fall von sog. *Erfolgshaftung* dar, die primitiven Rechtszuständen eigen ist und, modernen Rechtsauffassungen nicht mehr Rechnung tragend, immer mehr aus dem Recht verschwindet. Auch jetzt gestatten bereits gewisse juristische Auffassungen über Kausalität, dem Paragraphen seine Härte zu nehmen. Nicht alle Juristen stehen hinsichtlich der durch den Erfolg qualifizierten Delikte mehr auf dem Boden der *conditio sine qua non-Theorie*, nach der als Ursache jedes Glied in der Kette der Geschehnisse anzusehen ist, das für den Erfolg entscheidend war. Vielfach ist z. Zt. bereits auch hier die im Zivilrecht allgemein angewandte Theorie der *adäquaten Verursachung* im Gebrauch, nach der nicht alle Bedingungen eines Erfolges als Ursache anzusprechen sind, sondern nur diejenigen, welche den Erfolg nach menschlichem Ermessen herbeiführen konnten. Freilich hat sich das Reichsgericht ganz allgemein auf den Boden der ersteren Theorie gestellt (Bd. 56, S. 348) und statuiert als „Unterbrechung des Kausalzusammenhangs" nur Dazwischenkunft des vorsätzlichen Handelns eines anderen oder eines zufälligen fernliegenden Ereignisses.

Was man unter *Geisteskrankheit* im Sinne des § 224 StGB. zu verstehen hat, darüber schweigen sich merkwürdigerweise die juristischen Kommentare aus. Ich nehme an, daß auch hier eine schwere (die Bedingungen des § 51 StGB. generell erfüllende) geistige Störung gemeint ist. In gleichem Sinne äußert sich MEYER-ALLFELD dahin, es müsse eine erhebliche Störung vorliegen. Für diese Auffassung spricht auch die Definition des dem Reichstag vorliegenden Strafgesetzentwurfes.

Kurz dauernde Psychosen gelten den meisten Juristen *nicht* als *Geisteskrankheit* im Sinne des Paragraphen. Die Berechtigung zu dieser Auffassung wird wohl aus dem Wort „Verfallen" hergeleitet. *Unheilbarkeit* wird nicht gefordert, nur *Unabsehbarkeit der Dauer.* Nach einer RGE. vom 16. September 1910 (Entsch. Bd. 44, S. 59, Wichtige Entsch. 11. Folge 1912, S. 10) setzt der Begriff des „in Geisteskrankheit Verfallen" im Sinne des § 224 StGB. lediglich voraus, daß innerhalb eines längeren Zeitraumes nach der Tat die Ungewißheit bestanden hat, ob und wann Heilung möglich ist. Die Anwendung des Begriffes wird daher nicht dadurch ausgeschieden, daß z. Zt. der Aburteilung bereits Heilung erfolgt ist, wohl aber dadurch, daß von vornherein feststand, daß die Störung des Geistes nur vorübergehend sein werde.

In Rücksicht auf das noch geltende Recht und die durch die Stellungnahme des Reichsgerichts nahegerückte Möglichkeit rigoroser juristischer Auffassung wird man die Ansprüche an die materielle Kausalität recht hoch zu stellen haben.

Es ist begrüßenswert, daß nach dieser Richtung hin eine gewisse Klärung unserer Anschauungen eingetreten ist. Nicht jede Psychose ist als traumatisch anzusehen, der ein Trauma zeitlich vorangegangen ist, auch dann nicht, wenn dieses den Schädel betroffen hat. Es gilt dies eigentlich nur für die im engen Anschluß an schwere Schädelverletzungen zu beobachtenden *traumatischen Psychosen* von spezifischem Gepräge und die *traumatisch-epileptischen Psychosen*. Bei andersartigen Psychosen (*Dementia praecox, Attacken des manisch-depressiven Irreseins, Paralyse*) wird man nur in Ausnahmefällen ein Trauma als wahrscheinlich „mitwirkend" ansprechen können, nämlich dann, wenn sie sich im engen Anschluß an ein schweres Kopftrauma entwickelt haben.

Für manche im Bereich der Psychiatrie liegenden Störungen kommt auch die Verwendung des Wortes *Siechtum* in Betracht. Über diesen Begriff läßt sich eine RGE. folgendermaßen aus:

„Der Begriff des Verfallens in Siechtum erfordert einen chronischen Krankheitszustand, welcher, den gesamten Organismus des Verletzten ergreifend, eine erhebliche Beeinträchtigung des Allgemeinbefindens, ein Schwinden der Körperkräfte, Hinfälligkeit zur Folge hat, welcher nicht unheilbar zu sein braucht, dessen Heilung aber überhaupt oder der Zeit nach sich nicht bestimmen läßt." (RGE. Bd. 12, S. 127.)

Gefordert wird also auch hier längere Dauer, Unabsehbarkeit der Dauer, ferner eine gewisse das Allgemeinbefinden erheblich beeinträchtigende Schwere der Störung. E. SCHULTZE und MENDEL haben zutreffend darauf aufmerksam gemacht, daß in dem Begriff des Siechtums auch der einer *stärkeren Erwerbsbeschränkung* liegt. Gleichsinnig spricht sich eine RGE. vom 14. 4. 1910 dahin aus, daß die Krankheit eine solche sein müsse, daß sie den ganzen Menschen schwer benachteilige und daß die Erwerbsfähigkeit des Erkrankten oder doch dessen allgemeine Leistungsfähigkeit hierdurch in erheblicher Weise beeinflußt sei (RG. I 14. 4. 1910. Das Recht 14, 1866 und Jahrb. 1910, S. 74). Namentlich sind hier Fälle schwerer *traumatischer Epilepsie* anzuführen. Die Darstellungen der Vorkriegszeit schließen auch Fälle *schwerer Hysterie* mit ein. Ich möchte die Vermutung aussprechen, daß sie unter Verwertung der Kriegserfahrungen etwas anders ausgefallen wären, möchte jedenfalls meinen, daß sie einer gründlichen Revision bedürfen. Ich persönlich würde mich kaum dazu verstehen können, hysterische Störungen, wenn auch noch so aufdringlich imponierender Natur als Siechtum im Sinne des Gesetzes zu bezeichnen. Dem widersprechen m. E. unsere heutigen Vorstellungen von der Oberflächlichkeit und der Entstehungsweise solcher Störungen[1]. Man vergesse nicht, daß auch hier ein starker *Wunschfaktor* in Gestalt der vom Gericht dem Gegner aufzuerlegenden Buße vorhanden sein kann.

Bei allen reaktiven psychogenen Störungen, gleichviel nun, ob wunschbedingt oder nicht, wird man jedenfalls die Bedeutung der Persönlichkeit für das Zustandekommen der Störungen ins rechte Licht zu rücken und dadurch die Frage der adäquaten Verursachung dem Richter nahe zu bringen haben. Auch der eingefleischte juristische Anhänger der conditio sine qua non-Theorie wird dann zum mindesten Veranlassung nehmen, über die Frage des Strafmaßes recht eingehend nachzudenken.

---

[1] Hysterische Psychosen werden zumeist schon wegen ihrer Kürze nicht unter den Begriff der Geisteskrankheit fallen, zum anderen möchte ich aber auch in Hinsicht ihrer Leichtbeeinflußbarkeit durch seelische Momente Anstand nehmen, sie unter diesen Begriff zu rubrizieren. Gleichwohl können sie unter den Begriff der Geisteskrankheit der § 176 und 177 fallen, da nach einer früher zitierten KGE. (KGE. II Urteil vom 27. Juni 1925 2 S. 319/25. JW. 25 2158[1]) der Begriff Geisteskrankheit lediglich nach Ansehung des Strafzweckes gebraucht wird.

f) Der Geisteskranke als Beschuldigter, Angeschuldigter, Angeklagter und Verurteilter (StPO.).

§ 170.

Bieten die angestellten Ermittelungen genügenden Anlaß zur Erhebung der öffentlichen Klage, so erhebt die Staatsanwaltschaft sie entweder durch einen Antrag auf gerichtliche Voruntersuchung oder durch Einreichung einer Anklageschrift bei dem Gerichte.

Anderenfalls verfügt die Staatsanwaltschaft die Einstellung des Verfahrens und setzt hiervon den Beschuldigten in Kenntnis, wenn er als solcher vom Richter vernommen oder ein Haftbefehl gegen ihn erlassen war.

§ 205.

Vorläufige Einstellung des Verfahrens kann beschlossen werden, wenn dem weiteren Verfahren Abwesenheit des Angeschuldigten oder der Umstand entgegensteht, daß er nach der Tat in Geisteskrankheit verfallen ist.

§ 455.

Die Vollstreckung einer Freiheitsstrafe ist aufzuschieben, wenn der Verurteilte in Geisteskrankheit verfällt.

Dasselbe gilt bei anderen Krankheiten, wenn von der Vollstreckung eine nahe Lebensgefahr für den Verurteilten zu besorgen steht.

Die Strafvollstreckung kann auch dann aufgeschoben werden, wenn sich der Verurteilte in einem körperlichen Zustand befindet, bei welchem eine sofortige Vollstreckung mit der Einrichtung der Strafanstalt unverträglich ist.

§ 461.

Ist der Verurteilte nach Beginn der Strafvollstreckung wegen Krankheit in eine von der Strafanstalt getrennte Krankenanstalt gebracht worden, so ist die Dauer des Aufenthaltes in der Krankenanstalt in die Strafzeit einzurechnen, wenn nicht der Verurteilte mit der Absicht, die Strafvollstreckung zu unterbrechen, die Krankheit herbeigeführt hat.

Die Staatsanwaltschaft hat im letzteren Falle eine Entscheidung des Gerichts herbeizuführen.

Hat sich im Ermittlungsverfahren bereits herausgestellt, daß ein Schuldausschließungsgrund im Sinne mangelnder Verantwortlichkeit vorliegt, so erfolgt Einstellung des Verfahrens seitens der Staatsanwaltschaft (§ 170 StPO.).

Nach Einleitung der Voruntersuchung oder Eröffnung der Hauptverhandlung hat das Gericht über die Einstellung zu befinden (§ 205 StPO.).

Im § 205 der StPO. ist gesagt, daß bei Abwesenheit des Angeklagten oder bei Verfall in Geisteskrankheit das Verfahren vorläufig eingestellt werden kann, falls die genannten Umstände der Fortführung des Verfahrens hindernd im Wege stehen. Für die Hauptverhandlung wird Anwesenheit des Angeklagten erfordert. Dieses Prinzip läßt nur wenige Ausnahmen zu[1].

Dauernde *Verhandlungsunfähigkeit* kann zur vorläufigen Einstellung Anlaß geben[2].

Das Gesetz stellt keine Normen für Verhandlungsfähigkeit bzw. -unfähigkeit auf. Nach von G. Strassmann zitierten RGE.[3] muß der Angeklagte, um ver-

---

[1] Speziell bei Delikten, die nur mit Geldstrafe oder Einziehung allein oder in Verbindung miteinander bedroht sind (§ 277 StPO.). Ferner dann, wenn der Angeklagte sich eigenmächtig aus der Verhandlung entfernt hat oder nach Unterbrechung der Verhandlung nicht wieder erschienen ist und seine weitere Anwesenheit vom Gericht nicht für erforderlich erachtet wird oder wenn er wegen ordnungswidrigen Verhaltens aus dem Saal gewiesen wurde (§ 247 StPO.). Auch kann der Angeklagte auf seinen Antrag von der Verpflichtung zum Erscheinen in der Hauptverhandlung entbunden werden, bei Verfahren vor dem Amtsrichter oder dem Schöffengericht, wenn es sich nicht um Verbrechen oder um Strafsachen handelt, die wegen Rückfalls Verbrechen sind. Zu den Gründen kann wohl auch dauernde Verhandlungsunfähigkeit gehören.

[2] Eine relative Verhandlungsunfähigkeit besteht nach F. Strassmann dann, wenn der Angeklagte wegeunfähig ist, d. h. unfähig ist, vor Gericht zu erscheinen, da dem Gericht keine Mittel für die Transportkosten zur Verfügung stehen und eine Vorführung durch die Polizei in diesem Fall untunlich erscheint.

[3] Siehe Luhmann S. 23 (RGE. vom 8. Jan. 1897).

handlungsfähig zu sein, der Verhandlung folgen, seine Rechte sachgemäß vertreten und sich in verständiger und sachgemäßer Weise verteidigen können. Diese Fähigkeit kann natürlich auch durch schwere körperliche Gesundheitsstörungen aufgehoben sein. Unter Umständen erweckt auch die Gefahr schwerer Gesundheitsschädigungen Bedenken an der Verhandlungsfähigkeit.

Es wird empfohlen, bei zweifelhaften Geisteszuständen den Begriff der Verhandlungsfähigkeit nicht zu eng zu fassen, um die Verfahren sich nicht endlos hinziehen zu lassen und dem Beschuldigten den Vorteil des Freispruchs zu gewähren.

Für ein künftiges Gesetz wird eine Normierung dringend gewünscht. G. STRASSMANN tritt für eine Definition ein, die sich eng an den Wortlaut der oben angezogenen Entscheidungen anlehnt. Er betont, daß die Begriffe ärztlich sehr weit zu fassen wären, um eine Durchführung der Verhandlung in weitgehendem Maße zu ermöglichen.

Weiter wird von dem Autor gefordert: Ausschluß der Verhandlung bei naher, unmittelbarer Lebensgefahr, Möglichkeit des Ausschlusses bei schwerer und erheblicher Gefährdung der Gesundheit des Angeklagten, weiterhin für den Fall längerer, nicht absehbarer Verhandlungsunfähigkeit bei geistigem und körperlichem Leiden; Möglichkeit des Verzichts auf die Einleitung des Strafverfahrens, der Einstellung eines solchen, der Verhandlung in Abwesenheit des Angeklagten bei allen Straftaten unter besonderer Organisation der Verteidigung, schließlich Möglichkeit der vorläufigen Einstellung bei Unmöglichkeit der Aufklärung infolge Fehlens des Angeklagten.

Daß ausgesprochene Geisteskranke oft verhandlungsunfähig sind, versteht sich von selbst.

Meistens hat man es zu tun mit *nervösen Zuständen* und *situativen Depressionen*, die sich als Reaktion auf die Einleitung des Strafverfahrens und die Inhaftierung ausbilden. Besondere Schwierigkeiten machen hier die *hysterischen Psychosen*, die dem Wunsch und Willen sowie der Vorstellung, krank zu sein, entspringen und einen, wenn auch nur unbewußten Zweck verfolgen. Der Zweck, der hier erreicht werden soll, ist entweder Straffreiheit auf Grund des § 51 StGB. oder wenigstens Entlassung aus dem Gefängnis bzw. Aufschub der Verhandlung. Diese Psychosen stehen der Simulation sehr nahe und gehen fließend in diese über. Denn zwischen dem Wunsch, krank zu sein, mit entsprechender unbewußter Realisierung und dem Wunsch, krank zu scheinen, mit entsprechender bewußter Realisierung besteht kein himmelweiter Unterschied, und beide Momente können sich untereinander mischen. Viele der Fälle von Pseudodemenz (sog. GANSERsche Dämmerzustände), Clownismus und Puerilismus, die wir in den Gefängnissen zu sehen bekommen, sind wahrscheinlich glatte Simulation (wenn auch von psychopathischen Persönlichkeiten).

Von einem Zutreffen des § 51 StGB. kann hier selbstverständlich auf keinen Fall die Rede sein, denn diese Zustände haben ja gar nicht zur Zeit der Straftat vorgelegen, sondern sich erst im Laufe des Verfahrens entwickelt. Es kommt lediglich in Betracht die Frage der Verhandlungsfähigkeit und der Untersuchungshaftfähigkeit.

Hier ist es selbstverständlich Aufgabe des Gefängnis- bzw. Gerichtsarztes, die Verhandlung zu ermöglichen, und das gelingt nicht durch eine weichherzige Nachgiebigkeit und falsch angebrachte Humanität, sondern lediglich auf dem Wege eines erzieherischen Vorgehens; man suche zu vermeiden, daß derartige Kranke aus der Haft entlassen werden. Merken sie erst, daß sie mit ihrer Krankheit einen Erfolg haben, so bedeutet das eine Bekräftigung ihres Verhaltens, und es finden sich draußen leider immer Ärzte, die, falsch unterrichtet oder falsch eingestellt, derartige Personen in diesem Verhalten unbewußt unterstützen. Man stelle sich von vornherein diesen Personen gegenüber auf den Standpunkt, daß sie zweifellos zurechnungsfähig seien, daß die Verhandlung früher oder später jedenfalls durchgeführt werden müsse und daß sie selbst ein lebhaftes Interesse daran hätten, gesund und verhandlungsfähig zu sein, wenn sie das Verfahren nicht unnötigerweise verlängern wollten. Bei einem solchen Vorgehen des Arztes gelingt es gewöhnlich in kurzer Zeit, die Störungen zu beseitigen, evtl. lasse man auch bei Weiterbestehen verhandeln. Den Richter belehre man entsprechend über die Art des Zustandes und veranlasse ihn zu einem zweckentsprechenden Verhalten gegenüber dem Angeklagten.

Der Verbleib derartiger Personen in der Untersuchungshaft erscheint besonders erleichtert bei dem von manchen Juristen eingenommenen Standpunkt, daß bei Fehlen besonderer Bestimmungen über Haftfähigkeit von Untersuchungsgefangenen eine solche in diesem Stadium des

Verfahrens nur dann angenommen werden kann, wenn die Krankheit die Flucht oder Kollusionsgefahr, also die beiden die Haft bedingenden Momente aufhebt; wenn man so will, liegt in den hier genannten Fällen eine besondere Art von Fluchtverdacht vor. Die eben wiedergegebene juristische Auffassung ist anläßlich des Falles Höfle bemängelt worden und hat eine andere Anschauungen zutage fördernde Debatte gezeitigt, an der sich zahlreiche Juristen und von Medizinern F. Strassmann beteiligt haben. Juristischerseits hat man sich zumeist auf den Standpunkt gestellt, daß die für die Strafhaft geltenden Prinzipien (s. unten) nach dem Grundsatz a majore ad minus auch auf die Untersuchungshaft zu übertragen seien; darüber hinaus meinen einige, daß Haftunfähigkeit auch vorliege bei dauernder Verhandlungsunfähigkeit und, wenn eine ernstliche Gesundheitsschädigung drohe. Alles das macht m. E. das von mir oben Gesagte nicht hinfällig.

Schwieriger ist die Sachlage, wenn diese Scheinkranken sich nicht in Haft befinden. Sie wegen Verdachts der Flucht in der Krankheit in Haft zu nehmen, scheut sich der Richter. Der Gerichtsarzt der Großstadt bekommt eine ganze Menge solcher hysterischer oder simulierender Verhandlungs- bzw. Haftdrückeberger zu sehen, die es meisterlich verstehen, jahrelang die Verhandlung zu vereiteln. Die Sachlage wird erschwert, wenn die Diagnose nicht ganz klar ist oder organische Erscheinungen beigemengt sein können, deren Stärke schwer abzuschätzen ist. Es sei auch an dieser Stelle noch einmal auf die Möglichkeit der Anwendung des § 81 StPO. in solchen Fällen hingewiesen. Gerade in derartigen Fällen wäre die Möglichkeit der Durchführung der Verhandlung in Abwesenheit des Angeklagten wünschenswert, welche vermutlich oft rasch Genesung herbeiführen würde.

Besondere Schwierigkeiten machen vor Gericht auch gewisse *erregbare Psychopathen*, die ebenso, wie sie im Gefängnis oder Zuchthaus ihren „Gefängnis- oder Zuchthausknall" in Gestalt von maßlosen Affektausbrüchen bekommen, in der Verhandlung plötzlich, manchmal unter dem Einfluß eines etwas unzweckmäßigen, aufreizenden Fragens, einen „Verhandlungsknall" haben. Man kann in dieser Hinsicht sehr merkwürdige Szenen vor Gericht erleben. Zum Beispiel tätliche Angriffe des Angeklagten auf den Staatsanwalt usw. Auch in diesen Fällen gelingt es bei geschicktem Vorgehen dem Arzt gewöhnlich, die Verhandlung zur Durchführung zu bringen. Man wirke begütigend und beschwichtigend auf den Angeklagten ein, mahne zur Ruhe und nehme evtl. neben ihm Platz; vor allem suche man auch, diesen Personen klar zu machen, wie wichtig die rasche Durchführung des Verfahrens für sie sei. Meist sind derartige „Erregbare" durchaus nicht unzugänglich, benötigen nur eines geschickten, ruhigen, wenn auch durchaus nicht weichlichen Anfassens. Auch hier ist natürlich der Richter entsprechend zu instruieren und zu einem zweckmäßigen Verhalten zu veranlassen.

Verfällt der Verurteilte (also nach der Hauptverhandlung) in Geisteskrankheit, so ist nach *§ 455* Abs. 1 *StPO*. ein Todesurteil nicht vollstreckbar und die Vollstreckung einer Freiheitsstrafe aufzuschieben. Das letztere gilt auch für andere (d. h. körperliche Krankheiten), wenn von der Vollstreckung der Freiheitsstrafe eine nahe Lebensgefahr zu besorgen besteht (§ 455 Abs. 2 StPO.). Sind dies Mußvorschriften, so ist für den Fall der Unverträglichkeit der sofortigen Vollstreckung einer Freiheitsstrafe mit den Einrichtungen der Strafanstalt bei körperlichen Leiden eine Kannvorschrift des Strafaufschubs gegeben (Abs. 3).

Der Sinn dieser Vorschriften ist dahin zu verstehen, daß der Verurteilte geistig so beschaffen sein soll, daß er Verständnis und Empfänglichkeit für die Strafe besitzt und daß er sich ohne grobe Störungen in den Strafvollzug einfügt. Ferner dahin, daß er nicht einen außerhalb des Strafzwecks gelegenen nennenswerten Schaden erleidet und daß sein körperlicher Zustand nicht den Anstaltsbetrieb empfindlich stört (Hübner).

Bei Eintritt einer geistigen Störung wird der Verurteilte in Preußen in der Regel zunächst auf die Dauer von 6 Monaten in eine Gefängnis-Irrenabteilung gebracht, eine Frist, die ausnahmsweise um 6 Monate verlängert werden kann. Ist die Psychose in dieser Zeit nicht abgeheilt, so erfolgt Überführung in eine Irrenanstalt, eine Entlassung nach Hause nur bei Strafende.

Beanstandung hat erfahren die behördliche Stellungnahme hinsichtlich der Anrechnung der in der Anstalt verbrachten Zeit auf die Strafhaft. Nach dem *§ 461 StPO*. ist bei Verbringung eines in der Strafvollstreckung befindlichen Verurteilten in eine von der Strafanstalt getrennten Krankenanstalt die Dauer des Krankenhausaufenthaltes in die Strafzeit einzurechnen, wenn nicht der Ver-

urteilte mit der Absicht, die Strafvollstreckung zu durchbrechen, die Krankheit
herbeigeführt hat. Das steht in einem gewissen Gegensatz zu der oben erwähnten
Bestimmung, daß die Vollstreckung einer Freiheitsstrafe bei Verfall in Geisteskrankheit aufzuschieben ist (§ 455 Abs. 1 StPO.)[1].

Gemäß Erlassen des preußischen Ministers des Innern und der Justiz vom
28. 3. 1903 bzw. 5. 12. 1901 soll bei Überführung in eine Anstalt Entlassung
aus dem Strafvollzug erfolgen. Diese Regelung kommt fiskalischen Wünschen
entgegen.

In von RIXEN mitgeteilten Entscheidungen (2 landgerichtliche, 1 oberlandes-
gerichtliche) ist die auf Grund der ministeriellen Verfügungen erfolgte Entlassung teils als vollgültig, teils als nur formeller Natur aufgefaßt worden, im
ersteren Fall die Anrechnung abgelehnt, im letzteren gewährt worden. Nach
einer Entscheidung des Landgerichts Cleve vom 23. 5. 1898 steht lediglich dem
Staatsanwalt auf Grund des § 483 StPO. das Recht der Unterbrechung der
Strafvollstreckung zu. Bei Vorliegen einer solchen legalen Entlassung wäre demnach Anrechnung überhaupt nicht mehr möglich. Nach einer anderen Entscheidung (Landgericht Düsseldorf, 26. 11. 1904) ist aber Entlassung nur erfolgt, wenn der Entlassene seine volle Bewegungsfreiheit wieder erhalten hat.
Auch muß ihm mitgeteilt werden, daß er entlassen ist. Nach Ausführungen
des Kommentars zur Strafprozeßordnung von LOEWE-ROSENBERG findet bei
Verbringung in eine Anstalt tatsächlich immer eine Unterbrechung des Strafvollzugs statt. Diese hat aber mit der Frage der Anrechnung der in der Anstalt
verbrachten Zeit auf die Strafzeit nichts zu tun. Wie ersichtlich, sind die Meinungen hinsichtlich der ganzen Frage recht verschieden.

Das Prinzip der Nichtanrechnung der Strafzeit hat zu dem bekannten leidigen
Hin- und Herpendeln der Verurteilten zwischen Strafanstalt und Irrenanstalt
Anlaß gegeben.

Es ist für eine kommende gesetzliche Regelung der Wunsch nach einer prinzipiellen Einbeziehung des Anstaltsaufenthaltes in die Strafhaft laut geworden.
Bedenken bestehen nur hinsichtlich der psychogenen Haftreaktionen, für welche
eine Sonderbehandlung erforderlich wäre, wenn man nicht mangelnden Gesund-
heitswillen und Haftdrückebergerei prämiieren sowie Haftpsychosen züchten
will. Die Bedenken der Ausnahmestellung gegenüber den körperlich Kranken
bekämpft HÜBNER mit dem Hinweis der längeren Dauer der geistigen Störungen
und ihre nicht seltene Mitbedingtheit durch die Einflüsse der Haft, welche Rück-
versetzungen verhindern. Er übermittelt dabei eine Mitteilung von LITTEN, nach
der auch körperlich Kranken auf Grund des § 455 Abs. 2 und 3 StPO. ein
längerer Krankenhausaufenthalt gewöhnlich nicht auf die Strafzeit angerechnet
wird. Von psychiatrischer Seite ist vor allem auch die Ungleichheit der Behandlung psychischer und körperlich Kranker für die Anrechnung des Anstaltsaufenthaltes ins Feld geführt worden.

Zu den nicht Straferstehungsfähigen zählen zunächst einmal alle ausgesprochenen und
schweren *Geisteskranken*, ferner auch die echten degenerativen *Haftpsychotiker* mit dem typischen Haftkomplex. Bei letzteren ist sogar eine rasche Entfernung aus dem Strafvollzug
angezeigt. Oberflächliche, evtl. rasch vorübergehende seelische Reaktionen brauchen keinen
Anlaß zur Entfernung aus dem Strafvollzug zu bieten. Zurückhaltung empfiehlt sich auch
mit Rücksicht auf die Nichtanrechnung des Anstaltsaufenthaltes auf die Strafe. Erfahrungsgemäß wandern aber derartige Persönlichkeiten doch recht häufig in die Heil- und Pflegeanstalten. In einem Fall meiner Beobachtung wollte der also Behandelte gegen den Anstaltsleiter mit einer Anzeige vorgehen, weil er ihn als Geistesgesunden in der Anstalt zurück-

---

[1] Dieser Gegensatz läßt sich auflösen, wenn man den § 461 StPO. nur auf kürzer dauernde,
den § 455 Abs. 1 StPO. auf länger dauernde Zustände bezieht. Das Wort „Verfallen" könnte
Anlaß dazu geben.

gehalten habe. Eine Berechtigung, Nichtgeisteskranke, aus der Haft Entlassene zurückzuhalten, besteht auch an sich zweifellos nicht; ob Ministerialerlässe eine solche Berechtigung, nicht nur eine Deckung verleihen, erscheint mir fraglich, bei ungenügender Deckung der Art ist wohl jedenfalls Vorsicht geboten. Der bekannte Erlaß des Pr. Min. des Inneren und des Pr. Min. der geistlichen Unterrichts- und Medizinal-Angelegenheiten vom 15. Juni 1901 spricht lediglich von *geisteskranken* Personen, *geisteskranken* Verbrechern und *Geisteskranken*. (Mbl. f. Med. Angelegenheiten 1. Jg. S. 179.)

Dem in der Praxis stehenden Gerichtsarzt in der Großstadt machen — ebenso wie für die Frage der Verhandlungsfähigkeit — für die der *Haftfähigkeit* besondere Schwierigkeiten, die Nervösen und Psychopathen mit ihren sich manchmal mehr nach der körperlichen Seite auswirkenden Reaktionen und — wie nebenbei erwähnt sei — ganz auf körperlicher Seite liegend Hypertoniker und Arteriosklerotiker mit kardialen Störungen. Die ersteren sind natürlich nicht haftunfähig, bei den letzteren besteht ja eine gewisse Gefahr durch die mit der Internierung und Verhandlung verbundenen Aufregungen. Es würde aber zu ganz unhaltbaren Konsequenzen führen, wollte man alle diese Leute für verhandlungs- und haftunfähig erklären. Die Erfahrung bei energischem Vorgehen lehrt, daß sie in Kauf genommen werden kann, denn in der Regel sind Verhandlung und Haft von keinen üblen Folgen begleitet. Bei allen körperlichen Zuständen ist zu berücksichtigen, daß auch im Gefängnis eine Behandlung möglich ist, daß sogar heutigentags die Hinzuziehung von Spezialisten gewährleistet ist, und daß die großen Strafanstalten Lazarettabteilungen besitzen (Grundsätze für den Vollzug von Freiheitsstrafen vom 7. Juli 1923 [RGBl. S. 362] §§ 94, 95, 97 und preuß. Dienst- und Vollzugsordnung vom 1. Aug. 1923, §§ 33—35, 63, 123, 125). Von hier interessierenden, rasche Krankenhausbehandlung erheischenden Zuständen wäre vielleicht der *Status epilepticus* zu nennen.

Wichtig ist noch der *§ 456 StPO.*, nach welchem auf Antrag des Verurteilten die Vollstreckung aufgeschoben werden kann, sofern durch die sofortige Vollstreckung dem Verurteilten oder der Familie desselben erhebliche Nachteile erwachsen. Ich pflichte vollkommen Hübner bei, daß ärztliche Atteste, die unter Beziehung auf diesen Paragraphen gefordert werden, Nervösen und Psychopathen in der Regel zu verweigern sind, denn für sie ist auch therapeutisch die rasche Absolvierung der Strafe und das Fertigwerden mit der Sache das einzig Richtige.

Schließlich sei noch die Möglichkeit eines *Wiederaufnahmeverfahrens* erwähnt für Fälle, in denen sich nachträglich ein Zutreffen der Bedingungen des § 51 StGB. herausstellt. Hübner meint, daß der Rat zur Beantragung der Wiederaufnahme nur von Fall zu Fall gegeben werden könne, daß es besser sei, den Kranken an einen Rechtsanwalt zu verweisen, um nicht parteiisch zu erscheinen und sich bei Unkenntnis des gesamten Aktenmaterials der Gefahr einer späteren Rücknahme seiner Ansicht auszusetzen.

Mißlich erscheint, daß auch im Wiederaufnahmeverfahren Anwesenheit des lebenden Angeklagten bei der Hauptverhandlung notwendig ist. Freilich kann das Gericht bei genügenden Beweisen sofort auf Freispruch erkennen; bei öffentlichen Klagen jedoch nur mit Zustimmung der Staatsanwaltschaft. Ich möchte mit G. Strassmann bezweifeln, ob dadurch allen Eventualitäten Rechnung getragen ist. Die Verhandlungen sollten auch in Abwesenheit des Angeklagten stattfinden können.

Das *Gesetz vom 14. Juli 1904 betr. die Entschädigung für unschuldig erlittene Untersuchungshaft* kann auch auf solche Fälle Anwendung finden, in denen auf Grund des § 51 StGB. freigesprochen ist; ausgenommen sind Exkulpationen wegen eines die freie Willensbestimmung ausschließenden Trunkenheitszustandes.

Anschließend sei kurz erwähnt, daß der *Strafvollzug* vorläufig durch ein Reichsgesetz nicht einheitlich geregelt ist. Eine Vereinheitlichung erstreben die im Jahre 1923 herausgegebenen „*Grundsätze für den Vollzug von Freiheitsstrafen*". Einige wichtige Paragraphen dieser Grundsätze seien zum Schluß angefügt.

§ 5: Für geistig Minderwertige sind nach Bedarf besondere Anstalten oder Abteilungen einzurichten.

§ 11, Abs. 3: Zu Anstaltsärzten sollen vorzugsweise Ärzte bestellt werden, die auch psychiatrisch besonders ausgebildet sind.

§ 94: Auf die Erhaltung der geistigen Gesundheit der Gefangenen ist dauernd Bedacht zu nehmen. Zeigt sich der Verdacht einer Geistesstörung, so ist dem Anstaltsarzt unverzüglich Mitteilung zu machen.

§ 95: In den Anstalten sind nach Bedarf Krankenabteilungen oder Krankenräume einzurichten, und zwar möglichst gesondert von den übrigen Hafträumen. Auch für geeignete Räume zur vorläufigen Aufnahme solcher Gefangenen, welche an Geisteskrankheit oder einer ansteckenden Krankheit leiden oder einer solchen Krankheit verdächtig sind, ist zu sorgen.

In gemeinsamen Krankenräumen müssen auf jeden Kranken mindestens 25 Kubikmeter, in Einzelkrankenräumen in der Regel 30 Kubikmeter Luftraum entfallen.

§ 213: Gefangene, die nach dem Gutachten des Anstaltsarztes geistig so minderwertig sind, daß sie nicht im regelmäßigen Strafvollzug gehalten werden können, sollen in besonderen Anstalten oder Abteilungen für geistig Minderwertige untergebracht werden. Der Geisteskrankheit Verdächtige sind zur Beobachtung in besondere Anstalten oder Abteilungen oder in eine öffentliche Irrenanstalt zu überführen.

§ 214: Die besonderen Anstalten und Abteilungen für geistig Minderwertige oder der Geisteskrankheit Verdächtige sollen ständig von einem psychiatrischen Facharzt beaufsichtigt werden. Vor wichtigen Anordnungen, insbesondere bei der Verteilung auf die Haft-räume ist der Anstaltsarzt zu hören. Auch bei der Einrichtung neuer Anstalten und Abteilungen ist ein psychiatrischer Facharzt zuzuziehen.

§ 215: Bei der Behandlung geistig Minderwertiger kann, und zwar auch dann, wenn sie nicht in besonderen Anstalten oder Abteilungen untergebracht sind, mit Rücksicht auf ihren Geisteszustand auf Antrag des Anstaltsarztes von den sonst bestehenden Vorschriften abgewichen werden. Sicherungsmaßnahmen und Hausstrafen bedürfen der Zustimmung des Anstaltsarztes.

g) Der Geisteskranke als Zeuge.

§ 57 StPO.

Unbeeidigt sind zu vernehmen:

1. Personen, welche zur Zeit der Vernehmung das sechzehnte Lebensjahr noch nicht vollendet oder wegen mangelnder Verstandesreife oder wegen Verstandesschwäche von dem Wesen und der Bedeutung des Eides keine genügende Vorstellung haben.

Geisteskranke können ebenso wie Kinder sehr wohl als Zeuge vernommen werden[1]. Ja, darüber hinaus können erstere auch auf ihre Zeugenaussage vereidigt werden. Nur bestimmte Voraussetzungen schließen den Geisteskranken von der Vereidigung aus. Der § 57 StPO. bestimmt hinsichtlich der *Eidesfähigkeit*, daß unbeeidigt zu vernehmen sind Personen unter 16 Jahren und solche, die wegen mangelnder Verstandesreife und Verstandesschwäche von dem Wesen und der Bedeutung des Eides keine genügende Vorstellung haben, wobei unter mangelnder Verstandesreife, wie ich mit Aschaffenburg annehme, angeborene und unter Verstandesschwäche erworbene Defektzustände zu verstehen sind. Es scheiden also für die Anwendung dieses Paragraphen streng genommen eigentlich aus alle Geisteskranken, bei denen Abweichungen von der Verstandestätigkeit nicht vorliegen, oder wenigstens nicht in dem Maße, daß dadurch die Vorstellung von Wesen und Bedeutung des Eides beeinträchtigt ist, bzw. dem Richter beeinträchtigt erscheint. Auch die Entmündigung wegen Geisteskrankheit oder Geistesschwäche steht der Vereidigung nicht entgegen (RG. II 13. 6. 1911, Jahrb. 1912, S. 149, Das Recht 1911 Nr. 2689).

Von psychiatrischer Seite ist bemängelt worden, daß die Fassung dieses Paragraphen lediglich die Abweichungen des Verstandes und die intellektuelle Erfassung des Eides in den Vordergrund rückt. Geisteskranke können aus

---

[1] Als *Terminsfähigkeit* wäre zu bezeichnen die Fähigkeit, als Zeuge vor Gericht zu erscheinen und eine Aussage zu machen. Die Terminsfähigkeit setzt sich zusammen aus der *Wegefähigkeit* und der *Vernehmungsfähigkeit*. Bei Wegeunfähigkeit kann eine Vernehmung in der Wohnung erfolgen. Vernehmungsunfähigkeit kann auch wieder körperlich oder seelisch bedingt sein.

allerhand Gründen höchst fragwürdige Zeugen sein, sei es, daß sie nicht fähig sind, gutgläubig Zutreffendes zu berichten, sei es, daß sie nicht glaubwürdig sind. Eine Schwäche des Erinnerungsvermögens kann sich verhängnisvoll geltend machen, und die Annahme eines Senates des Reichsgerichts, der Eid könne die Aufgabe erfüllen, einen Zeugen dazu anzuspornen, sein altersschwaches Gedächtnis anzustrengen, muß leider mit Entschiedenheit als irrig zurückgewiesen werden. HÜBNER verweist in diesem Zusammenhang besonders auf die Raschfertigkeit des Manischen, auf die Bedenklichkeit des Melancholischen und die Möglichkeit einer Färbung seiner Aussage durch die Depression, auf die Verfälschung der Wahrnehmung durch Sinnestäuschungen bei Paranoischen, auf die Erinnerungsfälschungen des Querulanten, auf die mangelhafte Auffassung, Erschwerung der Reproduktion und Neigung zum Lügen bei Epileptikern, auf die Gedächtnisschwäche der Senilen.

Besondere Gefahren birgt auch die *Vernehmung von früher Kranken über Vorgänge während der Krankheit oder während eines Zustandes von Bewußtseinstrübung.* Ich selbst erlebte folgenden Fall: Ein Epileptiker, den ich in Gegenwart eines Assistenten untersuchte, bekam plötzlich während der Untersuchung einen Anfall. Dieser trat so rasch ein, daß wir es nicht mehr verhindern konnten, daß der Kranke beim Hinstürzen mit dem Kopf gegen die Kante meines Schreibtisches anschlug, ohne glücklicherweise irgendwelchen Schaden davonzutragen. Als er nach dem Anfall erwachte, behauptete er, er hätte von einem von uns beiden einen Schlag auf den Kopf erhalten. Ähnliche Erinnerungsfälschungen scheinen auch nach Kopftraumen vorzukommen (HÜBNER).

Anschließend sei auch auf die Unzuverlässigkeit der Wahrnehmungen von *Trunkenen* aufmerksam gemacht. Auch die eidliche Vernehmung von Trunkenen ist nach dem Wortlaut des § 57 StPO. durchaus möglich, doch spricht sich eine Reichsgerichtsentscheidung dahin aus, daß das Gericht die Vernehmung und Beeidigung bis zur Hebung des Hindernisses zu verschieben, also in einen späteren Abschnitt der nötigenfalls zu unterbrechenden Hauptverhandlung zu verlegen oder Aussetzung der Verhandlung anzuordnen habe (Urteil des III. Senats v. 10. Juni 1901, 1925/1901, Jur. Wochenschr. S. 687).

Nun kann allerdings der Richter eidliche Aussagen nach dem *zeitigen* und, ungeachtet der Verlegung der Eidesfähigkeit in die Gegenwart, nach einem *früheren* geistigen Zustand bewerten. Aber es wird hervorgehoben, daß die beeidete Aussage mindestens auf den Laienrichter den Eindruck einer größeren Zuverlässigkeit mache. Dieser Einwand dürfte vor allem in der Zeit der alten Schwurgerichte volle Berechtigung gehabt haben, während seine Bedeutung bei der heutigen gemischten Zusammensetzung der Gerichte zurücktritt.

Immerhin möchte ich es auch jetzt für richtig halten, die Vereidigung nicht abhängig zu machen von der verstandesmäßigen Bewertung des Eides, sondern ganz allgemein von der *Zeugnisfähigkeit* bzw. *Glaubwürdigkeit,* von einer geistigen Beschaffenheit, welche die richtige Wahrnehmung und die richtige Wiedergabe nicht in Frage stellt.

Ich kann mich ohne weiteres ASCHAFFENBURG anschließen, der folgende Fassung vorschlägt: ,,Personen, welche zur Zeit der Vernehmung das 16. Lebensjahr noch nicht vollendet haben, ferner solche, deren Aussagen und Wahrnehmungen durch Geisteskrankheit oder Geistesschwäche beeinflußt sind, sind unvereidigt zu vernehmen.'' Hierin ist alles gesagt.

Ärztliche Untersuchungen von Zeugen sollten im allgemeinen häufiger vorgenommen werden. Das gilt besonders von *Hauptbelastungszeugen* und mit Rücksicht auf die häufigen falschen Anschuldigungen geistig Abnormer ganz und gar von *anzeigenden Personen.* Solche Untersuchungen dürften sich des öfteren belohnt machen. In einem Mordfall meiner gerichtsärztlichen Praxis meldete sich eine Zeugin, welche in der Mordnacht Gespräche in der Überwohnung gehört haben wollte, die auf die Täterschaft des auch sonst schon verdächtigten Überwohners hinwiesen. Dieser wurde daraufhin in Haft genommen. Ich begleitete auf Wunsch der Staatsanwaltschaft den Untersuchungsrichter zu einem Lokaltermin, nicht zum Zwecke der Untersuchung der Zeugin, sondern zur Unterstützung bei Hörversuchen. Gelegentlich der Vernehmungen ließ sich feststellen, daß die Belastungszeugin eine Pseudologistin allerschlimmster Art war. Die Hörversuche erwiesen überdies die Unmöglichkeit ihrer Behauptungen. In dem Fall eines fraglichen Giftmordes erwies sich die Hauptbelastungszeugin als eine hochgradig schwachsinnige, unglaubwürdige Person, eine Tatsache, die schon vorher hätte festgestellt werden können.

Der Wunsch häufigerer Zeugenuntersuchungen hat auch gelegentlich des weiteren noch den der Möglichkeit einer Anstaltsbeobachtung gezeigt. Dieser Wunsch erscheint ziemlich aussichtslos, da seine Realisierung einen zu weitgehenden Eingriff in die persönliche Freiheit des einzelnen bedeuten würde. HEIMBERGER hat vorgeschlagen, die Beobachtungsmöglichkeit auf solche Personen zu beschränken, die Anzeigen erstatten; auch das erscheint mir schon zu weitgehend.

Kann somit nach dem Obigen die Frage nach der *Eidesfähigkeit, Zeugnisfähigkeit* und *Glaubwürdigkeit geistig Abnormer* der Beurteilung des psychiatrischen Sachverständigen unterliegen, so fragt es sich, ob der psychiatrische Sachverständige darüber hinaus die Beurteilung von Zeugenaussagen übernehmen soll. Eine besondere Rolle spielen hier heutigentags *Kinderaussagen in Sittlichkeitsprozessen*. Ich kann es mir versagen, auf dieses Gebiet und auf die Psychologie der Zeugenaussagen im allgemeinen einzugehen, da ich annehmen darf, daß das Einschlägige in dem von Herrn Kollegen BIRNBAUM bearbeiteten Kapitel Behandlung erfahren wird. Nur ganz allgemein möchte ich meiner Überzeugung Ausdruck geben, daß der Richter dann, wenn sich überhaupt solchen Fragen gegenüber der Wunsch nach Sachverständigenunterstützung in ihm regt, in dem psychiatrisch geschulten Arzt einen brauchbaren und durchaus fähigen Berater finden wird. Die Beschäftigung mit psychologischen Fragen ist dem Psychiater an sich selbstverständlich und vertraut; er dürfte auch zumeist die Experimentalpsychologie der Zeugenaussagen mit Interesse verfolgt haben; daß ihr Wert bei der praktischen Beurteilung von Zeugenaussagen keineswegs überschätzt werden darf, hat MOLL verschiedentlich mit Recht betont. Der Psychiater hat aber vor dem Psychologen und Pädagogen ohne weiteres den Vorzug, daß er auch das Psycho-Pathologische beherrscht, dessen zulängliche Aneignung für jene schwieriger erscheint als für ihn die Aneignung des Psychologischen. Inwieweit aber *Psycho-Pathologisches* hineinspielt, läßt sich dem einzelnen Fall von vornherein nicht ansehen, es dürfte nicht selten der Fall sein.

2. Österreichisches Recht.

ÖsterrStG.

§ 1.

Zu einem Verbrechen wird böser Vorsatz erfordert. Böser Vorsatz fällt aber nicht nur dann zur Schuld, wenn vor oder bei der Unternehmung oder Unterlassung das Übel, welches mit dem Verbrechen verbunden ist, geradezu bedacht oder beschlossen, sondern auch, wenn aus einer anderen bösen Absicht etwas unternommen oder unterlassen worden, woraus das Übel, welches dadurch entstanden ist, gemeiniglich erfolgt oder doch leicht erfolgen kann.

§ 2.

Daher wird die Handlung oder Unterlassung nicht als Verbrechen zugerechnet:
a) wenn der Täter des Gebrauchs der Vernunft ganz beraubt ist;

b) wenn die Tat bei abwechselnder Sinnenverrückung zu der Zeit, da die Verrückung dauerte, oder

c) in einer ohne Absicht auf das Verbrechen zugezogenen Berauschung (§§ 236 und 523) oder einer anderen Sinnenverwirrung, in welcher der Täter sich seiner Handlung nicht bewußt war, begangen worden;

d) wenn der Täter noch das vierzehnte Jahr nicht zurückgelegt hat (§§ 237 und 269);

e) wenn ein solcher Irrtum mit unterlief, der ein Verbrechen in der Handlung nicht erkennen ließ;

f) wenn das Übel aus Zufall, Nachlässigkeit oder Unwissenheit der Folgen der Handlung entstanden ist;

g) wenn die Tat durch unwiderstehlichen Zwang oder in Ausübung gerechter Notwehr erfolgte.

§ 46.

Milderungsgründe, welche auf die Person des Täters Beziehung haben, sind:

a) wenn der Täter in einem Alter unter zwanzig Jahren, wenn er schwach an Verstand, oder seine Erziehung sehr vernachlässigt worden ist;

d) wenn er in einer aus dem gewöhnlichen Menschengefühle entstandenen heftigen Gemütsbewegung sich zu dem Verbrechen hat hinreißen lassen.

§ 125.

Wer eine Frauensperson durch gefährliche Bedrohung, wirklich ausgeübte Gewalttätigkeit oder durch arglistige Betäubung ihrer Sinne außerstande setzt, ihm Widerstand zu tun, und sie in diesem Zustande zu außerehelichem Beischlaf mißbraucht, begeht das Verbrechen der Notzucht.

§ 127.

Der an einer Frauensperson, die sich ohne Zutun des Täters im Zustande der Wehr- oder Bewußtlosigkeit befindet, oder die noch nicht das vierzehnte Lebensjahr zurückgelegt hat, unternommene außereheliche Beischlaf ist gleichfalls als Notzucht anzusehen und nach § 126 zu bestrafen.

§ 128.

Wer einen Knaben oder ein Mädchen unter vierzehn Jahren, oder eine im Zustande der Wehr- oder Bewußtlosigkeit befindliche Person zur Befriedigung seiner Lüste auf eine andere als die im § 127 bezeichnete Weise geschlechtlich mißbraucht, begeht, wenn diese Handlung nicht das in § 129, lit. b, bezeichnete Verbrechen bildet, das Verbrechen der Schändung, und soll mit schwerem Kerker von einem bis zu fünf Jahren, bei sehr erschwerenden Umständen bis zu zehn Jahren, und wenn eine der im § 126 erwähnten Folgen eintritt, bis zu zwanzig Jahren bestraft werden.

§ 129.

Als Verbrechen werden auch nachstehende Arten der Unzucht bestraft:
I. Unzucht wider die Natur, das ist a) mit Tieren, b) mit Personen desselben Geschlechts.

§ 130.

Die Strafe ist schwerer Kerker von einem bis zu fünf Jahren.

Wenn sich aber im Falle der lit. b eines der im § 125 erwähnten Mittel bedient wurde, so ist die Strafe von fünf bis zu zehn Jahren, und wenn einer der Umstände des § 126 eintritt, auch die dort bestimmte Strafe zu verhängen.

§ 139.

Gegen eine Mutter, die ihr Kind bei der Geburt tötet, oder durch absichtliche Unterlassung des bei der Geburt nötigen Beistandes umkommen läßt, ist, wenn der Mord an einem ehelichen Kinde geschehen, lebenslanger schwerer Kerker zu verhängen. War das Kind unehelich, so hat im Falle der Tötung zehn- bis zwanzigjährige, wenn aber das Kind durch Unterlassung des nötigen Beistandes umkam, fünf- bis zehnjährige schwere Kerkerstrafe stattzufinden.

§ 152.

Wer gegen einen Menschen, zwar nicht in der Absicht, ihn zu töten, aber doch in anderer feindseliger Absicht auf eine solche Art handelt, daß daraus . . . eine Geisteszerrüttung . . . erfolgte, macht sich des Verbrechens der schweren körperlichen Beschädigung schuldig.

§ 156.

Hat aber das Verbrechen
b) immerwährendes Siechtum, eine unheilbare Krankheit oder eine Geisteszerrüttung ohne Wahrscheinlichkeit der Wiederherstellung . . . nach sich gezogen, so ist die Strafe des schweren Kerkers zwischen fünf und zehn Jahren auszumessen.

§ 236.

Obgleich Handlungen, die sonst Verbrechen sind, in einer zufälligen Trunkenheit verübt, nicht als Verbrechen angesehen werden können (§ 2 lit. c), so wird in diesem Fall dennoch die Trunkenheit als Übertretung bestraft (§ 523).

§ 237.

Die strafbaren Handlungen, die von Kindern bis zu dem vollendeten zehnten Jahre begangen werden, sind bloß der häuslichen Züchtigung zu überlassen; aber von dem angehenden elften bis zu dem vollendeten vierzehnten Jahre werden Handlungen, die nur wegen Unmündigkeit des Täters nicht als Verbrechen angerechnet werden (§ 2, lit. d), als Übertretungen bestraft (§§ 269 und 270).

§ 264.

Dagegen sind als mildernde Umstände anzusehen:

a) Ein der Unmündigkeit nahes Alter, schwächerer Verstand oder eine sehr vernachlässigte Erziehung;

e) (wenn der Schuldige) in einer heftigen Gemütsbewegung (gehandelt hat).

§ 269.

Unmündige können auf zweifache Art schuldig werden:

a) durch strafbare Handlungen, welche nach ihrer Eigenschaft Verbrechen wären, aber wenn sie Unmündige begehen, nach § 237 nur als Übertretungen bestraft werden;

b) durch solche strafbaren Handlungen, welche schon an sich nur Vergehen oder Übertretungen sind.

§ 270.

Die von Unmündigen begangenen strafbaren Handlungen der ersten Art sind mit Verschließung an einem abgesonderten Verwahrungsorte, nach Beschaffenheit der Umstände von einem Tage bis zu sechs Monaten zu bestrafen.

§ 271.

Die Umstände, worauf bei Bestimmung der Strafzeit und der Verschärfung Rücksicht zu nehmen ist, sind:

a) die Größe und Eigenschaft der strafbaren Handlung;

b) das Alter der Schuldigen, je nachdem sich dasselbe mehr der Mündigkeit nähert;

c) seine Gemütsart, nach der sowohl aus der gegenwärtigen Handlung als aus dem vorübergehenden Betragen sich äußernden Selbstbestimmung, schädlicheren Neigungen, Bosheit oder Unverbesserlichkeit.

§ 272.

Mit dieser Bestrafung der Unmündigen ist nebst einer ihren Kräften angemessenen Arbeit stets ein zweckmäßiger Unterricht des Seelsorgers oder Katecheten zu verbinden.

§ 273.

Die von Unmündigen begangenen strafbaren Handlungen der zweiten Art werden insgemein der häuslichen Züchtigung, in Ermangelung dieser aber nach dabei sich zeigenden besonderen Umständen der Ahndung und Vorkehrung der Sicherheitsbehörde überlassen.

§ 339.

Eine unverehelichte Frauensperson, die sich schwanger befindet, muß bei der Niederkunft eine Hebamme, einen Geburtshelfer oder sonst eine ehrbare Frau zum Beistande rufen. Wäre sie aber von der Niederkunft übereilt, oder Beistand zu rufen verhindert worden, und hätte sie entweder eine Fehlgeburt getan, oder das lebendgeborene Kind wäre binnen vierundzwanzig Stunden, von Zeit der Geburt an, gestorben, so ist sie verbunden, einer zur Geburtshilfe berechtigten, oder wo eine solche nicht zur Hand ist, einer obrigkeitlichen Person von ihrer Niederkunft Anzeige zu machen, und derselben die unzeitige Geburt oder das tote Kind vorzuzeigen.

§ 340.

Die gegen diese Vorschrift geschehene Verheimlichung der Geburt wird nach Herstellung der Verheimlichenden als Übertretung mit strengem Arrest von drei bis sechs Monaten bestraft.

§ 523.

Trunkenheit ist an demjenigen als Übertretung zu bestrafen, der in der Berauschung eine Handlung ausgeübt hat, die ihm außer diesem Zustande als Verbrechen zugerechnet würde (§ 236). Die Strafe ist Arrest von einem bis zu drei Monaten. War dem Trunkenen aus Erfahrung bewußt, daß er in der Berauschung heftigen Gemütsbewegungen ausgesetzt sei, so soll der Arrest verschärft, bei größeren Übeltaten aber auf strengen Arrest bis zu sechs Monaten erkannt werden.

§ 524.

Eingealterte Trunkenheit ist bei Handwerkern und Taglöhnern, welche auf Dächern und Gerüsten arbeiten oder die mit feuergefährlichen Gegenständen umzugehen haben, sowie bei derjenigen Klasse von Dienstpersonen, durch deren Fahrlässigkeit leicht Feuer entstehen kann, als Übertretung mit Arrest zu bestrafen.

Österr. StPO.

§ 151.

Als Zeugen dürfen, bei sonstiger Nichtigkeit ihrer Aussage, nicht vernommen werden:
3. Personen, die zur Zeit, in welcher sie das Zeugnis ablegen sollen, wegen ihrer Leibes- oder Gemütsbeschaffenheit außerstande sind, die Wahrheit anzugeben.

§ 170.

Folgende Personen dürfen bei sonstiger Nichtigkeit des Eides nicht beeidet werden:
4. die zur Zeit ihrer Abhörung das vierzehnte Lebensjahr noch nicht zurückgelegt haben;

§ 226.

Weiset der Angeklagte nach, daß er wegen Krankheit ... bei der Hauptverhandlung nicht erscheinen kann ..., so entscheidet hierüber die Ratskammer.

§ 275.

Erkrankt der Angeklagte während der Hauptverhandlung in dem Maße, daß er der- selben nicht weiter beiwohnen kann, und willigt er nicht selbst ein, daß die Verhandlung in seiner Abwesenheit fortgesetzt und seine in der Voruntersuchung abgegebene Erklärung vorgelesen werde, so ist die Verhandlung zu vertagen.

Hinsichtlich des Österreichischen Strafrechts ist zu bemerken, daß es bereits auf ein ehrwürdiges Alter zurückblicken kann. Es erklären sich die eigenartig anmutenden psychiatrischen Begriffsbestimmungen aus dem Stand der Psych- iatrie z. Z. der Entstehung des Gesetzes.

Dem § 51 des Deutschen Strafgesetzbuches entspricht der *§ 2* des Österreichi- schen Strafgesetzbuches. Nach ihm wird eine Handlung oder Unterlassung nicht als *Verbrechen* zugerechnet, wenn der Täter des Gebrauchs der Vernunft *ganz* beraubt ist, wenn die Tat bei abwechselnder Sinnenverrückung zur Zeit, da die Verrückung andauerte, oder in einer ohne Absicht auf das Verbrechen zugezogenen vollen Berauschung oder einer anderen Sinnenverwirrung, in welcher der Täter sich seiner Handlung nicht bewußt war, begangen wurde.

Nach den Untersuchungen von TÜRKEL wurde der Ausdruck „Gebrauch der Vernunft" der Al. a ursprünglich gleichgesetzt mit „Vernunft". Damit blieb die Anwendung auf intellektuelle Störungen beschränkt. Doch gab die gewählte Fassung der Praxis die Möglichkeit, auch affektive Psychosen einzubeziehen, bei denen zwar von einem Verlust oder einer Vernichtung der Vernunft nicht gesprochen werden kann, bei denen aber durch das Vorhandensein der affektiven Störungen die Vernunftanwendung behindert ist.

In dem Worte „ganz" liegt eine dem Relativsatz des § 51 StGB. entsprechende Begrenzung[1]. Die Fassung erregt Anstoß, weil eine strenge Bindung an den Wortsinn nicht wenige exkulpationsbedürftige Kranke von dem ihnen zukom- menden Schutz ausschließt, nicht nur die zum Beleg dessen besonders ver- wertbaren Paranoischen; denn als „ganz des Gebrauches der Vernunft be- raubt" sind eigentlich nur total Blödsinnige zu bezeichnen, solche Kranke, die „überhaupt kaum mehr imstande sind, rechtswidrige Handlungen zu begehen" (WAGNER-JAUREGG). Doch hat die Praxis auch hier eine freiere Bahn einge- schlagen. Der Ausdruck „ganz beraubt" wird offenbar nur als ein Hinweis auf

---

[1] „In dem Wort ‚ganz' kommt aber jedenfalls zum Ausdruck, daß die geistige Störung einen gewissen Grad erreicht haben muß (WAGNER-JAUREGG). Nach LÖFFLER-LORENZ bezieht sich das Wort ‚ganz' auf Umfang und Dauer der Störung; eine Beziehung auf die Dauer ist darin allerdings für mich nicht ohne weiteres erkennbar."

eine gewisse Schwere verstanden, „in praxi wird ja schon längst nicht nach dem Wortlaut dieser Al. a judiziert, sondern wie man sich ausdrückt, nach dem Geiste des Gesetzes" (WAGNER-JAUREGG).

Es ist im allgemeinen forensisch psychiatrisch eine Gruppenbildung erfolgt, die den deutschen Auffassungen entspricht. Ausgeschlossen erscheinen nach v. SÖLDER auch hier von der Einbeziehung unter den § 2 die Zustände bloßer *psychopathischer* Minderwertigkeit, die leichtesten Grade des *Schwachsinns, die habituellen geistigen Zustände der meisten Hysteriker und mancher Epileptiker, die erworbenen Zustände von psychopathischer Degeneration* und die *sexuellen Perversionen* (v. SÖLDER)[1].

Die *Al. a* hat länger andauernde Störungen im Auge, wie aus der Gegenüberstellung mit den Begriffen der Al. b und c hervorgeht.

Der Ausdruck „*abwechselnde Sinnenverrückung zu einer Zeit, da die Verrückung andauerte*", dessen Anwendung natürlich auch eine dem „ganz" der Al. a entsprechende Schwere der Störung zur Voraussetzung hat, ist nicht identisch mit dem Ausdruck „*Bewußtlosigkeit*" des Deutschen Strafgesetzbuches. Er ist historisch zu erklären und spiegelt die bedeutende Rolle, welche forensisch-psychiatrisch die lucida intervalla gespielt haben; auf sie war er ursprünglich gemünzt. Heutigen Tages — nachdem die Annahme solcher längst fallen gelassen wurde — erscheint er weitgehend entbehrlich. Phasen des zirkulären Irreseins, die man ihm zuzuweisen geneigt sein kann, sind in Anbetracht ihrer in der Regel längeren Dauer nach dem Sinne des Gesetzes unter Al. a zu rechnen. Daß die Störung z. Z. der Tat vorhanden sein muß, kommt in Al. b klar zum Ausdruck und wird überdies auch in dem § 134 ÖsterrStPO. ausgesprochen. Der Nachweis eines psychologischen Zusammenhangs zwischen Tat und krankhafter Störung wird ebensowenig wie im deutschen Recht erfordert. Das betrifft die Frage der partiellen Zurechnungsfähigkeit. Auf der anderen Seite scheinen sich, wie BUMKE gegenüber zu bemerken, nach den Darlegungen von WAGNER-JAUREGG infolge des Fehlens einer ausdrücklichen Bezugnahme auf die Tat (wohl auch infolge des Wörtchens „ganz", der Ref.), der Annahme einer partiellen Unzurechnungsfähigkeit im Sinne deutscher Autoren Schwierigkeiten entgegenzustellen. Es kommen danach für solche Fälle Al. a und b nicht in Betracht, nur die gleich zu besprechende Al. c (und nach WAGNER-JAUREGG auch die folgenden Al. e, f und g).

Der „*Bewußtlosigkeit*" des Deutschen Strafgesetzbuches entspricht der Ausdruck „*andere Sinnenverwirrung*", in welcher der Täter sich seiner Handlung nicht bewußt war. Es fallen unter diesen Begriff wohl genau dieselben Zustände, welche die Kommentare des RStGB. für den Begriff Bewußtlosigkeit benennen. Ich stimme BUMKE zu, daß der Ausdruck klarer ist als der zu Mißdeutungen Anlaß gebende Ausdruck Bewußtlosigkeit. Hier ist klar zum Ausdruck gebracht, daß der Täter zwar bei Bewußtsein sein kann, aber infolge eines Verwirrtheitszustandes sich des Handelns nicht in vollem Umfang bewußt war. *Affekte* fallen in der Regel nicht unter den Zustand. Sie haben eine Sonderbehandlung erfahren, indem sie unter den mildernden Umständen aufgezählt werden. Entscheidungen des obersten Gerichtshofs haben noch einmal ausdrücklich festgelegt, daß sie im allgemeinen von der Vergünstigung des § 2 ausgeschlossen seien, daß sie

---

[1] Auch nach LÖFFLER-LORENZ reicht konträr sexuelles Geschlechtsempfinden als *krankhafte*, den Verstand nur in gewissen Beziehungen abschwächende Veranlagung zur Darstellung des Strafausschließungsgrundes nicht aus. „Perversion des Geschlechtstriebes (Homosexualität, Paidophilie) kann rücksichtlich des Verbrechens der Unzucht wider die Natur nur als Folge eines psychopathischen Zustandes strafausschließend wirken" (E. 27. 2. 01. Ziff. 2271. Sg. Nr. 2569).

aber andererseits bei besonderer Hochgradigkeit, die den Anforderungen des § 2 entspreche, ausnahmsweise einbezogen werden könnten (29. 1. 1892 Z. 15482, Sg. Nr. 1551; E. 28. 1. 07, Z 20506, Sg. 3305, zit. nach Hübner, S. 346).

Al. e schließt die Zurechnung eines Verbrechens aus bei einem *Irrtum, der ein solches in der Handlung nicht erkennen ließ, Al. f, wenn das Übel aus Unwissenheit der Folgen der Handlung entstanden ist, Al. g, wenn die Tat aus unwiderstehlichem Zwang erfolgte.* Nach höchstgerichtlichen Entscheidungen, von denen Wagner-Jauregg berichtet, ohne sie näher mitzuteilen, setzen diese Strafausschließungsgründe einen normalen Zustand des Täters voraus. Der genannte Autor erklärt jedoch diese Entscheidung für sinnwidrig und teilt mit, daß sie von der richterlichen Praxis nicht befolgt werde. Es sei klar, daß krankhafte geistige Zustände das Entstehen eines Irrtums, einer Unwissenheit der Folgen einer Handlung oder einen unwiderstehlichen Zwang begünstigen könnten, und es entspreche nicht der allgemeinen Rechtsüberzeugung, daß solche Strafausschließungsgründe einem Beschuldigten nur deswegen nicht zukommen sollten, weil er geistig nicht normal sei. Der Psychiater habe in seinem Gutachten dem Richter auch die Anhaltspunkte zur Beantwortung dieser Fragen darzulegen.

Nach auch von Bumke zit. höchstgerichtlichen Entscheidungen (21. 11. 1896 Z. 11. 185, Sg. 2019, E. 20. 11. 1897, Z. 12. 388, Sg. 2138, E. 1. 5. 1903, Z. 320, Sg. 2840, E. 27. 2. 1901, Z. 22. 71, Sg. 2569) ist der unter Rubrik g genannte unwiderstehliche Zwang ebenso wie im deutschen Recht als ein von außen einwirkender, evtl. mechanischer Zwang gedacht; auch danach kann der Begriff zur Exkulpierung homosexueller Sittlichkeitsverbrecher nicht herangezogen werden. Eine weitere Entscheidung erklärt überdies noch ausdrücklich, daß perverser Geschlechtstrieb an sich keinen unwiderstehlichen Zwang zur widernatürlichen Unzucht begründe. „Perverser Geschlechtstrieb begründet an sich keinen unwiderstehlichen Zwang zur widernatürlichen Unzucht" (E. 17. 4. 1905, Z. 3343, Sg. 3066, 15. 6. 08, Kr. I 134/8, Sg. 3474, 10. 2. 1911, Kr. VII. 1910, Sg. 3788; siehe zu der Frage der konträren Sexualität auch Anm. 1, S. 214).

Voraus ist das Österr. Strafgesetzbuch trotz seines Alters dem deutschen hinsichtlich der *Behandlung* der *Trunkenheitsdelikte.* Der § 2 berührt in seinem Wortlaut den Fall, daß sich jemand absichtlich in Volltrunkenheit versetzt, um eine verbrecherische Handlung zu begehen sich sozusagen Mut oder Straffreiheit antrinkt und schließt diesen Fall von dem Schutze des § 2 aus. Es erübrigt sich dadurch die umstrittene Konstruktion der actio libera in causa, die im deutschen Recht für einen derartigen Fall herangezogen werden müßte.

Das österreichische Strafrecht gibt ferner die erst jetzt im deutschen Strafgesetzentwurf vorgesehene Möglichkeit, die *Trunkenheit als solche* zu bestrafen in Fällen, in denen eine Bestrafung des Delikts wegen Volltrunkenheit nicht erfolgen kann (*§ 236 und 523*). Freilich ist das Strafmaß sehr milde.

. Außerdem ist nach *§ 524* eingealterte Trunkenheit bei Personen zu bestrafen, welche eine näher bezeichnete, zu besonderer Sorgfalt verpflichtende berufliche Tätigkeit zu verrichten haben.

Man möchte in beiden Fällen noch hinzugefügt sehen, daß evtl. den Bestrafungen auch der Zwang zur Heilung zu folgen hat.

Eine *verminderte Zurechnungsfähigkeit* kennt das österreichische Recht ebensowenig wie das deutsche.

Die *§§ 46* und *264* bringen Milderungsgründe, welche auf die Person des Täters Beziehung haben. Als mildernd gelten bei Verbrechen und Vergehen Alter unter 20 Jahren, Verstandesschwäche oder vernachlässigte Erziehung sowie heftige Gemütsbewegung.

Doch erfährt die Anwendbarkeit dieser seelischer Zustände weitgehend berücksichtigenden Bestimmungen eine nicht unerhebliche Einschränkung durch andere Bestimmungen. So kann an Stelle eines Todesurteils durch Gerichtsbeschluß allein bei jungen Menschen unter 20 Jahren schwerer Kerker verhängt werden (§ 52 ÖsterrStG.), sonst ist nur die Empfehlung der Begnadigung möglich. In anderen Fällen kann eine 10 bis 20 Jahre oder mehr betragende Strafe wegen des Zusammentreffens sehr wichtiger oder überwiegender Milderungsgründe bis auf 3 Jahre herabgesetzt werden bei Strafen zwischen 5 und 10 Jahren unter gleichen Bedingungen bis auf 1 Jahr (§ 53 ÖsterrStGB. und § 338 ÖsterrStPO.); nur bei Strafen unter 5 Jahren ist eine Kürzung selbst unter 6 Monate und eine Änderung der Strafart erlaubt unter der Voraussetzung, daß mehrere Milderungsgründe zusammentreffen, welche die Besserung des Verbrechers erwarten lassen (§ 54 ÖsterrStGB.). Ganz ähnlich lauten die Bestimmungen für die Vergehen und Übertretungen. Auch bei Anwendung des § 264 ist die Strafe innerhalb des vom Gesetz festgesetzten Strafmaßes auszumessen und auf eine andere Strafart grundsätzlich nicht zu erkennen. Nur bei Zusammentreffen mehrerer Milderungsgründe bezeichneter Art ist ein Herabgehen in der Strafhöhe unter den geringsten Strafsatz und eine Änderung der Strafart möglich (§§ 265 und 266 ÖsterrStG.).

Das *Alter* der *völligen Strafunmündigkeit* schließt im österreichischen Recht[1] bereits mit dem 10. Lebensjahr. Kinder unter 10 Jahren werden lediglich der häuslichen Züchtigung überlassen (§ 237). In dem Alter zwischen 10 bis 14 Jahren wird unterschieden zwischen strafbaren Handlungen, welche nach ihrer Eigenschaft Verbrechen im engeren Sinne wären — sie werden als Übertretungen bestraft (§ 237) — und strafbaren Handlungen, welche schon an sich nur Vergehen oder Übertretungen sind; diese werden nach dem § 273 im allgemeinen der häuslichen Züchtigung, in Ermangelung dieser aber oder je nach Bedürfnis den Maßregeln der Sicherheitsbehörde überlassen. Handlungen der ersten Art werden mit „Verschließung" an einem abgesonderten Verwahrungsort von einem Tage bis zu sechs Monaten bestraft (§ 270, *relative Strafmündigkeit*).

Bei Bestimmung der Strafzeit und der Verschärfung sollen die Schwere der Tat, das Alter des Schuldigen und die Gemütsart berücksichtigt werden (§ 271). Eine partielle Jugendunzurechnungsfähigkeit im Sinne der deutschen Bestimmungen des früher in Geltung gewesenen § 56 StGB. und des jetzt geltenden § 3 JGG. kennt das österr. Recht nicht. Doch können ebenso wie für den nicht ausdrücklich bevorzugten Taubstummen Einbeziehungsgründe des § 2 herangezogen werden.

Die Bestrafung in so jugendlichen Altersstufen muß sicherlich als verfehlt bezeichnet werden. Es hat denn auch nicht an dem Bemühen gefehlt, die Schärfe dieser Bestimmungen abzumildern. Eine Justizministerialverfügung[2] verwies besonders auf die Möglichkeit einer reichlichen Anwendung der Al. f und g des § 2; besonders Al. f, das von der Unwissenheit der Folgen der Handlungen spricht, eignet sich in der Tat durchaus zur Anwendung auf Kinder. Freilich soll es nach der oben wiedergegebenen Mitteilung von WAGNER-JAUREGG nur bei normaler Geistesbeschaffenheit Anwendung finden können. Die Empfehlung der Anwendung der Al. g (unwiderstehlicher Zwang) widerspricht aber ganz und gar der Auffassung höchstgerichtlicher Entscheidungen, speziell einer nach v. SÖLDER von BUMKE übermittelten Entscheidung, die besonders von der Unzulässigkeit der Verwendung des Begriffes zugunsten jugendlicher Angeklagten

---

[1] Zu bemerken ist, daß Österreich ein Jugendgerichtsgesetz seit 1919 besitzt, das aber nur Vorschriften über das Strafverfahren und den Strafvollzug enthält.

[2] JMV. vom 25. 11. 1902, Nr. 51, JVBl., zit. nach BUMKE S. 151.

handelt. Die genannte Verfügung ordnete weiterhin an, daß Begnadigungsgesuche in weitestem Umfang eingereicht werden sollen, wenn es nach Überzeugung des Gerichtshofes des Strafvollzugs nicht bedarf[1].

Mit den *Kindesmörderinnen* verfährt das österr. Strafgesetz härter als das deutsche. Während das letztere der unehelich Gebärenden, die ihr Kind in oder gleich nach der Geburt tötet, Zuchthaus nicht unter 3 Jahren androht, belegt das österreichische Gesetz die eheliche *Kindesmörderin* mit lebenslänglichem schweren Kerker, die uneheliche mit schwerem Kerker von 5 bis 20 Jahren. Außerdem ist unter Strafe gestellt (als Übertretung) die heimliche Geburt (§§ 339, 340 ÖsterrStGB.), eine sehr begrüßenswerte Einrichtung, da der Kindesmord zu den Straftaten gehört, die, geschickt ausgeführt, außerordentlich schwierig nachzuweisen sind, und in Deutschland viel Kindesmörderinnen den Maschen des Gesetzes entschlüpfen.

Hinsichtlich der *Sittlichkeitsverbrechen* ist zunächst anzumerken, daß auch homosexuelle Beziehungen zwischen Frauen unter Strafe stehen (*§ 129 I b, ÖsterrStG.*).

Die §§ 127 und 128 beschäftigen sich mit *Verbrechen an Geisteskranken.* Das österr. Gesetz gebraucht statt des Ausdrucks „*Willenlosigkeit*" den Ausdruck „*Wehrlosigkeit*". „Als Wehrlosigkeit im Sinne der §§ 127 und 128 soll jener Grad der Widerstandsunfähigkeit bezeichnet werden, der die Verdrängung des eigenen Willens der Person zur Folge hat" (E. 5. 5. 82, Z. 14271, Sg. 447, zit. nach Hübner, S. 352). Auch unzüchtige Handlungen an Wehrlosen und Bewußtlosen werden bestraft (*§ 128 ÖsterrStG.*), nicht genannt sind die Geisteskranken. Der Ausdruck *Bewußtlosigkeit* muß in beiden Paragraphen in einem sehr weiten Sinne gebraucht werden, falls diese nicht des Schutzes des Gesetzes verlustig gehen sollen. Nach Löffler-Lorenz bedeutet Bewußtlosigkeit hier nicht wie im Deutschen Strafrecht eine Bewußtseinstrübung, sondern jede Art von Störung der Willens- und Intellektsphäre, die das Sichhingeben zum Geschlechtsakt als nicht frei gewollt erscheinen läßt. Ein an einer blödsinnigen Frauensperson unternommener Beischlaf ist daher nach dieser Gesetzesstelle zu beurteilen (E. 23. 11. 01, Z. 13574, Sg. 2659). Der eigentliche Notzuchtsparagraph, der *§ 125 ÖsterrStG.*, spricht, abgesehen von Bedrohung und Gewalt, von einer Widerstandsunfähigmachung durch *arglistige Betäubung.* Es fehlt demnach das Versetzen in einen willenlosen Zustand des deutschen Rechts. Die Bezeichnungen des deutschen und österreichischen Rechtes decken sich nicht ganz; identisch ist die Bezeichnung des in § 125 des ÖsterrStG. und § 177 RStGB. umschriebenen Tatbestandes mit Notzucht (abgesehen von dem im österreichischen Recht fehlenden Versetzen in Willenlosigkeit); in den sich entsprechenden §§ 127 ÖsterrStG. und 176, 2 RStGB. wird der gleiche Tatbestand deutsch als Schändung, im österr. Recht auch als Notzucht bezeichnet, der Tatbestand der sich ebenfalls entsprechenden §§ 128 ÖsterrStG. und 176 Z. 3 RStGB. als unzüchtige Handlungen an Kindern, im österr. Recht als Schändung. Eine Bestimmung hinsichtlich der unzüchtigen Nötigung des § 176 Z. 1 RStGB. fehlt im österr. Recht.

Dem § 224 RStGB. entsprechen ungefähr die *§§ 152 und 156 ÖsterrStG.*

Ich gehe noch kurz zu den *strafprozessualen Bestimmungen* über. Die Geltendmachung des Angeklagten, daß er wegen Krankheit bei einer Hauptverhandlung nicht erscheinen kann, ist der Entscheidung der Ratskammer unterstellt[2] (§§ 226 und 275 ÖsterrStPO.).

---

[1] Das neuerliche Jugendgerichtsgesetz (ÖsterrJGG.) gestattet in besonders ausgiebigem Maße von der Möglichkeit bedingter Strafmaßnahmen Gebrauch zu machen.

[2] Nach Gleispach S. 90 ist die Ratskammer einem französischen Vorbild entlehnte aufsichtsführende Instanz, die bei Meinungsverschiedenheiten zwischen Anklagebehörde und Untersuchungsrichter und über Beschwerden entscheidet, die gegen Verfügungen oder Verzögerungen des Untersuchungsrichters ergriffen werden.

Bei einer die Möglichkeit der Anwesenheit des Angeklagten während der Hauptverhandlung ausschließenden Erkrankung muß die Verhandlung vertagt werden, falls der Angeklagte nicht in eine Verhandlung in absentia einwilligt. (§ 226 ÖsterrStPO.) Der § 398 ÖsterrStPO. entspricht den beiden ersten Absätzen des § 455 DtschStPO. und der Bestimmung des § 453 DtschStPO. hinsichtlich der Vollstreckung der Todesstrafe an Geisteskranken. Durch die Verfassung ist freilich die Todesstrafe völlig abgeschafft.

Die *Eidesfähigkeit* beginnt nach *§ 170* der ÖsterrStPO. bereits mit vollendetem 14. Lebensjahr. Bei der Festlegung der Eidesfähigkeit abnormer Zeugen berücksichtigt er ebenso wie der entsprechende deutsche Paragraph nur *eine* in Betracht kommende Seite, und zwar eine intellektuelle, nämlich die Schwäche des Wahrnehmungs- und des Erinnerungsvermögens.

Dagegen enthält die ÖsterrStPO. eine sehr begrüßenswerte, dem deutschen Recht fehlende Ergänzung in der Form einer Bestimmung über *Zeugnisfähigkeit;* der *§ 151* schließt Personen von der Vernehmung aus, die z. Z. der Abgabe ihres Zeugnisses nach ihrer Leibes- oder Gemütsbeschaffenheit außerstande sind, die Wahrheit anzugeben. Zu bemängeln wäre hier nur, daß nach dem Wortlaut für die Bemessung der Zeugnisfähigkeit lediglich der gegenwärtige Zustand ausschlaggebend sein soll.

3. Schweizer Recht.
Strafgesetzbuch für den Kanton Zürich von 1897.
Strafgesetzbuch für den Kanton Bern von 1866.

Eine Darstellung der interessierenden schweizerischen Rechtsverhältnisse ist schwer möglich, denn es gibt in der Schweiz nicht *ein* Strafgesetz, sondern *25* Strafgesetze. Wie BUMKE richtig bemerkt, benötigte die Darstellung der interessierenden kantonalen Gesetzgebung eine besondere gerichtliche Psychiatrie, ich füge hinzu, auch dann, wenn sich diese Darstellung auf die deutschen Kantone beschränkte. Der Interessent findet Näheres in der vergleichenden Darstellung des Schweizer Strafrechts von KARL STOOSS und in dem Lehrbuch des Schweizer Strafrechts von HAFTER. Wir erfahren an diesen Orten nicht nur, daß es 25 einzelne schweizerische Strafgesetze, sondern darüber hinaus, daß es mitten in Europa Staatsgebilde gibt, die überhaupt kein geschriebenes Strafgesetz besitzen, speziell die Kantone *Uri* und *Nidwalden*. Die Durchführung des Satzes: ,,nulla poena sine lege" ist hier schlechterdings nicht möglich, sonst müßten diese Staaten, wie HAFTER bemerkt, ein wahres Eldorado für Verbrecher sein. Die einzelnen Strafgesetze sind recht verschiedenartig, je nach dem Vorbild, nach welchem sie orientiert sind. Einige lehnen sich an das *helvetische* Gesetzbuch von 1791 an, andere an deutsche partikulare Gesetze oder an das österr. Recht, die seit 1870 entstandenen sind zum Teil beeinflußt durch das Deutsche Strafgesetzbuch, letzthin entstandene durch die eidgenössischen Gesetzentwürfe.

Wie damit schon gesagt, sind in letzter Zeit *Entwürfe zu einem Bundesgesetz* herausgebracht. Der erste dieser Entwürfe hat historische Bedeutung, da er anderen neueren Entwürfen, speziell österreichischen und deutschen, zum Muster gedient hat. Jetzt liegt ein Entwurf vor, dessen für diese Betrachtung wesentliche Bestimmungen weiter unten gebracht werden. Die Hoffnung auf baldige Durchführung des Entwurfs läßt den Verzicht auf eine ausführliche Darstellung des geltenden Rechts verschmerzen.

Ich bringe in folgendem nur eine Zusammenstellung der uns interessierenden Bestimmungen in den beiden größten Kantonen *Zürich* und *Bern*.

Zürich.
§ 11.

Bei jugendlichen Verbrechern kann der Richter im Urteil verfügen, daß sie während der ganzen Strafzeit oder während eines Teiles derselben abgesondert eingesperrt, oder in eine Besserungsanstalt gebracht werden.

§ 61.

Hat der Täter zur Zeit der Verübung der Tat das zwölfte, aber noch nicht das sechzehnte Altersjahr überschritten, so darf gegen ihn nicht auf Zuchthaus erkannt werden, und es ist auch bei der Strafzumessung dessen Jugend so zu berücksichtigen, daß selbst unter das angedrohte Minimum der Freiheitsstrafe herabgegangen werden darf.

§ 62.

Hat der Verbrecher zur Zeit der Tat das sechzehnte, aber noch nicht das neunzehnte Altersjahr zurückgelegt, so darf nicht auf lebenslängliches Zuchthaus erkannt werden. Der Richter kann auch statt Zuchthaus Arbeitshaus verhängen. Außerdem ist das jugendliche Alter als Milderungsgrund bloß innerhalb der gesetzlichen Strafgrenze zu berücksichtigen.

Bern.
Art. 46.

Wird entschieden, daß er mit Unterscheidungskraft gehandelt habe, so sind folgende Strafen auszusprechen:

Statt der verwirkten Todes- oder lebenslänglichen Zuchthausstrafe Enthaltung in einer Besserungsanstalt von zwei bis zwölf Jahren.

Statt verwirkten zeitlichen Zuchthaus- und der Korrektionshausstrafen Enthaltung in einer Besserungsanstalt von höchstens der Hälfte der auf die begangene Tat gesetzten höchsten Strafdauer. Überdies kann unter das niedrigste Strafmaß herabgegangen werden. Die ausgesprochenen Enthaltungsstrafen sollen, wenn möglich, in Anstalten, die ausschließlich für jugendliche Verurteilte bestimmt sind, vollzogen werden.

Art. 47.

Dem Regierungsrate steht die Befugnis zu, gegen Personen, die wegen mangelnder Zurechnungsfähigkeit von Strafe befreit worden sind (Art. 43 und 45), oder die ihrer Jugend wegen keiner Strafverfolgung unterliegen (Art. 44), wenn es die öffentliche Sicherheit erfordert, geeignete Sicherungsmaßregeln zu treffen, die nötigenfalls in der Verwahrung in einer angemessenen Enthaltungs- oder Irrenanstalt bestehen können[1].

Die Enthaltung darf jedoch, wenn die Straflosigkeit oder die Freisprechung lediglich in dem auf der Jugend des Täters beruhenden Mangel an Unterscheidungskraft ihren Grund hat (Art. 44 und 45), die höchste Strafdauer, die im Fragefalle gegen ihn hätte ausgesprochen werden können, und jedenfalls dessen zwanzigstes Altersjahr nicht überschreiten.

Die Behörde, welche den Strafpunkt erledigt, soll, wenn sie die Anordnung von Sicherungsmaßnahmen für nötig hält, beim Regierungsrat einen sachbezüglichen Antrag stellen.

Art. 48.

Gegen Verbrecher, die im Zeitpunkte der Begehung eines (mit der Todes- oder) mit lebenslänglicher Zuchthausstrafe bedrohten Verbrechens das achtzehnte Altersjahr noch nicht zurückgelegt hatten, soll statt dieser Strafen zwanzigjähriges Zuchthaus ausgesprochen werden.

Zürich.
§ 44.

Die Strafbarkeit einer Handlung ist ausgeschlossen, wenn die Geistestätigkeit des Handelnden zur Zeit der Begehung der Tat in dem Maße gestört war, daß er die Fähigkeit der Selbstbestimmung oder die zur Erkenntnis der Strafbarkeit der Tat erforderliche Urteilskraft nicht besaß.

Bern.
Art. 43.

Straflos sind diejenigen, die sich zur Zeit der Tat ohne ihr Verschulden in einem Zustand befanden, in welchem sie sich ihrer Handlung oder der Strafbarkeit derselben nicht

---

[1] Ges. betr. Errichtung kantonaler Arbeitsanstalten:

Art. 1: Der Staat errichtet je nach Bedürfnis Arbeitsanstalten. Dieselben sind bestimmt zur Aufnahme:

... b) minderjähriger — bösartiger, namentlich strafrechtlich verurteilter Personen...

Diese Vorschrift ist aber noch nicht durchgeführt und es werden auch die bösartigen Jugendlichen in den Rettungsanstalten (ERLACH, KEHRSATZ) untergebracht.

bewußt waren (Wahnsinn, Blödsinn usw.), oder die infolge äußeren Zwanges, gefährlicher Drohungen oder aus anderen Gründen der Willensfreiheit beraubt waren.

War das Bewußtsein oder die Willensfreiheit nicht ganz aufgehoben, sondern nur gemindert, so soll statt der Todes- oder der lebenslänglichen Zuchthausstrafe Zuchthaus von mindestens einem und höchstens zwanzig Jahren verhängt werden.

Ist die Tat mit anderen Strafen bedroht, so kann gemäß den Vorschriften des Art. 31 zu einer geringeren Strafart herabgegangen werden.

Zürich.
§ 45.

Gegen Kinder, welche zur Zeit der Verübung der Tat das zwölfte Altersjahr noch nicht zurückgelegt haben, findet eine gerichtliche Verfolgung und Bestrafung wegen Verbrechen oder Vergehen nicht statt. Der Bezirksrat kann, auf Veranlassung der Staatsanwaltschaft, nach Umständen die Unterbringung dieser Kinder in eine Erziehungs- oder Besserungsanstalt verfügen.

Das nämliche gilt von Personen, die das sechzehnte Altersjahr noch nicht zurückgelegt haben, wenn ihnen die zur Unterscheidung der Strafbarkeit ihrer Handlung erforderliche geistige Ausbildung fehlt.

Bern.
Art. 44 [1].

Kinder, die im Augenblick der Begehung einer strafbaren Handlung das zwölfte[2] Altersjahr noch nicht zurückgelegt hatten, können nicht strafrechtlich verfolgt werden.

Art 45.

Wenn ein Angeschuldigter im Augenblicke der Begehung einer strafbaren Handlung das sechzehnte Altersjahr noch nicht zurückgelegt hatte, so ist zu entscheiden, ob er mit oder ohne Unterscheidungskraft gehandelt hat[3].

Wird entschieden, daß er ohne Unterscheidungskraft gehandelt habe, so soll er freigesprochen werden. Erfordert jedoch die öffentliche Sicherheit die Anordnung von Sicherungsmaßregeln gegen den Freigesprochenen, so soll die urteilende Gerichtsbehörde beim Regierungsrate einen sachbezüglichen Antrag stellen (Art. 47).

Zürich.
§ 109.

Wer eine Frauensperson mit körperlicher Gewalt zum außerehelichen Beischlaf zwingt, oder wer sie zu solchem mißbraucht, nachdem er sie durch arglistige Betäubung ihrer Sinne außerstand gesetzt hat, Widerstand zu leisten, ebenso, wer eine Frauensperson zur Duldung außerehelichen Beischlafs durch Drohung mit gegenwärtiger Gefahr für Leib und Leben nötigt, macht sich der Notzucht schuldig.

Die Strafe der Notzucht ist Zuchthaus bis zu zehn Jahren, womit Buße verbunden werden kann; sie kann aber bis zu fünfzehn Jahren erhöht werden, wenn die Mißhandlung den Tod der mißbrauchten Person oder einen bedeutenden Nachteil an ihrer Gesundheit oder an ihrem Körper (§ 144 lit. a und b) zur Folge hatte.

§ 151.

Wer eine Frauensperson gegen ihren Willen durch List oder Gewalt entführt oder einschließt, um sie zur Eingehung einer Ehe oder zur Unzucht zu bewegen, oder einem anderen zu einem dieser Zwecke zu überliefern; ebenso wer eine Person unter sechzehn Jahren oder eine Geisteskranke mit ihrem Willen, jedoch ohne die Einwilligung ihrer Eltern, Pflegeeltern oder ihres Vormundes, zu dem gleichen Zwecke hinwegführt, wird wegen Entführung mit Arbeitshaus oder Zuchthaus bis zu zehn Jahren bestraft.

Bern.
Art. 170.

Wer sich der Notzucht oder der gewalttätigen widernatürlichen Unzucht schuldig macht, wird mit Zuchthaus bis zu zehn Jahren bestraft.

---

[1] Art. 44 und 45 sind, soweit im Widerspruch mit § 89 des Armengesetzes vom 28. November 1897 stehend, aufgehoben. Vgl. § 119, lit. m, dieses Armengesetzes (Armenwesen).

[2] Jetzt das fünfzehnte Altersjahr; vgl. § 89 des Armengesetzes vom 28. November 1897 (Armenwesen).

[3] Vgl. auch § 88 des zu Art. 44 zitierten Armengesetzes. [Die Anmerkungen sind zitiert nach Sammlung der Gesetze, Dekrete und Verordnungen des Kantons *Bern*. (Bern 1901, Buchdruckerei A. Bentelli.)]

Die gleiche Strafe trifft denjenigen, der mit einer Person, deren Sinne er zu diesem Zweck betäubt hat, oder mit einem Kinde unter zwölf Jahren den Beischlaf vollzieht.

Die Strafe kann bis auf zwanzig Jahre erhöht werden, wenn das Verbrechen den Tod der mißbrauchten Person zur Folge hat.

Der Schuldige soll, wenn er nach den Bestimmungen der Art. 30 und 31 wegen Versuchs zu einer korrektionellen Strafe verurteilt wird, immer zu einer Einstellung der bürgerlichen Ehrenfähigkeit bis zu fünf Jahren verfällt werden.

Zürich.
§ 111.

Wer eine Frauensperson, die sich im Zustande der Wehr- oder Bewußtlosigkeit befindet, oder die zur Zeit der Tat geisteskrank ist, zum außerehelichen Beischlaf mißbraucht, macht sich des Verbrechens der Schändung schuldig und wird mit Zuchthaus bis zu zehn Jahren oder Arbeitshaus bestraft.

§ 112.

Wer eine Person, welche offensichtlich mangelhaft entwickelt ist, oder eine Person, deren geistige Gesundheit oder deren Bewußtsein erheblich beeinträchtigt ist, zur Unzucht mißbraucht, wird mit Gefängnis nicht unter einem Monat, in schwereren Fällen mit Arbeitshaus bestraft.

Bern.
Art. 172.

Wer mit einer blödsinnigen oder ihrer Verstandeskräfte beraubten Person ohne Gewaltanwendung und ohne Sinnesbetäubung den Beischlaf vollzieht, wird mit Korrektionshaus bis zu vier Jahren bestraft. Der Versuch ist strafbar (Art. 30f.).

Hat die Handlung mit einer Person stattgefunden, die zwar nicht blödsinnig ist, deren geistige Fähigkeiten aber auf einer sehr niedrigen Stufe stehen, so wird der Täter mit Gefängnis von dreißig bis zu sechzig Tagen oder mit Korrektionshaus bis zu einem Jahr bestraft.

Art. 173.

Wenn die in den Art. 170 und 172 erwähnten Verbrechen begangen werden: von den Verwandten in aufsteigender Linie an ihren Abkömmlingen, von Personen, denen über die mißbrauchte Person eine Gewalt zusteht, oder von einem Lehrer oder einem besoldeten Diener derselben oder unter Beihilfe einer oder mehrerer Personen, so wird der Schuldige bestraft:

1. mit Zuchthaus von drei bis zu fünfzehn Jahren in den Fällen des Art. 170;
2. mit Zuchthaus von zwei bis zu zehn Jahren im Fall des Art. 172.

Zürich.
§ 126.

Wer widernatürliche Unzucht treibt oder dazu Vorschub leistet, wird mit Gefängnis, in schwereren Fällen mit Arbeitshaus oder Zuchthaus bestraft.

Bern.
Art. 162.

Wer öffentlich die Schamhaftigkeit verletzt, und wer widernatürliche Unzucht begeht, wird mit Gefängnis bis zu sechzig Tagen oder mit Korrektionshaus bis zu einem Jahr oder mit Geldbuße bis 500 Franken bestraft.

Zürich.
§ 137.

Eine Mutter, welche ihr uneheliches Kind während der Geburt oder noch in dem mit dem Geburtsakte verbundenen Zustand der Erregung vorsätzlich, sei es durch Handlungen oder Unterlassungen, tötet, ist wegen Kindesmordes mit Zuchthaus von zwei bis zu zehn Jahren zu bestrafen.

Bern.
Art. 129.

Eine Mutter, welche ihr uneheliches Kind während oder kurze Zeit nach der Geburt durch Handlungen oder Unterlassungen vorsätzlich um das Leben bringt, wird wegen Kindesmord mit Zuchthaus von zwei bis zu fünfzehn Jahren bestraft.

Zürich.
§ 144.

Wer vorsätzlich und in rechtswidriger Weise, jedoch ohne die Absicht, zu töten, den Körper oder die Gesundheit eines anderen verletzt hat, soll wegen Körperverletzung folgendermaßen bestraft werden:

a) mit Zuchthaus bis zu acht Jahren oder Arbeitshaus, wenn ein erheblicher bleibender Nachteil am Körper oder an der Gesundheit des Verletzten verursacht wurde;

b) mit Arbeitshaus bis zu fünf Jahren oder Gefängnis, wenn der Verletzte durch die Mißhandlung in eine Krankheit oder Arbeitsunfähigkeit versetzt wurde, die mehr als sechzig Tage dauerte;

c) mit Gefängnis bis zu einem Jahr, wenn die Mißhandlung eine weniger nachteilige Wirkung hatte.

In den Fällen von lit. c, wenn sie geringfügig sind, kann auch bloß auf Buße erkannt werden.

Bern.
Art. 140.

Ist der Mißhandelte für immer arbeitsunfähig oder unheilbar krank geworden, oder hat die Mißhandlung einen bleibenden Nachteil zur Folge, so wird der Schuldige mit Zuchthaus bis zu acht Jahren bestraft.

Art. 141.

Hat die Mißhandlung eine Arbeitsunfähigkeit von mehr als zwanzig Tagen zur Folge, so wird der Schuldige mit Korrektionshaus bis zu fünf Jahren bestraft.

Zürich.
§ 153.

Wer vorsätzlich und widerrechtlich einen anderen einsperrt oder sonst gefangen hält, soll wegen widerrechtlichen Gefangenhaltens mit Buße, womit Gefängnis verbunden werden kann, bestraft werden.

In schwereren Fällen, besonders wenn die Gefangenhaltung eine Freiheitsberaubung von mehr als dreißig Tagen oder einen erheblichen bleibenden Nachteil an dem Körper oder der Gesundheit oder den Tod des Gefangenen zur Folge hatte, ohne daß der Täter dieses beabsichtigte, besteht die Strafe in Arbeitshaus oder Zuchthaus bis zu zehn Jahren.

§ 163.

Wer mit Gewalt gegen eine Person oder mit Androhung sofortiger Gefahr für Leib oder Leben eine fremde bewegliche Sache einem anderen wegnimmt, um sich dieselbe rechtswidrig zuzueignen, soll wegen Raubes bestraft werden:

a) mit lebenslänglichem Zuchthaus, wenn bei der Ausübung des Verbrechens eine Person so mißhandelt wurde, daß der Tod die Folge der Mißhandlung war;

b) mit Zuchthaus von fünf bis zu fünfzehn Jahren, wenn bei dem Raube ein Mensch gemartert oder verstümmelt, lebensgefährlich verwundet, oder durch die Mißhandlung in eine Geisteskrankheit versetzt wurde, oder wenn er länger als sechzig Tage krank oder arbeitsunfähig geworden ist;

c) mit Arbeitshaus oder Zuchthaus bis zu acht Jahren, wenn geringere Gewalt oder nur Drohungen angewendet wurden.

Wenn in den Fällen von lit. a und b Personen zwar an der Entwendung, nicht aber an der Mißhandlung teilgenommen haben, so können diese mit Zuchthaus von geringerer Dauer oder nur mit Arbeitshaus bestraft werden.

Bern.
§ 207 (1 und 2).

Ist bei Verübung des Raubes jemand an seinem Körper verletzt oder auch ohne äußere Verletzung an seiner Gesundheit beschädigt worden, so wird der Schuldige mit Zuchthaus von vier bis zu zwanzig Jahren bestraft.

In allen übrigen Fallen, namentlich wenn infolge der Gewaltanwendung niemand verletzt worden ist, oder wenn nur Drohungen ausgestoßen worden sind, wird der Schuldige mit Zuchthaus bis zu zehn Jahren bestraft.

Als Erschwerungsgrund innerhalb dem gesetzlichen Strafraum ist zu betrachten:

1. wenn der Raub zur Nachtzeit oder
2. durch zwei oder mehr Personen begangen worden ist.

Zürich.
§ 188.

Des Wuchers macht sich schuldig, wer im geschäftlichen Verkehr, insbesondere bei Gewährung oder Verlängerung von Kredit, unter Ausbeutung der Notlage, des Leichtsinns, der Verstandesschwäche oder der Unerfahrenheit eines anderen, sich oder Dritten Vermögensvorteile versprechen oder gewähren läßt, welche nach den Umständen des Falles zu der Leistung in auffälligem Mißverhältnis stehen.

Derselben strafbaren Handlung macht sich schuldig, wer mit Kenntnis des Sachverhaltes Ansprüche auf wucherhafte Vermögensvorteile erwirbt und dieselben weiter veräußert oder geltend macht.

B. Das kommende Recht.

1. Deutsches Recht.

Entwurf 1927 (Entwurf eines Allgemeinen Deutschen Strafgesetzbuchs nebst Begründung,
Berlin 1927).

§ 12.

Wer zur Zeit der Tat nicht zurechnungsfähig ist, ist nicht strafbar.

§ 13.

Nicht zurechnungsfähig ist, wer zur Zeit der Tat wegen Bewußtseinsstörung, wegen
krankhafter Störung der Geistestätigkeit oder wegen Geistesschwäche unfähig ist, das
Unrechtmäßige der Tat einzusehen oder nach dieser Einsicht zu handeln.

War die Fähigkeit zur Zeit der Tat aus einem dieser Gründe wesentlich vermindert,
so kann die Strafe gemildert werden (§ 73).

§ 14.

Ein Taubstummer ist nicht zurechnungsfähig, wenn er in der geistigen Entwicklung
zurückgeblieben und deshalb unfähig ist, das Unrechtmäßige der Tat einzusehen oder nach
dieser Einsicht zu handeln.

War die Fähigkeit zur Zeit der Tat aus diesem Grunde wesentlich vermindert, so kann
die Strafe gemildert werden (§ 73).

§ 15.

Als nicht zurechnungsfähig gilt das Kind.

Unter welchen Voraussetzungen dem Jugendlichen eine Tat nicht zuzurechnen ist,
bestimmt das Jugendgerichtsgesetz.

§ 55.

Maßregeln der Besserung und Sicherung sind:
1. die Unterbringung in einer Heil- oder Pflegeanstalt,
2. die Unterbringung in einer Trinkerheilanstalt oder in einer Entziehungsanstalt,
3. die Unterbringung in einem Arbeitshaus,
4. die Sicherungsverwahrung,
5. die Schutzaufsicht,
6. die Reichsverweisung.

§ 56.

Wird jemand als nicht zurechnungsfähig freigesprochen oder als vermindert zurechnungsfähig verurteilt, so erklärt das Gericht seine Unterbringung in einer Heil- oder Pflegeanstalt
für zulässig, wenn die öffentliche Sicherheit es erfordert. Dasselbe gilt, wenn sich nach Erhebung der öffentlichen Klage, jedoch vor der Hauptverhandlung ergibt, daß der Täter
zur Zeit der Tat nicht zurechnungsfähig war, und wenn das Gericht aus diesem Grunde
die Eröffnung des Hauptverfahrens ablehnt oder das Verfahren einstellt.

§ 57.

Wird jemand, der gewohnheitsmäßig im Übermaß geistige Getränke oder andere berauschende Mittel zu sich nimmt, wegen einer Tat, die er im Rausch begangen hat, oder
wegen Volltrunkenheit (§ 367) zu einer Strafe verurteilt, und ist seine Unterbringung in
einer Trinkerheilanstalt oder in einer Entziehungsanstalt erforderlich, um ihn an ein gesetzmäßiges und geordnetes Leben zu gewöhnen, so erklärt das Gericht die Unterbringung
für zulässig.

§ 58.

Wird jemand nach den §§ 370 bis 373 zu einer Freiheitsstrafe verurteilt, so erklärt das
Gericht seine Unterbringung in einem Arbeitshaus für zulässig, wenn sie erforderlich ist,
um ihn zur Arbeit anzuhalten und an ein geordnetes Leben zu gewöhnen.

Dasselbe gilt, wenn jemand, der gewohnheitsmäßig zum Erwerbe Unzucht treibt, nach
§ 374 zu Freiheitsstrafe verurteilt wird.

Ein Minderjähriger, dessen Unterbringung in einem Arbeitshaus für zulässig erklärt
worden ist, ist in der Regel statt in einem Arbeitshaus in einer Erziehungs- oder Besserungsanstalt unterzubringen; er kann darin auch nach Eintritt der Volljährigkeit belassen werden.

§ 59.

Wird jemand, der schon einmal zum Tode oder zu Zuchthaus verurteilt war, nach § 78
als ein für die öffentliche Sicherheit gefährlicher Gewohnheitsverbrecher zu einer Strafe
verurteilt, so kann das Gericht daneben auf Sicherungsverwahrung erkennen.

§ 60 Entwurf 1927.

Die Unterbringung dauert so lange, als es ihr Zweck erfordert.

Die Unterbringung in einer Trinkerheilanstalt oder in einer Entziehungsanstalt darf nicht länger als zwei Jahre dauern.

Die Unterbringung in einer Heil- oder Pflegeanstalt oder in der Sicherungsverwahrung darf drei Jahre nur übersteigen, wenn das Gericht sie vor Ablauf dieser Frist von neuem für zulässig erklärt oder anordnet.

Die Unterbringung in einer Erziehungs- oder Besserungsanstalt darf nicht länger als zwei Jahre dauern. Dasselbe gilt für die Unterbringung in einem Arbeitshaus, wenn der Verurteilte noch nicht in einem Arbeitshaus oder nach § 58 Abs. 3 in einer Erziehungs- oder Besserungsanstalt untergebracht war. War der Verurteilte schon einmal in einem Arbeitshaus oder nach § 58 Abs. 3 in einer Erziehungs- oder Besserungsanstalt untergebracht, so darf die Unterbringung in einem Arbeitshaus drei Jahre nur übersteigen, wenn das Gericht sie vor Ablauf dieser Frist von neuem für zulässig erklärt.

In den Fällen des Abs. 3 und des Abs. 4 Satz 3 ist je vor Ablauf von weiteren drei Jahren die Entscheidung des Gerichts von neuem einzuholen, wenn das Gericht nicht eine kürzere Frist hierfür bestimmt.

§ 61.

Das Gericht kann eine für zulässig erklärte Unterbringung eines vermindert Zurechnungsfähigen in einer Heil- oder Pflegeanstalt und eine für zulässig erklärte Unterbringung in einer Trinkerheil- oder Entziehungsanstalt oder in einem Arbeitshaus auf die Dauer von höchstens zwei Jahren bedingt aussetzen, wenn es gleichzeitig Schutzaufsicht anordnet.

Erweist sich die Schutzaufsicht als nicht ausreichend, so widerruft das Gericht die Aussetzung.

Wird die Aussetzung vor Ablauf der Probezeit nicht widerrufen, so darf die Unterbringung nicht mehr vollzogen werden.

§ 62.

Aus der Sicherungsverwahrung darf der Untergebrachte, solange die vom Gesetz oder vom Gericht festgesetzte Zeit der Unterbringung noch nicht abgelaufen ist, nur mit Zustimmung des Gerichts entlassen werden.

§ 63.

Sind drei Jahre verstrichen, seitdem die Unterbringung hätte vollzogen werden können, so darf sie nur noch mit Zustimmung des Gerichts vollzogen werden. Im Falle des § 61 wird die Probezeit nicht eingerechnet.

§ 64.

Wird ein Ausländer zu einer Freiheitsstrafe verurteilt, so erklärt das Gericht es für zulässig, daß er innerhalb einer Frist von sechs Monaten nach Rechtskraft der Entscheidung aus dem Reichsgebiet verwiesen wird, wenn sein Verbleiben im Inland eine Gefahr für andere oder für die allgemeine Sicherheit bedeuten würde. In die Frist wird die Zeit nicht eingerechnet, in der er eine Freiheitsstrafe verbüßt oder auf behördliche Anordnung in einer Anstalt verwahrt wird. Der Ausspruch ist, soweit das Gesetz nichts anderes bestimmt, nur neben einer Freiheitsstrafe von mindestens drei Monaten zulässig.

Ein Ausländer, dessen Unterbringung in einer Heil- oder Pflegeanstalt, in einer Trinkerheilanstalt oder einer Entziehungsanstalt, in einem Arbeitshaus oder in der Sicherungsverwahrung für zulässig erklärt oder angeordnet worden ist, kann statt dessen oder außerdem aus dem Reichsgebiet verwiesen werden. Kehrt der Ausgewiesene unbefugt zurück, so kann die Maßregel nachgeholt werden; § 63 gilt entsprechend.

§ 69.

Bei Bemessung der Strafe soll das Gericht hauptsächlich abwägen, inwieweit die Tat auf einer verwerflichen Gesinnung oder Willensrichtung des Täters und inwieweit sie auf Ursachen beruht, die dem Täter nicht zum Vorwurf gereichen. Es soll berücksichtigen:

die Beweggründe und den Anreiz zur Tat, den Zweck, den der Täter verfolgt hat, die Nachhaltigkeit des zur Tat aufgewendeten Willens und die angewendeten Mittel;

die verschuldeten Folgen der Tat;

das Maß der Einsicht des Täters und den Einfluß krankhafter oder ähnlicher Störungen auf seinen Willen;

das Vorleben des Täters, seine persönlichen und wirtschaftlichen Verhältnisse zur Zeit der Tat und der Aburteilung;

das Verhalten des Täters nach der Tat, insbesondere, ob er sich bemüht hat, den Schaden wieder gutzumachen, der durch die Tat entstanden ist.

§ 73 Entwurf 1927.

Wird die ordentliche Strafe nach einer der Vorschriften, die eine Milderung vorschreiben oder zulassen, gemildert, so tritt an die Stelle von Todesstrafe lebenslanges Zuchthaus oder

Zuchthaus nicht unter drei Jahren, an die Stelle von lebenslangem Zuchthaus Zuchthaus nicht unter drei Jahren, an die Stelle lebenslanger Einschließung Einschließung nicht unter drei Jahren. Ist eine zeitige Freiheitsstrafe angedroht, so darf höchstens auf drei Viertel des angedrohten Höchstmaßes erkannt werden. Ist ein erhöhtes Mindestmaß angedroht, so kann auf das gesetzliche Mindestmaß herabgegangen werden. An Stelle von zeitigem Zuchthaus kann auf Gefängnis nicht unter drei Monaten, an Stelle zeitiger Einschließung bei Verbrechen auf Einschließung nicht unter drei Monaten erkannt werden. Bei Vergehen kann das Gericht an Stelle einer verwirkten Freiheitsstrafe von höchstens drei Monaten auf Geldstrafe erkennen, wenn der Strafzweck durch eine Geldstrafe erreicht werden kann.

§ 252.

Eine Mutter, die ihr Kind in oder gleich nach der Geburt tötet, wird mit Gefängnis nicht unter sechs Monaten bestraft.

Der Versuch ist strafbar.

In besonders schweren Fällen ist die Strafe Zuchthaus bis zu zehn Jahren.

§ 260.

Wird der Verletzte an seinem Körper oder seiner Gesundheit schwer geschädigt, wird er insbesondere erheblich verstümmelt, für immer und auffallend entstellt, im Gebrauch seines Körpers, seiner Sinne oder seiner Geisteskräfte für immer oder lange Zeit erheblich beeinträchtigt oder verfällt er in eine schwere oder langdauernde Krankheit, so ist die Strafe Zuchthaus bis zu fünf Jahren.

Stirbt der Verletzte, so ist die Strafe Zuchthaus bis zu zehn Jahren.

§ 261.

Wer eine Körperverletzung in einer Weise begeht, die geeignet ist, eine der im § 260 bezeichneten Folgen herbeizuführen, wird mit Gefängnis bestraft.

Der Versuch ist strafbar.

§ 262.

Wer durch eine Körperverletzung absichtlich eine der im § 260 Abs. 1 bezeichneten Folgen herbeiführt, wird mit Zuchthaus bis zu zehn Jahren bestraft.

Stirbt der Verletzte, so ist die Strafe Zuchthaus.

§ 263.

Eingriffe und Behandlungen, die der Übung eines gewissenhaften Arztes entsprechen, sind keine Körperverletzungen im Sinne dieses Gesetzes.

§ 264.

Wer eine Körperverletzung mit Einwilligung des Verletzten vornimmt, wird nur bestraft, wenn die Tat trotzdem gegen die guten Sitten verstößt.

§ 276.

Wer eine Frau mit Gewalt, gefährlicher Drohung oder List entführt, die bewußtlos, geisteskrank oder wegen Geistesschwäche oder aus einem anderen Grunde zum Widerstand unfähig ist, wird, wenn er beabsichtigt, die Entführte zur Ehe zu bringen, mit Gefängnis bestraft. In besonders schweren Fällen ist die Strafe Zuchthaus bis zu zehn Jahren.

Beabsichtigt der Entführer, die Entführte zur Unzucht zu bringen, so wird er mit Zuchthaus bis zu zehn Jahren bestraft. In besonders schweren Fällen ist die Strafe Zuchthaus nicht unter drei Jahren.

Die Tat wird nur mit Zustimmung der Verletzten verfolgt.

Hat der Täter oder ein Teilnehmer die Entführte geheiratet, so wird die Tat nur verfolgt, wenn die Ehe für nichtig erklärt worden ist.

§ 282.

Wer eine Frau mit Gewalt oder durch Drohung mit gegenwärtiger Gefahr für Leib oder Leben nötigt, sich zur Unzucht mißbrauchen zu lassen, wird mit Zuchthaus bis zu zehn Jahren bestraft.

§ 283.

Wer eine Frau mit Gewalt oder durch Drohung mit gegenwärtiger Gefahr für Leib oder Leben nötigt, sich zum außerehelichen Beischlaf mißbrauchen zu lassen, wird mit Zuchthaus bestraft.

§ 284.

Wer eine Frau, die bewußtlos, geisteskrank oder wegen Geistesschwäche oder aus einem andern Grunde zum Widerstand unfähig ist, zur Unzucht mißbraucht, wird mit Gefängnis nicht unter sechs Monaten bestraft.

Der Versuch ist strafbar.

§ 285.

Wer eine Frau, die bewußtlos, geisteskrank oder wegen Geistesschwäche oder aus einem andern Grunde zum Widerstand unfähig ist, zum außerehelichen Beischlaf mißbraucht, wird mit Zuchthaus bestraft.

§ 286.

Wer ein Kind zur Unzucht mißbraucht oder verleitet, wird mit Zuchthaus bis zu zehn Jahren bestraft.

§ 287.

Hat eine der in den §§ 282 bis 286 mit Strafe bedrohten Handlungen den Tod oder eine schwere Körperverletzung (§ 260 Abs. 1) oder die Ansteckung der verletzten Frau oder des verletzten Kindes mit einer Geschlechtskrankheit zur Folge, so ist die Strafe Zuchthaus nicht unter zehn Jahren oder lebenslanges Zuchthaus.

§ 294.

Wer in Anstalten für Kranke oder Hilfsbedürftige angestellt oder beschäftigt oder als Inhaber daran beteiligt ist und mit einer Frau oder einem Jugendlichen Unzucht treibt, die in der Anstalt aufgenommen sind und unter seiner Aufsicht Obhut oder Behandlung stehen, wird mit Gefängnis bestraft.

§ 296.

Ein Mann, der mit einem anderen Manne eine beischlafähnliche Handlung vornimmt, wird mit Gefängnis bestraft.

§ 297.

Mit Gefängnis nicht unter sechs Monaten wird bestraft:

1. ein Mann, der einen anderen Mann mit Gewalt oder durch Drohung mit gegenwärtiger Gefahr für Leib oder Leben nötigt, mit ihm Unzucht zu treiben oder sich von ihm zur Unzucht mißbrauchen zu lassen;

2. ein Mann, der einen anderen Mann unter Mißbrauch einer durch ein Dienst- oder Arbeitsverhältnis begründeten Abhängigkeit nötigt, mit ihm Unzucht zu treiben, oder sich von ihm zur Unzucht mißbrauchen zu lassen;

3. ein Mann, der mit einem Manne gewerbsmäßig Unzucht treibt;

4. ein Mann über achtzehn Jahre, der einen männlichen Jugendlichen verführt, mit ihm Unzucht zu treiben oder sich von ihm zur Unzucht mißbrauchen zu lassen.

In den Fällen der Nr. 1 ist der Versuch strafbar.

In besonders schweren Fällen ist die Strafe Zuchthaus bis zu zehn Jahren.

§ 299.

Wer eine unzüchtige Handlung absichtlich vor einem Kinde vornimmt, wird mit Gefängnis bis zu zwei Jahren bestraft.

§ 325.

Approbierte Ärzte, Apotheker und andere staatlich geprüfte Medizinalpersonen, Rechtsanwälte, Verteidiger in Strafsachen, Personen, denen das mündliche Verhandeln vor Gericht durch eine von der Justizverwaltung getroffene Anordnung gestattet ist, und, soweit sie nicht Amtsträger sind, Notare, die unbefugt ein Privatgeheimnis offenbaren, das ihnen bei Ausübung ihres Berufs anvertraut worden oder zugänglich geworden ist, werden mit Gefängnis bis zu sechs Monaten oder mit Geldstrafe bestraft.

Den in Abs. 1 genannten Personen stehen ihre berufsmäßigen Gehilfen und Personen gleich, die zur Vorbereitung auf den Beruf an der berufsmäßigen Tätigkeit teilnehmen.

Der Täter ist straffrei, wenn er ein solches Geheimnis zur Wahrnehmung eines berechtigten öffentlichen oder privaten Interesses offenbart, das nicht auf andere Weise gewahrt werden kann, und wenn das gefährdete Interesse überwiegt.

Wer ein Geheimnis der im Abs. 1 erwähnten Art gegen Entgelt oder in der Absicht offenbart, sich oder einem andern unrechtmäßig einen Vorteil zu verschaffen oder jemand einen Nachteil zuzufügen, wird mit Gefängnis bestraft.

Die Tat wird nur auf Verlangen des Verletzten verfolgt.

§ 340.

Wer die Zwangslage, den Leichtsinn, die Unerfahrenheit oder den Mangel an Urteilsvermögen eines anderen dadurch ausbeutet, daß er sich oder einem Dritten für eine Leistung, die der Befriedigung eines Geldbedürfnisses des andern dienen soll, insbesondere für die Gewährung oder Vermittlung eines Darlehens, für die Stundung einer Geldforderung oder die Vermittlung einer solchen Stundung einen Vermögensvorteil versprechen oder gewähren läßt, der in auffälligem Mißverhältnis zu der Leistung steht, wird mit Gefängnis bestraft.

Ebenso wird bestraft, wer eine Forderung dieser Art in Kenntnis ihres wucherischen Ursprungs zu verwerten sucht.

Wer die Tat gewerbsmäßig begeht, wird mit Zuchthaus bis zu zehn Jahren bestraft.

§ 341.

Wer, abgesehen von den Fällen des § 340, gewerbsmäßig die Zwangslage, den Leichtsinn, die Unerfahrenheit oder den Mangel an Urteilsvermögen eines andern dadurch ausbeutet, daß er sich oder einem Dritten für eine Ware oder eine andere Leistung einen Vermögensvorteil versprechen oder gewähren läßt, der in auffälligem Mißverhältnis zu der Leistung steht, wird mit Zuchthaus bis zu zehn Jahren bestraft.

Ebenso wird bestraft, wer gewerbsmäßig eine Forderung dieser Art in Kenntnis ihres wucherischen Ursprungs zu verwerten sucht.

§ 342.

Wer aus Gewinnsucht den Leichtsinn oder die Unerfahrenheit eines Minderjährigen dazu ausbeutet, sich oder einem anderen von ihm die Zahlung einer Geldsumme oder eine andere geldwerte Leistung versprechen oder die Erfüllung einer solchen Verpflichtung sicherstellen zu lassen, wird mit Gefängnis bis zu zwei Jahren bestraft.

Ebenso wird bestraft, wer eine Forderung dieser Art in Kenntnis ihres Ursprungs zu verwerten sucht.

§ 367.

Wer sich vorsätzlich oder fahrlässig durch den Genuß geistiger Getränke oder durch andere berauschende Mittel in einen die Zurechnungsfähigkeit ausschließenden Rausch versetzt, wird mit Gefängnis bis zu zwei Jahren oder mit Geldstrafe bestraft, wenn er in diesem Zustand eine mit Strafe bedrohte Handlung begeht.

Die Strafe darf jedoch nach Art und Maß nicht schwerer sein als die für die vorsätzliche Begehung der Handlung angedrohte Strafe.

Die Verfolgung tritt nur auf Verlangen oder mit Zustimmung ein, wenn die begangene Handlung nur auf Verlangen oder mit Zustimmung verfolgt wird.

Die allenthalben in den Kulturländern hervortretende Tendenz zu strafgesetzlichen Reformen, die in zahlreichen Entwürfen ihren Niederschlag fand, hängt zusammen mit Änderungen der wirtschaftlichen und politischen Verhältnisse (EBERMAYER) sowie grundstürzenden Änderungen der Auffassung über das Verbrechen und Sinn und Zweck der Strafe. Der klassischen Schule, welche dem verschuldeten Rechtsbruch die Vergeltung entgegenstellte und deren generalprävenierenden Charakter betonte, trat gegenüber die positive Schule, die, befruchtet von LOMBROSOschen Ideen, das Verbrechen aus Anlage und Milieu herleitete, den *Täter* statt der *Tat* in den Vordergrund rückte und in der Strafe lediglich den Zweck der individuellen *Abschreckung* und *Besserung* oder den der *Sicherung der Gesellschaft* verkörpert sah. In dem noch immer hin- und herwogenden Kampf der Meinungen ergab sich wenigstens Eines: Die Wirkungslosigkeit der heutigen Strafbestimmungen und ihre Besserungsbedürftigkeit. Teilweise haben die neuen Forderungen auch in Deutschland bereits eine Verwirklichung gefunden, so im *Jugendgerichtsgesetz*, das den Erziehungsgedanken an Stelle der Strafe treten ließ, und im *Geldstrafengesetz*, das die kurzfristigen, den Rechtsbrecher lediglich den seelischen Miasmen des Gefängnisses aussetzenden und ihn in seinem Fortkommen hindernden Freiheitsstrafen einschränkte. Die deutschen Strafgesetzentwürfe, speziell die jetzt vorliegende Reichstagsvorlage nehmen dann eine weitere zweifellos berechtigte Forderung in Angriff: Die stärkere *Sicherung der Gesellschaft* vor gefährlichen Rechtsbrechern.

Die Reichstagsvorlage hat eine längere Vorgeschichte. Als Vorarbeit hat die auf Anregung des Reichsjustizsekretärs NIEBERDING zustande gekommene vergleichende Darstellung des deutschen und ausländischen Rechts zu gelten, welche eine Reihe von Strafrechtslehrern älterer und neuerer Richtung zu Verfassern hat. In demselben Jahre wie sie (1909) wurde auf Anordnung des Reichsjustizamts der von einer Kommission praktischer Juristen ausgearbeitete Vorentwurf zu einem deutschen Strafgesetzbuch (1909 V) veröffentlicht. 1910 erschien ein von KAHL, v. LILIENTHAL, v. LISZT und GOLDSCHMIDT bearbeiteter formulierter Gegenentwurf (G.E.), der nach der Darstellung von E. SCHULTZE unter kritischer Beleuchtung des Entwurfes besonders eine Annäherung der Strafrechtsschulen in Rücksicht auf die großen gesetzgeberischen Aufgaben dienen sollte. Auf Grund einer Vereinbarung der Bundesregierungen beauftragte sodann das Reichsjustizamt eine aus 18 Köpfen zusammengesetzte Kommission von Rechtslehrern und Praktikern aus verschiedenen Berufskreisen mit der Revision des Vorentwurfs. Die Arbeit dieser Kommission war im Jahre

1913 bis auf die Ausarbeitung einer Begründung, einer erläuternden Denkschrift und des
Einführungsgesetzes beendet; da unterbrach der Krieg die Arbeit der Kommission und ließ
die gesetzgeberischen strafrechtlichen Interessen völlig zurücktreten. Gegen Ende des
Krieges (1918) beauftragte das Reichsjustizministerium vier bewährte Strafrechtspraktiker,
den Kommissionsentwurf unter Verwendung der Kriegserfahrungen einer Überarbeitung
zu unterziehen. Sie vermochten auch zugleich der durch die Revolution veränderten Situation Rechnung zu tragen. Der Entwurf war 1919 beendet und wurde 1921 zugleich mit
einer Denkschrift und dem Kommissionsentwurf der Öffentlichkeit unterbreitet. Ein besonders bedeutungsvoller Punkt der weiteren Entwicklung war es, daß die Veröffentlichung
des Entwurfs von 1919 und des Kommissionsentwurfs Anteilnahme in dem deutschen
Bruderland Österreich erweckte und österreichische führende Juristen zu einer Prüfung
der Frage veranlaßte, ob der deutsche Entwurf nicht auch der österreichischen Strafrechtsreform zur Grundlage dienen könnte. Ein österreichischer Gegenentwurf wurde dem deutschen Entwurf gegenübergestellt. In gemeinsamer Arbeit der österreichischen und deutschen
Justizverwaltung wurde ein neuer Entwurf hergestellt und im Jahre 1922 der deutschen
Reichsregierung zur Beschlußfassung vorgelegt. Die Katastrophen der folgenden Zeit, der
Zusammenbruch der deutschen Währung und der Ruhreinbruch verzögerten die Beschäftigung mit dem Entwurf, so daß er erst im Jahr 1924 der Reichsregierung vorgelegt und
sodann im Jahre 1925 nach wenigen, aber einschneidenden Änderungen als Amtlicher Entwurf der Öffentlichkeit übergeben wurde. Der jetzt vorliegende Entwurf ist der Revision
durch den Reichsrat entsprungen, dessen Änderungsvorschläge von der Reichsregierung
akzeptiert wurden.

Die nachfolgenden Ausführungen haben sich natürlich nur mit den gericht-
lich-psychiatrisch in Betracht kommenden Bestimmungen zu beschäftigen. Es
wäre gewiß wertvoll, die Entwicklung dieser Bestimmungen an Hand der einzelnen
Entwürfe zu verfolgen; doch würde dies den Rahmen dieser Arbeit überschreiten.
Nur an einzelnen Stellen kann ausnahmsweise auf die früheren Entwürfe zurück-
gegriffen werden.

Von der Zurechnungsfähigkeit handeln die *§§ 12 u. 13ff.* Die bewährte biolo-
gisch-psychologische Methode zur Kennzeichnung der in Betracht kommenden
Zustände ist beibehalten (§ 13 I.)[1]. Aus dem Relativsatz ist die ominöse freie
Willensbestimmung verschwunden; etwas übertriebene Vorsorge hat sogar die
Ausmerzung des Ausdrucks „Willen" verlangt (ASCHAFFENBURG), der noch im
Entwurf von 1919 stand und im JGG. steht („und seinen Willen dieser Ein-
sicht gemäß zu bestimmen"); doch darf immerhin sprachlich der jetzt gewählten
Ausdrucksweise der Vorzug gegeben werden. Die psychologischen Bedingungen
sind nach der intellektuellen und nach der Gefühlsseite hin gekennzeichnet.
Der Entwurf gebrauchte den Ausdruck „das Unerlaubte der Tat", während das
JGG. von dem „Ungesetzlichen" spricht, die RTV. spricht von dem „Unrecht-
mäßigen der Tat". Damit ist eine gewisse Angleichung an das JGG. zustande
gekommen. Der Ausdruck umfaßt gleichmäßig alles der Rechtsordnung Wider-
streitende. Die biologischen Zustände sind durch die Ausdrücke: *Bewußtseinsstörung, krankhafte Störung der Geistestätigkeit und Geistesschwäche* charakterisiert.
Die Abmilderung von *Bewußtlosigkeit* in *Bewußtseinsstörung* ist zu begrüßen.
Statt *krankhafter Störung der Geistestätigkeit* hatte der VE. den Ausdruck *Geisteskrankheit* gebracht. Dagegen ist eingewandt worden, dieser Ausdruck könne in
Verbindung mit dem Ausdruck *Geistesschwäche* im Strafgesetz zu Kollisionen
mit dem gleichlautenden Begriff des BGB. Anlaß geben (E. SCHULTZE). Wohl aus
diesem Grunde ist der Ausdruck Geisteskrankheit durch den bisherigen aus dem
§ 51 StGB. geläufigen und durchaus bewährten Ausdruck: *krankhafte Störung* der
Geistestätigkeit ersetzt worden. Stehengeblieben ist der Ausdruck *Geistesschwäche*;
auch hier sind m. E. Kollisionen mit dem zivilrechtlichen Begriff zu befürchten.
Ein Geistesschwacher im Sinne des § 6 BGB. braucht ebensowenig wie ein Geistes-

---

[1] Inzwischen ist der § 12 des E. 27 (RTV.) von dem 21. Ausschuß des Reichstages
(RStGB.) unverändert angenommen. Ebenso der 1. Absatz des § 13.

kranker im Sinne dieses Paragraphen unzurechnungsfähig zu sein. Der Ausdruck könnte fortfallen, da wie schon jetzt die gemeinten Zustände von dem Ausdruck: krankhafte Störung der Geistestätigkeit mit umfaßt werden.

Fortgefallen ist auch die Formel: „Eine strafbare Handlung ist nicht vorhanden"; danach entfallen die Schwierigkeiten hinsichtlich der Bestrafung von Beihilfe und Anstiftung bei Taten von Geisteskranken. Ausdrücklich bestimmt noch der § 31, daß die Strafbarkeit des Anstifters und Gehilfen unabhängig von der Strafbarkeit dessen sei, der die Tat ausführe.

Bei den *Maßregeln der Besserung und Sicherung*, die ein ganz neues und charakteristisches Gebiet des neuen Strafrechts darstellen und die hier gleich angefügt seien, soweit sie Unzurechnungsfähige im Sinne des § 13 betreffen, ist vorgesehen, daß das Gericht die Unterbringung in einer *Heil-* oder *Pflegeanstalt* für zulässig erklärt, falls die öffentliche Sicherheit dies erfordert. Der Ausdruck: öffentliche Sicherheit wäre besser durch den Ausdruck: Rechtssicherheit ersetzt, da auch die Sicherheit eines Einzelnen die Maßregel erforderlich erscheinen lassen kann. Die Maßregel kann, wie zu billigen, auch dann ergriffen werden, wenn sich nach Erhebung der öffentlichen Klage, jedoch vor der Hauptverhandlung ergibt, daß der Täter z. Z. der Tat nicht zurechnungsfähig war, und wenn das Gericht aus diesem Grunde die Eröffnung des Hauptverfahrens ablehnt oder das Verfahren einstellt. Die Unterbringung dauert nach § 60 so lange, als es der Zweck erfordert; doch muß das Gericht nach Ablauf von drei Jahren die Unterbringung aufs neue für zulässig erklären. Bedauerlich erscheint nur, daß man seit dem Amtlichen Entwurf von der *Anordnung* der Unterbringung durch das Gericht abgekommen ist. Darüber später.

Der Absatz 2 des § 13 bringt dann die vielbegehrte, aber auch viel umkämpfte *verminderte Zurechnungsfähigkeit*. V. Z. liegt vor, wenn die im 1. Absatz gekennzeichnete Fähigkeit nur wesentlich vermindert war. Es kann dann die Strafe gemildert werden.

Die Wichtigkeit dieses neuen strafrechtlichen Begriffs ist nicht zu unterschätzen. In Anbetracht der überschläglich recht hohen Zahl in Frage kommender Personen (s. unten) und der mit der Begriffsanwendung verknüpften Folgen handelt es sich um ein Problem, das nach einem von WILMANNS zitierten Ausspruch von KAHL nicht an der Peripherie der Strafrechtspflege liegt, sondern ihre zentralen Nerven trifft, ein wirklich zentrales Problem. Es handelt sich unter Umständen um eine Verschiebung der Rechtspflege von beträchtlichem Ausmaß, und zwar, wie man hinzufügen kann, in das Psychiatrische hinein.

Über die Nützlichkeit der Neuerung kann man zum mindesten sehr geteilter Meinung sein. Der Darsteller des Gebietes darf besonders auf die im Jahre 1927 erschienene umfassende Bearbeitung von WILMANNS hinweisen, die auf breitester Grundlage fußt, eine wohl lückenlose Kenntnis der Literatur vermittelt und an Gründlichkeit wohl kaum überboten werden kann. Die medizinische Gegenseite hat ein ähnliches Werk nicht aufzuweisen. Ebenfalls sehr skeptischer Beurteiler, als der ich mich bekenne, muß ich mich an dieser Stelle auf eine kurze Hervorhebung der mannigfachen Bedenken beschränken, ohne die Fülle zahlenmäßiger Belege beizubringen, welche das WILMANNSsche Buch enthält. Die Hervorhebung geschieht nicht etwa in der Erwartung, die Gesetzwerdung der verminderten Zurechnungsfähigkeit könne noch aufgehalten werden, eher mit dem Ziel einer Destillation des von medizinischer Seite für die Einbeziehung unter den Begriff in Aussicht genommenen Anwendungsbereiches. Anschließend sei deshalb erörtert, unter welchen Bedingungen der Begriff mir allenfalls erträglich, ja vielleicht begrüßenswert erscheint.

Die Tatsache, daß frühere partikulare Strafgesetze die verminderte Zurechnungsfähigkeit enthielten, kann nicht als Argument für ihre Wiedereinfügung in ein neues Strafgesetzbuch benutzt werden. WILMANNS hat unter Rückgang auf die Rechtsquellen gezeigt, daß dieses Argument sehr gedankenlos ist. Die *verminderte Zurechnungsfähigkeit* von damals hatte ein ganz anderes Gesicht. Die Psychiatrie jener Tage kannte nur die „großen Psychosen", kannte nicht jene fließend in das Normale übergehenden Charakteranomalien, an die heutzutage bei dem Ausdruck: v. Z. vor allem gedacht wird. Die v. Z. jener Tage zielte auf die „großen Psychosen", und zwar in ihrem Beginn und Abklingen, auf eine Zeit, in der die Abweichungen vom Normalen noch nicht zur Annahme von Unzurechnungsfähigkeit genügend erschienen, z. B. beginnende progressive Paralysen, also Zustände, die wir heute ohne weiteres unter den § 51 StGB. einbeziehen, m. a. Worten, die v. Z. von damals wünschte, auch nach unseren heutigen Auffassungen Unzurechnungsfähige zu bestrafen, die v. Z. von heute wünscht gewisse zweifellos Zurechnungsfähige milder zu bestrafen und andersartig zu behandeln.

Es sei anschließend bemerkt, daß auch die ersten Erörterungen über die Einführung des Begriffs in ein neues Strafgesetz in eine Zeit fielen, in der der Unterschied zwischen Prozessen und krankhaften Anomalien noch nicht klar herausgearbeitet war, die *Hysterie* z. B. als Hirnkrankheit galt, das tiefste Wesen der zu ihrer Gruppe gehörenden Störungen und ihre Häufigkeit bei den Rechtsbrechern noch nicht näher bekannt war. Die ärztliche Auffasssung war also auch noch zu damaliger Zeit eine andere. Die jetzt veränderte Auffassung legt eine Revision des Wunsches an den Gesetzgeber nahe.

Ebensowenig ist das Argument zugkräftig, daß *alle modernen Strafgesetzentwürfe den Begriff enthielten*; Anschauungen und Gedanken pflegen sich in allen Kulturländern ziemlich gleichmäßig zu entwickeln; es ist dies weder ein Beweis für ihre Richtigkeit noch für ihre Zweckmäßigkeit.

Recht gedankenlos ist auch das oft gehörte Argument: *es gibt doch nun einmal vermindert Zurechnungsfähige*. Das ist eine bedauerliche Begriffsunschärfe, die man eigentlich bei wissenschaftlich Geschulten nicht erwarten sollte. Es gibt für den deterministisch Denkenden weder Schuld noch Schuldabstufungen. Tatsächlich gibt es keine vermindert Zurechnungsfähigen, sondern höchstens leichter Kranke oder Abnorme, die man unter bestimmten Gesichtspunkten als v. Z. bezeichnen kann, die man aber nicht so zu bezeichnen braucht.

Daß streng deterministische Mediziner, die sich gegenüber dem m. E. nachgerade eingealterten und ungefährlich gewordenen Ausdruck „freie Willensbestimmung" geradezu überempfindlich zeigen, so lebhaft für die Einsetzung eines Begriffs einsetzen, der die wenigstens scheinbare Anerkenntnis des unnaturwissenschaftlichen Gedankens einer subjektiven Schuld in sich birgt, entbehrt nicht einer gewissen Merkwürdigkeit, könnte aber unbeachtet bleiben, wenn die Neuerung zweckmäßig erschiene. Wenn ein Strafgesetz sich auf dem indeterministischen Schuldgedanken aufbaut, so muß sich die Psychiatrie in ihrer forensischen Beraterrolle wohl oder übel damit abfinden, so gut oder so schlecht, wie es geht; es ist aber gefährlich, wenn sie von sich aus den unnaturwissenschaftlichen Gedanken aufnimmt und fortspinnt. Das scheint mir die Geschichte der auf die Einführung der v. Z. gerichteten Bewegung deutlich zu erweisen.

Schon früher wurde betont, daß man sich nur in verhältnismäßig wenig Fällen mit einer bloßen milderen Bestrafung wird einverstanden erklären können, am ehesten wohl dann, wenn der Intellekt der Situation nicht völlig gewachsen gewesen, oder wenn starke anormale Triebe einmal unter besonders provozierenden äußeren Bedingungen an und für sich genügend ausgebildete Hemmungen übersprungen haben, also bei einer Sachlage, die auch den Normalen entlastet. Solchen

Fällen kann Genüge geschehen und ist Genüge geschehen in dem Entwurf durch die Ausdehnung der Möglichkeit der Annahme mildernder Umstände auf alle Delikte.

In der überwiegenden Mehrzahl der Fälle sind aber die Hemmungen bei den geistig Minderwertigen schlecht ausgebildet, und es erscheint eigentlich eine schwerere Bestrafung von nöten, wenn man die Bestrafung nicht als Vergeltung im Sinne der Sühnetheorie, sondern als Zweckstrafe, als Mittel zum Zweck der Abschreckung, Besserung und Sicherung nimmt. Sehr richtig sagt ASCHAFFEN-BURG: „Was kann mit gelinder Strafe bei den meisten der vorher angeführten Persönlichkeiten erreicht werden? Ein der Gesinnung und seinen Bestrebungen nach vielleicht ganz anständiger, aber durch seine Haltlosigkeit jeder Versuchung zum Opfer fallender Mensch wird in seiner Widerstandslosigkeit geradezu bestärkt. Und ein unbeherrschter, reizbarer Mensch wird, wenn er sieht, daß man ihn besonders milde behandelt, ganz gewiß nicht geneigt sein, seiner Reizbarkeit und Rücksichtslosigkeit irgendwelche Zügel anzulegen. In solchen Fällen kann man geradezu versucht sein, nach einer langen eindrucksvollen Strafe zu verlangen, die durch ihre Schwere dem Verbrecher die Mängel seiner Persönlichkeit auf das nachhaltigste vor Augen führt." (Mitteilungen der JKV. 1925, S. 151.)

Die Fortführung des indeterministischen Schuldgedankens führt zu der Annahme, daß der *geringeren Schuld* eine *größere Gefährlichkeit* gegenübersteht; dieser soll durch die Einführung von Besserungs- und Sicherungsmaßnahmen Rechnung getragen werden.

Die geistig Abnormen sollen eventuell im Hinblick auf ihre starke Rückfallneigung so lange festgehalten und erzogen werden können, bis man einigermaßen eine Gewähr für ein soziales Verhalten hat. Diesem Gesichtspunkt trägt der Entwurf dadurch Rechnung, daß er in Übereinstimmung mit früheren Entwürfen eine Unterbringung oder Verwahrung in einer Heil- oder Pflegeanstalt von unbegrenzter Dauer vorsieht.

Inzwischen hat sich in der Jurisprudenz ein klarerer, natürlich künstlicher und künstlich stabilisierter, aber wenigstens nicht metaphysischer und deshalb naturwissenschaftlich annehmbarer *Schuldbegriff* herauszukristallisieren begonnen. Man neigt dazu, das Maximum der Schuld in die Täterpersönlichkeit zu verlegen (MITTERMAIER, GRÜNHUT[1]). „Der Charakter belastet, das Motiv entlastet." Die Begründung zur RTV. äußert sich folgendermaßen: „Jede menschliche Handlung hat mannigfache Ursachen. Alle diese Ursachen lassen sich in zwei Gruppen teilen, die einen liegen in der Denkweise und Willensrichtung des Handelnden, in seinem Charakter, die anderen außerhalb seiner Persönlichkeit. Sie treten entweder als Versuchung von außen an ihn heran oder trüben und verwirren als krankhafte und krankheitsähnliche Störungen seine Verstandes- und Willensfähigkeit. Je geringer der Anteil solcher äußeren Anlässe ist und je mehr die Tat durch den Charakter des Handelnden bestimmt ist, desto mehr entspricht sie seinem innersten Wesen, desto größer ist die Wahrscheinlichkeit, daß er sie wiederholen wird. Denn er trägt den Antrieb in sich selbst, es genügt ein geringfügiger Anlaß, um Taten gleicher Art bei ihm auszulösen. Wendet man diese Erkenntnis auf strafbare Handlungen an, so ergibt sich, daß die

---

[1] Ich verkenne nicht, daß MITTERMAIER der Meinung ist, daß die Gesinnung ihrem Träger zum Vorwurf gemacht werden muß, wenn sie eine größere Schuld bedingen soll. Wann ist dies der Fall? Mit dieser Auffassung kommt man nicht aus dem Indeterminismus heraus. Man wird vielleicht zu sagen geneigt sein, daß den v. Z. ihre schlechte Gesinnung weniger hoch angerechnet werden soll. Damit würde aber der vom Gesetzgeber nicht gewollte Zustand geschaffen, daß Personen, die unter dem Druck äußerer Verhältnisse kriminell werden, schwerer bestraft werden als diejenigen, in deren Persönlichkeit eine kriminelle Tendenz zu finden ist.

psychische Einwirkung, die von der Strafe ausgeht und den Täter von der Wiederholung abhalten soll, um so stärker sein muß, je mehr die Tat auf einer *verwerflichen* Gesinnung oder Willensneigung beruht, und daß umgekehrt die Strafe um so milder sein kann, je geringer der Anteil ist, den der Charakter des Täters an der Tat hat, je mehr sie auf Ursachen beruht, die dem Wesen des Täters fremd sind, die ihm nicht zum Vorwurf gereichen." Mir scheint, es beginnt zu dämmern, daß Schuld eine *erzieherische Fiktion* ist oder sein kann, deren Maximum wir zweckmäßig dahin verlegen (nach Ausschaltung der Unzurechnungsfähigen, die wir aus Zweckmäßigkeitsgründen so behandeln, als ob sie keine Schuld hätten), wo die Persönlichkeit stark im Spiel ist, wo wir eine starke Reaktion auf den Täter benötigen, daß es recht angebracht ist, statt eines „das ist schuld" ein „der ist schuld" zu substituieren. Schuld und Gefährlichkeit fließen mehr oder minder ineinander. Dieser Entwicklung stellt sich der metaphysische, aber von naturwissenschaftlicher Seite gestützte Begriff geradezu entgegen. Der von Medizinern, aber auch von Juristen anscheinend vielfach übersehene Zwiespalt, der sich hier auftut, ist klar von KOHLRAUSCH gekennzeichnet worden. Er bemängelt das Nebeneinanderstehen von krankhaften Gelüsten und augenblicklicher Versuchung als strafmildernden Faktoren im Vorentwurf. Wörtlich sagt er: „Entweder sind jene Gelüste so hochgradig krankhaft, daß sie die freie Willensbestimmung ausschließen oder sie sind hinsichtlich der Strafzumessung von geradezu umgekehrter Bedeutung wie die augenblickliche Versuchung." Auch im AE. widerspricht nach dem Obigen der Begriff der v. Z. den im § 69 vom Gesetzgeber für die Strafzumessung gegebenen Richtlinien, weil er ungezwungen Zustände mit umschließt, die dort als strafverschärfend gekennzeichnet sind.

Der jetzt vorliegende Entwurf bringt freilich in Gestalt der Verwandlung der *Mußvorschrift* der milderen Bestrafung in eine *Kannvorschrift* eine sehr bemerkenswerte Abschwächung des „Grundgedankens", die noch der Vorentwurf für unmöglich erklärt hatte. Aus Zweckmäßigkeitsgründen soll erst später auf sie eingegangen werden.

In Hinsicht auf die in Aussicht genommenen Erziehungsmaßnahmen, welche heutigen Tages auch die Strafe in sich schließt, sei unter Anknüpfung an das eben Gesagte zunächst die Frage aufgeworfen, ob der Begriff gerade *erzieherisch* zu wirken vermag. Ich möchte es nicht für sehr glücklich halten, ein Erziehungswerk damit zu beginnen, daß man dem zu Erziehenden von vornherein erklärt, er sei weniger verantwortlich für sein Tun als andere. Pflegt man doch auch einem Kinde aus erzieherischen Gründen zu sagen: Du bist doch schon ein so großes Kind, daß du dieses oder jenes unterlassen oder tun kannst, nicht das Umgekehrte; übereinstimmend sollte man das Erziehungswerk bei einem Erwachsenen nicht mit der Eröffnung beginnen, daß er auch nur um ein Haar weniger verantwortlich sei als andere Menschen. Verschiedentlich ist von psychiatrischer Seite betont worden, die Angeklagten oder ihre Angehörigen müßten Wert auf die Feststellung der verminderten Verantwortlichkeit legen. Gerade eine solche Feststellung halte ich für bedenklich, wir sollten wohl etwas gelernt haben von den Einundfünfzigern, die auf ihren Jagdschein pochen.

Die größte Schwierigkeit liegt in der *Unbestimmtheit* des Begriffes der v. Z. Man kann wirklich nicht sagen, daß sich die Psychiatrie besonders gut und leicht mit dem einen unnaturwissenschaftlichen Begriff der Unzurechnungsfähigkeit abgefunden hat, so daß der Wunsch nach einem weiteren derartigen Begriff fast erstaunlich erscheint. Jetzt wird es statt *einer* Schwierigkeit machenden Grenzziehung *zwei* geben. Denn wer soll nun vermindert zurechnungsfähig sein? Inwieweit darüber Einigkeit unter den Psychiatern selbst herrscht bzw. herrschen wird, ist nicht zu übersehen. Die Frage erscheint nicht genügend diskutiert. Einzelne Autoren haben sich dahin ausgesprochen, daß die einschränkenden Worte „im hohen Grade" oder — nach der Fassung der Reichstagsvorlage — „wesentlich", welche die Verfasser der Gesetzentwürfe vorsorglich der juristischen Definition hinzugefügt haben, die Grenze keineswegs nahe an die Unzurechnungsfähigkeit im Sinne einer „verminderten Unzurechnungsfähigkeit" heranrücken sollten, sondern daß die Grenze mehr nach dem Normalen zu liege, was schon aus der vorgesehenen Bestrafung hervorgehe. In der Tat erscheint der Begriff von psychiatrischer Seite im allgemeinen ziemlich weit gefaßt zu werden; er umfaßt nach einer Zusammenstellung von WILMANNS, „abgesehen von den weniger auffallenden Abweichungen schleichend beginnender oder abgeklungener Erkrankungen, vor allem das Kerngebiet der psychopathischen Persönlichkeiten und noch etwas mehr". Aber dieses Kerngebiet enthält nicht nur viele einzelne Spielarten verschiedener Dignität, sondern auch mannigfache, schwer zu fassende quantitative Abstufungen. Inwieweit sollen z. B. die einfach moralisch Defekten höheren und geringen Grades einbezogen werden? ASCHAFFENBURG scheint die *moralisch Anästhetischen* und *Antisozialen* ganz ausschalten zu wollen; wenn auch nicht zu leugnen sei, daß es sich um eine Abart, sicher um eine unerfreuliche handele, so würde doch ihre Bezeichnung als eine krankhafte Abwegigkeit die erforderliche Behandlung nach der falschen Richtung hin verschieben. Sie dürfen also anscheinend nicht krankhaft sein. E. SCHULTZE schließt die *Antisozialen* offensichtlich mit ein und betont die Schwierigkeit der Abgrenzung von den *Asozialen*. Wie denkt man sich die Abgrenzung der v. Z. von den mit einer Sonderbehandlung bedachten normalen Gewohnheitsverbrechern. Wie schwer sind doch exogene und endogene Momente zu trennen! Im juristischen Lager scheint man die Möglichkeit einer reinlichen Scheidung vorauszusetzen, wie aus juristischen Referaten und einer Äußerung von MITTERMAIER hervorgeht. Ich teile im vollsten Maße die Bedenken von WILMANNS hinsichtlich einer solchen Möglichkeit. Nach der anderen Seite ist übrigens von den Juristen teilweise unter völliger Verkennung des Wesens der Zustände die Grenze weit in das Gebiet der eigentlichen geistigen Störungen hineinverlegt worden. Eine gewisse Schiefheit birgt auch die Auffassung der Begründung in sich, wenn sie schreibt: „Die biologischen Zustände, durch welche die Zurechnungsfähigkeit beeinflußt wird, sind bei der verminderten Zurechnungsfähigkeit die gleichen wie bei der Zurechnungsfähigkeit, nur der Grad der Einwirkung ist verschieden."

Ich fürchte, die Meinungsverschiedenheiten vor Gericht werden auch unter den Sachverständigen nicht selten sein, vor allem schon deshalb, weil quantitative Abgrenzungen gefordert werden. Das kann der Stellung der Psychiatrie vor Gericht keinesfalls zuträglich sein.

Der Begriff ist unbestimmt und dehnbar. Man hat ihn als uferlos und kautschukartig bezeichnet. Nicht mit Unrecht. Überspannungen nach der einen und der anderen Seite hin sind leicht möglich und können zu harte und zu milde Urteile zeitigen. Diese Befürchtung hat seit Anbeginn der Debatten über den Begriff eine berechtigte Rolle gespielt, sogar schon im Jahre 1845.

„Der Sachverständige pflegt gegenwärtig, wo das Strafgesetz nur das starre Entweder-Oder kennt, kein Mittel unversucht zu lassen, über den Geisteszustand des Beschuldigten ins Klare zu kommen; vermag er es nicht durch eigene Untersuchung, so weist er ihn zur Beobachtung in eine Irrenanstalt ein. Ob in Zukunft, besonders, wo der einzelne Gerichtsarzt mit Gutachten weit mehr überladen sein wird als jetzt, mit der gleichen Sorgfalt und Gründlichkeit vorgegangen werden wird, wird von vielen Seiten bezweifelt, m. E. mit Recht. Die Berücksichtigung einer v. Z. wird die Verantwortlichkeit des Sachverständigen verringern und ihn dadurch zur Oberflächlichkeit und Unwissenschaftlichkeit verleiten." So WILMANNS hinsichtlich der Frage der Überspannung nach der Seite der Unzurechnungsfähigkeit in seinem Referat auf der Tagung der Deutschen Gesellschaft für Psychiatrie in Straßburg 1914. Darüber hinaus hat er die Meinung ausgesprochen, daß auch der wissenschaftliche und gründliche Sachverständige eine Revision seines Standpunktes insofern werde vornehmen müssen, als bisher übersehene und vernachlässigte Reste von Zurechnungsfähigkeit später veranschlagt werden müßten, eine Meinung freilich, die wohl auf eine weitere Fassung des Begriffs der Unzurechnungsfähigkeit, als sie mir eignet, zurückgeht, und die ich nicht teilen kann. Sollten durch eine Revision die von WILMANNS beispielsweise angezogenen Exkulpierungen von Psychopathen in Fortfall kommen, würde das m. E. kein Nachteil, sondern ein Vorteil sein.

Sicherlich wird aber der *Richter*, der einem auf Freispruch zielenden, für ihn nicht nachprüfbaren Gutachten innerlich skeptisch gegenübersteht, in Versuchung gebracht, bei der peinlichen Frage, ob Zurechnungsfähigkeit oder nicht, den willkommenen Ausweg der v. Z. zu wählen, zumal wenn die Volksstimme nach der Verurteilung schreit, da dieser Ausweg die Annahme einer geistigen Störung und doch eine Bestrafung zuläßt. Wer an der Tatsächlichkeit einer solchen Gefahr zweifelt, der lese in der Zusammenstellung von WILMANNS, was alles von juristischer Seite unter die v. Z. gerechnet worden ist. Die Gefahr besteht in erhöhtem Maße bei dem heute im Gerichtssaal stärker als früher herrschenden Laienrichtertum. So kann es leicht kommen, daß in Wirklichkeit Unzurechnungsfähige vermehrt in die Gefängnisse wandern. Es bedarf keiner weiteren Ausführung, daß auch eine Überspannung nach der Seite der Gesundheit leicht möglich ist. Es sei an das Wort CRAMERS erinnert, er mache sich anheischig, jeden Menschen für v. z. zu erklären. WILMANNS führt als Beispiel die Affektdelikte an. Solche Überspannungen verbürgt fast schon die rührige Tätigkeit mancher auf ihre Sondersachverständigen gestützten Verteidiger, die besonders den begüterten Klassen zugute kommt. Die Anhänger der v. Z. pflegen darauf hinzuweisen, daß die Angeklagten kein Interesse daran haben könnten, für v. z. erklärt zu werden, da ihnen außer der Strafe die Anstaltsunterbringung für unabsehbare Zeit drohe. Dieses Argument wäre richtig, wenn die Anstaltsunterbringung automatisch mit der Anerkennung der v. Z. verbunden wäre. Dem ist nach den Entwürfen nicht so, sondern sie ist an eine bestimmte, ebenfalls recht dehnbare Bestimmung geknüpft (s. unten). Ihre weitgehende Durchführung erscheint durchaus nicht garantiert, am allerwenigsten nach den neuerlichen Bestimmungen der Reichstagsvorlage, welche die letzte Entscheidung einer ganz anderen Instanz als dem Richter überläßt.

Die Erfahrungen in anderen Ländern mit gleichartigen oder ähnlichen Bestimmungen mahnen zur Skepsis, speziell die Erfahrungen in *Norwegen*, das die v. Z. und eine Verwahrung ihrer Träger in dem für Deutschland vorgesehenen Sinne bereits zu seinem gesetzlichen Bestand zählt (s. a. unten).

In einer ganzen Reihe von Fällen (geringfügige Vergehen, erstmalige Vergehen) dürfte die Gefahr fernliegen und mit in Kauf genommen werden können. Überspannungen nach unten hin können natürlich auch Nachteile haben, wenn ihnen die Internierung folgt. Wir wollen annehmen, daß die Nachprüfung in den Anstalten eine lange Dauer ausschließt; aber liegt nicht schon in der Einweisung ein Nachteil für den Betroffenen?

Daß die Gefahr einer solchen Überspannung durch eine bessere Ausbildung der Gerichtsärzte gemildert werden kann, darf zugegeben werden, ob ausreichend, muß dahingestellt bleiben. Für eine nähere spezialistische Beschäftigung mit diesen Dingen kommen eigentlich nur die *Gerichtsärzte im engeren Sinn* in Betracht.

Werden aber immer oder auch nur überwiegend häufig diese oder Psychiater als Sachverständige vor Gericht stehen? Man überschlage die Zahl der in Deutschland tätigen eigentlichen Gerichtsärzte. Auf die Gerichtsarztfrage, die wesentlich eine Kostenfrage ist, wird später noch einmal zurückzukommen sein. In sehr vielen Fällen wird rebus hodie stantibus beispielsweise die schwierige Entscheidung, ob ein moralisch defekter Krimineller vermindert zurechnungsfähig oder normaler Verbrecher ist, von anderer Seite getroffen werden. Ich halte es unter den obwaltenden Umständen gar nicht für ausgeschlossen, daß für die Einbeziehung unter die erstere Gruppe schließlich ganz äußerliche und nebensächliche Dinge maßgebend sein werden wie angewachsene Ohrläppchen oder zusammengewachsene Augenbrauen. Dann ist der damit Behaftete hinsichtlich seiner Behandlung unter Umständen schlechter gestellt, als sein schlechterer Genosse, der das Glück hat, nicht der Träger solcher Degenerationsstempel zu sein und noch eine Zeitlang weiter sündigen darf, bis er sich zur Sicherungsverwahrung gefährlicher Gewohnheitsverbrecher durchgearbeitet hat. Das Schlimmste ist aber, daß es sich hier um sehr diffizile psychologische Abgrenzungen handelt, die auch von Fachleuten verschiedenartig vorgenommen werden können.

Schon die Ungleichmäßigkeit der Sachverständigenbewertung wird eine Ungleichheit der Rechtsprechung zeitigen. Diese wird aber noch vermehrt werden durch andere Umstände. Ein sehr wichtiger Punkt, auf den auch WILMANNS die Aufmerksamkeit gelenkt hat, ist die *Schwierigkeit der Erkennbarkeit der in Betracht kommenden Zustände für den Juristen.* Juristen und Mediziner in größerer Reihe haben die Ansicht vertreten, daß der Richter von heute seiner Vorbildung nach und nach der ihm in der Untersuchung und Verhandlung zugemessenen Zeit nicht in der Lage sei, die Täterpersönlichkeit zu erfassen, auch ASCHAFFENBURG, der u. a. aussprach, daß einer ganzen Anzahl von Juristen die psychologische Wissenschaft einfach nicht liege. Beides kann man wohl für unzweifelhaft richtig erklären, auch das letztere, ohne dem hohen psychologischen Einfühlungsvermögen manches Richters zu nahe zu treten, das sogar von Psychiatern beneidet werden könnte. Es handelt sich ja eben um feine Abweichungen von der Norm, und es kommt heutzutage vor, daß selbst gröbere geistige Störungen übersehen oder bei Demonstration durch den Sachverständigen nicht anerkannt werden. Die Forderung einer besseren psychologischen Ausbildung des Richters ist oft erhoben worden, zuletzt auf der Tagung der deutschen Landesgruppe der JKV. 1925. Geschehen ist bisher nichts Ernstliches. BONHÖFFER erwartet aber auch nicht, daß die juristische Vorbildung so stark mit psychologischer und naturwissenschaftlicher Bildung durchtränkt wird, daß der Richter selbst in die Lage kommt, im Einzelfall zu sagen, hier kommt v. Z. in Frage.

Unter heutigen Verhältnissen werden jedenfalls Zweifel in dieser Hinsicht ganz wesentlich dann auftauchen, wenn der Angeklagte selbst behauptet, v. z. zu sein oder in Fällen eines Kapitalverbrechens, in denen auch heute schon fast regelmäßig eine psychiatrische Untersuchung stattfindet. Eine Erfassung der Gesamtheit oder auch nur eines größeren Teils der als v. z. zu Bezeichnenden erscheint daher ausgeschlossen und wird auch nach Besserung der Richterausbildung nicht möglich sein, da das Drängen der Geschäfte eine intensive Beschäftigung mit dem Fall auf die erheblichen Rechtsbrüche beschränken wird. Die letzteren treten aber an Zahl stark hinter den geringfügigen zurück.

Inwieweit die *soziale Gerichtshilfe* eine bessere Erfassung ermöglichen wird, steht dahin. WILMANNS hat hervorgehoben, daß ihre Tätigkeit insofern beschränkt sei, als sie sich im wesentlichen auf die Erkundung der Persönlichkeit der *ortsansässigen* Verbrecher erstrecken könne. Eine vollkommene Erfassung

der v. Z. erscheint also auch auf ihrem Wege nicht garantiert. Im übrigen fürchte
ich nach meinen Erfahrungen, daß sie häufig statt verwertbarer Beobachtungen
und Schilderungen Werturteile und Diagnosen halbgebildeter Laien liefern wird,
welche dem Sachverständigen die Arbeit eher erschweren und darüber hinaus die
Gefahr in sich bergen, als Äquivalente von Sachverständigengutachten angesehen
zu werden. Zur möglichst restlosen und richtigen Lösung der Aufgabe der v. Z.
müßte bei jeder Verhandlung ein psychiatrisch geschulter Gerichtsarzt anwesend
sein. Das ist ein Ding der Unmöglichkeit, ebenso wie unter heutigen Verhältnissen
die Anordnung einer gerichtsärztlichen Untersuchung eines auch nur größeren
Teiles der Angeklagten auf Schwierigkeiten stoßen würde.

Aber selbst Hinzuziehung eines psychiatrisch geschulten Arztes zu jeder Verhandlung würde ein Übersehen der v. Z. nicht ausschließen. Gerade wieder
Aschaffenburg hat gelegentlich betont, daß sich leichte Schwachsinnszustände
und besonders affektive Psychopathien während der Verhandlung schwer und
erst auf dem Wege einer längeren Beobachtung erkennen ließen. Hat doch sogar
der Psychiater Hoppe die unerfüllbare und weltfremde Forderung aufgestellt,
es müsse bei Verdacht auf v. Z. immer eine Anstaltsbeobachtung stattfinden,
da sie als Grenzzustände die meisten Schwierigkeiten böten. Solche längeren
Beobachtungen innerhalb oder auch außerhalb der Anstalt werden aber auch
wieder nur möglich sein bei erheblichen Rechtsbrüchen und bei vermögenden
Rechtsbrechern, „deren Verteidiger schon Sorge tragen werden, daß ihre geistigen
Anomalien erkannt und gewürdigt werden." (Wilmanns.)

Diese Erfassungsmängel werden dadurch ins Ungemessene gesteigert, daß
die Zahl der als v. Z. zu Bezeichnenden *überschläglich sehr groß ist*. Ein Gesamt-
überblick fehlt uns allerdings, aber psychiatrische Untersuchungen einzelner
Gruppen haben ergeben, daß unter den Fürsorgezöglingen Insassen und In-
sassinnen von Korrigendenanstalten, Landstreichern, Bettlern, Prostituierten,
Sittlichkeitsverbrechern eine große Anzahl von Abnormen zu finden ist. Die
Annahme, daß nur die Gruppe der Sittlichkeitsverbrecher eine so hohe Zahl
enthalte, ist durch die Untersuchung an Körperverletzern durch Bonhöffer
widerlegt, der darauf hinwies, daß vermutlich auch unter anderen Gruppen von
Gewohnheitsverbrechern eine große Anzahl zu finden sein werde. Man kann
schätzungsweise sagen, daß ca. 50% der Gewohnheitsverbrecher seelisch abnorm
sind. Zahlenbelege zu geben, würde zu weit führen. Ich verweise auf Wilmanns,
speziell auf die Tabelle der Zahl der in hohem Grade als v. z. zu Bezeichnenden.
Die Aufgabe der Richter ist aber nicht nur durch die eine Bestimmung erschwert,
sondern durch weitere, die mit ihr im Zusammenhang stehen und die hinsichtlich der Verwirklichung der in ihnen zum Ausdruck kommenden Gedanken Bedenken unterliegen.

Während die früheren Entwürfe die mildere Bestrafung als eine *Mußvorschrift*
brachten, hat die RTV. sie in eine *Kannvorschrift* verwandelt. Es entspricht dies
von jeher gehegten psychiatrischen Wünschen und der Forderung eines Leitsatzes
im Referat von E. Schultze auf der Kasseler Tagung der Deutschen Gesellschaft
für Psychiatrie, der von der Versammlung gebilligt wurde. Damit hebt sich
aber eigentlich der Begriff selbst auf. Man erklärt erst, es gebe doch nun einmal
v. Z., die weniger Schuld hätten, und will sie dann doch nicht milder bestrafen.
Die Begründung des Entwurfs verlegt die Strafmilderung in einen individuell
angepaßten Strafvollzug. Ganz abgesehen von der praktischen Durchführbarkeit
dieses Gedankens, die weiter unten erörtert werden soll, erlaube ich mir, dem
Juristen von juristischer Seite entgegen zu halten, daß die *Zurechnung* eine Angelegenheit des materiellen Strafrechts ist und mit dem Strafvollzug nichts zu
tun hat; nicht auf *verminderte Straffähigkeit* kommt es wohl in erster Linie an,

sondern auf *verminderte Schuldfähigkeit*. Auch kann man wohl die Frage aufwerfen, ob die Anwendung eines ganz allgemeinen Prinzips des Strafvollzugs, auf das jeder Rechtsbrecher Anspruch hat, als Vergünstigung gerechnet werden kann. Wie sich der Redaktor des Entwurfs bereit finden konnte, solchen Wünschen entgegenzukommen und damit das Schuldprinzip des Entwurfs zu durchbrechen, ist schwer verständlich. Dem Argument von E. SCHULTZE, daß das Prinzip im amtl. Entwurf schon durch den Ausschluß der Delikte in selbstverschuldeter Trunkenheit von der Vergünstigung der v. Z. durchbrochen worden sei, kann ich keineswegs beipflichten. Die Alkoholdelikte nehmen hinsichtlich der Schuldfähigkeit psychologisch eine Sonderstellung ein. WILMANNS meint, daß bei KAHL die Geneigtheit solchen Wünschen gegenüber sich auf der Erkenntnis der Undurchführbarkeit der Erfassung der verminderten Zurechnungsfähigen gründe. Auf psychiatrischer Seite ist wohl mehr eine andersartige Erkenntnis maßgebend gewesen, nämlich die zweifellos richtige Erkenntnis, daß einem Teil der v. Z. eine empfindliche Strafe recht nützlich sei. Das geht aus dem Referat von ASCHAFFENBURG auf der Tagung der JKV. 1925 in Innsbruck und Ausführungen von E. SCHULTZE deutlich hervor. Von einer anderen Erwägung später.

Die Begründung der Denkschrift vermag, auch abgesehen von ihrer theoretischen Anfechtbarkeit, nicht ganz überzeugend zu wirken. Es ist stets noch ein weiterer Gedanke bei der Einführung des hier behandelten Begriffs gewesen, daß der als vermindert zurechnungsfähig erklärte Rechtsbrecher eine *individuelle Behandlung im Strafvollzug* erhalten solle, da er die Strafhaft schlecht vertrage. Es handelt sich bei dieser Feststellung freilich um eine ungerechtfertigte Verallgemeinerung; sie trifft nur auf einen bestimmten Teil der Rechtsbrecher, auf bestimmte Gruppen zu.

Man darf gleich von der theoretischen Seite her noch fragen, worin die zugebilligte Vergünstigung für diejenigen v. Z. liegen soll, welche eine individualisierende Behandlung gar nicht gebrauchen. Die Begründung der RTV. spricht auch nur vorsichtig davon, daß der verringerten Zurechnungsfähigkeit des vermindert Zurechnungsfähigen, soweit es sich um Freiheitsstrafen handele, durch die bereits erwähnten Abweichungen von dem regelmäßigen Strafvollzug Rechnung getragen werden *könne*. Soll der Richter bei der Hauptverhandlung diese Nichtbedürftigen herauserkennen, um ihnen das verbriefte Strafguthaben bei der Strafzumessung in Anrechnung zu bringen? Das wäre wohl praktisch kaum möglich, und im anderen Falle: was dann, wenn gerade bei ihnen eine empfindliche Strafe angebracht erscheint? Schon von anderer Seite ist übrigens umgekehrt früher betont worden, daß den v. Z. Behandlung in Sonderabteilungen nicht zuteil werden könne, weil sie bei der Hauptverhandlung gar nicht als einer solchen bedürftig herauserkannt werden könnten.

Eine individualisierende Behandlung im Strafvollzug ist ferner nach den überzeugenden Ausführungen von WILMANNS und HOMBURGER unter *heutigen* Verhältnissen schwer möglich. Sie findet ihre Grenze an der notwendigen Uniformität des Strafvollzugs. Die Einzelhaft, die seiner Zeit schon dieses Ziel verfolgte, hat versagt, auch da, wo die Aufgabe mit Eifer und Liebe in Angriff genommen wurde; ihr Erfolg ist auf unbestimmte und treibhaushafte Seelenzerknirschungen beschränkt geblieben. Sie bessert für die Anstalt, nicht für das Leben. In der jetzt bevorzugten Gemeinschaftshaft bäumt sich das Gerechtigkeitsgefühl der Gefangenen gegen die Bevorzugung Einzelner auf, vor allem aber mangelt es den Gefängsnisbeamten an Ausbildung und Zeit, um den einzelnen Gefangenen seelisch näher zu treten. Die Hauptvoraussetzung für eine Individualisierung, eine genügend zahlreiche, hochstehende und hinreichend vorgebildete Beamtenschaft fehlt vorläufig. HOMBURGER meint, es sei nicht zu erwarten, daß das

Ergebnis von Individualisierungsversuchen bei den Abnormen besser ausfallen werde als das an dem vorwiegend normalen Gefangenenmaterial gewonnene. Es würde das in Anbetracht der Unzulänglichkeit der Beeinflussungsobjekte ein Beamtenheer von ganz besonderen pädagogischen Qualitäten zur Voraussetzung haben. Er weist im Anschluß an WILMANNS darauf hin, daß ihnen eher als ein reformierter Strafvollzug eine Ausschaltung der äußeren Faktoren nützen könne, die sie *mit* zu Rechtsbrechern werden ließen, in Gestalt einer Verbrechensprophylaxe des Staates und der Gesellschaft sowie der Stetigkeit und des Gedeihens des wirtschaftlichen Lebens.

Eine Herausnahme aus dem geordneten Strafvollzug hat aber besondere und nicht zu unterschätzende Schattenseiten. Die Verbringung in *Strafanstaltsadnexe* und *Minderwertigkeitsabteilungen* ist nach den Ausführungen von WILMANNS mißlich wegen der Anhäufung schwieriger Elemente und züchtet das *Minderwertigseinwollen*, was nach unseren sonstigen ärztlichen Erfahrungen durchaus begreiflich erscheint. HOMBURGER hebt noch besonders die ungünstige Wirkung des Aufenthalts in Heil- und Pflegeanstalten hervor: Die Nahrung der Vorstellungen, krank, dem Gesetz gegenüber v. z. zu sein und Anspruch auf die Fürsorge des Staates zu haben.

Abgesehen von den Schwierigkeiten der Durchführung einer individuellen Behandlung und ihres fraglichen Erfolges, wird, wie ich meine, das Volk auch die mit der Kannvorschrift verbundenen, freilich in der Begründung versteckten schönen Verheißungen von Andersbehandlung nicht verstehen, sondern auf das *Strafmaß* schauen, und das Gesetz ist schließlich nicht allein da für die Richter und Psychiater, sondern vor allem für das Volk[1]. Man kann schließlich hinzufügen: Ist aber später einmal eine individualisierende Behandlung ganz allgemein durchgeführt, so bedarf es nicht einer besonderen Kennzeichnung der vor allem zu Berücksichtigenden.

Der Richter *erklärt* weiterhin *die Unterbringung in einer Heil- und Pflegeanstalt für zulässig, falls die öffentliche Sicherheit dies erfordert*. Es ist dies nicht eine Kannvorschrift, sondern eine Mußvorschrift, die aber auf einem neuen, äußerst dehnbaren und unbestimmten Begriff ruht, nämlich dem der *Gemeingefährlichkeit*. Es ist das der Begriff, bezüglich dessen E. SCHULTZE einmal sagte, er habe, nach seinem Zutreffen vor Gericht gefragt, zumeist die Gegenfrage gestellt, was unter Gemeingefährlichkeit zu verstehen sei, eine Antwort nicht erwartet, aber auch nicht erhalten. Auf medizinischer Seite ist man bereits geteilter Meinung, ob der Begriff enger zu fassen oder weiter auszudehnen sei. ASCHAFFENBURG ist der ersten Ansicht. Er will sich zu seiner Anwendung nur bei hoher Gefährlichkeit verstehen. WILMANNS meint dagegen, daß auch die v. Zurechnungsfähigen kleinen Rechtsbrecher verwahrt werden müßten, sonst könne es dahin kommen, daß man den aus Not zum Dieb Gewordenen strenger bestrafe, jene aber mit einer milden Strafe laufen lasse. Hier liegt wohl *auch* eine Wurzel des Wunsches nach Umwandlung der Mußvorschrift in eine Kannvorschrift.

Wenn man dem Richter nicht die Fähigkeit zuerkennt, die Fälle von v. Z. zu erkennen, ist a priori nicht zu erwarten, daß man ihm die Fähigkeit zu der noch schwierigeren Entscheidung zuspricht, ob eine Verwahrung angebracht erscheine. Dieser Erwartung entsprachen auch anfänglich die Äußerungen einer

---

[1] Im Rechtsausschuß des Reichstages (21. Ausschuß Nr. 3390 der Drucksachen der III. Wahlperiode) wurde der § 13 Abs. 2 in folgender Fassung angenommen: War die Fähigkeit, das Unrecht der Tat einzusehen oder nach dieser Einsicht zu handeln, z. Z. der Tat aus einem dieser Gründe *erheblich* vermindert, so *ist* die Strafe zu mildern (§ 73). Bei Bewußtseinsstörungen, die auf einem selbstverschuldeten *Rauschzustand* beruhen, *kann* die Strafe gemildert werden.

größeren Reihe von Juristen und Medizinern, und man forderte eine Trennung des *Sicherungsverfahrens* vom Strafverfahren, wobei man auch darauf hinwies, daß der Richter zu lebhaft unter dem Eindruck der Tat stehe. Von juristischer Seite wurde dann aus Gründen der *Prozeßökonomie* empfohlen, dem Richter die Anordnung der Sicherungsverwahrung zu übertragen. Diese Anregung setzte sich durch, ohne daß die früher Bedachtsamen lebhaft protestierten, und jetzt hört man nicht viel mehr von den anfänglichen Bedenken. E. SCHULTZE erklärt, daß vieles für ein derartiges Verfahren spreche. Der Strafrichter kenne den Täter aus eigener Anschauung, ihm sei das ganze Aktenmaterial bekannt, er habe das Gutachten der Sachverständigen, die Bekundungen der Zeugen gehört, er habe den Angeklagten gesehen, habe ihn vernommen, habe ihn während der Verhandlung beobachten können. Dank der so erworbenen Sachkunde sei er der, dem das beste Urteil zukomme. Die Unterbringung in einer Anstalt bedeute einen Eingriff in die persönliche Freiheit des Einzelnen, wie er empfindlicher kaum gedacht werden könne, und seine Bedeutung müsse um so höher eingeschätzt werden, als die Dauer der Unterbringung der vermindert Zurechnungsfähigen nicht zu übersehen sei. Was liege näher, als diesen Eingriff von vornherein mit allen den Rechtsgarantien zu umgeben, die uns der Ausspruch durch den unabhängigen Richter gewähre? Die Reichstagsvorlage berechtigt nun freilich den Richter nur dazu, die Unterbringung für zulässig zu erklären und überläßt die Anordnung den Verwaltungsbehörden. Näheres darüber weiter unten. Aber auch diese Prüfung erscheint schon verantwortlich genug und erfordert große Sorgfalt, denn der gewissenhafte Richter wird sich nicht auf eine Nachprüfung durch die Verwaltungsbehörden verlassen, zu der diese ja nicht verpflichtet, sondern nur berechtigt sind. E. SCHULTZE fordert auch bei dieser Prüfung die Hinzuziehung eines Sachverständigen, da es sich um eine qualifizierte ärztliche Prognose handele. Es kann ihm zugegeben werden, daß dieser auf Grund seiner Untersuchung und seiner ärztlichen Kenntnisse ein besseres Urteil über die Persönlichkeit haben wird als der Richter. Aber auch der Sachverständige sieht sich vor keine leichte Aufgabe gestellt. Das Gesetz bringt keine besonderen Vorschriften hinsichtlich des Zeitpunktes, an welchem die Frage der Gemeingefährlichkeit und Internierung aufgeworfen werden soll; sie kann, ja muß wohl aufgeworfen werden, bevor eine stärkere Rückfälligkeit vorliegt. Vorleben, Tat, jetziges Bild des Angeklagten, seine Einstellung zur Tat werden einer peinlichen kritischen Analyse unterzogen werden müssen, wenn sie uns nicht nur über das Vorliegen einer *kriminellen Tendenz*, sondern auch über ihre *Stärke* etwas sagen sollen. Auch hier erschwert wieder die Notwendigkeit der Bewertung exogener Momente die Sachlage. Der Gedanke, aus *pathologischen Zügen* der Vergangenheit *auf die Stärke einer kriminellen Tendenz zu schließen*, scheint mir außerordentlich gefahrvoll zu sein. Werden uns übrigens immer die Angehörigen bereitwillig zuverlässige Aussagen hinsichtlich der Vergangenheit machen, wenn sie die Gefahr einer Internierung wittern? Ich bezweifle es mit LEPPMANN. Wird nicht hier auch der Sachverständige oft genug mit einer Verantwortung beladen werden, die über das ihm Zuzumutende hinausgeht? Erscheint es nicht bedenklich, diese Entscheidung an einen Zeitpunkt zu legen, an dem der Angeklagte doch in vielen Fällen noch nicht genau beobachtet ist, und sie nicht wenigstens dem Strafvollzug aufzusparen, der ein klareres Bild von ihm enthüllt und einen Zugriff auch bei den v. Z. gestatten würde, die erst jetzt als solche erkannt werden? Um das volle Maß der Unsicherheit zu kennzeichnen, sei auch wieder an das Mitsprechen des Laienrichtertums an dieser Stelle erinnert. LOEWENSTEIN hat sich hinsichtlich der Verwahrung drastisch dahin ausgesprochen, man könne dem Richter freies Ermessen überlassen in Dingen, in denen er sachverständig sei, nicht aber für solche Dinge, von denen er nichts verstehe, und nicht in einem Gericht, in dem schließlich der Kesselflicker und die Putzfrau den Ausschlag gäben!

Der vorsichtige Richter wird sich eher der Möglichkeit der Anordnung einer *Schutzaufsicht* zuwenden. Eine Schutzaufsicht kennt die Reichstagsvorlage nur in Verbindung mit anderen Maßnahmen, hier speziell der Unterbringung von v. Z. in eine Heil- oder Pflegeanstalt. Die Begründung sagt hierüber: „Die Ziele, die mit der Unterbringung in einer Heil- und Pflegeanstalt, mit der Unterbringung in einer Trinkerheilanstalt oder in einer Entziehungsanstalt oder in einem Arbeitshaus erreicht werden sollen, werden nicht selten auch ohne so weitgehende Freiheitsbeschränkungen erreicht werden können. Mitunter wird es angebracht sein, den Täter zunächst unter Schutzaufsicht zu stellen und abzuwarten, ob auch hierdurch das von der Unterbringung erstrebte Ziel erreicht und die Interessen der Allgemeinheit ausreichend gewahrt werden, oder ob im weiteren Verlauf doch noch zur Unterbringung geschritten werden muß." — E. SCHULTZE hält sogar die Schutzaufsicht für die wichtigste der Neuerungen; man solle von ihr recht ausgiebig Gebrauch machen. In der Tat muß man zugeben, daß sie gerade in Kombination mit der drohenden Verwahrung einen ansprechenden Gedanken darstellt. Der genannte Autor erwähnt aber zugleich die Hauptschwierigkeit, nämlich die, geeignete Persönlichkeiten als Fürsorger zu finden. „In der heutigen Zeit werden sich nicht viele finden, die unentgeltlich eine ebenso schwierige wie undankbare Aufgabe übernehmen; aber woher heute das Geld für eine ausreichende Bezahlung der Fürsorger nehmen?" Also ein Punkt der Kostenfrage. Viel wichtiger sei noch die Persönlichkeit des Fürsorgers. Zum Fürsorger könne man nicht erzogen werden; es komme hier nicht auf Wissen und Können, sondern auf das Fühlen an; zum Fürsorger müsse man geboren sein. Im übrigen glaube ich mit WILMANNS, daß die Asozialen den Fürsorger oft enttäuschen und sich seiner Aufsicht entziehen werden, so daß doch schließlich die Anstaltsunterbringung unumgänglich sein wird.

Eine Schutzaufsicht kommt übrigens auch dann für den v. Z. in Betracht, wenn ihm Strafaufschub gewährt wird, der auf der anderen Seite auch ohne eine solche für ihn möglich ist.

In Wiederaufnahme des früheren Gedankenganges: demnach *zwei* schwankende Begriffe, *mehrere* Kannvorschriften.

Die Bestimmung über v. Z. ist ja nur ein Spezialfall eines Grundgedankens des ganzen Entwurfes, der Erweiterung der richterlichen Ermessensfreiheit zum Zweck der Berücksichtigung der Täterpersönlichkeit, eines Gedankens, hinter dessen sehr wohl erkannten Schwierigkeiten für manche als letztes Ziel der gegensätzliche utopische Gedanke der völligen Abschaffung des Strafmaßes aufzutauchen scheint. Nachdenkliche fragen sich, ob sich nicht bei einer sehr sorgfältig ausbalancierten Freiheit des Ermessens der Richter davor bewahren können wird, in die schwankende Entscheidung unbewußt weltanschauliche und politische Gesichtspunkte mit hineinsprechen zu lassen. Der Jurist LENZ wirft die krasse Frage auf, ob bei der Buntheit, der Zerfahrenheit der geistigen Ströme im deutschen Volke Garantien dafür bestünden, daß wir einen objektiven Richterspruch und nicht eine politische Fanfare bekämen, daß wir zwar die Individualität des Richters, aber nicht des Gerichteten aus dem Urteil erkennen würden, und WILMANNS hat denselben Gedanken sehr einleuchtend an dem Beispiel der vielfach psychopathischen politischen Extremisten gerade unter Heranziehung der v. Z. dargelegt.

Die Gegner pflegen jetzt neuerlich an dieser Stelle darauf hinzuweisen, wie gut und wie schnell sich die Jugendrichter der von ihnen erforderten Aufgabe angepaßt haben. Derjenige, welcher Gelegenheit hatte, hinter die Kulissen kleinerer Jugendgerichte zu schauen, wird einer Verallgemeinerung skeptisch gegenüberstehen. Im übrigen sind die Verhältnisse schwer vergleichbar, da es sich dort um eine kleinere Gruppe von Rechtsbrechern handelt, hier um die Gesamtheit aller erwachsenen Rechtsbrecher. Im gleichen Sinne spricht sich HOMBURGER aus.

Es folgt aber in der Reichstagsvorlage noch ein weiteres „Kann", und zwar bei der Beurteilung und Behandlung durch die Verwaltungsbehörde. Es wurde schon oben erwähnt, daß diese das Recht der Nachprüfung hat. Entgegen seinen Vorgängern überläßt der letzte Entwurf die Anordnung der Unterbringung und ihre Verlängerung nicht den Richtern. Dafür sind anscheinend Kompetenzerwägungen und solche finanzieller Natur maßgeblich gewesen. Diese Abänderung hat bei den Anhängern der v. Z. stark enttäuscht. Auch der Gegner muß sagen, wenn v. Z., dann Anordnung der Unterbringung und Bestimmung des Endes besser durch das Gericht als durch die Verwaltungsbehörden, und er wird die Änderung besonders bedauerlich finden mit Rücksicht auf die Unzurechnungsfähigen, deren Entlassung in die Freiheit im Falle des Freispruchs nach den bisherigen Erfahrungen eine oppositionelle Haltung des Publikums gegen den Sachverständigen hervorzurufen vermag. „Wird der Entwurf in der jetzigen Fassung Gesetz, so muß man, will man ehrlich sein, zugeben, daß alles beim alten bleibt," schreibt E. SCHULTZE und EBERMAYER; „damit ist der Bestimmung das Rückgrat gebrochen." Und weiterhin E. SCHULTZE: „Nach den mannigfachen bisher gemachten Erfahrungen bedeutet es eine ungewöhnliche, unangebrachte, durch nichts gerechtfertigte Vertrauensseligkeit, wollte man damit rechnen, daß nun in Zukunft die Verwaltungsbehörden diese Aufgabe ernster auffassen." Verschiedenartige unkontrollierbare Einflüsse können sich geltend machen, in der Jetztzeit sogar parlamentarische. Vor allem aber kann hier die Verteidigung einhaken und unter Beibringung neuer Gutachten die Unrichtigkeit des Unterbringungsbedürfnisses behaupten. Diese wird natürlich besonders leicht bei günstigen äußeren sozialen Bedingungen angefochten werden können. Es wurde schon verschiedentlich die Gefahr der Klassenjustiz gestreift. Hier ist die Stelle, noch einmal in aller Offenheit darauf zurückzukommen. WILMANNS macht, wie schon oben einmal berührt, ganz im allgemeinen darauf aufmerksam, daß die Kriminalität nicht allein von den *endogenen* Faktoren der Persönlichkeit abhängig sei, sondern auch von dem lange Zeit unterschätzten *sozialen Milieu*, und daß daher von den Maßregeln der Sicherung besonders die unteren Klassen betroffen würden, man kann, hinzufügen die schon notgedrungen von der Maßregel der Bestrafung härter betroffen sind. Auf die Neigung der Richter, zur Unterbringung zu schreiten, wird eine solche Erkenntnis keineswegs sehr förderlich einwirken. Im Anschluß an das vorher Gesagte sei auch wieder E. SCHULTZE zitiert: „Ein Bedenken kann ich nicht unterdrücken, daß die Einführung der v. Z. durch die vom Reichsrat eingenommene Stellung gefährdet werden kann; es besteht dann nämlich Gefahr, daß die v. Z. zwar vorliegen soll, wenn es sich um die Verhängung der Strafe handelt, aber nicht mehr, wenn es auf die Anstaltsunterbringung ankommt. Und mit dieser Möglichkeit muß man in diesem Fall eben deshalb besonders rechnen, weil eine zweite, sachlich kaum ebensogut unterrichtete Instanz, die vielleicht auch dem zielbewußten Vorgehen einer energischen Verteidigung Widerstand zu leisten weder gewohnt ist noch gelernt hat, endgültig über die Anstaltsunterbringung entscheidet." Ich habe dem nichts hinzuzufügen[1].

---

[1] Der Rechtsausschuß des Reichstages hat inzwischen statt der bisherigen Fassung „erklärt für zulässig" die Fassung „ordnet an" angenommen (siehe Zusammenstellung der

Was die Unterbringung bzw. Verwahrung betrifft, so ist für eine andere Art der Verwahrung, die Sicherungsverwahrung gefährlicher Verbrecher, betont worden, daß diese Maßnahme nur dann Aussicht auf weitergehende Durchführung habe, wenn es gelinge, Strafe und Sicherungsverwahrung streng zu trennen. Die Strafe bedeute eine *Übelszufügung;* die Sicherungsbewahrung müsse sich *frei von jeder Übelszufügung* halten. Nun lassen sich zwar Strafe und Sicherungsverwahrung in der Theorie sehr gut von einander trennen, weniger gut in der Praxis. Die Entziehung der Freiheit braucht nicht im Sinne einer Übelszufügung zu erfolgen, sie *bedeutet* aber für den Betroffenen eine Übelszufügung und wird als Strafe aufgefaßt werden, um so mehr, als sie sich unter Umständen auf eine recht lange, unabsehbare Zeit erstrecken müßte, da das Gesetz bestimmt, daß die Unterbringung so lange zu dauern habe, als es der Zweck erfordere[1] und es in der Natur der in Betracht kommenden Zustände liegt, stabil und wenig beeinflußbar zu sein. An dieser Auffassung der Betroffenen wird auch die liebevollste, psychiatrische Betreuung nichts ändern, um so weniger, als die Erfahrung gezeigt hat, daß es bei einer größeren Zahl krimineller geistig Minderwertiger ohne Zwangsmaßnahmen einfach nicht geht, auch in der Heil- und Pflegeanstalt nicht. Entweichungen, Aufsässigkeiten und Hetzereien pflegen an der Tagesordnung zu sein. Nach MOELIS Mitteilungen entfiel die überwiegende Mehrzahl der Entweichungen aus der von ihm geleiteten Anstalt auf psychopathische Gewohnheitsverbrecher (zit. nach WILMANNS S. 186). Das völlige Versagen der freien Behandlung derartiger Persönlichkeiten nach Art derjenigen bei ruhigen und besonnenen Geisteskranken führte zur Anlage der „festen Häuser", zu denen man sich, wie WILMANNS treffend sagt, die Anregung aus den Schatzkammern unserer Bankhäuser, der Zuchthäuser und Raubtierkäfige holen mußte. Er führt aus, daß eine moderne Irrenanstalt nur einzelne dieser besonnenen, stets auf Hetzereien, Zusammenrottungen, gefährliche Angriffe und Entweichungen bedachten irren Verbrecher „verdauen" kann und daß, sobald sie an Zahl wachsen, Freiheitsbeschränkungen und bauliche Maßnahmen getroffen werden müssen, wie sie sonst bei geordneten Kranken in unseren Anstalten verpönt sind. Sogar für Disziplinarstrafen hat man sich von psychiatrischer Seite ausgesprochen (s. WILMANNS S. 147). Das Trennende zwischen Strafe und Verwahrung muß sich noch mehr verwischen, wenn letztere nicht in Heil- oder Pflegeanstalten, sondern in sog. Zwischenanstalten erfolgt oder in „Strafanstaltsadnexen", ein Vorgang, der durch die außerordentliche Milde und Großzügigkeit des modernen Strafvollzugs noch begünstigt wird. Der Strafanstaltsarzt STAIGER spricht sich dahin aus: Die Sicherungshaft werde von einem mehr oder weniger großen Teil der Degenerierten als himmelschreiendes Unrecht angesehen werden, dem sie sich mit allen Mitteln zu entziehen suchen würden. Ausbruchsversuche würden an der Tagesordnung sein, sodaß, obwohl diese Anstalten ein Mittelding zwischen Straf- und Irrenanstalten sein sollten, viel schärfere Sicherheitsmaßregeln nötig sein würden als in Strafanstalten, wo die Möglichkeit eines Milieuwechsels und damit eine individualisierende Behandlung weit eher gegeben sei als in Zentralanstalten, die ein wesentlich mehr gleichartiges Material beherbergten. STRASSMANN hat anläßlich gleichsinniger Betrachtungen auf die Nährung der Unzufriedenheit durch die Angehörigen hingewiesen, die es schwer empfinden würden, daß

Beratungen des Entw. AllgDStGB. Nr. 3390 der Drucksachen der III. Wahlperiode): „Ist jemand wegen einer von ihm begangenen, mit Strafe bedrohten Handlung vor Gericht gestellt, der z. Zt. der Tat zurechnungsunfähig oder v. z. war, so *ordnet* das Gericht seine Unterbringung in einer Heil- oder Pflegeanstalt *an*, wenn es die öffentliche Sicherheit erfordert. Bei v. Z. tritt die Unterbringung neben die Strafe."

[1] „Die Unterbringung dauert so lange, als es ihr Zweck erfordert." (§ 60.)

trotz notorischer Geistesstörung ihres Angehörigen die Schande einer Verurteilung ihm und ihnen nicht wie bisher erspart werde. In der Tat wird, fürchte ich, die Verwahrung vermindert Zurechnungsfähiger bei der großen Masse auf wenig Verständnis stoßen und damit ihr Schicksal vollends besiegelt sein. Hat doch in den Diskussionsäußerungen über die nahverwandte Sicherungsverwahrung gefährlicher Gewohnheitsverbrecher das böse Wort vom *„Etikettenschwindel"* eine gewisse Rolle gespielt, und SEELIG hat ebenso wie v. LILIENTHAL ganz unumwunden den Dualismus von Strafe und Sicherung bei der Behandlung der v. Z. als Pseudodualismus gebrandmarkt. Tatsächlich bringe der Entwurf die *unbestimmte Verurteilung.* SEELIG wies dabei besonders auf die in der Begründung zum A. E. enthaltene schillernde Auffassung des Gesetzesverfassers hin, wonach in der Aufeinanderfolge von Strafe und Unterbringung ein *Strafvollzug in Stufen* zu sehen sei und der Unterbringung in der Anstalt (die nach dem A. E. mit der Strafe vikariieren und sie ersetzen konnte) auch ein generalprävenierender Charakter nach Art der Strafe zukomme. Auf der anderen Seite betonte gleichzeitig HAGEMANN, daß die Strafe *Besserung* und *Sicherung* in sich schließe und LIEPMANN, daß sich „das moderne Gefängnis" nicht von den gepriesenen Verwahrungsanstalten des Auslandes unterscheide. In der Tat kann man nach alledem fragen, warum nicht statt Unterbringung oder Verwahrung eine *Sicherungsstrafe*, für die sich namhafte Juristen wie HAGEMANN und Graf zu DOHNA hinsichtlich der Behandlung der gefährlichen Gewohnheitsverbrecher unzweideutig eingesetzt haben. Letztere sind aber nicht prinzipiell von den v. Z. zu trennen.

In dem Vorigen ist schon die Frage angeschnitten, wo die Unterbringungsbedürftigen untergebracht werden sollen. Vorgesehen sind in der RTV. in Übereinstimmung mit früheren Entwürfen Heil- oder Pflegeanstalten. Die Psychiater sträuben sich aber einhellig gegen eine solche Invasion, und der Deutsche Verein für Psychiatrie hat sich zu einer *Abwehrerklärung* veranlaßt gesehen. Maßgeblich sind die üblen Erfahrungen mit den „geisteskranken Verbrechern" und die Tatsache der disziplinären Machtlosigkeit ihnen gegenüber. Die Anstaltsleiter befürchten auch mit Recht, daß der Charakter der Anstalten als Krankenanstalten nach außen hin verwischt werde. Die RTV. spricht im Gegensatz zu früheren Entwürfen nur von Heil- oder Pflegeanstalten, nicht von öffentlichen, bezieht also auch *private Anstalten* ein. Sollten diese nicht klüger für die zweifelhafte Ehre danken, um durch den Verzicht nach außen hin zu gewinnen? HOMBURGER hat auch darauf hingewiesen, wie wenig es dem Wesen des Arztes entspreche, zum *Exekutivorgan der Strafvollzugspflege* zu werden. Man wird den von psychiatrischer Seite eingenommenen Standpunkt verständlich finden. Anlaß zu dem gesetzgeberischen Gedanken gab aber mit die zu starke und nicht hinreichend widerrufene Betonung der *Krankhaftigkeit* der in Frage kommenden Zustände durch die Psychiatrie, und man wird es auch verständlich finden müssen, daß der uneingeweihte Fernstehende in der jetzigen Haltung der Psychiater mit unverhohlenem Erstaunen eine unverständliche Inkonsequenz erblickt. Hat doch sogar der Psychiater WEYGANDT, einer der wenigen, welcher den v. Z. die Tore seiner Anstalt zu öffnen bereit und der Meinung ist, daß sie „verdaut" werden können, den Fachgenossen eine solche Inkonsequenz vorgeworfen: „Ich muß gestehen, daß in diesem Fall die Psychiater zu versagen scheinen, wenn sie, die jahrzehntelang für den Begriff der v. Z. gekämpft haben, nun erklären: Mit der Unterbringung dieser Leute wollen wir nichts zu tun haben, in unsere Anstalt gehören sie nicht. Zur Diagnose wollen sie also auch ferner herangezogen werden, um gutachtlich festzustellen, in welchem anormalen Zustand die Straftat begangen ist, aber von der Therapie wollen sie nichts wissen." Dieser Standpunkt hat jedenfalls den Vorzug, konsequent zu sein und zu erscheinen und auch, im

Gegensatz zu dem der Mehrheit den ernsten Willen zu einer *Therapie*, d. h. wesentlich *Erziehung* zu zeigen.

Es wird die Einrichtung von *Zwischenanstalten* gefordert. Nach ASCHAFFENBURG „müßten diese Anstalten den Zwang angepaßten Verhaltens, die Möglichkeit des Disziplinierens, die Sicherung gegen Entweichen von den Gefängnissen übernehmen, von der Irrenanstalt den psychiatrischen Geist, der in jeder Lebensäußerung ein Symptom zur Beurteilung des Charakters erblickt und stets das Ziel vor Augen hat, die bedenkliche Seite der individuellen Eigenarten zu mildern und zu verbessern, die Wertvollen heranzubilden, bis aus dem lebensuntüchtigen Psychopathen ein brauchbarerer Mensch geworden ist". ASCHAFFENBURG ist der Meinung, daß diese Zwischenanstalten fast ohne Kosten geschaffen werden könnten, da ja ein erheblicher Teil der jetzt in den Gefängnissen untergebrachten Psychopathen nur an Sammelstellen untergebracht werden müsse, aber kein neuer Platz benötigt werde. So werde die Frage gegenstandslos, ob erst Gefängnis, dann Sicherungsanstalt oder gar die umgekehrte, ob jemand nach der Unterbringung in einer Bewahrungsanstalt trotz eingetretener Besserung oder bei völliger Aussichtslosigkeit der Behandlung eine vorher zeitlich bestimmte Strafe verbüßen solle. WILMANNS hält ihm entgegen, daß einschneidende bauliche Veränderungen der Anstalten nicht zu umgehen sein würden, da sonst die Schöpfung auf einen „Etikettenschwindel" hinauslaufe, daß sich im Strafvollzug und in Nachhaft jeweils nur ein Bruchteil der künftig zu Verwahrenden befinde und daß daher die Unterbringung in Heil- oder Pflegeanstalten sich auf einen sehr viel größeren Personenkreis erstrecken werde, falls sie wirklich so lange dauere, als es der Zweck der Anordnung erfordere.

E. SCHULTZE schwebt ein anderes Bild der Anstalt vor. Eine derartige Anstalt sei am besten in Moorgegenden zu errichten, um die Untergebrachten ausgiebig mit landwirtschaftlichen Arbeiten zu beschäftigen, die auch einen finanziellen Nutzen abwürfen. So bestehe die Möglichkeit, daß der Betrieb der Anstalt verbilligt würde. Eine derartige Anstalt müßte für die verschiedenen Arten der Untergebrachten Sorge tragen: „Auf der einen Seite ein Verwahrungshaus, ein, wenn Sie so wollen, psychiatrisch geleitetes Zuchthaus (!der Verf.), aus dem niemand entweichen kann, auf der anderen Seite offene Villen, die die Unterbringung bei voller Freiheit der Bewegung gestatten. So wäre es möglich, eine Unterbringung in Stufen entsprechend dem progressiven Strafvollzug auszuführen." Er wünscht die Unterbringungsanstalten jedenfalls räumlich von den Heil-oder Pflegeanstalten getrennt. Mit erfreulicher Offenheit fügt er aber hinzu: „Ich habe bei meinen letzten Ausführungen freilich nicht auf die Finanznot Rücksicht genommen. Eben deshalb ist es aber mehr als fraglich, ob in absehbarer Zeit mit der Errichtung derartiger Sonderanstalten gerechnet werden kann. Ich bin um so skeptischer, als die Ansichten darüber, wie man am besten und zweckmäßigsten, ich darf auch hinzufügen, am billigsten die v. Z. unterbringen kann, sehr auseinander gehen."

Daß sich das verarmte Deutschland nicht den Luxus zahlreicher Neubauten leisten kann, liegt wohl auf der Hand. Mit Recht hat WILMANNS den leichten Sinn gegeißelt, mit welchem man sich der Einführung der v. Z. und den sich aus ihr ergebenden Konsequenzen zugewandt hat, ohne die *Bedürfnisfrage* aufzuwerfen und genügend zu ventilieren. E. SCHULTZE bekennt wieder im Anschluß an seine oben zitierten Worte: „Ich brauche hierbei noch nicht in Rechnung zu stellen, daß eine weitere Schwierigkeit sich daraus ergibt, daß wir bis heute noch gar nicht einigermaßen sicher übersehen können, wie groß die Zahl der Unterzubringenden sein wird."

Eine *Kostenfrage* ist auch die Vermehrung der Zahl der Begutachtungen. Wie

stellt man sich vor, daß die jetzt schon vielfach gerade mit psychiatrischen
Gutachten überlasteten nebenamtlichen und hauptamtlichen Gerichtsärzte auch
noch die neue Gutachtenlast bewältigen sollen? Es kommt hinzu, daß diese
Begutachtungen, falls sie nicht oberflächlich sein sollen, recht zeitraubend sein
werden. Es taucht hinter der Einführung des Begriffes der v. Z. die Konsequenz
einer starken *Vermehrung der Gerichtsarztstellen* auf. Wer weiß, wie schwer z. B.
in Preußen die Einrichtung auch nur einer einzigen Gerichtsarztstelle sich gestaltet, wird diese Konsequenz nicht unterschätzen. Inwieweit die Heranziehung
anderer Kräfte, speziell von psychiatrischen Spezialisten möglich und billiger
ist, läßt sich schwer sagen; jedenfalls glaube ich nicht, daß sie bereit sein werden,
für die dem Medizinalbeamten zustehende Taxe tätig zu sein.

Der notwendigen Besoldung der Schutzfürsorger wurde bereits gedacht.

Die Sachlage ist kurz zusammengefaßt folgende: Unsere Anschauungen
über die Natur und Häufigkeit der als v. Z. zu bezeichnenden krankhaften Zustände haben sich geändert. Es kann speziell heute nicht mehr mit einer solchen
Sicherheit auf die scharfe Begrenztheit der Begriffsanwendung durch das Merkmal
des Krankhaften hingewiesen werden. Der Begriff ist metaphysisch und un-
erzieherisch. Er birgt die Gefahr der Rechtsungleichheit, der ärztlichen und
richterlichen Willkür in sich. Die individuelle Behandlung im Strafvollzug kann
z. Zt. noch nicht garantiert werden. Ihre Durchführbarkeit in einer für die Rechtspflege und den Rechtsbrecher ersprießlichen Weise macht aber den Begriff in
dieser Hinsicht überflüssig. Inwieweit die Unterbringung durchgeführt und in
einer zweckmäßigen Weise vollzogen werden wird, steht dahin. Sie wird von den
Untergebrachten jedenfalls als Strafe empfunden und stellt in der Tat eine Maßnahme ungewöhnlicher Härte dar, welche besonders die mit aus äußeren sozialen
Momenten kriminell werdende niedere Bevölkerungsschicht trifft und nur mit
äußerster Vorsicht gehandhabt werden kann, lange nicht in dem in Aussicht genommenen Maße.

Bei allen diesen Bedenken erscheint die Einführung der v. Z. gerade zur Jetztzeit mißlich. Noch dazu in einer Zeit, in welcher man von einer Vertrauens-
krise der Justiz spricht.

Es kann unter diesen Umständen wohl die Frage aufgeworfen werden, ob
diese Einführung nach der Entwicklung, welche die Strafrechtspflege nimmt,
nicht entbehrlich erscheint. Ich meine: Ja. Die in dem Begriff enthaltenen
Gedanken beginnen sich in anderer Weise zu realisieren. *Der Forderung einer
milderen Bestrafung* gewisser strafbarer Handlungen Abnormer *ist* bereits
Genüge getan durch die Ausdehnung der Milderungsgründe auf alle Delikte. Damit
restieren eigentlich nur die Fälle, in denen keine Milderung, sondern eher das
Gegenteil angezeigt erscheint. Wie oben gezeigt wurde, neigen die neuerlichen
strafrechtlichen Anschauungen dazu, solche Kriminelle schärfer anzupacken.
Nachdem der Gedanke der v. Z. erneut in die Debatte geworfen wurde, hat auch
eine *Entwicklung* des *Strafvollzugs* stattgefunden. Dieser hat in weitgehendem
Maße die Gedanken der *Erziehung* und *Besserung* in sich aufgenommen. ASCHAF-
FENBURG selbst sagt, daß eine Einstellung unseres ganzen Strafvollzugs auf Er-
ziehung ohne weiteres die Unterscheidung zwischen Strafe und Sicherungsverwahrung in Fortfall kommen lasse, die ohnehin für den Internierten nicht bestehe.
Man kann ruhig zugeben, daß es sich bei der reformatorischen Entwicklung des
Strafvollzugs zunächst um Ansätze handelt, aber sie sind doch da und verheißen
Fortschritte. Dem Wert der heutigen kriminalbiologischen Untersuchungen stehe
ich ebenso skeptisch gegenüber wie den rein nach dem äußerlichen Verhalten
urteilenden und gerade für diffizile Psychopathen ungünstigen progressiven Strafvollzug; aber ich schätze die darin zum Ausdruck kommende Tendenz, die Per-

sönlichkeit zu erfassen und ihr Förderung zuteil werden zu lassen. Auch die Entwicklung der *Gefangenenfürsorge* ist hier kurz zu erwähnen. Dringend erscheint mir die Forderung einer *psychiatrischen Vorbildung und Weiterbildung der Gefängnisärzte* — m. E. gehen die Psychiater besser in die Gefängnisse als die Gefangenen in die Heil- und Pflegeanstalten —, wichtig eine *Reform des Strafvollzugs an Haupt und Gliedern* (WILMANNS). Sodann bringt der Entwurf eine Reihe beachtenswerter Möglichkeiten: Eine erhöhte Strafe für Rückfällige bis zur Dauer von 15 Jahren unter bestimmten Voraussetzungen (zweimalige Vorstrafen nicht unter 6 Monaten, Erweis des Gewohnheitsverbrechertums aus der neuen Tat in Verbindung mit den früheren), eine *Sicherungsverwahrung* unter denselben und unter weiteren Voraussetzungen (einmalige Verurteilung mit Zuchthaus oder zum Tode unter den Strafen)[1], eine *befristete Unterbringung in einem Arbeitshaus für Landstreicher und Bettler*, schließlich eine *befristete Unterbringung von Trinkern in einer Trinkerheilanstalt*. Damit kann immerhin ein gewisser Teil krimineller Minderwertiger erfaßt werden. Man kann geneigt sein, in einem Ausbau und einer Erweiterung dieser Maßnahmen die Zukunft zu erblicken, wobei auch die Umwandlung der *Sicherungsverwahrung* in eine *Sicherungsstrafe* (relativ oder absolut) in Aussicht zu nehmen wäre.

Auch bei Aufgabe des quallenhaften Begriffes der v. Z. erscheint mir die Mitwirkung des psychiatrischen Sachverständigen im Gerichtsverfahren, abgesehen von dem ihm schon jetzt ohne weiteres zukommenden Sachverständigengebiet, durchaus nicht entbehrlich, freilich nicht im Sinne einer neuen unsicheren Grenzziehung, sondern im Sinne einer psychologischen Durchleuchtung abnormer Charaktere, wobei die Wertung der krankhaften Züge im Sinne der Schulderhöhung oder Schuldminderung dem Juristen zu überlassen wäre.

WILMANNS erblickt die ideale Lösung der Zukunft in der *unbestimmten Verurteilung* innerhalb eines zwischen einer Höchst- und Mindestgrenze ausgespannten Strafrahmens, in einer Dezentralisation der Strafanstalten im Sinne einer Angleichung an das Pavillonsystem der Irrenanstalten zum Zweck einer individualisierenden Gruppenbehandlung, Einsetzung eines Sicherungsgerichts für die Unverbesserlichen.

Für jetzt empfiehlt er neben den schon erwähnten Maßnahmen *Beibehaltung* der Vergeltungsstrafe, fleißige Ausnutzung der schon jetzt von dem Gesetz gebotenen Möglichkeiten zur Sicherung Minderwertiger (§ 362, 3 StGB., § 6 BGB. 1 u. 3), Einrichtung von Sicherungsgerichten; Richter und Strafvollzugsbeamte sollen nur ein Antragsrecht hinsichtlich der Sicherung haben, die Entscheidung trifft das Sicherungsgericht, das an bestimmte Voraussetzungen nicht gebunden ist. WILMANNS betont aber, daß die Sicherung solange auf extreme Fälle zu beschränken sei, als der Staat nicht in der Lage sei, eine weitgehende Fürsorge für den Rechtsbrecher zu garantieren; dem Ausbau von Fürsorgemaßnahmen sollen die an der Sicherungsverwahrung ersparten Mittel dienen. Der Vorschlag von WILMANNS hat zweifellos den Vorzug, daß er die Belastung der Gerichte mit einer ihnen an sich nicht konformen, höchst verantwortlichen Aufgabe vermeidet. Bewahrungsgesetze, für welche private Entwürfe vorliegen, haben mehr die Fürsorge für noch nicht kriminell gewordene Asoziale im Auge (E. SCHULTZE). Es wäre an ein umfassendes *Sicherungsgesetz* zu denken, das die Verwahrung der gefährlichen gesunden und vermindert zurechnungsfähigen Rechtsbrecher regelt

---

[1] Durch Beschluß des 21. Ausschusses des Reichstages in erster Lesung geändert wie folgt: „Wird jemand, der schon einmal zum Tode oder zu Zuchthaus verurteilt war, nach § 78 als ein für die öffentliche Sicherheit gefährlicher Gewohnheitsverbrecher zu Zuchthaus oder zu einer Gefängnisstrafe verurteilt, so kann das Gericht daneben auf Sicherungsverwahrung erkennen.“

und in das auch die *Weiter*verwahrung sowie die Internierung der nicht unter Anklage gestellten geisteskranker Rechtsbrecher einbezogen werden könnte. Bei der von dem Entwurf vorgesehenen Regelung sind diejenigen nicht erfaßt, die schon im Vorverfahren als geisteskrank erkannt werden.

Der Schreiber dieser Zeilen erwartet, wie eingangs bemerkt, nicht eine Abkehr von einem so nahe vor der Realisierung stehenden Gedanken in zwölfter Stunde. Eine solche Erwartung würde denselben Fehler mangelnder Realpolitik in sich tragen, dessen er die Anhänger der v. Z. zeiht. E. SCHULTZE führt aus, daß es sich bei der Erklärung für oder gegen diesen Begriff um kriminalpolitische Glaubensbekenntnisse oder einander gegenüberstehende Weltanschauungen handele, freilich mit einem sehr realen Hintergrund, nämlich der Sicherung der Gesellschaft. Es wird hier die v. Z. einmal gekennzeichnet als Ausdruck einer Weltanschauung; das kann nur die indeterministische sein, die ich für den Naturwissenschaftler ablehnen muß; zweitens als Mittel zu einem Zweck, nämlich der Sicherung der Gesellschaft. Als solches aber scheint sie mir bedenklich, weil nach den verschiedensten Richtungen hin nicht genügend real. Das wäre mein kriminalpolitisches Glaubensbekenntnis. Doch gibt es ein Zurück nicht mehr, schon aus Prestigegründen. Die v. Z. wird kommen; freilich geht sie so, wie sie gedacht ist, in das neue Strafgesetz ein als ein Erzeugnis, das für mich schon bei der Geburt den gewissen Alterszug des Schlagwortes in sich zu tragen scheint. Es fragt sich unter diesen Umständen, ob nicht dieses Erzeugnis auf irgendeine Weise *unschädlicher* und damit auch *lebensfähiger* gemacht werden kann. Eine solche Möglichkeit ist m. E. gegeben. Ich habe sie schon gelegentlich eines Referates auf der Tagung der Deutschen Gesellschaft für gerichtliche Medizin in Graz im Jahre 1927 genannt. Man beschränke die Anwendung der v. Z. auf diejenigen Zustände, in denen wirklich *Übergänge zu exkulpierenden Störungen* sichtbar sind. Ich habe vor allem die leicht organischen Kriminellen im Auge. Man kann sie bekanntlich nicht alle exkulpieren, und doch besteht — wenigstens bei mir — der Wunsch einer Sonderbehandlung dieser Klasse. Für sie käme sehr wohl die Verbüßung der Strafe in besonderen, unter psychiatrischer Leitung stehenden Anstalten in Betracht und unter Umständen Anordnung von Sicherungsmaßnahmen in dem geplanten Sinne; eine Anhäufung besonders schwieriger Elemente wäre hier nicht zu befürchten, der Bau besonderer Zwischenanstalten wäre wohl unnötig, in die Heil- und Pflegeanstalten würden sich diese Personen zumeist zwanglos einfügen. Allenfalls kann man daran denken, auch die dicht vor der Grenze der Unzurechnungsfähigkeit stehenden Schwachsinnigen und paranoiden Psychopathen einzubeziehen. Freilich birgt dies schon gewisse theoretische und praktische Bedenken in sich. *Abzusehen hätte man aber prinzipiell von den wesentlich auf charakterologischem Gebiet liegenden Störungen.* Eine solche Beschränkung wäre m. E. noch möglich. Man gibt den Begriff der v. Z. nicht auf, schränkt ihn aber auf Grund besserer Erkenntnis ein. Es bedürfte dazu natürlich keiner Kodifizierung, sondern lediglich einer psychiatrischen Konvention. Denn das Gesetz bietet zunächst einmal eine leere Begriffshülse, die bis jetzt nur provisorisch gefüllt ist, aber jederzeit anders gefüllt werden kann, wie ja auch der Begriff der Unzurechnungsfähigkeit nicht als feststehend zu betrachten ist. Das Beiwort „wesentlich" kann diese Wandlung auch nach außen hin rechtfertigen.

Etwas Anderes beabsichtigt anscheinend RAECKE, dessen Wünsche nicht so ganz klar zum Ausdruck gekommen sind. Für ihn scheint es im wesentlichen darauf anzukommen, daß nur die „wirklich Kranken" in die Heil- und Pflegeanstalten gelangen. Er nennt im einzelnen, abgesehen von den Trinkern und vorübergehenden Reaktionen von Psychopathen, die Remissionen bei Schizophrenie und Paralyse, die Epileptischen, die Senilen, die Schwächezustände nach

Lues cerebri, die Postenzephalitiker, also Zugehörige einer Gruppe, die ich bei meinem Vorschlag in erster Linie im Auge habe. Die nicht wirklich kranken Kriminellen sollen prinzipiell im gewöhnlichen Strafvollzuge bleiben, was anscheinend durch eine fakultative Anwendung der v. Z. erreicht werden soll. Über die Frage der Dauerunterbringung läßt sich Raecke gar nicht aus. Mir scheinen seine Ausführungen nicht den Kern der Sache zu treffen, denn es handelt sich hier nicht in erster Linie um *Belange der Anstalten*, sondern um *Belange der Strafrechtspflege*. Bemerkenswert ist nur noch seine Neigung, die v. Z. ganz aufzugeben, falls die von ihm vorgeschlagene Lösung zu kompliziert und unausführbar erscheinen sollte. Auch in einem weiteren Punkte vermag ich Raecke nicht beizustimmen. Er gibt einen historischen Hinweis des Inhalts, daß eigentlich erst die Juristen diejenigen gewesen wären, welche den ursprünglich anders gemeinten Begriff in Richtung der Sicherstellung unbequemer Psychopathen ausgemünzt hätten. Diese Darstellung dürfte doch wohl nicht ganz zutreffen, und ich vermag ihr aus Gründen der Billigkeit nicht zu folgen. Es ist jedenfalls von anderer Seite nie versucht worden, dieser Entwicklung zu steuern, sondern sie ist im Gegenteil begünstigt worden, und die Mediziner werden die Verantwortung für das Kommende nicht von ihren Schultern wälzen können.

Mit den Bestimmungen über die Trunkenheitsdelikte kann ich mich im Prinzip einverstanden erklären.

Das Strafgesetz hat einen besonderen Anlaß, in den Kampf gegen Mißbrauch alkoholischer Getränke mit einzutreten, da sich die Folgen gerade auf kriminalistischem Gebiet zeigen, und der Entwurf hat diese Aufgabe tatkräftig in Angriff genommen.

Der Ausschluß der selbstverschuldeten Trunkenheit von der Vergünstigung der v. Z. (den auch der A. E. enthalten hatte) erübrigt sich jetzt wegen der Verwandlung der Mußvorschrift in eine Kannvorschrift[1].

Die fahrlässig oder vorsätzlich herbeigeführte Volltrunkenheit wird mit Strafe bis zu zwei Jahren Gefängnis belegt, wenn der Trunkene in ihr eine mit Strafe bedrohte Handlung begeht. Doch darf das Höchstmaß der für die Handlung angedrohten Strafe nicht überschritten werden. Eine Unterscheidung in dem Sinne, ob der Täter in dem Rauschzustand ein Verbrechen, ein Vergehen oder eine Übertretung begeht, ist nicht vorgesehen. Einer solchen Entscheidung steht nach der Begründung entgegen, daß vielfach die Frage, ob eine Tat Verbrechen oder Vergehen ist, von subjektiven Momenten abhängt, die bei dem sinnlos Berauschten ausscheiden.

Daß unbillig erscheinender Weise sogar derjenige straflos bleibt, der mehrfach in einem ihn exkulpierenden Rauschzustand Straftaten begeht, ist somit unmöglich geworden.

Mit der Bestimmung ist ferner die Beseitigung des schwer erträglichen Zustandes angebahnt, daß der Sachverständige entgegen seiner Ansicht einen Menschen nicht für unzurechnungsfähig erklärt, der es in Wirklichkeit ist, und es werden hoffentlich die ebenso unerfreulichen Meinungsverschiedenheiten über die Exkulpierbarkeit von Räuschen vor Gericht wenn nicht aufhören, so doch eingeschränkt werden. Es erscheint nunmehr sogar bis zu einem gewissen Grade gleichgültig, ob jemand einen pathologischen Rausch gehabt hat, vorausgesetzt, daß er sich fahrlässig in diesen Zustand versetzt hatte. Bedenken kann höchstens bei dem Wunsch einer solchen Entwicklung eine gewisse Enge des Strafrahmens

---

[1] Nach den vom Rechtsausschuß des Reichstages vorgenommenen Änderungen des § 13, welcher die *Kann*vorschrift der v. Z. wieder in eine *Muß*vorschrift verwandelte, ist eine Hinzufügung des Inhalts erfolgt, daß bei Fällen selbstverschuldeter Trunkenheit die Strafe gemildert werden *kann* (siehe Anm. S. 236).

erregen. Der Richter wird sich um so mehr gegen eine Exkulpierung des Deliktes im Rausch sträuben, je weniger ihm das Strafmaß der Schwere des Deliktes zu entsprechen scheint.

Freilich ist zu berücksichtigen, daß nach den Ausführungen der Begründung (S. 189) der Grundsatz der sog. *actio libera in causa* auch im kommenden Recht gewahrt bleibt. Es wird demnach derjenige, der sich vorsätzlich betrinkt, um ein Verbrechen zu begehen, wegen des Deliktes in der Trunkenheit bestraft werden können, exkulpierende Volltrunkenheit vorausgesetzt. Das Wort „vorsätzlich" im § 367 bezieht sich anscheinend auf andere Fälle (vorsätzliches Betrinken ohne kriminellen Hintergedanken: „Ich will mich heute einmal betrinken"). Streng genommen handelt es sich hier um eine Fahrlässigkeit; in dem Vorsatz liegt eine Fahrlässigkeit. Auch werden die Verüber derjenigen Delikte, für welche im Entwurf bei fahrlässiger Begehung eine Strafe angedroht ist, wegen fahrlässiger Begehung des Deliktes trotz der Volltrunkenheit innerhalb des für die einzelnen Delikte vorgesehenen Strafrahmens bestraft werden können. Von dieser schon im bisher geltenden Rechte vorhandenen Möglichkeit ist aber bis jetzt nur sehr bescheidener Gebrauch gemacht worden. Zum Teil wohl deshalb, weil nicht jede Trunkenheit als Fahrlässigkeit galt, sondern weil für das Sichbetrinken noch eine besondere qualifizierte Fahrlässigkeit gefordert wurde. Beispiel: Der Kutscher, der weiß, daß er ein wildes Pferd zu lenken hat und sich trotzdem betrinkt. Die Trunkenheit mußte voraussehbare Folgen haben zeitigen können.

Es ist deshalb fraglich, ob die weitere Heranziehung der actio libera in causa die oben gerügte Enge des Strafrahmens ersetzen kann.

Nachdem der Gesetzgeber deutlich seinen Willen dahin kundgetan hat, daß in jedem Sichbetrinken eine Fahrlässigkeit erblickt werden soll, erschiene es möglich, daß eine Erweiterung der actio libera in causa in diesem Sinne erfolgt.

Danach würde dann der § 367 für diejenigen Delikte reserviert sein, deren fahrlässige Begehung nicht bedroht ist. Es wäre schließlich eine Frage der gesetzgeberischen Technik, ob man dann nicht auch die anderen exkulpierbaren Rauschdelikte (mit Ausnahme der vorsätzlichen actio libera in causa) als fahrlässige Berauschung innerhalb des für ihre fahrlässige Begehung vorgesehenen Strafrahmens bestrafen bzw. in den § 367 einbeziehen soll.

In Kauf nehmen muß man, daß die Bestimmung auf einem Hintertreppchen eine neue Erfolgshaftung einführt, falls der Gesetzgeber, wie schon oben angenommen, auf dem Standpunkt steht, daß jeder Mensch, der sich betrinkt, und im Rausch eine strafbare Handlung begeht, so behandelt wird, als ob er dies voraussehen mußte. Wer die jetzige Bestimmung mißbilligt, übersieht vielleicht, daß das Delikt der qualifizierten Volltrunkenheit den erwähnten Mangel bis zu einem gewissen Grade mit allen Fahrlässigkeitsdelikten teilt; denn nie wird die Fahrlässigkeit als solche bestraft, sondern immer nur die von bestimmten Folgen begleitete. Der erwähnte Mangel ließe sich nur vermeiden, wenn man den Rausch als solchen bestrafte; das erscheint schwer möglich und könnte auch nur in einem der Schwere mancher Alkoholdelikte nicht entsprechenden Rahmen geschehen. Ganz läßt sich eben die Erfolgshaftung nicht aus dem Strafrecht ausschalten.

Doch taucht auch noch eine andere Schwierigkeit auf. Der Entwurf von 1919 sprach von schuldhaftem Versetzen in einen die Zurechnungsfähigkeit ausschließenden Zustand. Die RTV. zerlegt dieses Verschulden in *vorsätzliche* und *fahrlässige Berauschung*. Die vorsätzliche Berauschung dürfte nur selten in Betracht kommen. Es erhebt sich bei Bejahung der oben angeregten Frage vor allem die weitere Frage: Inwieweit ist ein Rausch nicht als fahrlässig herbeigeführt anzusehen? Sicherlich wird man die Fahrlässigkeit verneinen, wenn einem Menschen heimlich oder zu Heilzwecken Alkohol zugeführt wird oder wenn er über die Wirkung des Alkohols überhaupt nicht Bescheid weiß. Im allgemeinen wird man jedoch die Folgen des Alkohols als bekannt voraussetzen dürfen. Wie E. SCHULTZE ganz richtig hervorhebt, liegt die Schwierigkeit darin, daß die Wirkung selbst abhängig ist nicht nur von der Beschaffenheit der alkoholischen Getränke, sondern auch von der Eigenart des Trinkers, die in völlig unberechenbarer Weise schwanken kann. Bei der Frage der Fahrlässigkeit wird deshalb recht häufig die Frage der *Toleranz* aufgeworfen werden, zumal die Delinquenten bald lernen werden, nicht nur Erinnerungslosigkeit, sondern auch Intoleranz zu behaupten. Man darf sich diese Schwierigkeiten nicht klein denken, und einen Ausweg gibt es nach den Bestimmungen der RTV. nicht.

Man wird infolgedessen mit der Möglichkeit rechnen müssen, daß die Täter bei einem ersten Mal den Maschen des Gesetzes entschlüpfen. Ist natürlich dem Täter die Tatsache seiner Intoleranz oder möglichen Intoleranz von einem früheren das Strafrecht berührenden Vorkommnis bekannt, so wird er sich nicht mit ihr entschuldigen können. Er hat dann die Verpflichtung, sich des Alkohols zu enthalten. Ob es möglich wäre, der bequemen Ausrede durch Fixierung einer sogenannten Schuldpräsumtion vorzubeugen, indem man ausnahmsweise dem Angeklagten die Beweislast für die Behauptung der Nichtverschuldetheit der Trunkenheit zuschiebt, möchte ich dahingestellt sein lassen. Die Härte, die in dieser Weise durch nicht ganz adäquate Bestrafungen entstehen könnten, wäre noch immer bei weitem nicht so groß wie die jetzt üblichen Bestrafungen für vorsätzliche Delikte bei ausgesprochener Trunkenheit.

Der § 367 umfaßt im Gegensatz zu § 335 AE. nicht nur die Berauschung durch geistige Getränke, sondern auch die durch *andere berauschende Mittel*. Die Begründung nennt Äther, Kokain, Haschisch, Morphium.

Die für Rauschsüchtige vorgesehenen Maßregeln der Besserung und Sicherung bestehen in der Unterbringung in einer Trinkerheilanstalt bzw. einer Entziehungsanstalt. Die Reichstagsvorlage hat bei dieser Bestimmung den im amtlichen Entwurf enthaltenen, aus der Verwendung im BGB. nicht im besten Rufe stehenden Ausdruck „Trunksucht" vermieden und kennzeichnet den Trinker bzw. Rauschsüchtigen als jemanden, der gewohnheitsmäßig im Übermaß geistige Getränke oder andere berauschende Mittel zu sich nimmt. E. SCHULTZE bemängelt mit Recht, daß eine Unterbringung nur dann möglich ist, wenn eine Verurteilung wegen Volltrunkenheit oder wegen einer Tat im Rausch erfolgt ist und nicht schon dann, wenn die Tat mit dem übermäßigen Genuß in Verbindung steht. Er weist mit Recht darauf hin, wie außerordentlich schwer es festzustellen ist, ob eine Tat im „Rausch" begangen wurde und erinnert an den sich an seinem Kind vergehenden chronischen Trinker, dessen Tat zwar nicht *rauschbedingt*, aber doch *alkoholbedingt* ist. Ganz besonders bei anderen Rauschsüchtigen werde der Nachweis der Begehung der Tat im Rausch schwer gelingen. Es kommt hinzu, daß viele charakteristische Delikte von Rauschsüchtigen, speziell die Diebstähle und Urkundenfälschungen zum Zwecke der Erlangung des erstrebten Rauschmittels nicht im Rauschzustand, sondern gerade im Zustand des Rauschhungers begangen werden. Ganz verfehlt ist die Beschränkung der Unterbringung der Rauschsüchtigen auf 2 Jahre. Mit Recht wirft E. SCHULTZE die Frage auf, woher der Gesetzgeber seine Begründung nehme, daß nach Ablauf von 2 Jahren eine Heilung des Trunksüchtigen nicht mehr möglich sei. Auch müsse unbedingt die Möglichkeit gegeben sein, die Menschheit vor einem ungeheilten kriminellen Trinker zu beschützen. Dem kann man sich nur anschließen[1].

---

[1] Durch Beschluß des Rechtsausschusses des Reichstages erhielt der § 57 folgende Fassung:

Schließlich sei noch auf eine im Zusammenhang stehende Bestimmung aufmerksam gemacht, die eine ungestörte Durchführung des Heilplans in den Trinkerheil- oder Entziehungsanstalten garantieren will.

Nach *§ 368* wird derjenige mit Gefängnis oder Geldstrafe bestraft, der wissentlich einer Person, die in einer Trinkerheil- oder Entziehungsanstalt untergebracht ist, ohne Erlaubnis des Leiters der Anstalt geistige Getränke oder andere berauschende Mittel verschafft[1].

Auch für den Süchtigen ist eine *Schutzaufsicht* in demselben Umfang vorgesehen wie für den vermindert Zurechnungsfähigen.

Das *Wirtshausverbot* ist in Anbetracht der vorauszusehenden Durchführungsschwierigkeiten aufgegeben worden, was wohl allgemeine Zustimmung finden dürfte.

Der *§ 260*, der von der *schweren Körperverletzung* handelt, vermeidet die Ausdrücke Geisteskrankheit und Siechtum und gibt dafür eine Umschreibung der gemeinten Zustände, die sich ungefähr mit den früher mitgeteilten reichsgerichtlichen Interpretationen deckt.

Nach dem *§ 21* trifft die an eine besondere Folge der Tat geknüpfte höhere Strafe den Täter nur, wenn er die Folge fahrlässig herbeigeführt hat. Damit ist allgemein die Erfolgshaftung weitgehend beseitigt und eine Regelung in einer die Theorie der adäquaten Verursachung noch hinter sich lassenden Weise erfolgt.

In den §§ 284, 285 (Schändung und schwere Schändung) ist neben der *bewußtlosen* und *geisteskranken* die Frau genannt, *die wegen Geistesschwäche oder aus einem anderen Grund zum Widerstand unfähig ist.* Es werden *Unzucht* und *außerehelicher Beischlaf* bestraft. Die Bestrafung der Unzucht ist neu und verdient Billigung. Der Ausdruck „Willenlosigkeit" ist fortgefallen und der *geistigen* oder *körperlichen Wehrlosigkeit* gewichen.

Wird jemand, der gewohnheitsmäßig im Übermaß geistige Getränke oder andere berauschende Mittel zu sich nimmt, wegen einer Tat, die er im Rausch begangen hat, oder die mit einer solchen Gewöhnung in ursächlichem Zusammenhang steht, oder wegen Volltrunkenheit (§ 367) zu einer Strafe verurteilt und ist seine Unterbringung in einer Trinkerheilanstalt oder in einer Entziehungsanstalt erforderlich, um ihn an ein gesetzmäßiges und geordnetes Leben zu gewöhnen, so *ordnet* das Gericht *zugleich* die Unterbringung *an.*
Die Absätze 3, 4 und 6 des § 61 sollen lauten: Abs. 3. Die Unterbringung in einer Heil- oder Pflegeanstalt darf drei Jahre nur übersteigen, wenn das Gericht sie vor Ablauf dieser Frist von neuem anordnet.
Abs. 4. Die Unterbringung in einer Trinkerheilanstalt oder in einer Entziehungsanstalt darf nicht länger als 2 Jahre dauern. Vor Ablauf eines Jahres hat das Gericht zu prüfen, ob der Zweck der Unterbringung erreicht ist.
Abs. 6. Bei der Unterbringung in der Sicherungsverwahrung hat das Gericht je vor Ablauf von drei Jahren zu prüfen, ob der Zweck der Unterbringung erreicht ist, das Gericht kann die Prüfung in kürzeren Fristen vornehmen.
[1] Die Bestimmungen des AE. 25 über den Opiummißbrauch sind im E. 27 (RTV.) fortgefallen und dem *Opiumgesetz* überlassen; (vgl. insbesondere § 8 des Gesetzes zur Ausführung des internationalen Opiumabkommens in der Fassung des Gesetzes vom 21. März 1924, RGBl. I, S. 290).
Zu § 57: Der Rechtsausschuß des Reichstages nahm folgende Entschließung an: Die Reichsregierung zu ersuchen, die geeigneten Maßnahmen zu ergreifen, um die Herstellung von Rauschgiften in Deutschland auf das durch die Bekämpfung von Krankheiten in Deutschland gebotene Maß zu beschränken.
Anmerkung: Der § 21 wurde vom Rechtsausschuß des Reichstages in der vorgeschlagenen Fassung angenommen.
Der § 260 erhielt folgende Fassung: Wird der Verletzte an seinem Körper oder seiner Gesundheit schwer geschädigt, wird er insbesondere erheblich verstümmelt, für immer und auffallend entstellt, im Gebrauch seines Körpers, seiner Sinne, seiner Geisteskräfte oder seiner Arbeitskraft für immer oder lange Zeit erheblich beeinträchtigt oder verfällt er in eine schwere oder langdauernde Krankheit, so ist die Strafe Zuchthaus bis zu fünf Jahren.
Stirbt der Verletzte, so ist die Strafe Zuchthaus bis zu zehn Jahren.

Das *Kartell für Reform des Sexualstrafrechts* hat zu den gleichlautenden Bestimmungen des AE. in einem Gegenentwurf Stellung genommen. Dieser geht von der Anschauung aus, daß sich das Strafgesetz jedes sittlichen Werturteils zu enthalten und geschlechtliche Handlungen nur insoweit mit Strafe zu belegen habe, als sie in rechtlich zu schützende Interessensphären eingriffen. Dahin gehöre die *freie Selbstbestimmung des Menschen, seine Gesundheit, der Schutz jugendlicher Personen vor geschlechtlichen Angriffen.* Ferner von dem Standpunkt, daß hinsichtlich der Strafbestimmungen eine *völlige Parität zwischen beiden Geschlechtern* herzustellen sei. Der Entwurf bemängelt infolgedessen das Wort „Unzucht" und ersetzt es durch „geschlechtliche Handlungen". Außerdem führt er den Schutz des männlichen Geschlechts bei der Schändung und der Nötigung zur Unzucht ein. Letzterer ist, wie unten zu ersehen, auch in dem vorliegenden Entwurf berücksichtigt. Schließlich werden Bedenken ausgesprochen, daß der Ausdruck „Geistesschwäche" und der unbestimmte Ausdruck „aus anderem Grunde" zu die Gefahr von Erpressungen heraufbeschwörenden allzu freigiebigen Anwendungen Anlaß geben könnte, Bedenken, denen man sich nicht so ganz verschließen kann. Das zivilrechtlich geprägte Wort „Geistesschwäche" sollte am besten dem Strafrecht ganz fern bleiben.

Der *§ 294* bedroht die Unzucht in Krankenanstalten mit Strafe. Unter die Strafandrohung fallen die in Anstalten für Kranke und Hilfsbedürftige *Angestellten, Beschäftigten* oder *als Inhaber* Beteiligten. Merkwürdigerweise sind aber nur wieder geschützt die Frauen und Jugendlichen, und auch diese nur insoweit, als sie unter der Aufsicht, Obhut oder Behandlung der *Betreffenden* stehen. Weshalb die Unzucht mit männlichen Personen freigegeben ist, erscheint nicht klar. Auch kann einmal ein Angestellter Unzucht mit einer Person begehen, die nicht direkt seiner Obhut unterstellt ist.

Der alte *§ 175* ist beibehalten und hat sich in den *§ 296* verwandelt. Ob dies nötig war, erscheint fraglich. Die Berufung der Begründung auf das Volks-

---

Die §§ 284 und 285 wurden im Strafrechtsausschuß des Reichstages in folgender Fassung angenommen:

„§ 284. Wer eine Person, die bewußtlos, geisteskrank oder wegen Gesitesschwäche oder aus einem anderen Grunde zum Widerstand unfähig ist, zur Unzucht mißbraucht oder verleitet, wird mit Gefängnis nicht unter drei Monaten bestraft. Der Versuch ist strafbar."

„§ 285. Wer eine Frau, die bewußtlos, geisteskrank oder wegen Geistesschwäche oder aus einem anderen Grunde zum Widerstand unfähig ist, zum außerehelichen Beischlaf mißbraucht oder verleitet, wird mit Zuchthaus bis zu zehn Jahren bestraft."

Der § 294 hat folgende Fassung erhalten: Wer in Anstalten für Kranke oder Hilfsbedürftige angestellt oder beschäftigt oder als Inhaber daran beteiligt ist und eine Frau oder einen Jugendlichen, die in die Anstalt aufgenommen sind, unter Verletzung seiner Obhuts- oder Behandlungspflicht oder unter sonstigem Mißbrauch seiner Stellung zur Unzucht mißbraucht, wird mit Gefängnis bestraft.

Der § 296 wurde mit 15 gegen 13 Stimmen abgelehnt. Für die Streichung stimmten die Kommunisten, die Sozialdemokraten, die Demokraten und der Abg. Dr. KAHL (Dtsch. Volkspartei).

§ 297 wurde entsprechend den Anträgen des Zentrums und der Demokraten in folgender Fassung angenommen: „Mit Gefängnis nicht unter sechs Monaten wird bestraft: 1. ein Mann, der einen andern Mann unter Mißbrauch einer durch ein Dienst- oder Arbeitsverhältnis begründeten Abhängigkeit nötigt, sich zur Unzucht mißbrauchen zu lassen; 2. ein Mann, der gewohnheitsmäßig zum Erwerb mit einem andern Mann Unzucht treibt oder sich dazu anbietet; 3. ein Mann über 21 Jahre, der einen männlichen Minderjährigen verführt, sich zur Unzucht mißbrauchen zu lassen."

Anschließend sei auch folgendes erwähnt. Der § 287 erhielt folgende Fassung: „Hat eine der in den §§ 282—286 mit Strafe bedrohten Handlungen den Tod oder eine schwere Körperverletzung oder die Ansteckung der verletzten Personen mit einer Geschlechtskrankheit zur Folge, so ist die Strafe Zuchthaus nicht unter drei Jahren."

Der § 295 (Unzucht mit Tieren) wurde gestrichen.

empfinden, das in derartigen Handlungen ein Laster sehe, erscheint nicht sehr einleuchtend. Man wird dem Einwand des genannten Gegenentwurfs beipflichten müssen, es sei wohl nicht berücksichtigt, daß homosexuelle Handlungen wesentlich nur deshalb noch als Laster gälten, weil sie unter Strafe stünden, und daß das Strafgesetz auch dazu da sei, die Anschauungen des Volkes zu klären. Irgendwelche Schädigung des Volkes droht m. E. nicht, wenn die Streichung des ominösen Paragraphen mit der Errichtung eines möglichst hohen Schutzalters für die Jugend verbunden wird. Vorzuschlagen wäre das Mündigkeitsalter. Man darf annehmen, daß in diesem Alter die Zuwendung zu einem Geschlecht im allgemeinen bereits erfolgt und fixiert ist. Das vom genannten Entwurf vorgesehene Schutzalter von 16 Jahren genügt jedenfalls für das männliche Geschlecht nicht. Die Strafdrohung erscheint auch insofern ungerecht, als die Unzucht zwischen Frauen straffrei ist. Der Fortfall des Paragraphen unter den genannten Bedingungen würde m. E. weniger Schaden bringen als die rücksichtslose Propaganda der Homosexuellen und ihrer ärztlichen Beschützer.

Im *§ 297* sind noch besondere erschwerende Umstände gekennzeichnet, von denen die Strafschärfung bei Anwendung von Gewalt oder Ausnutzung eines Abhängigkeitsverhältnisses gerechtfertigt erscheint, während mir die Ausübung der männlichen Prostitution durch ältere männliche Personen reichlich indifferent, diejenige durch jüngere Personen eher einer fürsorgerischen Beeinflussung bedürftig erscheint.

Schließlich wird die Verführung einer männlichen Person unter 18 Jahren schwerer bestraft. Ich habe schon meiner Ansicht Ausdruck gegeben, daß mir die *alleinige* Bestrafung des mit einem Jugendlichen Unzucht treibenden Vollerwachsenen angezeigt erscheint.

Anschließend sei kurz berichtet, daß dem Reichstag auch der Entwurf eines *Strafvollzugsgesetzes* vorliegt. Über die Gesichtspunkte, die zur Aufstellung eines solchen geführt haben, orientiert uns vorzüglich ein Aufsatz des Juristen GENZ in der Deutschen Zeitschrift für die gesamte gerichtliche Medizin. GENZ führt aus, daß in dem voll ausgebildeten Rechtsstaat die Durchführung des Strafvollzugs am längsten von rechtlichen Garantien für den Bürger frei geblieben sei. Die Ausfüllung dieser Lücke beabsichtigt der Gesetzentwurf, der sich eng an die oben erwähnten Reichsgrundsätze über den Vollzug von Freiheitsstrafen anlehnt. Der Entwurf zerfällt in 4 Bücher und insgesamt 333 Paragraphen. Das erste Buch enthält Bestimmungen über die *juristischen Voraussetzungen der Vollstreckbarkeit einer Strafe und die Kompetenzverteilung unter die verschiedenen in Betracht kommenden Behörden.* Das zweite Buch behandelt den *Vollzug der drei vorgesehenen Strafarten, der Todesstrafe, der Geldstrafe und der Freiheitsstrafe,* sowie in einem kurzen letzten Abschnitt *die Nebenstrafen,* das dritte Buch *die Maßregeln der Besserung und Sicherung.* Das vierte Buch bringt *Schluß- und Übergangsbestimmungen.* Aus dem zweiten Buch seien folgende Paragraphen als besonders wichtig herausgehoben:

Anstalten für Geisteskranke, der Geisteskrankheit verdächtige und geistig minderwertige Gefangene.

§ 26.

Für Gefangene, die während des Strafvollzugs geisteskrank werden oder die einer Geisteskrankheit verdächtig sind, und für geistig minderwertige Gefangene sind nach Bedarf besondere Anstalten oder Abteilungen einzurichten.

Vereinbarungen der Länder.

§ 28.

Soweit in einzelnen Ländern die in den §§ 16—21 bezeichneten Anstalten oder Abteilungen nicht eingerichtet werden können, sollen sie für mehrere Länder gemeinsam durch Vereinbarung der beteiligten Regierungen eingerichtet werden.

Ärzte.
§ 32.
Für jede Anstalt ist die ärztliche Versorgung der Gefangenen sicherzustellen. Bei jeder großen Anstalt ist mindestens ein Arzt im Hauptamt zu bestellen.

Aufschub der Vollstreckung.
§ 47.
Die Vollstreckungsbehörde hat die Vollstreckung der Freiheitsstrafe aufzuschieben, wenn sich vor dem Beginn des Vollzugs herausstellt, daß der Verurteilte geisteskrank oder so krank ist, daß der Vollzug für ihn Lebensgefahr herbeiführen würde.

Besuche der Beamten.
§ 69.
Die Gefangenen sind in ihren Hafträumen möglichst oft von dem Vorsteher, dem Geistlichen, dem Anstaltsarzt, dem Lehrer, dem Fürsorger und den übrigen mit der Behandlung der Gefangenen betrauten Anstaltsbeamten, soweit sie nicht schon beim Aufsichtsdienst mit den Gefangenen zusammenkommen, zu besuchen.

Aussprache mit den Beamten.
§ 70.
Die in § 69 bezeichneten Beamten haben den Gefangenen möglichst oft Gelegenheit zur Aussprache zu geben.

Erhaltung der körperlichen und geistigen Gesundheit.
§ 99.
Für die Erhaltung der körperlichen und geistigen Gesundheit der Gefangenen ist zu sorgen. Kranken Gefangenen wird die erforderliche ärztliche Behandlung und Pflege gewährt.

Gesundheitspolizeiliche Überwachung.
§ 100.
Die Strafanstalten unterstehen den allgemeinen Vorschriften über gesundheitspolizeiliche Überwachung.

Ärztliche Untersuchung.
§ 102.
Gefangene, die mehr als einen Monat Strafe zu verbüßen haben, krankheitsverdächtig sind oder ärztliche Untersuchung verlangen, werden nach der Aufnahme ärztlich untersucht. Durch die Untersuchung ist insbesondere festzustellen, ob Bedenken gegen Einzelhaft bestehen und ob und inwieweit der Gefangene arbeitsfähig ist.

Bestehen nach dem ärztlichen Befund Bedenken gegen den Vollzug der Strafe, so ist die Entscheidung der Vollstreckungsbehörde herbeizuführen (§§ 226, 227).

Gefangene, die sich krank melden oder einen Unfall erleiden, sind von dem Anstaltsarzt zu besuchen oder ihm vorzuführen.

Krankenabteilungen.
§ 104.
In Anstalten, in denen eine größere Zahl von Gefangenen eine längere Freiheitsstrafe verbüßt, sind Krankenabteilungen, in anderen Anstalten sind nach Bedarf Krankenabteilungen oder Krankenräume einzurichten.

Die für Kranke bestimmten Räume sind freundlicher zu gestalten und einzurichten.

In Krankenräumen und in Räumen, die der Heilbehandlung dienen, dürfen Gefangene zusammengelegt werden, die sonst voneinander zu trennen sind. Männer und Frauen müssen auch hier getrennt werden.

Zuziehung anderer Ärzte.
§ 105.
Erachtet es der Anstaltsarzt nach der Art oder dem Grade der Erkrankung des Gefangenen für geboten, so ist ein Facharzt oder ein zweiter Arzt hinzuziehen.

Mit Erlaubnis des Vorstehers darf der Gefangene auf eigene Kosten einen von ihm gewählten Arzt zuziehen. Bevor die Erlaubnis erteilt wird, ist der Anstaltsarzt zu hören.

Zwangsernährung.
§ 108.
Ein Gefangener, der die Aufnahme der Nahrung verweigert, ist, wenn der Anstaltsarzt es für erforderlich hält und Vorstellungen erfolglos geblieben sind, unter persönlicher Aufsicht des Arztes zwangsweise zu ernähren.

Überführung in Krankenanstalten.
§ 109.

Wenn der Zustand eines erkrankten Gefangenen es erfordert und in der Strafanstalt keine ausreichende Behandlung gewährt werden kann, so ist der Gefangene in eine Krankenanstalt zu bringen.

Ein Gefangener, der geisteskrank wird oder einer Geisteskrankheit verdächtigt ist, ist zur Heilung oder Beobachtung in eine besondere, für derartige Gefangene eingerichtete Anstalt oder Abteilung (§ 26) oder in eine öffentliche Heil- oder Pflegeanstalt zu bringen.

Der Aufenthalt in der Krankenanstalt ist, wenn nicht die Unterbrechung der Vollstreckung angeordnet wird, auf die Strafe anzurechnen, außer wenn der Gefangene die Krankheit nur vortäuscht oder sie sich vorsätzlich oder bei einer Entweichung oder einem Entweichungsversuch zugezogen hat. Soll der Aufenthalt nicht angerechnet werden, so entscheidet das Vollstreckungsgericht; vor der Entscheidung ist die Vollzugsbehörde zu hören.

Nichtanwendung von Vollzugsvorschriften bei kranken Gefangenen.
§ 110.

Bei kranken Gefangenen kann von den Vorschriften dieses Gesetzes oder den danach erlassenen Vorschriften oder Anordnungen abgewichen werden, soweit der Anstaltsarzt es für erforderlich hält.

Mitwirkung des Anstaltsarztes.
§ 141.

Gegen einen Gefangenen, der ärztlich behandelt wird oder der nach dem Gutachten des Anstaltsarztes geisteskrank oder geistig minderwertig ist, oder gegen eine schwangere oder stillende Frau oder gegen eine Frau, die in den letzten drei Monaten geboren hat, darf eine Sicherungsmaßnahme erst angeordnet werden, wenn der Anstaltsarzt zugestimmt hat.

Zustimmung des Anstaltsarztes.
§ 154.

Gegen einen Gefangenen, der ärztlich behandelt wird oder der nach dem Gutachten des Anstaltsarztes geistig minderwertig ist oder gegen eine schwangere oder stillende Frau, oder gegen eine Frau, die in den letzten drei Monaten geboren hat, darf eine Hausstrafe erst verhängt werden, wenn der Anstaltsarzt zugestimmt hat. Wird die Hausstrafe nicht alsbald nach der Zustimmung des Anstaltsarztes vollzogen, so ist auch zum Vollzug seine Zustimmung einzuholen.

Hausstrafen, durch welche die Bewegung im Freien beschränkt oder entzogen, das Bettlager entzogen oder die Kost geschmälert wird, und die Hausstrafe des Arrestes dürfen erst vollzogen werden, wenn der Anstaltsarzt zugestimmt hat.

Die Zustimmung des Anstaltsarztes ist zu den Akten zu vermerken.

Allgemeines.
§ 218.

Geistig minderwertige Gefangene sind in einer ihrem Geisteszustand entsprechenden Weise zu behandeln.

Unterbringung in besonderen Anstalten oder Abteilungen.
§ 219.

Gefangene, die nach ärztlichem Gutachten geistig so minderwertig sind, daß sie nicht im regelmäßigen Strafvollzuge gehalten werden können, sind in einer nach § 26 eingerichteten, besonderen Anstalt oder Abteilung unterzubringen. § 104 Abs. 3 gilt entsprechend.

Beteiligung des Anstaltsarztes.
§ 220.

Vor wichtigen Maßnahmen bei der Behandlung geistig Minderwertiger ist der Anstaltsarzt zu hören. Auf seinen Antrag kann mit Rücksicht auf ihren Geisteszustand von den sonst bestehenden Vorschriften abgewichen werden.

Unterbrechung der Vollstreckung der Freiheitsstrafen.
Gründe der Unterbrechung.
§ 226.

Die Vollstreckungsbehörde kann die Vollstreckung einer zeitigen Freiheitsstrafe unterbrechen, wenn der Gefangene geisteskrank oder so krank wird, daß die weitere Vollstreckung für ihn Lebensgefahr herbeiführen würde.

Dasselbe gilt, wenn die weitere Vollstreckung für den Gefangenen oder seine Angehörigen eine erhebliche, außerhalb des Strafzwecks liegende, durch spätere Vollstreckung vermeidbare Härte bedeuten würde. § 48 Abs. 2 gilt entsprechend.

Die Vollstreckung darf nur unterbrochen werden, wenn der Gefangene einwilligt; hat der Gefangene einen gesetzlichen Vertreter, so ist dessen Einwilligung erforderlich. Der Einwilligung des Gefangenen bedarf es nicht, wenn er außerstande ist, sie zu erklären; der Einwilligung des gesetzlichen Vertreters bedarf es nicht, wenn sie ohne nachteilige Verzögerung nicht eingeholt werden kann. Wegen einer Erkrankung, die sich der Gefangene vorsätzlich zugezogen hat, darf die Vollstreckung auch ohne die sonst erforderliche Einwilligung unterbrochen werden.

Wird ein Gefangener wegen Geisteskrankheit in eine von der Anstalt getrennte Krankenanstalt gebracht, so darf die Vollstreckung nicht unterbrochen werden.

Vor der Entscheidung ist die Vollzugsbehörde zu hören.

§ 227.

Die Vollstreckungsbehörde kann die Vollstreckung einer zeitigen Freiheitsstrafe unterbrechen, wenn dringende Gründe der Verwaltung es gebieten. Der Vorsteher kann in dringenden Fällen die Unterbrechung vorläufig anordnen, hat aber ungesäumt die Vollstreckungsbehörde davon zu benachrichtigen.

Der *§ 47* behandelt den Fall, daß jemand vor Beginn der Strafe „geisteskrank" oder „schwer krank" wird. Der Wortlaut lehnt sich an den § 455 Abs. I und II an, nur ist das Wörtchen „nahe" vor Lebensgefahr weggefallen. Der *§ 109 Abs. 2* betrifft den Fall, daß ein Gefangener nach Antritt der Strafe in eine Psychose verfällt. Er ordnet an, daß in diesem Fall der Gefangene zur Heilung oder Beobachtung in eine besondere, für derartige Gefangene eingerichtete Anstalt oder Abteilung (§ 26 a. a. O.) oder in eine öffentliche Heil- oder Pflegeanstalt oder in eine andere Krankenanstalt zu bringen ist. Es kommen hier in Betracht besondere Abteilungen, wie sie Preußen, oder besondere Anstalten, wie sie Sachsen für psychisch Kranke hat, die öffentlichen Heil- und Pflegeanstalten und schließlich andere Krankenanstalten inklusive der privaten Irrenanstalten. Bei Verfall in Geisteskrankheit kann weiterhin die zeitige Freiheitsstrafe unterbrochen werden (*§ 226 I*), (d. h. bei Entlassung in die Freiheit; denn bei Verbringung in einen Adnex oder eine Sonderabteilung bleibt der Kranke in Strafvollzug). Der Gefangene muß aber in diesem Falle seine Zustimmung geben, falls er dazu fähig ist (*§§ 226 III* und *109 III*) und falls er sich nicht die Krankheit vorsätzlich zugezogen hat. Der *§ 226 IV* bringt schließlich die wichtige Neuerung, daß der Aufenthalt in einer Krankenanstalt auf die Strafe *angerechnet werden muß*. Eine Ausnahme von dieser Regel ist nur dann gegeben, wenn die Krankheit nur vorgetäuscht oder vorsätzlich zugezogen ist (*§ 109 III*). Damit ist die von psychiatrischer Seite erhobene Forderung erfüllt. Das Gesetz hat freilich nicht Rechnung getragen dem mit der Erfüllung dieser Forderung verbundenen Bedenken, daß der Wunsch, krank zu sein, erheblich vermehrt werden wird. Dem Wunschkranken ist eine Sonderbehandlung nicht eingeräumt. Es ist E. SCHULTZE zuzugeben, daß eine Formulierung hierfür schwer zu finden ist. Dem auf Grund der Regelung bestehenden Bedenken hat der Deutsche Verein für Psychiatrie durch eine einstimmig angenommene Resolution entsprochen: „Es ist anzustreben, daß Gefangene, deren psychisches Verhalten als Haftreaktion anzusehen ist, nicht in Irrenanstalten, sondern in eigenen Abteilungen einer Strafanstalt untergebracht werden."

Die Maßregeln der *Besserung* und *Sicherung* vermögen vorläufig nur Umrisse zu geben wegen der Neuheit des Gebietes. Ergänzungen sind in der Ausführungsverordnung vorgesehen. Es ist unmöglich, im Rahmen dieser Abhandlung in eine eingehende Besprechung einzutreten. Nur Einzelnes sei ohne Anspruch auf Vollständigkeit hervorgehoben. Es kommen hier auch einzelne allgemeine Vorschriften des ersten Buches in Betracht.

Welche Art von Anstalten ins Auge gefaßt ist, darüber läßt sich der Entwurf nicht aus. Es ist nur gesagt, daß die Anstalten für Sicherungsverwahrung der Justizbehörde unterstehen (§ 266 I 2). Daraus geht indirekt hervor, daß die Anstalten für andere Kategorien einer anderen Behörde unterstellt werden sollen.

Die Freiheitsstrafe ist in der Regel *vor* den Maßregeln der Besserung und Sicherung zu absolvieren (§ 10 I). Ist durch die Strafe der Zweck erreicht worden, so unterbleibt die Maßregel. Darüber hat das Vollstreckungsgericht nach Anhörung der Vollzugsbehörde zu befinden (§ 273 I u. III). In Ausnahmefällen kann die Unterbringung *vor* der Strafe erfolgen (§ 10 II 1). Die Strafe oder ein Strafrest kann alsdann von dem Vollstreckungsgericht erlassen werden, sie unterbleibt, falls der Vollzug eine besondere Härte bedeuten würde (§ 10 II 2).

Während der Unterbringung kann Urlaub gewährt werden (§ 283 I), nicht jedoch bei der Sicherungsverwahrung.

Das Vollstreckungsgericht hat über die Weiterdauer der Unterbringung auf Antrag der unterbringenden Behörde nach Anhörung des Anstaltsleiters zu befinden (§ 285 I). Sie kann den Untergebrachten jederzeit entlassen (§ 286 III 1), doch vor dem Ablauf der gesetzlichen oder einer vom Gericht gesetzten Frist nur auf Probe (§ 287 I 1). Als Anstalten sind vorgesehen Heil- oder Pflegeanstalten, Trinkerheil- oder Entziehungsanstalten, Arbeitshaus, Erziehungs- oder Besserungsanstalten (für Jugendliche), Anstalten für Sicherungsverwahrung.

Entziehungs- und Trinkerheilanstalten können vereinigt und jede von ihnen kann auch mit einer Heil- oder Pflegeanstalt verbunden sein (§ 294).

Für die in Entziehungsanstalten untergebrachten Trinker sind Arbeitszwang (§ 296), Sicherungsmaßnahmen (§ 298 I) und Zuchtmittel vorgesehen (§ 299).

Die Schutzaufsicht wird von der Schutzaufsichtsbehörde einem Beamten übertragen (§ 317 I 2). Dies soll bei einer Freiheitsentziehung schon vor Entlassung des Schutzbefohlenen geschehen (§ 319 II). Der Helfer hat das Recht des Zutritts zu seinem Schutzbefohlenen (§ 320 II) und erhält bei Nichtbefolgung seiner Anordnungen staatliche Unterstützung (§§ 321, 322). Ferner steht ihm das Recht der Akteneinsicht zu (§ 320 III).

2. Österreichisches Recht.

Von einer Wiedergabe der Bestimmungen des vorliegenden österr. Strafgesetzentwurfs wird abgesehen, da sie sich im großen und ganzen mit denen des deutschen fast wörtlich decken. Abweichungen finden sich — abgesehen von einigen technischen Punkten — in der Frage der Todesstrafe, der Fassung der Vorschriften über Mord und Totschlag und der medizinischen Indikation für Schwangerschaftsunterbrechung (§§ 245, 246, 243 u. 254). Hier interessiert speziell noch die Abweichung, daß das Gericht die Unterbringung Unzurechnungsfähiger, vermindert Zurechnungsfähiger, Trinker und Arbeitsscheuer nicht *für zulässig erklärt*, sondern *anordnet*. Nach einer Mitteilung von E. Schultze hat überdies die österr. Regierung beschlossen, den deutschen Entwurf 27 mit Ausnahme der Bestimmungen über die Todesstrafe dem österr. Parlament als Vorschlag zu unterbreiten.

Authentisches über diesen Beschluß zu erfahren, ist mir leider nicht möglich gewesen, auch nicht im Wege einer Nachfrage bei dem Reichsjustizministerium.

3. Schweizer Recht (Entwurf 1918).

Art. 10.

Wer wegen Geisteskrankheit, Blödsinns oder schwerer Störung des Bewußtseins zur Zeit der Tat nicht fähig ist, das Unrecht seiner Tat einzusehen oder gemäß seiner Einsicht in das Unrecht der Tat zu handeln, ist nicht strafbar.

Art. 11.

War der Täter zur Zeit der Tat in seiner geistigen Gesundheit oder in seinem Bewußtsein beeinträchtigt oder geistig mangelhaft entwickelt, so daß die Fähigkeit, das Unrecht seiner Tat einzusehen oder gemäß seiner Einsicht in das Unrecht der Tat zu handeln, herabgesetzt war, so mildert der Richter die Strafe nach freiem Ermessen (Art. 63).

Art. 12.

Hat der Untersuchungsbeamte oder der urteilende Richter Zweifel über die Zurechnungsfähigkeit des Beschuldigten, so läßt er dessen Geisteszustand durch Sachverständige untersuchen.

Ist der Beschuldigte taubstumm oder epileptisch, so findet diese Untersuchung in jedem Falle statt.

Die Sachverständigen begutachten den Zustand des Beschuldigten. Sie äußern sich auch darüber, ob er in eine Heil- oder Pflegeanstalt gehöre und ob sein Zustand die öffentliche Sicherheit oder Ordnung gefährde.

Art. 13.

Gefährdet der unzurechnungsfähige oder vermindert zurechnungsfähige Täter die öffentliche Sicherheit oder Ordnung, und ist es notwendig, ihn in einer Heil- oder Pflegeanstalt zu verwahren, so ordnet der Richter diese Verwahrung an.

Der Richter stellt den Strafvollzug gegen den verurteilten vermindert Zurechnungsfähigen ein.

Art. 14.

Erfordert der Zustand des unzurechnungsfähigen oder vermindert zurechnungsfähigen Täters seine Behandlung oder Versorgung in einer Heil- oder Pflegeanstalt, so ordnet der Richter diese Behandlung oder Versorgung an.

Der Richter stellt den Strafvollzug gegen den vermindert Zurechnungsfähigen ein.

Art. 15.

1. Die kantonale Verwaltungsbehörde vollzieht den Beschluß des Richters auf Verwahrung, Behandlung oder Versorgung des Unzurechnungsfähigen oder vermindert Zurechnungsfähigen.

2. Der Richter hebt die Verwahrung, Behandlung oder Versorgung auf, sobald der Grund der Maßnahme weggefallen ist.

Der Richter entscheidet, ob und inwieweit die Strafe gegen den verurteilten vermindert Zurechnungsfähigen noch zu vollstrecken sei.

Der Richter zieht in jedem Falle Sachverständige bei.

Art. 40.

1. Wer wegen eines Vergehens zu Freiheitsstrafe verurteilt wird, kann, wenn er schon viele Freiheitsstrafen erstanden hat und einen Hang zu Vergehen oder zu Liederlichkeit oder zu Arbeitsscheu bekundet, vom Richter in eine Verwahrungsanstalt eingewiesen werden. Die Verwahrung tritt in diesem Falle an die Stelle der Freiheitsstrafe.

2. Die Verwahrung wird in einer Anstalt vollzogen, die ausschließlich diesem Zwecke dient.

Die Verwahrten tragen Anstaltskleidung und erhalten Anstaltskost.

Der Empfang von Besuchen und der Briefverkehr der Verwahrten sind nur in engen Grenzen gestattet.

3. Der Verwahrte wird zur Arbeit, die ihm von der Anstalt zugewiesen wird, angehalten.

4. Der Verwahrte wird während der Zeit der Nachtruhe in Einzelhaft gehalten.

5. Der Verwahrte bleibt bis zum Ablauf der Strafzeit und mindestens fünf Jahre in der Anstalt. Nach dieser Zeit kann ihn die zuständige Behörde für drei Jahre bedingt entlassen, wenn sie annimmt, die Verwahrung sei nicht mehr notwendig; sie hört die Beamten der Anstalt darüber an.

6. Die zuständige Behörde stellt den bedingt Entlassenen unter Schutzaufsicht. Sie kann ihm bestimmte Weisungen erteilen (Art. 36 Ziff. 2). Begeht er binnen drei Jahren neuerdings eine strafbare Handlung, handelt er trotz förmlicher Mahnung der Schutzaufsichtsbehörde den erteilten Weisungen zuwider, oder entzieht er sich beharrlich der Schutzaufsicht, so kann ihn die zuständige Behörde in die Anstalt zurückversetzen.

7. Bewährt sich der bedingt Entlassene während drei Jahren, so ist er endgültig entlassen.

8. Hat die Verwahrung nicht vor Ablauf der Verjährung der Strafe vollzogen werden können, so ist sie nicht mehr zu vollziehen. Sind seit der Verurteilung mehr als zehn Jahre verflossen, so hat die zuständige Behörde zu entscheiden, ob die Strafe oder die Verwahrung zu vollziehen sei.

(Sichernde Maßnahmen; Verwahrung von Gewohnheitsverbrechern.)

Art. 41.

1. Ist der Täter, der wegen eines Vergehens zu Gefängnis verurteilt wird, liederlich oder arbeitsscheu, und steht sein Vergehen damit in Zusammenhang, so kann der Richter den Verurteilten, wenn er arbeitsfähig ist und voraussichtlich zur Arbeit erzogen werden kann, in eine Arbeitserziehungsanstalt, die ausschließlich diesem Zwecke dient, einweisen und den Strafvollzug aufschieben. Zuvor läßt der Richter den körperlichen und geistigen Zustand des Verurteilten und seine Arbeitsfähigkeit untersuchen und zieht über sein Leben genaue Berichte ein.

Wer eine Zuchthausstrafe erlitten hat, kann nicht in eine Arbeitserziehungsanstalt eingewiesen werden.

2. Der Verurteilte wird zu einer Arbeit erzogen, die seinen Fähigkeiten entspricht und die ihn in den Stand setzt, in der Freiheit seinen Unterhalt zu erwerben. Die geistige und körperliche Ausbildung, namentlich die gewerbliche Ausbildung des Verurteilten, wird durch Unterricht gefördert.

Die Nachtruhe bringt der Verurteilte in Einzelhaft zu.

3. Der Verurteilte bleibt mindestens ein Jahr in der Anstalt.

Zeigt sich jedoch in den ersten drei Monaten, daß der Verurteilte nicht zur Arbeit erzogen werden kann, so beantragt die zuständige Behörde beim Richter den Vollzug der erkannten Strafe.

4. Nach Ablauf eines Jahres kann die zuständige Behörde den Verurteilten für ein Jahr bedingt entlassen, wenn sie annimmt, er sei zur Arbeit tüchtig und bereit. Sie hört die Beamten der Anstalten darüber an. Sie stellt den bedingt Entlassenen unter Schutzaufsicht und kann ihm bestimmte Weisungen erteilen (Art. 36 Ziff. 2).

5. Wird der bedingt Entlassene während der Probezeit wieder liederlich oder arbeitsscheu, oder handelt er trotz förmlicher Mahnung der Schutzaufsichtsbehörde den erteilten Weisungen zuwider oder entzieht er sich beharrlich der Schutzaufsicht, so kann ihn die zuständige Behörde in die Anstalt zurückversetzen, oder sie kann bei dem Richter den Vollzug der erkannten Strafe beantragen.

6. Bewährt sich der bedingt Entlassene bis zum Ablauf der Probezeit, so ist er endgültig entlassen. Die Strafe fällt weg.

7. Wird die Einweisung binnen fünf Jahren nicht vollzogen, so kann sie nicht mehr vollzogen werden.

(Erziehung Liederlicher und Arbeitsscheuer zur Arbeit.)

Art. 42.

1. Ist jemand, der wegen eines Vergehens zu Gefängnis verurteilt wird, ein Gewohnheitstrinker, und steht sein Vergehen damit in Zusammenhang, so kann der Richter anordnen, daß der Verurteilte nach Vollzug der Strafe in eine Trinkerheilanstalt aufgenommen werde.

Ebenso kann der Richter einen Gewohnheitstrinker, den er wegen Unzurechnungsfähigkeit freigesprochen hat, oder gegen den aus diesem Grunde das Verfahren eingestellt worden ist, in eine Trinkerheilanstalt einweisen.

2. Der Richter zieht Ärzte als Sachverständige bei.

3. Die Behandlung wird in einem Gebäude vollzogen, das ausschließlich diesem Zwecke dient.

4. Die zuständige Behörde entläßt den Verurteilten aus der Heilanstalt, sobald er geheilt ist. Nach zwei Jahren wird der Eingewiesene in jedem Fall entlassen.

5. Die zuständige Behörde stellt den Entlassenen unter Schutzaufsicht. Sie gibt ihm auf, sich während einer bestimmten Zeit der geistigen Getränke zu enthalten. Sie kann ihm auch weitere Weisungen erteilen. Handelt er trotz förmlicher Mahnung der Schutzaufsichtsbehörde zuwider oder entzieht er sich beharrlich der Schutzaufsicht, so kann die zuständige Behörde ihn in die Anstalt zurückversetzen.

6. Wird die Maßnahme binnen fünf Jahren nicht vollzogen, so kann sie nicht mehr vollzogen werden.

Art. 79.

Wer zur Zeit der Tat das achtzehnte, aber nicht das zwanzigste Jahr zurückgelegt hat, wird nach folgenden besonderen Bestimmungen beurteilt:

1. An die Stelle der lebenslänglichen Zuchthausstrafe tritt Zuchthaus nicht unter fünf Jahren.

2. Ist das Vergehen mit einer Freiheitsstrafe von bestimmter Mindestdauer bedroht, so ist der Richter nicht an diesen Strafsatz gebunden.

3. Bei mildernden Umständen kann der Richter, statt auf eine Zuchthausstrafe, auf Gefängnis von sechs Monaten bis zu fünf Jahren, und statt auf eine Gefängnisstrafe, auf Haft erkennen.

4. Die Verjährungsfristen sind auf die Hälfte herabgesetzt.

5. Diese Verurteilten werden, jedenfalls solange sie unmündig sind, von mündigen Verhafteten vollständig getrennt.

Art. 80.

Begeht ein Kind unter vierzehn Jahren eine als Vergehen oder Übertretung bedrohte Tat, so wird es nicht strafrechtlich verfolgt.

Art. 81.

Hat das Kind das sechste Altersjahr zurückgelegt, so stellt die zuständige Behörde (Art. 390) den Sachverhalt fest und zieht über den körperlichen und geistigen Zustand des Kindes und über seine Erziehung genaue Berichte, in allen zweifelhaften Fällen auch einen ärztlichen Bericht ein.

Art. 82.

Ist das Kind sittlich verwahrlost, sittlich verdorben oder gefährdet, so ordnet die zuständige Behörde seine Versorgung an.

Die Versorgung kann erfolgen durch Überweisung des Kindes an eine Erziehungsanstalt oder durch Übergabe an eine vertrauenswürdige Familie zur Erziehung unter Aufsicht der zuständigen Behörde.

Das Kind kann auch der eigenen Familie zur Erziehung unter Aufsicht der zuständigen Behörde überlassen werden.

Art. 83.

Erfordert der Zustand des Kindes eine besondere Behandlung, ist das Kind insbesondere geisteskrank, schwachsinnig, blind, taubstumm oder epileptisch, so ordnet die zuständige Behörde die Behandlung an, die der Zustand des Kindes erfordert.

Art. 84.

Ist das Kind weder sittlich verwahrlost, noch sittlich verdorben oder gefährdet, und bedarf es keiner besonderen Behandlung, so erteilt ihm die zuständige Behörde, falls sie das Kind fehlbar findet, einen Verweis oder bestraft es mit Schularrest.

Art. 85.

Haben die Eltern ihre Pflicht gegen das Kind vernachlässigt, so erteilt ihnen die zuständige Behörde eine Ermahnung oder eine Verwarnung.

Art. 86.

Die zuständige Behörde kann von jeder Maßnahme absehen, wenn seit der Tat sechs Monate verstrichen sind.

Art. 87.

Begeht ein Jugendlicher, der das vierzehnte, aber nicht das achtzehnte Lebensjahr zurückgelegt hat, eine als Vergehen oder Übertretung bedrohte Tat, so stellt der Richter (Art. 391) den Sachverhalt fest. Er zieht über den körperlichen und geistigen Zustand des Jugendlichen und über seine Erziehung genaue Berichte, in allen zweifelhaften Fällen auch einen ärztlichen Bericht ein. Der Richter kann auch die Beobachtung des Jugendlichen während einer gewissen Zeit anordnen.

Art. 88.

Ist der Jugendliche sittlich verwahrlost, sittlich verdorben oder gefährdet, so verweist ihn der Richter in eine Rettungsanstalt für Jugendliche.

Der Zögling bleibt solange in der Anstalt, als es seine Erziehung erfordert, jedoch mindestens ein Jahr. Hat er das zwanzigste Jahr zurückgelegt, so wird er endgültig entlassen.

Der Richter kann den Jugendlichen auch einer vertrauenswürdigen Familie zur Erziehung unter Aufsicht der zuständigen Behörde übergeben. Bewährt sich die Familienerziehung nicht, so ordnet der Richter die Anstaltsversorgung an.

Art. 89.

Ist ein Jugendlicher sittlich so verdorben, daß er in eine Rettungsanstalt nicht aufgenommen werden kann, oder hat er ein sehr schweres Vergehen begangen, so übergibt ihn der Richter einer Korrektionsanstalt für Jugendliche, die ausschließlich dieser Bestimmung dient. Der Jugendliche bleibt in der Anstalt, bis er gebessert ist, jedoch mindestens drei Jahre und höchstens zwölf Jahre.

Art. 90.

Der Richter kann jederzeit auf Antrag der Anstaltsbehörde einen Jugendlichen aus der Rettungsanstalt in eine Korrektionsanstalt oder aus der Korrektionsanstalt in eine Rettungsanstalt versetzen.

Der Richter kann jederzeit auf Antrag der Anstaltsbehörde den Zögling einer Rettungs-anstalt einer vertrauenswürdigen Familie zur Erziehung unter Aufsicht der zuständigen Behörde übergeben.

Art. 91.

Hat der Jugendliche mindestens ein Jahr in der Rettungsanstalt oder mindestens drei Jahre in der Korrektionsanstalt zugebracht, so kann ihn die Aufsichtsbehörde der Anstalt, nach Anhörung der Anstaltsbeamten, bedingt entlassen.

Sie stellt den Entlassenen unter Schutzaufsicht und sorgt mit deren Vertretern für Unterkunft, Erziehung und Überwachung des Entlassenen. Sie kann ihm für sein Verhalten bestimmte Weisungen erteilen, z. B. die Weisung, einen Beruf zu erlernen, an einem be-stimmten Orte sich aufzuhalten, sich geistiger Getränke zu enthalten.

Handelt der Entlassene innerhalb eines Jahres den ihm erteilten Weisungen zuwider, oder mißbraucht er in anderer Weise die Freiheit, so versetzt ihn die zuständige Behörde in die Anstalt zurück; andernfalls ist er endgültig entlassen.

Art. 92.

Erfordert der Zustand des Jugendlichen eine besondere Behandlung, ist er insbesondere geisteskrank, schwachsinnig, blind, taubstumm, epileptisch, trunksüchtig, oder ist er in seiner geistigen oder sittlichen Entwicklung ungewöhnlich zurückgeblieben, so ordnet der Richter die Behandlung an, die der Zustand des Jugendlichen erfordert.

Art. 93.

1. Ist der Jugendliche weder sittlich verwahrlost, noch sittlich verdorben oder gefährdet, hat er kein sehr schweres Vergehen begangen und bedarf er keiner besondern Behandlung, so erteilt ihm der Richter, wenn er ihn fehlbar findet, einen Verweis oder bestraft ihn mit Einschließung von drei Tagen bis zu einem Jahr.

Die Einschließung wird in einem Gebäude vollzogen, das nicht als Strafanstalt oder Arbeitsanstalt für Erwachsene dient. Der Jugendliche wird angemessen beschäftigt.

2. Der Richter kann die Einschließung aufschieben und dem Verurteilten eine Probezeit von sechs Monaten bis zu einem Jahr auferlegen, wenn nach Aufführung und Charakter des Jugendlichen zu erwarten ist, daß er dadurch von weiteren Vergehen abgehalten wird. Der Richter stellt ihn unter Schutzaufsicht, wenn nicht besondere Umstände eine Ausnahme begründen. Er kann ihm für sein Verhalten bestimmte Weisungen erteilen, z. B. die Wei-sung, einen Beruf zu erlernen, an einem bestimmten Orte sich aufzuhalten, sich geistiger Getränke zu enthalten.

Handelt der Jugendliche während der Probezeit beharrlich den ihm erteilten Weisungen zuwider, oder täuscht er in anderer Weise das in ihn gesetzte Vertrauen, so verfügt der Richter den Vollzug der Einschließung.

Bewährt sich der Jugendliche bis zum Ablauf der Probezeit, so gilt die Verurteilung als nicht geschehen.

3. Wird die Einschließung binnen drei Jahren nicht vollzogen, so kann sie nicht mehr vollzogen werden.

Art. 94.

Haben die Eltern ihre Pflichten gegen den Jugendlichen vernachlässigt, so erteilt ihnen der Richter eine Ermahnung oder eine Verwarnung.

Art. 95.

Der Richter kann von jeder Maßnahme absehen, wenn seit der Tat die Hälfte der Ver-jährungsfrist abgelaufen ist.

Art. 108.

1. Wer vorsätzlich einen Menschen lebensgefährlich verletzt,

wer vorsätzlich einen Körperteil, ein wichtiges Organ oder Glied eines Menschen ver-stümmelt oder unbrauchbar macht, einen Menschen bleibend arbeitsunfähig, siech oder geisteskrank macht, das Gesicht eines Menschen arg und bleibend entstellt,

wer vorsätzlich eine andere schwere Schädigung des Körpers oder der körperlichen oder geistigen Gesundheit eines Menschen verursacht,

wird mit Zuchthaus bis zu zehn Jahren oder mit Gefängnis von sechs Monaten bis zu fünf Jahren bestraft.

2. Stirbt der Verletzte an den Folgen der Körperverletzung, und konnte der Täter diesen Erfolg voraussehen, so ist die Strafe Zuchthaus.

Art. 109.

1. Wer vorsätzlich einen Menschen an Körper oder Gesundheit schädigt, wird, auf Antrag, mit Gefängnis bestraft.

Hat der Täter eine Waffe oder ein gefährliches Werkzeug gebraucht oder einen Wehr-losen verletzt, so wird er von Amts wegen verfolgt.

2. Hat der Täter eine schwere Körperverletzung verursacht und konnte er diesen Erfolg voraussehen, so wird er mit Gefängnis von einem Monat bis zu fünf Jahren bestraft. Der Täter wird von Amtes wegen verfolgt.

3. Stirbt der Verletzte an den Folgen der Körperverletzung und konnte der Täter diesen Erfolg voraussehen, so ist die Strafe Zuchthaus bis zu fünf Jahren oder Gefängnis von einem Jahr bis zu fünf Jahren. Der Täter wird von Amtes wegen verfolgt.

Art. 110.

Hat der Täter die schwere Folge, die er verursacht hat, weder verursachen wollen, noch voraussehen können, so gilt für ihn die Strafe der Körperverletzung, die er verursachen wollte.

Art. 162.

Wer eine Frau mit Gewalt oder durch schwere Drohung zur Duldung des außerehelichen Beischlafs zwingt, wird mit Zuchthaus bestraft.

Wer mit einer Frau den außerehelichen Beischlaf vollzieht, nachdem er sie zu diesem Zwecke bewußtlos oder zum Widerstand unfähig gemacht hat, wird mit Zuchthaus nicht unter drei Jahren bestraft.

Art. 163.

Wer eine Person mit Gewalt oder durch schwere Drohung oder nachdem er sie auf andere Weise zum Widerstand unfähig gemacht hat, zur Duldung oder zur Vornahme einer andern unzüchtigen Handlung zwingt, wird mit Zuchthaus bis zu fünf Jahren oder mit Gefängnis bestraft.

(Nötigung zu einer unzüchtigen Handlung.)

Art. 164.

1. Wer mit einer blödsinnigen oder geisteskranken, oder mit einer bewußtlosen oder zum Widerstand unfähigen Frau, in Kenntnis ihres Zustandes, den außerehelichen Beischlaf vollzieht, wird mit Zuchthaus bis zu zehn Jahren bestraft.

2. Wer mit einer blödsinnigen oder geisteskranken, oder mit einer bewußtlosen oder zum Widerstand unfähigen Person, in Kenntnis ihres Zustandes, eine andere unzüchtige Handlung vornimmt, wird mit Zuchthaus bis zu fünf Jahren oder mit Gefängnis bestraft.

(Schändung.)

Art. 165.

1. Wer mit einer schwachsinnigen Frau oder mit einer Frau, deren geistige Gesundheit wesentlich beeinträchtigt ist, in Kenntnis ihres Zustandes, den außerehelichen Beischlaf vollzieht, wird mit Zuchthaus bis zu fünf Jahren oder mit Gefängnis nicht unter einem Monat bestraft.

2. Wer mit einer schwachsinnigen Person oder mit einer Person, deren geistige Gesundheit wesentlich beeinträchtigt ist, in Kenntnis ihres Zustandes, eine andere unzüchtige Handlung vornimmt, wird mit Gefängnis bestraft.

(Unzucht mit Schwachsinnigen.)

Art. 166.

1. Wer ein Kind unter sechzehn Jahren zum Beischlaf oder zu einer ähnlichen Handlung mißbraucht, wird mit Zuchthaus bestraft.

Ist das Kind der Schüler, Zögling, Lehrling, Dienstbote oder das Kind, Großkind, Adoptivkind, Stiefkind, Mündel oder Pflegekind des Täters, so ist die Strafe Zuchthaus nicht unter drei Jahren.

2. Wer mit einem Kinde unter sechzehn Jahren eine andere unzüchtige Handlung vornimmt,

wer ein solches Kind zu einer unzüchtigen Handlung verleitet,

wer eine unzüchtige Handlung vor einem solchen Kinde vornimmt,

wird mit Zuchthaus bis zu fünf Jahren oder mit Gefängnis nicht unter einem Monat bestraft.

Ist das Kind der Schüler, Zögling, Lehrling, Dienstbote oder das Kind, Großkind, Adoptivkind, Stiefkind, Mündel oder Pflegekind des Täters, so ist die Strafe Zuchthaus.

(Unzucht mit Kindern.)

Art. 167.

1. Wer mit seinem unmündigen, mehr als sechzehn Jahre alten Adoptivkind, Stiefkind, Pflegekind, Mündel, Schüler, Zögling, Lehrling oder Dienstboten den Beischlaf vollzieht, wird mit Zuchthaus bis zu fünf Jahren oder mit Gefängnis nicht unter drei Monaten bestraft.

2. Wer mit seinem unmündigen, mehr als sechzehn Jahre alten Kind, Großkind, Adoptivkind, Stiefkind, Pflegekind, Mündel, Schüler, Zögling, Lehrling oder Dienstboten eine andere unzüchtige Handlung vornimmt,

wer die unmündige Person zu einer unzüchtigen Handlung verleitet,

wird mit Zuchthaus bis zu drei Jahren oder mit Gefängnis bestraft.

(Unzucht mit unmündigen Pflegebefohlenen von mehr als sechzehn Jahren.)

Art. 168.

1. Wer mit dem Pflegling einer Kranken-, Armen- oder Versorgungsanstalt, mit einem auf amtliche Anordnung in eine Anstalt Eingewiesenen, mit einem Gefangenen, Verhafteten oder Beschuldigten den Beischlaf vollzieht, wird, wenn die Person unter seiner Aufsicht steht oder von ihm abhängig ist, mit Zuchthaus bis zu drei Jahren oder mit Gefängnis nicht unter einem Monat bestraft.

2. Nimmt der Täter mit der Person eine andere unzüchtige Handlung vor, so ist die Strafe Gefängnis.

Art. 169.

1. Die mündige Person, die mit einer unmündigen Person desselben Geschlechts im Alter von mehr als sechzehn Jahren eine unzüchtige Handlung vornimmt, wird mit Gefängnis nicht unter einem Monat bestraft.

2. Wer durch den Mißbrauch der Notlage oder der durch ein Amts- oder Dienstverhältnis begründeten Abhängigkeit einer Person gleichen Geschlechts von ihr die Duldung oder die Vornahme unzüchtiger Handlungen erlangt,

wer gewerbsmäßig mit Personen gleichen Geschlechts unzüchtige Handlungen verübt,

wird mit Gefängnis nicht unter einem Monat bestraft.

(Widernatürliche Unzucht.)

Art. 170.

Für diese Vergehen (Art. 162 bis 169) gelten folgende Bestimmungen:

Stirbt die Person infolge der Tat und konnte der Täter diese Folge voraussehen, so wird er mit Zuchthaus nicht unter fünf Jahren bestraft.

Wird die Gesundheit der Person infolge der Tat schwer geschädigt, und konnte der Täter diesen Erfolg voraussehen, oder handelt der Täter unter Verübung von Grausamkeit, so ist die Strafe Zuchthaus nicht unter drei Jahren.

Die Bestimmungen, welche der jetzt vorliegende *schweizerische Strafgesetzentwurf* vorsieht, bedürfen kaum einer längeren Kommentierung, nachdem das kommende deutsche Recht eine ausführliche Besprechung erfahren hat, da die vorgesehene Rechtsgestaltung in vieler Hinsicht der deutschen mehr oder minder entspricht. Es sei aber dabei noch einmal ausdrücklich betont, daß von einer Anlehnung nicht geredet werden kann, daß vielmehr umgekehrt der erste schweizerische Entwurf Deutschland und Österreich Anregungen gegeben hat.

Die Artikel *10* und *11* entsprechen den §§ 12 und 13 des deutschen E. 27 (Reichstagsvorlage). Die Kennzeichnung der biologischen Zustände ist etwas anders als dort. Statt des Ausdruckes „Geistesschwäche" ist das Wort „*Blödsinn*" gewählt, und die „*Störung des Bewußtseins*" (statt Bewußtseinsstörung im deutschen E.) trägt noch das Epitheton „*schwere*", eine Hinzufügung, die eigentlich im Hinblick auf die folgende psychologische Begrenzung (das Unrecht seiner Tat einzusehen usw.) überflüssig erscheint. Auch für die Kennzeichnung der v. Z. werden die drei biologischen Zustände (Beeinträchtigung der geistigen Gesundheit oder des Bewußtseins, mangelhafte geistige Entwicklung) hervorgehoben. Es besteht eine Mußvorschrift der milderen Bestrafung; doch kann der Richter die Strafe *nach freiem Ermessen* mildern.

Der *Art. 12* bringt die besondere strafprozessuale Bestimmung, daß bei Zweifeln an der Z. eine Untersuchung des Geisteszustandes durch Sachverständige anzuordnen ist. Darüber hinaus hat eine solche Untersuchung in jedem Falle von Taubstummheit oder Epilepsie stattzufinden. Die sachverständigen Ärzte haben sich auch über die Anstaltsbedürftigkeit und Gemeingefährlichkeit zu äußern.

Liegt eines dieser beiden Momente vor, so ordnet der Richter die Verwahrung an und stellt den Strafvollzug einstweilig ein. Hier liegt ein prinzipieller Unterschied gegenüber den Absichten des deutschen Gesetzgebers (der Gegenwart bzw. der Zukunft). Während im kommenden deutschen Recht prinzipiell die Strafe zuerst vollzogen werden soll, soll hier umgekehrt zunächst die Behandlung oder Versorgung in die Wege geleitet werden, die zeitlich unbegrenzt ist. Bei Aufhebung der Einweisung, die nach Art. 15 stattfindet, sobald der Grund der Maßnahme weggefallen ist (auch hierbei sind wieder Sachverständige zu hören), ist neuerdings zu erkennen, „ob und inwieweit die Strafe noch zu vollstrecken sei" (Botschaft des Bundesrates an die Bundesversammlung, S. 10). Die kantonale Verwaltungsbehörde hat lediglich den Beschluß des Richters zu vollziehen.

Der *Art. 40* entspricht den §§ 58, 59 u. 62 des deutschen Entwurfs. Der *Gewohnheitsverbrecher* ist psychologisch gekennzeichnet als ein Mensch, der einen Hang zu Vergehen, zu Liederlichkeit oder Arbeitsscheu bekundet. Die *Verwahrung* tritt in diesem Fall *an die Stelle der Freiheitsstrafe*. Der Verwahrte bleibt bis zum Ablauf der Strafzeit und mindestens 5 Jahre in der Anstalt. Nach dieser Zeit kann er bedingt entlassen werden, wobei er unter Schutzaufsicht gestellt wird und ihm weitere Weisungen auferlegt werden können.

Bei *Liederlichkeit* oder *Arbeitsscheu* kann nach Art. 41 im Falle eines damit im Zusammenhang stehenden Vergehens *unter Aufschub des Strafvollzugs* eine *Einweisung in eine Arbeitserziehungsanstalt* erfolgen. Die Mindestfrist für den Verbleib in der Anstalt beträgt in diesem Fall ein Jahr. Nach dieser Zeit kann eine Entlassung unter denselben Bedingungen erfolgen wie oben. Die erkannte Strafe wird vollzogen, wenn sich in den ersten drei Monaten herausstellt, daß der Verurteilte nicht zur Arbeit erzogen werden kann oder wenn er bei der bedingten Entlassung den erteilten Weisungen zuwiderhandelt; im letzteren Falle kann Rückbringung in die Anstalt angeordnet werden.

Art. 42 regelt die Unterbringung des *Gewohnheitstrinkers*. Dieser kann, falls sein Vergehen mit Alkoholismus in Zusammenhang steht (besser als im deutschen Entwurf) auf Anordnung des Richters *nach* Vollzug der Strafe in eine Trinkerheilanstalt aufgenommen werden. Das Gleiche gilt für einen wegen Unzurechnungsfähigkeit freigesprochenen oder außer Strafverfolgung gesetzten Gewohnheitstrinker. Auch hier muß der Eingewiesene, wie im deutschen E., nach zwei Jahren in jedem Falle entlassen werden. Doch wird Schutzaufsicht angeordnet und die Auflage erteilt, sich während einer bestimmten Zeit der geistigen Getränke zu enthalten. Bei Zuwiderhandlungen kann Rückversetzung in die Anstalt erfolgen.

Die *Art. 80—95* regeln die strafrechtliche Sonderstellung jugendlicher Personen. Das Alter der Strafmündigkeit ist auch hier auf das *vierzehnte Lebensjahr* festgesetzt. Doch können schon vorher Maßregeln der Besserung und Sicherung getroffen werden, und zwar nach den verschiedensten Richtungen hin, u. a. auch in der einer Behandlung. Eine dem § 3 des JGG. entsprechende strafgesetzliche Bestimmung fehlt. Es können dieselben Maßnahmen der Besserung und Sicherung getroffen werden. Außerdem kann der Jugendliche mit einem Verweis oder mit Einschließung von drei Tagen bis zu einem Jahr bestraft werden, wenn er weder sittlich verwahrlost, noch sittlich verdorben oder gefährdet ist, wenn er kein sehr schweres Verbrechen begangen hat und wenn er keiner besonderen Behandlung bedarf (*Art. 93 I*).

Über die *Art. 108* und *109* und *110*, welche von qualifizierter Körperverletzung handeln, ist nichts Besonderes zu sagen; die Regelung entspricht etwa der des deutschen E. 27.

Im *Art. 162*, welcher dem deutschen § 283 E. 27 entspricht, ist nicht von „Drohung mit gegenwärtiger Gefahr für Leib und Leben", sondern nur von

„schwerer Drohung" die Rede. *Art. 163* behandelt die unzüchtige Nötigung (§ 282 RTV.).

Art. 164 (Schändung) entspricht unseren §§ 284 und 285 der RTV. (Schändung und schwere Schändung). Unterschiedlich ist die Kennzeichnung der *angeboren defekten Personen*, die im schweizerischen E. als *„blödsinnig"*, im deutschen E. als „geistesschwach" bezeichnet sind. Ausdrücklich wird im *Art. 165 I* auch noch der außereheliche Beischlaf und die Unzucht mit einer schwachsinnigen Frau, oder mit einer Frau, deren geistige Gesundheit wesentlich beeinträchtigt ist, unter Strafe gestellt (Unzucht mit Schwachsinnigen entspricht der Schändung und schweren Schändung einer Geistesschwachen im deutschen Entwurf, §§ 284 und 285).

Bei der Regelung der Bestrafung der unzüchtigen Nötigung, der (einfachen) Schändung und der Unzucht mit Schwachsinnigen (Art. 165 Abs. 2) ist ferner bemerkenswert, daß unterschiedlich von dem deutschen Entwurf auch *männliche* Personen geschützt sind. Das gleiche gilt bei dem Schutz der in Anstalten Untergebrachten (*Art. 168*).

Der *Art. 169 I* regelt in großzügiger, vollkommen befriedigender und moderner Auffassung entsprechender Weise die Bestrafung des gleichgeschlechtlichen Verkehrs. Bestraft wird hier lediglich entsprechend den von mir oben gegebenen Anregungen die *mündige* Person, die mit einer *unmündigen* Person desselben Geschlechts im Alter von mehr als 16 Jahren eine unzüchtige Handlung vornimmt. Personen unter *16 Jahren* sind durch den Art. 166 geschützt. Ferner die Vornahme einer unzüchtigen Handlung an Geschlechtsgenossen *unter Mißbrauch der Notlage oder eines Abhängigkeitsverhältnisses* und schließlich die *gewerbsmäßige Unzucht*. Lediglich die letztere Bestimmung kann Bedenken erregen, soweit sie mündige Personen betrifft. Es ist nicht recht einzusehen, weshalb das mündige männliche Geschlecht schlechter gestellt sein soll als das weibliche. Es könnte daran gedacht werden, die Bestrafung der männlichen Prostitution auf das öffentliche Anbieten zu beschränken.

III. Bürgerliches Recht und Zivilprozeßrecht.

1. Deutsches Recht.

a) Allgemein-Juristisches über Rechtsgeschäfte.

Die beiden Begriffe des BGB., welche für den psychiatrischen Gutachter besonders in Betracht kommen, sind die *Geschäftsfähigkeit* und die *Deliktsfähigkeit*.

Geschäftsfähigkeit ist die Fähigkeit, Rechtsgeschäfte vorzunehmen, wobei zwei Seiten zu berücksichtigen sind:

1. Die *Abgabe* rechtlich bedeutsamer Willenserklärungen und
2. ihre *Entgegennahme*.

Je nach der Zahl der abgegebenen Willenserklärungen unterscheidet man:

1. *Einseitige* und
2. *zweiseitige* Rechtsgeschäfte[1].

Bei den *zweiseitigen* Rechtsgeschäften muß von zwei Seiten eine Willenserklärung abgegeben werden; ein zweiseitiges Rechtsgeschäft ist z. B. ein Kauf.

---

[1] Die Willenserklärung („Privatwillenserklärung, gerichtet auf Hervorbringen eines rechtlichen Erfolges") wird als wesentlicher Bestandteil des Rechtsgeschäfts in der Regel diesem gleichgesetzt.

A gibt die Willenserklärung ab, daß er dem B ein Pferd für 1500 M. verkaufen wolle. B gibt die Erklärung ab, daß er das Pferd für diesen Preis übernehmen wolle.

Ein zweiseitiges Rechtsgeschäft heißt auch *Vertrag* und die Willenserklärung der einen Seite *Antrag*, die der anderen Seite *Annahme*.

Mit Annahme ist nicht zu verwechseln die oben erwähnte „Entgegennahme", die für die Definition des zweiseitigen Rechtsgeschäftes nicht verwandt, sondern stillschweigend einbegriffen wird.

Es verschlägt nichts, daß auch die Annahme *stillschweigend* erfolgen kann. wenn dies nach den allgemein üblichen Regeln des Verkehrs statthaft erscheint. Beispiel: Kauf eines Buches im Geschäft.

. Dem *zweiseitigen* Rechtsgeschäft steht das *einseitige* gegenüber. Hier wird nur von einer Seite eine Willenserklärung abgegeben. Die Willenserklärung geht gewissermaßen ins Leere. Ein einseitiges Rechtsgeschäft ist z. B. die Aufsetzung eines Testaments oder eine Auslobung. Das einseitige Rechtsgeschäft ist tatsächlich nur *einteilig*. Alles beschränkt sich auf die Abgabe einer Willenserklärung von einer Seite. Von der Notwendigkeit einer Entgegennahme von irgendeiner anderen Seite ist nicht die Rede.

Zwischen einseitigem und zweiseitigem Rechtsgeschäft steht nun das sogenannte einseitige *„empfangsbedürftige" Rechtsgeschäft*. Hier ist nicht nur die Abgabe einer Willenserklärung erforderlich, sondern auch eine Entgegennahme durch eine andere Person. Es setzt sich aber aus zwei *Teilen* zusammen: *Abgabe einer Willenserklärung, Entgegennahme*. Ein derartiges Rechtsgeschäft ist die Kündigung eines Mietvertrages. Freilich ist die Entgegennahme nicht konkret erforderlich; es genügt, daß der andere Teil die *Möglichkeit hatte, Kenntnis zu nehmen*. Die Willenserklärung gilt dann als *„zugegangen"*. A kündigt einem vollkommen tauben Mieter persönlich. B hatte nicht die Möglichkeit, von der Willenserklärung Kenntnis zu nehmen. A kündigt seinem Mieter B schriftlich. B verlegt den Brief, ohne ihn zu öffnen. Die Willenserklärung gilt als zugegangen. B hatte die Möglichkeit, von ihr Kenntnis zu nehmen.

Nichtig ist ein Rechtsgeschäft, dem wesentliche rechtliche Grundlagen fehlen, dessen Fortbestehen mit der staatlichen Ordnung unvereinbar wäre. Wenn z. B. A mit B einen Vertrag dahin abschließt, daß B für die Begehung eines Verbrechens eine bestimmte Summe Geldes erhält, so ist dieses Rechtsgeschäft nichtig. Ein solches Rechtsgeschäft verstößt gegen die staatliche Ordnung. Das BGB. erklärt ausdrücklich im § 134: „Ein Rechtsgeschäft, das gegen ein gesetzliches Verbot verstößt, ist nichtig, wenn sich nicht aus dem Gesetz etwas anderes ergibt", und darüber hinaus: „Ein Rechtsgeschäft, das gegen die guten Sitten verstößt, ist nichtig" (§ 138 BGB.).

Anfechtbar ist ein Rechtsgeschäft, das solche grundlegende Mängel nicht aufweist, aber doch gewisse Fehler enthält, die eine Partei zu benachteiligen vermögen. Anfechtbar erscheint z. B. ein Rechtsgeschäft, wenn eine der beiden Parteien sich in einem *Irrtum* befunden hat. Rechtsbeachtlich erscheint allerdings nur der *Irrtum der Erklärung* (X meint 300 M., schreibt aber irrtümlich 3000 M.), nicht der *Irrtum in den Beweggründen* (über die Rechts- und wirtschaftlichen Folgen), der letztere findet nur dann Beachtung, wenn die Beweggründe ausdrücklich zum Gegenstand der Verhandlung gemacht waren. Die Anfechtbarkeit wegen Irrtums ist an dieser Stelle nicht unabsichtlich als Beispiel gewählt; sie erscheint deshalb für den psychiatrischen Gutachter von Wichtigkeit, weil *Irrtümer* besonders leicht *aus pathologischen Gründen* entstehen können, und die in mäßigem Grade geistig Defekten nur mangelhaft bei den Abschlüssen ihrer Rechtsgeschäfte geschützt sind (siehe unten).

Der Unterschied zwischen *Nichtigkeit* und *Anfechtbarkeit* tritt recht deutlich zutage in den Rechtsfolgen.

Ein *nichtiges Rechtsgeschäft* ist eo ipso von vornherein ungültig. Es muß deshalb auch ex officio vom Gericht beachtet werden. Freilich kann die Nichtigkeit auf dem Wege einer *Feststellungsklage* ausdrücklich anerkannt werden.

Klageberechtigt bei der Nichtigkeit eines Rechtsgeschäftes ist all und jeder, auch der vollkommen Unbeteiligte, Uninteressierte. Jeder kann gewissermaßen als Anwalt der staatlichen Ordnung auftreten. Es kommt darin zum Ausdruck, daß dem nichtigen Rechtsgeschäft gewisse *objektive* oder besser *überindividuelle* Mängel als anhaftend erachtet werden, die auch ohne Rücksicht auf Interesse oder Nichtinteresse eines Klagenden zur Geltung kommen.

Schließlich läßt sich eine Aufhebung der Nichtigkeit eines Rechtsgeschäfts im allgemeinen nur dadurch erzielen, daß nach Fortfall des Nichtigkeitsgrundes das Rechtsgeschäft vollkommen neu vollzogen wird (Ausnahme im *Eherecht,* siehe unten).

Ganz anders das *anfechtbare Rechtsgeschäft.* Es haften ihm lediglich gewisse *subjektive, individuelle Mängel* an, für deren Geltendmachung nur der individuelle Wille des eventuell Benachteiligten in Betracht kommt. Der Interessierte kann nach Kenntnisnahme von dem Rechtsgeschäft den Mangel geltend machen und dadurch das Rechtsgeschäft annullieren. Er kann freilich auch das anfechtbare Rechtsgeschäft *bestätigen* und dadurch rechtsgültig machen; die Bestätigung kann auch *stillschweigend* erfolgen, z. B. durch Handlungen, welche das Einverständnis mit dem Rechtsgeschäft anzeigen. Die Anfechtung *auf dem Wege einer Klage* finden wir im Eherecht.

b) Die Rechtsgeschäfte der Minderjährigen.

§ 104 BGB. Ziffer 1.

Geschäftsunfähig ist:
1. wer nicht das siebente Lebensjahr vollendet hat.

§ 106 BGB.

Ein Minderjähriger, der das siebente Lebensjahr vollendet hat, ist nach Maßgabe der §§ 107 bis 113 in der Geschäftsfähigkeit beschränkt.

§ 107 BGB.

Der Minderjährige bedarf zu einer Willenserklärung, durch die er nicht lediglich einen rechtlichen Vorteil erlangt, der Einwilligung seines gesetzlichen Vertreters.

§ 110 BGB.

Ein von dem Minderjährigen ohne Zustimmung des gesetzlichen Vertreters geschlossener Vertrag gilt als von Anfang an wirksam, wenn der Minderjährige die vertragsmäßige Leistung mit Mitteln bewirkt, die ihm zu diesem Zwecke oder zu freier Verfügung von dem Vertreter oder mit dessen Zustimmung von einem Dritten überlassen worden sind.

§ 112 BGB.

Ermächtigt der gesetzliche Vertreter mit Genehmigung des Vormundschaftsgerichts den Minderjährigen zum selbständigen Betrieb eines Erwerbsgeschäfts, so ist der Minderjährige für solche Rechtsgeschäfte unbeschränkt geschäftsfähig, welche der Geschäftsbetrieb mit sich bringt. Ausgenommen sind Rechtsgeschäfte, zu denen der Vertreter der Genehmigung des Vormundschaftsgerichts bedarf.

Die Ermächtigung kann von dem Vertreter nur mit Genehmigung des Vormundschaftsgerichts zurückgenommen werden.

§ 113 BGB.

Ermächtigt der gesetzliche Vertreter den Minderjährigen, in Dienst oder in Arbeit zu treten, so ist der Minderjährige für solche Rechtsgeschäfte unbeschränkt geschäftsfähig, welche die Eingehung oder Aufhebung eines Dienst- oder Arbeitsverhältnisses der gestatteten Art oder die Erfüllung der sich aus einem solchen Verhältnis ergebenden Verpflichtungen betreffen. Ausgenommen sind Verträge, zu denen der Vertreter der Genehmigung des Vormundschaftsgerichts bedarf.

Die Ermächtigung kann von dem Vertreter zurückgenommen oder eingeschränkt werden.

Ist der gesetzliche Vertreter ein Vormund, so kann die Ermächtigung, wenn sie von ihm verweigert wird, auf Antrag des Minderjährigen durch das Vormundschaftsgericht ersetzt werden. Das Vormundschaftsgericht hat die Ermächtigung zu ersetzen, wenn sie im Interesse des Mündels liegt.

Die für einen einzelnen Fall erteilte Ermächtigung gilt im Zweifel als allgemeine Ermächtigung zur Eingehung von Verhältnissen derselben Art.

§ 131 BGB.

Wird die Willenserklärung einem Geschäftsunfähigen gegenüber abgegeben, so wird sie nicht wirksam, bevor sie dem gesetzlichen Vertreter zugeht.

Das gleiche gilt, wenn die Willenserklärung einer in der Geschäftsfähigkeit beschränkten Person gegenüber abgegeben wird. Bringt die Erklärung jedoch der in der Geschäftsfähigkeit beschränkten Person lediglich einen rechtlichen Vorteil oder hat der gesetzliche Vertreter seine Einwilligung erteilt, so wird die Erklärung in dem Zeitpunkte wirksam, in welcher sie ihr zugeht.

Die zivilrechtliche Stellung der jugendlichen Lebensalter erscheint besonders deshalb von Wichtigkeit, weil sie sich mit der später zu besprechenden Stellung der wegen Geisteskrankheit und Geistesschwäche Entmündigten größtenteils deckt.

Bis zum 7. Lebensjahr ist der Mensch zwar *rechtsfähig*, d. h. fähig, Objekt rechtlicher Behandlung zu sein, aber *geschäftsunfähig*.

Eine von einem Geschäftsunfähigen abgegebene Willenserklärung ist nichtig, ebenso eine ihm gegenüber abgegebene; letztere erlangt erst dadurch Rechtswirksamkeit, daß sie dem gesetzlichen Vertreter zugeht.

Mit anderen Worten: *Der geschäftsunfähige Minderjährige ist weder fähig, Willenserklärungen abzugeben, noch entgegenzunehmen.*

Zwischen die volle Geschäftsfähigkeit und die Geschäftsunfähigkeit ist eingeschaltet die Zeit der *beschränkten Geschäftsfähigkeit*, die vom 7. bis zum 21. Lebensjahr währt.

Hier ist die Gültigkeit *rechtlich belastender Willenserklärungen an die Zustimmung des gesetzlichen Vertreters gebunden*, die vorher oder nachher erteilt werden kann (*Einwilligung* oder *Genehmigung*). Dagegen ist eine solche Zustimmung bei den rechtlich nicht belastenden Willenserklärungen nicht erforderlich. Der *§ 107 BGB.* besagt, daß der Minderjährige zu einer Willenserklärung, durch die er nicht lediglich einen rechtlichen Vorteil erlangt, der Einwilligung des gesetzlichen Vertreters bedarf. Der beschränkt geschäftsfähige Minderjährige darf z. B. Schenkungen annehmen. Dabei ist zu berücksichtigen, daß eine Schenkung ein zweiseitiges Rechtsgeschäft darstellt, es genügt nicht die Entgegennahme der Mitteilung, sondern der Empfänger muß die Erklärung abgeben, daß er die Schenkung annimmt. Dagegen erscheint ungültig ein noch so vorteilhafter Kauf, weil er ja den Minderjährigen irgendwie belastet. Entsprechendes gilt von der Entgegennahme von Willenserklärungen (§ 131 BGB.).

Eine volle Geschäftsfähigkeit verleihen die *§§ 110, 112, 113 BGB.* unter bestimmten Bedingungen.

Der *§ 110 BGB.* erklärt das von einem beschränkt Geschäftsfähigen geschlossene Rechtsgeschäft für gültig, sofern ihm von dem gesetzlichen Vertreter für diesen Zweck oder zu beliebiger Verwendung eine Summe Geldes zur Verfügung gestellt ist. Mit anderen Worten: Der beschränkt geschäftsfähige Minderjährige darf von seinem gesetzlichen Vertreter ein *Taschengeld* oder einen *Wechsel* beziehen. Dieses Vorrecht spielt bekanntlich eine bedeutende Rolle bei den Verträgen, die unsere studierende Jugend in der Universitätsstadt abschließt. Der noch nicht volljährige Student könnte sich ohne diese gesetzliche Bestimmung weder ein Zimmer mieten, noch Bücher zum Studium kaufen.

Die sehr wichtigen *§§ 112 und 113 BGB.* räumen dem Minderjährigen auf einem scharf umrissenen Gebiet des Wirtschaftslebens volle Geschäftsfähigkeit ein.

Der beschränkt geschäftsfähige Minderjährige, dem gestattet ist, ein Schustergeschäft zu betreiben, darf Leder einkaufen, der Tischler Holz, der Dienstbote darf seine Stellung kündigen und eine neue annehmen.

Bei dem schwerwiegenderen Vorrecht des *§ 112 BGB.* ist außer der Genehmigung des gesetzlichen Vertreters Zustimmung des Vormundschaftsgerichts zur Erlaubnis erforderlich, an dessen Einwilligung auch die Rücknahme gebunden ist.

Für das Vorrecht des § 113 BGB. kann eine verweigerte Erlaubnis durch das Vormundschaftsgericht ersetzt werden. Einschränkungen und Rücknahme der Erlaubnis durch den gesetzlichen Vertreter sind möglich.

Diese beiden Paragraphen benennen die wichtigsten Vorrechte, die der beschränkt Geschäftsfähige vor dem Geschäftsunfähigen voraus hat; es sei hier schon nachdrücklich auf sie hingewiesen.

Vom 14. Lebensjahr an erfährt die Geschäftsfähigkeit eine *weitere Ausdehnung*. Von diesem Lebensalter an ist Zustimmung zur Ehelichkeitserklärung und zur Annahme an Kindes Statt erforderlich (§§ 1728 und 1750 BGB.).

Mit dem 16. Lebensjahre kann eine weibliche Person unter Zustimmung des gesetzlichen Vertreters (§ 1305 BGB.) *eine Ehe eingehen* (§ 1303 BGB.). Männliche Personen sind erst vom 21. Lebensjahre an ehefähig. Doch kann von seiten des Vormundschaftsgerichts ein Minderjähriger schon vom 18. Lebensjahr an für volljährig erklärt werden, falls es sein Bestes befördert (§§ 3—5 BGB.).

Vom 16. Lebensjahre an kann auch der Minderjährige ein *Testament errichten* (§ 2229 BGB.); freilich nur ein öffentliches Testament, d. h. ein Testament, das vor dem Notar oder Richter abgegeben wird. Ein sogenanntes *holographisches* Testament, das lediglich die Erklärung des letzten Willens enthält und mit Datum und Unterschrift versehen ist, kann von dem Minderjährigen nicht errichtet werden (§ 2247 BGB.).[1]

Weitere Vorrechte, die auf dem Gebiet des Familien- und Erbrechts liegen, sind mehr nebensächlicher Natur. Es seien hier nur einige genannt, die mit Rücksicht auf das Lebensalter nicht zu fernliegend erscheinen, während andere, die wesentlich an höhere Lebensalter gebunden sind, hinter dem Kapitel der Entmündigung Platz finden sollen. Dort seien auch die Unterschiede in der Bevorrechtung beschränkt geschäftsfähiger Entmündigter namhaft gemacht.

Der beschränkt geschäftsfähige Minderjährige darf mit Zustimmung seines gesetzlichen Vertreters und eventuell des Vormundschaftsgerichts einen Ehevertrag schließen, durch welchen die allgemeine Gütergemeinschaft aufgehoben oder vereinbart wird (§ 1437 BGB.).

Ferner ohne Zustimmung dieser beiden Teile:

1. seine Ehe anfechten (§ 1336 BGB.), er ist auch prozeßfähig in Sachen der Scheidung, Nichtigkeit und Anfechtung seiner Ehe (§ 612 ZPO.);

2. kann er als Elternteil seine Zustimmung zur Adoption eines Kindes geben (§§ 1746 u. 1748 BGB.),

3. als Mutter des Kindes oder Frau des Vaters die Einwilligung zur Ehelichkeitserklärung eines Kindes geben (§ 1729 III BGB.).

c) Geschäftsunfähigkeit und Nichtigkeit der Abgabe von Willenserklärungen bei vorübergehenden geistigen Störungen.

§ 104 BGB. Ziff. 2 u. 3.

Geschäftsunfähig ist:

2. wer sich in einem die freie Willensbestimmung ausschließenden Zustande krankhafter Störung der Geistestätigkeit befindet, sofern nicht der Zustand seiner Natur nach ein vorübergehender ist;

3. wer wegen Geisteskrankheit entmündigt ist.

---

[1] Von 16 Jahren an besteht auch die Fähigkeit, vereidigt zu werden (§ 393, 1 ZPO.).

§ 105 BGB.

Die Willenserklärung eines Geschäftsunfähigen ist nichtig.

Nichtig ist auch eine Willenserklärung, die im Zustande der Bewußtlosigkeit oder vorübergehender Störung der Geistestätigkeit abgegeben wird.

§ 130 BGB.

Eine Willenserklärung, die einem anderen gegenüber abzugeben ist, wird, wenn sie in dessen Abwesenheit abgegeben wird, in dem Zeitpunkte wirksam, in welchem sie ihm zugeht. Sie wird nicht wirksam, wenn dem anderen vorher oder gleichzeitig ein Widerruf zugeht.

Auf die Wirksamkeit der Willenserklärung ist es ohne Einfluß, wenn der Erklärende nach der Abgabe stirbt oder geschäftsunfähig wird.

Diese Vorschriften finden auch dann Anwendung, wenn die Willenserklärung einer Behörde gegenüber abzugeben ist.

§ 131 BGB.

Wird die Willenserklärung einem Geschäftsunfähigen gegenüber abgegeben, so wird sie nicht wirksam, bevor sie dem gesetzlichen Vertreter zugeht.

Das gleiche gilt, wenn die Willenserklärung einer in der Geschäftsfähigkeit beschränkten Person gegenüber abgegeben wird. Bringt die Erklärung jedoch der in der Geschäftsfähigkeit beschränkten Person lediglich einen rechtlichen Vorteil oder hat der gesetzliche Vertreter seine Einwilligung erteilt, so wird die Erklärung in dem Zeitpunkte wirksam, in welchem sie ihr zugeht.

§ 829 BGB.

Wer in einem der in den §§ 823 bis 826 bezeichneten Fälle für einen von ihm verursachten Schaden auf Grund der §§ 827, 828 nicht verantwortlich ist, hat gleichwohl, sofern der Ersatz des Schadens nicht von einem aufsichtspflichtigen Dritten erlangt werden kann, den Schaden insoweit zu ersetzen, als die Billigkeit nach den Umständen, insbesondere nach den Verhältnissen der Beteiligten, eine Schadloshaltung erfordert und ihm nicht die Mittel entzogen werden, deren er zum standesgemäßen Unterhalte sowie zur Erfüllung seiner gesetzlichen Unterhaltspflichten bedarf.

Wer durch Erreichung des Volljährigkeitsalters geschäftsfähig geworden ist, kann infolge geistiger Erkrankung wieder *geschäftsunfähig* werden. Ebenso kann ein beschränkt geschäftsfähiger Minderjähriger unter diesen Umständen in den Stand der Geschäftsunfähigkeit zurückfallen. Natürlich besteht auch die Möglichkeit, daß der Träger eines hochgradigen angeborenen Defektes diesen Stand niemals verläßt.

Von der durch Krankheit bedingten *natürlichen Geschäftsunfähigkeit*, welcher die Geschäftsunfähigkeit auf Grund einer Entmündigung gegenübersteht, handelt *Ziff. 3 des § 104 BGB.* Der Wortlaut lehnt sich eng an den des § 51 StGB. an. Diese Angleichung geschah aus dem Wunsch heraus, Übereinstimmung mit dem auf die Deliktsfähigkeit bezüglichen Paragraphen und Anschluß an die den § 51 StGB. betreffende reichhaltige strafrechtliche Literatur zu erzielen (Prot. d. Komm. f. d. 2. Lesung zit. in RG. I 7. Okt. 1899 Seuff. Arch. Bd. 55, Nr. 129).

Auch hier genügt nicht das Vorliegen eines beliebigen biologischen Zustandes, sondern es müssen bestimmte psychologische Voraussetzungen erfüllt sein. Wer im medizinisch-technischen Sinne als geisteskrank zu bezeichnen ist, braucht deshalb, wenn er nicht entmündigt ist, nicht geschäftsunfähig zu sein (RG. 14. Nov. 1904, Seuff. Bl. 70, 520, Warn. J. Jg. 4, S. 109; OLG. Karlsruhe 2. Mai 1901 Rechtsprechung OLG. 3, 29, Warn. J. Jg. 1, S. 13; RG. IV 28. Okt. 1907 (108/07 Cöln) Das Recht 1907 Nr. 3756; RG. Bd. 103, S. 399ff., Urteil v. 19. Jan. 1922 VI 585/21.

Über den Begriff „freie Willensbestimmung" braucht hier nichts Näheres gesagt zu werden. Es sei auf den strafrechtlichen Teil verwiesen. Eine RGE. betont, daß auch Störungen des Gefühlslebens maßgeblich sein können; RG. (I. Sen.) 7. Okt. 1899 Seuff. Arch. Bd. 55, Nr. 129.

Die Forderung mancher Juristen, daß die freie Willensbestimmung nach all und jeder Richtung hin ausgeschlossen sein müsse (BRUNSWIG, LEVIS) erscheint mir ebenso wie E. Schultze (S. 215) und Hübner viel zu weitgehend. Inwieweit bei solcher Beschränkung zur Vermeidung von Schädigungen der Kranken der § 105 BGB. herangezogen werden könnte, wird weiter unten erörtert werden. Im Gegensatz zu dieser Auffassung spricht sich eine RGE. (RG. V 14. Okt. 1908 546/07 [Celle 22. Okt. 1907] Das Recht Nr. 3527) dahin aus: „Daß jemand trotz festgestellter krankhafter Störung seiner Geistestätigkeit noch zu wirtschaftlichen Besorgungen, wie sie in seinem Haushalt fortgesetzt vorzunehmen sind, fähig ist, schließt nicht aus, daß er als geschäftsunfähig gemäß § 104 Nr. 2 BGB. zu gelten hat (vgl. S. A. Bd. 51, Nr. 89, Bd. 55, Nr. 129)." Der die freie Willensbestimmung ausschließende Zustand darf *seiner Natur nach nicht vorübergehenden Charakters* sein. Das könnte so aussehen, als ob alle heilbaren Psychosen aus dem Bereich des § 104 BGB. ausgeschlossen wären.

Das ist aber nicht zutreffend; der § 104 BGB. umschließt *alle geistigen Störungen von* irgendwie *längerer Dauer*, unabhängig von ihrer Heilbarkeit, während der § 105 BGB. nur ganz *kurzschlägige* Psychosen im Auge hat. Die nähere Begründung dieses mit Ausführungen von Bumke und E. Schultze übereinstimmenden Ausspruches wird bei der Besprechung des § 105 BGB. folgen. E. Schultze bemängelt die Fassung „der Natur nach vorübergehend"; der Begriff könne nur ein ärztlicher sein, und dazu sei denn doch eine Prognose zu unsicher. Prognostische Schwierigkeiten können dann entstehen, wenn man einmal kurz nach Ausbruch einer schneller oder langsamer reparablen Psychose nach dem Zutreffen des § 104 BGB. gefragt wird. Bei nachträglicher Beurteilung wird ja gewöhnlich schon eine längere Zeitstrecke seit dem Rechtsgeschäft verstrichen sein und eine Prognosenstellung sich damit erübrigen. Ich möchte aber auch den Ausdruck nicht für glücklich halten, schon deshalb, weil es schwer ist, zwischen „der Natur nach vorübergehenden" und „der Natur nach nicht vorübergehenden" geistigen Störungen zu unterscheiden, und diese Unterscheidung auch gar nicht die Absicht des Gesetzgebers trifft.

Im Einzelfalle, in welchem Geschäftsunfähigkeit geltend gemacht wird, muß immer nachgewiesen werden, daß z. Z. *des fraglichen Rechtsgeschäftes ein entsprechender Zustand vorgelegen hat und daß dieser zu jener Zeit auch die geforderte Schwere aufwies.* „Eine nach § 104 Ziff. 2 BGB. eingetretene Geschäftsunfähigkeit hört nicht nur dann auf, wenn die krankhafte Störung der Geistestätigkeit aufgehoben ist, sondern auch dann, wenn eine solche Störung zwar noch fortdauert, aber nicht mehr die Folge hat, daß durch sie die freie Willensbestimmung aufgehoben ist" besagt eine Reichsgerichtsentscheidung vom 8. März 1906 (zit. nach E. Schultze; s. dazu auch RG. VI 17. Juni 1912 550/11, Darmstadt Das Recht 1912, Nr. 2502).

Ungeachtet des oben Gesagten erstreckt sich nach überwiegender juristischer Anschauung der Ausspruch der Geschäftsunfähigkeit auf alle rechtsgeschäftlichen Handlungen der fraglichen Zeit. Zutreffend bemerkt E. Schultze, daß in jedem Fall das ärztliche Gutachten ein *Sammelgutachten* sei, mit anderen Worten: Eine *partielle* Geschäftsfähigkeit kennt das bürgerliche Recht nicht. Das ergibt sich für den Juristen nicht daraus, daß ein Nachweis des Zusammenhangs zwischen geistiger Störung und fraglichem Rechtsgeschäft nicht gefordert wird (auch in § 51 StGB. ist ein solcher Nachweis nicht gefordert; gleichwohl wird hier die Annahme einer rechtswirksamen partiellen Unzurechnungsfähigkeit getroffen), sondern vor allem aus dem Wortlaut („dauernde Störung"), der Zusammenstellung mit Kindheit und Entmündigung, gewissen Nebenbestimmungen: der Unfähigkeit des Geschäftsunfähigen, Testamentsvollstrecker und Vormund zu werden, und dem Ruhen der elterlichen Gewalt (Rümelin). Der Vorschlag Dorners, bei Geistesschwachen Geschäftsunfähigkeit bei allen den Geschäften anzunehmen, bei denen im Falle einer Entmündigung die Mitwirkung des Vormundes nötig wäre, verkennt vollkommen diesen generellen Charakter des Begriffs. Es gibt wohl eine *konstitutive*, nicht aber eine *deklaratorische* beschränkte Geschäftsfähigkeit (s. unter Entmündigung). Dies nach überwiegender juristischer Auffassung. Daß es auch abweichende juristische Meinungen gibt, zeigt eine Entscheidung des OLG. Stuttgart (7. Nov. 1911, Das Recht 1912, Nr. 2140), welche besagt: „Eine Person kann infolge einer geistigen Störung für gewisse Angelegenheiten geschäftsunfähig, für andere dagegen geschäftsfähig sein, wenn die geistige Störung auf diese ohne Einfluß ist."

Daß auch Schwachsinnszustände (angeborene oder erworbene) unter den § 104 BGB. fallen können, erscheint eigentlich selbstverständlich und ist überdies auch noch vom Reichsgericht ausdrücklich festgelegt (BayrOLG. 8. April 1920 I 272/09, Wicht. Entsch. a. d. Gebiete d. gerichtl. Psych. 10. Folge 1911, S. 22; RG. 11. Februar 1927 VI, Leipz. Zeitschr. 1927/1007; RG. 3. April 1918 I 1 D 247/28 Jur. Woch. 1928, S. 2235). Im allgemeinen werden alle die Geisteskranken als *geschäftsunfähig* zu gelten haben, für welche nach den Regeln der begutachtenden Psychiatrie eine chronische generelle Unzurechnungsfähigkeit angenommen wird. Freilich decken sich zum mindesten theoretisch die beiden Gruppen nicht ganz, denn in § 51 StGB. bezieht sich der Ausschluß der freien Willensbestimmung auf die Vornahme von strafbaren Handlungen, in § 104 BGB. auf die Tätigung von Rechtsgeschäften. Wie ich ersehe, besteht die Neigung, den Begriff der Geschäftsunfähigkeit ziemlich weit zu fassen, weiter als den der Unzurechnungsfähigkeit. So bei HÜBNER, der das Beispiel eines anscheinend in mäßigem Grade schwachsinnigen Haltlosen bringt; ihm folgt DORNER in seiner eine Reihe von Irrtümern enthaltenden Arbeit. Mir scheint, hier werden Absicht und Willen des Gesetzgebers erheblich verkannt. Eher kommen im Hinblick auf die juristische Fragestellung Unterschiede im entgegengesetzten Sinne in Betracht. Meinungsverschiedenheiten können sich z. B. ergeben hinsichtlich *chronisch-paranoischer Kranker*. Solche Kranke stehen bekanntermaßen zuweilen in der Außenwelt und können zahlreiche Willenserklärungen abgeben, ohne daß wir Anlaß zur Annahme des Hineinsprechens krankhafter Vorgänge haben. Es erscheint praktisch nicht angängig, sie, die sich ganz geordnet und harmlos in der Freiheit bewegen und ihren Geschäften nachgehen, dem Rechtsverkehr zu entziehen. Von juristischer Seite, speziell von RÜMELIN, wird das „dringende Bedürfnis" betont, daß die Paranoiker nicht schlechthin für geschäftsunfähig erklärt werden. Man wird hier unterscheiden müssen zwischen *paranoischen* Entwicklungen und *Prozeß-Paranoikern*. Die letzteren für nur beschränkt geschäftsfähig zu erklären, wird der Mediziner sich jedenfalls sträuben. BUMKE äußert sich dahin, daß man Paranoiker ohne weiteres für geschäftsunfähig erklären müßte, falls wirklich einmal eines ihrer Rechtsgeschäfte angefochten würde. Auch E. SCHULTZE bekennt sich zu diesem Standpunkt und tröstet sich mit der Hoffnung, daß dieser Fall nicht einzutreten brauche. Von juristischer Seite kann diesem Standpunkt entgegengehalten werden, daß hier die *Fragestellung doch eine wesentlich andere ist als im Strafrecht*. Im Strafprozeß erklären wir einen derartigen Kranken für *generell* unzurechnungsfähig, weil wir nie mit hinreichender Sicherheit ablehnen können, daß seine Straftat psychologisch irgendwie mit krankhaften Vorgängen in Zusammenhang steht, und weil ihm die Zurechnungsfähigkeit bewiesen werden muß. Im Zivilrecht muß nicht der Beweis der Geschäftsfähigkeit geführt werden, sondern der Beweis der Geschäftsunfähigkeit. Die Beweislast fällt immer demjenigen zu, der die Behauptung aufstellt, die Klage auf Geschäftsunfähigkeit gründet oder die Einrede der Geschäftsunfähigkeit macht (RG. 2. Dez. 1904. Warn. J. Jg. 4, S. 9). Eine *par-*

tielle Geschäftsfähigkeit kann deshalb keineswegs mit solcher Schroffheit abgelehnt werden wie eine partielle Zurechnungsfähigkeit. Auch muß man sich überlegen, daß bei der Annahme einer generellen Geschäftsunfähigkeit nicht nur die wirtschaftlich unvorteilhaften Rechtsgeschäfte des Paranoischen nichtig sind, sondern auch die für ihn vorteilhaften. Der Paranoische, der glücklicher Gewinner des großen Loses ist, würde dieses Gewinstes verlustig gehen, da dem Einkauf des Loses die Rechtsgültigkeit gefehlt hat. Der medizinische Standpunkt scheint aber gerechtfertigt durch die Konsequenzen nach der anderen Seite hin. Ein Unterschied zwischen wirtschaftlich vorteilhaften und wirtschaftlich nicht vorteilhaften Rechtsgeschäften ist natürlich bei der Annahme einer partiellen Geschäftsfähigkeit nicht zu machen. Mißlichkeiten können vollends eintreten, wenn ein derartiger Kranker doch einmal später unerwarteterweise ein für ihn unvorteilhaftes Rechtsgeschäft tätigt, das zweifellos oder wahrscheinlich mit seinen Wahnbildungen im Zusammenhang steht, und sich eine Änderung des Zustandes nicht überzeugend nachweisen läßt. Der § 104 BGB. erscheint nunmehr nicht anwendbar, da er den partiell Geschäftsfähigen, der in dem angezogenen Fall schutzbedürftig erscheint, nicht schützt. Abhilfe wäre nur möglich auf dem Wege einer Konstruktion, die erst gelegentlich der Diskussion des § 105 BGB. mitgeteilt werden soll, die aber keineswegs allgemeine juristische Billigung finden dürfte. Freilich könnte von medizinischer Seite in dem angezogenen Falle immer noch geltend gemacht werden, daß ein derartiger paranoischer Kranker nur nicht *ohne weiteres* als geschäftsunfähig angesehen werden könne, daß er dies aber müsse, wenn er einmal klar erwiesen habe, daß er sich bei seinen Rechtsgeschäften durch seine Wahnbildungen beeinflussen lasse; es sei dann erwiesen, daß der Zustand im ganzen schwerer sei, als es zu vermuten gewesen.

Die betonte Schwierigkeit macht sich in vollem Maße geltend bei der forensischen Beurteilung *paranoischer Entwicklungen,* z. B. bei Querulanten- und Eifersuchtswahnbehafteten, die von psychiatrischer Seite nicht mehr für allgemein geschäftsunfähig erachtet werden. GRUHLE nimmt z. B. für sie nach Art der partiellen Unzurechnungsfähigkeit eine *partielle Geschäftsunfähigkeit* an. Sie können bei der heutigen Rechtslage in einem Rechtsstreite ungerechtfertigt ungünstig abschneiden, nämlich dann, wenn das fragliche Rechtsgeschäft ein Ausfluß ihrer Wahnbildungen gewesen ist.

Einen mangelhaften Rechtsschutz genießen auch *die leichter Schwachsinnigen,* die nicht als völlig geschäftsunfähig betrachtet werden können. Besonders in der Zeit der Inflation sahen sie sich oft vor Situationen gestellt, denen sie rechtlich nicht gewachsen waren. Speziell für diese Gruppe sei noch auf die Möglichkeit einer Nichtigkeitserklärung auf Grund des § 138 Abs. 1 BGB. hingewiesen (Verstoß gegen die guten Sitten), falls der Vertragsgegner die geistige Anomalie gekannt und ausgenutzt hat. Nach dem § 138 Abs. 2 BGB. sieht das Gesetz einen Verstoß gegen die guten Sitten schon in der Ausbeutung der bloßen Unerfahrenheit. „Die Ausbeutung der geistigen Minderwertigkeit und Beschränktheit eines Menschen enthält unbedenklich einen Verstoß gegen die guten Sitten in noch weitgehenderem Maße." (RG. V.Z.-S., Urteil vom 12. Februar 1908. Rep. V. 264/07 RG. Bd. 67/393. Ebenso: RG. II 19. Okt. 1909, Das Recht E. Nr. 2522. RG. L. c. S. 28. Januar 1915 368/14 V. Berlin, Wicht. Entsch. d. a. Geb. d. ger. Psych. 1917.) Es kann in einem derartigen Fall sogar Schadensersatz auf Grund des § 823 BGB. verlangt werden (OLG. Kassel, 11. Januar 1906, zit. von E. SCHULTZE i. Hdb. d. for. Psych. von HOCHE, S. 209). Auch ist im Einzelfall zu erwägen, ob nicht auf Grund des geistigen Defektes ein *Irrtum* bei dem vertragschließenden Kranken obgewaltet hat.

Da Geschäftsunfähigkeit einen chronischen Zustand bedeutet, konnten die transitorischen Geistesstörungen im § 104 BGB. nicht untergebracht werden; für sie ist der § 105 BGB. geschaffen.

In diesem Paragraphen ist mehreres bemerkenswert:

Erstens, daß *nur die Abgabe einer Willenserklärung* in derartigen Zuständen nichtig ist, *nicht auch die Entgegennahme*. Darauf beruht das Wesentliche der Sonderstellung des Paragraphen. Man erinnere sich aus früheren Besprechungen, daß eine Willenserklärung als zugegangen gilt, wenn der Empfänger die Möglichkeit hat, von ihr Kenntnis zu nehmen.

Bei transitorischen Geistesstörungen besteht aber die Möglichkeit, nachträglich von der Willenserklärung Kenntnis zu nehmen.

Beispiel: A kündigt dem B persönlich und mündlich die Wohnung. B befindet sich in einem epileptischen Dämmerzustand. Das Rechtsgeschäft ist nichtig. B hatte keine Möglichkeit, von der Willenserklärung Kenntnis zu nehmen. A steckt einen Brief, der die Kündigung enthält, in den Briefkasten des B. Der Brief wird dem im epileptischen Dämmerzustand befindlichen B von seiner Tochter übergeben und in diesem Zustand von ihm vernichtet. Das Rechtsgeschäft ist gültig. Es bestand die Möglichkeit, daß B von dem Inhalt des Briefes nach Abschluß der Bewußtlosigkeit Kenntnis nahm. Demnach ist der unter § 105 BGB. Fallende keineswegs geschäftsunfähig; nur die Abgabe einer Willenserklärung zur fraglichen Zeit ist nichtig.

Aus dem Vorstehenden geht hervor, daß der § 105 BGB. *nur Psychosen ganz kurzer Dauer* ins Auge fassen kann, so kurz dauernd, daß eine nachträgliche Kenntnisnahme von Willenserklärungen nach Fortfall der Störung möglich erscheint. Der Ausdruck „vorübergehend" deckt sich daher nicht mit dem klinischen Ausdruck „akute Psychose". In juristischen Kommentaren ist z. B. fälschlich das zirkuläre Irresein mit aufgeführt, dessen einzelne Attacken aber in der Regel unter den § 104 BGB. fallen werden. Bei HÜBNER vermisse ich eine solche Klärung des Begriffes; seine Abgrenzung erscheint als einigermaßen willkürlich. HÜBNER will in Zweifelsfällen sich von Zweckmäßigkeitsgründen leiten lassen. Sei er der Meinung, daß durch die Feststellung der Geschäftsunfähigkeit dem Geisteskranken gedient sei, indem dieser unter Umständen vor weiteren Schädigungen bewahrt bleibe, so prüfe er, ob sich der § 104 BGB. anwenden lasse und spreche sich evtl. für ihn aus. Handele es sich dagegen um ein einzelnes Vorkommnis, das womöglich noch weiter zurückliege und seien weitere Nachteile für den Patienten nicht zu besorgen, so genüge seiner Ansicht nach die Anwendung des § 105 BGB. Gegen diesen Vorschlag dürfte sich kaum etwas einwenden lassen. In Zweifelsfällen kann übrigens alternativ § 104 oder § 105 BGB. herangezogen werden.

Zweitens fehlt hier auffälligerweise die Einschränkung, „durch welche die freie Willensbestimmung ausgeschlossen wurde". Das erklärt sich aus der Entwicklungsgeschichte des Paragraphen, die von E. SCHULTZE eingehend dargelegt wurde. „Aus einem dem § 51 StGB. nachgebildeten zivilrechtlichen Paragraphen wurde die Bewußtlosigkeit entfernt und in einem besonderen Paragraphen untergebracht, weil man ihr als einer nur vorübergehenden Störung nicht den Dauerzustand der Geschäftsunfähigkeit als zivilrechtliche Folge zubilligen konnte. Daß man hier den die freie Willensbestimmung betreffenden Relativsatz vergaß, erscheint bei der in Laienkreisen herrschenden Ansicht über den Begriff der Bewußtlosigkeit nicht allzu schwer verständlich. Die vorübergehende Störung der Geistestätigkeit wurde erst bei einer späteren Redaktion neben der Bewußtlosigkeit einbezogen, um so den bereits geschaffenen Gegensatz zu den klinischen Psychosen und der durch sie bedingten Geschäfts-

unfähigkeit noch schärfer hervorzuheben" (E. Schultze S. 200). Auch wenn
diese Entwicklungsgeschichte nicht unzweideutig auf den Willen des Gesetzgebers hinwiese, läge keine Berechtigung zu der Annahme vor, daß hier ein allgemein gebräuchliches Rechtsprinzip durchbrochen und mit anderem Maßstab
gemessen werden solle wie sonst. Im Anschluß sei auch gleich erwähnt, daß die
zeitliche Übereinstimmung des Zustandes mit dem Rechtsgeschäft natürlich
gewahrt sein muß (RG. VI 17. Juni 1912, Das Recht 1912 E. Nr. 2502). Bei zeitlich getrennten Willenserklärungen, welche dieselbe Sache betreffen (Kauf-
vertrag, Erfüllungsgeschäft) muß der Nachweis geführt werden, daß beide Male
die Bedingungen des § 105 BGB. zugetroffen haben (OLG. Karlsruhe 20. Juni 1908,
Das Recht 1909 Nr. 196; RG. II 1. Okt. 1909, Das Recht 1909 Nr. 3520; RG. VI
17. Juni 1912, Das Recht 1912 Nr. 2502; RG. VI 19. Januar 1922 RG. Bd. 103,
S. 399ff. Eine Reihe gleichartiger Entscheidungen siehe bei Hübner S. 106).

Drittens fehlt in dem Ausdruck vorübergehende Störung der Geistestätigkeit die Hinzufügung „*krankhaft*". Das wird von medizinischer Seite begrüßt,
denn es erleichtert in der Praxis die Einbeziehung einschlägiger Störungen, die
dem Laien nicht als krankhaft gelten.

Selbstverständlich kann auch in diesem Zusammenhang unter *Bewußtlosigkeit* nicht ein vollständiges Fehlen des Bewußtseins verstanden sein, sondern
nur eine Trübung[1]. Hinsichtlich dessen, was als Bewußtlosigkeit im Sinne des
§ 105 BGB. zu gelten hat, sei auf den strafrechtlichen Teil verwiesen. Herausgehoben seien nur die *alkoholischen* Zustände. Daß sie bei Geschäftsabschlüssen
eine recht große Rolle spielen, kann kaum bezweifelt werden. Hübner erinnert in
diesem Zusammenhang an die Verhältnisse beim Viehhandel. Ein einfacher
Trunkenheitszustand wird im allgemeinen nicht als ein die Bedingungen des § 105
BGB. erfüllender Zustand angesehen. Man wird jedoch ernstlich zu prüfen haben,
ob überhaupt das erforderliche Verständnis für das Rechtsgeschäft vorhanden gewesen ist. Eine schon ältere Entscheidung spricht von dem erforderlichen Verständnis und dem durch dieses bedingten Willen (OAG. Celle I. Sen. 16. Februar
1869 Seuff. Arch. Bd. 28, Nr. 193, zit. v. Schultze (Handbuch v. Hoche S. 208).
Die Bewußtlosigkeit des § 105 BGB. würde hier evtl. mit dem Irrtum des § 119
BGB. gewissermaßen in Idealkonkurrenz treten. Beachtung verdient auch hier
wieder die Frage, ob etwa der alkoholische Zustand vom Vertragsgegner ausgenutzt
worden ist. Im allgemeinen wird die forensische Berücksichtigung der Trunkenheit im Zivilrecht auf weniger Widerstand stoßen wie im Strafrecht, wo die
kriminalpolitischen Richtungen ein Haupthindernis bilden. Erwähnung möge
auch kurz finden die *Hypnose*. Ihre Bedeutung ist auch hier bei weitem überschätzt worden. So hat die Volksvertretung in Brüssel einen Gesetzentwurf
nachstehenden Inhalts angenommen: „Mit Haft wird derjenige bestraft, der mit
der Absicht zu betrügen oder zu schädigen, durch ein hypnotisiertes Individuum
eine solche Urkunde unterschreiben läßt, welche einen Vertrag, eine Verfügungs-
lösung oder eine Erklärung enthält. Dieselbe Strafe trifft denjenigen, der jene
Urkunde zu seinem Nutzen verwendet hat" (Vjschr. gerichtl. Med. Bd. 3, S. 221).
In Wirklichkeit sind Fälle, in denen zivilrechtlich die Hypnose eine verhängnis-
volle Rolle gespielt hat, nicht bekannt.

Als vorübergehende Zustände geistiger Störung werden von den Autoren
besonders erwähnt die *Verstimmungen menstruierender Frauen* und *pathologische Affekte*. Ich glaube, daß sie nur in den allerwenigsten Fällen und bei
gleichzeitigem Vorliegen andersartiger Störungen Berücksichtigung finden

---

[1] Dorner zitiert eine RGE. vom 21. 6. 1907, die besagt: „Bewußtlosigkeit bedeutet
nicht ‚völliger Schwund des Bewußtseins der Außenwelt‘, sondern nur einen derartigen
Zustand von Bewußtlosigkeit, durch welchen die freie Willensbestimmung ausgeschlossen ist."

können. Dem von HÜBNER beispielsweise erwähnten Unfallneurotiker, der in der Wut erklärt, er verzichte auf die Rente, wird man m. E. den Schutz des § 105 BGB. kaum zugestehen können; mit „möglich" und „zweifelhaft", mit denen HÜBNER operiert, ist leider nichts getan; es wird vielmehr mindestens ein hoher Grad von Wahrscheinlichkeit verlangt.

Es ist nun weiterhin versucht worden, den § 105 BGB. zum Ersatz des mangelhaften Schutzes beschränkt Geschäftsfähiger heranzuziehen. Die erwähnte Schwierigkeit in den Fällen des *Paranoischen,* der an und für sich unauffällig im Rechtsleben steht und dann doch einmal unversehens ein mit seiner Wahnbildung in Zusammenhang stehendes Rechtsgeschäft vornimmt, sucht man zu beseitigen, indem man erklärt, dies falle ja unter den § 105 BGB[1]. Einer derartigen Auffassung scheint auch E. SCHULTZE nahezustehen, da er sich dahin ausdrückt, im Falle einer Einschränkung der Einbeziehung unter den § 104 BGB. könne der § 105 BGB. weitgehend aushelfen. Sie begegnet aber zweifellos Schwierigkeiten. Die näherliegende Auffassung des Wortes „vorübergehend" ist nun einmal eine *medizinische,* und es kommt hinzu, daß der § 104 BGB. von „der Natur nach nicht vorübergehenden Störungen" spricht. Auch RÜMELIN, der sich für die in Frage stehende Lösung einsetzt, muß dies anerkennen. „Man muß in die Bestimmung hineinlegen — was nun einmal nicht darin steht, — daß nur Störungen in Betracht kommen, die die freie Willensbestimmung ausschließen, und muß alsdann das ‚vorübergehend' auf den Ausschluß der freien Willensbestimmung beziehen, was gezwungen erscheint." Selbstverständlich kann ohne weiteres der § 105 BGB. einmal in Anwendung kommen bei nachgewiesenen Exarcerbationen im allgemeinen nicht geschäftsunfähig machender länger dauernder geistiger Störungen. Das steht auf einem anderen Blatt.

Der psychiatrische Gutachter wird sich meines Erachtens gegebenenfalls äußerster Zurückhaltung zu befleißigen und dem Juristen unter Darlegung des Sachverhalts die Entscheidung zu überlassen haben.

Über die gutachtliche Seite sei dem bereits Gesagten kurz einiges Allgemeine hintangefügt. Die Beurteilung der Geschäftsfähigkeit bzw. der Fähigkeit zur Abgabe einer Willenserklärung unterliegt einer der forensisch-psychiatrischen Beurteilung überhaupt zukommenden Schwierigkeit, daß sie nämlich oft nachträglich zu erfolgen hat. Manchmal weilt derjenige, dessen Geschäftsfähigkeit angezweifelt wird, *nicht mehr am Leben,* so daß eine persönliche Untersuchung, die natürlich über den zeitigen und damit indirekt auch den früheren Zustand Aufschluß geben könnte, nicht in Betracht kommt. Die *mikroskopische Untersuchung des Gehirns* scheidet auch in den seltenen Fällen, in denen sie an sich Aufschlüsse zu vermitteln vermag, häufig aus dem Grunde aus, weil eine zu lange Zeit seit dem Tode verstrichen ist. Überdies kann sie für die Beantwortung der Frage gewöhnlich nur hilfsweise herangezogen werden, da aus dem Vorhandensein von Veränderungen keine bindenden Schlüsse auf den Geisteszustand zu einer früheren Zeit zu ziehen sind. Weilt der zu Beurteilende unter den Lebenden, so ist seine persönliche Untersuchung wünschenswert. Hat es sich um eine vorübergehende Störung der Geistestätigkeit gehandelt, so wird er ja unter allen Umständen gehört werden. Oft macht der Nachweis der Tatsächlichkeit einer behaupteten *Amnesie* Schwierigkeit. E. SCHULTZE empfiehlt frühzeitige Vernehmung unter Hinzuziehung eines Sachverständigen. Auf die hier zu beachtenden Fehlerquellen (retardierte Amnesie, Ausfüllung der Gedächtnislücken durch Erzählung anderer) auf die Komplizierung von epileptischen Zuständen durch retroaktive Amnesie sei nur kurz verwiesen. Hinsichtlich der behaupteten Amnesie kann übrigens der Erfüllungseid zugeschoben werden. (OAG. München 22. Nov. 1862, Seuff. Arch. Bd. 17 Nr. 181). Im übrigen ist der Sachverständige auf *Zeugenaussagen* und *Schriftstücke* aus der Zeit der behaupteten Geistesstörung angewiesen. Die Zeugenaussagen leiden, abgesehen von den allgemeinen Mängeln

---

[1] Bei dieser Auffassung wäre zu folgern, daß Willenserklärungen dem partiell Geschäftsfähigen zugehen könnten, was wohl kein Schaden wäre, da das Zugehen solcher ein für allemal nach dem Treu- und Glaubensprinzip erfolgt. Mißlich ist, daß einige Nebenwirkungen der Geschäftsunfähigkeit (Ruhen der elterlichen Gewalt, Unfähigkeit, Vormund oder Testamentsvollstrecker zu werden) in Fortfall kommen.

der Zeugenaussagen, auch noch darunter, daß die Zeugen bewußt oder unbewußt Partei sein können. Verschiedentlich habe ich in Gutachten die Annahme bekämpfen müssen, daß Notare sozusagen Kronzeugen für die geistige Gesundheit eines Menschen darstellen. Sie sind zwar zu erhöhter Aufmerksamkeit verpflichtet, unterliegen aber im übrigen denselben Beobachtungsfehlern wie die übrigen Laien. Es ist hinlänglich bekannt, wie wenig der Laie psychologische Auffälligkeiten zu beobachten und Geisteskranke als solche zu erkennen vermag. Mit der Abgabe von Urteilen durch Zeugen ist nur wenig geholfen. Negative allgemeine Angaben schließen eine geistige Störung nicht aus. *Wichtig sind positive, ganz konkrete Angaben über einzelne Vorkommnisse bzw. Beobachtungen. Solche Angaben sind bei weitem höher zu bewerten als die negativen.* Sie müssen natürlich derart eine innere Glaubwürdigkeit in sich tragen, daß sie bedenkenlos verwertet werden können. Zutreffend führt eine Entscheidung des OHG. Mannheim v. 23. Febr. 60 (Seuff. Arch. Bd. 3 Nr. 243) aus: „Die Richtigkeit dieser Anschauungen kann durch die Angabe eines weiteren Zeugen, daß er damals an keinem der beiden Teile Trunkenheit wahrgenommen habe, um so weniger in Frage gestellt werden, als der Beklagte nach der Aussage der 4 Zeugen vor dem Zusammentreffen mit dem Kläger damals so viel neuen Wein genommen hatte, daß Trunkenheit in höherem Grade nicht ausbleiben konnte.“ Wünschenswert erscheint Zuziehung eines Sachverständigen zu den Zeugenvernehmungen. E. Schultze hält auch eine private Befragung der Zeugen durch den Sachverständigen für zulässig und beruft sich auf eine Reichsgerichtsentscheidung (RGE. 18. Nov. 06 E. Schultze S. 221). Alles Derartige kann man aber im Zivilprozeß nur innerhalb des Gutachtens „anregen“, da ja ein Antragsrecht fehlt. Natürlich sind auch die *Art des Rechtsgeschäfts* und die *näheren Umstände* zu berücksichtigen, wenngleich eine mangelhafte Motiviertheit an sich allein noch nicht eine geistige Störung beweist. Der *wirtschaftliche Ausgang* kann noch weniger entscheidend sein. Von Wichtigkeit sind *Schriftstücke aus der Zeit des fraglichen Rechtsgeschäfts.* Diagnostisch zu verwertende Tremorformen können in der Schrift hervortreten. Inhalt, Stil und Schrift können den Paralytiker verraten, öfters auch andere Psychosen.

Die heutige Regelung wird auch von juristischer Seite nicht als ideal empfunden. Um die Annahme einer *partiellen Geschäftsunfähigkeit* kommt man nicht herum. Die Frage nach der Nichtigkeit eines Rechtsgeschäftes müßte auf das einzelne Rechtsgeschäft bezogen werden können. Es würde das die Sonderregelung einer Reihe von unter die Geschäftsfähigkeit subsumierten Nebenbestimmungen notwendig machen (Rümelin)[1]. Der genannte Autor greift auch das Dogma von der *unheilbaren Nichtigkeit von Rechtsgeschäften Geisteskranker* an; er wünscht, daß ein Rechtsgeschäft nur auf Betreiben des Geisteskranken angefochten werden kann. Auf der anderen Seite *genießt aber auch der gutgläubige Vertragsgegner nicht den notwendigen Schutz.* (Siehe dazu folgende Entscheidungen: LG. Nürnberg 27. Nov. 1913, Wicht. Entsch. a. d. Geb. d. gerichtl. Psychiatrie 15. Folge 1918 S. 31; RG. V 10. März 1915 ibid. 14. Folge 1917 S. 16; RG. VI 13. Februar 1928 Jur. Rundsch. 1928 Nr. 938). Ein gewisser Schutz ist ihm heute freilich gewährt durch den § 829 BGB. („Millionärs-Paragraph“), der ihm dann die Vergütung des sogenannten Vertrauensschadens zusichert, wenn das Handeln des Vertragsgegners im Falle der Geschäftsfähigkeit *eine unerlaubte Handlung* im Sinne des Gesetzes darstellen würde. Ferner ist nach teilweiser juristischer Auffassung der Vertragsgegner bei Einlösung von Ordre- und Inhaberpapieren geschützt (WO. Art. 36). Ein Analogieschluß aus *§ 122* BGB. (Ersatz des Vertrauensschadens bei Irrtum über den Inhalt einer Willenserklärung) scheint freilich Rümelin nicht erlaubt. Der Schutz ist demgemäß recht beschränkt, und Klagen, die in dieser Hinsicht laut geworden sind, erscheinen durchaus nicht unberechtigt. Gerade der Mediziner, der nur zu leicht einseitig den Schutz des Kranken im Auge hat, sollte bedenken, daß Sinn und Zweck des Rechts *nicht letzten Endes Schutz des Geisteskranken, sondern Rechtssicherheit,* in diesem Falle *Verkehrssicherheit* ist. Zur Schärfung des gutacht-

---

[1] Hier kommen in Frage die Bestimmungen über das Ruhen der elterlichen Gewalt (§ 1676 BGB.), die Unfähigkeit, Vormund (§ 1780 BGB.) oder Testamentsvollstrecker (§ 2201 BGB.) zu sein.

lichen Gewissens höre man folgende Fälle: Eine Bank kauft ein Wertpapier
von einem heimlich Geisteskranken und veräußert es wieder. Sie muß den
ganzen Erlös, den sie aus dem Verkauf gezogen, ohne Abzug des früher an
den Kunden ausgefolgten Betrages, der inzwischen verschleudert wurde, zurück-
zahlen. Der Kunde einer Bank, ein Kaufmann, reist nach Italien. Dort bricht
bei ihm Paralyse aus. In einem Anfall von Geisteskrankheit läßt er sich tele-
graphisch ein paar Tausend Mark überweisen. Die Bank darf das Konto nicht
mit dem überwiesenen Betrag belasten. Es sei auch auf eine diesbezügliche
Eingabe des Zentralverbandes des deutschen Bank- und Bankiergewerbes
verwiesen[1]. Ich halte es nicht für angängig, solche Klagen unter Verallgemeinerung
einzelner Fälle, in denen Geisteskranke die Opfer von Ausbeutung und Leicht-
fertigkeit geworden sind, unter Hinweis auf die Vergrößerung der Gefahr durch
Schutzbestimmungen auf die leichte Schulter zu nehmen. Zum mindesten wäre
billig und recht der Ersatz des Vertrauensschadens des gutgläubigen Geschäfts-
gegners im Sinne einer Erweiterung des § 829 BGB., wobei ihm eventuell die
Beweislast für die Gutgläubigkeit aufgebürdet werden könnte.

Bezüglich der Rechtswirkungen der Geschäftsunfähigkeit sei auf den Abschnitt
über die Rechtswirkungen der Entmündigung verwiesen.

d) Entmündigung wegen Geisteskrankheit und Geistesschwäche.

α) materiell.

§ 6 BGB.

Entmündigt kann werden
1. wer infolge von Geisteskrankheit oder von Geistesschwäche seine Angelegenheiten
nicht zu besorgen vermag;
2. wer durch Verschwendung sich oder seine Familie der Gefahr des Notstandes aussetzt.

§ 104 Ziff. 3 BGB.

Geschäftsunfähig ist:
3. wer wegen Geisteskrankheit entmündigt ist.

§ 114 BGB.

Wer wegen Geistesschwäche, wegen Verschwendung oder wegen Trunksucht entmündigt
oder wer nach § 1906 unter vorläufige Vormundschaft gestellt ist, steht in Ansehung der
Geschäftsfähigkeit einem Minderjährigen gleich, der das siebente Lebensjahr vollendet hat.

Wie schon früher betont, muß bei Geltendmachung des § 104 bzw. § 105
BGB. im einzelnen der Nachweis geführt werden, daß gerade *zur Zeit des fraglichen Rechtsgeschäfts* eine geistige Störung von der in den §§ 104 u. 105 BGB. geforderten Schwere bestanden hat. Es wurde auch bereits auf die Schwierigkeiten
hingewiesen, welche sich unter Umständen diesem Nachweis entgegenstellen.
Sie sind oft genug so groß, daß der Nachweis trotz dringlicher Verdachts-
momente mißlingt. Eine Art juristischer Prophylaxe, eine Fürsorge für die
Person stellt die Entmündigung wegen Geisteskrankheit und Geistesschwäche
dar, die den Menschen ein- für allemal für die Zukunft geschäftsunfähig bzw.
beschränkt geschäftsfähig macht. Dieser fürsorgerische Charakter der Entmündigung muß immer wieder scharf betont werden gegenüber der Neigung
des Publikums, in der Entmündigung eine Art Strafe zu erblicken.

Eine Entmündigung in einem anderen als dem Interesse des zu Entmündigenden gibt es nicht, und der seinerzeit von HITZIG ausgesprochene Gedanke
einer „Genugtuung" der von einem Querulanten beleidigten Personen auf dem
Wege einer Entmündigung des Beleidigers erscheint deshalb ganz und gar verfehlt. Nicht mit Unrecht ist dem Autor vorgeworfen worden, daß er das Wesen
der Entmündigung vollkommen verkannt habe (RÜMELIN).

---

[1] Abgedruckt im Bank-Arch. Bd. 5, S. 153.

Der fürsorgerische Charakter erklärt zugleich manches in dem Verhältnis zwischen Geschäftsunfähigkeit des § 104 BGB. und der Entmündigung. Um es gleich klarzustellen: Die Entmündigung ist eine Fürsorge auf Grund der Feststellung einer *Gefährdung* oder *Fürsorgebedürftigkeit* bestimmter Art und bestimmten Grades. Die Feststellungsklage auf Grund des § 104 BGB. Ziff. 2 bezweckt die Feststellung *eines zu einer bestimmten Zeit vorhanden gewesenen Zustandes.* Der § 6 BGB. wirkt in die Zukunft, der § 104 BGB. in die Vergangenheit, oder um in der Sprache des Juristen zu reden, der § 6 BGB. *konstitutiv,* der § 104 BGB. *deklaratorisch.*

Das Wort „entmündigen" setzt, streng sprachlich gefaßt, voraus, daß die zu entmündigende Person überhaupt einmal mündig gewesen ist, d. h. das Volljährigkeitsalter erreicht hatte. Eine Altersgrenze ist aber im BGB. nicht vorgesehen, und der § 646 ZPO., nach welchem gegen eine Person, die unter elterlicher Gewalt steht, der Antrag auf Entmündigung von einem Verwandten nicht gestellt werden kann, läßt keinen Zweifel darüber, daß auch eine Entmündigung Minderjähriger statthaft erscheint. Die Motive geben die plausible Begründung, es solle durch diese Möglichkeit verhindert werden, daß eine Zeit mangelnder gesetzlicher Vertretung trotz eines Bedürfnisfalles eintrete. Tatsächlich wird heutzutage bei der Entmündigung von Fürsorgezöglingen von dieser Möglichkeit reichlich Gebrauch gemacht. Findet eine Entmündigung wegen Geistesschwäche statt, so besteht nach dem 16. Lebensjahr der einzige Unterschied gegenüber den Rechten des Minderjährigen in dem Fortfall der Befugnis, ein Testament zu errichten[1] (siehe unter Testierfähigkeit).

Voraussetzung jeder Entmündigung ist das Vorliegen einer krankhaften geistigen Störung ganz im allgemeinen. Das liegt implicite in den Ausdrücken Geisteskrankheit und Geistesschwäche, auf deren Deutung später eingegangen werden soll. Hier sei nur bemerkt, daß erster Punkt jedes Entmündigungsgutachtens die Festlegung einer *krankhaften geistigen Störung* ist, selbstverständlich auch der *medizinischen Diagnose.*

Mehrere Ausdrücke des § 6 BGB. bedürfen nun einer näheren Interpretation. 1. das Wort „*kann*", 2. der Begriff „*Angelegenheiten besorgen*", 3. das Wort „*seine*", 4. das Wort „*vermag*", 5. die Begriffe „*Geisteskrankheit*" und „*Geistesschwäche*".

Ad 1. Das Wort „*kann*" ist von besonderer Bedeutung. Jemand *kann* seine Angelegenheiten infolge Geisteskrankheit oder Geistesschwäche nicht zu erledigen vermögen und gleichwohl braucht er nicht entmündigt zu werden (OLG. Dresden, 25. Jan. 1904, Das Recht 1904 Nr. 2442; RG. 4. Juni 1909, Wicht. Entsch. a. d. Geb. d. ger. Psychiatrie 9. Folge S. 20; RG. IV 30. Nov. 1912, Wicht. Entsch. a. d. Geb. d. ger. Psych. 13. Folge S. 17). Die Entmündigung erfolgt nur *auf Antrag.* Liegt ein solcher Antrag nicht vor, so kommt eine Entmündigung nicht in Betracht. Von einigen Autoren wird das „*kann*" nicht ganz zutreffend interpretiert in dem Sinne, daß bei mangelnder Fürsorgebedürftigkeit die Entmündigung nicht zu erfolgen brauche. Dann *darf sie* nicht erfolgen. Und andererseits, wenn nach Stellung eines Antrages die Bedingungen erfüllt sind, dann *muß* sie ausgesprochen werden. Wie E. Schultze ausführt 1909, würde sich der dieser Verpflichtung nicht nachkommende Richter der Gefahr einer Schadensersatzklage auf Grund des § 839 BGB. (Beamtenhaftung)

---

[1] Der zu Entmündigende braucht — nebenbei mitgeteilt — auch nicht Inländer zu sein. Nach Art. 8 EG. zum BGB. können auch Ausländer, die im Inlande ihren Wohnsitz oder, wenn sie einen Wohnsitz nicht begründet haben, ihren Aufenthalt haben, nach deutschem Recht entmündigt werden (siehe dazu auch das Haager Abkommen v. 17. Juli 1905 RGBl. 12, 463).

aussetzen. (Jetzt würden bei Beamtendelikten allgemein auch die Gesetze betr. die Haftung des Staates für seine Beamten Platz greifen. ReichsGes. 25. Mai 1910, PreußGes. 1. August 1909, s. a. Art. 131 RV. 1919).

Mit anderen Worten, ein *Entmündigungszwang* ist unter der Herrschaft der deutschen Bestimmung nicht gegeben. Es ist das ein wesentlicher Unterschied gegenüber den früheren österreichischen und den zeitigen schweizerischen Verhältnissen, auf die später einzugehen sein wird.

Ad 2. „*Angelegenheiten*" sind nicht nur die Vermögensangelegenheiten, die der Pflegschaftsparagraph besonders angibt, sie stellen nur einen allerdings sehr wesentlichen und hoch zu veranschlagenden Teil der Gesamtangelegenheiten dar.

Unter Angelegenheiten sind zu verstehen: Die gesamten Lebensverhältnisse (Preuß. Justizministerialerlaß 28. Nov. 1899 JMBl. 1899 S. 388ff.), der gesamte Komplex der rechtlich belangvollen Beziehungen des Individuums, die sich im einzelnen natürlich wieder aus vielen Teilangelegenheiten zusammensetzen. Dahin gehört vor allem die *Sorge für die eigene Person und gegebenenfalls für die Familie.* Von jedem erwachsenen Menschen wird erwartet, daß er in geeigneter Weise für *sich selbst* sorgt. Er muß auf Grund vernünftiger Erwägungen aus eigenem Willen zu handeln vermögen. Er muß ungehörigen Beeinflussungen Widerstand leisten und darf sich nicht ausbeuten lassen (OLG. Dresden, 5. Dez. 1901, Das Recht 1902 Nr. 243). Seine Willensrichtung muß die nötige Konstanz aufweisen. Er muß unter Voraussetzung der entsprechenden körperlichen Beschaffenheit durch Ausübung einer Berufstätigkeit den Unterhalt für sich schaffen. Eine notwendige Selbstfürsorge ist z. B. auch im Krankheitsfall das Aufsuchen ärztlicher Hilfe oder einer Krankenanstalt. Auch die Aufrechterhaltung des guten Rufes gehört dahin.

Die Sorge für die Familie erstreckt sich ebenfalls nicht nur auf das *Materielle,* sondern auch auf das *Ideelle.* Dahin gehört die Erziehung der Kinder, die Führung der Ehe im Sinne einer kameradschaftlichen Interessengemeinschaft.

Zur Sorge für Person und Familie, zur Aufrechterhaltung des eigenen und des Rufes der Familie, kann auch wohl gerechnet werden die Innehaltung strafgesetzlicher Vorschriften. Ich bin wenigstens der Ansicht, daß die Kriminalität im Rahmen der sonstigen Angelegenheiten mitverwertet werden darf als „Hilfsmoment", wie sich E. SCHULTZE ausdrückt oder als „soziales Krankheitssymptom" (HÜBNER).

Erfordernis für die Entmündigung ist die Unfähigkeit, die Gesamtheit der in Betracht kommenden Angelegenheiten zu besorgen (RG. IV 29. Okt. 1900, Jur. Woch. 1900 S. 848; OLG. Karlsruhe 1. Juli 1903, Das Recht 1904 Nr. 139; RG. IV 17. Okt. 1904, Das Recht 1905 Nr. 2250; RG. IV 28. Okt. 1907, Das Recht 1907 Nr. 3752; OLG. Dresden 18. April 1905, Warn. J. 5, S. 2; RG. IV 30. Juni 1910, Wicht. Entsch. a. d. Geb. d. ger. Psych. 10. Folge S. 20). Freilich darf mit dieser Forderung nicht zu weit gegangen werden. Daß jemand alle für ihn überhaupt möglichen und denkbaren Angelegenheiten nicht besorgen kann, wird sich schwerlich nachweisen lassen. Schon die Tatsache der Möglichkeit einer Entmündigung wegen Geistesschwäche, welche den Menschen beschränkt geschäftsfähig macht und ihm einen gewissen Bewegungsspielraum läßt, zeigt, daß die Forderung nicht zu hoch gesteckt sein darf. Verlangt kann nur werden, daß der zu Entmündigende über die Unfähigkeit hinaus, eine einzelne Angelegenheit oder einen bestimmten Kreis von Angelegenheiten zu besorgen, die ihm zufallenden Angelegenheiten in größerem Umfange oder einen größeren Kreis von ihnen nicht erledigen kann. In diesem Sinne haben sich obergerichtliche Entscheidungen ausgesprochen: „Eine absolute Unfähigkeit des Geisteskranken, seine Angelegenheiten zu besorgen, ist nicht erforderlich." (RGE.

18. März 1907, Das Recht 1907 Nr. 980.) „Die Entmündigung ist nicht ausgeschlossen, wenn der zu Entmündigende noch diese oder jene einzelne Angelegenheit oder einen einzelnen Geschäftszweig ordnungsgemäß erledigen kann; wenn nur der tatsächlich verbleibende Rest seiner Geschäftsfähigkeit belanglos ist." (OLG. Karlsruhe 27. Februar 1902, Das Recht 1903 Nr. 429, siehe auch: RG. 23. Januar 1905, Jur. Woch. 1905 S. 133; OLG. Dresden 18. April 1905, Warn. J. 5 S. 2; RG. IV 18. März 1907, Das Recht 1907 Nr. 979; RG. IV 28. Okt. 1907, Das Recht 1907 Nr. 3756; RG. IV 23. Dez. 1907, Das Recht 1908 Nr. 449; RG. 25. u. 30. Juni, 4. Juli 1910, Wicht. Entsch. 10. Folge 1911 S. 21.)

Aus der Forderung, daß alle oder ein größerer Teil von Angelegenheiten nicht besorgt werden können, versteht sich die Tatsache, daß ein Mensch wegen Gemeingefährlichkeit nicht entmündigt werden kann, auch wenn sich die Entmündigung zum Teil als Schutz für ihn selbst darstellt. Faßt man die Pflicht, sich strafbarer Handlungen zu enthalten als eine Angelegenheit im Sinne des Gesetzes auf, so handelt es sich doch eben immer nur um *eine* Angelegenheit. So hat der oberste Gerichtshof des Deutschen Reiches am 17. Nov. 1896 entschieden:

„So wenig Gemeingefährlichkeit an sich ein Grund der Entmündigung ist, so wenig kann sie selbst in Verbindung mit einer krankhaften Störung der Geistestätigkeit für sich allein die Entmündigung rechtfertigen. Voraussetzung für letztere bleibt immer, daß die Störung die selbständige zweckentsprechende Besorgung der eigenen Angelegenheiten ausschließt oder doch wesentlich beeinträchtigt. Solange daher trotz Störung der Geistestätigkeit Handlungsfähigkeit besteht, ist die Entmündigung nicht zulässig, selbst wenn der den Störungen Unterliegende eine Gefahr für die öffentliche Ordnung sein sollte. Hieran ist auch durch die Mitwirkung durch die Staatsanwaltschaft im Entmündigungsverfahren nichts geändert worden." (RG. Bd. 38, S. 191ff.)

E. Schultze führt weiter folgende Punkte an: Die Entmündigung wegen Trunksucht stellt die Gemeingefährlichkeit neben die Unfähigkeit, die Angelegenheiten zu besorgen, also muß erstere für sich allein keinen Entmündigungsgrund darstellen können. Die Entmündigung ist kein Selbstzweck, sondern Mittel zum Zweck. Zweck der Entmündigung ist, dem Kranken die Rechte zu nehmen, deren sinnwidrige Ausübung den Entmündigungsantrag veranlaßt hat. Das ist aber hier schlecht möglich. Die Frage der Zurechnungsfähigkeit und Deliktsfähigkeit hat mit der Frage der Entmündigung nichts zu tun und muß für sich entschieden werden. Sicherheit wäre nur möglich durch die Anstaltsunterbringung, die aber wieder mit der Entmündigung nichts zu tun hat (siehe darüber unten). Der Vormund haftet zwar nach § 832 BGB. für Schäden und wird bestrebt sein, den Mündel einer Anstalt zuzuführen, doch ist eine Entmündigung gar nicht nötig, die für die öffentliche Sicherheit notwendige Internierung zu bewirken. Es ist Sache der Polizei, dies zu tun, ohne den komplizierten Umweg über die Entmündigung. Diese ist nicht dazu da, irgend jemandes anderen Interessen zu schützen, sondern lediglich die des zu Entmündigenden.

Dagegen kann z. B. der gemeingefährliche oder gemeinlästige Querulant entmündigt werden, wenn er seine *Angelegenheiten in der Gesamtheit* dadurch vernachlässigt, daß er seiner querulatorischen Tätigkeit zu große Zeit- und Geldopfer bringt. Es kommt immer darauf an, wie weit eine Eigenschaft auf die Sphäre der Angelegenheiten ausstrahlt, und ob diese Verbindung eine organische, nicht nur äußerliche, wie im Falle der Anstaltsunterbringung ist[1].

Eine Reichsgerichtsentscheidung vom 30. Juni 1910 (RG. IV 30. Juni 1910, Wicht. Entsch. a. d. Geb. d. ger. Psychiatrie 10. Folge 1911 S. 20) spricht sich dahin aus: „Ist der

---

[1] E. Schultze bringt allerdings einen Fall, in welchem auch die sekundäre Unfähigkeit zur Besorgung der Angelegenheiten infolge eines erforderlichen Anstaltsaufenthaltes richterlicherseits als Entmündigungsgrund anerkannt wurde.

Geisteskranke, wie dies namentlich beim Querulantenwahn der Fall ist, von bestimmten krankhaften Vorstellungen beherrscht, so kommt es darauf an, ob diese krankhaften Vorstellungen ihn derart ausfüllen, daß sie auf sein Handeln überall Einfluß haben, und daß seine gesamten Lebensverhältnisse mehr oder weniger hierdurch in Mitleidenschaft gezogen werden." In gleichem Sinne stellt eine Reichsgerichtsentscheidung vom 18. März 1907 (RG. IV. 18. März 1907, Das Recht 1907 Nr. 978) fest: „Querulanten sind nicht schlechthin als geisteskrank im Sinne der Ziff. 1 dieses Paragraphen anzusehen. Ob der Querulantenwahnsinn, Paranoia, einen solchen Grad erreicht hat, daß Geisteskrankheit im Sinne der Ziff. 1 vorliegt, ist Tatfrage. Wird der Querulant von seinen krankhaften Vorstellungen derart beherrscht, daß dadurch seine gesamten Lebensverhältnisse in Mitleidenschaft gezogen werden, so ist der Tatbestand der Ziff. 1 gegeben."

Weitergehend äußert sich eine Reichsgerichtsentscheidung vom 17. Mai 1924 (JDR. 1924 S. 13): „Bei Querulanten, die von ihren krankhaften Vorstellungen völlig beherrscht werden und unbekümmert um die Folgen ihren Willen durchzusetzen trachten, ist regelmäßig zu befürchten, daß sie ihre persönlichen wie Vermögensverhältnisse in die größte Verwirrung bringen und schädigen. Ein Nachteil braucht nicht schon eingetreten zu sein."

Noch auf eins möchte ich in diesem Zusammenhang aufmerksam machen: Vermögensangelegenheiten dürfen nicht verwechselt werden mit *Geldangelegenheiten*. Vermögensangelegenheiten setzen das Vorhandensein eines Vermögens voraus. Die Unfähigkeit, mit Geld und Geldeswert umzugehen, sei es wegen Rechenunfähigkeit oder Unkenntnis des Geldes oder wegen verschwenderischer Neigungen hat natürlich viel weitgehendere Konsequenzen für die gesamte Lebensführung als die Unfähigkeit, ein Vermögen zu verwalten. Im erstgenannten ursächlichen Fall dürften wohl immer noch andere Mängel für die Begründung einer Entmündigung vorliegen. Bei alleinigem oder vorwiegendem Wirksamwerden der zweiten Ursache käme eine Entmündigung nach Ziff. 2 des § 6 BGB. in Betracht. Die *Entmündigung wegen Verschwendung* verdankt ja wohl ihre Entstehung vor allem der Auffassung, daß es eine nicht pathologische Verschwendung gebe. Kraepelin hat aber schon darauf aufmerksam gemacht, daß die Verschwender zumeist ausgesprochene psychopathische Naturen sind und ebensogut wegen Geistesschwäche entmündigt werden können.

Im übrigen erscheint der Begriff Angelegenheiten, speziell die geforderte Ausdehnung der Angelegenheiten, noch etwas verschwommen und der Klärung bedürftig. Man hat als Gutachter öfters ein unbehagliches Gefühl. Man sieht das Bedürfnis einer Fürsorge vor Augen und tastet nach Begründungen, ohne daß einem von juristischer Seite feste Richtlinien gegeben sind. In diesem Zusammenhang ist bemerkenswert, daß in Zweifelsfällen die Entmündigung ausgesprochen werden soll, wenn sie von Vorteil für den zu Entmündigenden ist (Motive).

Nur kurz braucht erwähnt zu werden, daß mit „besorgen" selbstverständlich ein sachgemäßes, dem durchschnittlichen Vorgehen von Menschen in gleicher Lebensstellung entsprechendes Besorgen gemeint ist.

Da oben die Anstaltsunterbringung erwähnt wurde, so seien auch beiläufig gleich ihre Beziehungen zur Entmündigung besprochen. Ich teile die Ansicht von E. Schultze, daß sie — auch abgesehen vom Falle der Gemeingefährlichkeit — nichts mit der Entmündigung zu tun hat. Sie zu regeln, ist rein Sache der Medizinalverwaltung. Es existieren in Preußen zwei Bestimmungen, welche Anstaltsunterbringung und Entmündigung miteinander in Verbindung bringen. Der § 4 der allgemeinen Verfügung vom 28. Nov. 1899 (JMBl. 1899 S. 388) enthält die Anweisung an die Staatsanwaltschaften, den Antrag auf Entmündigung nicht zu verzögern, wenn die Besorgnis einer nicht gerechtfertigten Beschränkung der Freiheit durch Unterbringung in die Anstalt obwaltet. Diese Besorgnis allein kann natürlich die Stellung des Antrags nicht rechtfertigen. Sie soll nur als beschleunigendes Moment wirken. Ferner verfügt der Erlaß vom 26. März 1901 (Min.Bl. f. Med. Angel. 1901 S. 97), daß die Entlassung eines Kranken aus einer Privatanstalt für Geisteskranke, Epileptische und Idioten erfolgen muß, wenn die Entmündigung des Kranken durch rechtskräftigen Beschluß abgelehnt (§§ 662—663 ZPO.) oder wenn die ausgesprochene Entmündigung auf Grund durchgeführter Anfechtungsklage durch Urteil (§ 672 ZPO.) oder durch rechtskräftigen gerichtlichen Beschluß (§ 675 ZPO.) wieder aufgehoben ist. Diese Bestimmung erscheint anfechtbar. Anstaltsunterbringung und Entmündigung haben eben nichts miteinander zu tun; ebensowenig wie ein Entmündigter in der Anstalt zu leben braucht, braucht ein Anstaltsinsasse entmündigungsreif zu sein. CRAMER weist sehr richtig darauf hin, daß gerade die akut erregten höchst anstaltsbedürftigen Kranken für eine Entmündigung nicht in Betracht kommen. Praktisch könnten sich bedenkliche Konsequenzen ergeben. Freilich gibt derselbe Erlaß durch seine Bestimmungen hinsichtlich der Entlassung gemeingefährlicher Geisteskranker ein Gegengewicht und schützt die Allgemeinheit bis zu einem gewissen Grade.

Ad 3: Noch nicht näher erläutert ist das Wörtchen „seine", das vor „Angelegenheiten" steht. Ich habe bisher in etwas ausweichender Weise von „in Betracht kommenden" oder „zufallenden" Angelegenheiten gesprochen. Nunmehr sei das Textwort eingefügt. Es verdient besondere Beachtung. Es wird in diesem Wort Bezug genommen auf die *individuellen* Angelegenheiten des einzelnen Menschen (OLG. Dresden 5. Dez. 1901, Das Recht 1902 Nr. 243). Eine „absolute Entmündigungsreife" gibt es strenggenommen nicht. Die Frage der Entmündigungsreife hat immer Bezug zu nehmen auf die individuellen Angelegenheiten des einzelnen Menschen. Man kann höchstens von einer *absoluten Entmündigungsreife* da sprechen, wo auch die allereinfachsten Angelegenheiten, deren Besorgung von jedem im Leben Stehenden gefordert wird, nicht mehr erledigt werden können.

Diese *Relativität des Begriffes der Entmündigungsreife* muß scharf betont werden. Es ist eine Selbstverständlichkeit, daß die Anforderungen, die das Leben an den Einzelnen stellt, und damit auch der Umfang der Angelegenheiten verschiedenartig sind. Der Junggeselle hat weniger Angelegenheiten zu besorgen als der verheiratete Mann, der Arbeiter oder Bauer weniger Angelegenheiten als der Leiter eines großen industriellen Unternehmens. Daraus folgt, daß in Anbetracht der Verschiedenartigkeit derselbe Grad derselben Krankheit den einen entmündigungsreif erscheinen lassen kann, den anderen nicht. Daraus geht für die Praxis der Begutachtung ferner hervor, daß der Sachverständige über Zahl und Art der in Betracht kommenden Angelegenheiten orientiert sein muß; kennt er z. B. irgendeine wichtige Angelegenheit nicht, so können Fehlschlüsse entstehen.

Es ist ferner der in der Praxis nicht seltene Fall zu bedenken, daß alle oder ein großer Teil von Angelegenheiten nicht besorgt zu werden *brauchen*. Der zu Entmündigende befindet sich in der Obhut von Angehörigen, die die Besorgung von Angelegenheiten für ihn übernehmen, oder befindet sich in der Obhut einer Anstalt; es ist nur eine nebensächliche Angelegenheit für ihn zu erledigen, der durch Einsetzung einer Pflegschaft Genüge getan werden kann. Wir haben dann den Fall, daß zwar eine Entmündigungsreife vorliegt, aber kein Entmündigungs*bedürfnis*. Dazu sei bemerkt, daß, wie oben angedeutet, von einem eigentlichen Fehlen von Angelegenheiten nie die Rede sein kann. E. SCHULTZE spricht sich folgendermaßen aus: „Hat die Psychose den gesetzlich vorgeschriebenen Grad erreicht, fehlt es aber an Angelegenheiten, so ist eben nur die Entmündigungsreife, aber nicht die Fürsorgebedürftigkeit erwiesen. Das subjektive Moment ist vorhanden, es fehlt aber das objektive." Das ist nicht ganz scharf ausgedrückt, denn da die Entmündigungsreife in Relation steht zu den individuellen Angelegenheiten, so kann man sie auch nur an dem Vorhandensein von Angelegenheiten ermessen. Jeder im sozialen Leben stehende Mensch muß auch unter den allereinfachsten Bedingungen eine ganze Reihe von Angelegenheiten besorgen. Zum mindesten wird von ihm gefordert, daß er für sich selbst in geeigneter Weise sorgt. In Übereinstimmung sagt HÜBNER: „Selbst bei den einfachsten äußeren Verhältnissen ist die Zahl der vom Einzelnen zu besorgenden Angelegenheiten groß."

Die Entmündigungsreife leitet sich immer her aus dem Verhältnis der Persönlichkeit zu den in Betracht kommenden Angelegenheiten. In vielen Fällen ist sie ohne weiteres mit der *Fürsorgebedürftigkeit* identisch, letztere kann aber noch durch etwas anderes bestimmt werden; durch äußere, rein zufällige Momente, welche immer die Wirkung haben, die Persönlichkeit von der Besorgung von Angelegenheiten zu befreien, die ihr eigentlich zufallen. Diese äußeren rein zufälligen Faktoren muß man von den andersartig bestimmten Faktoren gewissermaßen subtrahieren, dann erhält man statt der *tatsächlichen Fürsorgebedürftigkeit* die *effektive Fürsorgebedürftigkeit*. Ich rate, diese beiden Größen auch im Gutachten auseinander zu halten, denn die Bemessung der tatsächlichen Fürsorgebedürftigkeit ist eine mehr medizinische, die Bemessung der effektiven eine mehr juristische Angelegenheit.

Damit ist die Frage der Grenzen der Sachverständigentätigkeit angeschnitten. Analog wie bei der Frage der Zurechnungsfähigkeit sind im juristischen Lager Stimmen laut geworden des Inhalts, der medizinische Sachverständige habe nur die Frage des Vorliegens einer geistigen Störung zu beantworten; die Beantwortung der Frage, ob infolge einer solchen ein Mensch seine Angelegenheiten nicht besorgen könne, sei Sache des Juristen (NAEGELE). Ich kann nach meinen Erfahrungen nicht annehmen, daß viele in der Praxis stehende Juristen dieser Meinung sind. Der Jurist ist gar nicht in der Lage, den Einfluß einer geistigen Störung auf die Besorgung bestimmter Angelegenheiten in der Schärfe zu bemessen wie der Mediziner. Ich halte es für ganz selbstverständlich, daß der Mediziner zunächst einmal auch diese Frage beantwortet. Dem Juristen steht ebenso selbstverständlich die letzte Entscheidung zu. Er hat das Recht der freien Beweiswürdigung, er kann überprüfen, sich überzeugen lassen oder nicht und entsprechend verfahren.

Ad 4: Auch das Wort „*vermag*" verdient einige Beachtung. Das im Präsens stehende Wort zeigt an, daß die der Entmündigung zugrunde liegenden Zustände und Verhältnisse präsent sein müssen oder anders ausgedrückt: Das Unvermögen muß präsent sein. Der für später zu erwartende Eintritt einer Unfähigkeit zur Besorgung der Angelegenheiten berechtigt zeitig nicht zur Entmündigung, doch will der Gesetzgeber nicht erst Schädigungen eintreten lassen. „Das Gesetz fordert in § 6 Ziff. 1 BGB. nicht mehr, als daß das Unvermögen zur Besorgung seiner Angelegenheiten zur Zeit der Entmündigung vorhanden sei, setzt mithin keineswegs voraus, daß der zu Entmündigende infolge seiner Krankheit seine Angelegenheiten bereits in einen solchen Grad von Unordnung gebracht habe, daß deshalb die Entmündigung geboten sei." (RG. 25 u. 30. Juni, 4. Juli 1910, Wicht. Entsch. a. d. Geb. d. ger. Psych. 10. Folge 1911.) Es genügt deshalb auch, daß die Befürchtung der Unfähigkeit in greifbare Nähe gerückt und wahrscheinlich gemacht ist (OLG. Dresden 5. Dez. 1901, Das Recht 1902 Nr. 243).

Ad 5: Voraussetzung für die Entmündigung ist, wie eingangs erwähnt, das *Vorliegen einer geistigen Störung*, die festzustellen und diagnostisch festzulegen erste Aufgabe des Sachverständigen ist. Eine Unfähigkeit zur Besorgung der Angelegenheiten ohne diese Voraussetzung würde die Entmündigung nicht rechtfertigen; wenn dieses Erfordernis jetzt noch einmal genannt wird, so geschieht dies mit Rücksicht auf die nunmehr am Schluß zu besprechenden spezifizierenden Bezeichnungen *Geisteskrankheit* und *Geistesschwäche*.

Was bedeuten nun diese Begriffe?

Man hat über sie im juristischen Lager gestritten. Es ist versucht worden, den Unterschied nach der Seite des *Qualitativen* hin zu finden. Alle solche Versuche sind gescheitert und erscheinen von vornherein zum Scheitern verurteilt. Die Entwicklungsgeschichte des Paragraphen gab eine gewisse Berechtigung dazu, die Geistesschwäche gleichzusetzen mit *angeborenen Schwachsinnszuständen*. Damit ergab sich das Widersinnige, daß es auf diese Weise unmöglich erschien, den tierisch blödsinnigen Idioten für geschäftsunfähig zu erklären.

Auf anderer Seite suchte man Anlehnung an eine volkstümliche Auffassung und Redeweise und kennzeichnete die Geistesschwäche mit Ausdrücken wie Trottel, Dackel, Simpel, Flaps. Eine wissenschaftlich-medizinische Stellungnahme ließen solche Versuche natürlich von vornherein ausscheiden, ganz abgesehen davon, daß sie nicht den Kern der Sache trafen und das Gebiet der Entmündigung wegen Geistesschwäche zu sehr einengten.

Das einzig Mögliche und auch nach der Entstehungsgeschichte Berechtigte ist eben, den Unterschied nicht nach der Richtung des Qualitativen, sondern nach der des *Quantitativen* zu suchen, aus der Wirkung, d. h. den Rechtsfolgen, die Ursache zu erschließen. Die RGE. vom 13. Februar 1902 (RG. Bd. 50 S. 203) besagt: „Aus der Stärke der Wirkung schließt man auf die Stärke der Ursache. Der Unterschied beider Begriffe ist nur in dem Grade der Stärke der geistigen Anomalie zu finden, und zwar nach der Richtung, ob eine krankhafte Störung der Geistestätigkeit dem Erkrankten vollständig die Fähigkeit nimmt, die Gesamtheit seiner Angelegenheiten zu besorgen, oder ob sie ihm wenigstens noch die Fähigkeiten läßt, welche bei einem Minderjährigen von 7—21 Jahren in der Besorgung seiner Angelegenheiten vorausgesetzt werden können." (S. a. OLG. Karlsruhe 30. Mai 1901, Warn. J. 1 S. 2.)

Diese Rechtsfolgen aber sind folgende: Die Entmündigung wegen Geisteskrankheit macht den Menschen *geschäftsunfähig*, stellt ihn auf eine Stufe mit einem Kinde unter 7 Jahren. Die Entmündigung wegen Geistesschwäche macht den Menschen *beschränkt geschäftsfähig*, stellt ihn auf eine Stufe mit dem Menschen zwischen dem 7. und 21. Lebensjahr.

Klar tritt nunmehr das unterschiedlich Quantitative der beiden Begriffe hervor. Geisteskrankheit heißt Geistesstörung von der Stärke, daß sie die Einrangierung auf eine Stufe mit einem geschäftsunfähigen Kinde, Geistesschwäche geistige Störung von der Stärke, daß sie die Einrangierung auf eine Stufe mit dem Minderjährigen über 7 Jahre gestattet. Daraus geht deutlich hervor, daß die Begriffe Geisteskrankheit und Geistesschwäche *keine medizinischen Begriffe sind, sondern juristische Umgrenzungen*. Wenn wir die Ausdrücke Geisteskrankheit und Geistesschwäche medizinisch anwenden, so haben wir eher *qualitative* Differenzen im Auge. Hier handelt es sich um *quantitative* Differenzen.

Der Ausdruck Geistesschwäche hat demnach mit intellektueller Schwäche nichts zu tun; er bedeutet in diesem Zusammenhang nichts anderes als eine leichte geistige Störung beliebiger Art. Wir sind deshalb forensisch-psychiatrisch oft in der Lage, von Geistesschwäche zu sprechen, wo wir medizinisch eher von Geisteskrankheit reden würden und umgekehrt (OLG. Celle 20. Okt. 1900 u. 20. Dez. 1901 OLG. Bd. 5, S. 12, 13. Das Recht 1902 Nr. 1846; RG. 11. Februar 1927 VI 549/26 Leipziger Z. 1927/2 S. 1007). Es ist dies auch streng im Gutachten auseinander zu halten.

Die Wertschätzung, die ein Gutachter genießt, hängt nicht allein von seinem klinischen Können ab, das gewiß wesentlich ist, sondern auch von dem Umstand, ob er juristische Begriffe beherrscht und sich ihnen anzupassen vermag. Dieses „Formaljuristische" darf keineswegs *überschätzt*, es darf aber auch nicht *unterschätzt* werden. Ich nehme an, daß der Gutachter als Richtergehilfe sich zunächst einmal auf den Boden des geltenden Rechts stellt. Dann ist auch von ihm zu verlangen, daß er sich über das, was der Gesetzgeber gewollt und im

Auge gehabt hat, vollkommen klar ist, und weiter zu verlangen, daß er die klar erkannten Begriffe in seinem Gutachten auch zutreffend anwendet. Es macht keinen guten Eindruck, wenn ein Psychiater ein Entmündigungsgutachten mit den Worten schließt: „Demnach halte ich X für unzurechnungsfähig." Ich habe zu beobachten Gelegenheit gehabt, welchen Eindruck dies bei den Juristen hervorrief. Man kann es verstehen, wenn der Jurist in solchem Falle auch — vielleicht fälschlich — Schlüsse auf die medizinische Wertigkeit des Sachverständigen zieht.

Wir haben um so mehr den juristischen Charakter der beiden Begriffe des § 6 BGB. scharf zu betonen, als er sogar von juristischer Seite manchmal nicht genügend berücksichtigt und der Einwand erhoben wird, der wegen Geistesschwäche zu Entmündigende sei ja gar nicht geistesschwach.

Es erscheint zweckmäßig, im Tenor des Gutachtens die Ausdrücke Geisteskrankheit und Geistesschwäche gar nicht zu gebrauchen, sondern sie durch einen indifferenten Ausdruck wie „geistige Störung" zu ersetzen. Bedient man sich ihrer, so versäume man nicht hinzuzusetzen, ob sie im medizinischen oder juristischen Sinne gemeint sind. Besser ist es, sie erst im Schlußgutachten einzuführen, etwa: „X kann infolge Geisteskrankheit seine Angelegenheiten nicht besorgen", oder noch einfacher: „X ist geisteskrank im Sinne des § 6 BGB." Das besagt vollkommen genug. Unlogisch ist die oft zu lesende Fassung: „X ist geisteskrank im Sinne des § 6 BGB. und kann infolgedessen seine Angelegenheiten nicht besorgen." Diese Fassung enthält eine Tautologie, wie E. SCHULTZE sehr richtig hervorhebt. Sie entspricht ungefähr dem Diktum: „X ist blind und kann infolgedessen nicht sehen." Geisteskrankheit im Sinne des § 6 BGB. hat bereits die Unfähigkeit, die Angelegenheiten zu besorgen, zur Voraussetzung. Mit Recht hat MOELI ferner darauf hingewiesen, daß es schief sei, zu sagen, jemand leide an einer Geisteskrankheit im Sinne des § 6 BGB., denn leiden kann man nur an einer Krankheit, nicht an einem juristisch umgrenzten Zustande.

Mit der gewonnenen Feststellung sind noch nicht alle Schwierigkeiten beseitigt. Es fragt sich weiter, wie des Näheren die *Unterscheidung zwischen Geisteskrankheit und Geistesschwäche* zu treffen ist.

Da der Gesetzgeber den wegen Geisteskrankheit Entmündigten des § 6 BGB. gleichstellt dem noch nicht 7 Jahre alten Minderjährigen, den wegen Geistesschwäche Entmündigten dem Minderjährigen zwischen dem 7. und dem 21. Lebensjahre, so liegt ein Vergleich mit der geistigen Reife der entsprechenden Lebensalter nahe. Ein solcher einigermaßen zuverlässiger Vergleich wird aber nur in einzelnen Ausnahmefällen möglich sein, nämlich in Fällen hochgradigen angeborenen oder erworbenen Schwachsinns. In allen anderen Fällen versagt er. Man muß hier schon auf die einzelnen Bevorrechtungen rekurrieren, die der Gesetzgeber dem beschränkt Geschäftsfähigen vorbehält, und die Frage aufwerfen, inwieweit der zu Entmündigende evtl. ohne Gefährdung von ihnen Gebrauch machen kann.

Dabei sind aber diese Bevorrechtungen keineswegs als gleichwertig zu betrachten, ganz abgesehen von *individuellen* Verhältnissen, welche die Ausnutzung einer bestimmten Bevorrechtung wertvoll oder gefahrvoll erscheinen läßt.

Es ist speziell von HAHN die Meinung vertreten worden, es genüge schon die Unfähigkeit, eines der im Gesetz zugestandenen Vorrechte zu genießen, um jemand aus der Liste der Geistesschwachen zu streichen. Dieser Standpunkt ist unhaltbar. Praktisch ist es im Einzelfall gar nicht möglich, die ganze Schar der Vorrechte, die oben aufgezählt wurde und weiter unten ergänzt werden wird, gewissermaßen Revue passieren zu lassen und zu prüfen, ob dieses oder jenes ganz fernliegende Recht noch ausgeübt werden kann. HAHN rekurriert gerade auf die Eidesfähigkeit. Sehr treffend bemerkt E. SCHULTZE dazu, man könne es billigerweise dem Prozeßgericht überlassen, über die Eidesfähigkeit zu befinden. Schon die Tatsache der Entmündigung müsse Anlaß geben, diese Frage eingehend zu prüfen.

Aber auch die näher liegenden Rechte dürfen keineswegs alle auf eine Stufe gestellt werden. Wenig in Betracht kommt die *Testierfähigkeit*. Hinsichtlich der Errichtung eines Testaments unterscheiden sich der wegen Geisteskrankheit und der wegen Geistesschwäche Entmündigte nicht. Beiden ist eine solche versagt. Der beschränkt Geschäftsfähige darf aber ein vor der Entmündigung aufgesetztes Testament widerrufen, wonach die im allgemeinen wohl angemessene gesetzliche Erbfolge eintreten würde. Aber auch die erheblich wichtigere *Ehefähigkeit* darf nicht allein ausschlaggebend sein. Gewiß kann es vom ärztlichen Standpunkt aus wünschenswert erscheinen, wenn die Eheschließung abnormer Persönlichkeiten möglichst verhindert wird, aber die Entmündigung ist nicht dazu geschaffen, eugenetischen Wünschen zur Verwirklichung zu verhelfen. Sie dient allein dem Interesse des zu Entmündigenden. Vor einer für den geistig abnormen Entmündigten unvorteilhaften Eheschließung steht immer noch der Vormund, der seine Zustimmung zu geben hat.

Ebenso verkehrt wie der eben gekennzeichnete wäre der andere entgegengesetzte Standpunkt, Geistesschwäche im Sinne des § 6 BGB. schon dann zu statuieren, wenn auch *nur eines* der im Gesetz bezeichneten Vorrechte ausgeübt werden kann. Unmöglich kann in diesem Falle ausschlaggebend sein etwa die Fähigkeit, Schenkungen anzunehmen, die man im weitesten Maße auch schwer geistig Gestörten wird zubilligen können. Mit Recht wirft RÜMELIN die Frage auf, warum solche Kranke nicht fähig sein sollten, die Geschenke anzunehmen, die man ihnen auf den Weihnachtstisch legt. Dann könnte überhaupt niemand mehr wegen Geisteskrankheit entmündigt werden.

Ausschlaggebend nach der einen oder anderen Richtung hin können nur sein die wesentlichen und wichtigen Vorrechte. Diese sind enthalten in den bereits genügend hervorgehobenen *§§ 112* und *113 BGB.*, in geringerem Maße auch im § 110 BGB. Mit anderen Worten ist die Fragestellung also die, ob jemand seiner geistigen Beschaffenheit nach noch imstande ist, bis zu einem gewissen Grad und unter einer bestimmten Aufsicht im sozialen Leben zu stehen. Ist er es, so kommt er für die Entmündigung wegen Geistesschwäche im Sinne des § 6 BGB., ist er es nicht, für die wegen Geisteskrankheit in Betracht. Auf dieses Wichtige und Wesentliche, hinter dem im allgemeinen alles andere verschwindet, kommt es an, und zwar kommt es weiterhin auf die konkrete zeitige geistige Beschaffenheit an, ohne Rücksichtnahme auf äußere Momente, welche die Entfaltung dieser Beschaffenheit hindern wie eine zeitige Anstaltsunterbringung[1]. Auch die entfernt liegenden Gefährdungen „es könnte mal" oder „es könnte vielleicht" usw. müssen in Kauf genommen werden mit Rücksicht auf die Befugnisse des Vormundes und auf den dem Entmündigten weiter vorbehaltenen Schutz, von dem gleich gesprochen werden wird.

---

[1] Natürlich wird man auch dem Umstand, ob jemand geschäftsunfähig im Sinne des § 104 oder nur beschränkt geschäftsfähig ist, eine Bedeutung einräumen. Im ersten Fall wird man die Anforderungen an die Fähigkeit, die genannten Verrechte ohne grobe Gefährdung zu genießen, besonders hoch stellen (beispielsweise nicht nur die Fähigkeit des § 107, sondern auch die des § 112 oder 113 in diesem Sinne verlangen); im letzteren Fall umgekehrt, die Anforderungen an die Unfähigkeit, sie zu genießen. Die Entmündigung eines an sich nicht Geschäftsunfähigen wegen Geisteskrankheit dürfte in der Praxis nur selten in Frage kommen.

Da der Entmündigungsparagraph Bezug nimmt auf individuelle Verhältnisse und da in den §§ 112 und 113 BGB. das Erwerbsleben eine Rolle spielt, so ist es klar, daß auch den Begriffen Geisteskrankheit und Geistesschwäche Relativität anhaften muß. Derselbe Grad derselben Krankheit kann den einen als geisteskrank erscheinen lassen, den anderen als geistesschwach. Selbstverständlich können auch Schwankungen des Krankheitsverlaufes denselben Menschen zu einer Zeit geistesschwach erscheinen lassen, zu einer anderen Zeit zum Geisteskranken stempeln. Maßgebend für die Beurteilung ist immer der derzeitige Zustand.

Ohne weiteres ist zuzugeben, daß den Begriffen Geisteskrankheit und Geistesschwäche neben dem *Relativen* auch etwas *stark Subjektives* anhaftet. Vielfach dürfte in der Praxis von Medizinern und Juristen stark intuitiv vorgegangen werden. Ein Schaden dürfte durch eine etwas großzügige Subsumierung im allgemeinen nicht erwachsen. Ebenso wie der hinsichtlich des Grades seiner Fürsorgebedürftigkeit Überschätzte Anstalten treffen kann, eine größere Bewegungsfreiheit zu erlangen, so bleibt für den hinsichtlich dieses Grades Unterschätzten immer noch der Schutz der §§ 104 und 105 BGB. vorbehalten. Das erscheint von außerordentlicher Wichtigkeit. Der Begriff *Geistesschwäche ist von dem Begriff der Geschäftsunfähigkeit des § 104 BGB. unabhängig.* Der wegen Geistesschwäche Entmündigte kann geschäftsunfähig nach § 104 BGB. sein. Das Reichsgericht spricht sich in dem Sinne aus, daß der Begriff der krankhaften Störung der Geistestätigkeit im Sinne des § 104 BGB., wie das Reichsgericht wiederholt ausgesprochen habe, ein weiterer sei, als der Begriff der Geisteskrankheit des § 6 BGB. Er könne sowohl Fälle der Geisteskrankheit als auch der Geistesschwäche umfassen (RG. 10. Dez. 1910, 377/10 V [Posen] Jur. Woch. 1911 S. 179; OLG. München 27. Februar 1901 Das Recht 1901 Nr. 1311; RG. Urt. v. 4. Juni 1900 Jur. Woch. S. 411. Die Begründung liegt in der Verschiedenheit der juristischen Fragestellung. Es läßt sich zunächst anführen, daß es sich bei der Entmündigung um Besorgung von Angelegenheiten, bei der Geschäftsfähigkeit um die Tätigung von Rechtsgeschäften handelt (Bumke). Einleuchtender für die Praxis erscheint mir, daß die Entmündigung letzten Endes nicht nach der Geschäftsfähigkeit, sondern nach der Fürsorgebedürftigkeit fragt. Während die Frage nach der Geschäftsfähigkeit bei bestimmten Psychosen in der Praxis immer nur generell beantwortet werden kann, zielt die Frage nach der Fürsorgebedürftigkeit immer auf das *Individuelle* und läßt sich auch individuell beantworten. Die Fürsorgebedürftigkeit erscheint verschieden je nach dem Ausmaß der zu besorgenden Angelegenheiten. Auch rein äußerliche Momente können einmal eine Rolle spielen. Einem Menschen, dessen Tätigkeit sich unter der Kontrolle und der Mitwirkung einer anderen zuverlässigen Person vollzieht, wird man eventuell einen weiteren Spielraum einzuräumen geneigt sein wie einem ganz alleinstehenden. Die Fürsorgebedürftigkeit kann geringer erscheinen, als sie dem tatsächlichen Stand der Geschäftsfähigkeit entspricht oder sich später erweist. Ist nur der Antrag auf eine Entmündigung wegen Geistesschwäche gestellt, so wird vielfach auch nur im Sinne dieses Antrages entschieden. Ebensowenig braucht aber der wegen Geisteskrankheit Entmündigte *geschäftsunfähig nach § 104 Ziff. 2 BGB. zu sein.* Die Entmündigung wirkt konstitutiv, rein formal auf Grund ihres Bestehens von dem Augenblick des Beschlusses an, wenn nicht Rechtsmittel gegen sie eingelegt werden. Sie wirkt auch, wenn sie ganz oder teilweise zu Unrecht erfolgt wäre, sie wirkt auch weiter, wenn sie ganz oder teilweise nicht mehr zu Recht besteht. Ich hatte vor kurzem in einem Strafverfahren einen Mann zu begutachten, der vor langen Jahren wegen einer Haftpsychose entmündigt worden war, und zwar wegen Geisteskrankheit. Ich mußte ihn strafrechtlich für völlig zurechnungsfähig erklären. Hätte es sich um einen zivilrechtlichen Streit gehandelt, so wäre er zwar nicht geschäftsunfähig nach dem Abs. 2 des § 104 BGB., wohl aber nach dem Abs. 3 gewesen.

In der Praxis werden sich die wegen Geisteskrankheit Entmündigten des § 6 BGB. mit den Geschäftsunfähigen des § 104 BGB. zwar oft, die wegen Geistesschwäche Entmündigten mit den beschränkt Geschäftsfähigen decken. Aber im Hinblick auf das oben Ausgeführte durchaus nicht immer.

Solche Erwägungen dürfen nun aber nicht der Anlaß zu einer maßlosen Willkür des Gutachters sein. Es soll von ärztlicher Seite dafür gesorgt werden, daß nicht allzu grobe Divergenzen zwischen dem tatsächlichen Stand der Geschäftsfähigkeit und dem Entmündigungsgrad eintreten. Wie ich aus vielfachen Unterhaltungen mit Juristen über diesen Punkt weiß, entspricht diese Forderung den Erwartungen, die mit Entschiedenheit von dieser Seite gehegt werden. Es gibt Fälle, über die man geteilter Meinung sein kann. Es gibt aber Kranke, die zweifellos als Geisteskranke im Sinne des § 6 BGB., und solche, die zweifellos als Geistesschwache angesehen werden müssen. Was soll man dazu sagen, wenn ein Gutachter, wie ich es erlebt habe, zunächst einen ganz schweren Defektzustand, einen Altersblödsinn mit hochgradigem Merkdefekt, mit mangelnder zeitlicher und örtlicher Orientierung schildert und dann die verblüffende Wendung folgt, der Mann sei aber doch noch imstande, die Angelegenheiten zu besorgen, die das Gesetz dem beschränkt Geschäftsfähigen vorbehalten habe. Jeder wird sofort fragen: „Welche denn? Kann er noch ein Erwerbsgeschäft betreiben, kann er eine Dienststelle annehmen, kann er sich etwa verheiraten?" Gerade in diesem Alter, wo die Testierfähigkeit eine gewisse Rolle spielt, ist eine solche Beurteilung mißlich. Der Kranke hat vielleicht ein ganz vernünftiges Testament errichtet. Jetzt widerruft er es auf irgendeine Beeinflussung hin, und nun muß erst umständlich auf dem Wege einer Nichtigkeitsklage gegen diesen Widerruf vorgegangen werden. Auf ein entsprechendes Monitum erwiderte der Gutachter des angezogenen Falles, einige Autoren stünden auf dem Standpunkt, daß man ganz allgemein mit der Entmündigung wegen Geistesschwäche auskommen könne. Das ist sehr richtig, nur verwechselte der Herr lex lata und lex ferenda.

Anschließend muß noch etwas über die *Dauer* der für die Entmündigung in Betracht kommenden Störungen gesagt werden. Das Gesetz trifft in dieser Hinsicht keine Bestimmungen. Aber es liegt im Wesen der Entmündigung, daß nur Zustände längerer Dauer in Betracht kommen. Die Geschäftsunfähigkeit der wegen Geisteskrankheit Entmündigten steht an einer Stelle mit der Geschäftsunfähigkeit des Kindesalters und der natürlichen Geschäftsunfähigkeit, die Zustände vorübergehender Natur ausschließt. Wenn E. SCHULTZE aber sagt, die Heilbarkeit einer Psychose schließe in der Regel eine Entmündigung aus, so ist BUMKE zuzugeben, daß er darin zu weit geht. E. SCHULTZE beruft sich auf die bekannte Preußische Justizministerialverfügung vom 28. Nov. 1899, wonach die Entmündigung auszusetzen ist, wenn eine Heilung der geistigen Störung noch als möglich erscheint. Ich teile die Anschauung BUMKES, daß diese Verfügung nur eine Anweisung an die Staatsanwaltschaften enthält, in solchen Fällen von sich aus von einem Antrag abzusehen. Im übrigen ist, wie E. SCHULTZE auch im Gegensatz zu sich selbst zugibt, eine Entmündigung bei akuten Psychosen wohl möglich. Eine Reichsgerichtsentscheidung spricht sich dahin aus, daß die Entmündigung durchzuführen sei, wenn in absehbarer Zeit eine Heilung nicht zu erwarten sei. Ein bestimmtes Ende wird man bei den meisten Psychosen nicht absehen können. Fraglich kann nur erscheinen, inwieweit bei periodischen Psychosen eine Entmündigung in den Intervallen in Betracht kommt. Sicherlich nicht, wenn längere Intervalle zwischen den Attacken liegen; sicherlich nur dann, wenn die Attacken sich aneinanderreihen und auch vielleicht in den Intervallen nicht ein ganz normales Verhalten vorhanden ist. Dann freilich ist die Entmündigung möglich. „Die Aufhebung oder Beeinträchtigung der Handlungsfähigkeit kann nun allerdings auch schon durch akute transitorische Geistesstörungen herbeigeführt werden. Wie weit die Wirkungen solcher Störungen reichen, ist im einzelnen Fall zu ermitteln. Wird die Handlungsfähigkeit durch vorübergehende Störungen nur vorübergehend beeinträchtigt und bleibt der Kranke imstande, seine Angelegenheiten zweckmäßig zu besorgen, so ist die Entmündigung nicht gerechtfertigt, während sie notwendig wird, wenn die Störungen über ihre Dauer hinaus den Kranken zu ordnungsmäßigen Besorgungen seiner Angelegenheiten unfähig machen." (RG. III 17. Nov. 1896 Rep. III 183/96, RGZ. Bd. 38. Nr. 50 S. 191.)[1]

Einer besonderen Erwähnung bedarf wieder die Frage der Entmündigung *paranoischer bzw. paranoider* Kranker. BUMKE bemerkt, die Paranoischen illustrierten am besten die Tatsache, daß ein Mensch zwar geschäftsunfähig, aber doch nicht entmündigungsreif sein könne. Die Begründung liegt für ihn in der schon oben erwähnten Tatsache, daß die Angelegenheiten im Sinne des § 6 BGB. nicht allein Rechtsgeschäfte, sondern auch andere Angelegenheiten umfassen wie die Sorge für die Angehörigen, die man dem Kranken ruhig überlassen könne. Man kommt aber nicht darüber hinaus, daß auch in der Sorge für die Angehörigen eine große Zahl von Rechtsgeschäften steckt, und daß die Paranoischen manchmal auch außerhalb dieses Bereichs recht geschäftsfähig erscheinen, weil ihre Wahnbildungen ihr Handeln manchmal auffällig wenig beeinflussen oder zu beeinflussen scheinen, während sie, jedenfalls soweit es sich um Prozeßpsychotiker handelt, als geschäftsunfähig gelten. E. SCHULTZE rät im allgemeinen von der Entmündigung der Paranoischen ab (er hat wohl vor allem Querulanten im Auge) mit recht plausiblen Gründen. Der Kranke werde aus der Tatsache der Entmündigung neue Nahrung für seine Wahnbildung saugen, und es drohe der Kampf mit dem Vormund. Werde die Entmündigung abgelehnt, so würden die Kranken das als eine Bestätigung ihrer Gesundheit auffassen; sei zugleich etwa in einem Strafprozeß ein Freispruch erfolgt, so würden sie je nach der Lage der Rechtsgrenzen ihre geistige Krankheit oder Gesundheit behaupten.

Im übrigen soll nunmehr auf die für die Entmündigung in Betracht kommenden Geistesstörungen nicht mehr eingegangen werden. Eine gute Übersicht bietet das kleine Buch von HÜBNER über Entmündigung (s. Lit.-Verz.). Danach geben am häufigsten die Paralyse, die Dementia praecox, und die Schwachsinnszustände Anlaß zur Entmündigung. Bei der progressiven Paralyse wird im allgemeinen eine frühe prophylaktische Entmündigung wegen Geisteskrankheit empfohlen.

Erwähnung verdient höchstens noch, daß Schwierigkeiten gewisse Herderkrankungen des Gehirns und Psychopathien bieten können. *Motorisch*-Aphasische kommen nur dann in Betracht, wenn sich die Aphasie mit psychischen Störungen kombiniert. Eher kann bei sensorisch-Aphasischen an eine Entmündigung gedacht werden. Eine größere Bedeutung hat neuerdings bekanntlich die Entmündigung von *asozialen* Psychopathen gewonnen. Verschiedentlich ist sie von psychiatrischer Seite zum Zweck ihrer Sozialisierung empfohlen worden. Es ist nur zu raten, die Begründung nicht einseitig auf Gemeingefährlichkeit abzustellen; das wird sich in der Regel vermeiden lassen, da gewöhnlich neben der Kriminalität noch andere, die mangelhafte Selbstfürsorge anzeigende Eigenschaften hervortreten (Arbeitsscheu, Unfähigkeit, in Beruf und Stellung auszuhalten usw.). Selbstverständlich kommt für diese Gruppe nur eine Entmündigung wegen Geistesschwäche in Betracht. Dem Einwand, daß diese einen intellektuellen Defekt zur Voraussetzung habe, wird man heute weniger häufig mehr begegnen wie früher. Es sei aber ausdrücklich noch auf eine Reichsgerichtsentscheidung vom 18. Februar 1924 (J. W. 1925/937) hingewiesen, die sich dahin ausspricht, Geistesschwäche liege nicht nur bei Mangel an Intellekt vor, sondern sie könne auch infolge von Entartung des Charakters gegeben sein. Hingewiesen sei ferner noch

---

[1] Noch klarer sprechen sich die Motive zum BGB. aus. Es heißt dort: „Unerheblich für die Entmündigung ist, ob die mangelhafte Geistesbeschaffenheit sich fortwährend oder mit Unterbrechungen äußert, ob die ihr zugrunde liegende Krankheit bzw. das sie veranlassende Gebrechen die geistigen Kräfte im vollen Umfange oder nur teilweise beherrscht. Die Entmündigung wird im besonderen nicht ausgeschlossen durch lichte Zwischenräume, wie solche bei sogenannten intermittierenden oder periodischen Geisteskrankheiten vorkommen, während welcher der die Regel bildende Krankheitszustand eine zeitweilige Unterbrechung erfährt, die Krankheitsanlage aber derart fortbesteht, daß ein erneuter Ausbruch des Leidens vorauszusehen ist."

auf die in der Praxis gelegentlich begegnenden Fälle, in welchen zum Zwecke der Herbeiführung eines günstigen Entscheides in straf- und zivilprozessualen Verfahren die Entmündigung beantragt und entsprechend den bestehenden Wünschen geistige Störungen vorgetäuscht werden.

Hinsichtlich der Anlage des Entmündigungsgutachtens sei kurz bemerkt, daß es sich über folgende Punkte auszusprechen hat:

1. Liegt eine geistige Störung vor, die in absehbarer Zeit nicht schwinden wird?

2. Kann infolge dieser Störung der zu Entmündigende seine Angelegenheiten nicht besorgen?

3. Liegt Geisteskrankheit oder Geistesschwäche vor?

Kritisch ist folgendes zu bemerken: Juristischerseits steht man teilweise auf dem Standpunkt, daß man mit *einer* Entmündigungsform auskommen könne, die der Entmündigungsform wegen Geistesschwäche entspricht (siehe RÜMELIN). Diese vermag in der Tat einen genügenden Schutz zu verleihen, freilich unter der Voraussetzung einer sorgsamen und verständnisvollen Vormundschaft. Wird diese aber immer vorhanden sein? E. SCHULTZE begrüßt im Gegensatz dazu die gesetzliche Darbietung zweier Entmündigungsformen, womit allen Eventualitäten Rechnung getragen werden könne. Zu bemängeln ist jedenfalls die *Fassung* des Entmündigungsparagraphen. Die Vermengung medizinischer und juristischer Begriffe hat sich als höchst verwirrend und störend erwiesen. Man kann sich dem Vorschlag von E. SCHULTZE anschließen, den § 6 Ziff. 1 BGB. lauten zu lassen: „Entmündigt werden kann, wer infolge Geistesstörung seine Angelegenheiten nicht zu besorgen vermag, sei es mit der Wirkung der Geschäftsunfähigkeit oder der beschränkten Geschäftsfähigkeit[1]."

β) formell.
§ 645 ZPO.

Die Entmündigung wegen Geisteskrankheit oder wegen Geistesschwäche erfolgt durch Beschluß des Amtsgerichts.

Der Beschluß wird nur auf Antrag erlassen.

§ 646 ZPO.

Der Antrag kann von dem Ehegatten, einem Verwandten oder demjenigen gesetzlichen Vertreter des zu Entmündigenden gestellt werden, welchem die Sorge für die Person zusteht. Gegen eine Person, die unter elterlicher Gewalt oder unter Vormundschaft steht, kann der Antrag von einem Verwandten nicht gestellt werden. Gegen eine Ehefrau kann der Antrag von einem Verwandten nur gestellt werden, wenn auf Aufhebung der ehelichen Gemeinschaft erkannt ist oder wenn der Ehemann die Ehefrau verlassen hat oder wenn der Ehemann zur Stellung des Antrags dauernd außerstande oder sein Aufenthalt dauernd unbekannt ist.

In allen Fällen ist auch der Staatsanwalt bei dem vorgesetzten Landgerichte zur Stellung des Antrags befugt.

§ 647 ZPO.

Der Antrag kann bei dem Gerichte schriftlich eingereicht oder zum Protokolle des Gerichtsschreibers angebracht werden. Er soll eine Angabe der ihn begründenden Tatsachen und die Bezeichnung der Beweismittel enthalten.

---

[1] Infolge der Neugestaltung der Vorschriften über Unzurechnungsfähigkeit im Entwurf eines allgemeinen Deutschen Strafgesetzbuches (§ 13) sieht der amtliche Entwurf eines Einführungsgesetzes zum allgemeinen Deutschen Strafgesetzbuch und zum Strafvollzugsgesetz Berlin 1929 folgende Neufassung des § 104 des BGB. vor:

§ 104 Abs. 2: „Wer sich in einem seiner Natur nach nicht bloß vorübergehendem Zustande krankhafter Störung der Geistestätigkeit befindet und infolgedessen seine Angelegenheiten nicht zu besorgen vermag."

Damit würde eine Angleichung des § 104 Abs. 2 an den § 6 Abs. 1 gegeben sein. Ich halte diese Angleichung nicht für glücklich.

§ 648 ZPO.

Für die Einleitung des Verfahrens ist das Amtsgericht, bei welchem der zu Entmündigende seinen allgemeinen Gerichtsstand hat, ausschließlich zuständig.

Gegen einen Deutschen, welcher im Inland keinen allgemeinen Gerichtsstand hat, kann der Antrag bei dem Amtsgericht gestellt werden, in dessen Bezirke der zu Entmündigende den letzten Wohnsitz im Inland hatte; in Ermangelung eines solchen Wohnsitzes finden die Vorschriften des § 15 Abs. 1, Satz 2, 3 entsprechende Anwendung.

§ 649 ZPO.

Das Gericht kann vor der Einleitung des Verfahrens die Beibringung eines ärztlichen Zeugnisses anordnen.

§ 650 ZPO.

Das Gericht kann nach der Einleitung des Verfahrens, wenn es mit Rücksicht auf die Verhältnisse des zu Entmündigenden erforderlich scheint, die Verhandlung und Entscheidung dem Amtsgerichte überweisen, in dessen Bezirke der zu Entmündigende sich aufhält.

Die Überweisung ist nicht mehr zulässig, wenn das Gericht den zu Entmündigenden vernommen hat (§ 654 Abs. 1).

Wird die Übernahme abgelehnt, so entscheidet das im Instanzenzuge zunächst höhere Gericht.

§ 651 ZPO.

Wenn nach der Übernahme des Verfahrens durch das Gericht, an welches die Überweisung erfolgt ist, ein Wechsel im Aufenthaltsorte des zu Entmündigenden eintritt, so ist dieses Gericht zu einer weiteren Überweisung befugt.

Die Vorschriften des § 650 finden entsprechende Anwendung.

§ 652 ZPO.

Der Staatsanwalt kann in allen Fällen das Verfahren durch Stellung von Anträgen betreiben und den Terminen beiwohnen. Er ist von der Einleitung des Verfahrens sowie von einer nach den §§ 650, 651 erfolgten Überweisung und von allen Terminen in Kenntnis zu setzen.

§ 653 ZPO.

Das Gericht hat unter Benutzung der in dem Antrag angegebenen Tatsachen und Beweismittel von Amts wegen die zur Feststellung des Geisteszustandes erforderlichen Ermittlungen zu veranstalten und die erheblich erscheinenden Beweise aufzunehmen. Zuvor ist dem zu Entmündigenden Gelegenheit zur Bezeichnung von Beweismitteln zu geben, desgleichen demjenigen gesetzlichen Vertreter des zu Entmündigenden, welchem die Sorge für die Person zusteht, sofern er nicht die Entmündigung beantragt hat.

Für die Vernehmung und Beeidigung der Zeugen und Sachverständigen kommen die Bestimmungen im siebenten und achten Titel des ersten Abschnittes des zweiten Buches zur Anwendung. Die Anordnung der Haft im Falle des § 390 kann von Amts wegen erfolgen.

§ 654 ZPO.

Der zu Entmündigende ist persönlich unter Zuziehung eines oder mehrerer Sachverständiger zu vernehmen. Zu diesem Zwecke kann die Vorführung des zu Entmündigenden angeordnet werden.

Die Vernehmung kann auch durch einen ersuchten Richter erfolgen.

Die Vernehmung darf nur unterbleiben, wenn sie mit besonderen Schwierigkeiten verbunden oder nicht ohne Nachteil für den Gesundheitszustand des zu Entmündigenden ausführbar ist.

§ 655 ZPO.

Die Entmündigung darf nicht ausgesprochen werden, bevor das Gericht einen oder mehrere Sachverständige über den Geisteszustand des zu Entmündigenden gehört hat.

§ 656 ZPO.

Mit Zustimmung des Antragstellers kann das Gericht anordnen, daß der zu Entmündigende auf die Dauer von höchstens sechs Wochen in eine Heilanstalt gebracht werde, wenn dies nach ärztlichem Gutachten zur Feststellung des Geisteszustandes geboten erscheint und ohne Nachteil für den Gesundheitszustand des zu Entmündigenden ausführbar ist. Vor der Entscheidung sind die im § 646 bezeichneten Personen soweit tunlich zu hören.

Gegen den Beschluß, durch welchen die Unterbringung angeordnet ist, steht dem zu Entmündigenden, dem Staatsanwalt und binnen der für den zu Entmündigenden laufenden Frist den sonstigen im § 646 bezeichneten Personen die sofortige Beschwerde zu.

§ 657 ZPO.

Sobald das Gericht die Anordnung einer Fürsorge für die Person oder das Vermögen des zu Entmündigenden für erforderlich hält, ist der Vormundschaftsbehörde zum Zwecke dieser Anordnung Mitteilung zu machen.

§ 658 ZPO.

Die Kosten des Verfahrens sind, wenn die Entmündigung erfolgt, von dem Entmündigten, anderenfalls von der Staatskasse zu tragen.

Insoweit einen der im § 646 Abs. 1 bezeichneten Antragsteller bei Stellung des Antrags nach dem Ermessen des Gerichts ein Verschulden trifft, können demselben die Kosten ganz oder teilweise zur Last gelegt werden.

§ 659 ZPO.

Der über die Entmündigung zu erlassende Beschluß ist dem Antragsteller und dem Staatsanwalte von Amts wegen zuzustellen.

§ 660 ZPO.

Der die Entmündigung aussprechende Beschluß ist von Amts wegen der Vormundschaftsbehörde mitzuteilen und, wenn der Entmündigte unter elterlicher Gewalt oder unter Vormundschaft steht, auch demjenigen gesetzlichen Vertreter zuzustellen, welchem die Sorge für die Person des zu Entmündigten zusteht. Im Falle der Entmündigung wegen Geistesschwäche ist der Beschluß außerdem dem Entmündigten selbst zuzustellen.

§ 661 ZPO.

Die Entmündigung wegen Geisteskrankheit tritt, wenn der Entmündigte unter elterlicher Gewalt oder unter Vormundschaft steht, mit der Zustellung des Beschlusses an denjenigen gesetzlichen Vertreter, welchem die Sorge für die Person zusteht, anderenfalls mit der Bestellung des Vormundes in Wirksamkeit.

Die Entmündigung wegen Geistesschwäche tritt mit der Zustellung des Beschlusses an den Entmündigten in Wirksamkeit.

§ 662 ZPO.

Der die Entmündigung ablehnende Beschluß ist von Amts wegen auch demjenigen zuzustellen, dessen Entmündigung beantragt war.

§ 663 ZPO.

Gegen den Beschluß, durch welchen die Entmündigung abgelehnt wird, steht dem Antragsteller und dem Staatsanwalte die sofortige Beschwerde zu.

In dem Verfahren vor dem Beschwerdegerichte finden die Vorschriften der §§ 652, 653 entsprechende Anwendung.

§ 664 ZPO.

Der die Entmündigung aussprechende Beschluß kann im Wege der Klage binnen der Frist eines Monats angefochten werden.

Zur Erhebung der Klage sind der Entmündigte selbst, derjenige gesetzliche Vertreter des Entmündigten, welchem die Sorge für die Person zusteht, und die übrigen im § 646 bezeichneten Personen befugt.

Die Frist beginnt im Falle der Entmündigung wegen Geisteskrankheit für den Entmündigten mit dem Zeitpunkt, in welchem er von der Entmündigung Kenntnis erlangt, für die übrigen Personen mit dem Zeitpunkt, in welchem die Entmündigung in Wirksamkeit tritt. Im Falle der Entmündigung wegen Geistesschwäche beginnt die Frist für den gesetzlichen Vertreter des unter elterlicher Gewalt oder unter Vormundschaft stehenden Entmündigten mit dem Zeitpunkt, in welchem ihm der Beschluß zugestellt wird, für den Entmündigten selbst und die übrigen Personen mit der Zustellung des Beschlusses an den Entmündigten.

§ 665 ZPO.

Für die Klage ist das Landgericht ausschließlich zuständig, in dessen Bezirke das Amtsgericht, welches über die Entmündigung entschieden hat, seinen Sitz hat.

§ 666 ZPO.

Die Klage ist gegen den Staatsanwalt zu richten.

Wird die Klage von dem Staatsanwalt erhoben, so ist sie gegen denjenigen gesetzlichen Vertreter des Entmündigten zu richten, welchem die Sorge für die Person zusteht.

Hat eine der im § 646 Abs. 1 bezeichneten Personen die Entmündigung beantragt, so ist dieselbe unter Mitteilung der Klage zum Termin zur mündlichen Verhandlung zu laden.

§ 667 ZPO.

Mit der die Entmündigung anfechtenden Klage kann eine andere Klage nicht verbunden werden.

§ 668 ZPO.

Will der Entmündigte die Klage erheben, so ist ihm auf seinen Antrag von dem Vorsitzenden des Prozeßgerichts ein Rechtsanwalt als Vertreter beizuordnen.

§ 669 ZPO.

Bei der mündlichen Verhandlung haben die Parteien die Ergebnisse der bei dem Amtsgerichte stattgehabten Sachuntersuchung, soweit es zur Prüfung der Richtigkeit des angefochtenen Beschlusses erforderlich ist, vollständig vorzutragen.

Im Falle der Unrichtigkeit oder Unvollständigkeit des Vortrags hat der Vorsitzende dessen Berichtigung oder Vervollständigung, nötigenfalls unter Wiedereröffnung der Verhandlung, zu veranlassen.

§ 670 ZPO.

Die Vorschriften des § 617, Abs. 1, 3 und der §§ 618, 622 finden entsprechende Anwendung. Der Parteieid ist ausgeschlossen.

§ 671 ZPO.

Die Bestimmungen der §§ 654, 655 finden in dem Verfahren über die Anfechtungsklage entsprechende Anwendung.

Von der Vernehmung Sachverständiger darf das Gericht Abstand nehmen, wenn es das vor dem Amtsgericht abgegebene Gutachten für genügend erachtet.

§ 672 ZPO.

Wird die Anfechtungsklage für begründet erachtet, so ist der die Entmündigung aufhebende Beschluß auszusprechen. Die Aufhebung tritt erst mit der Rechtskraft des Urteils in Wirksamkeit. Auf Antrag können jedoch zum Schutze der Person oder des Vermögens des Entmündigten einstweilige Verfügungen nach Maßgabe der §§ 936—944 getroffen werden.

§ 673 ZPO.

Unterliegt der Staatsanwalt, so ist die Staatskasse zur Erstattung der dem obsiegenden Gegner erwachsenen Kosten in Gemäßheit der Bestimmungen des fünften Titels des zweiten Abschnittes des ersten Buchs zu verurteilen.

Ist die Klage von dem Staatsanwalt erhoben, so hat die Staatskasse in allen Fällen die Kosten des Rechtsstreites zu tragen.

§ 674 ZPO.

Das Prozeßgericht hat der Vormundschaftsbehörde und dem Amtsgerichte von jedem in der Sache erlassenen Endurteile Mitteilung zu machen.

Im folgenden soll der Gang des *Entmündigungsverfahrens* kurz geschildert werden.

Vorausgeschickt sei das prinzipiell Wichtige, daß die Entmündigung nicht ein *kontradiktorisches Verfahren* darstellt, bei dem sich der Richter von zwei gegenüberstehenden Parteien das Beweismaterial zutragen läßt. Deshalb hat der Entmündigungsrichter in weitestem Maße die Begründetheit des Antrages auf dem Wege von Ermittlungen klarzulegen. Der Antragsteller kann deshalb auch als Zeuge vernommen werden (RGE. 3. Dezember 1903, Das Recht 1904 Nr. 370). Andererseits muß zuvor (also vor Anstellung der Ermittlungen) dem zu Entmündigenden bzw. seinem gesetzlichen Vertreter Gelegenheit gegeben werden, Beweismittel zu benennen (§ 653 ZPO.). Dazu ergeht schriftliche Aufforderung an ihn. Freilich müßten ihm dann eigentlich auch die gegen ihn vorgebrachten Behauptungen mitgeteilt werden.

Die Entmündigung erfolgt auf Antrag bei dem zuständigen Amtsgericht (§ 645 und § 648 ZPO.).

Antragsberechtigt sind der Ehegatte, Verwandte oder der gesetzliche Vertreter, welchem die Sorge für die Person des zu Entmündigenden zusteht (§ 646 ZPO.). Gesetzliche Vertreter sind: der Vater und die Mutter als Inhaber der elterlichen Gewalt (§§ 1627—1637, 1676, 1684—1686, 1696—1698, 1738, 1765 BGB.), auch die uneheliche Mutter (§§ 1589, 1709 BGB.), der Vormund (§ 1793 BGB.) sowie der Pfleger, sofern ihm die Sorge für die Person zusteht (§§ 1909, 1915 BGB.). Die Bestellung der Pflegschaft kann direkt auf Herbeiführung einer Entmündigung lauten. Von juristischer Seite wird teilweise die Berechtigung des Pflegers bestritten (LEVIS), da niemand den Antrag auf eigene Entmündigung stellen könne (doch siehe RGE. vom 12. Oktober 1899, Bd. 45, Nr. 46), Verschwägerte gelten nicht als Verwandte (§ 1589 und 1590 BGB.; OLG. Bd. 15, S. 57), dagegen die Verwandten der unehelichen Mutter (§ 1705 BGB.). Der § 646 ZPO. schließt weiterhin die Verwandten bei Vorhandensein anderer Antragsberechtigter aus.

Bei Tod des Antragstellers oder Erlöschen seiner Antragsberechtigung vor Erlaß des Entmündigungsbeschlusses ist das Verfahren einzustellen (OLG. Karlsruhe 7. November 1901, Das Recht 1902 Nr. 73; RGE. 30. Oktober 1907, zit. nach E. SCHULTZE, S. 273; OLG. Rostock 11. Januar 1908, Das Recht 1908 Nr. 3877).

Antragsberechtigt ist ferner der Staatsanwalt bei dem zuständigen Landgericht (§ 646 ZPO.). Er hat die Ermächtigung, im öffentlichen Interesse die Entmündigung zu beantragen, wenn er von ihrer Notwendigkeit zufällig oder amtlich Kenntnis erhält. Die Leiter der Privatirrenanstalten und der Provinzialirrenanstalten in Preußen sind gehalten, dem Staatsanwalt die Aufnahme geisteskranker Personen in ihrer Anstalt anzuzeigen (Pr. Anw. v. 26. März 1901, MinBl. f. Med. Angel. 1901, S. 97, dazu Runderl. v. 24. September 1880, zit. nach E. SCHULTZE). Der Staatsanwalt pflegt entsprechende Anfragen an die Anstalt zu richten. E. SCHULTZE schlägt folgende Fassung für diese Anfragen vor:

1. Ist der dort internierte X voraussichtlich dauernd geistesgestört?

2. Wenn ja, ist er durch seine Geistesstörung verhindert, seine Angelegenheiten zu besorgen?

3. Sind der Anstalt Umstände oder Tatsachen bekannt, die die Bestellung eines gesetzlichen Vertreters für den Kranken notwendig oder wünschenswert machen?

Die Anstaltsleiter sind nicht antragsberechtigt, jedoch jederzeit in der Lage, bei der Staatsanwaltschaft eine Entmündigung anzuregen.

Die Beifügung eines ärztlichen Zeugnisses zum Entmündigungsantrag wird nicht gesetzlich gefordert, erscheint aber zweckmäßig.

Der *Antrag* muß deutlich erkennen lassen, weswegen die Entmündigung erfolgen soll (OLG. Rostock 31. Januar 1905; OLG. 12, 1).

Geht der Antrag auf Entmündigung wegen Geisteskrankheit, so kann der Beschluß ohne weiteres auf Entmündigung wegen Geistesschwäche lauten, falls die Bedingungen hierfür vorliegen. In dem einen Antrag ist der andere enthalten (OLG. Köln 17. März 1901, OLG. 4, 5; RG. 20. November 1900; Jur. Woch. 1900 S. 867). Im umgekehrten Falle ist die Sachlage schwieriger. E. SCHULTZE gibt den ansprechenden Rat, in einem derartigen Fall bei der Staatsanwaltschaft einen Antrag auf Entmündigung wegen Geisteskrankheit anzuregen.

Der Antrag kann auch lauten auf Entmündigung wegen Geisteskrankheit oder Geistesschwäche einerseits bzw. Trunksucht oder Verschwendungssucht andererseits. Dies entspräche der Verschiedenheit der Verfahrensarten (OLG. Rostock; 31. Januar 1905 OLG. 12, 1). Darüber hinaus wird von STEIN-JONAS die Meinung vertreten, daß auch die beiden Gruppen im Entmündigungsantrage vermischt werden können, da die Verfahrensarten nicht so weitgehend verschieden wären[1].

---

[1] STEIN-JONAS: Kommentar z. ZPO. 14. Aufl. 1929, S. 337 zu § 645 ZPO.

„Eine Verbindung von Anträgen auf Entmündigung wegen Geisteskrankheit oder Geistesschwäche einerseits und Trunksucht oder Verschwendung andererseits ist nicht ausgeschlossen. Die Verfahren nach §§ 646ff. und dasjenige nach §§ 680ff. sind nicht so verschieden, daß daraus die Unzulässigkeit der Verbindung gefolgert werden könnte."

So auch Reichsgericht IV, 16. Juni 1924, RGZ. Bd. 108 S. 307; OLG. Colmar 9. Juli 1912. Wicht. Entsch. 12. Folge S. 42. And. Meinung: OLG. Rostock 31. Jan. 1905; OLG. Bd. 12, S. 1.

Der Antrag soll auch ausführlich begründet sein, er kann mündlich oder schriftlich gestellt (§ 647 ZPO.) und jederzeit zurückgezogen werden.

Der *Gerichtsstand* ist durch den Wohnsitz des zu Entmündigenden bestimmt, der natürlich mit dem augenblicklichen Aufenthaltsort, z. B. dem Ort der Irrenanstalt, nicht übereinzustimmen braucht. In diesem Fall kann die Vernehmung des zu Entmündigenden auf dem Wege der Rechtshilfe durch das Gericht des Aufenthaltsortes erfolgen. Vernehmender und erkennender Richter würden dann nicht dieselben Personen sein. Da für letzteren aber der persönliche Eindruck von großer Wichtigkeit ist, so ist die Möglichkeit zu begrüßen, daß *nach* Einleitung des Verfahrens, für welches allein das Amtsgericht des Wohnsitzes zuständig ist, das ursprünglich zuständige Gericht dieses an das Gericht des Aufenthaltsortes verweisen kann. Die Überweisung des Entmündigungsantrages ist stets gerechtfertigt, wenn der Fall nicht von vornherein klar und der gegenwärtige Aufenthaltsort von einiger Dauer erscheint (BayOLG. 3. Mai 1912, Wicht. Entsch. 12. Folge, S. 44). Immer muß aber die Überweisung durch die Verhältnisse des zu Entmündigenden begründet sein. Hinweis auf zu starke Belastung des Gerichts am Ort einer Anstalt genügt nicht (BayOLG. 10. März 1900; OLG. Bd. 1, S. 419; siehe aber auch BayOLG. 26. April 1909, Wicht. Entsch. 1909, S. 37). Auch wenn die Vernehmung durch den ersuchten Richter voraussichtlich dasselbe Resultat haben wird wie die durch den erkennenden Richter, ist Überweisung nicht angängig (OLG. Colmar 23. Dezember 1910, Wicht. Entsch. 11. Folge, S. 62). Nach Vernehmung des zu Entmündigenden kann Überweisung nicht mehr erfolgen (§ 650 Abs. 2 ZPO.). Bei Ablehnung entscheidet das den beiden Gerichten gemeinschaftlich übergeordnete Gericht, dessen Entscheidung bindend ist (KG. 30. März 1900 Das Recht 1901 Nr. 220; OLG. Dresden 13. Dezember 1900 Das Recht 1901 Nr. 1432). Weitere Überweisungen sind möglich, soweit den Umständen angemessen (§ 651 ZPO.).

Gerichtlicherseits kann vor Einleitung des Verfahrens die *Beibringung eines ärztlichen Zeugnisses* gefordert werden (§ 649 ZPO.), unbeschadet der in jedem Fall geforderten späteren persönlichen Vernehmung des zu Entmündigenden. Solche ärztlichen Atteste sollen kurz sein und sich nicht zu bindend ausdrücken. Entzieht sich der zu Entmündigende der Untersuchung, so ist sogar ausnahmsweise die Ausstellung auf Grund von Angaben der Angehörigen und schriftlichen Äußerungen des Kranken erlaubt. Selbstverständlich müssen diese Atteste genügend vorsichtig abgefaßt sein und unter Wiedergabe der Angaben lediglich die Notwendigkeit einer Prüfung der Voraussetzung der Entmündigung betonen. Hübner gibt noch den Rat, die Angaben von dem Berichterstatter unterschreiben zu lassen. Nach Verfügung des Preuß. Justizministers aus dem Jahre 1896 (zit. nach Hübner und E. Schultze)[1] sollen, abgesehen von der regelmäßigen Forderung von Attesten, auch die Krankenakten eingesehen werden. Doch besteht eine Verpflichtung der Anstalten, diese einer Behörde herauszugeben, nicht[2].

Von der Verpflichtung des Gerichts, im weitesten Maße *Ermittlungen* anzustellen und dem zu Entmündigenden Gelegenheit zur Beibringung von Beweismitteln zu geben, wurde schon oben gesprochen. Dieser bzw. der gesetzliche Vertreter hat das Recht, Beweismittel zu bezeichnen (§ 653 ZPO.), kann aber ebensowenig wie der Antragsteller verlangen, daß sie benutzt werden. Ein eigent-

---

[1] Unauffindbar. Im ganzen muß an dieser Stelle einmal die durchaus unzulängliche Zitiermethode in medizinischen Abhandlungen bemängelt werden.

[2] S. dazu Fischer-Wiesloch in der Zeitschr. f. d. gesamte Neurol. u. Psychiatrie. Bd. 100 H. 4, 5, S. 652—661 (1926) und Schultze, E., i. d. Mschr. f. Kriminalpsychol. u. Strafrechtsreform, Jahrg. 17, H. 9, 10, S. 447—457 (1926).

liches Recht auf Beweisanträge haben alle drei nicht, auch kein Beschwerderecht (OLG. Dresden 28. September 1903, Seuff. Arch. 4, 421) und kein Recht, an den Terminen teilzunehmen (RG. 11. Januar 1913, RG. Bd. 81, 193), da es sich nicht um ein Parteiverfahren handelt[1]. Dagegen stehen alle diese Rechte dem Staatsanwalt zu (§ 652 ZPO.).

Vor dem Ausspruch der Entmündigung muß der zu Entmündigende unter Hinzuziehung von mindestens einem Sachverständigen *vernommen* werden. Mit anderen Worten, es muß ein *Entmündigungstermin* stattfinden, eine Maßnahme, von der nur bei besonderen Schwierigkeiten und der Befürchtung eines besonderen Nachteils für den Gesundheitszustand des zu Entmündigenden abgesehen werden kann[2]. Nichterscheinen des zu Entmündigenden und weite Entfernung bilden keinen Gegengrund, da in solchen Fällen einerseits Vorführung, andererseits Überweisung möglich ist (RG. IV 12. Oktober 1900, Das Recht 1901, 851, zit. nach HÜBNER S. 433). Befürchtungen für den Gesundheitszustand bestehen nach übereinstimmender Ansicht der Autoren gewöhnlich nicht, sogar nicht bei Melancholischen. Höchstens Arteriosklerotiker mit Neigung zu Schlaganfällen sind gefährdet (CRAMER). Schwierigkeiten können Tobsüchtige bieten.

Über den Ort des Termins entscheidet der Richter. Einem zu befürchtenden Nachteil der Vernehmung vor Gericht für den zu Entmündigenden wäre durch eine entsprechende gutachtliche Äußerung vorzubeugen (Ministerialverfügung v. 28. November 1899 JMinBl. 1899 S. 388).

Der Termin ist nicht öffentlich (GVG. § 171, 2).

Von der Beschaffenheit des Protokolls handelt eine Entscheidung des OLG. Kolmar, die in wörtlicher Wiedergabe folgen möge:

„Das richterliche Protokoll über die persönliche Vernehmung des zu Entmündigenden muß erkennen lassen, welche Fragen an ihn gestellt, welche Antworten von ihm gegeben sind, ob namentlich die gestellten Fragen auch denjenigen Kreis berührt haben, in welchem sich die Wahnideen des zu Entmündigenden bewegen, und ob solche Fragen mit Unterstützung des Sachverständigen gestellt sind (Kolmar 30. Juni 1909, Wicht. Entsch. 9. Folge, S. 38).

HÜBNER fügt hinzu, es sei in geeigneten Fällen zweckmäßig, Schilderungen des Milieus zu geben, in denen der Kranke vorgefunden werde, evtl. mit ihm sein Vorleben zu besprechen und ihn namentlich über die Punkte zu verhören, in denen er auf sozialem Gebiet versagte. Der Preuß. Justizministerialerlaß v. 28. April 1887[3] ordnet für das Protokoll möglichst wortgetreue Wiedergabe von Frage und Antwort sowie eine Schilderung seines Verhaltens hinsichtlich Gebärden und Haltung an.

Wie aus der angeführten Entscheidung hervorgeht, soll der Sachverständige nicht ein stummer Beisitzer im Termin sein, sondern handelnd und fragend eingreifen. Dahin spricht sich eine Entscheidung des OLG. Dresden aus, die eine passive Assistenz ablehnt und eine aktive Mitwirkung fordert (Beschl. des OLG. Dresden 6. Dezember 1898, Seuff. Arch. Bd. 55, S. 247ff.). Zweckmäßig überläßt der Richter dem Sachverständigen zunächst die Fragestellung, da dieser ihm, falls er den Kranken kennt, die geistige Störung mit Leichtigkeit demonstrieren kann. Ungeschickte Vorfragen des Richters vereiteln diese Möglichkeit manchmal, wie E. SCHULTZE hervorhebt.

---

[1] In nämlichem Sinne RG. 25. Nov. 1912 11. Jan. 1913, Wicht. Entsch. 13. Folge S. 52 und OLG. Naumburg 20. Mai 1913, Wicht. Entsch. 13. Folge S. 52.

[2] Der Grund des Unterbleibens der persönlichen Vernehmung muß aktenkundig gemacht werden (PJM. Verfügung v. 10. Mai 1887, JMBl. 1887, S. 129).

[3] Verf. des Min. f. geistl., Unterrichts- u. Med.-Angelegenh. vom 28. April 87 (JMBl. 1887. S. 130ff.).

Einer wiederholten Vernehmung steht nach dem Wortlaut des Gesetzes nichts entgegen. Der zu dem Termin hinzugezogene Sachverständige wird in der Regel auch das mündliche oder schriftliche Gutachten erstatten, wiewohl dies vom Gesetz nicht besonders erfordert ist.

Als Sachverständiger soll nach dem Erlaß v. 1. Oktober 1902[1] regelmäßig der Gerichtsarzt als der für medizinale Angelegenheiten öffentlich bestellte Sachverständige, erforderlichenfalls sein Assistent, hinzugezogen werden. Andere Personen nur dann, wenn besondere Umstände es erfordern. Ganz abgesehen davon, daß der Gerichtsarzt der Zukunft voraussichtlich stets auch eine psychiatrische Ausbildung von größerer Länge als heute aufweisen wird, braucht diese Bestimmung nicht mehr eine besondere Erregung in psychiatrischen Kreisen hervorzurufen, nachdem ein Erlaß des Justizministeriums v. 21. März 1904 (zit. nach E. SCHULTZE) ausdrücklich festgestellt hat, daß besondere Umstände bei den Leitern und Ärzten der Irrenanstalten mit Rücksicht auf ihre besondere Fachausbildung und die längere Beobachtung und Behandlung des Kranken häufig vorliegen werden.

Der ministerielle Erlaß vom 28. April 1887 weist die Sachverständigen an, sich vor dem Entmündigungstermin durch Besuche des zu Entmündigenden, sowie durch Rücksprache mit den Angehörigen und mit dem Arzt die zur Abgabe des Gutachtens erforderlichen Kenntnisse zu verschaffen[2]. Es können mehr als drei Vorbesuche gemacht, jedoch nicht vergütet werden, falls sie nicht vom Gericht angeordnet sind (Entscheidung vom 14. November 1911, zit. von HÜBNER S. 435, Verf. v. 28. April 1887, Pr. JMBl. 1887, 130).

Um die Vorbereitungen zu ermöglichen, soll der Sachverständige so früh wie möglich geladen werden. Auch Einsicht in die Akten soll ihm gewährt werden (Erl. v. 28. November 1899) (siehe Anm. 1).

E. SCHULTZE hebt mit Recht hervor, daß die Wahrnehmung von Entmündigungsterminen älteren und erfahrenen Juristen vorbehalten bleiben sollte. Es erscheint auch mir dazu durch längere Praxis gereifte Menschenkenntnis erforderlich. Zweckmäßig erscheint es für den Sachverständigen, in dem Termin ein vorläufiges mündliches Gutachten abzugeben und sich die Einreichung eines schriftlichen, ausführlich begründeten Gutachtens vorzubehalten. Von dem letzteren wird man nur in ganz vereinzelten, besonders einfach liegenden Fällen absehen können. Im allgemeinen erscheint mit Rücksicht auf das Einschneidende der Maßnahme einer Entmündigung und etwaige spätere öffentliche Anwürfe eine sehr ausführliche ärztliche Begründung am Platze.

Auch mündlich vom Sachverständigen abgegebene Gutachten sind vollständig, nicht bloß ihren Ergebnissen nach und nicht bloß insoweit, als der Richter dies für die Erlangung seiner persönlichen Überzeugung erforderlich hält, zu den Akten festzustellen (Preuß. Ministerialerlaß v. 28. November 1899, JMBl. 1899, S. 388). Das erleichtert die Überprüfung. In Preußen geht bekanntlich eine Abschrift des Protokolls über die persönliche Vernehmung und des Gutachtens zum Zweck der Überprüfung durch den gerichtsärztlichen Ausschuß der Provinz an den Regierungs-Präsidenten bezw. Regierungs- und Medizinalrat (ders. MinErl.).

Der *§ 656 ZPO.* gibt dem Sachverständigen das Recht, im Zweifelsfall den Antrag auf Beobachtung des zu Entmündigenden in einer Anstalt auf die Dauer

---

[1] Allgemeine Verfügung (des Just. Min.) v. 1. Oktober 1902 wegen Abänderung der Allg. Verf. v. 28. November 99 (JMBl. 1902, S. 246).

[2] Darüber, daß jeder Sachverständige, der den Geisteszustand des zu Entmündigenden begutachtet, diesen vorher untersucht haben müsse, besteht keine Prozeßvorschrift (RG. 14. Juli 1917, Wicht. Entsch. 15. Folge S. 28).

von 6 Wochen zu beantragen. Die allgemeine Fassung „Anstalt" läßt auch Privatanstalten und wohl auch offene Anstalten (Nervenheilanstalten) zu. Zustimmung des Antragstellers ist jedoch erforderlich. Notwendig ist für die Beobachtung dreierlei:

1. Das Vorliegen eines ärztlichen Gutachtens, das eine Beobachtung für erforderlich erklärt;

2. die Einwilligung des Antragstellers. Im Falle der Weigerung ist ein Ausweg dadurch möglich, daß der Staatsanwalt die Rolle des Antragstellers übernimmt (E. SCHULTZE);

3. die Bedenkenlosigkeit der Unterbringung des zu Entmündigenden. Für eine solche wird sich der Sachverständige, wenn er gefragt wird, in den allermeisten Fällen aussprechen können, zumal ja zumeist volle Bewegungsfreiheit garantiert werden kann. Die Verpflichtung zur Gewährung einer über die Normalsätze hinausgehenden Verpflegung seitens des Gerichts ist fraglich[1]. Auch die anderen Antragsberechtigten sollen tunlichst gehört werden (§ 656 ZPO.). Gegen den Beschluß der Beobachtung ist sofortige Beschwerde möglich seitens des zu Entmündigenden, des Staatsanwalts und sämtlicher Antragsberechtigter des § 646 ZPO. Gegen die Ablehnung des Beschlusses ist Beschwerde nicht möglich (§ 663 ZPO.). Der Sachverständige wird sich unter Umständen veranlaßt sehen, auch ohne Beobachtung ein Gutachten abzugeben, das natürlich mit einem „non liquet" endigen kann.

Schon frühzeitig hat das Gericht Anordnungen für einstweilige Vertretung zu treffen, sobald es eine solche für erforderlich hält. Es kommt die Einsetzung einer vorläufigen Vormundschaft oder einer Pflegschaft in Frage (§ 657 ZPO.) (s. unten).

Die Entmündigung erfolgt durch *Beschluß*, ebenso die Ablehnung des Antrages; letztere ist dem Antragsteller, dem Staatsanwalt und dem zu Entmündigenden von Amts wegen mitzuteilen (§ 659 ZPO.); nach der ministeriellen Verfügung vom 28. November 1899 (s. oben) auch dem Leiter der Anstalt, in welche sich der zu Entmündigende befindet. Gegen den Beschluß der Ablehnung steht dem Antragsteller und dem Staatsanwalt die sofortige Beschwerde zu.

Der Beschluß einer Entmündigung wegen Geisteskrankheit ist denselben Personen außer dem zu Entmündigenden zuzustellen (§ 659 ZPO.), evtl. auch dem gesetzlichen Vertreter oder dem Inhaber der elterlichen Gewalt. Schließlich auch der Vormundschaftsbehörde (§ 660 ZPO.) zum Zwecke der Aufstellung des Vormundes (§ 1774 BGB.) und schließlich in Preußen wie oben dem Vorsteher der Anstalt, in welcher sich der zu Entmündigende befindet (MinVerf. v. 28. November 1899) (s. oben).

Bei der Entmündigung wegen Geistesschwäche muß der Entmündigungsbeschluß auch dem Entmündigten zugestellt werden. Diese Bestimmung birgt Gefahren in sich für den Kranken und sein Verhältnis zu Arzt und Umgebung, wenn der Begründung dieser Mitteilung, die sich nach juristischer Auffassung nicht auf das Faktum der Entmündigung beschränken darf, in rücksichtsloser und unbedachter Weise schwerwiegende Krankheitsprognosen, diskrete ärztliche Äußerungen oder für den Kranken peinliche, bloßstellende Zeugenaussagen eingefügt werden. Solche Dinge lassen sich aber für einen einigermaßen erfahrenen, geschickten und taktvollen Entmündigungsrichter vermeiden.

Ob für die in der Anstalt befindlichen Kranken eine Ersatzzustellung statthaft ist, unterliegt Meinungsverschiedenheiten. Eine solche erscheint natürlich erwünscht, weil der Übermittelnde Härten auszugleichen, aufzuklären und zu beschwichtigen vermag. BLACHIAN hat die Meinung vertreten und sich dabei

---

[1] (JM. Verf. 20. Oktober 08, JMBl. 08/369.) Pflegekosten werden vergütet, soweit sie wirklich erforderlich waren.

auf eine auf Gefangene bezügliche Entscheidung berufen, wonach das Gefängnis als Wohnung zu bezeichnen ist, in der der Gefangene nicht ohne weiteres für den Zustellungsbeamten anzutreffen und der Anstaltsvorsteher als Hausvorsteher anzusehen ist (§ 181 ZPO.).[1]

Sehr wichtig erscheint die Wahl eines geeigneten Vormundes, der Verständnis für die geistigen Abweichungen, sowie Zeit und Neigung zur Besorgung der Angelegenheiten hat und dem Kranken genehm ist (HÜBNER). Auf die erfreulicherweise zunehmende Möglichkeit von Berufsvormundschaften ist hinzuweisen.

Die *Kosten* des Verfahrens trägt im Fall der Entmündigung der Entmündigte, im Fall der Ablehnung die Staatskasse (§ 658 ZPO.).

Gegen den Entmündigungsbeschluß kann eine *Anfechtungsklage* gerichtet werden. Die *Anfechtung* stellt einen *kontradiktorischen* Prozeß vor dem Landgericht dar (§ 666 ZPO.). Von den Anfechtungsgründen interessiert an dieser Stelle nur die Behauptung des Nichtvorliegens von Geisteskrankheit oder Geistesschwäche. Die Behauptung, die Psychose sei inzwischen abgeheilt, könnte nur einen Antrag auf Wiederaufhebung begründen (OLG. Dresden, 8. Februar 1902, zit. nach E. SCHULTZE S. 287). Die Klage ist gegen den Staatsanwalt zu richten. Die Anfechtungsfrist läuft für den wegen Geisteskrankheit Entmündigten vom Zeitpunkt der Kenntnisnahme von der Entmündigung an, also vom Zeitpunkt der Mitteilung der Vormundschaft bzw. dem Zeitpunkt, an welchem er die Tatsache und Bedeutung der Entmündigung zu übersehen vermag. *Klageberechtigt* sind alle zur Stellung des Antrags auf Entmündigung Berechtigte, auch diejenigen Personen, welche die Entmündigung beantragt haben, der Staatsanwalt, der in diesem Fall die Klage gegen den mit der Sorge für die Person des Entmündigten betrauten gesetzlichen Vertreter zu richten hat, und der Entmündigte selbst, der für diese Klage als prozeßfähig anzusehen ist, vorausgesetzt, daß ihm die Prozeßfähigkeit nicht aus besonderen Gründen abzusprechen ist. Der Entmündigte muß sich durch einen Anwalt vertreten lassen (Anwaltszwang beim Landgericht), er kann die Beiordnung eines Anwalts verlangen (§ 668 ZPO.).

Der Verwendung amtsgerichtlicher Beweiserhebungen steht im Anfechtungsprozeß nichts entgegen. Sie unterliegt der freien Beweiswürdigung des Richters (RG. V 25. November 1912, 11. Januar 1913, Wicht. Entsch. 13. Folge, S. 52).

Die Paragraphen, welche von der Vernehmung des zu Entmündigenden und der Anhörung von Sachverständigen handeln (§§ 654/655 ZPO.), finden im Anfechtungsverfahren entsprechende Anwendung (§ 671 ZPO.). Die persönliche Vernehmung unter Hinzuziehung eines Sachverständigen muß auf jeden Fall stattfinden[2], dagegen kann von der Vernehmung neuer Sachverständiger abgesehen werden, wenn das vor dem Amtsgericht abgegebene Gutachten dem Gericht als genügend gilt (§§ 655, 671 ZPO.). Eine Anstaltsbeobachtung ist nicht vorgesehen, ein Mangel, der sich in der Praxis öfters schmerzlich fühlbar macht.

Die *Aufhebung* der Entmündigung hat rückwirkende Kraft. Vorgenommene Rechtsgeschäfte haben also Gültigkeit. Einen besonders benannten Fall werden wir in dem Kapitel der Testierfähigkeit kennenlernen. Auch die von dem gesetzlichen Vertreter vorgenommenen Rechtshandlungen bleiben gültig (§ 115 BGB.).

---

[1] BayOLG. 14. März 1913, Wicht. Entsch. 13. Folge S. 52: Eine Ersatzzustellung bei Abwesenheit des wegen Geistesschwäche Entmündigten ist zulässig.

[2] RG. IV. 15. Dezember 1910, Wicht. Entsch. 11. Folge S. 66: Wiederholung der Vernehmung des Entmündigten in der Berufungsinstanz kann nicht unterbleiben, weil das OLG. sie für unerheblich hält. Wiederholte Vernehmung unter Zuziehung eines anderen Sachverständigen in der Berufungsinstanz ist möglich.

RG. IV. Urt. v. 15. Dezember 1910, 55, 10 IV. Naumburg, Wicht. Entsch. 11. Folge S. 64: Revision ist begründet, wenn der Entmündigte in der Berufungsinstanz im Entmündigungsverfahren nicht persönlich unter Zuziehung eines Sachverständigen vernommen wurde.

Bei Abgabe verschiedener Willenserklärungen in gleicher Sache ist die erstabgegebene wirksam, bei gleichzeitiger Abgabe heben sie sich auf.

Rückblickend kann man sagen, daß die Entmündigung mit so viel Sicherheitsmaßnahmen umkleidet ist, daß die öfters in Wort und Schrift an die Wand gemalte Gefahr *ungerechtfertigter Entmündigungen* außerordentlich gering ist.

Anderer Ansicht ist der Jurist COHN. Er wünscht eine Änderung des Verfahrens in dem Sinne, daß schon *vor* seiner Einleitung ein auf eine ausführliche Krankengeschichte gestütztes amtsärztliches Gutachten beigebracht wird. Ferner wünscht er *nach* Einleitung des Verfahrens die Beiordnung eines Beistandes.

Gegen den ersten Vorschlag dürften sich lediglich technische Bedenken erheben lassen. Wird der zu Entmündigende immer willig die amtsärztlichen Untersuchungen über sich ergehen lassen, wenn er von ihrem Zweck erfährt, und eine Untersuchung ist doch wohl nach der Meinung von COHN zu verlangen. Kann man eine solche vor dem Verfahren erzwingen? Zweitens aber würde vielleicht im Hinblick auf eine gewisse Gebundenheit des Vorgutachters definitive Begutachtung durch einen zweiten beamteten Arzt gefordert werden. Wird dieser aber immer leicht erhältlich sein? Beamtete Ärzte von Anstalten werden nicht immer leicht zur Verfügung stehen.

Bedenken habe ich ganz und gar gegen die Beiordnung eines Beistandes. Ich befürchte, daß nur zu oft der Beistand in laienhafter Verkennung des Zustandes gegen die Entmündigung ankämpfen wird, auch da, wo sie durchaus geboten erscheint. Der beste Beistand für den zu Entmündigenden ist m. E. der *Richter*. Freilich darf man nicht, wie anscheinend COHN, die Entmündigung als eine Art Strafe auffassen und von „Beschuldigten" und „Verteidigung" sprechen. Das jetzige Verfahren bietet m. E. durchaus die Gewähr für die Vermeidung ungerechtfertigter Entmündigungen, freilich unter bestimmten, als selbstverständlich vorauszusetzenden Bedingungen. Erstens einmal muß der Entmündigungsrichter sich ernstlich bemühen, sich selbst auf dem Wege der Rücksprache mit dem Sachverständigen und durch Rückfragen an ihn ein Urteil zu bilden. Sodann aber müssen auch die Sachverständigen von entsprechender Wertigkeit sein. Freilich werden weniger wertige Richter und Sachverständige eher zu wenig als zu viel entmündigen, und in Preußen ist infolge der Überprüfung der Gutachten eine über das Gesetz hinausgehende Sicherheit geboten. Die Bildung eines gerichtsärztlichen Spezialistentums wird eine noch verstärkte Gewähr bieten. Die von COHN gemachten Ausstellungen an der Sachverständigentätigkeit können sich höchstens auf unzulängliche Sachverständige beziehen. Inwieweit er solchen wirklich begegnet ist, mag dahingestellt bleiben. Kein wirklicher Sachverständiger wird daran denken, den Ausfall der Intelligenzprüfung — abgesehen etwa von Fällen vorgeschrittenen Blödsinns — statt anderer wesentlicher Punkte zum Maßstab der Entmündigungsreife zu machen. Für den wirklichen Sachverständigen bietet weder die Überwertung von Kenntnisfragen noch die fälschliche Inrechnungsetzung eines Pseudodefekts infolge einer momentanen Examensverwirrtheit eine ernstliche Klippe. Wer etwas Derartiges behauptet, hat von forensischer Psychiatrie eine nur ungenügende Vorstellung.

Man findet umgekehrt gerade bei Richtern öfters das Haftenbleiben am Intelligenzprüfungsschema und das Nichteingehen auf psychologisch wesentliche Punkte.

Ich halte weitgehende Gesetzesänderungen auf dem behandelten Gebiet nicht für erforderlich; die gelegentlich vorgeschlagene Hineinziehung eines *Laienrichtertums* für gefährlich und für eventuell verhängnisvoll. Die geringe Zahl der Anfechtungsklagen spricht eigentlich ganz für die Güte des Systems. Mir persönlich sind Fälle ungerechtfertigter Entmündigungen nicht bekannt, wohl aber ungerechtfertigt unterbliebene Entmündigungen. Gleiches trifft anscheinend für andere zu. Man lese dazu die Sprechstundenerfahrungen von HÜBNER, die wohl von jedem Psychiater in demselben Sinne ergänzt werden könnten. Auch die sonstigen Ausführungen des genannten Autors sind beachtlich. Von den von ihm zusammengestellten Entmündigten litten etwa 80% an schweren geistigen Störungen, in etwa 60% war der Entmündigung ein längerer, d. h. mindestens mehrmonatiger Anstaltsaufenthalt vorangegangen. Unter 39 Fällen, in welchen die Entmündigung vom Gericht abgelehnt wurde, fanden sich nur 7, in denen die Diagnose „nicht geisteskrank" lautete. In 4 Fällen von diesen waren jedoch zeitige oder voraufgegangene psychische Veränderungen bzw. Auffälligkeiten zu konstatieren gewesen. Im 5. Fall war früher zweimal Pflegschaft angeordnet worden. Im 6. Fall war ein viermaliger Anstaltsaufenthalt vorausgegangen. In allen anderen Fällen handelte es sich um Kranke im klinischen Sinne; nur waren die sozialen Voraussetzungen für die Entmündigung nicht gegeben. In einzelnen Fällen war die Frage der Entmündigungsreife strittig und hatte widersprechende Gutachten veranlaßt. In einem Fall zeigte der weitere Verlauf, daß die Entmündigung zu Unrecht abgelehnt war. All das zeigt wohl die hinreichende Sicherheit. Wenn ich eine Änderung wünschen soll, so wäre es höchstens die eines Antragsrechts des Sachverständigen.

γ) Rechtswirkungen der Entmündigung.

Es werden hier nur diejenigen Rechtswirkungen namhaft gemacht, die nicht bereits in vorhergehenden Kapiteln genannt worden sind oder in späteren Kapiteln noch eine besondere Besprechung erfahren[1].

Der *entmündigte beschränkt Geschäftsfähige* darf ebenso wie der *Geschäftsunfähige* folgende Rechte *nicht* ausüben. Er darf nicht sein:

1. Vormund (§ 1780 BGB.),
2. Gegenvormund (§ 1792 BGB.),
3. Pfleger (§ 1915 BGB.),
4. Beistand (§ 1694 BGB.),
5. Mitglied eines Familienrates (§ 1865 BGB.); (ein Familienrat tritt unter besonderen Bedingungen [testamentarische Bestimmung, Antrag des Vormundes oder Gegenvormundes] an Stelle des Vormundschaftsgerichts),
6. Testamentsvollstrecker (§ 2201 BGB.).
7. Er darf keinen Erbvertrag als Erblasser schließen (§ 2275 Abs. 1 BGB.). (Erbvertrag ist ein Vertrag, der zwischen Erblasser und Erben geschlossen wird.)
8. Die elterliche Gewalt in Ansehung der Sorge für das Kindesvermögen ruht (§ 1676 BGB.). (Die elterliche Gewalt umfaßt die Sorge für die Person *und* das Vermögen des Kindes.)

Der *entmündigte beschränkt Geschäftsfähige hat* vor dem Geschäftsunfähigen *folgende Vorrechte voraus:*

1. Ihm steht neben dem gesetzlichen Vertreter die Sorge für die Person des Kindes zu (§ 1676 Abs. 2 BGB.).
2. Er darf mit Zustimmung des gesetzlichen Vertreters und Genehmigung des Vormundschaftsgerichtes einen anderen an Kindes Statt annehmen (§ 1751 BGB.).
3. Er darf mit Zustimmung des gesetzlichen Vertreters (evtl. des Vormundes und des Vormundschaftsgerichts) als Erblasser einen Erbvertrag mit seinem Ehegatten schließen (§ 2275 BGB.).
4. Er darf mit Genehmigung des Vormundschaftsgerichts auf eine Erbschaft verzichten (§ 2347 BGB.). Zustimmung des gesetzlichen Vertreters ist nicht erforderlich[2].

Er darf *ohne* Zustimmung des gesetzlichen Vertreters folgende Rechte ausüben:

5. Verfügungen über die fortgesetzte Gütergemeinschaft treffen (§ 1516 BGB.)[3].

---

[1] Es handelt sich im einzelnen um folgende Paragraphen: §§ 107, 110, 113, 1305, 1336, 1437, 1728, 1729, 1746, 1748, 1750 BGB., §§ 393, 612 ZPO., § 57 StPO.

[2] Anders ein unter elterlicher Gewalt stehender Minderjähriger, sofern der Verzichtvertrag unter Ehegatten oder unter Verlobten geschlossen wird.

[3] Der gesetzliche Güterstand ist der der Verwaltung und Nutznießung des Mannes am eingebrachten Gut der Frau. An seine Stelle können durch Ehevertrag treten: Gütertrennung, allgemeine Gütergemeinschaft, Errungenschaftsgemeinschaft und Fahrnisgemeinschaft. Fortgesetzte Gütergemeinschaft ist die vertragliche Fortsetzung der allgemeinen Gütergemeinschaft des überlebenden Ehegatten mit den Kindern.

6. Er ist anfechtungsberechtigt hinsichtlich der ehelichen Abstammung eines Kindes (§ 1595 BGB.).

7. Er ist zur Anerkennung berechtigt hinsichtlich derselben Angelegenheit (§ 1598 BGB.).

8. Er darf als Vater oder als Mutter die Einwilligung in die Ehe der Kinder geben (§ 1307 BGB.).

9. Er ist anfechtungsberechtigt hinsichtlich des Erbvertrages als Erblasser, den er mit dem Ehegatten abgeschlossen hat (§ 2282 BGB.).

10. Er darf einen Erbvertrag aufheben (§ 2290 Abs. 2 BGB.).

11. Er darf im Falle der Fortsetzung der Gütergemeinschaft zu der durch den anderen Ehegatten getroffenen letztwilligen Verfügung, welche einen Abkömmling von dieser Gemeinschaft ausschließt, seine Zustimmung erteilen (§ 1516 Abs. 2 BGB.).

12. Er darf als Erblasser einen Erbverzicht aufheben (§ 2351 BGB.).

Die Frau kann

bei den wegen Geisteskrankheit ebensowohl wie bei den wegen Geistesschwäche Entmündigten:

1. auf Aufhebung der Verwaltung und Nutznießung klagen (§ 1418 Ziff. 3 BGB.);

2. auf Aufhebung der Errungenschaftsgemeinschaft klagen (§ 1542 BGB.);

3. im Falle der Gütertrennung den zur Bestreitung des Unterhalts erforderlichen Betrag zurückbehalten (§ 1428 BGB.).

e) Wiederaufhebung der Entmündigung.

§ 6 Abs. 2 BGB.

Die Entmündigung ist wieder aufzuheben, wenn der Grund der Entmündigung wegfällt.

§ 675 ZPO.

Die Wiederaufhebung der Entmündigung erfolgt auf Antrag des Entmündigten oder desjenigen gesetzlichen Vertreters des Entmündigten, welchem die Sorge für di Person zusteht, oder des Staatsanwalts durch Beschluß des Amtsgerichts.

§ 676 ZPO.

Für die Wiederaufhebung der Entmündigung ist das Amtsgericht ausschließlich zuständig, bei welchem der Entmündigte seinen allgemeinen Gerichtsstand hat.

Ist der Entmündigte ein Deutscher und hat er im Inland keinen allgemeinen Gerichtsstand, so kann der Antrag bei dem Amtsgericht gestellt werden, welches über die Entmündigung entschieden hat, das gleiche gilt, wenn ein Ausländer, welcher im Inland entmündigt worden ist, im Inland keinen allgemeinen Gerichtsstand hat.

Die Bestimmungen des § 647 und der §§ 649—655 finden entsprechende Anwendung.

§ 677 ZPO.

Die Kosten des Verfahrens sind von dem Entmündigten, wenn das Verfahren von dem Staatsanwalt ohne Erfolg beantragt ist, von der Staatskasse zu tragen.

§ 678 ZPO.

Der über die Wiederaufhebung der Entmündigung zu erlassende Beschluß ist dem Antragsteller und im Falle der Wiederaufhebung dem Entmündigten sowie dem Staatsanwalte von Amts wegen zuzustellen.

Gegen den Beschluß, durch welchen die Entmündigung aufgehoben wird, steht dem Staatsanwalte die sofortige Beschwerde zu.

Die rechtskräftig erfolgte Wiederaufhebung ist der Vormundschaftsbehörde mitzuteilen.

§ 679 ZPO.

Wird der Antrag auf Wiederaufhebung von dem Amtsgericht abgelehnt, so kann dieselbe im Wege der Klage beantragt werden.

Zur Erhebung der Klage ist derjenige gesetzliche Vertreter des Entmündigten, welchem die Sorge für die Person zusteht, und der Staatsanwalt befugt.

Will der gesetzliche Vertreter die Klage nicht erheben, so kann der Vorsitzende des Prozeßgerichts dem Entmündigten einen Rechtsanwalt als Vertreter beiordnen.

Auf das Verfahren finden die Vorschriften der §§ 665—667, 669—674 entsprechende Anwendung.

Ein Fortfall des Grundes zur Entmündigung liegt in der *Änderung äußerer Verhältnisse* oder aber in einer *Änderung des Zustandes*.

Ad Fall 1 können sich die Verhältnisse vereinfacht haben, sei es, daß irgendwelche komplizierte Aufgaben überhaupt in Fortfall gekommen oder daß sie von anderer, zuverlässiger Seite für den Kranken übernommen sind.

Ad Fall 2, der den Mediziner näher interessiert, kann sich die geistige Störung soweit gebessert haben, daß soziale Aufgaben, die früher nicht erfüllt werden konnten, jetzt erfüllt und die Angelegenheiten in der Gesamtheit besorgt werden können. Darauf kommt es natürlich an, eine klinische Heilung der Psychose wird nicht verlangt. Eine Reichsgerichtsentscheidung vom 18. Februar 1909 (Wicht. Entsch. 9. Folge S. 16) besagt ausdrücklich, daß Nachweis der Besserung nicht verlangt werde, nur dürfe der für die Entmündigung nach dem BGB. erforderliche Mangel jetzt nicht mehr vorliegen. Dabei sei daran erinnert, daß auch *psychopathische Persönlichkeiten* sich gelegentlich zum Bessern ändern können, indem sie eine Reifung durchmachen. Eventuell kann statt der Wiederbemündigung Umwandlung der Entmündigung wegen Geisteskrankheit in eine solche wegen Geistesschwäche stattfinden, eine teilweise Wiederaufhebung.

Eine Wiederbemündigung auf Grund des § 6 Abs. 2 BGB. kommt in der Praxis eigentlich nur in den Fällen in Betracht, in denen früher ein Grund zur Entmündigung wirklich vorgelegen hat.

Eine Wiederbemündigung nach dem § 6 Abs. 2 BGB. ist aber auch dann möglich, wenn ein solcher Grund überhaupt niemals bestanden hat, wenn die Entmündigung zu Unrecht erfolgt ist. Es wäre sonst eine Wiederbemündigung im Falle einer ungerechtfertigten Entmündigung nicht möglich. Das Wort „wegfällt" bedeutet nicht „wieder wegfällt" (der Gesetzgeber hat sich einer Hinzufügung dieses sich fast aufdrängenden Wortes enthalten), sondern „nicht vorliegt", und eine Besserung oder Änderung irgendwelcher Verhältnisse wird nicht verlangt.

In diesem Sinne äußert sich eine Entscheidung des OLG. Frankfurt a. M. (Jur. Woch. 1908 S. 234): „Wenn der § 6 BGB. von einem Wegfallen des Entmündigungsgrundes spricht, so ist damit das Nichtvorliegen gemeint. Doch ist der Richter nicht gehindert, das frühere Verhalten des Entmündigten anders zu würdigen, als dies in dem Entmündigungsbeschlusse geschehen ist. Gelangt der Richter bei Würdigung des Sachverhaltes zu dem Ergebnisse, daß die Voraussetzungen der Entmündigung niemals (ungeachtet des rechtskräftigen Entmündigungsbeschlusses) vorlagen, so ist die Entmündigung ebensowenig aufrecht zu erhalten, wie in dem Falle, wenn die Voraussetzungen der Entmündigung zwar z. Z. des Entmündigungsbeschlusses gegeben waren, aber hinterher infolge veränderter Umstände, infolge eingetretener Besserung im Vergleich zu dem früheren Verhalten weggefallen sind. Wäre der mit der Entscheidung über die Wiederaufnahme befaßte Richter darauf beschränkt, nur Tatsachen seit dem Entmündigungsbeschluß zu berücksichtigen, so wäre u. U. die rechtliche Möglichkeit ausgeschlossen, eine unter unzutreffender Würdigung des Sachverhaltes ausgesprochene Entmündigung im Wiederaufhebungsverfahren zu beseitigen; RG. 20. 5. 1901, Jur. Woch. 1901, 475."

Die Mitwirkung des Arztes bei einer Wiederbemündigung ist eine denkbar verantwortungsvolle und kann nicht vorsichtig genug ausgeübt werden. Leider erlebt man oft genug das Gegenteil; die leichtfertigen Sprechstundenattestierungen über geistige Gesundheit sind nur zu bekannt. E. SCHULTZE und HÜBNER bringen erschütternde Beispiele. Das Bedauerlichste dabei ist, daß ich beiden Autoren ihre Erfahrungen bestätigen muß, daß sich solche Leichtfertigkeiten nicht auf den Kreis der praktischen Ärzte beschränken, sondern daß man dieses und ähnliches auch gelegentlich am grünen Holze erlebt. HÜBNER schreibt: „Und zwar handelt es sich bei den ausstellenden Ärzten nicht etwa um Praktiker, denen besondere Erfahrung in der psychiatrischen Begutachtung fehlte, sondern in einem Fall waren unter den Ausstellern sogar engere Fachgenossen zu finden."

Mit Recht stellt E. Schultze die Forderung auf, daß Begutachtungen von Personen, welche die Wiederaufhebung einer Entmündigung beantragen wollen, nie vorgenommen werden sollen ohne Kenntnis der Gerichtsakten. Er empfiehlt ihre Einforderung und natürlich auch gegebenenfalls die Einforderung der Irrenanstaltsakten. Die Gutachten sollen auch nicht lauten auf geistige Gesundheit, die wir nie attestieren können, und die zu attestieren hier auch überflüssig ist, da es nicht verlangt wird, sondern die von E. Schultze vorgeschlagene vorsichtigere Fassung haben: Bei X sind z. Z. geistige Störungen nicht (mehr) nachweisbar, die zur Entmündigung berechtigen.

Hübner rät die Gutachten nicht an den zu Bemündigenden zu geben, sondern der Gerichtsbehörde einzureichen oder ihm zu sagen, daß ein Gutachten auf Ersuchen des Gerichts erstattet werden würde.

Diese Vorsicht hat sich aber nicht nur auf die vorläufigen Atteste, sondern auch auf die gutachtliche Tätigkeit im Verfahren zu erstrecken. Auch hier wird man die Einforderung der Krankengeschichten und die Vernehmung unbeteiligter Zeugen anregen[1]. Beantragen kann man sie nicht mangels eines Antragsrechtes. Aber ein Anregen ist hier wohl ganz unbedenklich, da es sich ja nicht um einen Parteistreit handelt, und man nicht Gefahr läuft, unter Umständen beschuldigt zu werden, einseitig für eine Partei gearbeitet zu haben. An der Hand von Akten und Krankengeschichten ist genaueste Untersuchung erforderlich.

Störend macht sich auch hier wieder das Fehlen der Möglichkeit einer Anstaltsbeobachtung geltend.

Klinisch sei auch von meiner Seite vor einer Überschätzung der *Krankheitseinsicht* gewarnt. Einerseits kann sie vorgetäuscht sein, andererseits tritt auch bei akuten heilbaren, ohne Defekt endenden Psychosen aus der Gruppe des periodischen Irreseins nicht immer volle Krankheitseinsicht ein. Die Neigung des Menschen, sich das Unangenehme, Peinliche, die durchgemachte geistige Störung nicht einzugestehen, diese Vorstellung sozusagen zu verdrängen, spielt dabei eine Rolle. Trotz mangelnder Krankheitseinsicht kann soziale Leistungsfähigkeit bestehen. Auch ein *Residualwahn*, der wie ein aseptischer Fremdkörper abgekapselt ist, um einen Vergleich von E. Schultze zu gebrauchen, kann unbeachtet bleiben. Ist der wieder zu Bemündigende wegen Geistesschwäche entmündigt, so besteht die Möglichkeit, eine probeweise Erweiterung seiner Bewegungsfreiheit anzuregen. Bei Entmündigung wegen Geisteskrankheit gibt E. Schultze den ansprechenden Rat, zunächst eine Umwandlung in eine Entmündigung wegen Geistesschwäche zum Zwecke der sozialen Erprobung vornehmen zu lassen. Mit einem kurzen Seitenblick auf das spezielle Klinische sei nur erinnert, daß bei *paranoischen Kranken* im Hinblick auf die Möglichkeit von Dissimulation besondere Vorsicht geboten erscheint. Große Schwierigkeit macht die in der Zeit der Malariabehandlung der *Paralyse* besonders aktuell gewordene Frage der Wiederbemündigung bei Remissionen von Paralytikern; Müller-Hess plädiert für ein längeres Beibehalten der Entmündigung wegen Geistesschwäche, während Schneider im Gegensatz zu seinen strengen Auffassungen in der Frage der Zurechnungsfähigkeit und Geschäftsfähigkeit sich hinsichtlich der Wiederbemündigungen und Entmündigungen remittierter Paralytiker liberaler verhält. Ich möchte mich eher dem erstgenannten Autor anschließen. Auch bei manisch-depressiven Kranken kann man, wie ich in Übereinstimmung mit Raecke betone, nicht zurückhaltend genug mit Wiederbemündigung sein, wenn die Kranken einmal entmündigt worden sind, und soll sich tunlichst erst nach einem längeren Intervall für Wiedergabe der vollen Bewegungsfreiheit aussprechen.

Was das *Formelle* betrifft, so handelt es sich um eine Art Umkehrung des Entmündigungsverfahrens.

Die Wiederaufhebung erfolgt auf Antrag des Entmündigten oder des gesetzlichen Vertreters, welchem die Sorge für die Person zusteht, oder des Staatsanwalts beim Amtsgericht des Gerichtsstandes (§ 675 ZPO.).

Der Wiederaufhebungsantrag ist an keine Frist gebunden und kann zu einer Zeit gestellt werden, in der noch die Frist für die Anfechtung läuft.

Der Staatsanwalt hat bei Ablehnung Beschwerderecht (§ 678 Abs. 2 ZPO.).

---

[1] Die Krankengeschichte kann man auch persönlich einfordern.

Auch hier muß ein Termin unter Hinzuziehung eines Sachverständigen abgehalten und das Sachverständigenurteil eingeholt werden (§ 676 Abs. 3 ZPO.).

Die Aufhebung der Entmündigung hat im Gegensatz zu der erfolgreich durchgefochtenen Anfechtung keine rückwirkende Kraft. Es wird angenommen, daß die Entmündigung zu Recht bestanden hat.

Bei Ablehnung ist eine Klage möglich (§ 679 Abs. 1 ZPO.). Zur Erhebung der Klage sind berechtigt der gesetzliche Vertreter und der Staatsanwalt (§ 679 Abs. 2 ZPO.). Im Falle der Weigerung des gesetzlichen Vertreters kann dem Entmündigten von dem Vorsitzenden des Prozeßgerichtes ein Rechtsanwalt beigegeben werden (§ 679 Abs. 3 ZPO.).

f) Entmündigung wegen Trunksucht.

α) materiell.
§ 6 BGB.

Entmündigt kann werden,

3. wer infolge von Trunksucht seine Angelegenheiten nicht zu besorgen vermag oder sich oder seine Familie der Gefahr des Notstandes aussetzt oder die Sicherheit anderer gefährdet.

Eine Reichsgerichtsentscheidung vom 27. Oktober 1902 (Jur. Wochenschr. 1902, Beil. 280) bezeichnet den als trunksüchtig, dessen Hang zu übermäßigem Trinken insoweit ein krankhafter geworden ist, daß er die Kraft verloren hat, dem Anreiz zum übermäßigen Genuß geistiger Getränke zu widerstehen. Der Zustand wird als *krankhaft* bezeichnet, was sich mit den medizinischen Anschauungen deckt. Vermißt werden könnte höchstens in der Definition der charakteristische Gegensatz zwischen dem unbeirrten Weitertrinken trotz bereits vorhandener offensichtlicher materieller oder ideeller Schädigungen. Darauf ist zweckentsprechend das Wort „übermäßig" zu beziehen, nicht auf die Frage, ob häufige Trunkenheit beobachtet ist oder nicht, die nicht allein ausschlaggebend sein kann. E. SCHULTZE sieht als das Wesentliche an die Fähigkeit bzw. Unfähigkeit, in jedem Augenblick unabhängig von den inneren und äußeren Umständen dauerndem Alkoholgenuß zu entsagen. Der Zustand muß mit Rücksicht auf den Charakter der Entmündigung von unabsehbarer Dauer sein, doch erscheint es nicht erforderlich, daß er ununterbrochen bestehe. Es wurde nach der Mitteilung von E. SCHULTZE in der Reichstagskommission ausdrücklich abgelehnt, das Wort „dauernd" vor Trunksucht zu setzen. Auch die *Dipsomanen* fallen demnach unter den Begriff.

Bei dem Worte *Trunksucht* ist natürlich an erster Stelle an den *Alkohol* zu denken. E. SCHULTZE weist darauf hin, daß er nicht gerade getrunken, sondern auch in eßbarer Form zugeführt werden könne, ohne seinen Charakter und damit seine Zugehörigkeit zum Begriff der Trunksucht zu verlieren. Doch dürfte diese Variation praktisch kaum eine Rolle spielen. Die Berechtigung zur Einbeziehung anderer Stoffe unter den Begriff erscheint fraglich. Am ehesten noch möglich bei dem von juristischen Kommentaren erwähnten *Äther*, der nach vorliegenden Berichten in der Vorkriegszeit viel im Osten genossen worden sein soll, deshalb möglich, weil er chemischer Verwandter des Alkohols ist, berauschend wirkt und häufig in Kombination mit dem Alkohol genossen wird. Schwierig ist die Sachlage hier aber, wenn der Äther nicht getrunken, sondern eingeatmet wird. Versuche, auch andere narkotische Stoffe, wie *Morphium, Opium, Haschisch, Kodein, Heroin, Chloralhydrat, Chloroform* usw., einzubegreifen, erscheinen gezwungen und verfehlt, auch dann, wenn diese in gelöstem Zustand zugeführt werden. Die Tatsache, daß die Entmündigung eines Morphinisten nicht möglich ist, wenn er nicht unter den Begriff der Geistesschwäche fällt, erscheint gewiß bedauerlich, kann aber zu solchen Gewaltsamkeiten keinen Anlaß geben.

Trunksucht allein erfüllt die für eine Entmündigung erforderlichen Bedingungen nicht, sondern das Gesetz fordert genau wie bei der Entmündigung wegen Geisteskrankheit und Geistesschwäche gewisse durch die Trunksucht bedingte soziale Folgen.

Es benennt an erster Stelle die *Unfähigkeit, die Angelegenheiten zu besorgen.* Hierfür gilt das bei der Besprechung der Entmündigung für die Geisteskrankheit und Geistesschwäche Gesagte. Daß diese Bedingung recht oft erfüllt ist, daß der Trunksüchtige die wichtigen Angelegenheiten, wie Beruf, Erhaltung der körperlichen und geistigen Gesundheit, Erhaltung des guten Rufes, Kindererziehung, ideelle Sorge für die Familie vernachlässigt, ist wohl kaum zu bezweifeln.

Die zweitgenannte soziale Folge, *die Möglichkeit, daß der Trinker sich und die Seinen der Gefahr des Notstandes aussetzt,* rückt die Entmündigung wegen Trunksucht in nahe Nachbarschaft zu der Entmündigung wegen Verschwendung. Bei dieser ist nach der Erklärung der Motive besonders an einen Hang zu zweck- und nutzloser Vermögensverschleuderung gedacht, aber auch an unmäßiges Geldausgeben, unbesonnenes Schuldenmachen, unverantwortliche Geschäftsführung, Vernachlässigung der Wirtschaft. Eine aktive Tätigkeit im Sinne eines Verschleuderns und Vergeudens wird nach einer Reichsgerichtsentscheidung (RG. III 15. Mai 1888, RG. Bd. 21, Nr. 28, S. 167) nicht gefordert, sondern es genügt eine schlaffe Tatenlosigkeit, selbst wenn ein verschwenderischer Gebrauch von den vorhandenen Mitteln nicht gemacht wird. Die Entmündigung aus diesem Grunde kommt nach der Erklärung der Motive speziell bei solchen Trinkern in Betracht, die ein vorhandenes Vermögen nutzlos verschleudern oder infolge ihrer Trunksucht mehr ausgeben als sie einnehmen, sodaß zu besorgen steht, daß sie eines Tages mittellos werden und der öffentlichen Armenpflege zur Last fallen (RG. IV 6. Mai 1911, Wicht. Entsch. 11. Folge S. 24; RG. 14. Mai 1914, Wicht. Entsch. 14. Folge S. 13).

Die dritte zur Entmündigung Anlaß gebende Folge, die Möglichkeit einer Gefährdung der Sicherheit anderer durch den Trinker, bricht mit dem Prinzip, daß jedenfalls Gemeingefährlichkeit für sich allein keinen Entmündigungsgrund darstellen soll. Über die Berechtigung und Notwendigkeit einer solchen Durchbrechung kann man streiten. Der Wille des Gesetzgebers liegt aber klar zutage, und die gelegentlich von juristischer Seite geäußerte Meinung, daß auch bei der Entmündigung wegen Trunksucht von der alleinigen Verwendung dieses Entmündigungsgrundes abgesehen werden müsse, erscheint daher nicht recht verständlich. Praktisch ist jedenfalls die Durchbrechung willkommen im Hinblick auf die außerordentlich häufige Neigung chronischer Alkoholisten zu Gewalttätigkeiten.

Freilich ist mit der Entmündigung allein noch nicht geholfen. Sie verspricht nur dann einen Nutzen, wenn sie den Weg darstellt, auf welchem der Trinker der Heilung zugeführt wird, die gleichbedeutend ist mit der *Erziehung zur völligen Abstinenz.* Es fragt sich deshalb, ob der Vormund die Berechtigung hat, die Unterbringung des Mündels in einer Anstalt gegen dessen Willen zu veranlassen. An dieser Berechtigung kann wohl kaum gezweifelt werden. Die Haftung des Vormundes für durch das Mündel angerichtete Schäden nach § 832 BGB. läßt sie von vornherein als gegeben erscheinen. Die Ausführungen der Motive und Denkschrift vertreten ihr Bestehen ebenso wie eine obergerichtliche Entscheidung des Bayr. Oberlandesgerichts (BayOLG. v. 13. September 1902; BayOLG. Bd. 3 S. 673), desgleichen eine Verfügung des Sächsischen Ministers des Innern und ein Runderlaß des Preuß. Ministers der geistlichen, Unterrichts- und Medizinalangelegenheiten (Psych. Woch. III S. 88 und 150), von denen die letztere sogar die Unterbringung als Regel ansieht. Die erwähnte Entscheidung des Bayerischen Oberlandesgerichts führt folgendes aus: „Er (der Vormund) ist zu dieser Sorge aber insoweit berechtigt und verpflichtet, als es der Zweck der Vormundschaft erfordert. Es kann sich also hier nur darum fragen, ob es nach dem Zweck der Vormundschaft über den Volljährigen erforderlich sein kann, nach Lage der Sache auch dessen Unterbringung in einer Irrenanstalt zu veranlassen. Es gehört zum Zweck der Vormundschaft, dafür Sorge zu tragen, daß dem Mündel, wenn nötig, eine entsprechende Pflege zuteil wird, daß er gehörig beaufsichtigt und gesichert wird und womöglich Heilung erlangt. Erziehungs- und Zwangsrechte gegen den Volljährigen stehen dem Vormund regelmäßig allerdings nicht zu. Zwangsmaßregeln sind übrigens nicht absolut ausgeschlossen. Sie stehen dem Vormund zu, soweit es die Zwecke der Vormundschaft erfordern (PLANCK, Kommentar zum BGB. § 1901 S. 638; STAUDINGER, Kommentar zum BGB. S. 683, Anm. a zu § 1901). Freilich ist nach den einleuchtenden Darlegungen von E. SCHULTZE nicht durchschlagend die Berufung auf den § 8 BGB., nach welchem der in der Geschäftsfähigkeit Beschränkte keinen Wohnsitz ohne Zustimmung des gesetzlichen Vertreters begründen kann. Als Wohnsitz wird der Mittelpunkt der geschäftlichen Beziehungen angesehen. Aufenthalt in einer Anstalt stellt nicht Begründung eines Wohnsitzes dar. Wohl aber erscheint angängig ein Hinweis auf den § 1800 BGB., nach dem sich die Tätigkeit des Vormundes nach den für den Inhaber der elterlichen Gewalt geltenden Vorschriften regelt, und den § 1631 BGB., nach dem zu der Sorge für die Person der Kinder auch die Pflicht zählt, den Aufenthaltsort zu bestimmen[1].

Auch eine Kammergerichtsentscheidung (KGE. Bd. 39, S. 8) kann als Zeugnis angeführt werden:

---

[1] Übereinstimmend gestatten der § 20 der Reichsverordnung über die Fürsorgepflicht vom 13. Februar 1924 (RGBl. 1924 I S. 100) und der § 21 der Preuß. Ausführungsverordnung dazu auf Antrag des verpflichteten Fürsorgeverbandes oder des diesem zum Ersatz der Kosten Verpflichteten die Unterbringung eines Arbeitsfähigen, der infolge seines *sittlichen Verschuldens* der öffentlichen Fürsorge selbst anheimfällt oder Unterhaltsberechtigte anheimfallen läßt, in einer Arbeitsanstalt. Antragsberechtigt sind der verpflichtete Fürsorgeverband oder der diesem gegenüber Ersatzpflichtige. Die Preuß. Ausführungsbestimmungen besagen ausdrücklich, daß anstatt der Unterbringung in einer Arbeitsanstalt auch die Einweisung in eine Erziehungs- oder Heilanstalt, insbesondere auch Trinkerheilanstalt angeordnet werden kann (entsprechend schon das Pr. Ges. vom 25. Juni 1912). Daß Trunksucht gesetzlich nicht *nur* als krankhaft und auch hinsichtlich des Trinkens nicht als exkulpierend angesehen wird, geht nicht nur aus dieser Bestimmung hervor, sondern auch aus anderen gesetzlichen Bestimmungen. So beabsichtigte der Entwurf zum StGB. 1925, bei Trunksüchtigen den Rausch als Fahrlässigkeit zu bestrafen, wenn er zu strafrechtlichen Konsequenzen führte und eine die Bestrafung ausschließende Volltrunkenheit vorlag (§ 44: Wird ein Trunksüchtiger wegen einer Tat, die er in der Trunkenheit begangen hat, oder wegen Volltrunkenheit [§ 335] zu einer Strafe verurteilt, usw. ... sowie § 335: Wer sich vorsätzlich oder fahrlässig durch den Genuß geistiger Getränke oder durch andere berauschende Mittel in einen die Zurechnungsfähigkeit ausschließenden Rauschzustand versetzt, wird mit Gefängnis bis zu zwei Jahren oder mit Geldstrafe bestraft, wenn er in diesem Zustand eine mit Strafe bedrohte Handlung begeht).

Eine Oberlandesgerichtsentscheidung (OLG. Kassel 7. Januar 1907, Das Recht 1907, Nr. 466) besagt: „Beharrliche Trunksucht eines Ehemannes ist geeignet, einen Ehescheidungsgrund im Sinne des § 1568 BGB. abzugeben. Dieser z. Z. der Klagerhebung vorliegende Ehescheidungsgrund wird nicht dadurch beseitigt, daß der trunksüchtige Ehegatte sich demnächst gebessert und des Trunkes entwöhnt hat (siehe weitere Entsch. im Eherecht).

Infolge des Obigen kommen für den Trunksüchtigen auch in Betracht der § 1611 BGB. (Beschränkung des Unterhaltsanspruchs an die Angehörigen infolge sittlichen Verschuldens), § 1666 BGB. (Entziehung der elterlichen Gewalt bei Vernachlässigung des Kindes, welche auf Verschulden zurückgeht), der § 361 Ziff. 5 StGB. (Strafe bei verschuldetem Innotlagegeraten infolge Trunks, Spiels und Müßigganges) und der § 361 Ziff. 10 StGB. (Strafe bei verschuldeter Nichterfüllung der Unterhaltspflicht durch sittliches Verschulden.)

... „Soweit es aber zur Erreichung dieses Zweckes notwendig ist, hat er (der Vormund) danach neben der Sorge für das Vermögen auch das Recht der Sorge für die Person des Mündels. Die Sorge für die Person umfaßt nach § 1631 BGB. das Recht, den Mündel zu beaufsichtigen und seinen Aufenthalt zu bestimmen, während das Recht der Erziehung im eigentlichen Sinne dieses Wortes bei Volljährigen wegfällt, obschon erzieherische Maßnahmen bei Volljährigen nicht geradezu ausgeschlossen sind (PLANCK, BGB. und STAUDINGER, BGB.). Den bei Minderjährigen notwendigen erzieherischen Maßnahmen entsprechen bei volljährigen Mündeln diejenigen Maßregeln, welche zur Sicherung, Pflege und Heilung des Mündels erforderlich werden. Neben der Sicherung des Vermögens, das der entmündigte Volljährige zu verwalten außerstande ist, richtet sich der Zweck der über ihn eingeleiteten Vormundschaft in erster Linie darauf, durch geeignete Pflege und Anleitung sowie körperliche und seelische Behandlung des Mündels tunlichst denjenigen Zustand der Seelenstörung, der zur Entmündigung geführt hat, zu beseitigen und dadurch womöglich ein dauerndes Fortbestehen der Entmündigung und der Vormundschaft entbehrlich zu machen. Um diesen Zweck der Vormundschaft zu erreichen, ist es dem Vormund gestattet, auch Zwangsmaßregeln gegen das Mündel anzuwenden, falls dieser sich den zu seiner Pflege und Heilung, also zu seinem eigenen Besten notwendigen Anordnungen des Vormundes nicht fügen will (Motive IV, S. 1238ff.; Prot. IV, S. 849)."

Es wird dann Bezug genommen auf die zweite Kommission, welche als eine dem Zweck der Vormundschaft entsprechende Maßregel in erster Linie gerade Unterbringung in einer Heil- und Pflegeanstalt ansah. Daß zwangsweise Unterbringung auch bei Trunksucht zulässig sei, werde in der Literatur überwiegend angenommen (PLANCK, STAUDINGER, DERNBURG). CROME erwähne einen Erlaß des Preuß. Justizministers vom 19. Juni 1900, der auf Unterbringung Trunksüchtiger in Trinkerasylen hinweise, ebenso sei in der Denkschrift die Ansicht vertreten, daß der Vormund berechtigt sei, geeignetenfalls auch gegen den Willen des Trinkers dessen Aufnahme zu veranlassen. So habe das KG. schon einmal im Fall der vorläufigen Vormundschaft (Entmündigung wegen Verschwendung beantragt) entsprechend entschieden (OLG. Bd. 14, S. 272).

Eine Reichsgerichtsentscheidung vom 16. September 1909 (Jur. Wochenschr. 1909, S. 654) spricht sich dahin aus, daß das Unvermögen, die Angelegenheiten zu besorgen, schon z. Z. der Entmündigung vorhanden sein müsse, während „bei der zweiten und dritten Alternative eine erst für die Zukunft zu besorgende Sachlage (Gefahr des Notstandes, Gefährdung der Sicherheit anderer) vom Gesetz für ausreichend erklärt werde." Aus den weiteren Ausführungen der Entscheidung geht hervor, daß die Entmündigung in dem angezogenen Fall deshalb abgelehnt wurde, weil der zu Entmündigende im ganzen in seiner Wirtschaft nicht nur zurückgegangen, sondern sogar vorwärts gekommen war. Dem Richter hatte es anscheinend demnach an Anhaltspunkten für eine Unfähigkeit zur Besorgung der Angelegenheiten gefehlt. Die RGE. scheint aber darüber hinaus zu sagen, daß greifbare Schädigungen bereits eingetreten sein müssen; es widerspricht das den Prinzipien, die bei der Entmündigung wegen Geisteskrankheit oder Geistesschwäche genannt wurden; ein gewisser Gefährdungsgrund wurde bei ihr als genügend angesehen. Die Unfähigkeit zur Besorgung der Angelegenheiten muß demnach zwar präsent sein, sie kann aber in einer dringlichen Gefährdung, also in einem Zukunftsmoment liegen. Ein Unterschied gegenüber den beiden anderen Alternativen des § 6, Abs. 3 BGB. ist bei solcher Auffassung nicht ersichtlich. Auch in dem angezogenen Fall fehlten übrigens Anzeichen einer Entmündigungsreife nicht; denn die Entscheidung führt an, daß während der Trunkenheit einzelne unaufschiebliche Geschäfte von der Frau oder dem Sohn erledigt worden seien, ein Moment, welchem freilich keine Bedeutung beigelegt wird.

Einer der oben genannten Entmündigungsgründe genügt zur Entmündigung. Die schon oben erwähnte Entscheidung des RG. v. 27. Oktober 1902 führt aus:

„Die im § 6 Abs. 1 Nr. 3 des BGB. hervorgehobenen verschiedenen Folgen der Trunksucht stellen gleichwertige Alternativen dar, von denen die eine der anderen substituiert werden darf, ohne daß dadurch der Tatbestand der Trunksucht als Grund der Entmündigung eine Änderung erleidet."

β) formell.

§ 680 ZPO.

Die Entmündigung wegen Verschwendung oder wegen Trunksucht erfolgt durch Beschluß des Amtsgerichts.

Der Beschluß wird nur auf Antrag erlassen.

Auf das Verfahren finden die Vorschriften des § 646 Abs. 1 und der §§ 647, 648, 653, 657, 663 entsprechende Anwendung.

Eine Mitwirkung der Staatsanwaltschaft findet nicht statt.

Die landesgesetzlichen Vorschriften, nach welchen eine Gemeinde oder ein der Gemeinde gleichstehender Verband oder ein Armenverband berechtigt ist, die Entmündigung wegen Verschwendung oder wegen Trunksucht zu beantragen, bleiben unberührt.

§ 681 ZPO.

Ist die Entmündigung wegen Trunksucht beantragt, so kann das Gericht die Beschlußfassung über die Entmündigung aussetzen, wenn Aussicht besteht, daß der zu Entmündigende sich bessern werde.

§ 682 ZPO.

Die Kosten des amtsgerichtlichen Verfahrens sind, wenn die Entmündigung erfolgt, von dem Entmündigten, anderenfalls von dem Antragsteller zu tragen.

§ 683 ZPO.

Der über die Entmündigung zu erlassende Beschluß ist dem Antragsteller und dem zu Entmündigenden von Amts wegen zuzustellen.

Der die Entmündigung aussprechende Beschluß tritt mit der Zustellung an den Entmündigten in Wirksamkeit. Der Vormundschaftsbehörde ist ein solcher Beschluß von Amts wegen mitzuteilen.

§ 684 ZPO.

Der die Entmündigung aussprechende Beschluß kann binnen der Frist eines Monats von dem Entmündigten im Wege der Klage angefochten werden.

Die Frist beginnt mit der Zustellung des Beschlusses an den Entmündigten.

Die Klage ist gegen denjenigen, welcher die Entmündigung beantragt hatte, falls aber dieser verstorben, oder sein Aufenthalt unbekannt oder im Auslande ist, gegen den Staatsanwalt zu richten.

Auf das Verfahren finden die Vorschriften der §§ 665, 667, 669, 670, 672—674 entsprechende Anwendung.

Der *Gang des Verfahrens* entspricht im ganzen dem bei der Entmündigung wegen Geisteskrankheit und Geistesschwäche, zeigt aber im einzelnen Abweichungen.

Man sollte angesichts der Entmündigung wegen Gemeingefährlichkeit erwarten, daß hier der *Staatsanwalt* ein Antragsrecht habe. Diese Erwartung findet sich nicht bestätigt. Er scheidet unter den Antragsberechtigten aus. Das ist außerordentlich bedauerlich. Die Verwandten wagen häufig aus Furcht vor den Mißhandlungen des Trunksüchtigen nicht den Antrag zu stellen, und so unterbleibt er. Gerade das Fehlen eines Antragsrechtes der Staatsanwaltschaft wird als ein Hauptgrund dafür angesehen, daß die Erfolge der Entmündigung wegen Trunksucht weit hinter den Erwartungen zurückgeblieben sind, daß die Entmündigungsanträge im Durchschnitt sehr spät einlaufen und an Zahl gering sind.

Einen gewissen Ersatz bietet das nach landesgesetzlichen Vorschriften bestimmte Antragsrecht der Gemeinden oder der den Gemeinden gleichstehenden Verbände oder Armenverbände (Orts- und Landesarmenverbände) (§ 680 ZPO.)[1]. Die ursprünglich geringe Neigung dieser Körperschaften, den Antrag zu stellen, dürfte sich jetzt nach Entwicklung der sozialen Fürsorge gesteigert haben.

Eine persönliche Vernehmung des zu Entmündigenden mit Vorführungsberechtigung ist ebensowenig vorgeschrieben wie Zuziehung eines Sachverständi-

---

[1] In Preußen sind nach dem § 3 des Ausführungsgesetzes zur ZPO. und der allg. Verf. v. 16. November 1899 (MBl. f. i. Verw. S. 227) die Armenverbände, denen die Fürsorge für den zu Entmündigenden im Falle seiner Hilfsbedürftigkeit obliegen würde, antragsberechtigt bei Entmündigungen wegen Verschwendung oder Trunksucht.

gen zu seiner Vernehmung. Beides muß ich in Übereinstimmung mit E. SCHULTZE als ein Manko bezeichnen. Nichts kann den persönlichen Eindruck ersetzen. Vielleicht erscheint der zu Entmündigende gar am frühen Morgen betrunken zum Termin, wie ich es erlebt habe, und demonstriert dem Richter ad oculos und ad rhinem den Alkoholismus und seine Stärke. Der Sachverständige vermag gerade bei Trunksuchtsentmündigungen wertvolle Hilfe zu leisten. Er vermag auf allerhand Zeichen und Erscheinungen des Alkoholismus aufmerksam zu machen, die dem Laien unbekannt sind, er kennt am besten die Trinkerausreden und kann den Richter auf die Bedeutungslosigkeit der entlastenden Aussagen von Zechgenossen und Gastwirten hinweisen. Sodann ist weiter auch daran zu denken, daß Alkoholismus zuweilen ein Symptom einer zugrundeliegenden andersartigen Geistesstörung ist, deren Erkennung nur dem Arzt möglich ist, und welche die Berechtigung einer Entmündigung wegen Trunksucht in Frage stellt. Dem Richter ist auf der anderen Seite sowohl eine persönliche Vernehmung als die Zuziehung eines Sachverständigen unbenommen, und von diesen Möglichkeiten sollte reichlichst Gebrauch gemacht werden; von der letzteren besonders *vor der Ablehnung* einer Entmündigung. Eine zwangsweise Vorführung ist aber wohl nicht möglich.

Von besonderer Wichtigkeit ist der sogenannte *Besserungsparagraph*, der bestimmt, daß die Beschlußfassung über die Entmündigung ausgesetzt werden kann, wenn die Aussicht besteht, daß der zu Entmündigende sich bessern werde. Der Nutzen dieser Bestimmung wird sehr niedrig veranschlagt. Man ging von der Voraussetzung aus, daß der Trinker sich unter dem Druck der drohenden Entmündigung bessern werde. Doch ist diese Aussicht sehr gering, um so mehr, als die Entmündigungsanträge häufig sehr spät einlaufen. In solchen Fällen wird unter Umständen noch eine unnötige Verzögerung hervorgerufen und kostbare Zeit verloren. Der Trinker bleibt in seinem Milieu, unter dem Einfluß der Freunde und der manchmal auch nicht gerade übermäßig einsichtsvollen Frau. Er ist der Arbeit entwöhnt. Er kann auch Nüchternheit vortäuschen, indem er seine Trinkexzesse an weniger beobachtete Stellen verlegt. Die Bestimmung hat nur Aussicht auf Erfolg, wenn sie an gewisse Bedingungen geknüpft wird. Das preuß. Justizministerium hat in einem Erlaß von 1903 entsprechend einem Vorschlag des Rheinischen Verbandes gegen den Mißbrauch geistiger Getränke den Amtsgerichten die Anregung gegeben, die Beschlußfassung über das Entmündigungsverfahren unter der Bedingung auszusetzen, daß der zu Entmündigende sich während einer bestimmten Zeit als Mitglied eines Abstinenzvereins bewähre oder sich einer mindestens sechsmonatigen Alkoholentziehungskur unterziehe. Fruchtbringender erscheint noch der Vorschlag von COLLA, dem § 681 ZPO die Fassung zu geben:

„ . . ist auszusetzen, wenn der Trinker sich verpflichtet, bis zur Heilung seiner Trunksucht in eine Trinkerheilanstalt zu gehen. Verläßt er diese eigenmächtig, ohne geheilt zu sein, so nimmt das Entmündigungsverfahren seinen Fortgang".

In der neuen *österr. Entmündigungsordnung*[1] ist die letzterwähnte Möglichkeit als Kannvorschrift aufgenommen.

Das Amtsgericht hat die Entmündigung einer Person wegen Verschwendung bzw. Trunksucht *öffentlich bekannt zu machen* (§ 687 ZPO.). Nach einer Allg. Verfügung vom 19. Juni 1912 über Benachrichtigungen bei Entmündigungen wegen Trunksucht (JMBl. 1912 S. 207) ist „die Anordnung der Vormundschaft über eine wegen Trunksucht entmündigte Person in denjenigen Fällen, in welchen

---

[1] Kaiserliche Entmündigungsordnung von 1916, Österreichisches Reichsgesetzblatt 1916, Nr. 207, S. 481 ff.

die Interessen der Polizei- oder Armenverwaltungen betroffen werden, oder deren Mitwirkung für die Beaufsichtigung oder weitere Versorgung des Entmündigten erwünscht ist, von dem Vormundschaftsgerichte den Polizei- oder Armenverwaltungen unverzüglich mitzuteilen. Wird die Vormundschaft wieder aufgehoben oder endigt sie in anderer Weise, so ist den Verwaltungen, die diese Mitteilung erhalten haben, auch hiervon Kenntnis zu geben."

Auch bei der Entmündigung wegen Trunksucht ist eine Anfechtungsklage möglich, aber nur für den Entmündigten selbst. Da der Staatsanwalt hier unbeteiligt ist, ist die Klage gegen diejenige Person zu richten, welche den Antrag gestellt hat. Nur falls dieses aus irgendeinem Grunde nicht möglich ist, gegen den Staatsanwalt.

g) Aufhebung der Entmündigung wegen Trunksucht.

§ 685 ZPO.

Die Wiederaufhebung der Entmündigung erfolgt auf Antrag des Entmündigten oder desjenigen gesetzlichen Vertreters des Entmündigten, welchem die Sorge für die Person zu steht, durch Beschluß des Amtsgerichts unter entsprechender Anwendung der §§ 647, 653, des § 676, Abs. 1, 2, des § 677 und des § 678 Abs. 1, 3.

§ 686 ZPO.

Wird der Antrag auf Wiederaufhebung von dem Amtsgericht abgelehnt, so kann dieselbe im Wege der Klage beantragt werden.

Zur Erhebung der Klage ist derjenige gesetzliche Vertreter des Entmündigten befugt, welchem die Sorge für die Person zusteht. Will dieser die Klage nicht erheben, so kann der Vorsitzende des Prozeßgerichts dem Entmündigten einen Rechtsanwalt als Vertreter beiordnen.

Die Klage ist gegen denjenigen, welcher die Entmündigung beantragt hat, falls aber dieser verstorben, oder sein Aufenthalt unbekannt oder im Auslande ist, gegen den Staatsanwalt zu richten.

Auf das Verfahren finden die Vorschriften der §§ 665, 667, 669, 670, 672—674 entsprechende Anwendung.

§ 687 ZPO.

Die Entmündigung einer Person wegen Verschwendung oder wegen Trunksucht sowie die Wiederaufhebung einer solchen Entmündigung ist von dem Amtsgericht öffentlich bekannt zu machen.

Wiederbemündigung ist statthaft unter denselben Bedingungen wie bei der Entmündigung wegen Geisteskrankheit oder Geistesschwäche. Für derartige Wiederbemündigungen gilt alles in dem einschlägigen Kapitel hinsichtlich der zu beobachtenden Vorsicht Gesagte in erhöhtem Maße. Die Entlassung aus der Heilanstalt ist keine Sicherung für die Dauerhaftigkeit der Heilung. Manchmal beginnen die Trinkexzesse sogleich nach der Entlassung wieder, zur Feier derselben. Es wird deshalb empfohlen, schon vor der Entlassung den Beitritt zu einem Abstinenzverein zu veranlassen und den Entlassenen auf dem Bahnhof von Mitgliedern desselben empfangen zu lassen. Erst wenn der Kranke längere Jahre hindurch gezeigt hat, daß er ohne Zwang frei von Alkohol leben kann, wird man sich ärztlich mit der Wiederbemündigung einverstanden erklären können. Sehr richtig bemerkt eine Reichsgerichtsentscheidung vom 7. April 1919 (Wicht. Entsch. 16. Folge 1921 S. 1): „Trunksucht kann erst dann als geheilt angesehen werden, wenn der Kranke wieder die innere Kraft gewonnen hat, einem etwa sich bietenden Anreiz zum übermäßigen Genuß von Alkohol zu widerstehen. Es genügt nicht, wenn er sich längere Zeit hindurch des Genusses geistiger Getränke enthalten hat, namentlich dann nicht, wenn diese Enthaltsamkeit nur notgedrungen aus äußerlichen Gründen — weil er sich z. B. die von ihm bevorzugten starken Getränke (Rum und Cognak) wegen Preissteigerung nicht mehr beschaffen konnte — geübt wurde."

h) Vorläufige Vormundschaft.

§ 1906 BGB.

Ein Volljähriger, dessen Entmündigung beantragt ist, kann unter vorläufige Vormundschaft gestellt werden, wenn das Vormundschaftsgericht es zur Abwendung einer erheblichen Gefährdung der Person oder des Vermögens des Volljährigen für erforderlich erachtet.

§ 1907 BGB.

Die Vorschriften über die Berufung zur Vormundschaft gelten nicht für die vorläufige Vormundschaft.

§ 1908 BGB.

Die vorläufige Vormundschaft endigt mit der Rücknahme oder der rechtskräftigen Abweisung des Antrags auf Entmündigung.

Erfolgt die Entmündigung, so endigt die vorläufige Vormundschaft, wenn auf Grund der Entmündigung ein Vormund bestellt wird.

Die vorläufige Vormundschaft ist von dem Vormundschaftsgericht aufzuheben, wenn der Mündel des vorläufigen vormundschaftlichen Schutzes nicht mehr bedürftig ist.

Bei besonders dringlicher Notwendigkeit[1] einer Fürsorge kann seitens des Vormundschaftsgerichts eine vorläufige Vormundschaft eingesetzt werden.

Voraussetzung für diese Einsetzung ist:

1. Volljährigkeit des unter Vormundschaft zu Stellenden. Für Minderjährige würde natürlich der gesetzliche Vertreter sorgen können.

2. Das Vorliegen eines Entmündigungsantrags. Ablehnung eines solchen Antrages, z. B. wegen Unzuständigkeit des Gerichts schließt die Einsetzung einer vorläufigen Vormundschaft aus (Kammergericht 25. Mai 1903; Das Recht 1903 Nr. 2089).

3. Eine erhebliche Gefährdung der Person oder des Vermögens. Nach einer Reichsgerichtsentscheidung vom 30. Januar 1905 (Wicht. Entsch. 11. Folge S. 56) kann bei Vorliegen eines Antrages auf Entmündigung wegen Verschwendung trotzdem die Einsetzung einer vorläufigen Vormundschaft wegen Verdachts der Geistesschwäche erfolgen.

4. Muß durch die Maßnahme die Abwendung der Gefahr möglich erscheinen.

Eine weitere Voraussetzung ist natürlich, daß das Vormundschaftsgericht auf irgendeine Weise auf die Sachlage hingewiesen wird. Dies kann erstens geschehen durch eine Anregung des Entmündigungsrichters, der zu einer solchen gegebenenfalls verpflichtet ist (§§ 657, 680 ZPO.). Zweitens auf dem Wege einer Anregung von dritter Seite, als welche natürlich die Antragsteller der Entmündigung in erster Linie in Betracht kommen. Nach dem § 8 der Preuß. Justizministerialverfügung vom 28. November 1899 (JMBl. 1899, S. 388) sind die Staatsanwaltschaften gehalten, gegebenenfalls eine vorläufige Vormundschaft anzuregen.

Auf dieses Kenntniserhalten bezieht sich wohl das „kann" des § 1906 BGB.; denn hat der Vormundschaftsrichter Kenntnis erhalten und hält er die Voraussetzungen einer vorläufigen Vormundschaft für gegeben, so ist er wohl verpflichtet, eine solche einzusetzen. Ob die Voraussetzungen gegeben sind, unterliegt seinem freien Ermessen (SCHLEGELBERGER, Komm. z. FGG. 1927 Nr. 2 zu § 52, § 32 FGG.). Zustimmung des zu Entmündigenden und ärztliche Sachverständigengutachten sind nicht erforderlich. Eine Vernehmung ist nicht vorgesehen (BayOLG. 22. November 1912, Wicht. Entsch. 13. Folge S. 44). Ob die beantragte Entmündigung berechtigt ist oder nicht, hat das Vormundschaftsgericht nicht zu prüfen (EKG. 21. S. 209).

Die Einsetzung einer vorläufigen Vormundschaft macht den Menschen *beschränkt geschäftsfähig*. Hinsichtlich der Anfechtungsklage nach § 664 ZPO.

---

[1] Ausbeutung durch Dritte kann als Grund vorläufiger Vormundschaft in Betracht kommen (BayOLG. 5. Januar 1911. Wicht. Entsch. 11. Folge S. 56).

(endgültige Entmündigung) bleibt er prozeßfähig (OLG. Hamburg 22. Mai 1903; OLG. Bd. 7, 126). Die Wirkung der vorläufigen Vormundschaft tritt in Kraft bei Vorliegen eines Antrages auf Entmündigung wegen Geisteskrankheit mit der Bestellung des Vormundes, im übrigen mit der Bekanntmachung des Beschlusses an den zu Entmündigenden (§ 52 FGG.; KG. 13. Dezember 1906, Das Recht 1907, Nr. 81).

Dem unter vorläufige Vormundschaft Gestellten steht die *sofortige* Beschwerde zu (§ 60 FGG.), dem Antragsteller bei Ablehnung die *einfache* Beschwerde (§ 57 Ziff. 2 FGG.), deren Erfolg wiederum die sofortige Beschwerde des zu Entmündigenden nach sich ziehen kann (BRETTNER). Der vorläufige Vormund hat alle Rechte eines Vormundes (OLG. 24, 50, Wicht. Entsch. 12. Folge S. 36). Doch soll er sich nach den Motiven (S. 1247) aller eingreifenden Maßnahmen bezüglich des Vermögens enthalten und lediglich den zeitigen Status aufrechtzuerhalten suchen.

Die vorläufige Vormundschaft endigt:

1. durch die Aufhebung des Beschlusses infolge einer erfolgreichen Beschwerde,

2. durch Rücknahme des Entmündigungsantrages,

3. durch Ablehnung der Entmündigung;

4. kann das Vormundschaftsgericht von sich aus die vorläufige Vormundschaft aufheben, wenn weitere Schutzbedürftigkeit seiner Ansicht nach nicht vorliegt,

5. endigt sie durch den Ausspruch der Entmündigung, bzw. geht in die dauernde Vormundschaft nach erfolgter Entmündigung über.

Eine Anfechtungsklage hat ebenso wie Ablehnung der Entmündigung und Rücknahme des Antrags sowie ferner der Erfolg einer Beschwerde hinsichtlich des Einleitungsbeschlusses rückwirkende Kraft auch für die Zeit der vorläufigen Vormundschaft. Danach würden Rechtsgeschäfte aus dieser Zeit gültig sein. Rechtsgeschäfte des Vormundes behalten ihre Gültigkeit (§ 115 BGB., §§ 61, 32 FGG.). Selbstverständlich bleiben die §§ 104 und 105 BGB. in Geltung.

i) Pflegschaft.

α) Materielles.

§ 1910 BGB.

Ein Volljähriger, der nicht unter Vormundschaft steht, kann einen Pfleger für seine Person und sein Vermögen erhalten, wenn er infolge körperlicher Gebrechen, insbesondere wenn er taub, blind oder stumm ist, seine Angelegenheiten nicht zu besorgen vermag.

Vermag ein Volljähriger, der nicht unter Vormundschaft steht, infolge geistiger oder körperlicher Gebrechen einzelne seiner Angelegenheiten oder einen bestimmten Kreis seiner Angelegenheiten, insbesondere seine Vermögensangelegenheiten, nicht zu besorgen, so kann er für diese Angelegenheiten einen Pfleger erhalten.

Die *Pflegschaft* ist die mildeste Form der Fürsorge für eine Person.

Es sind zwei verschiedene Arten von Pflegschaft zu unterscheiden. Bei der einen handelt es sich um einen partiellen Ersatz der Vormundschaft oder elterlichen Gewalt. Wenn der Inhaber wegen Abwesenheit, Krankheit oder sonstiger Behinderung, etwa infolge Interessenkollision, seinen Pflichten nach einer bestimmten Richtung hin nicht nachzukommen vermag, so wird ihm die Fürsorge nach dieser Richtung aus der Hand genommen und einem Pfleger übergeben.

Neben dieser *Ergänzungspflegschaft* kennt das BGB. eine *selbständige Pflegschaft*, von deren verschiedenen Formen uns hier besonders die im *§ 1910 BGB.* geregelte interessiert.

Der *Abs. 1* des Paragraphen bringt als Voraussetzung der Pflegschaft den Fall, daß körperliche Gebrechen, insbesondere Blindheit, Taubheit, Stummheit einen Menschen unfähig machen, seine Angelegenheiten, d. h. also eine Mehrheit von Angelegenheiten, zu besorgen. Die Fürsorge ist dann entsprechend eine umfassende; sie umfaßt *Person und Vermögen*.

Der *Abs. 2* erwähnt im Gegensatz zu Abs. 1 körperliche und geistige Gebrechen und setzt den Fall, daß infolge von ihnen einzelne Angelegenheiten oder ein bestimmter Kreis von Angelegenheiten nicht besorgt werden können (Bay-OLG. 20. September 1912 WichtEntsch. 13. Folge S. 46; BayOLG. 10. Januar 1913 Wicht. Entsch. 13. Folge S. 47); er sieht in diesem Fall die Einsetzung einer Pflegschaft für die bestimmte erledigungsbedürftige Angelegenheit bzw. den erledigungsbedürftigen Kreis von Angelegenheiten (nach Art einer Ergänzungspflegschaft) vor.

Es taucht zunächst die Frage auf, was unter einem *geistigen Gebrechen* zu verstehen ist. Teilweise ist die Auffassung vertreten, dieser Begriff des § 1910 BGB. sei gleichzusetzen dem einer geistigen Störung allerleichtester Art, so leichter Art, daß *nur eine* Angelegenheit oder ein bestimmter Kreis von Angelegenheiten nicht besorgt werden kann (Fürsorgereife bestimmten Grades).

Den schon benannten graduellen Abstufungen geistiger Störung des § 6 BGB. würde sich als dritte, mildeste das geistige Gebrechen anreihen, so daß sich folgende Reihe ergäbe:

1. Geisteskrankheit (annähernd Geschäftsunfähigkeit),
2. Geistesschwäche (annähernd beschränkte Geschäftsfähigkeit),
3. geistiges Gebrechen (singuläre beschränkte Geschäftsfähigkeit).

Nach einer anderen Auffassung bedeutet das Wort geistiges Gebrechen lediglich geistige Störung im allgemeinen, ist also ein medizinischer Begriff.

Eng mit dieser Frage hängt die andere hier lebhaft interessierende zusammen, ob *nur* eine geistige Störung erstgenannter Art zur Einsetzung einer Pflegschaft berechtigt, während bei schwereren Störungen auf die tiefer greifende Form der Fürsorge, nämlich die Entmündigung verwiesen werden muß. So die Folgerung aus der erstgenannten Auffassung, während die zweitgenannte die Möglichkeit einer unbeschränkten Anwendung der Pflegschaft gibt. Vertreter dieser letzteren Auffassung unter den Juristen haben sogar den Ausdruck „einzelne Angelegenheiten“ zu verwischen und durch Benennung zahlreicher Einzelzwecke bei Pflegschaftsbestellung eine der Entmündigung fast gleichkommende Wirkung zu erzielen gesucht. Die Nötigung zu einer solchen Häufung sollte aber immer erwägen lassen, ob nicht eine Entmündigung angezeigt ist. Eine Entscheidung des Bayerischen Obersten Landesgerichts besagt: „Anstatt der Häufung von Pflegerbestellungen kann die Anordnung einer vorläufigen Vormundschaft sachgemäßer sein.“ (BayOLG. 25. April 1913, Wicht. Entsch. 13. Folge S. 45.)

E. Schultze weist darauf hin, daß es dem Gesetzgeber, wenn er beabsichtigt habe, die Entmündigungsreifen verschiedenen Grades von der Pflegschaft auszuschließen, ein leichtes gewesen wäre, dies in der Fassung des Paragraphen zu verdeutlichen, etwa durch die Einfügung des Wörtchens „nur“ vor „einer“ oder durch eine Fassung des Relativsatzes derart: Vermag ein Volljähriger, der nicht unter Vormundschaft gestellt werden kann, usw.

Meiner Meinung nach brauchen die beiden obengenannten Fragen nicht einmal miteinander unlösbar verknüpft zu werden. Selbst wenn in dem § 1910 BGB. eine geistige Störung bestimmter Schwere gemeint ist, folgt meines Erachtens noch nicht, daß die Pflegschaft nur bei Vorliegen einer solchen Störung angeordnet werden darf. Nur dann, wenn die Unfähigkeit nicht weiter reicht als bis zum Nichterledigenkönnen *einer* Angelegenheit oder eines bestimmten Kreises von Angelegenheiten. Eine höhere Fürsorgereife schließt die mindere gewissermaßen ein. Wer entmündigungsreif ist qua Geisteskrankheit, ist eo ipso auch entmündigungsreif qua Geistesschwäche, und mir scheint auch der freilich von RÜMELIN beanstandete Gedanke logisch, daß, wer unfähig ist, *alle* Angelegenheiten zu besorgen, auch unfähig ist, *eine* Angelegenheit zu besorgen. Die Einsetzung einer Fürsorge bestimmt sich aber letzten Endes gar nicht nach der Fürsorgereife, welche nur eine Voraussetzung bildet, sondern nach der Fürsorge*bedürftigkeit*. Ein Fürsorgereifer im Sinne des § 6 BGB. wird nicht entmündigt, wenn er nur entmündigungsreif ist, sondern lediglich dann, wenn er zugleich fürsorgebedürftig ist. Weshalb sollte man ihm nicht auch eine Fürsorge nach Art der in § 1910 BGB. bezeichneten zukommen lassen, wenn er nur ihrer bedarf? Daraus geht hervor, daß der Begriff geistiges Gebrechen unter allen Umständen ein umfassenderer sein muß.

Auch legt die gleichzeitige Verwendung des Ausdruckes „körperliches Gebrechen" in demselben Paragraphen — einmal in Verbindung mit der Unfähigkeit seine, d. h. *alle* Angelegenheiten zu besorgen, das andere Mal in Verbindung mit der Unfähigkeit, nur *einzelne* oder einen bestimmten Kreis von Angelegenheiten zu besorgen — den Gedanken nahe, daß auch der Ausdruck „geistiges Gebrechen" nicht bloß auf Störungen mit einer beschränkten Folgeerscheinung gemünzt ist.

Praktisch ausschlaggebend ist die Tatsache, daß keine oberinstanzliche Entscheidung vorliegt, welche Entmündigungsreifen die Wohltat der Pflegschaft versagt hätte.

Im Sinne von E. SCHULTZE spricht sich eine auch von ihm zitierte Reichsgerichtsentscheidung vom 10. Mai 1906 (Jur. Wochenschr. 1906 S. 377) dahin aus, daß die Bestellung eines Pflegers auch bei Geschäftsunfähigkeit zulässig ist. Eine Reichsgerichtsentscheidung vom 6. Oktober 1902 (RG. Bd. 52 S. 240) besagt: „Auch Geisteskranken und Geistesschwachen, welche im Sinne des § 6 BGB. ihre Angelegenheiten nicht zu besorgen vermögen, kann gemäß § 1910 Abs. 2 BGB. ein Pfleger für einzelne Angelegenheiten bestellt werden, falls das praktische Bedürfnis im konkreten Fall nur eine solche beschränkte Vertretung verlangt, so z. B. in dem Fall, daß der Ehemann gegen die Ehefrau wegen ihrer Geisteskrankheit auf Ehescheidung klagen will. Ohne eine solche Vorschrift würde sich im Rechtssystem eine Lücke ergeben, nicht bloß für den Fall, daß sich nach gestelltem Entmündigungsantrag die Bestellung des gesetzlichen Vertreters verzögert. Die Fürsorge ist insbesondere auch dann geboten, wenn ein Entmündigungsantrag gar nicht gestellt wurde" (siehe auch KG. 4. September 1900, Warn. J. 1 S. 205; KG. 18. November 1901, Warn. J. 1 S. 204; RG. IV 21. Februar 1907 Das Recht 1907 Nr. 846; OLG. Posen 14. August 1907 Das Recht 1908 Nr. 1820).

Die Auffassung der oberen Gerichte muß für die Praxis als sehr erfreulich bezeichnet werden. Dem eigentlichen Geisteskranken bliebe sonst der Segen dieser bequemen, leicht beweglichen und billigen Fürsorginstitution verschlossen. Es ist eben zu berücksichtigen, daß recht viele Geisteskranke zwar *entmündigungsreif*, aber nicht *fürsorgebedürftig* sind. Für viele Geisteskranke genügt vollkommen die Einsetzung einer Pflegschaft, für alle jene, die sich im sicheren Schutze einer Anstalt befinden, über deren geistige Störung das Dokument der Krankengeschichte eine fortlaufende Rechenschaft ablegt, und die nur gelegentlich einmal ein Rechtsgeschäft von untergeordneter Bedeutung zu tätigen haben, etwa ihre Namensunterschrift unter eine Gehaltsquittung setzen sollen.

Die oben zitierte Reichsgerichtsentscheidung vom 6. Oktober 1902 bringt auch eine sehr interessante Darstellung der Entwicklungsgeschichte, welche kaum einen Zweifel an dem Willen des Gesetzgebers zuläßt, die Pflegschaft auch über das Unvermögen, eine einzelne An gelegenheit zu besorgen, hinaus wirksam werden zu lassen. In dem Entwurf zum BGB. fand sich einerseits ein Paragraph, welcher eine Vormundschaft vorsah für taube, blinde und stumme Personen, welche nicht imstande wären, ihre Angelegenheiten zu besorgen, d. h. also eine Vormundschaft für körperlich Gebrechliche. Außerdem bestimmte der § 1739 des Entwurfes unter dem Titel: Pflegschaft folgendes: Ein Volljähriger, welcher durch einen geistigen oder körperlichen Zustand ganz oder teilweise verhindert ist, seine *Vermögens*-*angelegenheiten* zu besorgen, kann zur Besorgung dieser Angelegenheiten, soweit das Be-dürfnis reicht, *auch*, wenn die Voraussetzungen einer Bevormundung nach Maßgabe der §§ 1726, 1727, 1737 nicht vorliegen, einen Pfleger erhalten. Die Motive des ersten Entwurfes führten dazu aus, eine Pflegschaft solle eintreten, wenn sich das Bedürfnis herausstelle, für einen Geisteskranken — also eine zur Besorgung ihrer Angelegenheiten schlechthin nicht befähigte Person — schon vor Stellung des Entmündigungsantrages Fürsorge zu treffen. Speziell wurde dabei auch Bezug genommen auf die zu entmündigenden Tauben, Blinden und Stummen. Für die Geistesschwachen sollte § 1739 helfend da eintreten, wo eine Entmündigung als zu weitgehend erachtet wurde. Danach war der Pflegschaftsparagraph ganz im allgemeinen auch für Personen berechnet, welche die *Gesamtheit* ihrer Angelegenheiten nicht besorgen können. Durch die zweite Lesung wurde im wesentlichen nichts geändert. Nur wurde einer-seits die Einsetzung einer Pflegschaft für Geistesschwache als nicht genügend angesehen und deshalb eine Entmündigung wegen Geistesschwäche geschaffen. Andererseits sollte die Für-sorge für Taubstumme und Blinde auf alle körperlich Gebrechlichen ausgedehnt und diesen daneben ihre Handlungsfähigkeit gewahrt bleiben. Bei dieser letzteren Bestimmung konnte aber von Vormundschaft nicht mehr die Rede sein. Es wurde nunmehr der die weitergehende Fürsorge körperlich Gebrechlicher regelnde Paragraph als erster Absatz in den Pflegschafts-paragraphen einbezogen, der jetzt den § 1910 BGB. bildet. Die zitierte Reichsgerichts-entscheidung führt aus, daß durch diese Einbeziehung nicht etwa ein Gegensatz geschaffen werden sollte zwischen den Personen, welche infolge *körperlicher* Gebrechen die Gesamtheit ihrer Angelegenheiten nicht zu besorgen vermöchten und für welche die Einsetzung einer Pflegschaft in Betracht käme, und den Personen, welche infolge *geistiger* Gebrechen dies nicht zu tun vermöchten und für welche lediglich eine Vormundschaft in Betracht käme.

Einer Interpretation bedarf sodann das Wort „*Verständigung*". Dieses Wort umfaßt drei Seiten (nicht zwei, wie es E. Schultze will):

1. Einmal muß derjenige, mit dem ich mich verständigen will, verstehen, was ich will;

2. muß er das von mir Gesagte würdigen und erwägen können;

3. muß er seinen Willen und seine Meinung kundtun können.

Es erscheint beinahe als selbstverständlich, daß das Wort *Verständigung* des § 1910 BGB. nicht in oberflächlicher Weise identifiziert werden darf mit der Fähigkeit, Worte zu verstehen und seinen Willen kundzugeben, sondern, daß die Hauptsache darstellt die Fähigkeit zu einer durchschnittlichen, nicht krank-haft beeinflußten Würdigung des Vorgetragenen; sonst könnte die Einsetzung der Pflegschaft an dem unsinnigen Widerspruch des blödsinnigen oder wahn-behafteten Kranken scheitern. Mit dem Melancholischen, der etwa infolge seines Kleinheitswahnes, seiner Unwürdigkeitsvorstellungen meint, er sei gar nicht würdig, daß man für ihn sorge, und deshalb die Einsetzung einer Pflegschaft ablehnt, ist ebenfalls eine Verständigung nicht möglich. In gleichem Sinne haben sich auch oberinstanzliche Entscheidungen ausgesprochen. Es wird ver-langt die Fähigkeit, die Absicht und Bedeutung der Pflegschaftsanordnung zu erkennen (KG. 9. März 1905 Das Recht 1906 Nr. 318), es wird gefordert, daß die Willensmeinung das Ergebnis einer vernünftigen Erwägungen folgenden Über-zeugung (BayOLG. 20. Oktober 1906 Das Recht 1906 Nr. 3207), daß sie unbeein-flußt von krankhaften Ideen sei (BayOLG. 6. Mai 1905 Das Recht 1905 Nr. 1479). Eine Entscheidung des Bayerischen Obersten Landesgerichtes vom 17. Januar 1913 (Wicht. Entsch. 13. Folge S. 48) führt zutreffend aus:

„Bei einem Querulanten kann vorgängige Verständigung über die Pflegschaftsanordnung für unmöglich erachtet werden (RG. Bd. 65, S. 200). Es ist festgestellt, daß der Beschwerde-führer an Querulantenwahn leidet. Dieser Querulantenwahn, der auch aus dem Inhalt seiner vielfachen Eingaben an gerichtliche und andere Behörden hervorgeht und wegen dessen ihn das Schöffengericht von einer Übertretung des Abmarkungsgesetzes freigesprochen hat, macht ihn unfähig, seine Angelegenheiten, soweit sie mit der Abgrenzung seiner Grundstücke im Zusammenhang stehen, zu besorgen. Seine Eingaben und sein Vorgehen vor Gericht zeigen, daß der Wahn, als ob seine Grenznachbarn und die mit der Feststellung der Grenze befaßten Behörden in jedem Fall darauf ausgingen, unrichtige, ihn benachteiligende Grenzen festzusetzen, in ihm so festgewurzelt ist, daß er in dieser Beziehung jeder Belehrung unzugänglich ist. Eine Verständigung mit ihm über die Notwendigkeit und Zweckmäßigkeit der Einleitung einer Pflegschaft ist ausgeschlossen, da auch seine Äußerungen hierüber sich als offenbarer Ausfluß seines Querulantenwahns darstellen."

(Siehe auch folgende Entscheidungen: KG. 22. Januar 1900 Warn. J. 1 S. 205; KG. 9. März 1905 Das Recht 1905 Nr. 1905; BayOLG. 26. Januar 1907, Das Recht 1907 Nr. 471; RG. 21. Februar 1907 Das Recht 1907 Nr. 900; KG. 4. April 1908 Das Recht 1908 Nr. 2576.)

Logischerweise darf natürlich auch nicht als Verständigung genommen werden das hingeplapperte „Ja" des intellektuell oder affektiv Verblödeten, der gar nicht das Gesagte würdigt, ja nicht einmal erfaßt. Ob alle Juristen A. LEPPMANN folgen werden, der auch dann eine Verständigung nicht für möglich erklärt, wenn ärztliche Rücksichten die Vermeidung einer Rücksprache mit dem Kranken wünschenswert machen, möchte ich mit E. SCHULTZE ·bezweifeln. Bei groben geitigen Störungen ist die Sachlage dadurch erleichtert, daß die Kranken in der Regel geschäftsunfähig und daher nicht in der Lage sind, rechtlich bindende Willenserklärungen abzugeben (KG. 22. Januar 1900 Warn. J. 1 S. 205; KG. 4. September 1900 Warn. J. 1 S. 205; RG. 10. Mai 1906 Jur. Wochenschr. 1906 S. 377). In jedem Falle ist unter genauer Würdigung der konkreten Lage die Art der zu erledigenden Angelegenheit und der geistigen Beschaffenheit des unter Pflegschaft zu Stellenden die Frage der Verständigungsmöglichkeit zu entscheiden. Es kann sehr wohl — auch darin stimme ich E. SCHULTZE bei — hinsichtlich einer Angelegenheit die Möglichkeit bestehen, hinsichtlich einer anderen nicht. (Ich denke dabei besonders an die Grenzzustände.)

Einer irrigen Auffassung sei an dieser Stelle noch vorgebeugt. Die Einsetzung einer Pflegschaft benötigt zwar die Einwilligung dessen, dem sie zugedacht ist, doch kennt das Gesetz ebensowohl nicht eine freiwillige Stellung unter Pflegschaft wie unter Vormundschaft. Bezüglich der letzteren besagt dies ausdrücklich (für die Zeit vor dem BGB.) die Entscheidung des OAG. Rostock vom 15. März 1858 (Seuff. Arch. Bd. 15 S. 975). E. SCHULTZE definiert die Pflegschaft als eine vom Pflegebefohlenen gebilligte umschriebene staatliche Fürsorge. Hinsichtlich der Person des Pflegers darf der Pflegschaftskandidat auch wohl Wünsche äußern, die respektiert werden können, er kann sich aber nicht selbst den Pfleger aussuchen. Dieser ist von Staats wegen bestellter Spezialbevollmächtigter (KG. 11. Mai 1903 DJZ. 1903 S. 454).

Eine Pflegschaft endigt im allgemeinen mit dem Fortfall der zu erledigenden Angelegenheit (BayOLG. 7. März 1913, Wicht. Entsch. 13. Folge S. 46); außerdem ist nach dem § 1920 BGB. eine nach dem § 1910 BGB. angeordnete Pflegschaft *aufzuheben*, wenn der Pflegebefohlene diese Aufhebung beantragt. Natürlich muß für ein Wirksamwerden dieses Antrages eine Änderung des zur Zeit der Einsetzung der Pflegschaft maßgeblichen Zustandes gefordert werden. Für den Geschäftsunfähigen ist ja an sich die Abgabe einer rechtlich beachtlichen Willenserklärung gar nicht möglich (RG. 21. Februar 1907, RG. Bd. 56, S. 201), aber darüber hinaus muß auf jeden Fall das Bestehen der Verständigungsmöglichkeit im gegebenen Zeitmoment gefordert werden, wenn dies auch im Gesetz nicht ausdrücklich vermerkt ist. Es ergibt sich das aus seinem Sinn und aus seinen Tendenzen. Andernfalls könnte ein sinnloses Hin und Her in der Weise entstehen, daß heute für einen geistig Gebrechlichen eine Pflegschaft eingesetzt, morgen aber ohne Erledigung der Angelegenheit und ohne Änderung seines geistigen Zustandes auf seinen Wunsch wieder aufgehoben wird. Das Ganze wäre ein Schlag ins Wasser gewesen. In diesem Sinne spricht sich eine Kammergerichtsentscheidung (KG. 26. November 1904, Entsch. d. KG. Bd. 28 A S. 176, Das Recht 1905 Nr. 131) dahin aus: Der Antrag nach § 1920 dürfe nicht deswegen zurückgewiesen werden, weil bei der Bestellung der Pflegschaft eine Verständigung nicht möglich gewesen sei. Die Anwendung des § 1920 verlange nur die Entscheidung der Frage, ob zur Zeit eine Verständigung mit dem Pflegebefohlenen möglich sei, ob das geistige Gebrechen noch fortbestehe und bejahendenfalls dadurch die Erledigung der Angelegenheit beeinflußt würde (siehe auch BayOLG. 27. Mai 1904 Das Recht 1904 Nr. 1527; KG. 15. Februar 1906 Das Recht 1906 Nr. 2325; RG. 10. Mai 1906 Jur. Wochenschr. 1906 S. 377; RG. 21. Februar 1907 Jur. Wochenschr. 1907 S. 198).

Über die rechtliche Wirkung der Pflegschaft bestehen vielfach irrige Meinungen. Unbeschadet der natürlich in Geltung bleibenden Bestimmungen des § 104 BGB. macht auch die Stellung unter Pflegschaft einen Menschen an sich *nicht geschäftsunfähig. Der Pflegling bleibt geschäftsfähig*, der Pfleger kann in der fraglichen Angelegenheit für ihn disponieren, er selbst kann es aber auch; letztgetroffene Disposition hat Gültigkeit. Disponieren Pflegling und Pfleger zur gleichen Zeit und widersprechen sich die Dispositionen, so heben sie sich auf[1]. Eine *Ausnahme* ist nur dann gegeben, wenn der Pfleger für seinen Pflegling einen Rechtsstreit führt. Das Nebeneinander von Dispositionen würde hier eine unerwünschte Komplikation des Rechtsverfahrens ergeben. Nach dem § 53 ZPO. ist daher während eines vom Pfleger geführten Rechtsstreites der Pflegling prozeßunfähig (KG. 11. Mai 1903 DJZ. 1903 S. 454).

Die Pflegschaft schließt lückenlos das Fürsorgesystem des BGB., sie schafft in Fällen leichtester geistiger Störung eine rasche und billige Vertretung, sie kommt aber auch schwerer geistig Abnormen zugute, soweit sie hier für die Erfordernisse genügt. Ich sagte schon oben, daß sie in vielen Fällen bei Anstaltsinsassen die im Verhältnis zur Fürsorgebedürftigkeit viel zu massive Entmündigung überflüssig macht; gerade wegen ihrer Handlichkeit und Unumständlichkeit verdient sie Lob, das ihr auch von anderer Seite gespendet wird. Lücken an dieser Stelle des Systems sind nicht ersichtlich dank dem Danebengelten der §§ 104 und 105 BGB. und einer oberinstanzlich gebilligten, verständnisvollen Auslegung des Begriffes „Verständigung".

β) Formelles und Rechtsfolgen.

Die Einsetzung einer Pflegschaft regelt sich auf Grund des § 1915 BGB. und der §§ 37—42 FGG. nach den Vorschriften über die Vormundschaft, falls nichts anderes im Gesetz bestimmt ist.

Sie erfolgt demnach durch Antrag beim Amtsgericht.

Antragsberechtigt ist derselbe Kreis von Personen.

---

[1] Auch in juristischen Kreisen scheint das nicht immer bekannt zu sein. Ich habe es erlebt, daß ein Entmündigungsrichter auf die Bitte des vorläufigen Vormundes hin den antragstellenden Eltern anheimgeben ließ, den Entmündigungsantrag zurückzuziehen, falls sich der zu Entmündigende bereit erkläre, eine Pflegschaft einsetzen zu lassen. Auf meinen Einwand hin, daß damit der zu Entmündigende dispositionsfähig bleibe, und daß die Pflegschaft jederzeit auf seinen Wunsch wieder aufgehoben werden müsse, falls eine Verständigung mit ihm möglich sei, bestritt er das Erstere. Im ganzen erscheint dieser von dem Entmündigungsrichter erteilte Rat höchst verfänglich. HÜBNER erwähnt aus seiner Erfahrung Fälle, in welchen sich zu entmündigende Personen mit der Einsetzung einer Pflegschaft einverstanden erklärten, diese Einverständniserklärung aber sofort zurückzogen, nachdem der Antrag auf Entmündigung zurückgenommen war.

Die Einwilligung des Gebrechlichen ist aktenmäßig festzulegen. Die Einsetzung erfolgt durch eine einfache, nur im Beschwerdeweg anzufechtende Verfügung des Vormundschaftsgerichts (siehe § 57 FGG.).

Die Mitwirkung von Sachverständigen ist nicht vorgesehen.

Ein Gegenvormund braucht nicht ernannt zu werden (§ 1915 BGB.).

In Preußen sind durch den Justizministerialerlaß vom 28. November 1899 (JMBl. 1899 S. 388) die Staatsanwaltschaften angewiesen, die von den Vorstehern öffentlicher oder privater Irrenanstalten eingehenden Anzeigen über die Aufnahmen Geisteskranker und Geistesschwacher, soweit ein Entmündigungsverfahren nicht eingeleitet wurde, dem zuständigen Vormundschaftsgericht mit dem Anheimgeben einer Prüfung in der Richtung zu übersenden, ob ein Bedürfnis zur Anordnung einer Pflegschaft gemäß § 1910 Abs. 2 und 3 vorliege. Durch Erlaß der Preußischen Minister der geistlichen, Unterrichts- und Medizinalangelegenheiten und des Innern vom 5. März 1900 und 22. Juli 1903 (MinBl. f. Med. Ang. 3. Jahrg. S. 326) sind die Leiter von Privatirrenanstalten angewiesen worden (auf dem Wege über die Oberpräsidenten), der Staatsanwaltschaft Fälle, in denen die Einsetzung einer Pflegschaft angezeigt erscheint, zur Kenntnis zu bringen; die Besuchskommissionen haben auf Beachtung dieser Vorschrift zu sehen. Von Rechtswirkungen sind noch folgende zu erwähnen: Die elterliche Gewalt ruht (§ 1676 Abs. 2, § 1686 BGB.). Der unter Pflegschaft Stehende soll nicht zum Vormund, Gegenvormund, Beistand, Familienratsmitglied oder Pfleger ernannt werden (§§ 1781 Ziff. 2, 1792 Abs. 4, 1694 Abs. 1, 1866 Ziff. 2 BGB.). Nach § 2201 BGB. ist die Ernennung zum Testamentsvollstrecker unwirksam, wenn der Ernannte zur Zeit des Antritts des Amtes nach § 1910 BGB. einen Pfleger zur Besorgung seiner Vermögensangelegenheiten erhalten hat. Eine Ehefrau kann im letzteren Falle bei gesetzlichem Güterstand auf Aufhebung der Verwaltung und Nutznießung, bei Errungenschaftsgemeinschaft auf deren Aufhebung klagen (§ 1418 Abs. 1 Nr. 4, § 1542 BGB.; siehe auch §§ 1425, 1547 Abs. 2, 1548 BGB.), bei Gütertrennung den von ihr zur Bestreitung des ehelichen Aufwandes geleisteten Beitrag soweit zurückbehalten, als es zum Unterhalt für sie und die gemeinschaftlichen Abkömmlinge erforderlich ist (§ 1428 Abs. 2 BGB.).

k) Testierfähigkeit.

§ 2229 BGB.

Wer in der Geschäftsfähigkeit beschränkt ist, bedarf zur Errichtung eines Testamentes nicht der Zustimmung seines gesetzlichen Vertreters.

Ein Minderjähriger kann ein Testament erst errichten, wenn er das 16. Lebensjahr vollendet hat.

Wer wegen Geistesschwäche, Verschwendung oder Trunksucht entmündigt ist, kann ein Testament nicht errichten. Die Unfähigkeit tritt schon mit der Stellung des Antrages ein, auf Grund dessen die Entmündigung erfolgt.

§ 2230 BGB.

Hat ein Entmündigter ein Testament errichtet, bevor der die Entmündigung aussprechende Beschluß unanfechtbar geworden ist, so steht die Entmündigung der Gültigkeit des Testaments nicht entgegen, wenn der Entmündigte noch vor dem Eintritte der Unanfechtbarkeit stirbt.

Das gleiche gilt, wenn der Entmündigte nach der Stellung des Antrags auf Wiederaufhebung der Entmündigung ein Testament errichtet und die Entmündigung dem Antrage gemäß wieder aufgehoben wird.

§ 2231 BGB.

Ein Testament kann in ordentlicher Form errichtet werden:

1. vor einem Richter oder vor einem Notar;
2. durch eine von dem Erblasser unter Angabe des Ortes und Tages eigenhändig geschriebene und unterschriebene Erklärung.

§ 2238 BGB.

Die Errichtung des Testamentes erfolgt in der Weise, daß der Erblasser dem Richter oder dem Notar seinen letzten Willen mündlich erklärt oder eine Schrift mit der mündlichen Erklärung übergibt, daß die Schrift seinen letzten Willen enthalte. Die Schrift kann offen oder verschlossen übergeben werden, sie kann von dem Erblasser oder von einer anderen Person geschrieben sein.

Wer minderjährig ist oder Geschriebenes nicht zu lesen vermag, kann das Testament nur durch mündliche Erklärung errichten.

§ 2242 BGB.

Das Protokoll muß vorgelesen, von dem Erblasser genehmigt und von ihm eigenhändig unterschrieben werden. Im Protokolle muß festgestellt werden, daß dies geschehen ist. Das Protokoll soll dem Erblaaser auf Verlangen auch zur Durchsicht vorgelegt werden.

Erklärt der Erblasser, daß er nicht schreiben könne, so wird seine Unterschrift durch die Feststellung dieser Erklärung im Protokoll ersetzt.

Das Protokoll muß von den mitwirkenden Personen unterschrieben werden.

§ 2243 BGB.

Wer nach der Überzeugung des Richters oder des Notars stumm oder sonst am Sprechen verhindert ist, kann das Testament nur durch Übergabe einer Schrift errichten. Er muß die Erklärung, daß die Schrift seinen letzten Willen enthalte, bei der Verhandlung eigenhändig in das Protokoll oder auf ein besonderes Blatt schreiben, das dem Protokoll als Anlage beigefügt werden muß.

Das eigenhändige Niederschreiben der Erklärung sowie die Überzeugung des Richters oder des Notars, daß der Erblasser am Sprechen verhindert ist, muß im Protokoll festgestellt werden. Das Protokoll braucht von dem Erblasser nicht besonders genehmigt zu werden.

§ 2247 BGB.

Wer minderjährig ist oder Geschriebenes nicht zu lesen vermag, kann ein Testament nicht nach § 2231 Nr. 2 errichten.

§ 2253 BGB.

Ein Testament sowie eine einzelne in einem Testament enthaltene Verfügung kann von dem Erblasser jederzeit widerrufen werden.

Die Entmündigung des Erblassers wegen Geistesschwäche, Verschwendung oder Trunksucht steht dem Widerruf eines vor der Entmündigung errichteten Testamentes nicht entgegen.

Die Aufsetzung eines Testaments ist ein ausgesprochen einseitiges Rechtsgeschäft. Das BGB. unterscheidet zwischen *ordentlichen* und *außerordentlichen* und unter den ersteren wieder zwischen *öffentlichen* und *privaten (holographischen)* Testamenten. Das *holographische Testament* muß eigenhändig geschrieben und unterschrieben sein und enthält die Erklärung des letzten Willens mit Angabe von Tag und Ort (§ 2231 Abs. 2 BGB.); es muß auf Wunsch in amtliche Verwahrung genommen, kann aber auch privatim aufbewahrt werden (§ 2248 BGB.).

Das *öffentliche Testament* wird in Gegenwart von Zeugen vor dem Notar oder Richter errichtet (§ 2231 Ziff. 1 u. § 2233 BGB.). Dabei wird entweder der letzte Wille mündlich erklärt oder ein eigenhändig oder von anderer Hand geschriebenes Testament offen oder verschlossen übergeben und dabei die mündliche Erklärung abgegeben, daß dieses Schriftstück den letzten Willen enthalte (§ 2238 BGB.). Über den Vorgang muß ein Protokoll aufgenommen werden (§ 2240 BGB.), dessen nähere Beschaffenheit der § 2241 BGB. regelt.

Unter *außerordentlichen Testamenten* versteht man Testamente, deren Errichtung für besondere Fälle vorgesehen ist, speziell für Zeiten schwerer Krankheit, die Absperrung eines Ortes von Richtern und Notaren, durch das Ausbrechen einer Seuche und für Seereisen. Das BGB. kennt erstens ein „*Dorftestament*", welches vor dem Gemeinde- oder Gutsvorsteher und zwei Zeugen errichtet wird (§ 2249 BGB.), *das Testament in abgesperrten Orten*, das unter gleichen Bedingungen oder durch mündliche Erklärung vor drei Zeugen errichtet wird (§ 2250 BGB.), drittens das sogenannte *Seetestament*, das während einer Seereise an Bord eines deutschen, nicht zur Reichsmarine gehörenden Fahrzeuges außerhalb eines inländischen Hafens durch mündliche Erklärung vor drei Zeugen zu errichten ist

(§ 2251 BGB.). Dazu kommt noch das sogenannte *Militärtestament*, das in Kriegszeiten und in Friedenszeiten in solchen Bezirken errichtet werden kann, in denen nach Maßgabe des Art. 48 RV. 1919 außerordentliche Maßregeln getroffen sind, und zwar von Angehörigen der Wehrmacht und den nach dem Militärstrafgesetzbuch den Militärgesetzen unterworfenen Personen unter den obengenannten Bedingungen, ferner von Kriegsgefangenen und Geiseln, schließlich von Personen, die zur Besatzung eines in Dienst gestellten Schiffes oder eines sonstigen Fahrzeuges der Reichsmarine gehören, sowie von anderen, an Bord genommenen und daselbst befindlichen Personen, soweit die Fahrzeuge sich außerhalb inländischer Hafen befinden. (Reichswehrgesetz vom 23. März 1921, § 38.)

Die Fähigkeit, ein Testament zu errichten, ist ein Sonderfall der Geschäftsfähigkeit; natürlich darf auch die Fähigkeit zur Abgabe einer Willenserklärung zur Zeit der Errichtung des Testaments nicht vorübergehend aufgehoben sein. Es kommen deshalb die §§ 104 und 105 BGB. sinngemäß in Anwendung, wodurch sich die Einfügung besonderer diesbezüglicher Paragraphen in das Gesetzbuch erübrigte. Dagegen beschäftigt es sich mit der Errichtung von Testamenten durch beschränkt Geschäftsfähige.

Der *minderjährige Geschäftsfähige* kann, wie oben bereits gesagt wurde, vom 16. Lebensjahre an ein Testament errichten, wobei er der Zustimmung des gesetzlichen Vertreters nicht bedarf (§ 2229 Abs. 1 u. 2 BGB.), jedoch nur ein öffentliches Testament, holographische Testamente sind ihm versagt (§ 2247 BGB.); er soll möglichst vor der Beeinflussung anderer geschützt werden. Der frühe Eintritt der Testierfähigkeit kann ohnehin schon gewissen Bedenken unterliegen.

Dagegen sind *die infolge Geistesschwäche, Verschwendung oder Trunksucht Entmündigten* nicht testierfähig (§ 2229 Abs. 3 BGB.). Die Fähigkeit erlischt bereits mit der Stellung des Antrags und bleibt so lange in der Schwebe, bis die Entmündigung erfolgt und unanfechtbar geworden oder abgelehnt worden ist (§ 2229 Abs. 3 BGB.). Im letzteren Falle sind alle Rechtsgeschäfte gültig, ebenso bei einer erfolgreichen Anfechtungsklage. Der § 2229 Abs. 3 BGB. sollte der Gefahr vorbeugen, daß die Zeit zwischen Antrag und Entmündigung dazu benutzt wird, aus Gründen der Rache die Angehörigen von dem Erbteil auszuschließen (Denkschrift S. 427). Auch für den unter vorläufige Vormundschaft Gestellten gelten diese Bestimmungen. Es kann die Gültigkeit eines Testaments auf diese Weise recht lange in der Schwebe bleiben, wenn sich die Entscheidung lange hinauszögert oder wenn gar auf Grund des § 681 ZPO. die Entmündigung wegen Trunksucht ausgesetzt wird. Wird die Entmündigung nicht ausgesprochen, so gilt ohne weiteres das nach dem Antrag aufgesetzte Testament.

E. SCHULTZE macht darauf aufmerksam, daß das BGB. an dieser Stelle nicht auch die wegen Geisteskrankheit Entmündigten nennt. In der Tat zeigt sich hier eine Lücke, und es müssen die §§ 104 und 105 BGB. herangezogen werden, um den vom Gesetzgeber in diesem Falle sicherlich in gleicher Weise beabsichtigten Schutz zu gewährleisten.

Eine Reichsgerichtsentscheidung vom 8. Mai 1919 (Wicht. Entsch. 16. Folge 1921 S. 29) weist darauf hin, daß bei den Geistes*kranken* die Testierunfähigkeit nicht erst durch die Entmündigung, sondern schon durch den allerdings oft schwierig zu beweisenden Eintritt der mit Geschäftsunfähigkeit verbundenen Krankheit begründet wird.

Der § 2230 BGB. enthält *zwei Ausnahmebedingungen*, unter welchen auch ein von einem Entmündigten aufgesetztes Testament gültig ist. Man beachte, daß hier im allgemeinen von Entmündigten die Rede ist.

Der eine Ausnahmefall ist der, daß der entmündigte Erblasser stirbt, bevor der die Entmündigung aussprechende Beschluß unanfechtbar wurde. Die Entmündigungsberechtigung gilt dann doch nicht als über alle Zweifel erhaben festgestellt. Selbstverständlich kann aber noch der § 104 BGB. in diesem Falle herangezogen werden.

Der andere Ausnahmefall ist der, daß ein Testament nach dem Antrag auf Aufhebung der Entmündigung errichtet und dem Antrag stattgegeben wird. Dies erscheint ohne weiteres verständlich.

HÜBNER bemerkt treffend: „Allgemein gesprochen soll die Entmündigung ihre Rechtswirkung erst dann entfalten, wenn sie rechtskräftig geworden ist. Sie soll aber aufhören, den Kranken in seiner Bewegungsfreiheit zu beschränken schon zu einer Zeit, wo er selbst von sich aus behauptet, geschäftsfähig zu sein, sofern das Gericht seine Ansicht nachher bestätigt."

Ein Testament kann jederzeit *widerrufen* werden; ein Widerruf steht auch dem wegen Geistesschwäche, Verschwendung oder Trunksucht Entmündigten frei (§ 2253 BGB.). Natürlich muß es sich um ein gültiges, vor der Entmündigung errichtetes Testament handeln. Die Geltendmachung der §§ 104 und 105 BGB. ist auch hier möglich.

Weitere hier anschließend zu erwähnende Paragraphen enthalten Bestimmungen über die Errichtung von Testamenten bei bestimmten Mängeln, die körperlicher oder seelischer Natur sein bzw. auf der Grenze zwischen körperlicher und seelischer Störung stehen können. Der § 2247 BGB. enthält außer der Bestimmung für Minderjährige auch eine solche für *Leseunkundige bzw. Leseunfähige*. Unter Lesefähigkeit versteht der Jurist ganz im allgemeinen die Fähigkeit, Geschriebenes dem Sinne nach zu erfassen (RG. 30. März 11; Jur. Woch. 1911, S. 489).

Der genannte Paragraph entzieht dem Minderjährigen und demjenigen, der Geschriebenes nicht zu lesen vermag, das Recht, ein Testament nach § 2231 Nr. 2 BGB. aufzusetzen. Weiterhin bestimmt § 2238 BGB., daß der des Lesens Unfähige ein öffentliches Testament nur auf dem Wege der *mündlichen* Erklärung errichten kann.

Wer stumm ist, bezw. am Sprechen verhindert ist, vermag seinen letzten Willen durch Übergabe einer eigenhändig oder von fremder Hand geschriebenen Schrift zu erklären. Er muß aber die bei der Errichtung eines öffentlichen Testaments geforderte Erklärung, daß eine übergebene Schrift den eigenen letzten Willen enthält, bei der Verhandlung schriftlich niederlegen. (§ 2243 BGB.). Bedenklich kann die Bestimmung erscheinen, daß die Überzeugung des Richters oder Notars von der Sprachunfähigkeit genügt; eine Sachverständigenuntersuchung ist danach nicht erforderlich; gerade die fraglichen Mängel sollten eigentlich immer zu einer Untersuchung Anlaß geben, da sie sich nicht selten mit ausgesprochen *psychischen Mängeln* kombinieren. Ein motorisch Aphasischer z. B. braucht sicherlich nicht testierunfähig zu sein; es kommt aber auf den Einzelfall an.

Aus den Bestimmungen geht hervor, daß der *Stumme* und *Schreibunfähige* kein Testament zu errichten vermag, z. B. ein Stummer und Gelähmter. Zeichensprache ist ausgeschlossen (s. a. die weiter unten folgende Oberlandesgerichtsentscheidung).

Der *nur Schreibunfähige* kann ein öffentliches Testament mündlich errichten. Eine ausdrückliche Erklärung des Schreibunvermögens wird nach einer Kammergerichtsentscheidung vom 24. Sept. 1925 (OLG. Bd. 46 S. 232) nicht gefordert. Es genügt vielmehr die Tatsache einer Unterkreuzung in Verbindung mit einem Vermerk, daß Schreibunfähigkeit bestehe bzw. auch lediglich der Vorlesungsvermerk.

Bemerkenswert in diesem Zusammenhange sind auch verschiedene obergerichtliche Entscheidungen, welche die Abgabe der mündlichen Erklärung bei

Übergabe eines schriftlichen Testaments betreffen. Eine Oberlandesgerichtsentscheidung (OLG. Stuttgart 25. März 1901 Das Recht 1901 Nr. 505) erklärt,
daß Zeichensprache, speziell eine Bejahung durch Kopfnicken unzulässig sei.
Eine Reichsgerichtsentscheidung vom 25. Sept. 1924 (Jur. Woch. 1925 S. 357)
erachtet für zulässig ein einfaches „Ja" unter begleitendem Kopfnicken bzw.
das einigermaßen verständliche Nachsprechen der Worte: „Das ist mein Testament." Für die Anerkennung der Richtigkeit des Protokolls wird hier sogar
die Bestätigung durch bloßes Kopfnicken für genügend erklärt.

Verschiedentlich wird in den medizinischen Darstellungen die Testierfähigkeit in ihre
einzelnen seelischen Komponenten zu zerlegen versucht. Die Fähigkeit, ein Testament zu
errichten, schließe in sich den gedächtnismäßigen Überblick über das Eigentum und die
eventuell zu bedenkenden Personen, die Fähigkeit, einen eigenen, von krankhaften Vorstellungen unbeeinflußten und fremden Beeinflussungen genügend unzugänglichen Willen
zu haben und ihn klar zum Ausdruck zu bringen. Solche Zerlegungen können sich besonders
für die psychologische Beweisführung des Gutachtens als nützlich erweisen.

Was die damit berührte klinische Seite anlangt, so werden in Begutachtungsfällen besonders die Psychosen des höheren Lebensalters eine Rolle spielen, speziell der *Altersblödsinn*, der durch die ihm eigenen Erscheinungen des Gedächtnisschwundes, der Benachteili-
gungsvorstellungen und der Leichtbeeinflußbarkeit Anlaß zu krankhaft bestimmten Testamentserrichtungen geben kann. HÜBNER erwähnt ferner die *Paralyse*, den *Schwachsinn*,
Manien, *Melancholien*, auch *Zustände komponierter Bewußtseinstrübung*. Vor allem kommen
aber auch *Benommenheitszustände bei schweren körperlichen Krankheiten* in Betracht, die
Zustände dicht vor dem Ableben, seelische Zustände, in denen der Testierende mehr oder
weniger das hilflose Objekt von fremden Beeinflussungen sein kann. Manchmal ist in solchen
Zuständen nach den Beobachtungen BONHOEFFERS für kurze Zeit ein Aufrütteln aus tiefer
Benommenheit zu mäßiger Klarheit möglich, das für die äußere Abgabe von Willenserklärungen genügt.

Die gewöhnlich an den Sachverständigen herantretende Aufgabe, nach dem Tode ein
Urteil über den Seelenzustand zur Zeit der Errichtung des Testaments abzugeben, trägt
alle Schwierigkeiten nachträglicher Begutachtung in sich, die schon in dem Kapitel über
Geschäftsfähigkeit gekennzeichnet sind. Eine mikroskopische Untersuchung des Gehirns
fällt gewöhnlich aus, auch wenn sie an sich möglich wäre, da die seit dem Tode verstrichene
Zeit sie nicht mehr erlaubt. So bleiben als einzige Hilfsmomente die Aussagen der etwa
behandelnden Ärzte, die vielfach so unsicheren und parteiisch gefärbten Zeugenaussagen,
das Testament selbst und vielleicht auch Schriftstücke aus der Zeit der Testamentserrichtung.

HÜBNER hat in sehr geschickter Weise eine Reihe von Fragen zusammengestellt, die
in derartigen Fällen für den Richter geeignet erscheinen. Das Testament selbst vermag Hinweise zu geben durch das Äußere, die Schrift, den Stil und den Inhalt. E. SCHULTZE exemplifiziert, daß der von früher her als ordnungsliebend bekannte Kaufmann nicht ein Testament
auf einem Papierwisch errichtet wird; Schrift und Stil können Aufschlüsse geben, können
fremde Hilfe verraten, und es fragt sich dann, ob der Erblasser überhaupt imstande war,
einen Aufsatz von anderer Seite zu verstehen. Feinere graphologische Merkmale können heute
wohl nur mit äußerster Vorsicht zur Stützung einer Diagnose herangezogen werden; ob in
Zukunft in wachsendem Maße, sei dahingestellt. Der Inhalt kann offensichtlich krankhafte
Begründungen enthalten. Andere angeführte auffallende Momente wie längere Rücksprachen
mit den im Testament Bedachten kurz vor seiner Errichtung, Anwesenheit der gerade
Bedachten bei derselben sowie ihre Persönlichkeit liegen nicht mehr auf medizinischem
Gebiete.

Die Schwierigkeit solcher Begutachtungen und die Gefahren mehr oder minder
krankhaft motivierter Testamente hat es an *Besserungsvorschlägen* nicht fehlen
lassen. Ganz besonders gefährlich erscheinen natürlich die holographischen
Testamente, bei denen auch eine fälschliche Rückdatierung möglich erscheint.

Der Vorschlag, für jeden, der von der gesetzlichen Erbfolge abweichen wolle,
einen Zwang zur Attestierung seiner geistigen Gesundheit einzuführen, erscheint
nicht realisierbar und deshalb undiskutabel. Eher erwägenswert erscheint schon
die Anordnung einer ärztlichen Untersuchung in *besonders gelagerten Fällen*,
so bei hochbetagten Personen, bei solchen, die an zeitweisen psychischen Störungen leiden und bei schwer körperlich Leidenden. Natürlich müßte eine solche

Untersuchung durch einen psychiatrisch geschulten Arzt vorgenommen werden. Die Untersuchung des gerade behandelnden Hausarztes oder eines beliebigen Arztes würde keinesfalls genügen. Bei holographischer Testierung müßten ärztliches Attest und Testament zu einem Ganzen verschmolzen werden, bei der Errichtung öffentlicher Testamente wäre der Sachverständige hinzuzuziehen und seine Ansicht zu Protokoll zu nehmen. Beachtenswert erscheint auch der KREUSERsche Vorschlag, daß die Erblasser gehalten sein sollten, erhebliche Abweichungen von der gewöhnlichen Erbfolge näher zu begründen. Eine solche Begründung könnte dem Sachverständigen zweifellos bei späterer Begutachtung wichtige Anhalte geben.

Selbstverständlich ist es schon heute dem Erblasser und auch dem Juristen unbenommen, im Hinblick auf spätere Komplikationen eine ärztliche Mitwirkung herbeizuführen. Eine bessere informatorische Ausbildung der Juristen in der Psychiatrie könnte bewirken, daß eine solche öfters erfolgt, nicht nur bei Testamentserrichtungen, sondern auch in späteren Zweifelsfällen bei den Zeugenvernehmungen.

Zutreffend wird von einer Reihe von Autoren betont, daß an Überraschungen unliebsamer Art durch Testamente die Betroffenen häufig selbst Schuld tragen, insofern sie es versäumt haben, trotz unverkennbarer psychischer Auffälligkeiten rechtzeitig eine Entmündigung ihres Angehörigen herbeizuführen.

l) Ehefähigkeit.

§ 1325 BGB.

Eine Ehe ist nichtig, wenn einer der Ehegatten zur Zeit der Eheschließung geschäftsunfähig war oder sich im Zustande der Bewußtlosigkeit oder vorübergehender Störung der Geistestätigkeit befand.

Die Ehe ist als von Anfang an gültig anzusehen, wenn der Ehegatte sie nach dem Wegfalle der Geschäftsunfähigkeit, der Bewußtlosigkeit oder der Störung der Geistesfähigkeit bestätigt, bevor sie für nichtig erklärt oder aufgelöst worden ist. Die Bestätigung bedarf nicht der für die Eheschließung vorgeschriebenen Form.

§ 1331 BGB.

Eine Ehe kann von dem Ehegatten angefochten werden, der zur Zeit der Eheschließung oder im Falle des § 1325 zur Zeit der Bestätigung in der Geschäftsfähigkeit beschränkt war, wenn die Eheschließung oder die Bestätigung ohne Einwilligung seines gesetzlichen Vertreters erfolgt ist.

§ 1333 BGB.

Eine Ehe kann von dem Ehegatten angefochten werden, der sich bei der Eheschließung in der Person des anderen Ehegatten oder über solche persönlichen Eigenschaften des anderen Ehegatten geirrt hat, die ihn bei Kenntnis der Sachlage und bei verständiger Würdigung des Wesens der Ehe von der Eingehung der Ehe abgehalten haben würden.

§ 1334 BGB.

Eine Ehe kann von dem Ehegatten angefochten werden, der zur Eingehung der Ehe durch arglistige Täuschung über solche Umstände bestimmt worden ist, die ihn bei Kenntnis der Sachlage und bei verständiger Würdigung des Wesens der Ehe von der Eingehung der Ehe abgehalten haben würden. Ist die Täuschung nicht von dem anderen Ehegatten verübt worden, so ist die Ehe nur dann anfechtbar, wenn dieser die Täuschung bei der Eheschließung gekannt hat.

Auf Grund einer Täuschung über Vermögensverhältnisse findet die Anfechtung nicht statt.

§ 1336 BGB.

Die Anfechtung der Ehe kann nicht durch einen Vertreter erfolgen. Ist der anfechtungsberechtigte Ehegatte in der Geschäftsfähigkeit beschränkt, so bedarf er nicht der Zustimmung seines gesetzlichen Vertreters.

Für einen geschäftsunfähigen Ehegatten kann sein gesetzlicher Vertreter mit Genehmigung des Vormundschaftsgerichts die Ehe anfechten. In den Fällen des § 1331 kann, solange der anfechtungsberechtigte Ehegatte in der Geschäftsfähigkeit beschränkt ist, nur sein gesetzlicher Vertreter die Ehe anfechten.

§ 1339 BGB.

Die Anfechtung kann nur binnen sechs Monaten erfolgen.

Die Frist beginnt in den Fällen des § 1331 mit dem Zeitpunkt, in welchem die Eingehung oder die Bestätigung der Ehe dem gesetzlichen Vertreter bekannt wird, oder der Ehegatte die unbeschränkte Geschäftsunfähigkeit erlangt, in den Fällen der §§ 1332 bis 1334 mit dem Zeitpunkt, in welchem der Ehegatte den Irrtum oder die Täuschung entdeckt, in dem Falle des § 1335 mit dem Zeitpunkt, in welchem die Zwangslage aufhört.

Auf die Frist finden die für die Verjährung geltenden Vorschriften der §§ 203, 206 entsprechende Anwendung.

§ 1345 BGB.

War dem einen Ehegatten die Nichtigkeit der Ehe bei der Eheschließung bekannt, so kann der andere Ehegatte, sofern nicht auch ihm die Nichtigkeit bekannt war, nach der Nichtigkeitserklärung oder der Auflösung der Ehe verlangen, daß ihr Verhältnis in vermögensrechtlicher Beziehung, insbesondere auch in Ansehung der Unterhaltspflicht so behandelt wird, wie wenn die Ehe zur Zeit der Nichtigkeitserklärung oder der Auflösung geschieden und der Ehegatte, dem die Nichtigkeit bekannt war, für allein schuldig erklärt worden wäre.

Diese Vorschrift findet keine Anwendung, wenn die Nichtigkeit auf einem Formmangel beruht und die Ehe nicht in das Heiratsregister eingetragen worden ist.

§ 1346 BGB.

Wird eine wegen Drohung anfechtbare Ehe für nichtig erklärt, so steht das im § 1345 Abs. 1 bestimmte Recht dem anfechtungsberechtigten Ehegatten zu. Wird eine wegen Irrtums anfechtbare Ehe für nichtig erklärt, so steht dieses Recht dem zur Anfechtung nicht berechtigten Ehegatten zu, es sei denn, daß dieser den Irrtum bei der Eingehung der Ehe kannte oder kennen mußte.

§ 1353 BGB.

Die Ehegatten sind einander zur ehelichen Lebensgemeinschaft verpflichtet.

Stellt sich das Verlangen eines Ehegatten nach Herstellung der Gemeinschaft als Mißbrauch seines Rechtes dar, so ist der andere Ehegatte nicht verpflichtet, dem Verlangen Folge zu leisten. Das gleiche gilt, wenn der andere Ehegatte berechtigt ist, auf Scheidung zu klagen.

§ 1565 BGB.

Ein Ehegatte kann auf Scheidung klagen, wenn der andere Ehegatte sich des Ehebruchs oder einer nach den §§ 171, 175 des Strafgesetzbuches strafbaren Handlung schuldig macht.

Das Recht des Ehegatten auf Scheidung ist ausgeschlossen, wenn er dem Ehebruch oder der strafbaren Handlung zustimmt oder sich der Teilnahme schuldig macht.

§ 1566 BGB.

Ein Ehegatte kann auf Scheidung klagen, wenn der andere Ehegatte ihm nach dem Leben trachtet.

§ 1567 BGB.

Ein Ehegatte kann auf Scheidung klagen, wenn der andere Ehegatte ihn böslich verlassen hat.

Bösliche Verlassung liegt nur vor:

1. wenn ein Ehegatte, nachdem er zur Herstellung der häuslichen Gemeinschaft rechtskräftig verurteilt worden ist, ein Jahr lang gegen den Willen des anderen Ehegatten in böslicher Absicht dem Urteile nicht Folge geleistet hat;

2. wenn ein Ehegatte sich ein Jahr lang gegen den Willen des anderen Ehegatten in böslicher Absicht von der häuslichen Gemeinschaft fern gehalten hat und die Voraussetzungen für die öffentliche Zustellung seit Jahresfrist gegen ihn bestanden haben.

Die Scheidung ist im Falle des Abs. 2 Nr. 2 unzulässig, wenn die Voraussetzungen für die öffentliche Zustellung am Schlusse der mündlichen Verhandlung, auf die das Urteil ergeht, nicht mehr bestehen.

§ 1568 BGB.

Ein Ehegatte kann auf Scheidung klagen, wenn der andere Ehegatte durch schwere Verletzung der durch die Ehe begründeten Pflichten oder durch ehrloses oder unsittliches Verhalten eine so tiefe Zerrüttung des ehelichen Verhältnisses verschuldet hat, daß dem Ehegatten die Fortsetzung der Ehe nicht zugemutet werden kann. Als schwere Verletzung der Pflichten gilt auch grobe Mißhandlung.

§ 1569 BGB.

Ein Ehegatte kann auf Scheidung klagen, wenn der andere Ehegatte in Geisteskrankheit verfallen ist, die Krankheit während der Ehe mindestens drei Jahre gedauert und einen solchen Grad erreicht hat, daß die geistige Gemeinschaft zwischen den Ehegatten aufgehoben, auch jede Aussicht auf Wiederherstellung dieser Gemeinschaft ausgeschlossen ist.

§ 1570 BGB.

Das Recht auf Scheidung erlischt in den Fällen der §§ 1565 bis 1568 durch Verzeihung.

§ 1571 BGB.

Die Scheidungsklage muß in den Fällen der §§ 1565 bis 1568 binnen sechs Monaten von dem Zeitpunkt an erhoben werden, in dem der Ehegatte von dem Scheidungsgrunde Kenntnis erlangt. Die Klage ist ausgeschlossen, wenn seit dem Eintritte des Scheidungsgrundes zehn Jahre verstrichen sind.

Die Frist läuft nicht, solange die häusliche Gemeinschaft der Ehegatten aufgehoben ist. Wird der zur Klage berechtigte Ehegatte von dem anderen Ehegatten aufgefordert, entweder die häusliche Gemeinschaft herzustellen oder die Klage zu erheben, so läuft die Frist von dem Empfange der Aufforderung an.

Der Erhebung der Klage steht die Ladung zum Sühnetermine gleich. Die Ladung verliert ihre Wirkung, wenn der zur Klage berechtigte Ehegatte im Sühnetermine nicht erscheint oder wenn drei Monate nach der Beendigung des Sühneverfahrens verstrichen sind und nicht vorher die Klage erhoben worden ist.

Auf den Lauf der sechsmonatigen und der dreimonatigen Frist finden die für die Verjährung geltenden Vorschriften der §§ 203, 206 entsprechende Anwendung.

§ 1575 BGB.

Der Ehegatte, der auf Scheidung zu klagen berechtigt ist, kann statt auf Scheidung auf Aufhebung der ehelichen Gemeinschaft klagen. Beantragt der andere Ehegatte, daß die Ehe, falls die Klage begründet ist, geschieden wird, so ist auf Scheidung zu erkennen.

Für die Klage auf Aufhebung der ehelichen Gemeinschaft gelten die Vorschriften der §§ 1573, 1574.

Eine Auflösung der Ehe während des Lebens beider Ehegatten ist möglich auf folgende Weise:

α) auf dem Wege einer Nichtigkeitsklage,

β) auf dem Wege einer Anfechtungsklage,

γ) auf dem Wege einer Scheidungsklage bzw. einer Klage auf Aufhebung der ehelichen Gemeinschaft,

δ) ist eine äußere Trennung möglich durch Rückweisung einer Wiederherstellungsklage.

Über Nichtigkeit und Anfechtung im allgemeinen sowie Ehemündigkeit wurde bereits oben das Nötige gesagt (s. dort).

α) Nichtigkeit der Ehe wegen geistiger Störung.

Eine Ehe ist nach *§ 1325 BGB.* nichtig, wenn einer der Ehegatten zur Zeit der Eheschließung geschäftsunfähig war oder sich im Zustande der Bewußtlosigkeit oder vorübergehender Störung der Geistestätigkeit befand. Daß auch hier die beiden letztgenannten Zustände einen die freie Willensbestimmung ausschließenden Grad erreicht haben müssen, erscheint nach dem oben Gesagten fast selbstverständlich, wird aber auch von einer Reichsgerichtsentscheidung vom 7. August 1910 (Wicht. Entsch. 10. Folge S. 36) ausdrücklich festgestellt.

Der Paragraph könnte als überflüssig erscheinen, da der Tatbestand bereits durch die §§ 104 und 105 des BGB. gedeckt erscheint. Doch enthält er in seinem zweiten Absatz eine wichtige Abweichung von einer sonst auf nichtige Rechtsgeschäfte gültigen Regel. Während sonst ein nichtiges Rechtsgeschäft von neuem vollzogen werden muß, um Rechtsgültigkeit zu erlangen, gibt es hier eine sogenannte *Heilung des Nichtigkeitsgrundes*. Die Ehe ist als von Anfang an gültig anzusehen, wenn der Ehegatte diese nach dem Wegfall der Geschäftsunfähigkeit, der Bewußtlosigkeit oder der Störung der Geistestätigkeit bestätigt, bevor diese für nichtig erklärt oder aufgelöst worden ist. Die Bestätigung bedarf nicht der für die Eheschließung vorgeschriebenen Form. Sie kann auch stillschweigend erfolgen. Als Bestätigung gilt z. B. Beiwohnung und auch Verstreichenlassen der gesetzlich für die Nichtigkeitsklage angesetzten Frist (§ 1339 BGB.). Bedingte Bestätigung ist zulässig (RG. Bd. 44, S. 147). Die Bestätigung ist unwiderruflich (ACHILLES,

GREIFF, Komm. z. BGB. 12. Aufl. 1927, Anm. 1 zu § 1337). Beides gilt sinngemäß auch für die Genehmigung des gesetzlichen Vertreters, die dann für die Bestätigung erforderlich ist, wenn der Ehegatte nach Fortfall der seine Willenserklärung nichtigenden geistigen·Störung beschränkt geschäftsfähig, also z. B. wegen Geistesschwäche entmündigt ist (§ 1331 BGB.). Hat die Genehmigung gefehlt, so kann Anfechtung erfolgen (s. unten).

Die *Rechtswirkung* der Nichtigkeitserklärung einer Ehe ist im wesentlichen derart, als ob die Ehe niemals bestanden hätte. Bemerkenswert ist aber, daß ein Kind aus einer nichtigen Ehe, das im Falle der Gültigkeit der Ehe ehelich sein würde, nach dem § 1699 BGB. für ehelich gilt, sofern nicht beide Ehegatten die Nichtigkeit der Ehe bei der Eheschließung gekannt haben. Diese Vorschrift findet nur dann keine Anwendung, wenn die Nichtigkeit der Ehe auf einem Formmangel beruht und die Ehe nicht in das Heiratsregister eingetragen ist.

Klinisch ist nur kurz auf das häufige Vorkommen von krankhaft beeinflußten Eheschließungen Paralytischer und Manischer und die fraglichen Eheschließungen kurz vor dem Tode hinzuweisen. Hinsichtlich des letzteren Punktes gilt das im Kapitel „Testierfähigkeit" Gesagte.

β) Anfechtbarkeit der Ehe.

αα) Anfechtbarkeit der Ehe bei fehlender Zustimmung des gesetzlichen Vertreters.

Hinsichtlich der Anfechtung einer Ehe sei zunächst daran erinnert, daß der beschränkt Geschäftsfähige, also z. B. wieder der wegen Geistesschwäche Entmündigte zur Eingehung einer Ehe der Zustimmung des gesetzlichen Vertreters (auch des Pflegers?)[1] bedarf, die evtl. vom Vormundschaftsgericht ersetzt werden kann. Vormund und Vormundschaftsgericht sollen die Einwilligung erteilen, wenn das Eingehen der Ehe im Interesse des Mündels liegt *(§ 1304 Abs. 2 BGB.)*, eine Frage, bei der die persönlichen Eigenschaften und sozialen Verhältnisse auch des anderen Teils zu prüfen sind (Das Recht, Bd. 22, Jahrg. 1918, zit. nach HÜBNER, Das Eherecht der Geisteskranken und Nervösen, Bonn 1921, S. 5). Der Arzt wird hier öfters sein Votum abzugeben haben. Nachträglich kann der Vormund noch seine Genehmigung erteilen, die auch wieder vom Vormundschaftsgericht ersetzt werden kann *(§ 1337 Abs. 1 BGB.)*.

Auch das Verlöbnis ist übrigens ein Rechtsgeschäft, das der Einwilligung des gesetzlichen Vertreters bedarf (RG. Bd. 61, 267; 80, 88)[2].

Weiter sei daran erinnert, daß beschränkt Geschäftsfähige im allgemeinen in Ehesachen ohne Zustimmung des gesetzlichen Vertreters anfechtungsberechtigt und danach prozeßfähig sind *(§ 612 Abs. 1 ZPO.)*. Eine Ausnahme liegt vor in dem Falle, daß der Anfechtungsgrund in der fehlenden Zustimmung des gesetzlichen Vertreters zur Eheschließung des beschränkt Geschäftsfähigen besteht *(§ 1331 BGB.)*. Hier kann nach dem *§ 1336 Abs. 2 BGB.* nur der gesetzliche Vertreter für den beschränkt Geschäftsfähigen die Ehe anfechten.

Auch hier gibt es eine formlose Bestätigung, und zwar auch eine stillschwei-

---

[1] Die von E. SCHULTZE vertretene Ansicht, daß auch die Zustimmung des Pflegers notwendig sei, möchte ich für fragwürdig halten, da Pflegschaft die Dispositionsfähigkeit nicht aufhebt.

[2] Anhangsweise sei erwähnt, daß Rücktritt vom Verlöbnis gewisse Schadensersatzansprüche des anderen Teiles erlaubt (§§ 1298 und 1300 BGB.). Die Ersatzpflicht tritt nicht ein, wenn ein wichtiger Grund für den Rücktritt vorliegt (§ 1298 Abs. 3 BGB.). Persönliche oder Krankheit des Verlobten kann einen solchen wichtigen Grund abgeben, z. B. ein psychopathischer Charakter, der das Glück der Ehe bedroht (OLG. Braunschweig 24. Juni 1910, Respr. d. OLG. Bd. 21, S. 210). Der Grund muß nach dem Verlöbnis eingetreten sein, oder der Rücktretende erst jetzt Kenntnis von ihm erhalten haben (dies. Entsch.).

gende. Ist binnen sechs Monaten nach Bekanntwerden des Anfechtungsgrundes für den Anfechtungsberechtigten bzw. nach Erlangung der unbeschränkten Geschäftsfähigkeit die Anfechtungsklage nicht eingereicht, so gilt die Ehe als bestätigt *(§ 1339 Abs. 1 und 2 BGB.)*.

ββ) Anfechtung der Ehe wegen Irrtums und Täuschung.

Kommt der § 1331 BGB. besonders dem kranken Ehegatten zugute und soll er ihn — ebenso wie den nicht kranken beschränkt Geschäftsfähigen — vor einer benachteiligenden und schädigenden Eheschließung schützen, so kommen die *§§ 1333 und 1334 BGB.* dem gesunden Ehegatten zugute, der unwissend mit einer kranken Person die Ehe geschlossen hat.

Die Paragraphen enthalten Gemeinsames und können deshalb in enger Verbindung besprochen werden.

Das beiden Paragraphen Gemeinsame ist, daß eine Anfechtung der Ehe möglich ist *bei einem Irrtum über Bedingungen, die den anderen Ehegatten bei Kenntnis der Sachlage und bei verständiger Würdigung des Wesens der Ehe von der Eingehung derselben abgehalten haben würden.* Das eine Mal — in dem § 1334 BGB. — sind diese Bedingungen „*Umstände*"; dann muß der Irrtum durch den Anfechtungsgegner auf dem Wege einer *arglistigen Täuschung* vorsätzlich herbeigeführt sein, das andere Mal — im § 1333 BGB. — sind die Bedingungen „*Eigenschaften*", dann erscheint eine Schuld des Anfechtungsgegners nicht erforderlich.

Ich bespreche zunächst den ungleich wichtigeren *§ 1333 BGB.* und werde mich sodann bei Besprechung des § 1334 BGB. vielfach zurückbeziehen können, und zwar wird die Behandlung der Begriffe in folgender Reihenfolge geschehen:

a) Kenntnis der Sachlage, dabei wäre zugleich die Frage des Fristablaufs zu besprechen,

b) Wesen der Ehe,

c) verständige Würdigung,

d) abhalten konnte,

e) geirrt hat,

f) Eigenschaften.

a) Fundament und Voraussetzung der Anfechtung bildet die Kenntnis einer Sachlage, die zur Zeit der Eheschließung nicht vorhanden war, aber später gewonnen wurde. Der Begriff hat also Bedeutung für die *Vergangenheit* und — sofern er den Gegensatz zum Irrtum und ein Aufhören des Irrtums bedeutet — für die *Gegenwart*; er ist von Wichtigkeit für den Beginn des *Fristablaufs*. Erfordert wird die Kenntnis der ganzen als Fundament benutzten Sachlage in ihren wesentlichen Bestandteilen, die Kenntnis des das Anfechtungsrecht bedingenden Momentes in seiner ganzen Tragweite. Das ist deshalb von Wichtigkeit, weil der Anfechtende manchmal nicht ganz unwissend ist, da ihm die Sachlage von den Angehörigen verschleiert dargestellt wurde. Man spricht etwa von Ohnmachten und meint epileptische oder hysterische Anfälle, man spricht von Zartheit und meint psychopathische Eigenarten (Hübner). In obigem Sinne haben sich verschiedene obergerichtliche Entscheidungen ausgesprochen. „Die Frist beginnt zu laufen, sobald der Ehegatte volle Gewißheit über den ganzen Tatbestand erlangt hat und im Besitz von triftigen Gründen und Beweismaterial für seine Überzeugung ist, so daß er eine Anfechtungsklage auf das von ihm erlangte Material mit Aussicht auf Erfolg stützen kann" (OLG. Kolmar 22. Dezember 1905, Das Recht 1906, Nr. 44). So muß zur Kenntnis einer geistigen Störung noch die Kenntnis der Unheilbarkeit kommen (E. Schultze nach einer von ihm zit. RGE. vom 11. April 1904, RG. 11. April 1904, Warn. J. 1904, S. 122, bezieht sich in Wirklichkeit auf syphilitische Erkrankung). Zu der Kenntnis einer durchgemachten Krankheit muß auch noch die Kenntnis der Rückfallswahrscheinlichkeit treten. „Erkennt der Ehemann eine während der Ehe auftretende Geistesstörung als Fortsetzung einer ihm bekannten derartigen vor der Ehe aufgetretenen Erkrankung, so läuft von dieser Erkenntnis ab die Anfechtungsfrist" (RG. VI 16. Mai 1917, Das Recht 1917, Nr. 1642). Nach einer weiteren Entscheidung muß zu der Kenntnis der Tatsachen, in denen sich die von der Beklagten nach der Eheschließung durchgemachte Geisteskrankheit äußerte, noch die Kenntnis treten, daß das damalige Verhalten der Beklagten auf eine schon zur Zeit der Eheschließung vorhandene krankhafte geistige Veranlagung zurückzuführen war (RG. 24. Oktober 1927, Warn. E. 27, 314). In einem medizinisch höchst unklar liegenden Fall hat das Reichsgericht dahin entschieden, daß die frühere Erkrankung an Chorea das auch jetzt noch vorhandene Grundleiden Schwachsinn zu einer besonders und erheblich schweren Krankheit stempele, was für den Beginn des Fristablaufs erheblich sei (RG. 13. Februar 1908, Bay. Z. 4, 270). In einer medizinisch zum Teil wohl anfechtbaren Entscheidung (s. unten) ist gesagt, bei der Unterscheidung zwischen Nervosität und Charakterfehlern einerseits, schwerer unheilbarer Hysterie andererseits beginne die Anfechtungsfrist unter Umständen erst mit der ärztlichen Bejahung der Hysterie (RG. 10. Juni 1918, Das Recht 1918, 1547). Bemerkenswert erscheint ferner, daß nach Ansicht des Reichsgerichts auch Tatsachen als mitverwertbar in Betracht kommen, die sich auf den *Anfechtungskläger* beziehen. So mußte zur Annahme der Entdeckung eines Irrtums nach Ansicht des Reichsgerichts in einem weiteren Falle zu der Kenntnis, daß die Ehefrau an Hysterie leide, noch die Kenntnis eines eigenen nervösen Herzleidens kommen (RG. IV 26. Januar 1910, Wicht. Entsch. 10. Folge S. 38). Ein bloßes Gerücht, das nicht für wahr gehalten wird, genügt nicht (RG. IV 4. Oktober 1909, Wicht. Entsch. 9. Folge S. 27). „Das Anfechtungsrecht der Frau ist auch dann noch nicht verloren gegangen, wenn sie über das Vorleben des Bräutigams Ungünstiges hört, aber die Richtigkeit der Mitteilung nicht nachprüft, weil sie Vertrauen in die Angaben des Bräutigams setzt" (RG. 19. Januar 1914, Das Recht 1914, Nr. 779). Ebensowenig genügt eine bloße Vermutung (OLG. Kolmar 22. Dezember 1905, Das Recht 1906, Nr. 44). Es wird Gewißheit verlangt. Freilich müssen sich nach Ansicht des Reichsgerichts an die Vermutung innerhalb der vorgesehenen Frist auch Bemühungen anschließen, zur Gewißheit zu gelangen. Argwohn und Zweifel werden vom Reichsgericht nicht mehr der völligen Unkenntnis gleichgesetzt. „Die Eheanfechtung entfällt mit dem Geständnis, daß der Anfechtende bereits beim Eheabschluß den Anfechtungsgrund argwöhnte" (RG. 18. Dezember 1911, Das Recht 1912, Nr. 596), und: „Ein Ehegatte, der Anlaß hat, an der geschlechtlichen Unbescholtenheit des anderen Ehegatten zu zweifeln, dennoch aber die Ehe eingeht, begibt sich des Anfechtungsrechts" (RG. 26. September 1912, Das Recht 1913, Nr. 356). Andererseits „wird die Frist unterbrochen, wenn der zur Anfechtung berechtigte Ehegatte in seiner Vermutung oder bereits gebildeten Überzeugung erschüttert wird, ohne fahrlässig zu sein, wenn also z. B. ein anderer Sachverständiger eine mildere, nicht zur Anfechtung berechtigende Auffassung der Sachlage überzeugend dartut oder wenn der andere Ehegatte alle Bedenken des Anfechtungsberechtigten durch glaubwürdige Versicherungen zerstreut" (E. SCHULTZE). Auch die Einreichung einer Scheidungsklage unterbricht die Frist (HÜBNER). Schließlich muß auch noch die Kenntnis vorhanden sein, daß die die Anfechtung begründenden Tatsachen einen Anfechtungsgrund bilden konnten (RG. 13. Oktober 1924, Jur. Wochenschr. 1925, S. 355; s. a. RG. IV 2. Januar 1913, Das Recht 1913, Nr. 853).

Die gewonnene Kenntnis wird nun hypothetisch in die Vergangenheit verlegt und die weitere hypothetische Frage daran geknüpft, ob sich der Anfechtungsberechtigte bei Kenntnis der Sachlage und bei verständiger Würdigung des Wesens der Ehe von der Eheschließung hätte abhalten lassen.

b) Was ist unter dem *Wesen der Ehe* zu verstehen? Die Motive benennen unter den dem „sittlichen" Wesen der Ehe entsprechenden Pflichten namentlich die Pflicht zum Zusammenleben, zum Geschlechtsverkehr, zur Treue und zum gegenseitigen Beistand (Mot. 4, 104; RG. 8. Oktober 1910, Jur. Wochenschr. 1910, S. 1005; OLG. Zweibrücken 8. November 1905, Das Recht 1906, Nr. 2242). Eine Reichsgerichtsentscheidung vom 11. April 1906 (Jur. Wochenschr. 1906, S. 389) besagt: „Hiernach verstand man unter der Ehe die auf der geschlechtlichen Gemeinschaft beruhende Vereinigung von Mann und Weib zur innigsten und vollständigen Gemeinschaft des ehelichen Lebens (PLANCK, Komm. z. BGB. IV, Abschnitt 1, Nr. 1). Demnach bringt denn auch § 1553 BGB. den rechtlichen Inhalt des durch die Ehe unter den Ehegatten begründeten persönlichen Verhältnisses durch den allgemeinen Grundsatz zum Ausdruck, daß die Ehegatten einander zur ehelichen Lebensgemeinschaft verpflichtet sind. Hieraus werden als sittliche Pflichten der Ehegatten insbesondere abgeleitet die Verpflichtung zur Treue, zur Beistandleistung, zum Zusammenleben, zur Gestattung der ehelichen Beiwohnung". Zum Wesen der Ehe gehört aber nicht nur die Möglichkeit eines befriedigenden Sexualverkehrs, sondern auch die weitere Möglichkeit der Erzeugung von Nachkommenschaft. Gebärunfähigkeit ist beispielsweise Anfechtungsgrund (RG. 11. November 1918, Bd. 94, S. 123ff.; RG. V 91/21 11. Juni 1921, Jur. Wochenschr. 1922, S. 163; RG. IV 552/25 11. März 1926, Jur. Wochenschr. 1927, S. 1191; freilich auch abweichende Entscheidungen)[1]. Man kann vielleicht sogleich erweiternd sagen: Die Möglichkeit der Erzeugung von *gesunder* Nachkommenschaft. Die Anwartschaft auf eine gesunde Deszendenz kann sehr wohl Gegenstand einer verständigen Erwägung vor Abschluß einer Ehe sein (s. a. weiter unten folgende Entscheidungen).

c) Der Gesetzgeber verlangt ausdrücklich eine *verständige* Würdigung des Wesens der Ehe. Eine Reichsgerichtsentscheidung sagt: „Das Wesen der Ehe ist vom Standpunkt des Gesetzes aus betrachtet für jedermann gleich und unwandelbar; da es aber verschieden gewürdigt werden kann, verlangt das Gesetz ausdrücklich eine verständige Würdigung. Damit sollen alle willkürlichen, der persönlichen Laune und Stimmung entspringenden Anfechtungsgelüste abgewehrt und die Anfechtungsansprüche auf das durch die Ehe als eine vorwiegend sittliche Einrichtung gebotene Maß zurückgeführt werden" (RG. vom 10. Juni 1909, Das Recht 1909, Nr. 2272). Eine weitere Reichsgerichtsentscheidung vom 8. Juni 1921 (V. 59/21 Jur. Wochenschr. 1922, S. 163) besagt, daß nicht etwa das willkürliche persönliche Empfinden des Ehegatten maßgeblich sei.

Subjektiv kommen aber nicht nur überspannte und verfehlte Anschauungen vom Wesen der Ehe in Betracht, sondern auch die Unfähigkeit zur verständigen Würdigung. Der Schwachsinnige, der infolge seines mangelhaften Intellekts das Wesen der Ehe gar nicht zu würdigen vermag, würde als Anfechtungskläger ausfallen. Der Paragraph ist ganz und gar auf normale, durchschnittliche Verhältnisse beim Anfechtungskläger zugeschnitten.

Es sind, wie ersichtlich, für die Beurteilung des Zutreffens der Bedingungen des Relativsatzes ein *objektives* und ein *subjektives* Moment scharf zu scheiden. Es kommt einmal in Betracht der objektive Standpunkt der Allgemeinheit; die ehewesenswidrige Eigenschaft muß nach diesem Standpunkt den Anfechtungs-

---

[1] RG. IV 7. Februar 1925, Jur. Rundsch. 1925 Beil. Nr. 1113; OLG. Kiel 30. März 1926 JDR. 1926 S. 351.

kläger von der Eheschließung abgehalten haben können. Dieser Standpunkt muß aber mutmaßlich auch sein eigener gewesen sein, seine mutmaßliche Haltung muß in Ansehung seiner Persönlichkeit der mutmaßlichen Haltung der Allgemeinheit entsprochen haben oder, wie es eine Reichsgerichtsentscheidung ausdrückt: „Der subjektive Standpunkt muß sich mit dem objektiven Standpunkt der Allgemeinheit decken" (RG. 14. Januar 1904, Jur. Wochenschr. 1904, S. 114). Es muß geprüft werden, ob der Anfechtende seiner geistigen Beschaffenheit nach geeignet war, Eigenschaft und Wesen der Ehe abwägend miteinander in Beziehung zu setzen und die Konsequenzen aus solchen Überlegungen zu ziehen. „Der Stand, die Bildung und das sittliche Empfinden, die Erziehung, die Lebensverhältnisse, die Umgebung, in der der Anfechtende sich bewegt, seine berufliche Tätigkeit, alle diese Punkte erheischen Beachtung" (E. SCHULTZE). „Der subjektive Standpunkt ist zu prüfen nach der konkreten Lage des Falles und der Individualität des Klägers. Dasselbe Moment kann in einem Falle hinreichen, während es in einem anderen nicht genügt." (Ders. Autor.) So hat das Reichsgericht in einem Falle, in welchem dem Kläger der voreheliche Verkehr der Frau mit einem Manne mitgeteilt, der mit zwei anderen Männern verschwiegen war, die Revision des Klägers zurückgewiesen mit der Begründung, daß nach Überzeugung des Oberlandesgerichts sowie des Reichsgerichts der Mann die Frau auch dann geheiratet hätte, wenn er von dem mehrfachen Geschlechtsverkehr gewußt hätte (RG. vom 26. November 1926 II 306/26, Leipz. Zeitschr. 1927, Sp. 628). In einem anderen Falle wurde die Revision verworfen, weil die Anfechtungsklägerin bei der in ihren Kreisen üblichen Furcht vor den Folgen der Schwangerschaft in Anbetracht ihrer Schwängerung den Anfechtungsgegner auch dann geheiratet hätte, wenn sie gewußt hätte, daß er Epileptiker war (RG. 15. April 1907, Das Recht, 1907 Nr. 2564) (s. dazu auch folgende Entscheidung: RG. 14. Januar 1904, Warn. J. 1904, S. 122). Eine Reichsgerichtentscheidung vom 12. April 1911 (Jur. Wochenschr. 1911, S. 543, Nr. 20) bemerkt sehr treffend, daß der subjektive Standpunkt zwar den objektiven Standpunkt der Allgemeinheit einschränken, ihn aber nicht über das ihm gesetzte Maß ausdehnen könne. Auf eine besondere abnorme Empfindlichkeit des Anfechtenden könne keine Rücksicht genommen werden.

Ein scharfes Ins-Auge-Fassen dieser Punkte verringert die Gefahr subjektiver Stellungnahme seitens der Beurteilenden, des ärztlichen Gutachters und des Richters. Es ist nicht recht einzusehen, weshalb der Junggeselle, den man aus der Begutachtung auszuscheiden vorgeschlagen hat, weniger imstande sein sollte, sich eine richtige Auffassung von dem Wesen der Ehe und von diesem entgegenstehenden Eigenschaften zu bilden als der verheiratete Mann. Ich zweifle nicht, daß es manchen Junggesellen gibt, der ein feineres und tieferes Verständnis für das Wesen der Ehe aufzubringen vermag als viele Ehemänner. Vor allem müßte man dann ja auch die richterlichen Junggesellen von der Rechtsprechung ausschließen.

Maßgeblich ist der Standpunkt zur Zeit der Eheschließung[1].

Klar liegen die Verhältnisse, wenn das fragliche Moment in seiner vollen Tragweite zu dieser Zeit bekannt gewesen ist; dann hat sich der gleichwohl die Ehe schließende Teil des Anfechtungsrechts begeben. Aber auch schon Argwohn und Zweifel, die in dieser Zeit hinsichtlich des Momentes bestanden, lähmen das Anfechtungsrecht (s. oben). Ist ersteres nicht bekannt gewesen, so ist es, wie E. SCHULTZE hervorhebt, natürlich schwierig, über die frühere eventuelle Stellungnahme Aufschluß zu erhalten, da dazu die mit Vorsicht zu bewertende

---

[1] RG. IV 7. März 1912, Wicht. Entsch. 12. Folge S. 31: „Die Erheblichkeit des Irrtums bemißt sich nach dem Zeitpunkte der Eheschließung, nicht nach späteren Vorgängen."

Mithilfe des Anfechtenden nötig ist. Immerhin wird man aus dem zeitigen und früheren seelischen Habitus gewisse Rückschlüsse machen können und müssen; die Frage kann wohl nur die sein, ob Anhaltspunkte dafür vorliegen, daß das Denken und Fühlen in besagter Hinsicht sich von dem des Durchschnitts der Menschen mit gleicher Bildung und in gleicher Lebensstellung entfernt hat; sonst wäre die Beweislast zu sehr vergrößert. BUMKE wirft die Frage auf, ob der Tatbestand des § 1333 BGB. auch dann erfüllt sei, wenn der Klagende zugebe, zur Zeit der Eheschließung von den prognostischen Aussichten einer ihm unbekannt gewesenen vorehelichen Geistesstörung nichts gewußt zu haben. Diese Frage ist meines Erachtens ohne weiteres zu bejahen. Voraussetzung für die eventuelle Stellungnahme ist immer die Kenntnis der zugrundegelegten Sachlage im vollen Umfange und der Möglichkeit anzufechten (R.G. 30. November 1912 zit. nach E. SCHULTZE; R.G. 2. Januar 1913, Wicht. Entsch. 13. Folge, S. 35). Das geht ja deutlich aus den Reichsgerichtsentscheidungen hervor, in denen der Fristablauf für die Anfechtungsklage erst in dem Zeitpunkt beginnt, in dem der Ehegatte volle Gewißheit über den ganzen Tatbestand erlangt hat (s. oben). BUMKE meint, wer von einer überstandenen Geistesstörung bei seinem Verlobten höre, werde sich bei verständiger Würdigung des Wesens der Ehe nach den prognostischen Möglichkeiten erkundigen, und wenn diese Nachrichten ungünstig lauteten, die Verlobung aufheben. Daraus folge ohne weiteres, daß ihn die Kenntnis der überstandenen Krankheit von der Heirat abgehalten haben würde, und somit der Tatbestand des § 1333 BGB. auch in subjektiver Hinsicht erfüllt sei. Diese etwas kühne Annahme dürfte kaum einmal getroffen werden müssen. Von dem Bumkeschen Standpunkt aus hätte sich auch derjenige, der es im optimistischen Vertrauen auf die Nichtwiederkehr einer solchen Erkrankung unterläßt, Nachforschungen über die Prognose anzustellen, seines Anfechtungsrechts begeben. Ich bin nicht dieser Ansicht, meine vielmehr, daß eine durchgemachte Erkrankung für viele Menschen als eine erledigte Angelegenheit gilt, falls nicht etwa die Neigung zur Wiederkehr allgemein bekannt ist. Man mag in dem oben gekennzeichneten Verhalten eine Fahrlässigkeit erblicken. Fahrlässigkeit schließt aber einen in rechtlichem Sinne belangvollen Irrtum nicht aus (s. unten) (siehe dazu auch die oben angeführten Entscheidungen: R.G. VI 16. Mai 1917, Das Recht 1917, Nr. 1640 bis 1642, und R.G. 19. Januar 1914, Das Recht 1914, Nr. 779).

d) Nicht unwichtig erscheint ferner, daß nach einer Reichsgerichtsentscheidung (R.G. IV 6. Oktober 1902, R.G. Bd. 52, S. 306ff.) der Ausdruck „abgehalten haben würde" nicht bedeutet „abgehalten haben mußte", sondern „abgehalten haben konnte" oder „mit Wahrscheinlichkeit abgehalten haben würde".

e) Außerhalb des Relativsatzes wäre zunächst das Wort „*geirrt*" kurz zu interpretieren. Irrtum ist Nichtkenntnis einer rechtlich belangvollen Tatsache[1]. Die Kommentatoren sind darin einig, daß nicht ein *Kennenmüssen* erforderlich erscheint, sondern eine *bloße Nichtkenntnis*, mit anderen Worten, daß eine *fahrlässige* Nichtkenntnis das Anfechtungsrecht nicht aufhebt. Ich betone dies ausdrücklich in Anbetracht einer von HÜBNER gebrachten Reichsgerichtsentscheidung, wonach fahrlässige Unkenntnis der tatsächlich bestehenden Epilepsie bei einem jungen Mädchen nicht vorliegt, wenn sie die Anfälle als Ohnmachten infolge Blutarmut ansah und von den Eltern nicht aufgeklärt wurde (R.G. IV 20. Mai 1914, Das Recht 1914, Nr. 2469). Diese Entscheidung bezieht

---

[1] Sehr erschwerend erscheint die Auffassung des Hanseat. OLG. (19. Januar 1926 Jur. Rundschau 1926 Beil. Nr. 1941), daß Irrtum immer nur dann vorliege, wenn der Vorstellungsinhalt des Irrtums überhaupt Gegenstand von Erwägungen gewesen ist.

sich aber nicht auf den § 1333 BGB., wie HÜBNER irrtümlich angibt, sondern auf den § 1346 BGB.[1].

Auf die vom Reichsgericht gezogenen Begrenzungen des Irrtums wurde schon oben hingewiesen (siehe dazu auch folgende Entscheidung: RG. VI 5. November 1926, Jur. Rundschau 1927, Heft Nr. 2, Beil. Nr. 126).

f) Nach Erörterung des Relativsatzes wäre weiter der Begriff *„Eigenschaften"* zu besprechen, besonders nach der Richtung hin, inwieweit krankhafte Zustände und Veranlagungen unter ihn fallen.

Für den Begriff „persönliche Eigenschaft" hat E. SCHULTZE unter Benutzung verschiedener Reichsgerichtsurteile folgende Definition aufgestellt: „Alle *dauernden* geistigen, sittlichen und körperlichen Eigenschaften, die die Eigenart der Person ausmachen; sie dürfen nicht außer ihr liegende, mehr oder weniger *vorübergehende* oder zurückliegende sein, sondern müssen der Persönlichkeit dergestalt zukommen, daß sie als Ausfluß und Betätigung ihres eigentlichen Wesens, als ein integrierender Bestandteil ihrer Individualität erscheinen." (RG. 6. Oktober 1902, RG. Bd. 52, S. 306ff.; RG. 5. Februar 1906 zit. nach BREMER S. 515; RG. 14. März 1907, Jur. Wochenschr. 1907, S. 258.) Eine Reichsgerichtsentscheidung vom 7. April 1919 (RG. Bd. 95, S. 289ff.) spricht sich hinsichtlich geistiger Eigenschaften dahin aus: „Eine geistige oder sittliche Beschaffenheit einer Person ist aber nicht unmittelbar wahrnehmbar, sie wird erschlossen aus den Handlungen. Wird eine Mehrzahl gleichartiger Handlungen festgestellt, so wird der Schluß auf eine Eigenschaft des Menschen, sich nach der Richtung dieser Handlungen zu betätigen, gerechtfertigt erscheinen. Eine Einzelhandlung schlimmster Art kann immer noch eine Gelegenheitshandlung sein, etwa auf Verführung von außen beruhen und der Person fremd bleiben. Bei einer Reihe von Handlungen ist dagegen von vornherein ein Zusammenhang mit dem Wesen des Menschen, von dem sie ausgingen, anzunehmen ... Daß dabei ausdrücklich das Wort ‚Eigenschaft' gebraucht wird, ist nicht erforderlich, wenn nur das Wesen des Begriffes getroffen ist (vgl. Jur. Wochenschr. 1907, S. 257, Nr. 17; Jur. Wochenschr. 1911, S. 543, Nr. 20; WARNEYER 1917, Nr. 43)." Sehr richtig wird hier auf eine Mehrfachheit gleichartiger Handlungen als ein sicheres Kriterium des Persönlichen und Dauernden abgestellt. Freilich scheint mir die Hervorhebung REINHEIMERS richtig, daß unter Umständen auch aus einer einzelnen Fehlhandlung gerade auf pathologischem Gebiet schon bedeutsame Schlüsse gezogen werden können. Man wird sich diesbezüglich heute auf eine Reichsgerichtsentscheidung berufen können, die auch gerichtlich-medizinische Bedeutung hat, wiewohl sie nicht das medizinische Gebiet betrifft und die ihres grundlegenden Charakters wegen teilweise hier Platz finden möge. Sie hebt den scharfen Unterschied zwischen „Umständen" und „Eigenschaften" auf.

Es handelt sich um einen Fall, in welchem sich die Anfechtung darauf gründete, daß dem Kläger zwar der außereheliche Geschlechtsverkehr der Verlobten bekannt war, nicht aber die Tatsache, daß sie Mutter eines unehelichen Kindes war. Es heißt in der Entscheidung:

„Persönliche Verhältnisse lassen sich nicht grundsätzlich als etwas für die Persönlichkeit Gleichgültiges von der persönlichen Eigenschaft unterscheiden. Es gibt persönliche Verhältnisse, die wie z. B. die Vermögensverhältnisse in einem rein äußerlichen Zusammenhange mit einer Person stehen, die Persönlichkeit als solche nicht berühren, während es andererseits persönliche Verhältnisse gibt, die gerade in der Persönlichkeit wurzeln, ihren Ausfluß bilden und so eng mit ihr verknüpft sind, daß sie nach allgemeiner Lebensanschauung persönlichen Eigenschaften gleich erachtet und gleich behandelt werden. Für die Auslegung des Begriffes der persönlichen Eigenschaften im Sinne des § 1333 BGB. kommt es weniger auf die sprachlich-

---

[1] Der § 1346 BGB. bezieht sich auf die Unterhaltsberechtigung des nicht zur Anfechtung berechtigten Teiles, die dann vorliegt, wenn er den Irrtum nicht kannte oder kennen mußte.

grammatische Begriffsbestimmung an, als vielmehr auf die natürliche Lebensauffassung. Für eine gedeihliche eheliche Gemeinschaft ist die Persönlichkeit der Ehegatten und alles, was ihrer Persönlichkeit als solcher anhaftet, von höchster Bedeutung; dem will der Gesetzgeber im § 1333 BGB. Rechnung tragen, indem er einem Ehegatten, der sich darin — zum Unterschiede von dessen mit seiner Person zwar äußerlich verbundenen, in seiner inneren Persönlichkeit als solcher aber nicht wurzelnden Verhältnissen — geirrt hat, die Anfechtung gestattet, wenn der Irrtum nach allgemeiner, verständiger Lebensauffassung von dem Wesen der Ehe sich als ein wesentlicher darstellt. Die Kommission für die zweite Lesung des BGB. hat, indem sie die Anfechtung der Ehe wegen bloßen Irrtums über persönliche Eigenschaften zuließ, erwogen, daß tatsächlich eine Reihe persönlicher Eigenschaften der Eheschließenden im Leben als wesentlich angesehen würde. Hat sich einer der Eheschließenden im Irrtum befunden, so entspricht es der Billigkeit, diesem Umstand Rechnung zu tragen. Der Staat hat ein Interesse daran, die Auflösung von Ehen zu ermöglichen, welche sich nach Lage der Verhältnisse dauernd unglücklich gestalten würden. Diese zutreffende Erwägung läßt es trotz des sonst für das Eherecht maßgeblichen Grundsatzes, die Ehe nach Möglichkeit aufrechtzuerhalten, gerechtfertigt erscheinen, dem Begriff der persönlichen Eigenschaft im Sinne des § 1333 BGB. eine weitere Auslegung zu geben. Legt man nun aber den § 1333 dahin aus, daß unter den Begriff der persönlichen Eigenschaften auch solche persönlichen *Verhältnisse* fallen, die in seiner *Persönlichkeit* ihre Wurzel haben und sich von ihr nicht trennen lassen, so fällt auch die Mutterschaft darunter." (RG. 12. Mai 1922 RG. Bd. 104, S. 335ff.)

REINHEIMER fügt an, damit sei es also möglich geworden, Verhältnisse, d. h. Handlungen, Unterlassungen, körperliche oder seelische Zustände, sofern nur ein unlösbarer Zusammenhang mit der Gesamtpersönlichkeit nachgewiesen werden könne, und die Annahme eines wesentlichen Irrtums gerechtfertigt erscheine, zur Unterlage einer Ehenichtigkeitsklage zu nehmen. Es sei durchaus denkbar, daß ernstliche erbliche Belastung mit Geisteskrankheit oder vereinzelte, aber folgenreiche Fehlhandlungen leicht psychotischer Personen, vorübergehende auffällige Steigerungen des Trieblebens bei Psychopathen als solche in der Persönlichkeit wurzelnde Verhältnisse von den Gerichten angesehen werden könnten.

Was nun konkret die Einbeziehung krankhafter Störungen, speziell von geistigen Störungen bzw. der Neigung zu solchen unter den Begriff der Eigenschaft anbetrifft, so macht REINHEIMER wohl mit Recht darauf aufmerksam, daß eine gewisse Gegensätzlichkeit der nachgerichtlichen Entscheidungen sich zum Teil dadurch erklärt, daß den Medizinern Begriffsschärfe nicht eigen ist, und deshalb auch in den Entscheidungen unter demselben Begriff die verschiedensten Dinge verstanden werden. Das gilt für die Worte: Konstitution, Disposition, Anlage und Veranlagung. Als eine weitere Ursache solcher Differenzen erachtet er, daß die Entscheidungen vielfach nur individuell zu beurteilende Einzelfälle beträfen, und verallgemeinernde Schlüsse für die forensisch-psychiatrische Begutachtung der geistigen Grenzzustände eigentlich nicht gezogen werden könnten. Eine dritte Ursache scheinbarer mangelnder Übereinstimmung hebt HÜBNER treffend hervor, es ist die zu kurze Wiedergabe der Entscheidungen in den Zeitschriften.

Das Wort *Konstitution*, gebraucht in dem KAHNschen Sinne der erblichen Gesamtverfassung, kommt nach den Ausführungen REINHEIMERS für die gutachtliche Tätigkeit wenig in Betracht, da ja immer nur Teile der erblichen Gesamtverfassung in Frage stehen. Das Wort *Disposition* bedeutet Erkrankungswahrscheinlichkeit exogener und endogener Natur. Das Wort *Anlage* wird unscharf in zwei verschiedenen Bedeutungen gebraucht, einmal im Sinne von erblicher Veranlagung oder erblicher Belastung, das andere Mal im Sinne bereits *hervorgetretener* Leiden (Bruchanlage usw.). Das Reichsgericht hat vielleicht in Erkenntnis des mehrfältigen Gebrauchs des Wortes Anlage dieses gelegentlich durch das Wort Anfälligkeit ersetzt (RG. V 45/21 4. Juni 1921, Jur. Wochenschr. 1922, S. 162). Soweit REINHEIMER.

Ich halte es für zweckmäßig, für die weitere Besprechung auseinanderzuhalten *erbliche Belastung* (Tatsache des Vorgekommenseins von geistigen Erkrankungen in der Familie), *latente Krankheitsbereitschaft zur Zeit der Eheschließung* sowie *manifeste Krankheitsbereitschaft zu dieser Zeit,* und fernerhin, gruppenweise zusammengehörige Fälle zu betrachten.

Der erste Fall ist der, daß zur Zeit der Eheschließung eine geistige Erkrankung *nicht vorübergehender* Natur vorliegt. Natürlich kommt hier nur eine solche in Betracht, deren Schwere nicht die Anwendung des § 1325 BGB. rechtfertigt. Unter dieser Voraussetzung würde ihr ohne weiteres ein Eigenschaftscharakter im Sinne des § 1333 BGB. zukommen können. Freilich eben nur dann, wenn die Heilung außerhalb des Bereiches des Greifbaren liegt (RG. IV 5. November 1914, Das Recht 1915, Nr. 1345; RG. IV 3. Mai 1917, Das Recht, Nr. 1427).

Der weitere Fall wäre der, daß vor der Eheschließung vorübergehend eine geistige Störung bestanden hat. Hier muß medizinischerseits schärfsten Widerspruch hervorrufen die gelegentlich von juristischer Seite vertretene Auffassung, daß eine vorübergehende Geistesstörung schlechthin eine persönliche Eigenschaft im Sinne des § 1333 BGB. nicht begründe.

„Das Überstehen einer Krankheit ist etwas Vorübergehendes und kann den Begriff einer bleibenden Eigenschaft einer Person nicht erfüllen. Ebensowenig ist eine vorübergehende Geistes- oder Gemütsstörung oder eine bloße Anlage eine Eigenschaft im Sinne des § 1333 BGB." (RG. 13. Februar 1908 Bay. Z. 4, 270). Mit Recht betont BUMKE, daß Seelensstörungen, wie sie der oberste deutsche Gerichtshof bei dieser Entscheidung im Auge gehabt habe, praktisch ganz außerordentlich selten beobachtet würden; als vorübergehende Geistesstörungen in diesem Sinne, d. h. solche, die nicht Ausdruck einer bleibenden Eigenschaft der davon Betroffenen sind, würden nach moderner Auffassung, außer vielleicht der Amentia, nur ganz ungewöhnliche Ausnahmefälle in Betracht kommen. Auch wer nicht geneigt sei, in jeder Manie oder Melancholie eine Phase des manisch-depressiven Irreseins zu sehen, werde doch zugeben müssen, daß diese Krankheiten eine dauernd vorhandene Disposition des betreffenden Individuums manifest werden ließen, ebenso wie auch der entschiedenste Gegner der KRAEPELINschen Dementia praecox-Lehre in jedem Zustandsbild, das auch bei weitester Fassung dieses Begriffes noch zu dieser Gruppe gerechnet werden könnte, unter allen Umständen, auch wenn das Leiden zunächst in Heilung übergehe, eine Gefahr für das spätere Leben des erkrankten Menschen werde erblicken müssen. Das kann man nur unterschreiben.

Dagegen darf man sich wohl unbedenklich mit einer von HÜBNER dem Sinne nach zitierten Reichsgerichtsentscheidung einverstanden erklären (RG. 9. Mai 1912, Das Recht 1912, Nr. 2255; ich bestätige die Richtigkeit des Sinnes), die feststellt, als Eigenschaft im Sinne des Gesetzes müsse eine *chronische* Geisteskrankheit gelten, eine *heilbare* nur dann, wenn die Gefahr einer *neuerlichen Erkrankung* und die der *Vererbung der krankhaften Veranlagung auf die Kinder* bestehe. Es sei auch an dieser Stelle noch einmal verwiesen auf die Reichsgerichtsentscheidung des Inhalts, daß auch Verhältnisse, die in der persönlichen Anlage ihren Ursprung haben, einen Anfechtungsgrund darstellen können (s. oben).

Am schwierigsten liegt der Fall dann, wenn lediglich eine sogenannte *erbliche Belastung* und damit der Verdacht einer latenten Krankheitsbereitschaft besteht. Das Reichsgericht steht auf dem Standpunkt, daß die Veranlagung irgendwie deutlicher manifest geworden sein muß. Es sagt in einer Entscheidung vom 24. Februar 1910 (RG. Bd. 73, S. 134): „Es ist nicht einmal festgestellt (bei einer erblich ungewöhnlich schwer belasteten Person; übernommen von REIN-HEIMER), daß bei der Klägerin persönlich Zeichen einer Veranlagung zur Geisteskrankheit wahrnehmbar sind. Es liegt nichts vor als die unbestimmte Besorgnis des künftigen Ausbruches einer Geisteskrankheit. Das ist keine persönliche Eigenschaft im Sinne des § 1333 BGB.'' Es sollen hier Fälle ausgeschaltet werden, in denen vor der Eheschließung bereits *psychopathische Züge* vorliegen. Solche können einmal selbst als ehewidrige Eigenschaften in Betracht kommen (s. unten), zum anderen als Indikatoren der Veranlagung für eine in der Ehe ausgebrochene Geistesstörung. Aus früherer Zeit liegt eine Entscheidung vor, die auch in einem solchen Fall abschlägig beschieden hat (RG. IV 24. April 1908, Das Recht 1902, Nr. 2272). Man wird heutigen Tages geneigt sein, den Nachweis eines inneren Zusammenhangs zwischen den psychopathischen Zügen und der ausgebrochenen geistigen Störung zu fordern. ,,Degenerationszeichen'' wird man wohl zur Zeit jedenfalls nicht mehr als manifeste Erscheinungen einer latenten Krankheitsbereitschaft deuten können. Bei völligem Fehlen aller greifbaren Hinweise haben sich auch die medizinischen Autoren auf einen dem des Reichsgerichts entsprechenden ablehnenden Standpunkt gestellt. So will E. Schultze bloße erbliche Belastung ohne Krankheitsdokumentierung mit den Begriffen der §§ 1333 und 1334 BGB. nicht in Verbindung gebracht sehen, und zwar deshalb, weil wir zu wenig Sicheres über die Bedeutung der erblichen Belastung wüßten, weil erbliche Belastung nicht ohne weiteres eine latente Krankheitsbereitschaft anzeige, welche von der Eheschließung abhalten konnte. Es ist deshalb auch ganz logisch, wie ich Bumke gegenüber betone, daß E. Schultze die als Umstand gedeutete Tatsache der erblichen Belastung für das Zutreffen des § 1334 BGB. nicht angerechnet wissen will, da hier ja die Forderungen der Würdigung durch den Anfechtungskläger genau die gleichen sind. Reichsgerichtsentscheidungen haben sich dahin ausgesprochen, daß die Möglichkeit der bloßen Veranlagung zu geistiger Erkrankung, die noch nicht eine bereits im Anfangsstadium befindliche Geisteskrankheit dargestellt habe, zur Eheanfechtung nicht ausreiche, daß es aber anders sein könne, wenn es sich um eine Anlage gehandelt habe, die zu geistiger Erkrankung hätte führen *müssen* (RG. 24. November 1910, Das Recht 1910, Nr. 3657; Obergericht Danzig 14. Januar 1925, Jahrb. d. R. 1925, S. 381; weitere Entscheidungen s. unten).

Sehr eingehend beschäftigt sich mit der Frage eine Reichsgerichtsentscheidung des fünften Senats vom 14. Dezember 1921 (Das Recht 1922, Nr. 972), die ihrer Bedeutsamkeit wegen wieder ausführlich mitgeteilt sei. Es heißt da:

,,Es findet sich in mehreren Urteilen des vierten Senats der Ausspruch, daß eine bloße Veranlagung zu geistiger Erkrankung, die noch nicht eine bereits im Anfangsstadium befindliche Geisteskrankheit dargestellt habe, zur Eheanfechtung nicht ausreiche, daß es aber anders sein könne, wenn es sich um eine Anlage gehandelt habe, die zu geistiger Erkrankung hätte führen müssen. (Vgl. Warn. Rspr. 1911. Nr. 85 und die dort genannten Urteile; ferner RG. Bd. 73, S. 135.) Indes hat damit keineswegs als Grundsatz aufgestellt werden sollen, daß die konstitutionelle Anlage immer nur dann als eine zur Anfechtung berechtigende persönliche Eigenschaft im Sinne des § 1333 BGB. gelten könne, wenn sie schon nach dem gewöhnlich eintretendem Verlaufe der Dinge den Ausbruch der geistigen Erkrankung zur Folge haben müsse. Das entscheidende Kriterium zur Beantwortung der Frage, ob das Anfechtungsrecht gegeben sei, kann nur darin gefunden werden, ob die geltend gemachte Veranlagung zu geistiger Erkrankung von solcher Beschaffenheit war, daß die Kenntnis von ihr den anderen Ehegatten, wofern er das Wesen der Ehe und ihre Anforderungen verständig erwog, bestimmt hätte, von der Eingehung der Ehe Abstand zu nehmen. Demgemäß kann aber jeder Fall besonders liegen. Nur soviel ist schlechthin einzuräumen, daß eine bloße konstitutionelle Veranlagung in Rede stehender Art als Eigenschaft im Sinne des § 1333 nicht unbedingt und nicht allemal angesprochen werden kann, und zwar auch dann nicht, wenn sie schließlich zu geistiger Erkrankung während der Ehe geführt hat (RG. Bd. 73, S. 135). Prüft man sodann den objektiven (Jur. Wochenschr. 1904, 114/13) Maßstab einer verständigen Würdigung des Wesens der Ehe selbst, so wird einerseits davon auszugehen sein, daß für den anderen Ehegatten nicht jede Besorgnis bestimmt sein durfte oder hätte bestimmend sein dürfen und namentlich nicht schon die Besorgnis, daß sich die Veranlagung des anderen Ehegatten unter irgendwelchen besonderen schwerwiegenden und einstweilen nicht einmal voraussehbaren Geschehnissen während der Ehe als verhängnisvoll erweisen könnte, auch wird nicht auf eine besondere Ängstlichkeit und Empfindlichkeit des anderen Ehegatten Rücksicht zu nehmen sein. Andererseits aber wird die Besorgnis dann als eine gerechtfertigte und anerkennungswerte gelten müssen, wenn besonderer Anhalt zu der Annahme vorlag, daß sich schon nach dem gewöhnlichen Verlauf der Dinge und insbesondere auf Grund der im Wesen der Ehe schon an sich begründeten Vorgänge die Veranlagung des anderen Teiles zu einer geistigen Erkrankung voraussichtlich entwickeln würde. Unter solchen Umständen eine Ehe einzugehen, kann verständigerweise niemand zugemutet werden (vgl. Warn. Rspr. 1911 Nr. 85 und RG. Bd. 75, S. 135)."

Mit anderen Worten: Eine auf erblicher Belastung beruhende Veranlagung kann Eigenschaft im Sinne des § 1333 BGB. auch bereits bei entfernterer Wahrscheinlichkeit sein, es kommt letzten Endes auf den Grad der Ehewidrigkeit an. Bei sehr hoher Ehewidrigkeit genügt sogar schon eine entferntere Wahrscheinlichkeit. Im allgemeinen ist eine ehewidrige Charaktereigenschaft anzunehmen, *wenn mit Wahrscheinlichkeit eine Erkrankung des Ehepartners unter gewöhnlichen Verhältnissen anzunehmen ist oder wenn eine dringende Gefahr der Vererbung auf die Nachkommenschaft besteht.* Denn die Entscheidung fährt fort:

„Hierbei kann auch die Frage der Vererblichkeit eine Rolle spielen. Aus begreiflichen Gründen kann niemand zugemutet werden, daß er die Ehe eingeht, wenn mit mehr oder weniger Gewißheit zu erwarten ist, daß sich die Veranlagung zu geistiger Erkrankung von dem anderen Ehegatten auf die voraussichtliche Nachkommenschaft im Wege der Vererbung übertragen wird, und auf die Erzielung von Nachkommenschaft ist doch die Ehe ihrem Wesen nach gerichtet. Das Hervorgehen einer Nachkommenschaft mit Belastung in Rede stehender Art wäre nicht nur im Interesse aller Beteiligten, sondern auch im Interesse der Allgemeinheit etwas durchaus nicht Wünschenswertes." (S. dazu auch RG. 5. Februar 1920, Wicht. Entsch. 16. Folge 1921 S. 21f.)

Wußten wir bis vor kurzem über die Erkrankungswahrscheinlichkeit bei erblicher Belastung sehr wenig, so sind wir jetzt durch die neuerlichen Erblichkeitsforschungen etwas besser gestellt. In Bezugnahme darauf fordert BREMER, daß die Anfechtung dann durchzuführen sei, wenn beide Eltern des Anfechtungsgegners an *Dementia praecox* erkrankt seien, wenn bei Verwandtenehen in beiden verwandten Familien rezessive Erkrankungen (*Dementia praecox, Epilepsie*) vorgekommen seien, und dann, wenn die Kinder einer Ehe geistig erkrankt und in der Familie beider Ehepartner oder auch nur in der Familie des einen Ehegatten geistige Erkrankungen derselben Art vorgekommen seien. Die Erwartung, daß ein größerer Teil der weiteren Nachkommenschaft auch geistig erkranken werde, sei in letzteren Fällen sehr berechtigt. Es ist darauf aufmerksam zu machen, daß auch hier wieder die Verhältnisse des Anfechtungsklägers in erblicher Beziehung mit berücksichtigt werden können (s. oben).

Zweifelhaft bleibt für die Folgezeit die Stellungnahme der Gerichte in solchen Fällen, in denen eine endogene geistige Störung während der Ehe ausbricht, jedoch eine erkennbare (manifeste) Krankheitsbereitschaft zur Zeit der Eheschließung nicht vorlag. Medizinisch ist es natürlich unerfindlich, warum eine durch eine in der Ehe hervorgetretene Psychose nachträglich manifest gewordene Anlage unberücksichtigt bleiben soll. Es ist ja doch nachträglich hier erwiesen, daß zur Zeit der Eheschließung eine latente Krankheitsbereitschaft vorlag, die schon nach dem gewöhnlichen Lauf der Dinge zur Erkrankung führen mußte. Die oben zitierten Reichsgerichtsentscheidungen scheinen einer solchen Auffassung nicht geneigt („hätte führen müssen").

Ein besonderer Fall ist der, daß *veranlagungsmäßige, aber nur leichtere Störungen* vor der Ehe bestanden haben und in der Ehe weiterbestehen. Gerade diese lassen oft seitens des gesunden Ehegatten die Lösung der Ehe dringend wünschenswert erscheinen, da sie schwerer erträglich sind als ausgesprochene Geistesstörungen. Es ist daher begrüßenswert, daß hysterische Reaktionsweise und psychopathische Beschaffenheit als Eheanfechtungsgrund anerkannt sind. Die Entscheidungen der oberen Gerichte zeigen, wie verschiedenartig diese Erscheinungen aufgefaßt werden können, einerseits als krankhaft, andererseits als sittliche Mängel, Charakterfehler oder Makel. Sie können aber auch als Grundlage für eine Scheidungsklage gemäß § 1568 BGB. dienen[1].

Betrachtet man die Entwicklung des rechtlichen Standpunktes im ganzen, so ist unverkennbar eine Tendenz zu weitherziger Auslegung des Paragraphen. Ist doch die Weitherzigkeit soweit gegangen, daß merkwürdigerweise sogar von medizinischer Seite Einspruch erhoben wurde mit dem Hinweise, daß die Anwendungsmöglichkeit eine obere Grenze haben müsse. Es betrifft das einen von HÜBNER beobachteten Fall, in welchem dem Anfechtungskläger das Vorhandensein der ehewidrigen Charakterzüge und ihre Krankhaftigkeit bekannt war, später aber die Diagnose *Imbecillität* eine Umwandlung in *Hysterie* erfuhr. Mit Recht hebt HÜBNER hervor, daß die Diagnose doch als etwas Unerhebliches betrachtet werden müsse gegenüber der Tatsache der Kenntnis der objektiven Züge und ihrer Krankhaftigkeit. Der gleiche Einwand kann wohl teilweise auch für die oben angezogene Entscheidung vom 10. Juni 1918 (Das Recht 1918, Nr. 1547) geltend gemacht werden. Es ist dort gesagt, schon bei der für das innere Verhalten bedeutsamen sittlichen Bewertung sei der Unterschied von Hysterie gegenüber angeborenen Charakterfehlern erheblich. Anders ist natürlich die Sachlage, wenn irgendwelche *körperliche* Erscheinungen nicht als hysterisch erkannt waren (s. dieselbe Entscheidung). Mir scheint, daß dem Juristen Hysterie als etwas besonders Mystisches, Geheimnisvolles und Furchtbares vorschwebt. Er geht offenbar von dem Standpunkt aus, daß bei gleicher Symptomatologie Hysterie schwerer zu bewerten ist als Imbezillität oder Psychopathie. Dieser Standpunkt ist aber objektiv nicht richtig und kann wohl somit auch nicht zur Grundlage der subjektiven und objektiven Würdigung der Ehe gemacht werden.

REINHEIMER warnt davor, auf Grund der gelungenen Eheanfechtungen bei einer größeren Zahl psychischer und nervöser Störungen (s. unten) die Leichtigkeit solcher Anfechtungen zu überschätzen und mehr als eine relative Häufigkeit ihres Gelingens anzunehmen. Diese Warnung soll gewiß nicht in den Wind geschlagen werden. Aber andererseits kann doch zweifellos auf Grund des § 1333 BGB. manche infolge Krankheit unglückliche Ehe getrennt werden, die sonst nicht oder nur schwierig zu trennen wäre, wie das übrigens auch REINHEIMER anerkennt. Man kann den auch von ihm ausgesprochenen Gedanken erwägen, ob das hier gezeigte Entgegenkommen zum Teil daher rührt, daß die weltanschaulichen Gegner der Ehescheidung sich eher mit einer Nichtigkeitserklärung abfinden. Jedenfalls vermag somit der § 1333 BGB. eine Art Ventil zu bilden, und seine Beachtung in der Praxis ist zu empfehlen. Gerade deswegen habe ich mich zu einer möglichst ausführlichen Darstellung gedrängt gesehen. E. SCHULTZE meint im Jahre 1909, daß der Paragraph in der Praxis bei psychischen und nervösen Störungen wenig angewandt worden und daß seine Anwendung auch den Anwälten wenig bekannt sei. Ob das für heute noch zutrifft, erscheint mir fraglich.

Was die Rechtswirkungen anbetrifft, so ist nur der schon oben erwähnte § 1346 BGB. kurz hervorzuheben, welcher dem nicht anfechtungsberechtigten Teil die Forderung erlaubt, daß die Vermögensverhältnisse, insbesondere die Unterhaltspflicht derart gestaltet werden, als ob der andere Teil schuldhaft geschieden wäre, es sei denn, daß dieser Teil den Anfechtungsgrund gekannt hat oder kennen mußte (fahrlässiger Irrtum). Es ist mit dieser Bestimmung der Schutz des gutgläubigen Ehegatten bezweckt (RG. IV 8. Februar 1912, Das Recht 1912,

---

[1] Es ist gelegentlich auffallend, daß sie überhaupt zu einer Eheanfechtung dienten, da ja der klagende Teil bei einer Scheidung bei weitem besser fortkommt als bei einer Anfechtungsklage. Inwieweit hier die ärztliche Neigung, bei krankhaften Zuständen ein schuldhaftes Verhalten zu verneinen, eine Rolle gespielt hat, läßt sich schwer überblicken.

Nr. 1014). Ein gewisser Nachteil besteht darin, daß die Frau des Frauentitels beraubt wird.

Über die für die Eheanfechtung in Betracht kommenden Psychosen haben REINHEIMER, HÜBNER und E. SCHULTZE ausführliche Übersichten gegeben, auf die zugleich verwiesen wird. Hier sei nur in Kürze Wichtigstes angeführt.

Eine besondere Rolle spielen natürlich schub- oder attackenweise verlaufende Erkrankungen des jüngeren Lebensalters, spez. die *Dementia praecox-Gruppe* und *das manisch-depressive Irresein*. Die Bedenken E. SCHULTZES und HORSTMANNS, schon *eine* Attacke des manisch-depressiven Irreseins als Eheanfechtungsgrund gelten zu lassen, kann ich nicht teilen. Mir würde *eine* ausgesprochene Attacke genügen. Die Gefahr der Wiederkehr und der Vererbung auf die Nachkommenschaft erscheint mir dringlich genug. Ich teile in dieser Hinsicht die Anschauungen BUMKES und REINHEIMERS. HÜBNER macht darauf aufmerksam, daß auch zwischen den Attacken häufig Anomalien bestünden, welche verwertbar erschienen uud unter Umständen die Eheanfechtung leichter gestalteten als die Attacken selbst.

Luische oder metaluische Erkrankungen zur Zeit der Eheschließung, sofern sie nicht die Anwendbarkeit des § 1325 BGB. rechtfertigen, können als ehewidrige Eigenschaft im Sinne des § 1333 BGB. angesprochen werden. Die Aussichten der Malariabehandlung erscheinen mir ebenso wie REINHEIMER vorläufig zu wenig festgestellt, um eine Änderung dieser Auffassung eintreten zu lassen. Eine *luetische Infektion* ist ganz allgemein als Eheanfechtungsgrund anerkannt worden, wenn sie zur Zeit der Eheschließung in ansteckungsfähigem Zustand (RG. 2. Februar 1905, Das Recht 1905, Nr. 1143) (Frage der Heilbarkeit? [d. Ref.]) oder wenigstens in ihren Folgen noch fortbestand (RG. 23. März 1921 RG. Bd. 103, S. 322). Ein Ausbruch luischer oder metaluischer Erkrankung des Zentralnervensystems kann anzeigen, daß die Folgen der Infektion zur Zeit der Eheschließung noch nicht beseitigt waren (RG. 24. Juni 1926, Jur. Wochenschr. 1927, S. 1191[4]). Ein besonders früher Ausbruch einer solchen Erkrankung nach der Eheschließung kann eine luetische Infektion vor derselben und ihr Fortbestehen zur Zeit derselben beweisen.

Gewisse Schwierigkeiten macht die *Epilepsie*, da ihre Erblichkeitsverhältnisse noch ziemlich im Dunkeln liegen, die genuine Epilepsie vielleicht einen Sammelbegriff für Exogenes und Endogenes darstellt, der Verlauf unsicher ist, und die Ehewidrigkeit der Anfälle und kurzdauernder Psychosen fraglich erscheinen kann. REINHEIMER schreibt: „Schlüsse von einer epileptischen Blutsverwandtschaft sollten nur mit größter Vorsicht gezogen werden und irgendwelche Folgerungen auf die zu erwartende epileptische Erkrankung der Nachkommenschaft am besten ganz unterbleiben. Auch die angeborene Epilepsie kann exogen verursacht sein, die traumatischen Geburtsschädigungen des Gehirns zum Beispiel, deren ungemein hohe Häufigkeit PH. SCHWARTZ erkannte, dürften auch manche ‚genuine Epilepsie‘ verursachen.“ Und weiter: „Es ist jedoch schwer, über die Heilbarkeit der Epilepsie überhaupt und über die Heilungsaussichten früh oder spät Erkrankter ein allgemein gültiges, für alle oder wenigstens die Mehrzahl der Fälle bindendes ärztliches Urteil zu fällen.“ Man wird sich diesen Ausführungen nicht verschließen können und verstehen, daß REINHEIMER die *generelle* Anerkennung der Epilepsie als Eheanfechtungsgrund ablehnt.

Dauernde ehewidrige Charaktereigenschaften können aber zweifellos als Anfechtungsgrund gelten (einschlägige Entscheidungen bei REINHEIMER).

„Hysterie“ kommt in zweierlei Hinsicht in Betracht. Einmal als *hysterische Reaktionsweise*; nur in diesem Sinne sollte m. E. der Ausdruck heutzutage überhaupt gebraucht werden. REINHEIMER macht darauf aufmerksam, daß gerade die hysterischen Manifestationen am allerwenigsten Anlaß zu einer Eheanfechtung gäben und besonders dann nicht, wenn sie psychologisch nicht dem Eheleben entsprängen. Dabei kommt es natürlich nicht darauf an, ob diese oder jene bestimmte Manifestation erwartet werden konnte, sondern im allgemeinen darauf, daß überhaupt auf Grund einer bestehenden Reaktionsbereitschaft die Erwartung solcher Manifestationen nahegerückt war oder ist (RG. 14. Januar 1920, Das Recht 1920, Nr. 2862). Wichtiger erscheinen deshalb die hinter der hysterischen Manifestation stehenden Charakteranomalien, die man in etwas ungewisser Ausdehnung als *hysterischen Charakter* bezeichnet, die aber nach meiner und auch anderer Ansicht lediglich einen psychopathischen Charakter darstellen (RG. 10. Juni 1918 Wicht. Entsch. 16. Folge, S. 18ff.).

Psychopathische Charakteranomalien verschiedener Schattierung können einen Eheanfechtungsgrund abgeben, eventuell unter Betrachtung von der moralischen Seite her, freilich auch als Ehescheidungsgründe ausgewertet werden (s. dazu folgende Entscheidungen: OLG. Marienwerder vom 11. Mai 1908, OLG. Bd. 18, S. 282; RG. IV 3. Juli 1905 Jur. Wochenschr. 1905, S. 532 [Hang zu Betrügereien]; RG. 29. April 1918 Warn. Jahrb. 1918, Nr. 118 [Diebische Neigung]; RG. 14. März 1907 Jur. Wochenschr. 1907, S. 257 [Voreheliches unsittliches Leben]; RG. 25. April 1921 Leipz. Z. 1921, S. 455 [Neigung zu Gewalttätigkeiten]). Inwieweit *nervös-psychasthenische Zustände* Anerkennung gefunden haben, läßt sich schwer übersehen. Eine Reichsgerichtsentscheidung vom 4. Juni 1921 (Jur. Wochenschrift 1922, S. 162) besagt: „Das dauernde Behaftetsein mit einer starken Anfälligkeit für ein nervöses Leiden, das die Frau voraussichtlich für längere Zeit zur Erfüllung der ihr nach § 1356 BGB. obliegenden Pflichten (Hausfrauenpflichten; d. Verf.) unfähig macht, kann als persönliche Eigenschaft im Sinne des § 1333 BGB. anzusprechen sein." Eine andere Reichsgerichtsentscheidung (24. November 1910 Warn. Jahrb. 1911 Ergänz.-Bd. S. 91, Nr. 85) führt aus: „Darauf, daß die Klägerin bereits zur Zeit der Eheschließung eine gewisse nervöse Erregbarkeit besaß, ist die Anfechtung nicht gegründet und kann auch eine bloße geistige Minderwertigkeit nicht als Anfechtungsgrund benutzt werden." Deutlicher heben sich nur heraus die *nervösen Sexualstörungen*. *Nervöse Impotenz* (die wohl allermeistens eine psychische ist), gibt ebenso wie die organische einen Anfechtungsgrund ab, freilich mit der durch die Beeinflußbarkeit gebotenen Einschränkung, daß ein erfolgloser Behandlungsversuch vorausgegangen sein muß (RG. 12. April 1911 Seuff. Arch. Bd. 66, S. 326). Belangvoll in diesem Sinne ist auch eine lediglich der Ehefrau gegenüber bestehende Impotenz, sogenannte *relative Impotenz* (RG. 12. April 1911 Jur. Wochenschr. 1911, S. 543; die eben zitierten Entscheidungen und OLG. Hamburg, Urteil vom 9. Mai 1917, Rspr. der OLG. Bd. 36, S. 195). Das gleiche gilt vom *Vaginismus*, einer wohl zweifellos auf ähnlichen psychischen Vorgängen wie die männliche nervöse Impotenz beruhende Erscheinung des Weibes (RG. 11. Mai 1911 Das Recht 1911, Nr. 3094; RG. 7. November 1907 Jur. Wochenschr. 1907, S. 835). Die weibliche *Frigidität* mit der Folgeerscheinung hartnäckiger Beischlafsverweigerung wäre kurz zu erwähnen. Es schließen sich an die *sexuellen Perversionen, Homosexualität, Sadismus, Masochismus*, die vielfach schon deshalb als ehewidrig zu betrachten sind, weil eine psychische Impotenz mit ihnen kombiniert ist; vor allem die Homosexualität. Es dürfte nach den vorliegenden Entscheidungen unter Umständen nicht schwer sein, eine Ehe mit einem Homosexuellen auf Grund des § 1333 BGB. zur Trennung zu bringen, gleichgültig, ob man die Homosexualität als angeboren oder erworben ansieht. „Es darf und muß davon ausgegangen werden, daß eine richtig empfindende Frau mit einem unnatürlichem Geschlechtsverkehr ergebenen Manne eine Ehe nicht eingehen wird", sagt eine Reichsgerichtsentscheidung vom 7. April 1919 (RG. Bd. 95, S. 289ff). REINHEIMER spricht aus, daß *Pseudo-Perversionen* in Gestalt gelegentlicher homosexueller Handlungen, sogenannte *Situationsparhedonien*, nicht als Eigenschaft angesprochen werden können; das ist wohl richtig. Doch können solche Handlungen immer noch vom sittlichen Standpunkt aus gewertet werden, da nach der Reichsgerichtsentscheidung vom 26. November 1914 (Das Recht 1915, Nr. 546) der Makel des widernatürlichen Geschlechtsverkehrs nach Aufgabe des Lasters fortbesteht. (Die Zumutung perverser Handlungen kommt beiläufig als ehezerrüttend im Sinne des § 1568 BGB. in Betracht, Entscheidung RG. 20. März 1928 Warn.J. 1928, S. 116.) HÜBNER macht darauf aufmerksam, daß die Träger sexueller Anomalien, speziell Homosexuelle und Masochisten vielfach, auch abgesehen von der Anormalität ihrer sexuellen Verkehrstendenzen, mit ehewidrigen Eigenschaften ausgestattet seien. Die Homosexuellen hegten Geringschätzung der Ehe und der Frau und legten diese offen an den Tag. Die Masochisten seien eine „Mischung von Boshaftigkeit und Sklaventum".

Endlich wären zu erwähnen die *Rauschgiftsuchten*, an der Spitze die *Trunksucht*, die von der Rechtsprechung teilweise auch von der moralischen Seite her betrachtet worden ist (RG. 12. Dezember 1916, Das Recht 1916, Nr. 2105 und RG. 25. April 1921 Leipz. Z. 1921, S. 455). Die medizinischen Tatsachen des meist Veranlagungsmäßigen der Trunksucht, der ziemlich großen Rezidivgefahr und der deletären Folgen für das Eheleben in wirtschaftlicher und ethischer Beziehung lassen die Trunksucht als einen mehr als billigen Anfechtungsgrund erscheinen. Immerhin wird die Rückfallsgefahr durch einen oder mehrere fruchtlose Behandlungsversuche erwiesen werden müssen, wie ich meine, auch bei nachgewiesener psychopathischer Konstitution. REINHEIMER resümiert, daß regelmäßig der chronische schwere Alkoholismus dem anderen Ehegatten einen Anfechtungsgrund verleihe, falls nur die Trunksucht eines Ehegatten bei und vor der Eheschließung erwiesen sei und das Leiden keine Heilung in absehbarer Zeit erwarten lasse. Die *Dipsomanie* bietet meines Erachtens Schwierigkeiten wegen der Unsicherheit des Verlaufs. Das über den Alkoholismus Gesagte gilt in erhöhtem Maße von *Morphinismus* und *Kokainismus*; wie bei ihnen treffen auch schon bei ihm oft die Bedingungen des § 1334 BGB. zu.

Der *Sachverständige* wird hinsichtlich der Anfechtung der Ehe wegen Irrtums folgende Fragen im einzelnen zu beantworten haben:

1. Hat zur Zeit der Eheschließung eine krankhafte Störung bzw. eine offenbare oder versteckte krankhafte Veranlagung vorgelegen?

2. Haben diese Erscheinungen den Charakter einer Eigenschaft?

3. Sind sie speziell vom medizinischen Standpunkt aus insoweit als ehewidrig anzusehen, daß sie im allgemeinen bei Kenntnis der Sachlage und verständiger Würdigung des Wesens der Ehe von der Eheschließung abhalten konnten?

4. Liegen vom medizinischen Standpunkte aus Anhaltspunkte dafür vor, daß eine solche Würdigung durch den Anfechtungskläger nicht erfolgt wäre?

Hinsichtlich des *§ 1334 BGB.* braucht nunmehr nur das Unterscheidende hervorgehoben zu werden. Auch hier ist von Bedingungen die Rede, die den anderen Ehegatten bei Kenntnis der Sachlage und verständiger Würdigung des Wesens der Ehe von der Eheschließung abgehalten haben würden. Diese Bedingungen sind aber nicht Eigenschaften, sondern *Umstände.* Der Ausdruck Umstand ist umfassender; er umschließt nicht nur in der Persönlichkeit verankerte Eigenschaften, sondern auch darüber hinausgehend „Momente, die nicht zum Persönlichkeitsbegriff gehören, tatsächliche oder rechtliche Verhältnisse, die in Beziehungen zu anderen Personen und Sachen wurzeln" (E. SCHULTZE). Der § 1334 BGB. kann deshalb solchen Fällen noch zugute kommen, auf die der § 1333 BGB. nicht anwendbar ist. Freilich wird dieser Vorteil dadurch wettgemacht, daß auf der anderen Seite der Nachweis des Vorsatzes der Täuschung verlangt wird. „Arglistige Täuschung liegt vor, wenn vom Täuschenden ein selbst hervorgerufener oder als vorhanden erkannter Irrtum zu dem Zweck benutzt wird, die Willensentschließung und damit die Willenserklärung des Irrenden zu beeinflussen. Sie erfordert danach, daß mit dem Irrtum des anderen und seinem Einfluß auf dessen Willensentschließung und Willenserklärung mindestens mit einer Möglichkeit gerechnet ist, und es genügt für sie keineswegs die Feststellung, daß dieser Irrtum und sein Einfluß auf die Willenserklärung des anderen bei Anwendung der im Verkehr erforderlichen Sorgfalt oder auch eines geringeren Grades von Sorgfalt hätte erkannt werden müssen" (RG. 3. April 1909 Jur. Wochenschr. 1909, S. 308). Eine Schädigungsabsicht braucht keineswegs vorzuliegen (Jur. Wochenschr. 1912, Nr. 69). Die Täuschung kann auch in der hinterhältigen Beantwortung von Fragen liegen (RG. 21. November 1912, Wicht. Entsch. 13. Folge, S. 35). Der Nachweis der Täuschung ist nicht leicht zu führen, wenn auch nach der eben zitierten Entscheidung die Beweisanforderungen nicht zu überspannen sind. Kenntnis eines Anfechtungsgrundes beweist noch nicht arglistige Täuschung (RG. IV 8. Februar 1912 Das Recht 1912, Nr. 1012). Es muß hinzukommen, daß dem beklagten Teil das Bedenkliche des Verschweigens bewußt gewesen ist. Es muß das Bewußtsein vorhanden gewesen sein, „wenn ich dies oder jenes mitteile, wird sich die Eheschließung voraussichtlich zerschlagen". Auch bei unzweideutigem ärztlichen Hinweis auf die Notwendigkeit der Aufklärung kann von anderer ärztlicher Seite eine andere Meinung gehegt werden. Sodann muß der beklagte Teil unter allen Umständen Kenntnis von der Täuschung gehabt haben, falls die Täuschung von einem Dritten ausgegangen ist. (Siehe RG. 9. Mai 1912 Wicht. Entsch. 12. Folge, S. 33.) Sind die Verhandlungen von Verwandten in Abwesenheit des Beklagten geführt, so läßt sich das schwer nachweisen. Es muß auch Verständnis für die Täuschung vorhanden gewesen sein, das bei Geisteskranken bzw. geisteskrank Gewesenen infolge mangelnder Krankheitseinsicht nicht immer vorausgesetzt werden kann. Es würde sonst wieder der Vorsatz der Täuschung entfallen.

Man kann nach alledem den Rat von E. SCHULTZE verstehen, die Sachlage nicht durch Heranziehung des § 1334 BGB. zu komplizieren, sondern nach Möglichkeit sich auf den § 1333 BGB. zu stützen.

Hinsichtlich der Rechtswirkungen bemängelt E. SCHULTZE, daß nach dem § 1346 BGB. auch dem arglistig Getäuschten noch eine Unterhaltspflicht für den Täuschenden zugewiesen ist. Ich kann nicht ersehen, wie der genannte Autor zu dieser Feststellung gelangt. In dem § 1346 Satz 2 BGB. ist nur die Rede von einer „wegen *Irrtums* anfechtbaren Ehe", nicht auch von einer „wegen arglistiger

Täuschung" anfechtbaren. Es dürfte dabei nichts verschlagen, daß die arglistige Täuschung einen Irrtum in sich schließt.

Hinsichtlich der gutachtlichen Tätigkeit wären die oben von mir namhaft gemachten Sachverständigen-Fragen dahin abzuändern und zu ergänzen:

1. Liegt ein *Umstand* vor, der bei Betrachtung vom medizinischen Standpunkt aus bei verständiger Würdigung des Wesens der Ehe von der Eheschließung abgehalten haben würde?

2. Liegen medizinische Anhaltspunkte dafür vor, daß dem Beklagten ein Verständnis für die Täuschung gefehlt hat?

γ) Scheidung auf Grund des Verschuldensprinzips.

Die Ehescheidung beruht ganz allgemein auf dem *Verschuldensprinzip*, d. h. es muß auf einer Seite ein schuldhaftes Verhalten vorliegen. Der Gesetzgeber folgt damit dem Prinzip des evangelischen Kirchenrechts. Man unterscheidet *absolute* und *relative* Scheidungsgründe. Ein *absoluter* Scheidungsgrund liegt dann vor, wenn er, ohne Rücksicht auf seine Wirkungen, unter allen Umständen zur Ehescheidung führen muß (Ehebruch, Doppelehe und widernatürliche Unzucht, *§ 1565 BGB.*). Das Recht der Scheidung ist aber ausgeschlossen, wenn der Ehegatte den Ehebruch oder der strafbaren Handlung des anderen zustimmt oder an ihr teilnimmt (*§ 1565 Abs. 2 BGB.*). Dahin gehört es ferner, wenn der eine Ehegatte dem anderen nach dem Leben trachtet (*§ 1566 BGB.*). Es genügen Vorbereitungshandlungen, die an sich straflos sind. Ein absoluter Scheidungsgrund ist schließlich die bösliche Verlassung (*§ 1567 BGB.*). Diese muß gegen den Willen des anderen Ehegatten geschehen (Vereinbarung ausgeschlossen), in böslicher Absicht erfolgen und in einem Fernhalten von der häuslichen Gemeinschaft bestehen (eine Verlassung ist auch vorhanden bei Vorliegen der Weigerung der Aufnahme). Der Scheidung muß die Klage auf Herstellung der ehelichen Gemeinschaft vorangehen, und es muß ein Jahr seit der Rechtskraft des Urteils vergangen sein, oder es müssen bei Unbekanntheit des Aufenthalts oder bei Aufenthalt im Ausland die Voraussetzungen der öffentlichen Zustellung ein Jahr lang bestanden haben (*§ 1567 BGB.*). Ein *relativer* Scheidungsgrund liegt dann vor, wenn ein Ehegatte durch schwere Verletzung der durch die Ehe begründeten Pflichten oder durch ehrloses oder unsittliches Verhalten die Zerrüttung des ehelichen Lebens verschuldet hat, soweit, daß dem anderen Ehegatten die Fortsetzung der Ehe nicht zugemutet werden kann (*§ 1568 BGB.*). Es gehören dahin neben der groben Mißhandlung, die nach dem Gesetz als schwere Eheverfehlung zu betrachten ist, leichte Mißhandlungen, Bedrohung, Beleidigung, Verweigerung der ehelichen Beiwohnung, verschuldete Geschlechtskrankheit, Vernachlässigung des Haushaltes und der Erziehung der Kinder, ehrloser und unsittlicher Lebenswandel, Begehung eines entehrenden Verbrechens, Trunksucht, Ausübung eines schimpflichen Gewerbes, Vornahme unzüchtiger Handlungen. Hübner führt noch aus ihm bekannt gewordenen Entscheidungen an: Aufforderung zum außerehelichen Geschlechtsverkehr, Äußerungen über die Intimitäten des Ehelebens, Unterstützung eines Prozeßgegners des Mannes, Ausspionierenlassen durch Detektive und ähnliches, Aufstellen unwahrer Behauptungen im Scheidungsprozeß, Verletzung der Unterhaltspflicht, Strafanzeigen, Übertragen ansteckender Krankheiten, Verlobung eines Ehegatten während der Ehe, Vernachlässigung der Hausfrauenpflichten und Unsauberkeit. Mehrere leichte Eheverfehlungen können sich zu einem schweren Gesamtverhalten summieren (RG. VI 2. Oktober 1902, Jur. Wochenschr. 1902, Beil. S. 267). Die Vernichtung der ehelichen Gesinnung kann einseitig sein (RG. IV 29. November 1915, Das Recht 1916, Nr. 476; RG. 29. November 1923 J. D. R. 1924, S. 368).

Ob die Zerrüttung der Ehe eine so tiefgehende ist, daß dem anderen Ehegatten die Fortsetzung der Ehe nicht zugemutet werden kann, ist subjektiv aus der Persönlichkeit des Klägers zu erschließen.

Auch hier ist wieder *objektiver* und *subjektiver* Standpunkt zu unterscheiden (RG. IV Januar 1910, Das Recht 1910, Nr. 717 und RG. 22. Juni 1905 Jur. Wochenschr. 1905, S. 496; ferner RG. IV 2. Januar 1908, Das Recht 1908, Nr. 542; RG. 5. Oktober 1905 Warn. Jahrb. 1905, S. 149). So kann unter Umständen wegen eines gleichartigen schuldhaften Verhaltens dem Ehegatten die Fortsetzung der Ehe zugemutet werden. Dabei ist zu beachten, daß es *Kompensationen* auf Grund eines schuldhaften Verhaltens des Scheidungsklägers *nicht gibt*. Ein solches Verhalten muß aber doch berücksichtigt werden aus obigem Grunde und weil es die Eheverfehlung des anderen Teils vielfach in milderem Lichte erscheinen läßt (RG. IV 23. April 1923, J. D. R. 1924, S. 369) und ihr den Charakter der schweren Eheverfehlung nimmt. Liegt auf der Seite des Klägers auch eine Eheverfehlung vor, so kann der Beklagte Widerklage erheben oder, falls die hierfür vorgesehene Frist von 6 Monaten verstrichen ist, wenigstens den Antrag stellen, daß der andere Ehegatte auch für schuldig erklärt wird. Gerade die bis zur Unmöglichkeit gesteigerte Schwierigkeit des Abwägens der Schuld auf beiden Seiten und ihr eventuelles Fehlen bietet ja heutigen Tages den Anlaß zu dem Wunsche einer Reform im Sinne einer Objektivierung der Scheidungsgründe („Objektive Zerrüttung" s. unten). Das Ehescheidungsrecht erlischt (außer durch prozessuale Bedingungen), wenn der nichtschuldige Ehegatte dem schuldigen Verzeihung gewährt *(§ 1570 BGB.)*. Die Verzeihung ist kein Rechtsgeschäft und kann stillschweigend erfolgen. Freiwillige Gewährung der Beiwohnung wird z. B. regelmäßig als Verzeihung erachtet.

Diese juristischen Bestimmungen sind ausführlicher besprochen, weil der psychiatrische Sachverständige auch in ihrem Rahmen nach verschiedenen Richtungen hin herangezogen werden kann.

Es liegt natürlich dann ein schuldhaftes Verhalten nicht vor, wenn der beklagte Ehegatte als infolge geistiger Störung nicht verantwortlich für sein Handeln anzusehen ist (RG. IV 21. Juni 1913, Das Recht 1914, Nr. 783; s. auch Deutsch. Jur. Ztg. 1901; Jur. Wochenschr. 1907 zit. nach Hübner und RG. 27. Mai 1907, Das Recht 1907, Nr. 1664; RG. 30. Juni 1904 Warn. Jahrb. 1904, S. 135). Geisteskrankheit kann dem Verlassen des Ehegatten den Charakter des Böslichen nehmen (s. RG. 1. März 1917, Das Recht 1917, Nr. 834 und RG. 20. März 1905 Jur. Wochenschr. 1905, S. 232; ferner OLG. Karlsruhe 6. Dezember 1906, Das Recht 1907, Nr. 310). Zustimmung zum Ehebruch (RG. 28. Oktober 1922 Leipz. Zeitschr. 1923, Sp. 229) und Verzeihung (RG. III 4. November 1913 Das Recht 1913, Nr. 3841 zit. nach Hübner) sind zwar keine Rechtsgeschäfte, können aber trotzdem von Geschäftsunfähigen nicht erteilt werden, da diese rechtlich belangvolle Willenserklärungen nicht abzugeben vermögen. Eine Ehe kann eventuell dann nicht als zerrüttet angesehen werden, wenn der klagende Ehegatte die Zerrüttung infolge geistiger Störung nicht empfinden kann (RG. 26. März 1914, RG. Bd. 85, S. 11ff.; s. a. OLG. Stuttgart 4. November 1913 Wicht. Entsch. 13. Folge, S. 42). Ein „geistesschwacher" Ehegatte (geistesschwach im Sinne des § 6 BGB.) kann sich natürlich einer Eheverfehlung, z. B. eines Ehebruches, schuldig machen, falls er trotz seiner Entmündigung als verantwortlich für sein Handeln zu betrachten ist (RG. 27. Februar 1907, Warn. Jahrb. 1907, S. 169).

Ferner kommt die Frage einer geminderten Schuldfähigkeit in Betracht. Eine solche vermag unter Umständen einer schweren Eheverfehlung den Charakter der schweren zu nehmen (RG. 8. Juni 1918, Das Recht 1918, Nr. 1551; RG.

18. Dezember 1902, Jur. Wochenschr. 1903, Beil. S. 27 und RG. 17. Juni 1918, Das Recht 1918, Nr. 1553). Die wirkliche psychologische Sachlage wird manchmal erst klar und damit dem Richter ein Anhalt für die Schuldabmessung gegeben durch die psychiatrische Untersuchung des einen oder beider Teile (HÜBNER)

Im allgemeinen wird man ja hier vielleicht den Rahmen der Unzurechnungsfähigkeit etwas weiter spannen müssen als im Strafrecht, besonders mit Rücksicht auf das intellektuelle Verständnis für die ja teilweise nicht strafrechtlich bedrohten Verfehlungen. Aber ich betone: Nicht viel. Nach einer Reichsgerichtsentscheidung genügt schon die Möglichkeit der Beherrschung krankhafter Erregungszustände zur Feststellung des Verschuldens bei der Ehezerrüttung. (RG. 25. Januar 1913, Das Recht 1913, Nr. 1975.) Maßgeblich werden im allgemeinen die strafrechtlichen Gesichtspunkte bleiben müssen. Zwei Reichsgerichtsentscheidungen, welche *Hysterischen* die Schuldfähigkeit absprechen bzw. den ihnen zugrunde liegenden Gutachten kann man nicht ohne weiteres folgen (RG. IV 14. November 1912 zitiert nach HÜBNER: Das Eherecht der Geisteskranken und Nervösen, 1921, und RG. 16. September 1915, Seuff. Archiv Bd. 71, Jahrg. 1916, Nr. 210). Dagegen einer Reichsgerichtsentscheidung vom 29. April 1912 (Das Recht 1912, Nr. 1806), welche besagt: „Hysterie kann wohl eine leichte Reizbarkeit erklären, nicht aber kann sie die Verantwortlichkeit für Beschimpfungen gröblichster Art ausschließen." In gleichem Sinne spricht sich eine Reichsgerichtsentscheidung vom 9. Mai 1923 (J. D. R. 1924, S. 368) dahin aus: „Das Recht stellt an jeden, dessen freie Willensbestimmung nicht gerade durch krankhafte Störung der Geistestätigkeit ausgeschlossen ist, die Anforderung, daß er sich soviel als möglich zusammennimmt und seiner Stimmung Herr wird; ein krankhafter Zustand wie Hysterie kann deshalb nur insoweit für ehewidriges Verhalten als Entschuldigungsgrund gelten, als er dem Ehegatten die Möglichkeit des Zusammennehmens und des Herrwerdens raubt."

Auch hier vermag sich die unglückliche „verminderte Zurechnungsfähigkeit", vor allem ihre starke Ausdehnung verhängnisvoll auszuwirken, indem sie der medizinischen Tendenz entgegenwirkt, die Trennung unglücklicher Ehen mit Psychopathen zu erleichtern. Es ist das ein Punkt, der noch gar nicht einmal beachtet ist; denn wenn die Schuld vermindert ist, wird die Eheverfehlung eventuell nicht als schwer angesehen, oder es kann dem Ehegatten zugemutet werden, die Ehe fortzusetzen[1].

Besondere medizinische Mißbilligung hat es verschiedentlich gefunden, daß *Trunksucht* als ehrloses und unsittliches Verhalten aufgefaßt worden ist, ohne daß die Schuldfrage aufgeworfen wurde[2]. Die Frage der Schuld des Trinkers für sein Trinken ist freilich heikel, speziell bei einsichtslosen Trinkern, die kein Verständnis für die Tragweite ihrer Exzesse aufzubringen vermögen. Es ist deshalb, wie auch E. SCHULTZE hervorhebt, beinahe ein Glück, daß die psychiatrischen Sachverständigen so wenig gefragt werden. Denn sie würden die Schuld verneinen und damit die Scheidung einer trennungsbedürftigen Ehe auf Grund § 1568 BGB. unmöglich machen[3]. Eine Scheidung nach § 1569 BGB. ist aber nicht möglich, solange nicht eine schwere alkoholische Psychose vorliegt. Eine Trennung auf Grund des § 1333 BGB. erscheint dann kaum möglich, wenn die Trunksucht erst in der Ehe zum Ausbruch gekommen ist. Solange dieser Zustand besteht, tut man gut, an der Gepflogenheit der Gerichte, den Trunksüchtigen für verantwortlich zu erklären, nicht zu rütteln; würde wohl auch sehr wenig Glück damit haben. Die Sache ist auch gar nicht einmal so ungeheuerlich, als sie dem etwas einseitig eingestellten Mediziner auf den ersten Blick erscheint.

Auch von medizinischer Seite wird ja ein unwiderstehlicher Zwang zur Aufnahme des Rauschgiftes nach Art der des Morphinisten beim Trunksüchtigen nicht angenommen. Außerdem hat sich der Entwurf zum Strafgesetzbuch unter Zustimmung der Psychiatrie auf den Standpunkt gestellt, daß jedes Sichbetrinken eine Fahrlässigkeit darstellt, für deren rechtliche Folgen auch *ohne Voraussehbarkeit* aufzukommen ist. Einen ähnlichen Standpunkt

---

[1] Gelegentlich sieht man sich in Fällen von psychopathischem Eifersuchtswahn vor die Frage gestellt, ob die doch etwas doktrinäre Auffassung, wonach alles Handeln, welches psychologisch mit dem Wahn in Zusammenhang steht, als unverantwortlich zu betrachten ist, zu Recht besteht. Man kann sehr wohl m. E. geneigt sein, wegen Agressivdelikten wie Beleidigungen und Körperverletzungen, die doch nur lockerer mit dem Wahn in Zusammenhang stehen als Verleumdung und üble Nachrede, nicht zu exkulpieren.

[2] Vgl. dazu auch folgende Entscheidungen: OLG. Rostock 26. Oktober 1900, Das Recht 1901, Nr. 1340; OLG. Dresden 1. März 1902, Das Recht 1902, Nr. 983; RG. 27. Juni 1904, Warn. Jahrb. 1904, S. 136; RG. 15. Januar 1906, Warn. Jahrb. 1906, S. 153; OLG. Karlsruhe 20. Februar 1907, Das Recht 1907, Nr. 3107; RG. 26. November 1923, Warn. Rspr. 1923/24, Nr. 159, S. 190.

[3] S. dazu OLG. Rostock 4. März 1908, Das Recht 1909, Nr. 1524; RG. 19. Dezember 1907, Das Recht 1908, Nr. 543.

hat schon vorher das Bürgerliche Gesetzbuch im § 827 vertreten („wie wenn ihm Fahrlässigkeit zur Last fiele").

Die Zurückhaltung in der Befragung von Sachverständigen möchte ich unter der Voraussetzung einer zurückhaltenden ärztlichen Stellungnahme in Übereinstimmung mit E. SCHULTZE doch bemängeln, da immerhin die Möglichkeit besteht, daß die Trunksucht Symptom einer schwereren geistigen Störung ist. Daß auch nach anderer Richtung hin psychiatrische Sachverständigentätigkeit nottut, falls bei Ehescheidungen die Trunksucht eine Rolle spielt, zeigen drei von HÜBNER übermittelte Entscheidungen, die erhebliche Verkennungen des Wesens des Alkoholismus aufzuweisen scheinen. In der einen erscheint eine beliebte Trinkerausrede, in der anderen die Unnachhaltigkeit von Besserungen während des Laufes des Prozesses verkannt (RG. 8. April 1914, Das Recht 1915, Nr. 55 u. 56; RG. IV 2. Oktober 1913, Das Recht 1914, Nr. 1996). In der dritten wird erbliche Belastung als schuldmindernd betrachtet, was durchaus zu beanstanden ist (RG. IV 9. März 1914, Wicht. Entsch. 14. Folge, S. 39).

A. LEPPMANN hat seinerzeit für die Trunksucht aus obigen Gründen ein Abgehen vom Schuldprinzip und eine Objektivierung der Scheidungsgründe gefordert, eine Forderung, die ja heute über die Grenzen der Trunksucht hinaus gestellt wird. Heutigen Tages würde sich die Schuldfrage durch Heranziehung des § 1333 BGB. umgehen lassen, zutreffende Begutachtung und sinngemäße Handhabung des Paragraphen vorausgesetzt. Nach unserer heutigen Anschauung wird man den Alkoholismus so gut wie immer — auch dann, wenn er erst in der Ehe ausgebrochen ist — auf eine schon vor der Ehe vorhandene Veranlagung zurückführen können, die bei verständiger Würdigung von der Eheschließung abhalten konnte. Das gleiche gilt vom *Morphinismus*, bei dem ja die Verhältnisse deshalb noch mehr den Ausführungen von A. LEPPMANN entsprechen, als hier die Annahme von Schuldlosigkeit näherliegt und eine Scheidung wegen Geisteskrankheit kaum in Betracht kommt.

δ) Scheidung wegen Geisteskrankheit.

Im allgemeinen wird vom Gesetzgeber das Prinzip verfolgt, eine Scheidung nur auf Grund eines schuldhaften Verhaltens eintreten zu lassen. Eine *Ausnahme* von diesem Prinzip bildet der *§ 1569 BGB.*, der eine Scheidung wegen Geisteskrankheit zuläßt. Es ist aber sogleich hinzuzufügen, daß man sich teilweise nur sehr ungern zu einem derartigen Zugeständnis verstanden hat, und die Durchbrechung des erwähnten Prinzips nicht ohne Widerstände erfolgt ist. Weite politische Kreise waren weltanschauungsmäßig einer Scheidung wegen Geisteskrankheit abgeneigt, und es erscheint verständlich, daß nicht eine geistige Störung schlechthin, sondern nur eine qualifizierte in Betracht kommen konnte. Es ist offenbar die Absicht des Gesetzgebers gewesen, die Scheidungen wegen Geisteskrankheit auf eine kleine Zahl besonders kraß liegender Fälle zu beschränken. Man muß sich daher m. E. doppelt hüten, bei der Auslegung und Anwendung des Paragraphen den Begriffen einen größeren Spielraum einzuräumen, als Wortlaut und Sinn gestatten.

Die Scheidung wegen Geisteskrankheit nach § 1569 BGB. ist an vier Bedingungen geknüpft, die, wie E. SCHULTZE treffend erwähnt, in *Vergangenheit*, *Gegenwart* und *Zukunft* liegen. Diese Bedingungen sind folgende:

a) Es muß zur Zeit der Scheidungsklage eine Geisteskrankheit bestehen,

b) derart, daß sie die geistige Gemeinschaft zwischen den Ehegatten aufhebt.

c) Die Krankheit muß drei Jahre während der Ehe bestanden haben.

d) Es muß jede Aussicht auf Wiederherstellung der geistigen Gemeinschaft ausgeschlossen sein.

Der Paragraph ist beladen mit einer ganzen Reihe von Zweifelsfragen.

ad a) Was bedeutet zunächst *Geisteskrankheit?* Ist Geisteskrankheit geistige Störung schlechthin, mithin ein medizinischer Begriff oder identisch mit dem Ausdruck des § 6 BGB., mithin ein juristischer Begriff; muß also eine geistige Störung von der Schwere vorliegen, daß sie u. U. die Entmündigung wegen Geisteskrankheit rechtfertigen würde (Entmündigungsreife). Man kann die letztgenannte Ansicht, um diese vorwegzunehmen, damit begründen, der Gesetzgeber verwende in demselben Gesetz im allgemeinen Begriffe in demselben Sinne. So einleuchtend diese Begründung auch erscheint, kann ich mich ihr doch nicht anschließen aus Gründen, welche die Abhandlung des strafrechtlichen Teils enthält. Ich verweise zum Beleg z. B. auf die verschiedenartige Bedeutung, die dem Begriff „Bewußtlosigkeit" im Strafgesetz von juristischer Seite beigelegt wird. E. SCHULTZE und HÜBNER vertreten von medizinischen Autoren die erstere Ansicht. Auch HÜBNERS Beweisführung ist m. E. nicht stichhaltig; er bringt einen Fall, in welchem Reife zur Entmündigung wegen Geisteskrankheit bestand, aber keine Aufhebung der geistigen Gemeinschaft, und einen anderen, in welchem bei zweifelloser Aufhebung der letzteren Entmündigungsreife nicht vorlag. Es dreht sich aber gar nicht darum, ob solche Divergenzen möglich sind. Damit läßt sich die begriffliche Beschaffenheit des Wortes Geisteskrankheit nicht klären. Sie lassen sich zwar de lege ferenda, nicht de lege lata verwenden. Im Falle der Deckung des Begriffes des § 1569 BGB. mit dem des § 6 BGB. würde in dem einen wie in dem anderen Falle die Scheidung wegen Geisteskrankheit eben nicht möglich sein. Eine Nichtgültigkeit von Begriffen läßt sich in der Rechtswissenschaft nicht unter Berufung auf einzelne Widersprüche in der Praxis erweisen. Das ist eine unzulässige Vermischung juristischer und naturwissenschaftlicher Gedankengänge. Hier kommt es zunächst lediglich darauf an, was der Gesetzgeber gemeint hat, und was im Text steht. E. SCHLUTZE beruft sich u. a. darauf, daß die Kommission die Aufnahme des Nachweises der Aufhebung der geistigen Gemeinschaft für die Dauer der Krankheit abgelehnt habe. Auch diese Argumentation erscheint mir nicht stichhaltig. Daraus läßt sich m. E. nur folgern, daß ein völlig gleichmäßiges Bestehen des *Grades* der Krankheit während der gesetzlich festgelegten Frist ihres Bestehens nicht gefordert wird. Meines Erachtens läßt sich am ehesten darauf hinweisen, daß die Entmündigung als eine Fürsorgemaßnahme, die nach ihrem eigenen Zwecke bestimmt ist, gar nichts mit der Ehescheidung wegen Geisteskrankheit zu tun hat. Selbstverständlich braucht der Scheidungskandidat nicht entmündigt zu sein (RG. IV 12. Juli 1886 RG. Bd. 16, Nr. 55; RG. IV 10. März 1892 RG. Bd. 30, Nr. 55). Die Entmündigung würde ja auch gar nichts besagen. Der Ehescheidungsrichter ist nicht an den Ausspruch des Entmündigungsrichters gebunden. Die Entmündigung könnte zu Unrecht erfolgt sein. Die Psychose könnte inzwischen abgeheilt sein. Ebensowenig braucht eine Umwandlung der leichteren Entmündigungsform in die schwere zu erfolgen (RG. Bd. 16, Nr. 55 zit. nach E. SCHULTZE). Es ist deshalb auch nicht recht einzusehen, weshalb der Gesetzgeber Identität der beiden Begriffe angestrebt haben sollte. Mag man aber auch theoretisch die Nichtidentität der beiden Begriffe postulieren; eines ergibt sich für mich mit zwingender Notwendigkeit, daß bereits in dem gewählten Ausdruck Geisteskrankheit bei gewöhnlicher Auffassung eine Schwerebestimmung liegt, daß eine *schwere* geistige Störung verlangt wird. Gerade bei der Dehnbarkeit des Ausdrucks „Aufhebung der geistigen Gemeinschaft" würden sich auch bei anderer Auffassung Konsequenzen ergeben, die vom Gesetzgeber sicher nicht gewollt sind. Ich weise auch darauf hin, daß die Frist nach obergerichtlicher Entscheidung nicht zu laufen beginnt mit dem ersten Auftreten von Symptomen, sondern mit dem klaren Vorliegen einer Geisteskrankheit (s. unten). Bei dieser Auffassung sieht man sich für die *praktische* Verwendung des Begriffes schließlich doch auf konventionelle medizinische Umgrenzungen juristischer Begriffe wie Geschäftsfähigkeit oder Zurechnungsfähigkeit zurückgedrängt. Überdies wird in den meisten Fällen bei klarer Aufhebung der geistigen Gemeinschaft Geisteskrankheit im Sinne des § 6 BGB. bzw. Entmündigungsreife dieses Grades vorliegen.

Fast alle juristischen Kommentatoren stehen auf dem Standpunkt, daß die

Geisteskrankheit des § 1569 BGB. mit der Geisteskrankheit des § 6 BGB. identisch ist. Eine Reichsgerichtsentscheidung besagt: „Das Oberlandesgericht geht davon aus, daß der Scheidungsgrund des § 1569 BGB. nur im Falle der Geisteskrankheit, nicht aber im Falle der bloßen Geistesschwäche Platz greife. Diese Auffassung erscheint zutreffend im Hinblick auf die tiefgreifenden Unterschiede, welche das BGB. an anderen Stellen in Betreff der Handlungsfähigkeit von Geisteskranken und Geistesschwachen vorsieht" (Jur. Wochenschr. 1902, S. 244). HÜBNER bringt einen Wortlaut dieser Entscheidung, wonach das Reichsgericht sich durchaus nicht bindend in diesem Sinne ausgesprochen hat. Es ist nicht ersichtlich, woher der Wortlaut stammt. An der Stelle des Zitats ist jedenfalls nichts von ihm zu finden. Freilich kann sich die Gegenseite darauf berufen, daß sich das Reichsgericht in späteren Entscheidungen nicht treu geblieben ist; denn im Jahre 1905 hat es dahin entschieden (RG. 8. Mai 1905 Jur. Wochenschr. 1905, S. 395), daß die Anwendung des § 1569 BGB. auch bei nur partiellem Wahnsinn und selbst dann nicht ausgeschlossen sei, wenn dem geisteskranken Ehegatten noch die Fähigkeit verblieben sei, die meisten bürgerlichen und Vermögensangelegenheiten zu besorgen, und eine Reichsgerichtsentscheidung vom Jahre 1916 (RG. 7. Februar 1916, Das Recht 1916, Nr. 1527 und Seuff. Arch. Bd. 71, Nr. 235) spricht aus, daß Geisteskrankheit im Sinne des § 1569 BGB. sich nicht mit Entmündigungsreife decke. Auch generelle Geschäftsunfähigkeit wird nicht verlangt.

ad b) Einen weiteren Gegenstand von Kontroversen bildete der Begriff „*Aufhebung der geistigen Gemeinschaft*", Es ist auch hier eine strengere und eine mildere Auffassung vertreten worden; die erstere leitet sich her aus der Entstehungsgeschichte des Paragraphen. Wie in einer von HÜBNER zitierten Reichsgerichtsentscheidung (RG. Bd. 97, S. 341) ausgeführt wird, wurden in der Beratungskommission zwei Vorschläge für die nähere Qualifikation der klageberechtigenden Geistesstörung laut. Der eine Vorschlag ging dahin, die Ehescheidung dann eintreten zu lassen, wenn die häusliche und eheliche Gemeinschaft zwischen den Ehegatten aufgehoben sei und dem gesunden Ehegatten die Fortsetzung der Ehe nicht zugemutet werden könne. Dieser Vorschlag erweckte insofern Bedenken, als auch bei physischer Krankheit dieselbe Forderung erfüllt sein könne, und mit der Formulierung das Prinzip der Scheidung auf Grund des Verschuldens eines Teils vollends durchbrochen erscheine. Der zweite Vorschlag, der akzeptiert wurde, ging dahin, der Auflösung der Ehe durch den physischen eine solche durch eine Art seelischen Todes gegenüberzustellen. Die nähere Formulierung wurde der Redaktionskommission überlassen mit der Maßgabe, eventuell werde die Aufhebung der geistigen Gemeinschaft genügen. Daher stammt die in der Folgezeit für die „Aufhebung der geistigen Gemeinschaft" öfters gebrauchte Formel: „Geistiger Tod,, gleichbedeutend mit dem völligen geistigen Ruin. Wäre diese Gleichsetzung allgemein gebilligt, so wäre eine Scheidung der Ehe nur möglich in Fällen stupiden Blödsinns (RG. 11. Dezember 1902 Jur. Wochenschr. 1902, Beil. 28; siehe dazu auch folgende Entsch.: OLG. Karlsruhe 2. Mai 1901 Warn. Jahrb. 1, S. 173; OLG. Köln 23. März 1901 Warn. Jahrb. 1900, S. 173). Weitere obergerichtliche Entscheidungen haben sich aber zu einer milderen und toleranteren Auffassung bekannt. So spricht sich schon eine ältere Reichsgerichtsentscheidung (RG. 8. Mai 1905 Jur. Wochenschr. 1905, S. 395)[1] dahin aus, der Begriff der geistigen Gemeinschaft sei nicht verkannt, wenn in Übereinstimmung mit der Rechtsprechung des Königreichs Sachsen darunter eine höhere Gemeinschaft als das bloße Zusammenleben der Ehegatten, nämlich eine solche verstanden werde,

---

[1] In gleichem Sinne schon eine Entscheidung des RG. vom 5. Mai 1902 (Jur. Wochenschr. 1902 Beil., S. 244).

wobei sie zu *gemeinsamem Denken* und *Fühlen* befähigt seien. Umgekehrt sei aber auch das Fortbestehen der geistigen Gemeinschaft nicht schon damit dargetan, daß die geisteskranke Frau noch wisse, sie stehe in der Ehe, und aus der Ehe kämen ihr gewisse Unterhaltsrechte zu. Dazu sei übrigens bemerkt, daß ein weiterer Qualifikationsvorschlag, wonach der Verlust des Bewußtseins der ehelichen Zugehörigkeit für die Scheidung wegen Geisteskrankheit maßgeblich sein sollte, ausdrücklich abgelehnt wurde. Vom Standpunkt der milderen Auffassung aus exemplifiziert E. SCHULTZE mit Recht, es könne keine geistige Gemeinschaft bedeuten, wenn der eine Ehegatte etwa nur durch den Anblick des Eheringes an die Ehe erinnert werde, oder wenn sich sein Interesse an den Besuchen des Ehegatten in der Anstalt, in dem Interesse für die Mitgebringe in Gestalt von Eßwaren erschöpfe. Der Ausdruck verlange ein „aktives Bewußtsein“. Eine Entscheidung des OLG. Hamburg (22. Jan. 1901, Das Recht 1901, Nr. 571) spricht bezüglich des Begriffs der Aufhebung der geistigen Gemeinschaft von der *Unfähigkeit, an dem Lebens- und Gedankenkreis des anderen Ehegatten teilzunehmen*. Ebenso eine Entscheidung des OLG. Königsberg vom 4. November 1901 (Warn. Jahrb. 1900, S. 173); diese Entscheidung betont zugleich den Verlust des Gefühls der Zusammengehörigkeit, des Verständnisses und Interesses für gemeinsame Angelegenheiten. Die Reichsgerichtsentscheidung vom 8. Mai 1905 sieht auch darin ein Kennzeichen der Aufhebung der geistigen Gemeinschaft, daß die Hauptgrundlagen der Ehe, Vertrauen und Zuneigung gänzlich zerstört seien. In Übereinstimmung damit erklärt eine Reichsgerichtsentscheidung vom 16. Februar 1911 (Jur. Wochenschr. 1911, S. 370) die geistige Gemeinschaft dann für aufgehoben, wenn infolge von Wahnvorstellungen das zum Zusammenleben unbedingt notwendige Vertrauen und Verständnis ausgeschlossen und ein gemeinsames Denken und Fühlen unmöglich gemacht ist, so daß eine tiefinnerliche Entfremdung der Ehegatten eingetreten ist. Andere Entscheidungen betonen zugleich treffend, daß das vorausgesetzte Denken und Fühlen auch *betätigt* werden müsse. So spricht eine Reichsgerichtsentscheidung (Psych. Wochenschr. Bd. 10, S. 147, zit. nach E. SCHULTZE) von dem Bewußtsein der durch die Ehe auferlegten, auf dem Wesen der Ehe beruhenden Rechte und Pflichten und der geistigen Fähigkeit, diese Pflichten zu erfüllen. Eine Reichsgerichtsentscheidung vom 10. Mai 1915 (Wicht. Entsch. 14. Folge, S. 55) führt aus, die geistige Gemeinschaft äußere sich in der gegenseitigen Anteilnahme an dem, was das geistige Leben der Ehegatten erfülle, also namentlich an dem körperlichen und geistigen Wohl des anderen Ehegatten und der Kinder, sowie an sonstigen Familienangelegenheiten. Diese Anteilnahme dürfe aber nicht lediglich eine innerliche, sich auf bloße Gefühlsäußerungen beschränkende sein, sondern müsse sich durch Handlungen, die sich als Ausfluß des gemeinsamen Denkens und Fühlens darstellten, praktisch betätigen. In gleichen Bahnen bewegen sich die Definitionen der Mediziner. E. SCHULTZE definiert geistige Gemeinschaft als die Fähigkeit, die durch die sittlichen Grundlagen der Ehe begründeten Rechte und Pflichten zu erfassen, zu empfinden und zu betätigen, A. LEPPMANN als Bewußtsein gemeinsamer Interessen und der Fähigkeit und des Willens, diese zu fördern (im Anschluß an LENEL). HÜBNER macht die zutreffende Bemerkung, die Folgezeit habe ähnlich wie bei dem Begriff der Angelegenheiten des § 6 BGB. notwendig gemacht, den kurz gefaßten Ausdruck zu zerlegen, und es müsse dann weiter geprüft werden, inwieweit die Besorgung der Angelegenheiten bzw. die Betätigung der geistigen Gemeinschaft behindert sei, wenn man prüfen wolle, ob die Voraussetzungen des § 1569 BGB. erfüllt seien. Er selbst zählt unter Benutzung der Entscheidungen folgende Punkte auf: Nach der materiellen Seite: Nahrung, Wohnung, Kleidung, Kindererziehung, Verwaltung des Besitzes, Sorge bei Krankheit, Geschlechtsverkehr; nach der ideellen Seite Eingehen auf Wünsche, Stimmungen und Denkweise, die Gestaltung der äußeren Lebensführung entsprechend der seelischen Veranlagung beider Ehegatten, gemeinsame Betätigung geistiger und künstlerischer Interessen, Dokumentierung engster Zusammengehörigkeit gegenüber Dritten, Gemeinsamkeit in Freud und Leid. Weiter definiert er geistige Gemeinschaft sei die Erkenntnis, daß gemeinsame soziale und ethische Interessen zwischen den Ehegatten bestünden und die Mitarbeit an der Förderung dieser Interessen. Vielleicht kann man den ganzen Komplex auch mit dem kurzen Ausdruck „Lebenskameradschaft" umreißen.

Die Vertreter der milderen Auffassung dürfen sich darauf berufen, daß sich im Laufe der Reichstagsdebatte seinerzeit der Standpunkt gemildert hat (Hübner), daß das Gesetz den Ausdruck „geistiger Tod" nicht enthalte, und man nicht etwas in das Gesetz hineinlegen dürfe, was nicht darin stehe (OLG. Hamburg 22. Januar 1901, OLG. Bd. 2, S. 324). Betrachtet man die Entscheidungen chronologisch, so ist unverkennbar und interessant die zunehmende Milderung des anfänglich sehr strengen Standpunktes. Unter Zugrundelegung des durch die historische Entwicklung sanktionierten milderen Standpunkts sei noch einmal ausdrücklich betont, daß das gefühlsbetonte Bewußtsein des Gemeinsamen unter allen Umständen auch äußerlich hervortreten und betätigt werden muß. Nur deshalb, um sogleich anzufügen, daß es natürlich nicht als eine Betätigung dieses Sinnes aufgefaßt werden kann, wenn lediglich auf das Eheleben bezügliche Wahnbildungen vorgebracht werden (Psych. Wochenschr. 1901, S. 29; RG. II 20; RG. Bd. 97, S. 342, zit. nach Hübner), oder wenn aus solchen Gründen die Ehescheidung abgelehnt wird oder aus Haß gegen den Ehegatten unmöglich gemacht werden soll. Dagegen ist eine räumliche Vereinigung der Ehegatten nicht erforderlich. Es genügt schriftliche Betätigung (RG. Bd. 97, S. 342). Erwähnt werden muß ferner, daß lediglich das Empfinden des gesunden Ehegatten für die Aufhebung der ehelichen Gemeinschaft maßgeblich ist (RG. 8. Mai 1905, Jur. Wochenschr. 1905, S. 395). Ein gleichartiges Empfinden auf der anderen Seite wird nicht vorausgesetzt.

Betont sei schließlich, daß im konkreten Fall *individualisierend* abzustellen ist. Ähnlich wie bei der verständigen Würdigung des Wesens der Ehe in Hinsicht auf eine ehewidrige Eigenschaft im § 1333 BGB. ist hier auch ein *objektiver* und ein *subjektiver* Standpunkt zu unterscheiden, die sich beide decken müssen, und wiederum kann hier der subjektive Standpunkt den objektiven im Einzelfalle einschränken, aber nicht erweitern. Waren die Anforderungen an die geistige Gemeinschaft von vornherein sehr gering, so kann das die Scheidungsmöglichkeit einschränken, waren sie besonders hoch, nicht erhöhen. Auf Stellung und Bildung ist also Bedacht zu nehmen. Hübner bemerkt wohl zutreffend, daß in vielen einfachen Ehen lediglich die von ihm als „Vorbedingungen" bezeichneten materiellen Interessengemeinsamkeiten vorhanden seien, diese müßten unter allen Umständen gefordert werden; darüber hinaus könnten aber nach individuellen Gesichtspunkten ideelle Interessengemeinsamkeiten in Betracht kommen. Eine Reichsgerichtsentscheidung (Wicht. Entsch. 16. Folge, S. 27f.) besagt, eine Ehegatte, der sich mit den ihm bekannten geringen Maße an geistiger Gemeinschaft des anderen Gatten bei Eingehen der Ehe und danach noch, wenn auch nur kurze Zeit, zufrieden gebe, habe kein Scheidungsrecht aus § 1569 BGB.

ad c) Die dritte Forderung ist die, daß die Krankheit *während der Ehe ununterbrochen drei Jahre bestanden haben muß*. Auch hier erheben sich Zweifel. Unbestritten ist, daß eine außerhalb der Ehe liegende Dauer der geistigen Störung nicht angerechnet werden kann, doch braucht nach Ansicht von E. Schultze und Hübner der Zeitraum erst zur Zeit der mündlichen Verhandlung abgeschlossen zu sein. Muß nun aber die geistige Erkrankung in der Stärke der Geisteskrankheit des § 6 BGB. drei Jahre lang ununterbrochen bestanden haben, oder genügt das Bestehen der geistigen Erkrankung *überhaupt*, so daß erst zur Zeit der Klageerhebung jene Stärke erreicht sein muß? Diese Frage kann natürlich nur dann aufgeworfen werden, wenn man den Ausdruck Geisteskrankheit des § 1569 BGB. mit dem Ausdruck Geisteskrankheit des § 6 BGB. gleichsetzt. E. SCHULTZE meint die Frage bejahen zu müssen. Wenn man nun schon einmal die beiden Begriffe gleichsetze, so müsse man sich zu der weiteren Konsequenz der Forderung eines Bestehens der juristisch umgrenzten Geisteskrankheit während der drei Jahre bequemen. Wenn die Autoren diese Konsequenz nicht zögen, so liege das daran, daß die Forderung praktisch nicht durchführbar sei. BUMKE macht demgegenüber geltend, daß sich der Gesetzgeber nicht auf den Ausdruck „Geisteskrankheit" zurückbeziehe, sondern den unbestimmten Ausdruck „Krankheit" benutze. Das deute darauf hin, daß nur ein Bestehen der Krankheit überhaupt gefordert werde. Diese Ansicht läßt sich wohl hören. Sie erscheint willkommen im Hinblick auf die zu erwartende sicherlich oft nicht unerhebliche Beweislast. In diesem Zusammenhang läßt sich übrigens auch erwähnen, daß der Antrag, der die Aufhebung der geistigen Gemeinschaft für die ganze Frist forderte, nicht durchging. Für gesichert aber möchte ich die BUMKEsche Ansicht — ganz abgesehen von der Zweifelhaftigkeit der Grundfrage — keineswegs halten; denn man kann wieder einwenden, daß der Gesetzgeber es leicht gehabt habe, eine diesbezügliche Absicht klar zum Ausdruck zu bringen, etwa durch die Worte „wenn die Erscheinungen der Krankheit drei Jahre lang bestanden". Bei der Auffassung, der ich zuneige, daß wenigstens eine Psychose von einer gewissen Schwere gefordert wird, erhebt sich übrigens die gleiche Zweifelsfrage. Nach einer schon erwähnten Entscheidung des Oberlandesgerichts Jena vom 20. November 1902 (Das Recht 1903, Nr. 2435) beginnt jedenfalls die Frist erst zu laufen von dem Moment an, an dem das Bestehen einer ausgesprochenen geistigen Störung klar zutage liegt[1]. Vorübergehende Besserungen wird man auch bei strenger Auffassung dann unbedenklich einbeziehen können, wenn der Charakter der Geisteskrankheit im Sinne des § 6 BGB. bzw. der schweren geistigen Störung gewahrt bleibt. Über die angeregte Frage hinaus geht die Frage, ob sogar freie Zwischenräume in die Frist eingezogen werden können. Eine Reichsgerichtsentscheidung vom 7. Februar 1916 bejaht nach einem Referat im „Recht" (1916, Nr. 1528) die Möglichkeit der Einbeziehung lichter Zwischenräume. Leider läßt sich ganz Genaues nur nicht ersehen, da die Entscheidung nicht in extenso vorliegt. Nach einem weiteren Referat (Das Recht 1916, Nr. 1526) wurde in diesem Falle angenommen, daß die Beklagte sich dauernd in einem einheitlichen Zustande geistiger Erkrankung befinde, deren wachsende Erscheinungen miteinander in einem pathologischen Zusammenhang stünden, nach einem weiteren Referat über dieselbe Entscheidung (SOERGEL, Rechtspr. 1916, S. 367) ist auch die Zeit zwischen den einzelnen Anfällen geistiger Erkrankung in Anrechnung zu bringen, wenn die Anfälle nur Symptome einer im Inneren, stets vorhandenen anormalen krankhaften Konstitution sind, die dauernd und unheilbar ist, und auf deren Boden sich die einzelnen Anfälle immer wieder einstellen.

ad d) Die vierte Forderung ist die, daß *jede Aussicht auf Wiederherstellung der geistigen Gemeinschaft ausgeschlossen erscheint*. Durch diese Forderung wird die Möglichkeit einer Scheidung auf Grund des § 1569 BGB. noch weiter erheblich eingeschränkt. Es ist wünschenswert, daß eine Überspannung der Ansprüche vermieden wird. Die auf seltenen Einzelbeobachtungen beruhende ent-

---

[1] S. a. RG. 13. Februar 1928, Warn. J. 1928, S. 116.

fernte Möglichkeit sogenannter *Spätgenesungen* kann wohl kaum in Betracht gezogen werden, sondern lediglich das durchschnittliche prognostische Verhalten der geistigen Störungen. Der Paragraph spricht auch nicht davon, daß die Möglichkeit einer Wiederherstellung ausgeschlossen erscheine, sondern jede *Aussicht* (siehe folgende Seite). Es darf kein Moment in Sicht sein, aus dem die Wissenschaft zu folgern vermag, daß eine Besserung noch eintreten kann. Sind derartige Umstände nicht in Sicht, dann ist die leiseste Hoffnung auf Wiederherstellung und also jede Aussicht ausgeschlossen (RG. 30. März 1920, RG. Bd. 98, S. 296)[1]. Noch ein Punkt ist hervorzuheben. Nach dem Wortlaut des Paragraphen erscheint eine Scheidung ausgeschlossen, wenn auch nur *vorübergehend* eine Wiederherstellung der geistigen Gemeinschaft erwartet werden kann. Die Möglichkeit, daß diese Wiederherstellung den kranken Ehegatten zur Erkenntnis des Scheidungsgrundes gelangen lassen könnte, hat, wie ich aus den Ausführungen von E. SCHULTZE entnehme, ein besonders zugkräftiges Agitationsmittel der Gegner gebildet und die Forderungen verschärft. Doch hat man juristischerseits teilweise sehr weitgehende Konzessionen nach dieser Richtung gemacht, selbst da, wo die Vorbedingungen für eine vorübergehende Wiederherstellung der geistigen Gemeinschaft auf Seite des *kranken* Ehegatten gegeben waren.

Schon E. SCHULTZE erwähnt die Entscheidung eines Oberlandesgerichts (OLG. Kolmar 14. April 1905, Das Recht 1905, Nr. 1468 u. Warn. Jahrb. 1906, S. 154), die in einem Falle von Dipsomanie mit freien Intervallen von Tagen und Wochen die Ehe schied. Das wurde damit begründet, daß die Aufhebung der geistigen Gemeinschaft auch in den Intervallen infolge der Erinnerung an das anstößige Verhalten bei dem gesunden Ehegatten erhalten bleiben müsse. Die Attacken kehrten wieder, und jede erweitere die Kluft. Man wird sich mit dieser Deduktion medizinisch nicht einmal so ganz einverstanden erklären können. Es müßte in einem solchen Falle doch eigentlich dem gesunden Ehegatten klarzumachen versucht werden (ich nehme an, daß es sich um echte Dipsomanie handelt), daß der Ehegatte in den Attacken unverantwortlich handele. Als durchschnittliche Reaktion wäre daraufhin doch wohl eine verzeihliche Stellungnahme zu erwarten. Eine andauernde Abneigung könnte doch wohl gerade von psychiatrischer Seite nicht gebilligt werden. Ähnlich spricht sich die Reichsgerichtsentscheidung vom 7. Februar 1916 (Das Recht 1916, Nr. 1529) aus.

Nicht nur die letzten Entscheidungen zeigen eine Tendenz zu weitherziger Auslegung. Es wurde ja schon oben auf die zunehmende Milderung des Standpunktes gegenüber der Aufhebung der geistigen Gemeinschaft hingewiesen.

Sehr weitherzig in der Anwendung verneint eine Oberlandesgerichtsentscheidung (OLG. Nürnberg 6. März 1911, Seuff. Bl. f. RA. Bd. 76, S. 606ff.) sogar *entgegen* zwei ärztlichen Gutachten in einem Fall von Epilepsie mit zahlreichen Dämmerzuständen, Delirien, Verstimmungs- und Erregungszuständen sowie Krampfanfällen die Möglichkeit einer Wiederherstellung der geistigen Gemeinschaft während vorübergehender klarer Phasen, da in diesen die bekannten psychopathischen Charaktereigenschaften bestehen blieben. Durch diese Weitherzigkeit wird die Berechtigung der medizinischen Kritik einer allzu großen Schärfe der Anforderungen bis zu einem gewissen Grade abgeschwächt, einer Kritik, die der wohl allgemeinen medizinischen Tendenz entspricht, die Trennung der Ehen mit psychisch kranken Personen zu erleichtern, die Eheschließungen solcher Personen zu erschweren. Freilich bleibt hinsichtlich der Anwendung des Paragraphen bei der Abneigung weiter Kreise gegen diese Art der Scheidung, bei den bestehenden Unklarheiten und bei dem Differieren der obergerichtlichen

---

[1] Freilich liegt in dem Wort „jede" wieder eine Verstärkung.

Entscheidungen ein Gefühl der Unsicherheit, das mit Überraschungen in der Praxis rechnen lassen muß. Getadelt wird von medizinischer Seite auch die Dehnbarkeit des Begriffes der Aufhebung der geistigen Gemeinschaft (E. SCHULTZE).

Was die klinische Seite betrifft, so sei zunächst ganz allgemein kurz bemerkt, daß besonders in Betracht kommen schwere intellektuelle Defekte, welche das Bewußtsein der ehelichen Rechte und Pflichten zerstören, Psychosen mit Wahnbildungen, besonders solchen, die das Eheleben betreffen, und affektive Verblödungen, welche die für das Eheleben notwendigen Gefühlsbetonungen vernichten und damit die Betätigung einer ehelichen Gesinnung unmöglich machen. Im übrigen handelt es sich um unter Umständen recht schwierige Prognosestellungen.

Keine großen Schwierigkeiten bieten die *Defektpsychosen*, wenn sie erst einmal unverändert oder fast unverändert drei Jahre lang bestanden haben. Das gilt auch wohl jetzt noch von der *progressiven Paralyse*, bei der jedenfalls dann wohl, soweit ich übersehen kann, eine Malariabehandlung keine Aussicht auf Erfolg mehr hat[1]. Größere Schwierigkeiten bietet die *Dementia · praecox-Gruppe*; nicht die *hebephrene* und *paranoide Varietät*, wohl aber die *katatone*. Vorsicht scheint hier geboten. Das *manisch-depressive Irresein* scheidet, wie ich mit E. SCHULTZE annehme, für die Scheidung wegen Geisteskrankheit so gut wie ganz aus, da man bei der Unberechenbarkeit des Verlaufs die Wiederherstellung der geistigen Gemeinschaft auf längere Zeit eigentlich nie mit genügender Sicherheit ausschließen kann. HÜBNER hält die Scheidung für möglich bei sehr lange dauernden Attacken mit nur kurzen Intervallen, Er stützt sich dabei auf die oben zitierte, einen Fall von Dipsomanie betreffende Entscheidung des Oberlandesgerichts Kolmar, die er nicht nur zur Scheidung von Ehen, mit Manisch-Depressiven, sondern auch von solchen mit *Degenerativen* und *Hysterischen* heranziehen will. Meine Bedenken gegen die Begründung der Entscheidung habe ich schon oben geäußert. Ich kann auch im übrigen HÜBNER in diesem Punkte nicht folgen (s. unten).

Ähnliches wie für das manisch-depressive Irresein gilt für die *Epilepsie*. Nur schwere Defekte können hier den Anlaß zur Anwendung des § 1569 BGB. geben. Ganz und gar scheidet meiner Ansicht nach die *Hysterie* aus, und zwar deshalb, weil die Dauerstörungen niemals den Charakter einer Geisteskrankheit im Sinne des § 1569 BGB. tragen. HÜBNER teilt zwei von ihm untersuchte Fälle mit, in denen die Ehescheidung Hysterischer erfolgt war; da es sich nach seiner Schilderung in beiden Fällen um pathologische Eifersucht handelte, mag das hingehen unter der Voraussetzung, daß es sich um einen ausgesprochenen *psychopathischen Eifersuchtswahn* gehandelt hat. Sonst müßte ich die Entscheidungen und die zugrundeliegende Begutachtung für verfehlt erachten. *Alkoholismus* kommt nur bei Vorliegen irreparabler Psychosen als Scheidungsgrund im Sinne des § 1569 BGB. in Betracht.

Die für den Sachverständigen zu erledigenden Fragen ergeben sich ohne weiteres aus der einleitenden Einteilung des Stoffes.

Formell ist zu bemerken, daß auf Scheidung wegen Geisteskrankheit nicht erkannt werden kann, bevor ein oder mehrere Sachverständige gehört sind (§ 623 ZPO.)[2]. Von mancher Seite wird im Hinblick auf die Schwierigkeit der Fragestellung für jeden Fall die Anhörung von zwei oder gar drei Sachverständigen gefordert. Zwangsweise Vorführung zur Untersuchung ist nicht gewährleistet, Anstaltsbeobachtung nicht vorgesehen. Meist werden sich aber die Kranken, um die es sich hier handelt, in einer Anstalt befinden. E. SCHULTZE macht darauf aufmerksam, daß evtl. der Aufenthalt in der Anstalt die Frage nach der Aufhebung der ehelichen Gemeinschaft erschwert und schlägt probeweise Entlassung vor.

Bezüglich der *Rechtswirkungen* ist zu erwähnen, daß der geschiedene gesunde Ehegatte in gleicher Weise für den Kranken zu sorgen hat, als wenn er bei der gewöhnlichen Scheidung als schuldiger Teil erklärt wäre (§ 1583 BGB.).

Nur kurzer Erwähnung bedarf die Tatsache, daß statt der Scheidung auch auf *Aufhebung der ehelichen Gemeinschaft* geklagt werden kann (§ 1575 BGB.). Diese aus der Trennung von Tisch und Bett des Kanonischen Rechts hervorgegangene Einrichtung ist mit Rücksicht auf die Anschauungen des katholischen

---

[1] In gleichem Sinne KALTENBACH: Die Malariabehandlung der Paralyse (Med. Welt 3. Jg., Nr. 33, S. 1188).

[2] Eine Vernehmung durch ersuchten Richter erscheint nicht möglich (RG. 7. Februar 1918, Wicht. Entsch. 16. Folge, S. 23ff.).

Bevölkerungsanteiles geschaffen, für welchen eine Scheidung der Ehe als eines kirchlichen Sakramentes nicht möglich erscheint. Auf Grund der Klage oder des Urteils kann dann allerdings die Scheidung beantragt werden, während des Prozesses von beiden Teilen übereinstimmend, nach dem Urteil von jedem der Teile (§ 1576 BGB.). Die Aufhebung der ehelichen Gemeinschaft hat zum Teil dieselben Rechtswirkungen wie die Scheidung, zum Teil etwas andere (§ 1586 BGB.). So kann eine neue Ehe nicht eingegangen werden. Die Ehe unterliegt auch weiterhin den Vorschriften über Nichtigkeit und Anfechtung. Die vollen Wirkungen der Ehe treten ein, wenn die eheliche Gemeinschaft wiederhergestellt wird; nur besteht Gütertrennung (§ 1587 BGB.).

ε) Abweisung einer Wiederherstellungsklage.

Schließlich kann äußerlich eine Trennung der Ehegatten noch erfolgen durch *Abweisung einer Wiederherstellungsklage*. Wie schon erwähnt, hat bei böslicher Verlassung der Scheidungsklage eine Klage auf Herstellung der Ehe vorauszugehen. Nach *§ 1353 BGB*. braucht jedoch der beklagte Ehegatte diese Gemeinschaft nicht wiederherzustellen, wenn sich das Verlangen des anderen Ehegatten als ein Mißbrauch des Rechts darstellt. Eine Pflicht zur Wiederherstellung der Gemeinschaft besteht auch dann nicht, wenn der verlassende Ehegatte einen zu einer Scheidungsklage berechtigenden Grund hat. Mißbrauch des Rechts scheint allgemein angenommen zu werden, wenn die Rückkehr eine grobe Schädigung bedeuten würde (RG. 6. Juli 1908, Das Recht 1908, Nr. 3136). In unserem Zusammenhang erscheint wichtig, daß derartige Gründe auch in krankhaften Zuständen liegen können. Es besteht dabei die Verpflichtung zur Beseitigung von Hindernissen (RG. 1. Dezember 1904, RG. Bd. 59, S. 256). So besteht z. B. die Verpflichtung, ein ehehinderndes Leiden behandeln zu lassen (RG. 14. April 1902, RG. 51, 182). Für den Mann besteht die Verpflichtung, der Ehefrau ärztliche Behandlung zuteil werden zu lassen. Oft bildet Trunksucht den Anlaß zur Verweigerung der Wiederherstellung. „Wenn ein Ehegatte einen unverhältnismäßig großen Teil seines Verdienstes vertrinkt, ohne für Frau und Kinder eine geeignete Wohnung zu verschaffen, so besteht für die Dauer dieses Zustandes ein Mißbrauch des Rechts" (OLG. Jena 1. Juli 1905, Das Recht 1905, Nr. 1863, zit. nach HÜBNER S. 29). Mißhandlung in der Trunksucht rechtfertigt das Getrenntleben des Ehegatten (RG. 20. Januar 1902, Jur. Wochenschr. 1902, S. 204). Aber auch eine ein Verschulden ausschließende geistige Störung kann einen Mißbrauch des Rechts bedingen. Eine von BUMKE zitierte Kammergerichtsentscheidung (30. November 1901, Das Recht 1902, Nr. 1442) besagt: „Mißbrauch des Rechts setzt nicht notwendig ein Verschulden voraus. Es kann auch dann vorliegen, wenn der die Herstellung verlangende Ehemann durch Tätlichkeiten oder andere Handlungen der Frau das Verbleiben in der ehelichen Wohnung unmöglich gemacht hat, die Handlungen aber noch infolge einer bestehenden Geisteskrankheit begangen sind, die Scheidung also nicht rechtfertigen würden".

m) Ehereformvorschläge.

Es sei anschließend kurz bemerkt, daß zur Zeit auch eine Reform der Ehegesetzgebung im Gange ist, vor allem ist man bestrebt, das Moment der „*objektiven Ehezerrüttung*" unter besonderen Bedingungen als Scheidungsgrund einzuführen, aber auch die Scheidung wegen Geisteskrankheit soll eine Erleichterung erfahren. Ein Entwurf liegt vorläufig nicht vor; nur aus unverbindlichen Zeitungsmitteilungen ist Näheres bekannt geworden. So hat sich im Beginn des Jahres 1928 der Rechtsausschuß des Reichstages mit der Frage beschäftigt, nachdem schon vorher ein Unterausschuß sich des näheren mit dem Gegenstand befaßt hatte. Die Tätigkeit des Unterausschusses hatte sich zu folgendem Antrag verdichtet: Zur Abänderung der Bestimmungen des BGB. über die Ehescheidung solle ein § 1568a folgenden Inhalts eingefügt werden:

Ein Ehegatte kann auf Scheidung klagen, wenn aus einem anderen Grunde eine so tiefe Zerrüttung des ehelichen Verhältnisses eingetreten ist, daß eine dem Wesen der Ehe entsprechende Fortsetzung der Lebensgemeinschaft nicht mehr erwartet werden kann, und wenn infolge der Zerrüttung die Gemeinschaft der Ehegatten seit mindestens einem Jahre vor Erhebung der Klage nicht mehr besteht.

Das Recht eines Ehegatten auf Scheidung nach Absatz 1 ist ausgeschlossen, wenn er selbst einen Scheidungsgrund gegeben hat oder anderweit die Zerrüttung der Ehe vorwiegend *durch sein schuldhaftes Verhalten* herbeigeführt worden ist.

Jeder Ehegatte kann ferner auf Scheidung klagen, wenn die Ehegatten in *beiderseitigem Einverständnis* mindestens fünf Jahre völlig getrennt voneinander gelebt haben. Wenn diese Voraussetzungen zur Zeit der Erhebung der Klage vorliegen, kann die Scheidung aus den §§ 1565 bis 1568 BGB. nicht begehrt werden.

Die Scheidung wird in *allen* Fällen erst ausgesprochen, wenn die Ehegatten sich über gegenseitige Unterhaltspflicht und über die Sorge für die Person der gemeinsamen Kinder geeinigt haben. Kommt die Vereinbarung nicht zustande, so wird die Regelung durch das Urteil ersetzt.

§ 1569 BGB. soll folgendermaßen gefaßt werden:

Ein Ehegatte kann auf Scheidung klagen, wenn infolge einer Geisteskrankheit oder krankhafter Geisteszustände des einen Ehegatten die Aussicht auf Wiederherstellung der geistigen Gemeinschaft zwischen den Ehegatten ausgeschlossen ist.

Folgender § 1579a soll eingefügt werden:

Ist keiner der Ehegatten für schuldig erklärt, so sind die Ehegatten gegenseitig zum Unterhalt nach Maßgabe der Billigkeit, insbesondere unter Berücksichtigung der Vermögensverhältnisse verpflichtet.

Kritisch sei nur zu dem § 1569 bemerkt, daß der Ausdruck „krankhafte Geisteszustände" ein außerordentlich dehnbarer ist.

n) Deliktsfähigkeit.
§ 827 BGB.

Wer im Zustande der Bewußtlosigkeit oder in einem die freie Willensbestimmung ausschließenden Zustande krankhafter Störung der Geistestätigkeit einem anderen Schaden zufügt, ist für den Schaden nicht verantwortlich. Hat er sich durch geistige Getränke oder ähnliche Mittel in einen vorübergehenden Zustand dieser Art versetzt, so ist er für den Schaden, den er in diesem Zustande widerrechtlich verursacht, in gleicher Weise verantwortlich, wie wenn ihm Fahrlässigkeit zur Last fiele; die Verantwortlichkeit tritt nicht ein, wenn er ohne Verschulden in den Zustand geraten ist.

§ 828 BGB.

Wer nicht das siebente Lebensjahr vollendet hat, ist für einen Schaden, den er einem anderen zufügt, nicht verantwortlich.

Wer das siebente, aber nicht das achtzehnte Lebensjahr vollendet hat, ist für einen Schaden, den er einem anderen zufügt, nicht verantwortlich, wenn er bei der Begehung der schädigenden Handlung nicht die zur Erkenntnis der Verantwortlichkeit erforderliche Einsicht hat. Das gleiche gilt von einem Taubstummen.

§ 829 BGB.

Wer in einem der in den §§ 823 bis 826 bezeichneten Fälle für einen von ihm verursachten Schaden auf Grund der §§ 827, 828 nicht verantwortlich ist, hat gleichwohl, sofern der Ersatz des Schadens nicht von einem aufsichtspflichtigen Dritten erlangt werden kann, den Schaden insoweit zu ersetzen, als die Billigkeit nach den Umständen, insbesondere nach den Verhältnissen der Beteiligten, eine Schadloshaltung erfordert, und ihm nicht die Mittel entzogen werden, deren er zum standesgemäßen Unterhalte sowie zur Erfüllung seiner gesetzlichen Unterhaltspflichten bedarf.

§ 832 BGB.

Wer kraft Gesetzes zur Führung der Aufsicht über eine Person verpflichtet ist, die wegen Minderjährigkeit oder wegen ihres geistigen oder körperlichen Zustandes der Beaufsichtigung bedarf, ist zum Ersatze des Schadens verpflichtet, den diese Person einem Dritten widerrechtlich zufügt. Die Ersatzpflicht tritt nicht ein, wenn er seiner Aufsichtspflicht genügt oder wenn der Schaden auch bei gehöriger Aufsichtsführung entstanden sein würde. Die gleiche Verantwortlichkeit trifft denjenigen, welcher die Führung der Aufsicht durch Vertrag übernimmt.

Unter *Deliktsfähigkeit* versteht man die Fähigkeit, unerlaubte Handlungen oder Delikte im Sinne des Gesetzes schuldhaft zu begehen. Auf Grund solcher Handlungen kann Schadensersatz verlangt werden.

Eine *unerlaubte Handlung* ist nach einer von HÜBNER zitierten Definition von v. LISZT jede schuldhafte, rechtswidrige Verletzung rechtlich geschützter Interessen. Das schuldhafte Verhalten, das in einem Handeln oder Unterlassen bestehen kann, umfaßt Vorsatz und Fahrlässigkeit, Voraussicht des Erfolges und Vorhersehbarkeit.

Vorsatz ist bekanntermaßen bewußtes und gewolltes Handeln, Fahrlässigkeit nach der Definition des § 276 BGB. Außerachtlassen der im Verkehr erforderlichen Sorgfalt.

Die nähere Umgrenzung dessen, was als *Delikt* zu gelten hat, geben die §§ 823 bis 826 BGB.; es gehören dahin die Gefährdung des Lebens, des Körpers, der Gesundheit, der Freiheit, des Eigentums oder eines sonstigen Rechts (§ 823 Abs. 1 BGB.), ferner ein Verstoß gegen ein den Schutz eines anderen bezweckendes Gesetz (§ 823 Abs. 2 BGB.), die Behauptung oder Verbreitung einer Tatsache, die geeignet ist, den Kredit eines anderen zu gefährden oder sonstige Nachteile für dessen Erwerb oder Fortkommen herbeizuführen (§ 824 BGB.), die Bestimmung einer Frauensperson zur außerehelichen Beiwohnung durch Hinterlist, durch Drohung oder unter Mißbrauch eines Abhängigkeitsverhältnisses (§ 825 BGB.), die vorsätzliche Zufügung eines Schadens in einer gegen die guten Sitten verstoßenden Weise (§ 826 BGB.); der § 823 BGB. enthält auch das Wort „rechtswidrig"; es wird deshalb hier auch das Bewußtsein der Rechtswidrigkeit zu erfordern sein.

Der widerrechtliche Charakter kann dem Verhalten genommen werden durch verschiedene Umstände: Durch Einverständnis der anderen Seite, soweit auf dieser Seite geistige Gesundheit vorliegt, durch Notwehr gegenüber der anderen Seite, auch dann, wenn hier eine geistige Störung vorliegt, durch Notstand oder sonstige Rechtfertigungsgründe.

Selbstverständlich muß ein kausaler Zusammenhang zwischen schuldhaftem Verhalten und eingetretenem Schaden bestehen; schließlich ist Voraussetzung der Schadensersatzpflicht *Deliktsfähigkeit*.

Zunächst einmal besteht für diese eine Altersgrenze (§ 828 BGB.). Unterhalb des siebenten Lebensjahrs besteht überhaupt keine Verantwortlichkeit. In dem Zeitraum vom siebenten bis zum achtzehnten Lebensjahre nur dann, *wenn bei Begehung der schädigenden Handlung die zur Erkenntnis der Verantwortlichkeit erforderliche Einsicht vorhanden gewesen ist.* Es wird auch hier, wie in dem analogen, außer Kraft gesetzten § 56 StGB., nicht die Erkenntnis, sondern nur eine zur Erkenntnis erforderliche Einsicht verlangt. Nach einer von E. SCHULTZE und HÜBNER zitierten Entscheidung des OLG. Zweibrücken vom 9. April 1902 (Seuff. A. Bd. 2, Nr. 214) ist unter Einsicht zur Erkenntnis der Verantwortlichkeit zunächst Einsicht zur Erkenntnis der Widerrechtlichkeit einer Handlung zu verstehen. Daran muß sich aber anschließen die Erkenntnis der Verpflichtung, für die Folgen seiner rechtswidrigen Handlung einzustehen. In gleichem Sinne äußert sich eine von denselben Autoren zitierte Reichsgerichtsentscheidung folgendermaßen: „Die Erkenntnis der Verantwortlichkeit erschöpft sich nicht in dem Bewußtsein des Unrechts, des widerrechtlichen Eingreifens in eine fremde

Rechtssphäre (PLANCK Nr. 2a zu § 828 BGB.), sie erfordert vielmehr auch ein Verständnis der Pflicht, für die Folgen der Handlung einzustehen. Die Erkenntnis der Verantwortlichkeit deckt sich nicht mit der Erkenntnis der Gefährlichkeit der Handlung, aber auch nicht mit der Erkenntnis des dem Mitmenschen zugefügten Unrechts; sie geht vielmehr über beide hinaus (RG. 5. Dezember 1902 Jur. Wochenschr. 1903, S. 25 d. Beil.). Von psychiatrischer Seite wird natürlich bei diesem Begriff dasselbe beanstandet wie bei dem erwähnten obsoleten strafrechtlichen: Der reine Zuschnitt auf das Intellektuelle.

In gleichem Sinne ist die Deliktsfähigkeit des Taubstummen geregelt (§ 828 BGB.).

Der *§ 827 BGB.*[1] schließt die Verantwortlichkeit dessen aus, der im Zustand der Bewußtlosigkeit oder in einem die freie Willensbestimmung ausschließenden Zustand krankhafter Störung der Geistestätigkeit einem anderen Schaden zufügt. Der Zustand muß zur Zeit des Delikts vorhanden und von einer entsprechenden Stärke gewesen sein. Es fehlen im übrigen zeitliche Bestimmungen. Der Paragraph umfaßt danach in den §§ 104 und 105 BGB. gekennzeichnete Zustände. Doch hat die Deliktsfähigkeit an sich mit der Geschäftsfähigkeit nichts zu tun. Das BGB. regelt bei der Geschäftsführung ohne Auftrag ausdrücklich die Verantwortlichkeit von Geschäftsunfähigen und beschränkt Geschäftsfähigen nach Maßgabe der Haftung bei unerlaubten Handlungen (§ 682 BGB.)[2]. Speziell ist mit dem Ausspruch der Entmündigung wegen Geisteskrankheit nicht ohne weiteres die Deliktsunfähigkeit festgelegt. Praktisch erscheint dies wichtig in solchen Fällen, in denen diese Entmündigung fälschlich erfolgt ist oder der grundlegende Zustand zur Zeit eines unerlaubten Handelns nicht mehr bestanden hat.

HÜBNER bringt weiter eine interessante Entscheidung, wonach bei bestehender Verantwortlichkeit eine *unerlaubte Handlung insbesondere ein Betrug* erblickt werden kann, wenn der Geschäftsunfähige oder in der Geschäftsfähigkeit Beschränkte sich für geschäftsfähig ausgibt und dadurch einen andern verleitet, sich mit ihm in rechtsgeschäftliche Beziehungen einzulassen (RG. VII 23. Oktober 1911, Das Recht 1911, Nr. 3910).

Auch die Annahme einer partiellen Deliktsunfähigkeit verbietet sich wohl nicht.

E. SCHULTZE meint im Anschluß an die bekannte Entscheidung des Reichsgerichts (RGSt. Bd. 21, Nr. 48, S. 131), es würde schon bei begründeten Zweifeln die Deliktsunfähigkeit anzunehmen sein. Diese Ansicht ist irrig und beruht auf einer dem sonst so kompetenten Autor unterlaufenen Vermischung strafrechtlicher und zivilrechtlicher Fragestellung. Der Verursacher des Schadens ist in diesem Falle der Beklagte. Für die Verursachung des Schadens fällt nicht ihm die Beweislast zu, sondern dem Kläger. Wird Deliktsunfähigkeit behauptet, so wird die Verursachung des Schadens zugegeben, und die Behauptung stellt eine sogenannte Einwendung dar, für welche dem Beklagten die Beweislast zufällt. Er muß also Deliktsunfähigkeit mit an Sicherheit grenzender Wahrscheinlichkeit nachweisen; ein „im Zweifel *für* den Beklagten" kommt hier nicht in Betracht; strafrechtliche und zivilrechtliche Fragestellungen sind eben nicht identisch.

---

[1] Nach dem Entwurf eines Einführungsgesetzes zum Allgemeinen Deutschen Strafgesetzbuch und zum Strafvollzugsgesetz erhält der § 827 Satz 1 BGB folgende Fassung: Wer wegen krankhafter Störung der Geistestätigkeit unfähig ist, das Unrechtmäßige der Tat einzusehen oder nach dieser Einsicht zu handeln, ist für den Schaden nicht verantwortlich, den er in diesem Zustand einem anderen zufügt; das gleiche gilt von dem, der im Zustand der Bewußtlosigkeit einem anderen Schaden zufügt.

[2] Der Geschäftsfähige haftet für Schäden und darüber hinaus, so, wenn er gegen den ihm bekannten Willen des Geschäftsherrn handelt, auch dann, wenn eine vorsätzliche oder fahrlässige Schädigung nicht vorliegt.

Der *§ 827 BGB.* einbezieht in die zivilrechtliche Verantwortlichkeit auch den Fall, daß sich jemand durch geistige Getränke oder ähnliche Mittel in einen Zustand der Bewußtlosigkeit oder die freie Willensbestimmung ausschließende krankhafte Störung der Geistestätigkeit versetzt hat. Er ist in diesem Fall für den Schaden in gleicher Weise verantwortlich, wie wenn ihm Fahrlässigkeit zur Last fiele. Die Verantwortung tritt dann nicht ein, wenn er ohne Verschulden in den Zustand geraten ist. Mir scheint, daß gegen diese Bestimmung im Interesse der Rechtssicherheit und auch der Bekämpfung des Alkoholmißbrauchs nicht das mindeste einzuwenden ist. Sie entspricht dem Vorgehen, welches der vorliegende Entwurf zum Strafgesetzbuch vorsieht. Auch der Mangel an *Selbstverschuldung* für die Trunkenheit ist eine Einwendung, für die dem Beklagten die Beweislast zufällt. Medizinisch kommen hier in Betracht Zustände vorübergehender und dauernder *Alkoholintoleranz,* welche schon bei ganz geringen Mengen Alkohol einen Rauschzustand hervorrufen, und das Auftreten von *qualitativ abnormen Alkoholreaktionen im Sinne von pathologischen Rauschzuständen.* Wer aus früheren Erfahrungen mit der Möglichkeit einer Alkoholintoleranz rechnen muß oder gar weiß, daß er dauernd alkoholtolerant ist, kann nicht einen Mangel an Selbstverschuldung behaupten. Auf außermedizinischem Gebiet liegt die öfters aus Scherz geübte heimliche Beibringung von größeren Alkoholmengen durch gute Bekannte zum Zwecke der Herbeiführung von Trunkenheit.

Auch bei unverantwortlichem Begehen einer unerlaubten Handlung bleibt die Tatsächlichkeit derselben bestehen. Es könnte sonst ein Dritter für den Schaden nicht verantwortlich gemacht werden, was bei den Schädigungen durch Unverantwortliche unbillig erscheinen würde. Auch die Möglichkeit einer Teilnahme in Form der *Beihilfe* resultiert daraus.

Von der Verantwortung Dritter handelt der *§ 832 BGB.* Dieser verpflichtet denjenigen zum Ersatz des Schadens, den eine Person einem Dritten widerrechtlich zufügt, der kraft Gesetzes zur Führung der Aufsicht über diese Person verpflichtet ist, sei es, daß sie wegen Minderjährigkeit, sei es, daß sie wegen ihres geistigen oder körperlichen Zustandes der Beaufsichtigung bedarf; somit kann der Vormund schadensersatzpflichtig gemacht werden, der nicht genügend sein Mündel beaufsichtigt, das Familienoberhaupt, das nicht für die Unterbringung eines geisteskranken Familienmitgliedes sorgt; doch kann sich der Beklagte entlasten durch den Nachweis, daß der Aufsichtspflicht genügt sei oder daß der Schaden auch bei genügender Aufsichtspflicht eingetreten sein würde. Es sind dies Einreden, für die ihm die Beweislast zufällt. Im ersten Fall wird nicht ein Erfolg der Aufsicht gefordert, sondern nur, daß sie *objektiv genügend* war. Verfehlungen des zu Beaufsichtigenden müssen den Aufsichtspflichtigen natürlich zum „tatkräftigen" Einschreiten veranlassen; doch spricht eine Reichsgerichtsentscheidung von erheblichen Verfehlungen (RG. 10. Nov. 1910, Das Recht 1910, Nr. 335; OLG. Kolmar 18. Oktober 1901, Das Recht 1903, Nr. 1141).

Verantwortlich ist auch derjenige, *welcher die Führung der Aufsicht durch Vertrag übernimmt.* Es interessiert in diesem Zusammenhang in Sonderheit die Verantwortlichkeit, welche eine Anstalt für geistesgestörte Insassen übernimmt. Bei öffentlichen Anstalten wird in derartigen Fällen der Fiskus eintreten, bei Privatanstalten der Anstaltsleiter. Auch Personen, welche Geisteskranke in Familienpflege nehmen, können schadensersatzpflichtig gemacht werden.

In Betracht kommen besonders körperliche Beschädigungen durch gewalttätige Kranke, sei es in der Anstalt, sei es nach Entweichungen oder Entlassungen. Dieser kurze Hinweis möge hier genügen.

Auch auf den außerhalb des medizinischen Gebietes liegenden *§ 829 BGB.* sei am Schluß nur ebenfalls kurz hingewiesen. Er bricht für vermögende Unverantwortliche mit dem Verschuldensprinzip, stellt sich auf den Boden des Verursachungsprinzips und kommt damit gewiß dem Rechtsempfinden vieler entgegen.

o) Prozeßfähigkeit.

Ein paar Worte seien auch über *Prozeßfähigkeit* gesagt, einen Begriff, der in den Darstellungen gewöhnlich nicht behandelt wird, wiewohl ihm eine nicht unbedeutende praktische Bedeutung zukommt.

Prozeßunfähig ist ein Geschäftsunfähiger, doch geht der Begriff der Prozeßunfähigkeit nicht in dem der Geschäftsunfähigkeit auf. Erstens einmal ist auch der beschränkt Geschäftsfähige, Entmündigte oder Nichtentmündigte prozeßunfähig. Eine Ausnahme davon ist in Sachen der Scheidung, Anfechtung oder Nichtigkeit der Ehe vorgesehen (§ 612 ZPO.). Zweitens aber wird nach dieser Richtung eine partielle Geschäftsunfähigkeit anerkannt. Es kann jemand als prozeßunfähig erklärt werden, wenn seine Prozeßführung krankhaft beeinflußt erscheint, ohne daß er deshalb generell geschäftsunfähig zu sein braucht. „Hinsichtlich eines Geisteskranken genügt bei nur teilweiser Geisteskrankheit und Annahme der Prozeßunfähigkeit die Feststellung, daß die Partei gerade den vorliegenden Prozeß zu führen geistig unfähig sei, daß ein Kausalzusammenhang zwischen der teilweisen Störung und dieser Unfähigkeit bestehe" (Jur.Wochenschr. 95, S. 378; Jur. Wochenschr. 1912, S. 872; Jur. Wochenschr. 22, S. 1008; nach SYDOW, Komm. z. ZPO. 19. Aufl. 1926).

Ein Beispiel möge das Gesagte erläutern. Ein mit psychopathischem Eifersuchtswahn behafteter Kranker erhebt eine Scheidungsklage. Die Durchführung eines derartigen Prozesses erscheint von vornherein unnötig und würde den Kranken nur pekuniär schädigen. Geschäftsunfähig ist er aber nicht; jedoch kann er für prozeßunfähig erklärt werden, da die Prozeßführung mit einer ausgesprochenen Wahnbildung im Zusammenhange steht. Er kann dann für die Führung des Prozesses einen Pfleger erhalten, wird dadurch nach dem früher Gesagten zwar keineswegs geschäftsunfähig, aber für die Führung des genannten Prozesses dispositionsunfähig (s. oben). Der Pfleger kann natürlich ohne weiteres die Klage zurückziehen. Gelegentlich habe ich es erlebt, daß sich eine Schwachsinnige in ihrer Ehescheidungssache so töricht benahm oder, wie es in den Akten hieß, ein „beinahe selbstmörderisches Verhalten" zeigte (sie entzog plötzlich ihrem aufopfernd für sie eintretenden Anwalt das Mandat), daß die Unfähigkeit, sich selbst zu vertreten, evident war. Eine Entmündigung wegen Geistesschwäche (etwa bei Antrag durch den Staatsanwalt) hätte natürlich in solchem Falle keinen Zweck, da ja der wegen Geistesschwäche Entmündigte prozeßfähig in Ehesachen bleibt. Die Kranke war aber auch nicht, wie von psychiatrischer Seite erklärt wurde, prozeßfähig, weil nicht generell geschäftsunfähig. Selbst die Juristen hatten in diesem Falle den Eindruck, daß sie nicht in der Lage sei, sich zu vertreten. In solchen Fällen erinnere man sich der Möglichkeit, eine Person unter näherer Darlegung der psychologischen Verhältnisse für prozeßunfähig zu erklären und ihr einen Pfleger an die Seite zu geben. Freilich darf in einem solchen Falle der Begriff der Verständigung nicht eng gefaßt werden.

2. Österreichisches Zivilrecht.

§ 21 ABGB.

Diejenigen, welche wegen Mangels an Jahren, Gebrechen des Geistes, oder anderer Verhältnisse wegen, ihre Angelegenheiten selbst gehörig zu besorgen unfähig sind, stehen unter dem besonderen Schutze der Gesetze. Dahin gehören: Kinder, die das siebente; Unmündige, die das vierzehnte; Minderjährige, die das einundzwanzigste Jahr ihres Lebens noch nicht zurückgelegt haben; dann: Rasende, Wahnsinnige und Blödsinnige, welche des Gebrauches ihrer Vernunft entweder gänzlich beraubt oder wenigstens unvermögend sind, die Folgen ihrer Handlungen einzusehen; ferner: diejenigen, welchen der Richter als erklärten Verschwendern die fernere Verwaltung ihres Vermögens untersagt hat; endlich: Abwesende und Gemeinden (§ 1 Ges. v. 6. Febr. 1919, StGBl. Nr. 96; § 3 Vdg. v. 29. Mai 1922, BGBl. Nr. 315).

(§ 21. . . Minderjährige, die das <u>vierundzwanzigste</u> Jahr ihres Lebens noch nicht zurückgelegt haben . . .).

(Volle oder beschränkte) Entmündigung kann vom Gerichte ausgesprochen werden wegen Geisteskrankheit oder Geistesschwäche, wegen Verschwendung, Trunksucht oder wegen Mißbrauchs von Nervengiften: §§ 1, 2, 68 bis 70 Entm.O.

§ 48 ABGB.

Rasende, Wahnsinnige, Blödsinnige und Unmündige sind außerstande, einen gültigen Ehevertrag zu errichten.

§ 57 ABGB.

Ein Irrtum macht die Einwilligung in die Ehe nur dann ungültig, wenn er in der Person des künftigen Ehegatten vorgegangen ist.

§ 95 ABGB.

Der Ehegatte, welcher den unterlaufenen Irrtum in der Person, oder die Furcht, in welche der andere Teil gesetzt worden ist, gewußt; ferner, der Gatte, welcher den Umstand, daß er nach den §§ 49, 50, 51, 52 und 54 für sich allein keine gültige Ehe schließen kann, verschwiegen, oder die ihm erforderliche Einwilligung fälschlich vorgewendet hat, kann aus seiner eigenen widerrechtlichen Handlung, die Gültigkeit der Ehe nicht bestreiten.

§ 96 ABGB.

Überhaupt hat nur der Schuldlose das Recht, zu verlangen, daß der Ehevertrag ungültig erkläret werde; er verliert aber dieses Recht, wenn er nach erlangter Kenntnis des Hindernisses die Ehe fortgesetzt hat. Eine von einem Minderjährigen oder Pflegebefohlenen eigenmächtig geschlossene Ehe kann von dem Vater oder der Vormundschaft nur insolange, als die väterliche Gewalt oder Vormundschaft dauert, bestritten werden.

§ 103 ABGB.

Die Scheidung von Tisch und Bett muß den Ehegatten, wenn sich beide dazu verstehen, und über die Bedingungen einig sind, von dem Gerichte unter der nachfolgenden Vorsicht gestattet werden.

§ 104 ABGB.

Den Ehegatten liegt zuerst ob, ihren Entschluß zur Scheidung samt den Bewegungsgründen ihrem Pfarrer zu eröffnen. Des Pfarrers Pflicht ist, die Ehegatten an das wechselseitig bei der Trauung gemachte feierliche Versprechen zu erinnern, und ihnen die nachteiligen Folgen der Scheidung mit Nachdruck an das Herz zu legen. Diese Vorstellungen müssen zu drei verschiedenen Malen wiederholt werden. Sind sie ohne Wirkung, so muß der Pfarrer den Parteien ein schriftliches Zeugnis ausstellen, daß sie der dreimal geschehenen Vorstellungen ungeachtet, bei dem Verlangen, sich zu scheiden, verharren.

§ 105 ABGB.

Beide Ehegatten haben mit Beilegung dieses Zeugnisses das Scheidungsgesuch bei ihrem ordentlichen Gerichte anzubringen. Das Gericht soll sie persönlich vorrufen, und, wenn sie vor demselben bestätigen, daß sie über ihre Scheidung sowohl als über die Bedingungen in Absicht auf Vermögen und Unterhalt miteinander verstanden sind, ohne weitere Erforschung, die verlangte Scheidung bewilligen und selbe bei den Gerichtsakten vormerken. Sind Kinder vorhanden, so ist das Gericht verbunden, für dieselben nach den in dem folgenden Hauptstücke enthaltenen Vorschriften zu sorgen.

§ 106 ABGB.

Ein minderjähriger oder pflegebefohlener Ehegatte kann zwar für sich selbst in die Scheidung einwilligen; aber zu dem Übereinkommen in Absicht auf das Vermögen der Ehegatten und den Unterhalt, sowie auch in Rücksicht auf die Versorgung der Kinder ist die Einwilligung des gesetzlichen Vertreters und des vormundschaftlichen Gerichtes notwendig.

§ 107 ABGB.

Will ein Teil in die Scheidung nicht einwilligen, und hat der andere Teil rechtmäßige Gründe, auf dieselben zu dringen, so müssen auch in diesem Falle die gütlichen Vorstellungen des Pfarrers vorausgehen. Sind sie fruchtlos, oder weigert sich der beschuldigte Teil bei dem Pfarrer zu erscheinen, dann ist das Begehren mit des Pfarrers Zeugnis und den nötigen

Beweisen bei dem ordentlichen Gerichte einzureichen, welches die Sache von Amts wegen zu untersuchen und darüber zu erkennen hat. Der Richter kann dem gefährdeten Teile auch noch vor der Entscheidung einen abgesonderten anständigen Wohnort bewilligen.

§ 108 ABGB.

Streitigkeiten, welche bei einer ohne Einwilligung des andern Ehegatten angesuchten Scheidung über die Absonderung des Vermögens oder die Versorgung der Kinder entstehen, sind nach der nämlichen Vorschrift zu behandeln, welche unten im § 117 in Rücksicht auf die Trennung der Ehe, erteilet wird.

§ 109 ABGB.

Wichtige Gründe, aus denen auf die Scheidung erkannt werden kann, sind: wenn der Geklagte eines Ehebruchs oder eines Verbrechens schuldig erkläret worden ist; wenn er den klagenden Ehegatten boshaft verlassen, oder einen unordentlichen Lebenswandel geführt hat, wodurch ein beträchtlicher Teil des Vermögens des klagenden Ehegatten oder die guten Sitten der Familie in Gefahr gesetzt werden; ferner dem Leben oder der Gesundheit gefährliche Nachstellungen; schwere Mißhandlungen, oder nach dem Verhältnisse der Personen, sehr empfindliche, wiederholte Kränkungen; anhaltende, mit Gefahr der Ansteckung verbundene Leibesgebrechen.

§ 110 ABGB.

Geschiedenen Ehegatten steht es frei, sich wieder zu vereinigen; doch muß die Vereinigung bei dem ordentlichen Gerichte angezeigt werden. Wollen die Ehegatten nach einer solchen Vereinigung wieder geschieden werden; so haben sie eben das zu beobachten, was in Rücksicht der ersten Scheidung vorgeschrieben ist.

§ 566 ABBG.

Wird bewiesen, daß die Erklärung im Zustande der Raserei, des Wahnsinnes, Blödsinnes, oder der Trunkenheit geschehen sei, so ist sie ungültig.

§ 567 ABGB.

Wenn behauptet wird, daß der Erblasser, welcher den Gebrauch des Verstandes verloren hatte, zur Zeit der letzten Anordnung bei voller Besonnenheit gewesen sei; so muß die Behauptung durch Kunstverständige, oder durch obrigkeitliche Personen, die den Gemütszustand des Erblassers genau erforschten, oder durch andere zuverlässige Beweise außer Zweifel gesetzt werden.

§ 718 ABGB.

Der Widerruf kann nur in einem solchen Zustande gültig geschehen, worin man einen letzten Willen zu erklären fähig ist. Ein gerichtlich erklärter Verschwender kann seinen letzten Willen gültig widerrufen.

§ 865 ABGB.

Wer den Gebrauch der Vernunft nicht hat, wie auch ein Kind unter sieben Jahren, ist unfähig, ein Versprechen zu machen, oder es anzunehmen. Andere Personen hingegen, welche von einem Vater, Vormunde oder Kurator abhängen, können zwar ein bloß zu ihrem Vorteile gemachtes Versprechen annehmen; wenn sie aber eine damit verknüpfte Last übernehmen, oder selbst etwas versprechen, hängt die Gültigkeit des Vertrages nach den, in dem dritten und vierten Hauptstücke des ersten Teiles, gegebenen Vorschriften in der Regel von der Einwilligung des Vertreters oder zugleich des Gerichtes ab. Bis diese Einwilligung erfolgt, kann der andere Teil nicht zurücktreten, aber eine angemessene Frist zur Erklärung verlangen.

§ 869 ABGB.

Die Einwilligung in einen Vertrag muß frei, ernstlich, bestimmt und verständlich erkläret werden. Ist die Erklärung unverständlich; ganz unbestimmt; oder erfolgt die Annahme unter andern Bestimmungen, als unter welchen das Versprechen geschehen ist; so entsteht kein Vertrag. Wer sich, um einen andern zu bevorteilen, undeutlicher Ausdrücke bedient, oder eine Scheinhandlung unternimmt, leistet Genugtuung.

§ 1308 ABGB.

Wenn Wahn- oder Blödsinnige oder *Unmündige* jemanden beschädigen, der durch irgendein Verschulden hierzu selbst Veranlassung gegeben hat, so kann er keinen Ersatz ansprechen (Nov. III, § 158).

§ 1309 ABGB.

Außer diesem Falle gebührt ihm der Ersatz von denjenigen Personen, denen der Schade wegen Vernachlässigung der ihnen über solche Personen anvertrauten Obsorge beigemessen werden kann.

§ 1310 ABGB.

Kann der Beschädigte auf solche Art den Ersatz nicht erhalten; so soll der Richter mit Erwägung des Umstandes, ob dem Beschädiger, ungeachtet er gewöhnlich seines Verstandes nicht mächtig ist, in dem bestimmten Falle nicht dennoch ein Verschulden zur Last liege; oder, ob der Beschädigte aus Schonung des Beschädigers die Verteidigung unterlassen habe; oder endlich, mit Rücksicht auf das Vermögen des Beschädigers und des Beschädigten; auf den ganzen Ersatz, oder doch einen billigen Teil desselben erkennen.

§ 1. EO.

1. Personen im Alter über sieben Jahre, die wegen Geisteskrankheit oder Geistesschwäche unfähig sind, ihre Angelegenheiten selbst zu besorgen, können voll entmündigt werden.

2. Volljährige, die zwar nicht unfähig sind, ihre Angelegenheiten zu besorgen, aber wegen Geisteskrankheit oder Geistesschwäche zur gehörigen Besorgung ihrer Angelegenheiten eines Beistandes bedürfen, können beschränkt entmündigt werden.

§ 3. EO.

Wer voll entmündigt ist, steht hinsichtlich seiner Handlungsfähigkeit einem Kinde vor vollendetem siebenten Lebensjahre gleich. Zur Fürsorge für die Person und das Vermögen des Entmündigten ist ein Kurator zu bestellen.

§ 4. EO.

1. Wer beschränkt entmündigt ist, steht einem mündigen Minderjährigen gleich und erhält einen Beistand.

2. Wegen Geisteskrankheit oder Geistesschwäche beschränkt Entmündigte können nur mit Einwilligung des Beistandes und des Gerichtes eine Ehe eingehen und können nur mündlich vor Gericht testieren (§ 569 ABGB.).

3. Der Beistand hat die Rechte und Pflichten eines Vormundes, doch kann das Pflegschaftsgericht dem Beistande die Verfügung über das, was sich der Entmündigte durch seinen Fleiß erwirbt, vorbehalten.

§ 8. EO.

1. Wenn es zum Schutze einer eigenberechtigten Person dringend notwendig ist, so soll ihr nach der Aufnahme in eine Irren- oder ähnliche Pflegeanstalt oder nach Einleitung des Entmündigungsverfahrens auf Antrag oder von Amts wegen ein vorläufiger Beistand bestellt werden.

2. Zur Bestellung eines vorläufigen Beistandes ist das Entmündigungsgericht oder das Bezirksgericht berufen, das über die Anhaltung in einer Irren- oder ähnlichen Pflegeanstalt zu entscheiden hat.

3. Vor der Bestellung eines vorläufigen Beistandes ist der Schutzbedürftige, wenn es ohne Beeinträchtigung des Zweckes geschehen kann, einzuvernehmen.

4. Wenn gegen eine Person, die in eine Irrenanstalt aufgenommen oder über welche das Verfahren zur Entmündigung wegen Geisteskrankheit oder Geistesschwäche eingeleitet ist, Klage erhoben wird oder Exekution bewilligt werden soll, kann im Falle der Dringlichkeit das Prozeßgericht oder das zur Exekutionsbewilligung zuständige Gericht einen besonderen Kurator gemäß § 8 ZPO bestellen.

5. Die Bestellung des vorläufigen Beistandes ist dem Pflegschaftsgerichte mitzuteilen und im Grundbuche anzumerken.

6. Das Pflegschaftsgericht kann eine andere Person bestellen.

§ 25. EO.

Die Entmündigung wegen Geisteskrankheit oder Geistesschwäche wird auf Antrag oder von Amts wegen, die Entmündigung wegen Verschwendung, Trunksucht oder wegen Mißbrauchs von Nervengiften nur auf Antrag ausgesprochen.

§ 26. EO.

1. Zum Antrage auf Entmündigung sind berechtigt der Ehegatte, solange die Ehe nicht geschieden ist, ferner die Personen, die mit dem zu Entmündigenden in auf- oder absteigender Linie verwandt oder verschwägert oder in der Seitenlinie bis zum vierten Grade verwandt oder im zweiten Grade verschwägert sind, ferner die im gemeinschaftlichen Haushalte mit dem zu Entmündigenden lebenden unehelichen Eltern und Kinder sowie der gesetzliche Vertreter des zu Entmündigenden.

2. Entmündigung wegen Geisteskrankheit oder Geistesschwäche, wegen Trunksucht oder Mißbrauchs von Nervengiften kann überdies, wenn es das öffentliche Interesse erfordert und insbesondere, wenn offenbar Gefahr besteht, daß der Kranke andere gefährden könnte, der Staatsanwalt beim Gerichtshofe erster Instanz beantragen, in dessen Sprengel sich das zuständige Gericht befindet.

3. Der Antrag auf Entmündigung wegen Verschwendung, Trunksucht oder wegen Mißbrauchs von Nervengiften kann auch von dem Vorsteher der Aufenthalts- und der Heimatsgemeinde sowie von dem Vorsteher des zur Armenversorgung berufenen Verbandes oder der sonst zur Armenpflege berufenen öffentlichen Organisation gestellt werden.

4. Gegen eine Person, die unter väterlicher Gewalt oder unter Vormundschaft steht, kann der Antrag von einem Verwandten oder Verschwägerten nicht gestellt werden.

§ 28. EO.

Vor Einleitung des Verfahrens über einen Antrag auf Entmündigung wegen Geisteskrankheit oder Geistesschwäche kann das Gericht die Beibringung eines ärztlichen Zeugnisses über den Geisteszustand des Kranken anordnen, falls nicht ein noch wirksamer Beschluß über die Zulässigkeit der Anhaltung in einer Anstalt vorliegt. Die Untersuchung, die dem Zeugnisse zugrunde liegt, darf nicht früher als vierzehn Tage vor dessen Vorlage stattgefunden haben. Eltern, Kinder, Ehegatten und Geschwister des Kranken dürfen solche Zeugnisse nicht ausstellen.

§ 32. EO.

1. Das Gericht hat unter Benutzung der vorgebrachten Tatsachen und Beweise die Ermittlungen vorzunehmen, die zur Feststellung der Voraussetzungen der Entmündigung erforderlich sind.

2. Der zu Entmündigende ist persönlich zu vernehmen. Er kann zu diesem Behufe mit der nötigen Schonung vor Gericht gebracht oder durch einen ersuchten Richter vernommen werden. Wenn sich der zu Entmündigende in einer Irren- oder ähnlichen Pflegeanstalt befindet, ist er in der Regel in der Anstalt zu vernehmen. Die Vernehmung darf nur unterbleiben, wenn sie überhaupt nicht oder nicht ohne Nachteil für den Geisteszustand des zu Entmündigenden ausführbar ist.

§ 33. EO.

1. Die Entscheidung über die Entmündigung wegen Geisteskrankheit oder Geistesschwäche oder wegen gewohnheitsmäßigen Mißbrauchs von Nervengiften darf nicht ohne vorausgehende Untersuchung des zu Entmündigenden durch einen oder zwei Sachverständige erfolgen. Auf diese Untersuchung sind die §§ 18, Abs. 1 und 3 und 19 entsprechend anzuwenden.

2. Wenn jedoch der Geisteszustand des zu Entmündigenden innerhalb der letzten sechs Monate anläßlich seiner Aufnahme in eine der im § 16 bezeichneten Anstalten gerichtlich untersucht worden ist und nach dem Zeugnisse des Anstaltsleiters und dem Ergebnisse der gerichtlichen Ermittlungen eine für die Entscheidung wesentliche Veränderung in dem Geisteszustande des Untersuchten seither nicht eingetreten ist, kann von einer neuerlichen Vernehmung und von der Untersuchung durch Sachverständige abgesehen und das Ergebnis der früheren Ermittlungen der Entscheidung über die Entmündigung zugrunde gelegt werden.

§ 34. EO.

Das Gericht kann anordnen, daß die zu untersuchende Person für die Dauer von höchstens 3 Monaten in eine Heilanstalt gebracht wird, wenn dies nach dem ärztlichen Gutachten zur Feststellung des Geisteszustandes unerläßlich und ohne Nachteil für den Gesundheitszustand und die sonstigen Verhältnisse des zu Untersuchenden ausführbar ist. Vor der Erlassung der Verfügung sind, wenn tunlich, der Antragsteller, der zu Entmündigende, sein Vertreter und der vorläufige Beistand zu vernehmen. Diesen Personen ist der Beschluß, durch den die Unterbringung angeordnet wird, zuzustellen, und es steht ihnen dagegen der Rekurs zu.

§ 36. EO.

1. Sind die Voraussetzungen für die Entmündigung wegen Trunksucht oder wegen Mißbrauchs von Nervengiften vorhanden, ist aber nach dem Ergebnisse der gesamten Verhandlung zu erwarten, daß der zu Entmündigende sich bessern werde, so kann das Gericht die endgültige Beschlußfassung unter Bestimmung einer angemessenen Bewährungsfrist aussetzen. Das Gericht kann diese Aufschiebung davon abhängig machen, daß der zu Entmündigende sich für eine vom Gerichte bestimmte Zeit von wenigstens sechs und höchstens zwölf Monaten in einer vom Gerichte bestimmten Entwöhnungsanstalt einer Heilbehandlung unterzieht.

2. Nach Ablauf der Frist ist über den Antrag auf Entmündigung zu entscheiden, wenn er nicht mittlerweile zurückgezogen wurde.

3. Vor Ablauf der Bewährungsfrist ist mit der Entscheidung vorzugehen, sobald sich zeigt, daß ohne Entmündigung auf Besserung nicht zu rechnen ist, oder wenn der zu Entmündigende die ihm bezeichnete Anstalt vorzeitig ohne stichhaltigen Grund verläßt, die Heilbehandlung vereitelt oder wegen seines den Anstaltsbetrieb störenden Verhaltens entlassen wird.

§ 37. EO.

1. Der auf Entmündigung lautende Beschluß eines Bezirksgerichtes oder des Gerichtshofes erster Instanz, der die vom Bezirksgerichte verweigerte Entmündigung infolge Rekurses bewilligt hat, kann durch Widerspruch angefochten werden.

2. Zur Entscheidung über den Widerspruch ist das Landes- oder Kreisgericht berufen, in dessen Sprengel das in erster Instanz erkennende Bezirksgericht liegt.

§ 50. EO.

1. Wenn die Voraussetzungen für die Entmündigung nicht mehr vorliegen, ist die Entmündigung wegen Geisteskrankheit oder Geistesschwäche von Amts wegen oder auf Antrag, die Entmündigung wegen Verschwendung, Trunksucht oder wegen Mißbrauchs von Nervengiften nur auf Antrag aufzuheben.

2. Wenn die Geisteskrankheit oder Geisteschwäche zwar noch nicht behoben, aber so weit gebessert ist, daß beschränkte Entmündigung genügt, kann das Gericht die volle Entmündigung in beschränkte umwandeln.

§ 52. EO.

Auf das Verfahren finden die Bestimmungen der §§ 27 bis 32, 33, Abs. 1, 35 entsprechende Anwendung.

Der *§ 21* des Allgemeinen Bürgerlichen Gesetzbuches benennt im Zusammenhang diejenigen, welche wegen mangels an Jahren, Gebrechen des Geistes oder anderer Verhältnisse wegen ihre Angelegenheiten selbst zu besorgen unfähig sind und deshalb unter dem besonderen Schutz der Gesetze stehen. Es gehören dahin: Kinder, die das siebente, Unmündige, die das vierzehnte, Minderjährige, die das vierundzwanzigste Jahr ihres Lebens noch nicht zurückgelegt haben, sodann Rasende, Wahnsinnige und Blödsinnige, welche des Gebrauchs ihrer Vernunft entweder gänzlich beraubt oder wenigstens unvermögend sind, die Folgen ihrer Handlungen einzusehen, ferner diejenigen, welchen der Richter als Verschwendern die fernere Verwaltung ihres Vermögens untersagt hat, endlich Abwesende und Gemeinden.

Den *§§ 104* und *105* des deutschen BGB. entspricht im österreichischen ABGB. der *§ 865*. Nach diesem Paragraphen ist derjenige, der den Gebrauch der Vernunft nicht hat, wie auch ein Kind unter sieben Jahren unfähig, ein Versprechen zu machen oder anzunehmen. Durch diese Bestimmungen werden die gekennzeichneten Personen ungefähr auf die Stufe der Geschäftsunfähigkeit des deutschen Bürgerlichen Gesetzbuches gerückt[1]. Unterschiedlich ist das Fehlen von Sonderbestimmungen für rasch vorübergehende Psychosen, wie sie der § 105 BGB. enthält. Es ist beachtlich, daß der § 865 ABGB. hinsichtlich der Länge der fraglichen Zustände keine Bestimmungen trifft. Er umschließt infolgedessen wohl auch kurzdauernde geistige Störungen. Die Heranziehung des § 869 ABGB., nach dem die Einwilligung in einen Vertrag frei, ernstlich, bestimmt und verständlich erklärt werden muß (WIEN), für diese Zustände erübrigt sich wohl daher. Doch kann der Paragraph für vorübergehende oder dauernde geistige Störungen herangezogen werden, die nicht unter den § 865 ABGB. fallen[2].

Als einzige Bedingung wird gefordert, daß die gekennzeichneten Personen den Gebrauch der Vernunft verloren haben. Auch hier ist die Anlehnung an die strafrechtlichen Verhältnisse unverkennbar. Gewisse Bedenken gegen den

---

[1] Das österreichische Recht kennt auch eine partielle Geschäftsunfähigkeit (beschränkte Geschäftsfähigkeit, das ist diejenige unvollkommene Geschäftsfähigkeit, welche sich als vollkommene Geschäftsunfähigkeit auf einem sachlich begrenzten Gebiete äußert (z. B. „§ 151 ABGB.“). (So KRAINZ-PFAFF: System des österr. allgem. Privatrechts. Wien 1913.)

[2] Der im Rausche, wenngleich nicht in Volltrunkenheit geschlossene Vertrag kann mangels Ernstlichkeit des Willens ungültig sein (E. 28. Februar 1912 Slg. XV 5809; 22. Dezember 1909 Slg. XII 4849; 30. Januar 1906, 1898 Slg. I 129); desgl. bei Schwachsinn des Kontrahenten (E. 12. Dezember 1906 Slg. IX 3518) Entsch. zit. nach v. SCHEY: Das Allgemeine Bürgerliche Gesetzbuch. Wien 1916.

Ausdruck richten sich speziell gegen die zu scharfe und einseitige Betonung des Intellektuellen (Bumke). Doch gibt der Ausdruck „Gebrauch der Vernunft" hinreichende Möglichkeit, auch affektive Psychosen unter den Paragraphen einzubeziehen (s. oben).

Die Entmündigung war bis vor nicht zu langer Zeit ebenfalls durch das ABGB. geregelt (§§ 187 bis 284 ABGB.). Es gab nur eine Entmündigungsform; unter Kuratel *mußten* gestellt werden diejenigen, welche an Raserei, Wahnsinn oder Blödsinn derart litten, daß sie des Gebrauches der Vernunft gänzlich beraubt waren. Es bestand *Entmündigungszwang*, d. h. derartige Personen mußten, auch ohne Vorliegen eines Antrags, entmündigt werden (§§ 269, 270, 190 ABGB.). Es erübrigt sich, auf diese Verhältnisse einzugehen, da eine Neuregelung durch die *Kaiserliche Entmündigungsordnung vom 28. Juni 1916* (Österr. RGBl. Nr. 207) erfolgt ist. Diese lehnt sich in vieler Hinsicht an deutsche Rechtsverhältnisse an.

Es gibt zwei Entmündigungsformen, eine *Vollentmündigung* und eine *beschränkte Entmündigung*. Personen im Alter über sieben Jahren, die wegen Geisteskrankheit oder wegen Geistesschwäche unfähig sind, ihre Angelegenheiten zu besorgen, können voll entmündigt werden (*§ 1 Abs. 1 der EO.*). Weiter können Volljährige, die zwar nicht unfähig sind, ihre Angelegenheiten zu besorgen, aber wegen Geisteskrankheit oder Geistesschwäche zur gehörigen Besorgung ihrer Angelegenheiten eines Beistandes bedürfen, beschränkt entmündigt werden (*§ 1, Abs. 2 der EO.*). Das Wort „können" bringt zum Ausdruck, daß ein Entmündigungs*zwang* nicht mehr besteht. Die Ausdrücke Geisteskrankheit und Geistesschwäche werden im medizinischen Sinne gebraucht, als gleichwertig, wie sich Wagner-Jauregg ausdrückt; sowohl ein Geisteskranker als auch ein Geistesschwacher können daher voll oder beschränkt entmündigt werden.

Die Rechtsfolge der Vollentmündigung ist Handlungsunfähigkeit (*§ 3 der EO.*), die Rechtsfolge der beschränkten Entmündigung die Stellung auf eine Stufe mit einem nichtmündigen Minderjährigen (*§ 4 Abs. 1 der EO.*).

Wegen Geisteskrankheit oder Geistesschwäche beschränkt Geschäftsfähige können nur mit Erlaubnis des Beistandes eine Ehe eingehen und nur mündlich vor Gericht testieren (*§ 4 Abs. 2 der EO.*).

Alles entspricht vollkommen dem deutschen Recht, nur daß die Auseinanderlegung der Entmündigungsformen in zwei verschiedene Paragraphen, die gesonderte Definition der geforderten sozialen Voraussetzungen für die eine und die andere Form, die Anwendung der Begriffe Geisteskrankheit und Geistesschwäche in dem gebräuchlichen · medizinischen Sinne gestattet, was entschieden Vorzüge hat.

Wiederbemündigung hat zu erfolgen auf Antrag oder von Amts wegen, wenn die Voraussetzungen für die Entmündigung nicht vorliegen (*§ 50 Abs. 1 der EO.*). Umwandlung der Vollentmündigung in beschränkte Entmündigung ist vorgesehen (*§ 50 Abs. 2 der EO.*), desgleichen vorläufige Beistandschaft (*§ 8 der EO.*).

Die Entmündigung erfolgt auf Antrag oder von Amts wegen (*§ 25 der EO.*). Der Staatsanwalt hat bei öffentlichem Interesse Antragsrecht (*§ 26 Abs. 2 der EO.*).

Die Antragsberechtigten sind aus *§ 26* der EO. zu ersehen.

Vor Einleitung eines Verfahrens auf Grund eines Entmündigungsantrages kann die *Beibringung eines ärztlichen Zeugnisses* über den Gesundheitszustands gefordert werden, falls nicht ein noch wirksamer Beschluß über die Zulässigkeit der Anhaltung in einer Anstalt vorliegt (*§ 28 der EO.*).

Persönliche Vernehmung ist Vorschrift (*§ 32 Abs. 2 der EO.*), ebenso Untersuchung durch einen oder zwei Sachverständige vor · Ausspruch der Entmündigung (*§ 33 Abs. 1 der EO.*).

Ist jedoch der Geisteszustand innerhalb der letzten sechs Monate anläßlich der Aufnahme in eine Anstalt gerichtlich festgestellt worden und nach Aussage des Anstaltsleiters inzwischen eine Änderung nicht erfolgt, so kann von einer nochmaligen Vernehmung und erneuten Untersuchung durch Sachverständige abgesehen werden (§ 33 Abs. 2 al. 1 der EO.).

Anstaltsbeobachtung ist möglich, und zwar bis zur Dauer von drei Monaten, eine Frist, die wohl allen Ansprüchen genügen dürfte (§ 34 der EO.).

Auch bei der Wiederaufhebung der Entmündigung sind Sachverständige zu hören (§ 52 der EO.).

Der Ausspruch der Entmündigung erfolgt durch *Beschluß des Bezirksgerichts*, in dessen Sprengel die zu entmündigende Person zur Zeit des Antrags ihren ständigen Aufenthalt hat (§ 37 der EO.).

Außerdem kennt die Entmündigungsordnung eine Entmündigung wegen *Verschwendung* und wegen *gewohnheitsmäßigen Mißbrauchs von Nervengiften*. Damit ist die Entmündigung von Rauschsüchtigen jeder Art, Morphinisten, Kokainisten usw. ermöglicht, was durchaus begrüßenswert erscheint (§ 2 der EO.). Die hier wesentlich interessierende zu zweit genannte Entmündigungsart erfolgt nur *auf Antrag*, nicht von Amts wegen (§ 25 der EO.). Die *Antragsberechtigten* sind die gleichen wie bei der Entmündigung wegen Geisteskrankheit und Geistesschwäche. Erfreulicherweise ist also auch der Staatsanwalt einbezogen. Außerdem treten hier noch hinzu der Vorsteher der Aufenthalts- und der Heimatsgemeinde sowie der Vorsteher des zur Armenverwaltung berufenen Verbandes oder der sonst zur Armenpflege berufenen öffentlichen Organisation (§ 26 Abs. 4 der EO.).

Aussetzung der Beschlußfassung ist bei der letzten Entmündigungsform vorgesehen, die von der Bedingung abhängig gemacht werden kann, daß der zu Entmündigende sich für eine vom Gericht bestimmte Zeit von wenigstens sechs, von höchstens zwölf Monaten in einer vom Gericht bestimmten Entwöhnungsanstalt einer Heilbehandlung unterzieht (§ 36 der EO.).

Bemerkenswert ist, daß Hinzuziehung eines ärztlichen Sachverständigen nach § 52 der Entmündigungsordnung auch bei der zuletzt besprochenen Entmündigungsform vorgesehen ist (§ 33 der Entmündigungsordnung). Die Aufhebung erfolgt nur auf Antrag (§ 50 Abs. 1 der Entmündigungsordnung).

Die *Testierunfähigkeit* des Geschäftsunfähigen und im Zustand vorübergehender geistiger Störung Befindlichen ist im § 566 ABGB. ausdrücklich festgelegt, während das deutsche Recht hier bekanntlich auf die §§ 104 und 105 BGB. Bezug nimmt. Im übrigen unterscheidet sich das österreichische Recht sehr wesentlich von dem deutschen in einem Punkt. Der unter Kuratel Stehende gilt nicht als unbedingt testierunfähig. Der *§ 567 ABGB.* bestimmt, daß die Behauptung, ein Erblasser, der den Gebrauch seiner Vernunft verloren hatte, sei zur Zeit der Errichtung des Testamentes bei voller Besonnenheit gewesen, *außer Zweifel gesetzt werden müsse*. Es kann also hierüber Beweis angetreten werden. Diese Bestimmung kann sich nur beziehen auf Entmündigte; denn nur bei solchen wird ja die Behauptung aufgestellt werden, daß sie bei voller Besonnenheit gewesen seien, während andererseits bei nichtentmündigten Geschäftsunfähigen nur das Gegenteil behauptet werden wird. Die Beweislast scheint hier also nur anders gelagert als bei dem natürlich Geschäftsunfähigen; dessen *Geschäftsunfähigkeit* muß erwiesen werden, während hier die *Handlungsfähigkeit* zu erweisen ist (Entsch. vom 31. Juli 1877 Slg. 6528; 24. Januar 1855 Slg. 66 zit. nach v. SCHEY: Das Allg. Bürg. Gesetzbuch, Wien 1916, S. 326)[1].

---

[1] Die zur Errichtung, Änderung oder Aufhebung eines Testaments erforderliche Fähigkeit, das ist die Testierfähigkeit, welche sich mit der allgemeinen Geschäftsfähigkeit *nicht*

HERSCHMANN macht darauf aufmerksam, daß diese Bestimmung einen Vorteil gewähre bei wegen periodischer Psychose Entmündigten, die in einem freien Intervall testieren; ihr Testament würde nach deutschem Recht ungerechtfertigterweise ungültig sein. Nach österreichischem Recht könnte der Beweis ihrer Testierfähigkeit angetreten werden.

Auch zum Widerruf eines Testamentes ist Handlungsfähigkeit erforderlich (§ 718 ABGB.).

Eine Neuerung ist geschaffen durch die Kaiserliche Entmündigungsordnung, die dem nicht voll Entmündigten die Möglichkeit gewährt, ein mündliches Testament zu errichten (*§ 4 Abs. 2 der EO.*).

Die Bestimmungen über *Deliktsfähigkeit* decken sich im wesentlichen mit denen des deutschen Rechts (§§ 1308 bis 1310 ABGB).

Erheblichere Abweichungen zeigen sich im Eherecht.

Eine dieser Abweichungen ist freilich durch die Einführung der Kaiserlichen Entmündigungsordnung beseitigt worden.

Übereinstimmend mit dem deutschen Recht kann ein Handlungsunfähiger keine Ehe eingehen. Der *§ 48 ABGB.* entspricht dem § 1325 BGB.; eine Heilung des Nichtigkeitsgrundes gibt es aber nicht. Die in der österreichischen Literatur öfters diskutierte Frage, ob ein Nichtentmündigter in lichten Zwischenräumen eine Ehe eingehen könne, deutet auf obsolete Anschauungen und erscheint psychiatrisch sowenig haltbar, daß sie nur kurz erwähnt zu werden braucht[1]. Die Folge, daß die Stellung unter Kuratel ein für alle Male die Ehefähigkeit aufhebt, ist durch die Entmündigungsordnung beseitigt worden. Ein nicht voll Entmündigter kann unter Zustimmung des Vormundes eine Ehe schließen (§ 4 Abs. 2 der EO).

BUMKE führt aus, daß die *§§ 57, 95 und 96 ABGB.* im Erfolge im wesentlichen dem deutschen § 1333 BGB. entsprächen; auch für das österreichische Recht könne es wohl keinem Zweifel unterliegen, daß vorhandene und überstandene psychische Störungen, wenn sie dem anderen Ehegatten zur Zeit der Eheschließung unbekannt geblieben seien, den Tatbestand des § 57 ABGB. erfüllen könnten. Diese Angaben sind irrtümlich. Der im wesentlichen in Betracht kommende § 57 ABGB. macht die Einwilligung in die Ehe nur dann ungültig, wenn er in der *Person* des anderen Ehegatten vorangegangen ist. Er wird ergänzt durch die hier nebensächlichen §§ 95 und 96 ABGB. Auch HERSCHMANN ist der Meinung, daß bei BUMKE ein Irrtum vorliege; er beklagt gerade unter Anführung von Beispielen das Fehlen von den deutschen §§ 1333 und 1334 BGB. entsprechenden Bestimmungen.

Abweichungen zeigen sich bei der Auflösung der Ehe. Zunächst sei rein formal bemerkt, daß der österreichische Begriff „*Trennung der Ehe*" dem deutschen Begriff Scheidung entspricht (§ 15 ABGB.) und umgekehrt der deutsche Begriff „Trennung" dem österreichischen der *Scheidung* (§ 103 ABGB.). Trennungen der Ehe, also Scheidungen im deutschen Sinne gibt es für den *katholischen Einwohner des Landes* überhaupt nicht, sondern es ist nur eine sogenannte „Schei-

---

deckt, und nicht (wie nach dem deutschen BGB. §§ 229, 104) allen Entmündigten mangelt, fehlt folgenden Personen ... (folgt Aufzählung).

In lichten Zwischenräumen sind Geisteskranke testierfähig, mögen sie unter Kuratel stehen oder nicht (anders im deutschen BGB. § 104). (So v. ANDERS: Grundriß des Erbrechts. Leipzig 1910, S. 12.)

[1] Geisteskranke sind bis zu ihrer Entmündigung sowie nach deren Aufhebung in lichten Zwischenräumen ebenfalls eheschließungsfähig (v. ANDERS: Grundriß des Familienrechts, S. 3. Leipzig 1899). Darüber hinaus ist gelegentlich die Meinung vertreten, daß sogar Entmündigte in lichten Zwischenräumen ehefähig seien, da eine Vertretung des Kurators nicht in Betracht komme (KIRCHSTETTER zit. nach HERSCHMANN).

dung von Tisch und Bett" möglich, die der Aufhebung der ehelichen Gemeinschaft im deutschen Recht entspricht (*§§ 103* bis *110* ABGB.). Die Scheidungsgründe entsprechen im allgemeinen denen des deutschen Rechts. Nur ist eine Scheidung wegen Geisteskrankheit nicht ausdrücklich vorgesehen. Ob sie trotzdem möglich ist, unterliegt augenscheinlich Meinungsverschiedenheiten zwischen den österreichischen Juristen. So spricht sich WIEN dahin aus: „Die unheilbare Geisteskrankheit bildet im allgemeinen auch keinen Ehescheidungsgrund, es sei denn, daß die Geisteskrankheit schwere Mißhandlungen, dem Leben und der Gesundheit gefährliche Nachstellungen, boshafte Verlassung oder Gefahren für das Vermögen oder die guten Sitten der Familie zur Folge hat." Wie BUMKE zutreffend hervorhebt, sieht das so aus, als ob in derartigen Fällen der *§ 109 ABGB.* in Anwendung gelangen kann, ohne daß die Frage des Verschuldens aufgeworfen wird. Für die Möglichkeit einer Scheidung der Ehe mit Geisteskranken haben sich auch STUBENRAUCH und RITTNER ausgesprochen (zit. nach HERSCHMANN). STUBENRAUCH hat hervorgehoben, daß in derartigen Fällen nicht wegen der Handlungen der Geisteskranken geschieden werde, sondern wegen der Geisteskrankheit, die zu bestimmten Folgen geführt habe (z. B. Gefahr von Mißhandlungen oder von Ansteckung durch den Wahnsinn). Demnach nehmen die genannten Autoren die Möglichkeit eines Modus an, welcher der deutschen Scheidung wegen Geisteskrankheit entsprechen würde, nur mit dem Unterschied, daß es sich hier nicht um „Scheidung" im deutschen Sinne handelt, sondern um Aufhebung der ehelichen Gemeinschaft, und daß andere Folgen der Geisteskrankheit für das eheliche Leben ins Auge gefaßt werden als im deutschen § 1569 BGB. HERSCHMANN hebt dazu hervor, daß die Aufzählung der Scheidungsgründe im § 109 ABGB. nicht als taxativ betrachtet werden dürfe, sondern demonstrativ sei. Die Ansicht von STUBENRAUCH und RITTNER stützt sich wohl darauf, daß im § 109 ABGB. das Verschuldensprinzip nicht strikte aufrecht erhalten ist; denn der Paragraph benennt z. B. auch anhaltende, mit Gefahr der Ansteckung verbundene Leibesgebrechen als Scheidungsgrund. Bei den anderen Punkten tritt freilich die Abweichung von dem Prinzip nicht deutlich hervor. Eine von HERSCHMANN kurz erwähnte, aber nicht näher zitierte obergerichtliche Entscheidung hat sich in einem dem Standpunkte STUBENRAUCHS und WIENS entgegengesetzten Sinne ausgesprochen. Eine Unklarheit wird in die HERSCHMANNsche Darstellung dadurch hineingetragen, daß er zunächst den STUBENRAUCHschen Standpunkt akzeptiert, dann aber bei dem Ergebnis der von ihm vorgenommenen Untersuchung sagt: „Nach österreichischem Rechte kann eine Ehe — abgesehen von der sogenannten einverständlichen Ehescheidung, die bei Geisteskrankheit eines Ehegatten ja nicht in Betracht kommt — immer nur aus dem Verschulden eines oder beider Gatten geschieden werden. Vom gerichtlichen Ausspruch über das Verschulden hängt die Regelung der Alimentationsfrage ab. Die geistige Erkrankung stellt nun gewiß kein Verschulden dar. Wird aber heute in Österreich eine Ehe wegen Geisteskrankheit eines Gatten geschieden, so bleibt dem Richter nichts anderes übrig, als die Ehescheidung aus dem Verschulden des geisteskranken Ehegatten auszusprechen. Dadurch geht dieser seiner Alimentationsansprüche verlustig." Nach diesen Ausführungen scheint doch eigentlich eine Scheidung auf Grund von Geisteskrankheit in Österreich nicht möglich. Wenn im allgemeinen Verschuldensprinzip besteht, so ist es nicht recht verständlich, warum dieses Prinzip an diesem einen Punkt durchbrochen werden kann, ohne daß das Gesetz ausdrücklich darüber etwas sagt. Es wäre doch auch eine Ungerechtigkeit höchsten Grades, einem schuldlosen Geisteskranken auch noch den Anspruch auf Alimentation zu nehmen. Mir scheint, daß sich die Ansichten der Autoren weniger auf bereits ergangene Entscheidungen stützen als auf eigene Überlegungen und Mutmaßungen.

Unbestritten ist dagegen, daß eine Ehe*trennung* wegen Geisteskrankheit nicht möglich erscheint. Bei dem katholischen Bevölkerungsanteil schon deshalb nicht, weil Ehetrennung für ihn überhaupt nicht in Betracht kommen kann, aber auch bei den anderen Bevölkerungsanteilen nicht.

Im allgemeinen kann man wohl HERSCHMANN zustimmen, daß das österreichische Eherecht veraltet und stark verbesserungsbedürftig erscheint. Mit Recht bemängelt er auch, daß die neue Entmündigungsordnung zwar eine Ehegenehmigung durch gesetzlichen Vertreter und Gericht für die Geisteskranken und Geistesschwachen vorsieht, nicht aber für die Rauschgiftsüchtigen und Verschwender.

3. Schweizer Zivilrecht.

Art. 16 Schweizer ZGB.

Urteilsfähig im Sinne dieses Gesetzes ist ein jeder, dem nicht wegen seines Kindesalters oder infolge von Geisteskrankheit, Geistesschwäche, Trunkenheit oder ähnlichen Zuständen die Fähigkeit mangelt, vernunftgemäß zu handeln.

Art. 17 Schweizer ZGB.

Handlungsunfähig sind die Personen, die nicht urteilsfähig, oder die unmündig, oder entmündigt sind.

Art. 97 Schweizer ZGB.

Um eine Ehe eingehen zu können, müssen die Verlobten urteilsfähig sein.
Geisteskranke sind in keinem Falle ehefähig.

Art. 99 Schweizer ZGB.

Entmündigte Personen können eine Ehe nur mit Einwilligung des Vormundes eingehen.
Gegen die Weigerung des Vormundes kann der Entmündigte bei den vormundschaftlichen Behörden Beschwerde erheben.
Die Weiterziehung an das Bundesgericht bleibt vorbehalten.

Art. 120 Schweizer ZGB.

Eine Ehe ist nichtig:
1. wenn zur Zeit der Eheschließung einer der Ehegatten schon verheiratet ist,
2. wenn zur Zeit der Eheschließung einer der Ehegatten geisteskrank oder aus einem dauernden Grunde nicht urteilsfähig ist,
3. wenn die Eheschließung wegen Blutsverwandtschaft oder Schwägerschaft unter den Ehegatten verboten ist.

Art. 122 Schweizer ZGB.

Nach Auflösung der Ehe wird die Nichtigkeit nicht mehr von Amts wegen verfolgt, es kann aber jedermann, der ein Interesse hat, die Nichtigerklärung verlangen.
Ist die Urteilsunfähigkeit oder die Geisteskrankheit eines Ehegatten gehoben, so kann die Nichtigerklärung nur noch von dem einen oder andern Ehegatten verlangt werden.
Ist im Falle der Eheschließung einer schon verheirateten Person der andere Ehegatte in gutem Glauben gewesen und die frühere Ehe seither aufgehoben worden, so ist die Nichtigerklärung ausgeschlossen.

Art. 123 Schweizer ZGB.

Ein Ehegatte kann die Ehe anfechten, wenn er bei der Trauung aus einem vorübergehenden Grunde nicht urteilsfähig gewesen ist.

Art. 127 Schweizer ZGB.

Die Anfechtungsklage verjährt mit Ablauf von sechs Monaten, nachdem der Anfechtungsgrund entdeckt worden ist oder der Einfluß der Drohung aufgehört hat, und in jedem Falle mit Ablauf von fünf Jahren seit der Eheschließung.

Art. 128 Schweizer ZGB.

Ist eine nicht ehefähige oder unmündige oder entmündigte Person ohne die Einwilligung der Eltern oder des Vormundes getraut worden, so kann die Ehe von Vater oder Mutter oder von dem Vormunde angefochten werden.
Eine Ungültigerklärung darf jedoch nicht mehr erfolgen, wenn inzwischen der Ehegatte ehefähig oder mündig oder wenn die Frau schwanger geworden ist.

Art. 141 Schweizer ZGB.

Ist ein Ehegatte in einen solchen Zustand von Geisteskrankheit verfallen, daß dem andern die Fortsetzung der ehelichen Gemeinschaft nicht zugemutet werden darf, und wird die Krankheit nach dreijähriger Dauer von Sachverständigen für unheilbar erklärt, so kann der andere Ehegatte jederzeit auf Scheidung klagen.

Art. 333 Schweizer ZGB.

Verursacht ein unmündiger oder entmündigter, ein geistesschwacher oder geisteskranker Hausgenosse einen Schaden, so ist das Familienhaupt dafür haftbar, insofern es nicht darzutun vermag, daß es das übliche und durch die Umstände gebotene Maß von Sorgfalt in der Beaufsichtigung beobachtet hat.

Das Familienhaupt ist verpflichtet, dafür zu sorgen, daß aus dem Zustande eines geisteskranken oder geistesschwachen Hausgenossen weder für diesen selbst noch für Andere Gefahr oder Schaden erwächst.

Nötigenfalls soll es bei der zuständigen Behörde zwecks Anordnung der erforderlichen Vorkehrungen Anzeige machen.

Art. 369 Schweizer ZGB.

Unter Vormundschaft gehört jede mündige Person, die infolge von Geisteskrankheit oder Geistesschwäche ihre Angelegenheiten nicht zu besorgen vermag, zu ihrem Schutze dauernd des Beistandes und der Fürsorge bedarf oder die Sicherheit anderer gefährdet.

Die Verwaltungsbehörden und Gerichte haben der zuständigen Behörde Anzeige zu machen, sobald sie in ihrer Amtstätigkeit von dem Eintritt eines solchen Bevormundungsfalles Kenntnis erhalten.

Art. 372 Schweizer ZGB.

Einer mündigen Person kann auf ihr Begehren ein Vormund gegeben werden, wenn sie dartut, daß sie infolge von Altersschwäche oder anderen Gebrechen oder von Unerfahrenheit ihre Angelegenheiten nicht gehörig zu besorgen vermag.

Art. 374 Schweizer ZGB.

Wegen Verschwendung, Trunksucht, lasterhaften Lebenswandels oder der Art und Weise ihrer Vermögensverwaltung darf eine Person nicht entmündigt werden, ohne daß sie vorher angehört worden ist.

Die Entmündigung wegen Geisteskrankheit oder Geistesschwäche darf nur nach Einholung des Gutachtens von Sachverständigen erfolgen, das sich auch über die Zulässigkeit einer vorgängigen Anhörung des zu Entmündigenden auszusprechen hat.

Art. 386 Schweizer ZGB.

Wird es vor der Wahl notwendig, vormundschaftliche Geschäfte zu besorgen, so trifft die Vormundschaftsbehörde von sich aus die erforderlichen Maßregeln.

Sie kann insbesondere die vorläufige Entziehung der Handlungsfähigkeit aussprechen und eine Vertretung anordnen.

Eine solche Maßregel ist zu veröffentlichen.

Art. 392 Schweizer ZGB.

Auf Ansuchen eines Beteiligten oder von Amtes wegen ernennt die Vormundschaftsbehörde einen Beistand da, wo das Gesetz es besonders vorsieht, sowie in folgenden Fällen:

1. wenn eine mündige Person in einer dringenden Angelegenheit infolge von Krankheit, Abwesenheit oder dergleichen weder selbst zu handeln, noch einen Vertreter zu bezeichnen vermag,

2. wenn der gesetzliche Vertreter einer unmündigen oder entmündigten Person in einer Angelegenheit Interessen hat, die denen des Vertretenen widersprechen,

3. wenn der gesetzliche Vertreter an der Vertretung verhindert ist.

Art. 393 Schweizer ZGB.

Fehlt einem Vermögen die nötige Verwaltung, so hat die Vormundschaftsbehörde das Erforderliche anzuordnen und namentlich in folgenden Fällen einen Beistand zu ernennen:

1. bei längerer Abwesenheit einer Person mit unbekanntem Aufenthalt,

2. bei Unfähigkeit einer Person, die Verwaltung ihres Vermögens selbst zu besorgen oder einen Vertreter zu bestellen, falls nicht die Vormundschaft anzuordnen ist,

3. bei Ungewißheit der Erbfolge und zur Wahrung der Interessen des Kindes vor der Geburt,

4. bei einer Körperschaft oder Stiftung, solange die erforderlichen Organe mangeln und nicht auf andere Weise für die Verwaltung gesorgt ist,

5. bei öffentlicher Sammlung von Geldern für wohltätige und andere dem öffentlichen Wohle dienende Zwecke, solange für die Verwaltung oder Verwendung nicht gesorgt ist.

Art. 395 Schweizer ZGB.

Wenn für die Entmündigung einer Person kein genügender Grund vorliegt, gleichwohl aber zu ihrem Schutze eine Beschränkung der Handlungsfähigkeit als notwendig erscheint, so kann ihr ein Beirat gegeben werden, dessen Mitwirkung für folgende Fälle erforderlich ist:

1. Prozeßführung und Abschluß von Vergleichen,
2. Kauf, Verkauf, Verpfändung und andere dingliche Belastung von Grundstücken,
3. Kauf, Verkauf und Verpfändung von Wertpapieren,
4. Bauten, die über die gewöhnlichen Verwaltungshandlungen hinausgehen,
5. Gewährung und Aufnahme von Darlehen,
6. Entgegennahme von Kapitalzahlungen,
7. Schenkungen,
8. Eingehung wechselrechtlicher Verbindlichkeiten,
9. Eingehung von Bürgschaften.

Unter den gleichen Voraussetzungen kann die Verwaltung des Vermögens dem Schutzbedürftigen entzogen werden, während er über die Erträgnisse die freie Verfügung behält.

Art. 410 Schweizer ZGB.

Ist der Bevormundete urteilsfähig, so kann er Verpflichtungen eingehen oder Rechte aufgeben, sobald der Vormund ausdrücklich oder stillschweigend zum voraus seine Zustimmung gegeben hat oder nachträglich das Geschäft genehmigt.

Der andere Teil wird frei, wenn die Genehmigung nicht innerhalb einer angemessenen Frist erfolgt, die er selber ansetzt oder durch den Richter ansetzen läßt.

Art. 412 Schweizer ZGB.

Der Bevormundete, dem die Vormundschaftsbehörde den selbständigen Betrieb eines Berufes oder Gewerbes ausdrücklich oder stillschweigend gestattet, kann alle Geschäfte vornehmen, die zu dem regelmäßigen Betriebe gehören, und haftet hieraus mit seinem ganzen Vermögen.

Art. 414 Schweizer ZGB.

Was einem Bevormundeten zur freien Verwendung zugewiesen wird, oder was er mit Einwilligung des Vormundes durch eigene Arbeit erwirbt, kann er frei verwalten.

Art. 433 Schweizer ZGB.

Die Vormundschaft über andere Personen endigt mit der Aufhebung durch die zuständige Behörde.

Die Behörde ist zu dieser Aufhebung verpflichtet, sobald ein Grund zur Bevormundung nicht mehr besteht.

Der Bevormundete sowie jedermann, der ein Interesse hat, kann die Aufhebung der Vormundschaft beantragen.

Art. 436 Schweizer ZGB.

Die Aufhebung einer wegen Geisteskrankheit oder Geistesschwäche angeordneten Vormundschaft darf nur erfolgen, nachdem das Gutachten von Sachverständigen eingeholt und festgestellt ist, daß der Bevormundungsgrund nicht mehr besteht.

Art. 438 Schweizer ZGB.

Die Aufhebung einer auf eigenes Begehren des Bevormundeten angeordneten Vormundschaft darf nur erfolgen, wenn der Grund des Begehrens dahingefallen ist.

Art. 519 Schweizer ZGB.

Eine Verfügung von Todes wegen wird auf erhobene Klage für ungültig erklärt:

1. wenn sie vom Erblasser zu einer Zeit errichtet worden ist, da er nicht verfügungsfähig war,
2. wenn sie aus mangelhaftem Willen hervorgegangen ist,
3. wenn ihr Inhalt oder eine ihr angefügte Bedingung unsittlich oder rechtswidrig ist.

Die Ungültigkeitsklage kann von jedermann erhoben werden, der als Erbe oder Bedachter ein Interesse daran hat, daß die Verfügung für ungültig erklärt werde.

Eingangs sei bemerkt, daß das *Schweizer Bürgerliche Recht* im Gegensatz zum Strafrecht *Bundesrecht* ist. Das schweizerische Zivilgesetzbuch gilt demnach für alle Schweizer Kantone (ZGB. vom 10. Dezember 1907).

Dem § 104 des deutschen BGB. entsprechen die *Art. 16 und 17* des Schweizer ZGB., nur daß es hier statt geschäftsunfähig „handlungsunfähig" heißt, und daß als Kennzeichen für die Zustände der Handlungsunfähigkeit die Urteils-

unfähigkeit, d. h. die Unfähigkeit, vernunftgemäß zu handeln, im Art. 16 des
Schweizer ZGB. genannt wird, welche dem „Ausschluß der freien Willensbestimmung" des deutschen Rechts entspricht. Unter den grundlegenden biologischen
Zuständen werden aufgezählt: *Geistes*krankheit, *Geistes*schwäche, *Trunksucht*
oder *ähnliche Zustände.* Daraus geht ohne weiteres hervor, daß das schweizerische ZGB. die Ausdrücke Geisteskrankheit und Geistesschwäche in anderem
Sinne gebraucht als das deutsche, nicht im Sinne juristischer Umgrenzungen,
sondern im medizinischen Sinne. Der Art. 16 des eidgenössischen Zivilgesetz-
buches besagt nicht, wer urteils*un*fähig ist, sondern bestimmt durch eine Nega-
tion im Relativsatz, wer als urteilsfähig anzusehen ist. Näher hat das OG. Luzern
(Revue Bd. 21, S. 76) entschieden, daß die Fähigkeit, vernunftgemäß zu
handeln, umschrieben werden kann als die Fähigkeit, richtiger Erkenntnis
gemäß zu handeln, sich ein richtiges Urteil zu bilden und die Folgen seines Verhaltens zu erkennen. Der Art. 17 des Schweizer ZGB. benennt unter den nicht
handlungsfähigen Personen neben dem Urteilsunfähigen auch die *Unmündigen*
und *Entmündigten.* Handlungsunfähigkeit in Gestalt der Urteilsunfähigkeit
muß, falls nicht die Tatsache der Entmündigung vorliegt, die wie im deutschen
Recht ein für alle Male handlungsunfähig macht, von Fall zu Fall nachgewiesen
werden (BGE. 11, 73ff. zit. nach GMÜR). Der Art. 16 macht keinen Unterschied
zwischen dauernden und vorübergehenden Zuständen; er umfaßt demnach die
Tatbestände der §§ 104 und 105 BGB.

Dem § 6 Abs. 1 des deutschen BGB. entspricht der *Art. 369 ZGB.* Gemeinsam
ist dem deutschen und schweizerischen Recht, daß nicht eine geistige Störung
als solche entmündigungsreif bzw. fürsorgebedürftig macht, sondern eine solche,
die bestimmte soziale Folgen nach sich zieht bzw. gezogen hat. Als solche werden
benannt die *Unfähigkeit zur Besorgung der Angelegenheiten,* die *Notwendigkeit
des Beistandes und der Fürsorge auf die Dauer* und *Gemeingefährlichkeit.* BUMKE
hat die Frage aufgeworfen, ob nicht diese anscheinende Trias in Wirklichkeit nur eine Zweiheit sei, aus zwei Gliedern bestehe insofern, als der Passus
„zu ihrem Schutze des dauernden Beistandes und der Fürsorge bedarf" lediglich
eine nähere Definition des vorhergehenden, mit einem Komma abschließenden
Passus „ihre Angelegenheiten nicht zu besorgen vermag" bilde. Das Gesetz
wendet im allgemeinen keine Tautologien an, und ich glaube, daß die Trias
keine scheinbare ist[1].

Gerade in dem vorzüglichen, den Nagel auf den Kopf treffenden und den
Sachverständigen einen guten Anhalt gebenden Passus („zu ihrem Schutz
usw.") möchte ich einen wesentlichen Vorzug gegenüber der deutschen Fassung
erblicken mit dem nur unsicher begrenzbaren Ausdruck „Angelegenheiten
besorgen", dessen Unbestimmtheit der Gesetzgeber wohl selbst gefühlt und in
den Motiven dadurch abzuschwächen versucht hat, daß er den Hinweis gab,
in Zweifelsfällen solle entscheiden, ob die Entmündigung für den zu Entmündigenden von Nutzen sei. Darin sehe ich das, was das Schweizer Entmündigungs-
recht klar ausdrückt.

Unterschiedlich vom deutschen Rechte ist auch die Möglichkeit einer Entmündigung wegen *Gefährdung der Sicherheit anderer.* Eine gemeine Gefahr
braucht nicht zu bestehen. Es genügt die Gefährdung einzelner Personen (so

---

[1] Übereinstimmend die Ausführungen des Kommentars von GMÜR (2. Aufl. 1924).
Unter Fürsorge- und Beistandsbedürftigkeit wird dort verstanden ein dauerndes Schutzbedürfnis. Im einzelnen werden aufgezählt: Schutz der eigenen Persönlichkeit des Kranken,
Schutz des Lebens (bei Selbstmordabsicht), des Vermögens, der Gesundheit usw., z. B.
Schutz gegen Beeinflussung egoistischer Dritter, speziell gegen Ausbeutung (Gewährung
von Bürgschaften, Geschenken, Darlehn u. dgl.), Schutz gegen Verleitung zu Delikten sowie
außerehelichem Geschlechtsverkehr usw.

Kommentar von GMÜR). Daß die Ausdrücke Geisteskrankheit und Geistesschwäche hier medizinisch zu nehmen sind, wurde schon oben gesagt.

Das Schweizer Recht kennt ferner nur *eine* Entmündigungsform, die unserer Entmündigung wegen Geistesschwäche entspricht. Ein beachtenswerter Unterschied besteht schließlich darin, daß im Schweizer Recht ein Entmündigungszwang gegeben ist. Eine Person, welche die Voraussetzung zur Entmündigung im oben umschriebenen Sinne erfährt, *muß* entmündigt werden. Das besagt das Wort „gehört" und die Anweisung an die Verwaltungsbehörden und Gerichte, von dem Eintritt eines Bevormundungsfalles, der in ihrer Amtstätigkeit zu ihrer Kenntnis gelangt, den zuständigen Behörden Anzeige zu machen (*Art. 369 Abs. 2 Schweizer ZGB.*).

Die Rechtswirkungen entsprechen, wie gesagt, ungefähr denen der Entmündigung wegen Geistesschwäche des deutschen Rechts. Der *Art. 412* des Schweizer ZGB. entspricht den §§ 112 und 113 BGB. (Erlaubnis zum Betrieb eines selbständigen Berufes oder Gewerbes), der *Art. 414* Schweizer ZGB. teilweise dem § 110 BGB. (Möglichkeit eines Taschengeldes unter Verwendung eigenen Arbeitserwerbs), der *Art. 410* Schweizer ZGB. dem § 107 BGB. (Rechtsgültigkeit von Geschäften bei vorhergehender oder nachfolgender Genehmigung des Vormundes). Die Geltung dieser Bestimmung ist aber an das Vorhandensein von Urteilsfähigkeit bei dem Bevormundeten geknüpft [1]. BUMKE wirft bei der Diskussion dieses Artikels die Frage auf, ob Urteilsfähigkeit bei entmündigten Geistesgestörten juristisch angenommen werden könne. Mir scheint das ganz klar aus der Fassung der einschlägigen Artikel hervorzugehen [2].

Es würde ja auch sonst eine ganz unbegreifliche Lücke in dem sonst so geschlossenen Schweizer Fürsorgesystem klaffen. Auch Leichtschwachsinnige, die nicht als unfähig bezeichnet werden können, vernunftgemäß zu handeln, können des Beistandes und der Fürsorge dauernd bedürftig und daher entmündigungsreif sein. Es bedarf daher m. E. kaum des Zitates einer Stelle aus den Motiven zum Vorentwurf 1902, die BUMKE bringt und die ich wiedergeben will. Es heißt dort von der Selbständigkeit des Mündels zu anderen Verwaltungshandlungen: „Doch ist hier Vorsicht geboten. Einmal kann diese Freiheit nur der Person eingeräumt werden, die auf eigenes Begehren oder wegen Geistesschwäche, Verschwendungssucht, Trunksucht oder lasterhaften Lebenswandels bevormundet ist und auch dann nur, wenn sie im einzelnen Falle der eigenen Handlung in den gegebenen Kreisen fähig ist."

Aus dem Gesagten geht hervor, daß das Schweizer Recht doch eine *abgestufte* Entmündigung kennt.

Das Entmündigungsverfahren ist großenteils nicht bundesgesetzlich, sondern kantonal geregelt. Aus dem gemeinsamen Recht geht nur hervor, daß bei Entmündigung wegen Geisteskrankheit und Geistesschwäche *Sachverständigenzwang* besteht. Eine Anstaltsbeobachtung ist innerhalb des gemeinsamen Rechts nicht vorgesehen (*Art. 374 Abs. 2 Schw. ZGB.*).

Das Schweizer Recht kennt in Übereinstimmung mit dem deutschen eine *vorläufige Vormundschaft* (Art. 386 Schw. ZGB.).

---

[1] Nach den Ausführungen des Kommentars von GMÜR wird auch bei Anwendung der Art. 412 und 414 Schweizer ZGB. gewährleisteten Möglichkeiten sinngemäß Urteilsfähigkeit des Bevormundeten vorausgesetzt, wiewohl dies nicht ausdrücklich im Gesetz gesagt ist.

[2] Übereinstimmend die Ausführungen des Kommentars von GMÜR, Vorbem. X zu Art. 369: „Die meisten Entmündigten besitzen in weitem Maße die natürliche Handlungsfähigkeit (Art. 16); ihre Urteilsunfähigkeit ist in der Regel nur eine relative und auf einzelne Gebiete beschränkte."... „Der Umfang der beschränkten Handlungsunfähigkeit richtet sich nicht etwa nach dem Entmündigungsgrund, sondern nach dem Maße der relativen Urteilsfähigkeit jedes einzelnen Entmündigten."

Eine Wiederaufhebung der Entmündigung muß erfolgen, sobald ein Grund zur Bevormundung nicht mehr besteht. Antragsberechtigt ist der Entmündigte sowie jeder, der ein Interesse hat (*Art. 433 Abs. 3 Schw. ZGB.*). Ein Sachverständiger muß bei Aufhebung der Vormundschaft wegen Geisteskrankheit oder Geistesschwäche gehört werden (Art. 436 Schw. ZGB.).

Eine eigenartige Institution, welche im deutschen Recht kein Analogon besitzt, ist die *freiwillige Vormundschaft*. Nach dem *Art. 372 Schw. ZGB.* kann einer mündigen Person auf ihr Begehren ein Vormund gegeben werden, wenn sie dartut, daß sie infolge von Altersschwäche oder anderer Gebrechen oder infolge von Unerfahrenheit ihre Angelegenheiten nicht zu besorgen vermag. Die Motive exemplizieren auf Frauen, die alleinstehend in älteren Jahren bei schwieriger Verwaltung nicht alles besorgen wollen und doch in die vertragliche Vermögensverwaltung kein rechtes Zutrauen fassen, auf körperlich Gebrechliche, die ihr Vermögen allein nicht verwalten können. Zweifellos fallen auch seelisch Gebrechliche unter diese Bestimmung. Merkwürdig berührt die Bestimmung, daß auch hier die Vormundschaft nur aufgehoben werden darf, wenn der Grund des Begehrens dahin gefallen ist (*Art. 438 Schw. ZGB.*). Es handelt sich eben nicht um ein Analogon zur Pflegschaft, sondern um eine wirkliche Entmündigung, deren Voraussetzungen dargetan werden müssen. „Allein dann darf man doch nicht das Begehren als genügend erachten, sondern es muß sich beziehen auf einen Zustand, der es innerlich rechtfertigt." Auffallend ist, daß gerade hier der Ausdruck „des Beistandes und der Fürsorge bedarf" nicht gebraucht wird. Die Exemplifizierung der Motive auf die Unfähigkeit zur Besorgung der Vermögensangelegenheiten zeigt aber, daß das Schweizer Recht auch den Ausdruck „Angelegenheiten besorgen" etwas anders auffaßt als das deutsche [1].

Ein Gegenstück zur Pflegschaft des deutschen Rechts bildet die Beistandschaft, die von Amts wegen oder auf Ansuchen eines Beteiligten eingerichtet werden kann und nicht handlungsunfähig macht. Sie ist für eine größere Reihe kasuistisch aufgezählter Fälle vorgesehen, u. a. auch nach Art. 393 Schw. ZGB., wenn einem Vermögen die nötige Verwaltung fehlt, und bei Unfähigkeit einer Person, die Verwaltung ihres Vermögens selbst zu besorgen oder einen Vertreter zu bestellen, falls nicht die Vormundschaft anzuordnen ist. Ferner interessiert in diesem Zusammenhang noch der Art. 392 Schw. ZGB., welcher in Abs. 1 die Einsetzung einer Beistandschaft dann vorsieht, wenn eine mündige Person in einer dringenden Angelegenheit infolge Krankheit, Abwesenheit oder dgl. weder selbst zu handeln noch einen Vertreter zu bezeichnen vermag. Dieser Artikel ermöglicht in dringenden Fällen die rasche Schaffung einer Vertretung speziell bei akuten Psychosen, z. B. bei epileptischen Dämmerzuständen. Daß eine solche aber nicht auch auf dem Wege der Pflegschaft des deutschen Rechtes möglich wäre, vermag ich BUMKE nicht zuzugestehen.

Ich stimme mit ihm darin überein, daß das Schweizer Fürsorgesystem ein sehr lückenloses ist, das in mancher Hinsicht einen Vorzug vor dem deutschen verdient. Dahin rechne ich freilich gerade die von BUMKE für strittig gehaltenen Punkte: die treffendere Kennzeichnung der sozialen Entmündigungsgründe und die verkappte Zweiteilung der Entmündigung in eine solche für Urteilsfähige und in

---

[1] Der Kommentar von GMÜR sagt hinsichtlich des *Art. 369 Schweizer ZGB.* u. a. folgendes: „Nach dem Wortlaut des Gesetzes könnte man annehmen, die Entmündigung erfolge nur bei gänzlicher Unfähigkeit zu *allen* Angelegenheiten (so STAUDINGER 1, 52). Das ist aber kaum der Sinn des Gesetzes; so FRIEDRICH S. 79ff. Es muß genügen, wenn die gänzliche Unfähigkeit in bezug auf einen großen wichtigen Pflichtenkreis vorliegt, z. B. bezügl. der ökonomischen Angelegenheiten (nicht nur zur Vermögensverwaltung i. e. S.); vgl. Art. 395 Abs. 2, ebenso BG. in Verw.-ZBl. 25, 101."

eine solche für Nichturteilsfähige. Ich erkläre mich schließlich auch mit einer Entmündigung wegen Gefährdung der Sicherheit anderer einverstanden. Freilich kann man sagen, daß damit das Prinzip der Fürsorge durchbrochen erscheint, aber von einer völligen Umgehung kann man auch nicht sprechen; denn es kann doch keinem Zweifel unterliegen, daß eine solche Entmündigung nicht nur im Interesse der Allgemeinheit, sondern auch in dem des Entmündigten liegt. Im ganzen kann man sagen, daß das Schweizer Recht weniger beschwert erscheint von juristischen Zweifelhaftigkeiten, mehr Möglichkeiten bietet und infolgedessen handlicher erscheint. Es ist BUMKE zuzugeben, daß es bequemer erscheint, auf den klaren Art. 393 Schw. ZGB. zu rekurrieren, der lediglich die Unfähigkeit, sein Vermögen zu verwalten, zur Voraussetzung einer Beistandschaft macht, als sich erst durch die juristischen Klippen und Fährlichkeiten des deutschen Pflegschaftsparagraphen durchzufinden. Im Effekt gewährt aber schließlich auch das deutsche Recht den gleichen Schutz.

Der *Art. 519 des Schw. ZGB.* bedarf nach zwei Richtungen hin der Besprechung. Erstens darf die Vorschrift, daß Verfügungsunfähige nicht als testierfähig zu betrachten sind, nicht auf die Entmündigten ausgedehnt werden. Nach den Ausführungen des Vorentwurfes ist durch die Bevormundung die Verfügungsfähigkeit nicht ohne weiteres aufgehoben. Freilich hat die Tatsache der Bevormundung doch insofern Bedeutung, als sie bei der Behauptung der Verfügungsfähigkeit den Antritt eines Beweises nach dieser Richtung hin erforderlich macht. Die Sachlage ist also ganz entsprechend wie im österreichischen Recht: Bei Nichtentmündigten ist der Beweis der Verfügungsunfähigkeit zu führen, bei Entmündigten der der Verfügungsfähigkeit. Ferner darf der Ausspruch „aus mangelhaftem Willen" des zweiten Absatzes nicht bezogen werden auf geistig Abnorme schwächeren Grades, welche nicht die Stufe der Urteilsunfähigkeit erreicht haben. Dem widersprechen die Ausführungen des Vorentwurfes, welche den bezeichneten Ausdruck näher definieren, als Irrtum, Zwang, Drohung oder Betrug. Also auch bei Schwachsinnigen z. B. muß die erwähnte Stufe erreicht sein, wenn sie als verfügungsunfähig im Sinne des Art. 519 Schw. ZGB. betrachtet werden sollen, unbeschadet dessen, daß derartige Persönlichkeiten einem Irrtum leichter anheim fallen.

Der *Art. 333 Schw. ZGB.* bestimmt, daß für den Schaden, den ein Unmündiger oder Entmündigter, ein geisteskranker oder geistesschwacher Hausgenosse anrichtet, das Familienhaupt haftbar ist, sofern es nicht darzutun vermag, daß es das erforderliche Maß von Sorgfalt in der Beaufsichtigung beobachtet hat. Daraus geht ohne weiteres hervor, daß den Geisteskranken und Geistesschwachen Deliktsfähigkeit nicht zuerkannt wird. Es muß in diesem Zusammenhange wieder darauf aufmerksam gemacht werden, daß die Ausdrücke Geisteskrankheit und Geistesschwäche in dem schweizerischen ZGB. eine andere Bedeutung haben als im deutschen BGB., nicht eine juristische, sondern eine medizinische. Ein gewisser Grad der Abnormität wird aber auch wohl hier vorausgesetzt. Darauf deutet der Umstand, daß der Art. 16 Schw. ZGB. die Urteilsfähigkeit des Kindesalters mit der von Geisteskrankheit, Geistesschwäche, Trunkenheit oder ähnlichen Zuständen auf eine Reihe stellt. Aber auch die Tatsache der Entmündigung scheint Deliktsunfähigkeit zu bedingen. Der *Art. 333 Schw. ZGB.* entspricht im ganzen also den §§ 823, 827 und 832 des deutschen BGB.

Die Bestimmungen über *Ehefähigkeit* lehnen sich eng an das deutsche Recht an. Der *Art. 97 Schw. ZGB.* besagt, daß zur Eingehung einer Ehe Urteilsfähigkeit erfordert werde, und daß Geisteskranke auf keinen Fall ehefähig seien, und der *Art. 120 Schw. ZGB.* erklärt eine Ehe dann für nichtig, wenn zur Zeit der Eheschließung einer der Ehegatten geisteskrank oder aus dauerndem Grunde nicht urteilsfähig war. Daß der Ausdruck Geisteskrankheit auch hier wieder medizinisch aufzufassen ist, sei kurz betont. Der medizinische Begriff der Geistesschwäche fällt unter den Begriff „aus einem dauernden Grunde nicht urteilsfähig"[1]. Denn es ist selbstverständlich, daß ein im Zustande der Urteilsunfähigkeit befindlicher Geistesschwacher ebenso bewertet wird wie der im gleichen Zustand befindliche Geisteskranke. Entmündigte Personen können eine Ehe nach dem *Art. 99 Schw. ZGB.* nur mit Einwilligung des Vormundes eingehen. Ein Unterschied zwischen Geschäftsunfähigen und beschränkt Geschäftsfähigen hinsichtlich der Ehefähigkeit wie im deutschen Recht wird also hier nicht gemacht. Doch ist zu bemerken, daß die Eheschließung von Geisteskranken nach dem *Art. 120 Schw. ZGB.* an und für sich nichtig wäre; die Möglichkeit einer Erlaubnis zur Eheschließung kann demnach nur urteilsfähigen Entmündigten zugute kommen. Auch im Schweizer Recht gibt es eine *Heilung des Nichtigkeitsgrundes (Art. 122 Schw. ZGB.).* Der Art. 123 Schw. ZGB. gedenkt noch der Möglichkeit, daß bei der Trauung ein Ehegatte aus vorübergehendem Grunde nicht urteilsfähig gewesen ist und erklärt in einem derartigen Falle die Ehe für anfechtbar. Daraus erhellt, daß mit dem Ausdruck Geisteskrankheit der *Art. 97 und 120 Schw. ZGB.* länger dauernde Zustände gemeint sind. Die Anfechtung der Ehe steht in dem eben angezogenen Falle nur dem kranken Ehegatten zu *(Art. 123 Schw. ZGB.).* Für den Fall, daß einem entmündigten Urteilsfähigen zur Zeit der Eheschließung die Erlaubnis zu dieser gefehlt hat, steht in Übereinstimmung mit dem deutschen Recht nur dem gesetzlichen Vertreter das Anfechtungsrecht zu. Doch darf eine Ungültigkeitserklärung nicht mehr erfolgen, wenn inzwischen der Ehegatte ehefähig oder die Frau schwanger geworden ist *(Art. 128 Schw. ZGB.).*

Die *Art. 124 und 125 Schw. ZGB.* (Anfechtung der Ehe durch den gesunden Gatten) entsprechen im wesentlichen den §§ 1333 und 1334 des deutschen BGB., nur erscheinen die Forderungen, die hier für die Anfechtungsberechtigung gestellt werden, etwas höher. Im Falle des *Irrtums über die Person* kann die Ehe nur dann angefochten werden, wenn die anfechtbaren Eigenschaften des anderen Ehegatten von solcher Bedeutung sind, daß dem Anfechtenden ohne ihr Vorhandensein die eheliche Gemeinschaft nicht zugemutet werden darf. Im Falle der *arglistigen Täuschung* nur dann, wenn ihm eine Krankheit verheimlicht worden ist, die die Gesundheit des Klägers oder der Nachkommen in hohem Grade gefährdet. Auch die Anfechtungsfrist von sechs Monaten entspricht den deutschen Bestimmungen *(Art. 127 Schw. ZGB.).*

Für die Scheidung wegen Geisteskrankheit wird ebenso, wie im Deutschen Recht, dreijährige Dauer und Unheilbarkeit verlangt. Die Geistesstörung muß von der Beschaffenheit sein, daß dem anderen Ehegatten die Fortsetzung der ehelichen Gemeinschaft nicht zugemutet werden darf, eine Kennzeichnung, welche hier wohl vor der des Deutschen Rechtes zu bevorzugen ist.

IV. Anhang.
Die straf- und zivilrechtliche Verantwortlichkeit des Irrenarztes.

Schon oben wurde die Frage der Verantwortlichkeit des Irrenarztes gestreift. Es sei hier noch einmal in Kürze darauf zurückgekommen. In enger Verbindung damit steht auch die Frage der Verantwortlichkeit des Pflegepersonals.

---

[1] Der Kommentar von GMÜR besagt folgendes: „Die dauernde Urteilsunfähigkeit eines Ehegatten zur Zeit der Eheschließung (s. Ziff. 2 und Art. 97) ist als dauernd anzusehen, wenn sie in concreto keinen außergewöhnlichen Zustand darstellt, sondern eine gewisse Periode, z. B. einen Monat vor oder nach dem Trauungsakt ebenfalls vorlag, so wegen Kindesalters, Geistesschwäche, anhaltenden Fiebers und Schwächezuständen."

Es handelt sich einmal um Schädigungen, welche die Kranken in der Anstalt selbst durch Andere, Internierte oder Nichtinternierte (speziell Personal) oder durch sich selbst erleiden (Körperverletzungen, Selbstmordversuche, passive und aktive Schwängerungen[1]) und durch die Dritte mit betroffen werden können (Tötungen, Selbstmorde), oder um Schädigungen, welche andere (besonders Nichtinternierte), durch die Kranken in der Anstalt oder nach Entweichungen oder unzeitigen Entlassungen außerhalb der Anstalt erleiden, schließlich um sogenannte ungerechtfertigte Internierungen.

Das Zivilrechtliche wurde bereits im Kapitel Deliktsfähigkeit besprochen. Es kommen wesentlich in Betracht einmal der § 823 BGB., welcher eine vorsätzliche oder fahrlässige Schädigung des Lebens, des Körpers, der Gesundheit, der Freiheit, des Eigentums oder eines sonstigen Rechtes als Grundlage für eine Entschädigungspflicht erklärt (dies im besonderen auch für das Pflegepersonal und die Hilfsärzte); zum anderen der § 832 BGB., welcher die Haftung des Aufsichtspflichtigen regelt und auch denjenigen für haftbar erklärt, der durch Vertrag die Aufsicht über eine aufsichtsbedürftige Person übernommen hat (dies für die Anstaltsleitung in allen Fällen einer Schädigung anderer Personen durch die Kranken [siehe zu dieser Frage ferner die Anmerkung 1]).

Strafrechtlich kommen § 222 (fahrlässige Tötung) und § 230 (fahrlässige Körperverletzung) des Strafgesetzbuches in Betracht. Ein Antrag ist im letzteren Falle trotz des Charakters eines Antragsdeliktes nicht nötig, da Pfleger und Arzt zu den Personen gehören, welche vermöge Amtes und Berufes zu besonderer Aufmerksamkeit verpflichtet sind (§ 230 Abs. 2 StGB.). In diesem Falle erhebt der Staatsanwalt die Klage ex officio. Schließlich wäre § 239 StGB. (Freiheitsberaubung) zu erwähnen.

Allerseits wird mit Recht betont, daß bei den heutigen Prinzipien der Irrenbehandlung einiges gewagt werden muß, und daß sich daher Exzesse und Entweichungen kaum ganz vermeiden lassen. Eine rigorose Handhabung der zivil- und strafrechtlichen Bestimmungen würde die Segnungen des „no restraint"-Systems zunichte machen. Erfreulicherweise ist auch anscheinend von einer solchen nicht zu sprechen.

Strafrechtlich sind verschiedentlich Pfleger herangezogen worden, bei Selbstmorden (RGSt. Bd. 7, S. 332 bis 335) und Nachlässigkeiten bei der Zubereitung von Bädern, Nachfüllen von heißem Wasser unter Belassen der Kranken in den Wannen (Psychiatr.-neur. Wschr. Bd. 8, S. 71; Bd. 9, S. 112; Bd. 15, S. 76 zit. nach Hübner). Natürlich könnte den Arzt dasselbe Schicksal ereilen, falls er die nötigen Vorsichtsmaßregeln unterläßt. Hinsichtlich der Selbstmorde muß jedoch betont werden, daß auch in der Anstalt beste Aufsicht und größte Achtsamkeit keine unbedingte Gewähr gegen sie bietet. Ebensowenig gegen andere Vorkommnisse (s. oben).

Wenn der Arzt strafrechtlich und zivilrechtlich für Schädigungen durch entlassene Kranke verantwortlich gemacht werden soll, muß er natürlich auch das Recht haben, gefährliche Kranke zurückzuhalten (auf den vagen Begriff

---

[1] In einer Reichsgerichtsentscheidung vom 22. Februar 1924 (RG. Bd. 108, S. 87 ff.) wird die interessante Frage des Schadensersatzes bei Schwängerung durch einen „*Geisteskranken*" behandelt. Ein „*Geisteskranker*" hatte die ihm zur Aufsicht beigegebene Anstaltswärterin geschwängert. Der „*Geisteskranke*" klagte aus dem Aufnahmevertrag unter Bezugnahme auf den *§ 278 BGB.* (Haftung des Schuldners für durch Erfüllungsgehilfen herbeigeführte Schäden). Der Rechtsanspruch wurde anerkannt; jedoch berief sich der Beklagte mit Erfolg darauf, daß eine schuldhafte Mitwirkung seitens des „*Geisteskranken*" (konkurrierendes Verschulden gemäß § 254 BGB.) in Betracht komme, da er nicht unzurechnungsfähig sei.

der *Gemeingefährlichkeit* soll hier nicht eingegangen werden). Das führt zu dem schwierigen Kapitel der Rückhaltungen und Internierungen, das im Rahmen dieser Ausführungen nur gestreift werden kann.

Die Frage ist nicht einheitlich und in den meisten Bundesstaaten nicht gesetzlich geregelt. In Preußen gelten für die Aufnahme und Entlassung in öffentlichen Anstalten die mit Zustimmung der Zentralinstanz aufgestellten Reglements für die Anstalten, für die Aufnahme und Entlassung in Privatanstalten die Verfügung des Ministers für geistliche, Unterrichts- und Medizinalangelegenheiten vom 26. März 1901 (Min.Bl. f. innere Verw. 1901, S. 97), für die Rückhaltung gefährlicher Kranker in öffentlichen Anstalten die Ministerialverfügung vom 15. Juni 1901 (Just. Min. Bl. 1899, S. 388), für die Rückhaltung dieser Kranken in Privatanstalten die eben zitierte, auf letztere bezügliche Verfügung. Doch haben Ministerialverfügungen keine gesetzlich bindende Kraft. Dadurch haben sich bereits Schwierigkeiten ergeben. So hat das Kammergericht in einem Falle von HENNEBERG (Aufnahme einer manischen Kranken in einer Privatanstalt) entschieden, daß zwar objektiv eine Freiheitsberaubung vorliege, nicht aber subjektiv. Der Jurist WERTHAUER glaubt dagegen, daß eine gesetzliche Regelung bereits vorliege, indem er die einschlägigen Ministerialverfügungen als Ausführungsbestimmungen zu dem auf dem § 10 II 17 des Allgemeinen Landrechts aufgebauten Gesetz vom 11. März 1850 betr. die Polizeiverwaltung betrachtet. Auch hält er die Scheidung in eine objektive und eine subjektive Freiheitsberaubung juristisch für ein Unding, da im Falle des Zutreffens der Bedingungen eines Gesetzesparagraphen *sämtliche* Tatbestandsmerkmale verlangt würden, in diesem Falle auch das Bewußtsein der im Gesetzestext ausdrücklich genannten Rechtswidrigkeit. Schließlich meint er, daß das Attest zum Zwecke der Aufnahme nur eine Vorbedingung und nicht kausal für dieselbe sei[1]. Bei Nichtvorliegen einer Entmündigung bietet jedenfalls in Preußen heutigentags Gewähr gegen Unannehmlichkeiten lediglich die Verbringung in die Anstalt durch die Polizei auf Grund eines amtsärztlichen Zeugnisses[2]. Das ist ein höchst bedauerlicher Zustand. Eine reichsrechtliche Regelung der Frage ist verworfen worden. Für *Preußen* liegt der *Entwurf eines Irren-Fürsorgegesetzes* vor, der jedoch berechtigter Kritik unterliegt, da er den einzig haltbaren Standpunkt vermissen läßt, die Aufnahmen im Interesse der Kranken zu erleichtern und die Sicherung gegen ungerechtfertigte Internierungen, die eigentlich bei dem Zusammenwirken einer ganzen Reihe von Instanzen kaum notwendig erscheinen[3], in Form einer Appellation an eine Sicherungsbehörde hinter die Aufnahme zu verlegen.

---

[1] Diskussionsbemerkung zu dem Vortrag HENNEBERGS in der Berliner Gesellsch. f. Neur. u. Psych. am 13. Januar 1919; Z. f. d. ges. Neur. u. Psych. Bd. 18, S. 407.

[2] Eine Freiheitsentziehung ist reichsrechtlich für eine nicht bevormundete und nicht straffällige Person nur möglich auf Grund des § 81 StPO. und des § 656 ZPO.; in Preußen ferner auf Grund des Gesetzes über die politische Schutzhaft in Verbindung mit § 10 II 17 des allgemeinen Landrechts.

[3] HENNEBERG hat in der Ärztlichen Sachverständigen-Zeitung (XXX. Jg. 1924, Nr. 1) den Fall einer fahrlässigen Einweisung in eine geschlossene Anstalt mitgeteilt, in welchem ein Psychiater lediglich auf Grund der Mitteilung eines Angehörigen die Dringlichkeit der Aufnahme eines in der Tat nicht geisteskranken, sondern nur psychopathischen Menschen attestierte; er bemerkt dazu, daß die Seltenheit derartiger Fälle nicht das Verlangen nach anderen Sicherungen gegen widerrechtliche Internierungen rechtfertigen könne. Interessant ist die Mitteilung, daß der ärztliche Vorstand einer öffentlichen Anstalt für eine Internierung nicht haftbar gemacht werden kann, wenn die vorgeschriebenen Maßnahmen erfüllt sind. Strafrechtlich erfolgte in diesem Falle eine Freisprechung, da der Vorsatz einer Freiheitsberaubung nicht vorgelegen habe; sodann Zivilklage auf Grund des § 823 BGB.

Besondere Vorsicht erscheint am Platze bei der Verwahrung Gefangener[1], da der mit der Beaufsichtigung betraute Irrenpfleger als Gefangenaufseher gilt (RGSt. Bd. 19, S. 330; RG. III 2. Oktober 1911 Das Recht 1911, Nr. 3589; RG. IV 28. Januar 1908, Das Recht 1908, Nr. 910). Ablehnung der Verantwortung gibt es nicht. Hübner macht auf die Schwierigkeiten aufmerksam, welche unter diesen Umständen die Betreuung geisteskranker Verbrecher bietet.

Daß der Irrenarzt ebenso wie jeder andere Arzt dem Gebot des *ärztlichen Berufsgeheimnisses* unterliegt, braucht nur kurz erwähnt zu werden. Hinsichtlich der unter Umständen statthaften Durchbrechung dieses Gebotes sei auf das erste Kapitel zurückverwiesen.

Bei operativen Eingriffen kann der Irrenarzt als *„Geschäftsführer ohne Auftrag"* handeln, wenn er angesichts des dringlichen Gebotes der Stunde zu operieren genötigt ist, ohne sich vorher mit dem gesetzlichen Vertreter des Kranken in Verbindung zu setzen oder wenn ein solcher bei im übrigen gleicher Sachlage fehlt (*§ 677 ff. BGB.*).

Literatur.

Achilles-Greiff: Kommentar zum BGB. 12. Aufl. Berlin: Guttentag 1927. v. Anders: Grundriß des Erbrechts. Leipzig 1910. — Grundriß des Familienrechts. Leipzig 1899. Aschaffenburg: Schizophrenie, schizoide Veranlagung und das Problem der Zurechnungsfähigkeit. Z. Neur. 78, 628—633 (1922). — Das Verbrechen und seine Bekämpfung. Heidelberg: C. Winter 1923. — Der Schutz der Gesellschaft gegen Gemeingefährliche und der Schutz des Verbrechers gegen Willkür. Mitt. Jur.-Krimin. Vereinigung, N. F. 1. Berlin und Leipzig 1926.

Berner: Lehrbuch des Deutschen Strafrechts. — *Bericht* über die dritte Tagung über Psychopathenfürsorge. Heidelberg 17.—19. Sept. 1924. Berlin: Julius Springer 1925. Binding: Lehrbuch des Strafrechts 1 (1904); 2 (1905). — Die Normen und ihre Übertretung 2, 1. Hälfte. Leipzig 1914. Bittinger: In dubio pro re publica. Zur Anwendung des § 51 RStGB. Z. Strafrechtswiss. 39, 558ff. Blachian: Zustellungen von Entmündigungsbeschlüssen an unsere Anstaltsinsassen. Allg. Z. Psychiatr. 1906, 894; siehe auch 64, 656. Bleuler: Zurechnungsfähigkeit und Krankheit. Zbl. Nervenheilk. u. Psychiatr. 32, 241. — Geisteskrankheit ohne forensische Konsequenzen und einige andere Grenzfälle. Vjschr. gerichtl. Med. 44, 11ff. (1912). Bonhoeffer: Bemerkungen zu Schorns Aufsatz „Der Gerichtsarzt". Mschr. Kriminalpsychol. 1928, 433. — Bemerkungen zur Frage der Einführung der verminderten Zurechnungsfähigkeit. Charité Annalen 1913. Bremer: Lassen sich aus den bisherigen Ergebnissen der modernen Vererbungslehre in der Psychiatrie neue Gesichtspunkte für die Anwendung des § 1333 und 1334 des BGB. aufstellen? Dtsch. Z. gerichtl. Med. 1924. Brettner: Die vorläufige Vormundschaft. Gruchots Beitr. VI. F. 4, H. 4/5. Brichta: Zurechnungsfähigkeit oder Zweckmäßigkeit? Ein offenes Wort an unsere Kriminalistik. Leipzig und Wien: Franz Deuticke 1903. Bruck, Felix: Zur Lehre von der kriminalistischen Zurechnungsfähigkeit. Breslau 1878. Bumke, Oswald: Gerichtliche Psychiatrie im Handbuch der Psychiatrie von Aschaffenburg. Leipzig und Wien 1912. — Psychologie für Mediziner. Psychologische Vorlesungen. Wiesbaden: J. F. Bergmann 1919. Brunsvig: Die Handlungsfähigkeit von Geisteskranken. Leipzig 1902.

Carrara: Die biologische Grundlage der partiellen Zurechnungsfähigkeit. Mschr. Kriminalpsychol. 17, H. 9/10, 428ff. (Sept. 1926). Cohn, Theodor: Gewährt das Entmündigungsverfahren wegen Geisteskrankheit und Geistesschwäche genügenden Schutz gegen Entmündigung? Jur. Wschr. 54, H. 4. Collmann: Das ärztliche Berufsgeheimnis im geltenden Recht und in den Entwürfen zum Strafgesetzbuch. Dtsche. Z. gerichtl. Med. 25. Cramer: Gerichtliche Psychiatrie. 3. Aufl. 1903.

Delbrück: Ein bemerkenswerter Fall von Schlaftrunkenheit. Dtsch. Z. gerichtl. Med. 4 (1924). Dietrich u. Schopohl: Gebührenwesen der Ärzte und Zahnärzte. Berlin 1927. Doellner: Der § 224 StGB. und der Begriff der schweren Körperverletzung. Dtsch. Z. gerichtl. Med. 24. Graf zu Dohna: Diskussionsbemerkung bei der Versammlung der IKV 1925.

---

[1] Als Gefangene gelten auch die von der Polizei eingelieferten gemeingefährlichen Geisteskranken (RG. I 5. Dezember 1910 RG. Bd. 44, S. 171; RG. I 5. Oktober 1908 Das Recht 1908, S. 607, Nr. 3356; RG. III 19. Oktober 1902 Jur. Wochenschr. 1903, S. 74).

DORENDORF: Über den Begriff „willenlos" im Sinne der §§ 176 Ziff. 2 und 177 StGB. Dtsch. Z. gerichtl. Med. 1924. DORNER: § 104 Z. 2 und § 105 II BGB. vom Standpunkt des psychiatrischen Sachverständigen. Z. Neur. **48**, 130 (1919). DREWES-SANDRÉ: Das Reichsgesetz für Jugendwohlfahrt usw. Berlin: W. de Gruyter 1924. DYRENFURTH, F.: Über die Auswirkung von Encephalitisfolgen in der Rechtsprechung. Ärztl. Sachverst.ztg **1927, Nr 3.**

EBERMAYER-LOBE-ROSENBERG: Kommentar zum Strafgesetzbuch für das Deutsche Reich. 3. Aufl. 1925. EBERMAYER: Die Entwürfe zum Dtsch. StrGB. Jur. Wschr. **1921 II**, 778ff. — Schuld und Gefährlichkeit im Entwurf zu einem italienischen Strafgesetzbuch. Berlin und Leipzig: W. de Gruyter 1923. EDLIN: Rechtlich-psychiatrische Grenzfragen. Mschr. Kriminalpsychol. **18**, H. 6, 301ff. (Juni 1927).

FISCHER-HENLE: Bürgerliches Gesetzbuch. München 1909. FISCHER: Die Herausgabe der Krankengeschichten an Behörden. Z. Neurol. **100** (1926). FOREL, AUGUST: Über die Zurechnung des normalen Menschen. München 1907. FRAEB, Dr. WALTER MARTIN: Die straf- und zivilrechtliche Stellungnahme gegen den Rauschgiftmißbrauch mit Abänderungsvorschriften zur Strafrechtsreform, zum BGB. und zum Opium-G. Jur. Wschr. **1928.** FRANCKE, Das Jugendgerichtsgesetz. München und Berlin: W. Müller 1923. FRANK: Das Strafgesetzbuch für das Deutsche Reich nebst dem Einführungsgesetz. 17. Aufl. Tübingen 1926.

GAUPP: Das Problem der Homosexualität. Klin. Wschr. 1, Nr 21, 1033. *Gegen-Entwurf* zu den Strafbestimmungen des Amtlichen Entwurfs eines Allgemeinen Deutschen Strafgesetzbuches usw. nebst Begründung, herausgegeben vom Kartell für Reform d. Sexualstrafrechts. Berlin: Verlag der Neuen Gesellschaft 1927. GENZ, WERNER: Das Strafvollzugsgesetz. Dtsch. Z. gerichtl. Med. **13.** Gerichtsärztliche Wünsche mit Rücksicht auf die bevorstehende Neubearbeitung der Strafgesetzgebung für das Deutsche Reich. Ber. d. III. Hauptversammlung d. Dtsch. Medizinalbeamtenvereins. Berlin: Fischers med. Buchhandlung 1904. v. GICYCKI: Wie urteilen Kinder über Funddiebstahl? Kinderfehler **8**, 14ff. (1903). GLEISPACH: Das österr. Strafverfahren. 1919. GRETENER, H. (Breslau): Die Zurechnungsfähigkeit im Vorentwurf zu einem Deutschen Strafgesetzbuch. Leipzig: Wilh. Engelmann 1910. GRIMM: Zusätze zu dem Artikel des Kreisarztes a. D. Dr. Stoll: „Über die Voraussetzungen für eine einwandfreie ärztliche Gutachtertätigkeit". Z. Med.beamte **1925**, 608. GROSS, H.: Handbuch für Untersuchungsrichter. 6. Aufl., 1. Teil. München 1914. GRUHLE: Psychiatrie für Ärzte. 2. Aufl. Berlin: Julius Springer 1922. GRÜNHUT: Mschr. Kriminalpsychol. Festschrift für Aschaffenburg 87ff.

HAHN, C.: Materialien (Motive) zur Strafprozeßordnung. Berlin 1880. — Entmündigung und Pflegschaft wegen geistiger Mängel. Z. Med.beamte **1901**, Nr 10. HAFTER: Lehrbuch des schweizerischen Strafrechts. Berlin: Julius Springer 1927. HAGEMANN: Diskussionsbemerkung bei der Versammlung der I.K.V. 1925. HARTUNG, FRITZ: Das Recht der Untersuchungshaft. Nach dem Gesetz vom 27. Dez. 1926. Berlin 1927. HEILBRONNER, KARL: Die strafrechtliche Begutachtung der Trinker. Slg Abh. Nervenkrkh. 5, H. 6/8. Halle a. S.: C. Marhold 1905. HENNEBERG: Referat über Vortrag Hennebergs in der Berl. Gesellschaft f. Neur. u. Psych. 13. Jan. 1919. Z. Neur. **18**, 406 (1909). — Notzucht in Hypnose? Med. Welt **1928.** — Zur Irrengesetzgebung: Mschr. Psychiatr. **21**, Berlin (1920). — Fahrlässige Einweisung in eine geschlossene Anstalt. Ärztl. Sachverst.ztg **30**, Nr 1, 1—7 (1924). HERSCHMANN: Das Eherecht der Geisteskranken nach dem österr. allgem. Bürgerl. Gesetzbuch. Dtsch. Z. gerichtl. Med. **1925.** HILDEBRANDT: Die Lehre von Norm und Entartung in der Kriminologie. Arch. Kriminol. 75. v. HIPPEL: Deutsches Strafrecht 1. Berlin: Julius Springer 1925. HOCHE: Handbuch der gerichtlichen Psychiatrie, 2. Aufl. Berlin 1909. — Welche Gesichtspunkte hat der praktische Arzt als psychiatrischer Sachverständiger in strafrechtlichen Fragen besonders zu beachten? Halle 1902. HOFFMANN, W.: Die Reifezeit. Probleme der Entwicklungspsychologie und Sozialpädagogik. Leipzig: Quelle & Meyer 1922. v. HOFMANN-HABERDA: Lehrbuch der gerichtlichen Medizin, II. Teil. Berlin und Wien 1923. HOMBURGER: Zur Frage der verminderten Zurechnungsfähigkeit. Dtsch. med. Wschr. **54**, 1364. HOPPE: Alkohol und Kriminalität. Grenzfrag. Nerv.- u. Seelenleb. 7. Wiesbaden 1908. HORSTMANN: Manisch-depressives Irresein als persönliche Eigenschaft im Sinne des § 1333 BGB. Z. Med.beamte **26**, Nr 24, 914 (1913). — Nervöse Erschöpfung und Zurechnungsfähigkeit. Z. Med.beamte **35**. HÜBNER: Die Entmündigung wegen Geisteskrankheit, Geistesschwäche und Trunksucht. Veröff. Med.verw. **16**, H. 3. — Lehrbuch der forensischen Psychiatrie. Bonn 1914. — Das Eherecht der Geisteskranken und Nervösen. Bonn 1921.

Jahresversammlung des Deutschen Vereins für Psychiatrie in Kissingen am 24./25. April 1928. Allg. Z. Psychiatr. **90.** — In Wien am 13./14. Sept. 1927. Allg. Z. Psychiatr. **88**, H. 4/7 (1928.) — In Kassel am 1./2. Sept. 1925. Allg. Z. Psychiatr. **83**, H. 5/6. — In Straßburg am 24./25. April 1914. Z. Psychiatr. **71**. JAKOBSOHN: Über die Fernaldsche Prüfungsmethode zur Feststellung des sittlichen Empfindens und ihre weitere Ausgestaltung. Neur. Zbl. **1920,**

Nr 6. — Gibt es eine brauchbare Methode, um Aufschluß über das sittliche Fühlen eines Jugendlichen zu bekommen? Z. Neur. **46** (1919). JULIUSBURGER: Der Paragraph 51 in gegenwärtiger und zukünftiger Gestaltung. Dtsch. Z. gerichtl. Med. 5.

KADE: Die Zurechnungsfähigkeit von Straftaten, die im alkoholischen Dämmerzustand begangen sind. Vjschr. gerichtl. Med. **56**, Suppl. 131 (1920). KAHN, EUGEN: Konstitution, Erbbiologie und Psychiatrie. Z. Neur. **57**. — Über Zurechnungsfähigkeit bei Schizophrenen. Mschr. Kriminalpsychol. **14**, H. 8/12, 250. KATZENSTEIN: Die Straflosigkeit der actio libera in causa. Abh. des Kriminalistischen Seminars. Berlin 1901. KIESOW: Jugendgerichtsgesetz 1923. KOHLRAUSCH: Die strafr. u. erz. Behandl. der Jugend. Verh. des 5. Dtsch. Jugendgerichtstages. Jena und Berlin: C. Heymann 1920. — Strafgesetzbuch für das Deutsche Reich. 27. Aufl. Berlin 1927. — Sollen und Können als Grundlage der strafrechtlichen Zurechnung. Sonderabdruck aus der Festgabe für Güterbock. Berlin: Franz Vahlen 1920. — Strafprozeßordnung und Gerichtsverfassungsgesetz mit Nebengesetzen. 20. Aufl. 1925. Textausgabe mit Anmerkungen. KORNFELD: HERMANN: Alkoholismus und § 51 StGB. Jur.-psychiatr. Grenzfrag. **4** (1907). KRAEPELIN: Zit. nach Gaupp, Das Problem der Homosexualität. Berl. Klin. Wschr. **1922**, Nr 21. — Lehrbuch der Psychiatrie. Leipzig 1915. KRAINZ-PFAFF: System des österr. allgemeinen Privatrechts. Wien 1913. KRATTER: Lehrbuch der gerichtlichen Medizin. 2. Aufl. 1921. KREUSER: Testamentserrichtung und Testierfähigkeit. Jur.-psychiatr. Grenzfrag. 4, H. 7/8.

LANGEN, A.: Mord nach Encephalitis lethargica. Beitrag zur Psychologie der Postencephalitiker. Z. Neur. **95**, H. 3/4. LENZ: Diskussionsbemerkungen a. d. IKV. 1925. Berlin und Leipzig: W. de Gruyter 1926. LEPPMANN, A.: Geistesstörung als Ehescheidungsgrund. Ärztl. Sachverst.ztg 1905, 19; Lähr **44**, 659. LEPPMANN, FRIEDRICH: Zurechnungsfähigkeit im geltenden und künftigen deutschen Strafrecht. Ärztl. Ver.bl. **58**, 267 (21. April 1929). — Paralyse, Malariabehandlung und Strafrecht. Ärztl. Sachverst.ztg **34**, Nr 11 (1928). LIEPMANN: Diskussionsbemerkung bei der Versammlung der IKV. 1925. LEVIS: Die Entmündigung Geisteskranker. Leipzig 1901. v. LILIENTHAL: Der Hypnotismus. und das Strafrecht. Z. 7, 281. — Diskussionsbemerkung bei der Versammlung der IVK. 1925. — Über Zurechnungsfähigkeit. Mschr. Kriminalpsychol. 5, 257ff. v. LISZT, FRANZ: Strafrechtliche Aufsätze und Vorträge **2**. Berlin 1902. 22. Die strafrechtliche Zurechnungsfähigkeit. v. LISZT-SCHMIDT: Lehrbuch des Deutschen Strafrechts. 25. Aufl. 1927. LITTAUER, H. A.: Der Alkohol im deutschen Strafrecht der Gegenwart und Zukunft. Berlin 1928. LOEWENSTEIN: Diskussionsbemerkungen a. d. I. K. V. 1925. Berlin und Leipzig: Walter de Gruyter 1926. LÖFFLER-HERRNRITT: Österr. Strafprozeßordnung. Wien: Manzsche Buchhandlung 1914. — Die (österr.) Strafprozeßordnung (Kommentar). Wien 1914. LÖFFLER-LORENZ: Das Österreichische Strafgesetzbuch. Wien 1912. LÖWE-ROSENBERG: Kommentar zur Strafprozeßordnung. 17. Aufl. 1927.

MAIER: Rechtlich psychiatrische Grenzfragen. Bemerkungen zu dem Aufsatz von Dr. G. EDLIN. Mschr. Kriminalpsychol. **18**, H. 6. MENDEL: Der ärztliche Sachverständige und der Ausschluß der freien Willensbestimmung des § 51. Vjschr. gerichtl. Med. **44**, 108ff. MEYER-ALLFELD: Lehrbuch des Strafrechts. 8. Aufl. 1922. MEZGER: Über moralisches Irresein. Z. Strafrechtswiss. **1925**. — Der psychiatrische Sachverständige im Prozeß. Tübingen 1918. — Moderne Strafrechtsprobleme. Marburg 1927. — Persönlichkeit und strafrechtl. Zurechnung. München 1926. Mitt. der I. K. V. 20. Tagung zu Innsbruck 10. bis 12. Sept. 1925. Berlin und Leipzig: Walter de Gruyter 1926. MITTERMAIER: Über Wesen und Maß der Schuld nach dem Strafgesetzentwurf 1925. Mschr. Kriminalpsychol. **17**, H. 9/10, 339 (1926). — Aus der Lehre der Zurechnungsfähigkeit. Mschr. Kriminalpsychol. **1926**. MOELI, C.: Die Tätigkeit des Sachverständigen bei Feststellung des Geisteszustandes im Zivilverfahren. Dittrichs Handb. d. ärztl. Sachv.-Tätigkeit **1**. Wien 1908. — Über die vorübergehenden Zustände abnormen Bewußtseins infolge von Alkoholvergiftung und deren forensische Bedeutung. Allg. Z. Psychiatr. **57**, 1691 (1900). — Die in Preußen gültigen Bestimmungen über die Entlassung aus den Anstalten. Halle 1906. MOLL: Zur ärztlichen Begutachtung der Glaubwürdigkeit von Zeugenaussagen. Ärztl. Sachverst.ztg **31**, Nr 4. 45—52 (1925). — Hypnose und Verbrechen. Sonderbeilage der Kriminal. Mh. Lieferung Nr 2, März 1928. Berlin: Bali-Verlag Beyer & Co. 1928. MÖNKEMÖLLER: Die Verwahrung Asozialer. Mschr. Kriminalpsychol. **15**, H. 8/12, 277—308 (1925). MÜLLER (Hamburg): Die prakt. Handhabung des JGG. (Verh. des 6. Jugendgerichtstages. Berlin: Julius Springer 1925. MÜLLER-HESS: Die geistig abnormen Jugendlichen, ihre Behandlung und Erziehung. Aufsatz nach einem Vortrage von M.-H. (Sonderabdruck ohne nähere Angabe). MÜLLER-HESS, WIETHOLD, AUER: Abhandlungen aus der Gerichtsmedizin. Jkurse ärztl. Fortbildg, September 1928.

NAECKE: Richter und Sachverständiger. Arch. Kriminalanthrop. **3**, 99. NAEGELE: Zur Reform des Entmündigungsverfahrens. Leipzig. Z. **1925**, 284ff. NEUMANN: Kommentar zum BGB. 1905. — Kommentar zu den Zivilprozeßgesetzen. Wien 1928.

OLSHAUSEN: Kommentar zum StGB. 11. Aufl. 1927.

PETER: Die Fernaldsche Moralprüfung. Greifswalder Diss. 1922. PLANCK: Kommentar zum BGB. 1913—1928. POLLITZ: Die Psychologie des Verbrechers. Berlin 1916. PROPPER: Kompendium der gerichtlichen Medizin. Bern 1923. PUPPE: Die Dienstanweisung für die Kreis- und Gerichtsärzte. Z. Med.beamte 1922.

RAECKE, J.: Die verminderte Zurechnungsfähigkeit. Mschr. Kriminalpsychol. 19, H. 5 (1928). — Kurzgefaßtes Lehrbuch der gerichtlichen Psychiatrie für Mediziner und Juristen. Wiesbaden 1919. — Der Querulantenwahn. Klin. Wschr. 6, Nr 38, 1785—1788 (1927). — Die verminderte Zurechnungsfähigkeit. Mschr. Kriminalpsychol. 1928, 300. — Geschlechtlicher Mißbrauch in der Hypnose? Mschr. Kriminalpsychol. 14. — Der Entwurf des preußischen Irrenfürsorgegesetzes. Sonderabdruck aus Dtsch. med. Wschr. 1928, Nr 9. RÄUBER, Dr. H.: Bestimmungen, Erlasse und Verfügungen für das Medizinalwesen in Preußen. Leipzig: F. Leineweber 1910. Kommentar der Reichsgerichtsräte zum BGB. Aufl. 1928. REINHEIMER: Inwieweit ist bei geistigen und schweren nervösen Erkrankungen eine Anfechtung der Ehe auf Grund des § 1333 möglich. Z. gerichtl. Med. 7, H. 1 (1926). RIESE: Der *Fall Wiechmann.* Zur Psychologie und Soziologie des Familienmordes. (Schriften zur Psychologie und Soziologie von Sexualität und Verbrechen 1. Stuttgart: Julius Püttmann 1928.) RISS: Das ärztliche Berufsgeheimnis. Dtsch. med. Wschr. 51 (1926). RIXEN: Zur Frage der Anrechnung des Irrenanstaltsaufenthalts auf die Strafzeit. Psychiatr.-neur. Wschr. 1908, Nr 48, 433. ROHDE: Zeugenaussagen Geisteskranker. Z. angew. Psychol. 2. Leipzig 1908. RUESCH, A.: Todesstrafe und Unfreiheit des Willens. Darmstadt 1928. RULF-GLEISPACH: Der österr. Strafprozeß mit Berücksichtigung der Rechtsprechung des Kassationshofes systematisch dargestellt. 4. Aufl. Wien: Tempsky 1913. RÜMELIN: Die Geisteskranken im Rechtsgeschäftsverkehr. Tübingen 1912.

SALINGE, LUDWIG: Erotische Reizerscheinungen bei Anwendung von Anästhesis in der zahnärztlichen Praxis. Greifswalder Diss. 1921. SCHÄFER: Das ärztliche Berufsgeheimnis. Münch. med. Wschr. 72. v. SCHEY: Das Allgemeine Bürgerliche Gesetzbuch. Wien 1916. SCHILDER: Über das Wesen der Hypnose. Berlin 1922. SCHNEIDER, CARL: Die forensische Bedeutung der neuzeitlichen Paralysebehandlung. Z. gerichtl. Med. 7, 333 (1926). SCHRÖDER, P.: Psychologie und Rechtsprechung. Dtsch. Richterztg. 1927, H. 5. — Intoxikationspsychosen. In Aschaffenburg: Handb. d. Psych., Spez. T. 3 I. Leipzig und Wien 1912. SCHULTZE, E.: Stellungnahme des Psychiaters zu dem Entwurf eines Strafvollzugsgesetzes. Arch. f. Psychiatr. 82, H. 2. Berlin: Julius Springer 1927. — Die jugendlichen Verbrecher im gegenwärtigen und zukünftigen Strafrecht. Wiesbaden 1910. — Psychiatrische Kritik der Maßregeln der Besserung und Sicherung im Entwurf zu einem Deutschen Strafgesetzbuch. Arch. f. Psychiatr. 66, 218ff. (1919). — Der Entwurf zu einem Deutschen Strafgesetzbuche 1919 vom Standpunkte des Psychiaters. Arch. f. Psychiatr. 66, H. 2, 161ff. — Vergleichende Kritik neuzeitlicher in- und ausländischer Entwürfe zu einem Strafgesetzbuch. Arch. f. Psychiatr. 68, H. 3/5. Berlin: Julius Springer 1923. — Der Reichstagsentwurf eines Allgemeinen Deutschen Strafgesetzbuches vom Standpunkt des Psychiaters. Arch. f. Psychiatr. 82, H. 1. Berlin: Julius Springer 1927. — Ist der beamtete Arzt verpflichtet, den Versorgungsbehörden die Krankengeschichte ohne Zustimmung des Betreffenden auszuhändigen? Mschr. Kriminalpsychol. 17, H. 9/10, 447—457 (1926). — Die ungerechtfertigten Einweisungen in die Irrenanstalten und ungerechtfertigte Entmündigungen. Mschr. Kriminalpsychol. 8. — SCHWARTZ: Komm. z. StGB. 1914. SEELIG: Willensfreiheit und strafrechtliche Verantwortlichkeit. Mschr. Kriminalpsychol. 16, H. 1/3. — Diskussionsbemerkung bei der Versammlung der I. K. V. 1925. SIEFERT, ERNST: Über die Störungen der Strafhaft mit Ausschluß der Psychosen der Untersuchungshaft und der Haftpsychosen der Weiber. Halle 1907. — Forensische Psychiatrie im Lehrbuch der gerichtlichen Medizin von Harnack. Leipzig 1914. SIEVERTS: Die Wirkungen der Freiheitsstrafe und Untersuchungshaft auf die Psyche der Gefangenen. Mannheim 1929. v. SÖLDER: Aus dem Strafrecht und Strafprozeß in Dittrichs Handbuch der ärztlichen Sachverständigentätigkeit 1. Wien 1908. SPEER: Zur Frage der Hypnoseverbrechen. Allg. ärztl. Z. Psychother. 1, H. 5. SPRANGER: Psychologie des Jugendalters. 6. Aufl. Leipzig 1926. STÄHELIN: Die Lehre vom moralischen Schwachsinn im Lichte neuerer psychiatrischer Forschungsergebnisse. Mschr. Kriminalpsychol. 19, H. 12 (1928). STAUDINGER: Kommentar zum BGB. 1925—1929. STEIN-JONAS: Die Zivilprozeßordnung für das Deutsche Reich. Tübingen 1928. STERZ: Encephalitisfolgen und Ehescheidung. Dtsch. Z. gerichtl. Med. 1926. STOLL: Über die Voraussetzungen für eine einwandfreie ärztliche Gutachtertätigkeit. Z. Med.beamte 38, 47 (1926). STOOSS, CARL: Vergleichende Darstellung des Schweizerischen Strafrechts 1892. STRASSMANN, F.: Anmerkung zu der Kammergerichtsentscheidung vom 27. Juni 1928. Jur. Wschr. 1928. — Ärztliche Bemerkungen zum neuen Zivil- und Strafprozeß. Arch. f. Psychiatr. 73. — Zur Reform der Zivilprozeßordnung. Dtsch. Z. gerichtl. Med. 1924. STRASSMANN, G. (Breslau): Die ärztlich wichtigen Bestimmungen des Deutschen Strafgesetzentwurfes in der Reichsratfassung

1927. Med. Klin. 1927, Nr 40/41. — Rechte und Pflichten des Arztes und die ärztlichen Sachverständigen in Österreich und Deutschland nach den jetzt geltenden Bestimmungen. Klin. Wschr. 3. — Die Untersuchung zur Feststellung der Verhandlungs- und Terminsfähigkeit, der Haft- und Reisefähigkeit. Handbuch der biologischen Arbeitsmethoden. Berlin-Wien: Urban-Schwarzenberg. — Die Verhandlungs- und Terminfähigkeit bei geistigen und körperlichen Erkrankungen. Dtsch. Z. gerichtl. Med. 4, H. 6. SYDOW-BUSCH-KRANZ: Kommentar zur Zivilprozeßordnung. 19. Aufl. Berlin 1926.

TEUDT: Strafrichter und ärztliche Sachverständige. Z. Med.beamte 1928, Nr 20. TUNICA-GOLDSCHMIDT: Ehescheidungsrecht. Berlin und Leipzig 1926. TÜRKEL: Psychiatrisch-kriminalistische Probleme. Jb. Psychiatr. 1905.

UNGAR: Über partielle Zurechnungsfähigkeit. Mschr. Kriminalpsychol. 16.

Verh. 35. Dtsch. Juristentages: Änderung in der Behandlung von Ehestreitsachen. Salzburg, Sept. 1928. 2, 2. Lieferung. Berlin und Leipzig: Walter de Gruyter. Verh. 6. Dtsch. Jugendgerichtstages Heidelberg, 17./19. Sept. 1924. Berlin 1925. VORKASTNER: Die forensische (strafrechtliche) Bedeutung der Hypnose. Arch. f. Psychiatr. 73, H. 2/4. — Die Begutachtung fraglicher Geisteszustände im Strafprozeß. Erg. Med. 7. Berlin und Wien.

WAGNER-JAUREGG: Gerichtliche Psycho-Pathologie im Lehrbuch d. ger. Med. von Hofmann-Haberda. Berlin-Wien 1927. WARNEYER: Kommentar zum BGB. 1923 und 1927. WEGNER: Deutsche Gebührenordnung für Zeugen und Sachverständige. Berlin 1926. WERTHAUER: Diskussion zum Vortrag Hennebergs in der Berl. Gesellschaft f. Neur. u. Psychiatr. am 13. Jan. 1919. Z. Neur. 18. WETZEL: Der Nachweis der psychischen Varietät beim Verbrecher und seine Beziehungen zu dem Verantwortlichkeitsproblem. Z. Strafrechtswiss. 44, 70ff. WEYGANDT: Diskussionsbemerkung bei der Versammlung der I. K. V. 1925. WIEN: Das österreichische Irrenrecht. Dittrichs Handbuch der ärztlichen Sachverständigentätigkeit: Forensische Psychiatrie 1, 375ff. Wien 1908. WILLER: Transitorische Geistesstörungen unter der Geburt und ihre forensische Bedeutung. Dtsch. Z. gerichtl. Med. 1929. WILMANNS: Die sogenannte verminderte Zurechnungsfähigkeit als zentrales Problem der Entwürfe zu einem Deutschen Strafgesetzbuch. Berlin: Julius Springer 1927. — Die psychiatrische Sachverständigentätigkeit und der Strafrichter. Z. Strafrechtswiss. 34. 125ff. — Zustände verminderter Zurechnungsfähigkeit einst und jetzt. Z. Strafrechtswiss. 44, 89ff.

ZELLER: Das Strafgesetzbuch für den Kanton Zürich. Zürich: Orell Fühsli 1912. ZIEHEN: Psychiatrie für Ärzte und Studierende. 2. Aufl. Leipzig: Hirzel 1902. — Neuere Arbeiten über pathologische Unzurechnungsfähigkeit. Mschr. Psychiatr. 5, 52, 459.

Siehe auch folgende Arbeiten der nicht benutzten Literatur.

ABRAHAM: Die Freiheit des Willens. Eine kritische Betrachtung. Z. Psychotherap. 8. ALSBERG: Verminderte Zurechnungsfähigkeit. Jur. Wschr. 28, H. 36/37, 2195. ANONYMUS: Darf ein Arzt das Zeugnis über das, was er in seinem Berufe erfahren hat, verweigern? Auch nach dem Tode des Patienten? Z. Bl. 1906, 563. ASCHAFFENBURG, GUSTAV: Die Stellung des Psychiaters zur Strafrechtsreform unter Berücksichtigung des neuen Entwurfs. Mschr. f. Kriminalpsychol. 16, H. 4/7, 145—166 (1925). — Geschworenengericht und Sachverständigentätigkeit. In: Schwurgerichte und Schöffengerichte 1.

BACHRACH (Wien): Bemerkungen eines Deutsch-Österreichers zur Ehereform. Jur. Wschr. 1922 I, 359ff. BALTAGLINI, GIULIO Q.; Motivi giuridici e imputabilità penale. Rivista penale 76. BELBEY: Die Suggestion beim Verbrechen. Semana méd. 29. BOEHMER: Geschäftsunfähigkeit und Genehmigung. DJZ. 25, 99. BOVENSIEPEN: Lücken im Entmündigungsverfahren. DJZ. 1929, 303. BRATZ: Anstaltsbeobachtung nach § 81 StPO. Allg. Z. Psychiatr. 75 (1919, 1920). BRESLER: Zu § 51 des Reichsstrafgesetzbuches. Psychiatr.-neur. Wschr. 21, 91 (1919). BROWN: Responsibility and modern psychology. Psyche 3. BUMKE, ERWIN: Jugendgerichtsgesetz im Handwörterbuch der Rechtswissenschaft von Stier-Somlo. 1928, 382ff. BUZENGEIGER (Karlsruhe): Prozeßrechtliche Gedanken zur geplanten Ehescheidungsreform. Jur. Wschr. 1922 I, 431ff.

CARSWELL, DONALD: Das Gesetz über die strafrechtliche Verantwortlichkeit der Geisteskranken. Lancet 206. CLOSTERMANN: Vortrag auf der Tagung der freien Vereinigung für Jugendgerichte und Jugendgerichtshilfen. Tagung v. 11./12. Juni 1926 in Göttingen. Jur. Wschr. 1926 II, 2163. COLLMANN: Das ärztliche Berufsgeheimnis im geltenden Recht und in den Entwürfen zum Strafgesetzbuch. Göttinger Diss. 1925.

Darstellung, vergleichende, des deutschen und ausländischen Strafrechts. Allg. T. 5. LILIENTHAL, K. v.: Zurechnungsfähigkeit. Berlin 1908. DARVAI, DENES: Die Untersuchung der Zurechnungsfähigkeit in unserem Strafrecht. Therapia (Budapest) 2, Nr 4. DELAHET: Delinquance et responsibility. Arch. Méd. nav. 113, Nr 3. DOERR: Das Jugendgerichtsgesetz vom 16. Febr. 1913. DÖRING, MAX: Richtlinien für den kinderpsychologischen Sachverständigen in Sexualprozessen. Leipzig: Dürrsche Buchhandlung 1914. DUNSTON, J. T., u. R. F. A. HOERNLE: Criminal responsibility in relation to mental disease. (Zurechnungsfähigkeit bei Geisteskrankheit.) S. afric. med. Rec. **24**, Jg. 26. Dunston: Criminal responsibility in the insane. Med. J. South Africa **22**, Nr 3.

Ehrenrooth: Die Verantwortlichkeit der psychisch Abnormen vor Gericht. Finska Läk.sällsk. Hdl. **66**. Eliasberg: Die Beurteilung der aphasischen Sprachstörungen nach dem Bürgerlichen Recht. Allg. Z. Psychiatr. **83**. — Wie sind aphasische Sprachstörungen nach Schlaganfällen auf Grund des BGB. zu beurteilen? Ein medizinisch-zivilrechtliches Gutachten und ein Vorschlag f. d. Gesetzgebung und die Praxis. Münch. med. Wschr. **73**.

Fernkorn: Willensfreiheit und Verantwortlichkeit. Greifswald 1927; JDR. **26**, 14 (1927) . (Zu § 104 BGB.) Fischer, Ignac: Psychiatrische Inkonvenienzen. Zeugnisse und Gutachten. Gyogyaszat **66**. Fischer, Max: Das badische Irrenfürsorgegesetz in der Bewährung. Mschr. Kriminalpsychol. **14**, H. 8/12, 231—250 (1924).

Goldenweiser: Zurechnungsfähigkeit und strafrechtliche Verantwortlichkeit in positiver Beleuchtung. Berlin 1903. Glaser, G.: Zurechnungsfähigkeit, Willensfreiheit, Gewissen und Strafe. Leipzig 1888. Gross: Zur Frage der Rechtsgültigkeit des psychiatrischen Untersuchungsprotokolls. Wien. klin. Wschr. **39**. Grünhut: Anselm von Feuerbach und das Problem der strafrechtlichen Zurechnung. Hamburgsche Schriften zur gesamten Strafrechtswissenschaft. Abh. Seminar f. Strafrecht u. Kriminalpolitik an der Hamburgischen Universität. H. 3. Guenther, Karl: Die Zurechnung im Strafrecht und die gesetzliche Berücksichtigung der geistig Minderwertigen. Berlin und Leipzig 1905.

Haberda: Der sachverständige Zeuge. Wien. klin. Wschr. **37**. Häberlein: Die Sachverständigen im Deutschen Recht. 1912. Hachenburg: Verband Eherechtsreform. Jur. Wschr. **1922** I, 5ff. Haff: Grenzgebiete der Rechtsphilosophie, speziell zur Lehre von der Geschäftsfähigkeit. Arch. Rechtsphil. **21**, 213. Hammerschlag: Die Erziehungsmaßregeln im Jugendgerichtsgesetz. Strafr. Abh. Breslau 1927. Hanke: Rechtsfähigkeit, Persönlichkeit, Handlungsfähigkeit. Berlin 1928. Hartmann: Erhebungen zur Frage des Bedürfnisses nach einer Bewahrung Asozialer. Zbl. Jugendr. **17**, Nr 7, 169—173 (1925). Heinze: I. Revision des Familienrechts. II. Über Einführung des Zerrüttungsprinzips. Jur. Wschr. **1921**, 819. Herschmann: Zur Frage des irrenärztlichen Berufsgeheimnisses. Wien. med. Wschr. **76**. Höfler, Alois: Sieben Thesen zu Prof. Dr. Franz v. Liszts Vortrag „Die strafrechtliche Zurechnungsfähigkeit". Mit einem Sonderdruck aus des Verf. „Psychologie": Willensfreiheit und Zurechnung. Wien 1897. Holthöfer: Hypnose als Mittel zur Begehung und zum Beweise von Sittlichkeitsverbrechen. Mschr. Kriminalpsychol. **15**. Hubernagel: Das Scheidungsrecht im Ausland. Staatsanw.ztg **26**, 182. — Die absoluten und relativen Ehescheidungsgründe des BGB. Staatsanw.ztg **26**, 311. Hübner: Die strafrechtliche Begutachtung Heeresangehöriger. Ärztl. Sachverst.ztg Nr 11, 12; Ref. Z. **40**, 301 (1919).

Jenenser: Fürsorgetagung. Jur. Wschr. **20**, 828. Jordan: Zur Reform des Ehescheidungsrechts. Jur. Wschr. **1922** II, 999. Josef: Gesamtschuldnerische Haftung der zur Berufsausübung verbundenen Ärzte für Abgabe eines unrichtigen Gutachtens. Ärztl. Sachverst.ztg **32**, Nr 23, 327—328 (1926).

Klee: Der amtliche Strafgesetz-Entwurf zum Strafgesetzbuch. Jur. Wschr. **25** II, 1469. Klieneberger: Beleidigungsklage auf Grund gutachtlicher Äußerungen. Dtsch. Z. gerichtl. Med. **24**. Kienböck: Die Schweigepflicht der Ärzte und des Sanitätspersonals nach österr. Rechte. Ger.ztg **1906**, Nr 5—7. Kronecker: Unterbringung des Angeschuldigten in einer Irrenanstalt zwecks Untersuchung seines Geisteszustandes. Vjschr. gerichtl. Med. **56**, 136 (1920). Kurella: Die Grenzen der Zurechnungsfähigkeit und die Kriminal-Anthropologie. Halle a. S. 1903. Kutzner: Freiheit, Verantwortlichkeit und Strafe. Langensalza 1923; Pädag. Magazin H. 924.

Lipmann, O.: Der Psychologe als Sachverständiger. Arch. Kriminalpsychol. **69**, H. 2; Ref. Z. **40**, 289 (1919). Loening, Richard: Geschichte der strafrechtlichen Zurechnungslehre. Jena 1903.

Macre: La notion du divorce en pathologie mentale. J. de Neur. **25**. Maier, Hans: Der Entwurf eines Verwahrungsgesetzes. Mschr. Kriminalpsychol. **14**, H. 8/12, 224—230 (1924). Marbe: Der Psychologe als Gerichtsgutachter im Straf- und Zivilprozeß. Stuttgart 1926. Martin: Geisteskrankheit und Rechtsschutz. Aschaff. Mschr. Kriminalpsychol. **11**, 295—308. May: Reform der Ehescheidung. Jur. Wschr. **1922** I, 5ff. Meagher: Insanity as a defensive plea in crime. A critical review. J. nerv. Dis. **58**. Menzel: Der kranke Offenbarungseidschuldner. Jur. Rdsch. **3**, 308ff. (1927). Merkel, Adolf: Besprechung von Glasers „Zurechnungsfähigkeit, Willensfreiheit, Gewissen und Strafe". Gesammelte Abhandlungen aus dem Gebiet der allgemeinen Rechtslehre und des Strafrechts II. Straßburg 1899. Messer: Das Problem der Willensfreiheit. Wege zur Philosophie; Schriften zur Einführung in das philosoph. Denken. Nr 1. Göttingen. Meyer: Gerichtlich-psychiatrisches Kuriosum. (Ein Beitrag zur Freiheitsberaubung Geisteskranker.) Arch.

f. Psychiatr. 73. — Zum ärztlichen Berufsgeheimnis. Z. Bahnärzte 21, Nr 12, 286—292 (1926). MEYER VON SCHAUENSEE: Der Kriminalfall Wütschert, dargestellt im Lichte der Strafrechtsreform und der Lehre von der moral insanity. Aschaff. Mschr. Kriminalpsychol. 11, 489—502. — Über die Bedeutung des anatomisch-pathologischen Elements für die Diagnose der Geisteskrankheit, speziell mit Rücksicht auf die Handlungsfähigkeit der Apoplektiker. Aschaff. Mschr. Kriminalpsychol. 11, 383—387. MILFERSTÄDT: Die Entwicklung des deutschen Entmündigungsverfahrens. DJZ. 1898, 105.

NIXON, C. E.: Responsibility for crime. (Strafrechtliche Verantwortlichkeit.) Med. J. South Africa 22 (1926).

OBERMEYER: Lehre von den Sachverständigen. München 1880. O'HARD, J. A.: Insanity responsibility. (Geisteskrankheit und Verantwortlichkeit.) New Orleans med. J. 79 (1926).

PIGGOT: The criminal responsibility of the insane. Brit. med. J. 1926. PLANCK: Kausalgesetz und Willensfreiheit. Berlin: Julius Springer 1913.

RAUNO, HANS: Die Verletzung des Berufsgeheimnisses nach § 300 StGB. Greifswalder Diss. 1919. RAW, ROBERTSON u. WORTH: Report of the committee on criminal responsibility. J. ment. Sci. 69. RAYER: Criminal responsibility. Brit. med. J. 1924. REICHEL: Geisteskrankheit als Ehehinderung. Ärztl. Sachverst.ztg 29. — Geisteskrankheit und Geschäftsfähigkeit. Wiss. Vjschr. der Prager Jur. Z. 23, 38. — Heilbehandlung und Zurechnungsfähigkeit auf dem Deutschen Juristentag. Ärztl. Sachverst.ztg 32 (1926). RIP: Das ärztliche Berufsgeheimnis. Dtsch. med. Wschr. 51. RITTERSHAUS: Zur Frage der rechtlichen Stellung des Entmündigten. Arch. f. Psychiatr. 73. ROJAS: Geisteskrankheit und Ehescheidung. Semana méd. 31.

SCHULTZE, ERNST: Morphinismus und Opiumgesetz. Münch. med. Wschr. 1928, Nr 17, 731 und Nr 18, 777. — Über Gemeingefährlichkeit Geisteskranker vom verwaltungsrechtlichen Standpunkt aus. Sonderabdruck aus der Z. Med.beamte ohne nähere Angaben. SCHÜTZ: Das ärztliche Berufsgeheimnis. Münch. med. Wschr. 72. SEELIG: Prüfung der Zurechnungsfähigkeit Geisteskranker durch den Richter. Graz: Ulrich Moser 1920. SELLO: Die Ausgestaltung der sozialen Gerichtshilfe für Erwachsene, eine Aufgabe des Jugendamtes. Zbl. Vormundschaftsr. 15. SIGHART: Temporäre und partielle Unzurechnungsfähigkeit. Mschr. Kriminalpsychol. 13.

THOM: Mental responsibility and petty crime. Boston med. J. 185. TINTEMANN: Ein Beitrag zur Psychologie der Verbrechen im Rausch. Aschaff. Mschr. Kriminalpsychol. 11, 166—172 (1915).

VOGT, H.: Die Tätigkeit des ärztlichen Gutachters beim Jugendgericht. (Das Jugendgericht in Frankfurt a. M.)

WEIGELIN, ERNST: Willensfreiheit und Verantwortlichkeit. Z. 42, 122. WEILER: Kriegsgerichtspsychiatrische Erfahrungen und ihre Verwertung für die Strafrechtspflege im allgemeinen. Mschr. Kriminalpsychol. 13. WEINBERG, S.: Der Alkohol vor dem Strafrichter: Berlin 1928. WEYGANDT: Forensische Psychiatrie: II. Sachverständigentätigkeit. Sammlung Göschen 1922. WIENER: Die Freiheit des Willens. Z. Neur. 94. WIMMER: Über die Bestrafung triebhaften Handelns. Ein Beitrag zur psychologischen Vertiefung strafrechtlicher Grundbegriffe. Z. 47, 101. WOODS, ANDERSEN: An utilitarian test for criminal responsibility. J. Criminal Law 1927. WURZER-CASSEL: Ist eine Erleichterung der Ehescheidung erforderlich? Jur. Wschr. 1922 II, 1000 ff.

ZIMMERLE: Die einzelnen Erziehungsmaßregeln im Jugendgerichtsgesetz. Württ. Z. 25, 178. ZUCKER: Über Schuld und Strafe des jugendlichen Verbrechers. Stuttgart 1899.

Nachtrag.

ALEXANDER: Amtlicher Entwurf eines allg. deutschen Strafgesetzbuches. Dtsch. med. Wschr. 51, Nr. 7.

BAUMGARTEN: Der neue Vorentwurf zu einem italienischen Strafgesetzbuch. Mschr. Kriminalpsychol. 13. — Der deutsche Strafgesetzentwurf vom Jahre 1919. Msch. Kriminalpsychol. 14. BIELAWSKI: Hypnose und Strafgesetzbuch. Now. psychiatr. (poln.) 3. BOMBACH: Beitrag zur Alkoholstatistik und Alkoholgesetzgebung in Deutschland. Z. Neur. 94. BOND: Encephalitis and its effect on the behavior of children General considerations in encephalitics as they affect the medical profession. Atlantic med. J. 30, Nr 6, 353—356. BRESLER: Weiteres zu § 51 des Reichsstrafgesetzbuches. Psychiatr.-neur. Wschr. 22 (1920/21). BURCH: Untersuchungen über den Einfluß des Alkoholismus auf die militärgerichtlichen Bestrafungen in der Schweizer Armee während der Grenzbesetzung 1914—1917. Schweiz. Z. Strafr. 32.

CATALÁN: Die Unterdrückung des Alkoholismus in der argentinischen Gesetzgebung. Riv. Criminología 12. CASSELLANO, NICEFORO und MARTIN R. ARANA: Die Zurechnungsfähigkeit bei Toxikomanen und die Behandlung des Falles nach den neuesten Rechtsnormen. Riv.

Criminología 12. CÉNAC: Perversions sexuelles et encéphalite epidémique. Ann. méd.-psychol. 82. CIAMPI, L. u. ARTURO AMEGHINO: Über einen wichtigen gerichtlich-medizinischen Gesichtspunkt bei der Encephalitis lethargica des Kindes. Rev. Asoc. méd. argent. 39. COLLA: Denkschrift über die Notwendigkeit der Schaffung eines Trinkerfürsorgegesetzes. Allg. Z. Psychiatr. 82. COSTA: Experimenteller Beweis für die Hypnotisierbarkeit gegen den Willen. Dtsch. med. Wschr. 48.

DÉCSI, KARL: Beitrag zur forensischen Bedeutung der pathologischen Rauschzustände. Psychiatr.-neur. Wschr. 29. DEHNOW, F.: Die Bestrafung geschlechtlicher Handlungen. Vererbg u. Geschl.leb. 1927. — Strafbare geschlechtliche Handlungen. Ein Gegenentwurf. Arch. Kriminol. 77. — Sittlichkeitsdelikte und Strafrechtsreform. Stuttgart: J. Püttmann 1922. DELBRÜCK: Zur Asylierung der Trinker. Allg. Z. Psychiatr. 84. DEMOLE: Projet de loi sur l'internement des buveurs. Rev. méd. Suisse rom. 43. DIETRICH: Zur sozialen Bedeutung der Encephalitis epidemica. Z. ger. Med. 3, 12.

EBERMAYER: Alkoholismus und Strafrecht. Dtsch. med. Wschr. 52, 1927. EGLOFFSTEIN: Zeugenaussage und Trunk. Eine Untersuchung zur gerichtlichen Seelenkunde. Alkoholfrage 21. EHRENFREUND, N. R. ERASMO: Responsibilità penale in cocainista Perizia medico-forense e considerazioni. (Die strafrechtliche Verantwortlichkeit des Cocainisten). Ann. Med. nav. e colon. 1 (1926).

FALKENBERG: Anstaltsbehandlung von Alkoholikern und Irrenfürsorgegesetz. Psychiatr.-neur. Wschr. 28, Nr 6, 63—65 (1926). FAERBER, J. D.: Geistesstörungen bei Sittlichkeitsverbrechen. Ing.-Diss. Berlin 1923. FLAIG: Bedeutsame behördliche Maßnahmen mit Bezug auf den Alkohol. Alkoholfrage 21. FRANKE: Der amtliche Entwurf eines allgemeinen Deutschen Strafgesetzbuches u. d. Jugendschutzes. Zbl. Jugendrecht 17. FRIEDLÄNDER: Hypnose und Rechtspflege. Ein volkshygienisches Mahnwort über die Gefahren der Hypnose. Z. Neur. 84. — Die forensische Bedeutung der Hypnose. Münch. med. Wschr. 71. — Eukodalismus und Gesetz. Psychiatr.-neur. Wschr. 28. FRIEDRICHS: Zur Psychologie der Hypnose und der Suggestion. Stuttgart: J. Püttmann 1922. FULLER: Encephalitis and its effect on the behavior of children. A study of postencephalitis boys in a hospital school. Atlantic med. J. 30.

GAUPP: Der neue Entwurf eines allgemeinen deutschen Strafgesetzbuches u. die Alkoholvergehen. Alkoholfrage 21. GELMA, EUGÈNE: L'imputabilité pénale des délirants (Die strafrechtl. Zurechnungsfähigkeit der Kranken mit Wahnideen). Ann. Méd. lég. 6. GERFELDT: Die gerichtsärztliche Bedeutung der Morphiumvergiftung. Allg. Z. Psychiatr. 85. GÖRING: Einfluß der Jugendgesetze auf die Beratungen über ein neues Strafgesetzbuch. Aschaff. Mschr. Kriminalpsychol. 14, 298 (1923). — Bemerkungen über den amtlichen Entwurf eines Allgem. Deutschen Strafgesetzbuches. Z. Neur. 101. GRUHLE: Die Verwendung der Hypnose und die Mitwirkung von Medien in der Rechtspflege. Z. Neur. 82. GRÜNEWALD: Strafe für den Mißbrauch geistiger Getränke. Mschr. Kriminalpsychol. 17. GUTTMANN: Persönlichkeitsveränderung nach epidemischer Encephalitis. Münch. med. Wschr. 73.

HACKEBUSCH: Über die Verwendung des hypnotischen Zustandes zur Aufdeckung von Rechtsverletzungen. Sovrem. Psichonevr. (russ.) 4, Nr 3, 269—276 (1927). HAMMER: Eifersuchtstrunkenheit als Strafausschließungsgrund (Freispruch des Schwurgerichts Berlin-Mitte, Dez. 1920). Psychiatr.-neur. Wschr. 25. HAUPT: Zur Psychologie des hypnotischen Zustandes. Z. Neur. 86. HEIMBERGER: Zweifelsfragen aus den Bestimmungen des Strafgesetzentwurfs von 1919 über Trunkenheit und Trunksucht. Aschaff. Mschr. Kriminalpsychol. 12, 223 (1921). HEINDL: Die' Hypnose im Dienste der Kriminalistik. Arch. Kriminol. 74, 283ff. HELLWIG: Ein Beitrag zur Frage der Beziehungen zwischen Hypnose und Verbrechen. Ärztl. Sachverst.ztg 29. HENTIG, HANS: Postencephalitische Störungen und Kriminalität. Mschr. Kriminalpsychol. 17. HERSCHMANN: Psychiatrische Kritik des amtlichen Entwurfs eines allgemeinen deutschen Strafgesetzbuches vom Jahre 1925. Arch. f. Psychiatr. 76. — Die Alkoholfrage im deutschen und österreichischen Strafgesetzentwurf. Jb. Psychiatr. 41. HEYER: Hypnose und Notzucht. Z. Sex.wiss. 15, H. 1, 1—8. HIRSCHFELD, MAGNUS: Zur Reform des Sexualstrafrechts, Bern 1926. Bespr.: Arch. Kriminol. 82. HÖPLER, E. u. P. SCHILDER: Suggestion und Strafrechtswissenschaft. Abh. jur.-med. Grenzgeb. 16 26. HERSCHMANN: Psychiatrische Abhandlungen zur Strafgesetzreform III über Verbrechen an Geisteskranken und ihre strafgesetzliche Ahndung. Jb. Psychiatr. 42. HORSTMANN: Nervöse Erschöpfung und Zurechnungsfähigkeit. Z. Med.beamte 35. — Über den Begriff der Gemeingefährlichkeit. Vjschr. gerichtl. Med. 53; Ref. Z. 40/292 (1919). HUMMEL: Die Zurechnung von Straftaten, die im alkoholischen Dämmerzustand begangen sind. Vjschr. gerichtl. Med. 58 (1919).

ILBERG: Über Morphinismus und seine forensische Bedeutung. Allg. Z. Psychiatr. 79. IVERS: Hypnose im Deutschen Strafrecht. Leipzig 1927.

JACOB: Schwierigkeit bei der Begutachtung von Spätzuständen bei Encephalitis lethargica. Ärztl. Sachverst.ztg 28. JACOBI, WALTER: Forensische Geständnisse unter Hypnose. Dtsch. Z. gerichtl. Med. 2. JOHN: Zum Problem „Hypnose und Verbrechen". Dtsch. Z. gerichtl. Med. 9. JULIUSBURGER: Zum Entwurf eines Allgemeinen Deutschen Strafgesetzbuches. Bemerkungen zu § 17 und § 335. Alkoholfrage 21. — Die Stellung des amtlichen Entwurfs eines allgemeinen Deutschen Strafgesetzbuches zu den Alkoholvergehen. Bl. Volksgesdh.pfl. 25.

KAUFFMANN: Der Cocainismus und Morphinismus in der Kriegs- und Nachkriegszeit vom gerichtsärztlichen Standpunkt. Allg. Z. Psychiatr. 80. KEHRER: Über die problematische Zurechnungsfähigkeit und ihre Untersuchung. Ostdeutscher Psychiatertag Breslau 1920. KINDBORG: Die Verwendung der Hypnose in der Rechtspflege. Z. Neur. 88. KLEE: Der amtliche Entwurf eines neuen Strafgesetzbuches. Ärztl. Sachverst.ztg 31. KOGERER: Der Fall Maria D. Ein Beitrag zur Frage des hypnotischen Verbrechens. Wien. med. Wschr. 1920. KRAEPELIN: Wesen und Ursache der Homosexualität. Z. pädag. Psychol. 23. KÜNZEL u. KÜRBITZ: Die Behandlung der Trunkenen und Trunksüchtigen im Entwurf 1919 zu einem deutschen Strafgesetzbuch. Allg. Z. Psychiatr. 79. KÜRBITZ: Die Behandlung der Trunkenen und Trunksüchtigen im Entwurf 1919 zu einem neuen deutschen Strafgesetzbuch. Psychiatr.-neur. Wschr. 25. KUTTNER: Hypnose vor Gericht. Čas. lék. česk. 62.

LEPPMANN: Forensische Beurteilung des Cocainmißbrauchs. Ärztl. Sachverst.ztg 1921, Nr 8. LERMANN: Über Charakterveränderungen bei Jugendlichen im Sinne der Psychopathieen nach Encephalitis epidemica. Ein kasuistischer Beitrag. Z. Neur. 86. LEWIN: Die Bestrafung der alkoholischen Trunkenheit. Münch. med. Wschr. 68. LEWY-SUHL: Zur Frage der Hypnosierbarkeit wider Willen. Dtsch. med. Wschr. 48. LIEPMANN: Der deutsche Strafgesetzentwurf. Allg. Z. Psychiatr. 79. LOEWENFELD: Hypnotismus und Medizin. München 1922.

MC. NEIL DONALD: A peculiar transformation of personality due to encephalitis lethargica. (Eine eigenartige Persönlichkeitsumwandlung bei Encephalitis lethargica.) Amer. J. Psychol. 34. MÄKELA: Über psychische Störungen bei und nach der epidemischen Encephalitis. Acta Soc. Medic. fenn. Duodecim 4. MAYER: Mißbrauch der Hypnose zur Vortäuschung geistiger Störungen. Z. Neur. 45, 269 (1919). MEYER-ESTORF: Verbrechen in Hypnose. Dtsch. Z. gerichtl. Med. 11. MEYER: Über Veränderung der Persönlichkeit bei chronischer Encephalitis. Klin. Wschr. 9. — Die psychischen Störungen bei der Encephalitis lethargica. Münch. med. Wschr. 70. MEYER, GEORG: Die Suggestion und ihre gerichtlich-medizinische Bedeutung. Z. gerichtl. Med. 1924. MEZGER: Alkohol und Strafrecht. Alkoholfrage 21. MICHEL: Die forensische und kriminalistische Bedeutung der Suggestion, der Hypnose und der okkulten Phänomene. Wien. med. Wschr. 77 (Vortrag). MIESBACH: Minderwertigkeit und Verantwortlichkeit. Z. gerichtl. Med. 4, 61. MITTERMAIER: Das Sexualproblem im Deutschen Strafgesetzentwurf. Z. Sex.wiss. 12. MUELLER-ROLAND: Eukodalismus und Gesetz. Psychiatr.-neur. Wschr. 28.

NAVILLE: Etudes sur les complications et les séquelles mentales de l'encéphalite épidémique. La bradyphrenic Encéphale 17.

PFISTER: Beleidigung, begangen im noktambulen Zustand. Ärztl. Sachverst.ztg 1919, Nr 3. PIERRE: An address on mental States in alcoholism. Lancet 206. PILER: Fragliche Zurechnungsfähigkeit bei einem psychopathisch minderwertigen Alkoholiker. Wien. med. Wschr. 70. POPHAL: Über exogene Charakterveränderungen im Sinne der „moral insanity". Z. Neur. 53. PUROES-STEWART: Acute drunkeness. Its medico-legal aspects, symptoms and tests. Lancet 208.

RAPAPORT: Cocainismus und Verbrechen. Moskov. med. Ž. 6. REBOUT-LACHAUX et SERIE: Encéphalite épidémique et perversions sexuelles. Ann. méd.-psychol. 82. RIGGALL: Homosexuality and alcoholism Psychoanalytic. Review 10. ROBIN: Les troubles du caractère liés a l'encéphalite épidémique chez l'enfant et le problème de la conscience morale. J. psychol.-norm. 21. ROSS: Les réactions médico-légales chez les encéphalitiques. Encéphale 21. ROUBINOVITSCH: Médecine légale des toxicomanes. Bull. méd. 38.

SCHÄFER: Theoretisches Nachwort zu den irrenärztlichen Verhandlungen über den Entwurf eines neuen Deutschen Strafgesetzbuches. Allg. Z. Psychiatr. 80. SCHULTZE: Zur gerichtsärztlichen Bedeutung des Alkoholexperiments. Med. Klin. 17 (1921). SEIFFERT: Alkoholische Absence-Zustände. Z. Bahnärzte 20. SIEMERLING: Hypnotismus und Geistesstörung. Ärztl. Sachverst.ztg 1921, Nr 22. SIMONIN: Des limites juridiques du diagnostic biochimique de l'alcoolisme aigu. Ann. Méd. lég. 6. SLOAN: Hypnotism as a defense to crime. Med.-leg. J. 41. SLUZKAJA: Moralischer Defekt bei Psychosen nach epidemischer Encephalitis. Sovrem. Psichonevr. (russ.). 3. SNELL: Eine Denkschrift über die Notwendigkeit der Schaffung eines deutschen Fürsorgegesetzes. Alkoholfrage 21. STAEHELIN: Untersuchungen an 70 Exhibitionisten. Z. Neur. 102. STRASSMANN, F.: Die Homosexualität vom kriminellen Standpunkt aus. Med. germ.-hisp.-amer. 3. — Zur Beurteilung von Tötungsdelikten unter Alkoholwirkung. Allg. Z. Psychiatr. 85, H. 5/6 (1926). STREEKER: Encephalitis and its effect on the behavior of children. Diagnosis of postencephalitic conditions. Atlantic med. J. 30. SULLIVAN: The relation of alcoholism to insanity and to crime. Proc. roy. Soc. Med. 17.

TÖBBEN: Über verbrecherische Ausnutzung suggestiver Fähigkeiten. Mschr. Kriminalpsychol. 12, 331 ff.

WEBER: Eifersuchtstrunkenheit als Strafausschließungsgrund. Psychiatr.-neur. Wschr. 25. — Ärztl. Bemerkungen z. amtl. Entwurf eines allgemeinen deutschen Strafgesetzbuches

(1925) in seinen Beziehungen zur Sexualpsychologie. Z. Sex.wiss. **12**. WESTHEIDE: Psychologie und Psychopathologie der Menstruation in gerichtl.-med. Hinsicht. Dtsch. Z. gerichtl. Med. **1**. WEYGANDT: Ärztliches über den amtlichen Entwurf eines allgemeinen Deutschen Strafgesetzbuches von 1925 und über die Unterbringung vermindert Zurechnungsfähiger. Ärztl. Ver. Hamburg, Sitzg v. 1. VI. 1926. WIMMER: Der chronische Morphinismus und seine gerichtsärztliche Bedeutung. Ugeskr. Laeg. (dän.) **87**. — Constitution à la medicine légale de l'encéphalite épidémique. Ann. méd.-psychol. **82**.

ZEEHANDELAAR: Homosexualität und ärztliche Begutachtung. Psychol. u. Med. **2** (1926).

Anmerkung: Für juristische Überprüfung eines größeren Teiles der Ausführungen bin ich Herrn Referendar VOGT, für Unterstützung bei Feststellung juristischer Literatur Herrn cand. jur. MEDER, für Hilfe bei der Korrektur Herrn cand. jur. SCHÄFER zu Dank verpflichtet.

Abkürzungen.

ABGB.	= Allgemeines Bürgerliches Gesetzbuch.		MBl. f. i. Verwaltung	= Ministerialblatt für innere Verwaltung.
AE.	= Amtlicher Entwurf 1925.		Mot.	= Motive.
BayerGVBl.	= Bayerisches Gesetzes- u. Verordnungsblatt.		n. F.	= neue Fassung.
BayJMBl.	= Bayerisches Justizministerialblatt.		OAG.	= Oberamtsgericht.
			Österr. JGG.	= Österr. Jugendgerichtsgesetz.
BayOLG.	= Bayerisches Oberstes Landesgericht.		Österr. RGBl.	= Österreichisches Reichsgesetzblatt.
BGB.	= Bürgerliches Gesetzbuch.			
BGBl.	= Österreichisches Bundesgesetzblatt.		Österr. StG.	= Österreichisches Strafgesetz.
BayZ.	= Zeitschrift für Rechtspflege in Bayern.		Österr. StPO.	= Österreichische Strafprozeßordnung.
DR.	= Das Recht.		OHG.	= Oberhandelsgericht.
DJZ. = DJur.-Ztg.	= Deutsche Juristen-Zeitung.		OLG.	= Oberlandesgerichtsententscheidungen.
E.	= Entscheidungen.		PreußG.	= Preußisches Gesetz.
FGG.	= Reichsges. über d. Angel. d. freiw. Gerichtsbarkeit.		PreußAnw.	= Preußische Anweisung.
			PrJMBl.	= Preußisches Justizministerialblatt.
GE.	= Gegenentwurf 1910.		RE.	= Reichstagsentwurf.
GVG.	= Gerichtsverfassungsgesetz.		RGebO.	= Reichsgebührenordnung.
			RGBl.	= Reichsgesetzblatt.
GoltdArch.	= Goltdammers Archiv.		RGE.	= Reichsgerichtsentscheidung.
IKV.	= Internationale Kriminalistische Vereinigung.		RGSt.	= Entscheidungen d. Reichsg. i. Strafsachen.
JDR.	= Jahrbuch für Deutsches Recht.		RJWG.	= Reichsjugendwohlfahrtsgesetz.
JGG.	= Jugendgerichtsgesetz.			
Jahrbuch	= Jahrbuch für Strafrecht.		RMG.	= Reichsmilitärgericht.
JMV.	= Justizministerialverfügung.		RsprdOLG.	= Rechtsprechung der Oberlandesgerichte.
JMBl.	= Justizministerialblatt.		RStGB.	= Reichsstrafgesetzbuch.
JRundsch.	= Juristische Rundschau.		RTV.	= Reichstagsvorlage.
JW. = Jur. Wochenschr.	= Juristische Wochenschrift.		RV. 1919	= Reichsverfassung 1919
			SA. = Seuff. Arch.	= Seufferts Archiv.
JVBl.	= Justizverordnungsblatt.		Sg. = Slg.	= Sammlung.
KglVO.	= Königliche Verordnung.		Seuff. Bl.	= Seuffert Blätt. f. Rechtsanwendung.
KG.	= Kammergericht.			
KGE.	= Kammergerichtsentscheidung.		SoergelRspr.	= Soergel: Rechtsprechung.
			StGB.	= Strafgesetzbuch.
Leipz. (Z.) = Zeitschr.	= Leipz. Zeitschr. f. Deutsches Recht.		StGBl.	= Staatsgesetzblatt.
			StPO.	= Strafprozeßordnung.
			StrS.	= Strafsenat.

Schweizer ZGB. = Schweizer Zivilgesetz-
buch.
V. = Vorentwurf 1909.
Vjschr. gerichtl.
Medizin = Vierteljahrsschrift f. ge-
richtl. Medizin.
VZ. = Verminderte Zurech-
nungsfähigkeit.
WE. = Wicht.
Entsch. = Wichtige Entscheidungen
auf dem Gebiete der
gerichtlichen Psychia-
trie.
WO. = Wechselordnung.
Warn. E. = Warneyers Jahrbuch der
Entscheidungen.

Warn. J., Warn.
Jahrb. = Warneyers Jahrbuch der
Entscheidungen.
WarnRspr. = Warneyers Rechtspre-
chung des Reichs-
gerichts.
Z. = Zurechnungsfähigkeit.
Z. = Ziffer.
Z. Med.beamte = Zeitschrift für Medizinal-
beamte.
ZPO. = Zivilprozeßordnung.
ZS. = Zivilsenat.
Z. = Zeitschrift f. d. ges.
Strafrechtswissen-
schaft.

Die Grenzgebiete der Psychiatrie.

Von

KARL BIRNBAUM

Berlin.

I. Die wissenschaftstheoretische Stellung der Psychiatrie und die psychopathologischen Teilgebiete.

Die Psychiatrie steht im Wissenschaftsbereich selbstverständlich nicht isoliert für sich, sondern ist eingefügt in ein ganzes Wissenssystem. Innerhalb dessen hat sie mannigfache Berührungen, ja Überschneidungen mit andern Wissenschaftskreisen. Daraus erwächst von selbst als natürlicher Abschluß des allgemeinen Teils dieses psychiatrischen Handbuchs die Aufgabe, eine systematische Übersicht auch über die *psychopathologischen Grenzgebiete*, wenigstens dem Stoffkreis nach zu geben. Die Durchführung dieser Aufgabe nimmt zweckmäßigerweise von der allgemeinen Festlegung der *wissenschaftstheoretischen Stellung der Psychiatrie* selbst ihren Ausgang.

In diesem Zusammenhang ist vor allem kurz folgendes herauszuheben: Die Wissenschaft, die hier in den Mittelpunkt der Betrachtung gestellt ist, ist die *Psychopathologie*, die *Erfahrungswissenschaft von den abnormen Seelenerscheinungen*. Sie gliedert sich ohne weiteres in *zwei Teilgebiete*, die nicht sowohl (oder wenigstens nicht so sehr) durch die Besonderheiten des für sie in Betracht kommenden wissenschaftlichen Materials, durch die Verschiedenartigkeit ihrer Forschungsobjekte, als vor allem durch die Verschiedenheiten ihrer *Gesichtspunkte und Fragestellungen* differieren.

1. In dem ersten Teilgebiet ist die Eigenart der psychopathologischen Phänomene als *primäre Naturgegebenheiten*, ihre Beziehung zum *biologischen Organismus* und seinen Gesetzen das Entscheidende. Ihre Erforschung unterliegt also den Gesichtspunkten der *biologischen* Naturbetrachtung. Es handelt sich, kurz gesagt, um eine *naturwissenschaftliche* (biologische) Psychopathologie. Die einzelnen psychopathologischen Phänomene: die Sinnestäuschungen usw. werden als *Naturgebilde psychischer Art* in ihrer Eigenart beschrieben und in ihren naturgesetzlichen Zusammenhängen, den kausalgenetischen Beziehungen zu biologischen Faktoren physischen oder psychischen Charakters u. a. m. klargelegt.

2. In dem zweiten Teilgebiet ist die Eigenart der psychopathologischen Phänomene als *geistiger* Gegebenheiten, ihre Beziehung zum Geistesleben und seinen Zusammenhängen das Ausschlaggebende. Es handelt sich hier ganz allgemein, wenn auch nicht ganz unmißverständlich gesagt, um eine *geisteswissenschaftliche* Psychopathologie. An den psychopathologischen Gebilden: den Sinnestäuschungen, den Wahnideen usw. interessiert nun nicht ihr biologischer Charakter und ihre naturgesetzlichen Beziehungen, als vielmehr ihre Bedeutung als Bestandteile, als Trieb- oder Gestaltungskräfte des geistigen und kulturellen Lebens,

sei es der befallenen Person selbst, sei es der Gemeinschaft, sowie ihre Beziehungen zu bestimmten Erscheinungen des Kultur- und Geisteslebens. Das wissenschaftliche Verständnis für sie ist durch das Zurückgehen auf ihre naturwissenschaftlich-biologischen Eigenheiten und Gesetzmäßigkeiten nicht zu gewinnen. Vielmehr bedarf es anderer: geisteswissenschaftlich orientierter Gesichtspunkte und Fragestellungen (etwa solcher nach dem Sinn- und Bedeutungszusammenhang).

Der Versuch, von dieser grundlegenden Differenzierung aus auf dem Wege zu den Grenzgebieten nun weiter zu kommen, legt es nahe, zunächst einmal diese beiden verschieden gerichteten Teilgebiete der Psychopathologie wissenschaftstheoretisch auf ihr Verhältnis zueinander festzulegen. Dies führt dann zu folgendem Ergebnis:

Die *naturwissenschaftliche* Psychopathologie hebt sich ohne weiteres als die *unmittelbar primär gegebene Grund- und Hauptwissenschaft* heraus. Sie stellt sich als *selbständige autonome Fachwissenschaft* mit ihrer Eigenart wesensgemäßen Methoden, Forschungsrichtungen, Forschungszielen usw. dar. Daß sie sich für ihre Arbeit noch bestimmter *Hilfswissenschaften* bedient und bedienen muß: der Physiologie, der Anatomie usw. steht mit dieser Feststellung nicht im Widerspruch. Und ebensowenig widerspricht dem ihre enge Berührung speziell mit der *naturwissenschaftlichen Psychologie* als einer gleichfalls biologisch-psychologischen Disziplin auf der einen Seite, mit der *Pathologie*, der allgemeinen Wissenschaft von den *biologischen Störungen* auf der anderen.

Demgegenüber kann die *geisteswissenschaftliche* Psychopathologie nur als *unselbständige Nebenwissenschaft* gelten, die sich gewissermaßen auf dem Grunde der naturwissenschaftlichen aufbaut und deren Forschungsobjekte vielfach gewissermaßen erst *sekundärer* Natur sind: dadurch gegeben, daß die primären psychopathologischen Naturvorgänge ins kulturelle und Geistesleben eingehen, sich mit ihm verflechten, in ihm sich auswirken, kurz und gut sekundär für das Geistesleben Bedeutung gewinnen. Diese geisteswissenschaftliche Psychopathologie bedarf daher bei ihrer wissenschaftlichen Forschungsarbeit ständig weitgehender Anlehnung nach *beiden* Seiten hin, also sowohl an die psychopathologische Naturwissenschaft wie an die Geisteswissenschaften.

Auch innerhalb der beiden psychopathologischen Teildisziplinen differenzieren sich noch gewisse Sondergebiete:

Im Bereich der *naturwissenschaftlichen* Psychopathologie hebt sich durch ihre wissenschaftliche wie praktische Bedeutung speziell die *klinische Psychopathologie* heraus. Sie stellt sich im besonderen als eine *medizinische* Wissenschaft dar, d. h. als eine solche, die den Beziehungen psychopathologischer Erscheinungen zu den — Leiden und Schäden verursachenden und Abhilfe erfordernden — biologischen Störungen des Organismus: zu den *Krankheiten* nachgeht. In diesem Sinne umschließt sie zunächst einmal und vorwiegend (wenn auch nicht allein), speziell den wissenschaftlichen Aufgabenkreis der *Psychiatrie*. Von hier aus hat sie unmittelbarste Beziehungen zur *medizinischen* Wissenschaft, von der sie im Grunde nur ein Teilgebiet darstellt, und darüber hinaus — wie eben schon angedeutet — zur *Pathologie* überhaupt.

Innerhalb der *geisteswissenschaftlichen* Psychopathologie ergibt sich ohne weiteres eine Sonderung in Teilgebiete, die durch die inneren (inhaltlichen) Beziehungen zu den einzelnen Sphären des geistigen Lebens, oder anders ausgedrückt: die durch die einzelnen ihr benachbarten und sie nahe berührenden *geisteswissenschaftlichen Sonderdisziplinen* gegeben ist. Es läßt sich dementsprechend eine sozial-, religions-, kunstwissenschaftliche usw. Psychopathologie aufstellen: Einzelfächer, die selbst wieder, auf ihr Verhältnis zu jenen geisteswissenschaftlichen Spezialgebieten hin betrachtet, denen sie zugeordnet sind, als *deren* Hilfswissenschaften angesprochen werden müssen.

Mit der bisherigen Einteilung (speziell: Zweiteilung) der Psychopathologie, die im Grunde durch deren Sondereigenart selbst bedingt ist: durch die eigentümliche *Zwitterstellung*, welche den psychopathologischen Gebilden als biologischen und geistigen Phänomenen zukommt, wird dieser Disziplin eine gewisse, für sie bis zu einem gewissen Grade *spezifische wissenschaftliche Sonderstellung* zugewiesen. Dazu tritt nun noch eine anders gerichtete Zweiteilung, die die Psychopathologie so gut wie andere Wissenschaftsbereiche überhaupt durchzieht und sich ebensowohl (wenn auch nicht in gleichem Umfange und in gleicher Bedeutung) auf ihren geisteswissenschaftlichen wie naturwissenschaftlichen Zweig erstreckt. Sie ist eine an sich für die Psychopathologie *unspezifische* und vielmehr ganz allgemein gegeben durch grundlegende Unterschiede in den wissenschaftlichen Gesichtspunkten und Zielen:

Als *reine* (*theoretische*) Wissenschaft ist die Psychopathologie, und zwar die naturwissenschaftliche so gut wie die geisteswissenschaftliche, lediglich auf *Erkenntnisse* gerichtet, also im wesentlichen auf die Erfassung und Erklärung der zum Psychopathologischen gehörigen bzw. in Beziehung stehenden Erscheinungen und Zusammenhänge. Als *angewandte* (*praktische*) Wissenschaft dagegen geht sie auf *praktische Zwecke und Ziele* aus; und zwar aus naheliegenden Gründen im wesentlichen auf solche, die auf Abhilfe von Bedrohungen und Schädigungen durch natur- oder kulturpsychopathologische Erscheinungen und Vorgänge, auf Erhaltung und Förderung von Natur- bzw. Geisteswerten gerichtet sind.

Als solche angewandte Psychopathologie stellt sich speziell innerhalb ihrer *naturwissenschaftlichen* Sondersphäre ohne weiteres die eigentliche *Psychiatrie* dar, die ja schon rein *äußerlich* durch ihren Namen als Irren*heil*kunde ihren praktischen Zweckcharakter: im Sinne der Krankheits*behandlung* verrät und ihn im übrigen in ihrem Inhalte noch ausdrücklich durch die besonderen praktischen Gesichtspunkte der Diagnostik, der Prognostik, der Prophylaxe usw. bestätigt. Innerhalb der *geisteswissenschaftlichen* Psychopathologie können etwa die *gerichtliche* Psychopathologie oder die *Heilpädagogik* als — verschieden gerichtete — Sondergebiete angewandter psychopathologischer Wissenschaft angesprochen werden.

Ob und inwieweit auch die oben angeführten Sonderaufgaben psychopathologischer Spezialgebiete, als *Hilfs*wissenschaften anderer wissenschaftlicher Disziplinen diesen vermittels ihrer Erkenntnisse (eventuell auch vermittels ihrer Methoden) Dienste zu leisten: die Jugendpsychopathologie etwa der Jugendpsychologie und Pädagogik, die Kriminalpsychopathologie der Kriminologie und Strafrechtswissenschaft, die Kulturpsychopathologie der Geschichtswissenschaft usw.: ob diese Hilfsaufgaben diese — an sich theoretischen — Disziplinen nun gleichfalls in den Bereich angewandter praktischer Psychopathologie bringen, kann zweifelhaft sein und darf unentschieden bleiben, da es für die Zielsetzungen dieser Darstellung ohne wesentliche Bedeutung ist.

Die weitere innerhalb der theoretischen Wissenschaften noch gebräuchliche Zweiteilung in *individualisierende* (idiographische) und *generalisierende* (systematische, nomothetische) auch auf die Psychopathologie auszudehnen, liegt an dieser Stelle kein wesentlicher Grund vor. Die Bedeutung der ersteren im Rahmen der Psychopathologie würde sich im wesentlichen — wenn man vom Interesse der Psychiatrie am ungewöhnlichen atypischen klinischen Sonderfall absieht — auf deren geisteswissenschaftlichen Sonderkreise beschränken und zwar speziell innerhalb derselben auf den als *pathographische* Wissenschaft herausgehobenen Spezialbereich, der sich mit der geistig-kulturell prominenten Einzelpersönlichkeit in allen ihren pathologischen (zumal psychopathologischen) Beziehungen abgibt.

Dagegen greift ein anderer Gegensatz tiefer und bedenklicher in die wissenschaftliche Sonderstellung der Psychopathologie ein. Es ist der Gegensatz der (natur- bzw. geisteswissenschaftlichen) Psychopathologie als der *reinen Tatsachen*- und *Erfahrungswissenschaft* zu der wertenden, *normativen*, die die aus den Wertkriterien anderer Wissenschaften sich ergebenden Normen (Forderungen) auf das besondere psychopathologische Gebiet zur Anwendung bringt. An diesem Gegensatz, der die Stellung der Psychopathologie als einfach „deskriptiver“ Seinswissenschaft erschüttert (im übrigen sich aber nicht etwa mit dem Gegensatz von reiner und angewandter Psychopathologie deckt), nimmt die naturwissenschaftliche so gut wie die geisteswissenschaftliche Psychopathologie teil. Freilich die erstere bei weitem nicht in dem Grade und Umfange wie die letztere; denn während im naturwissenschaftlichen Bereich die *biologisch orientierten Wertgesichtspunkte* sich auf die Normen der Gesundheit und Krankheit beschränken, ist der geisteswissenschaftliche von theoretisch wie praktisch gerichteten Normen der verschiedensten Art (soziale, ethische, ästhetische usw.) geradezu durchsetzt. In diesem Sinne werden ganze Spezialgebiete der geisteswissenschaftlichen Psychopathologie von ihr wesensfremden Normen und heteronomen Gesichtspunkten direkt beherrscht, wie etwa die gerichtliche Psychopathologie von den Normen der Rechtswissenschaft: Erscheinungen, die bekanntlich ihren äußerlich aufdringlichsten und wissenschaftlich bedenklichsten Ausdruck in gewissen *psychopathologisch-normativen Bastardbegriffen*: so dem der Unzurechnungsfähigkeit und ähnlichen finden.

II. Die psychiatrischen Grenzgebiete.

1. Allgemeine Kennzeichnung.

Von diesem Überblick über das psychopathologische Gesamtgebiet aus lassen sich nun unschwer die *Grenzgebiete* festlegen. Unter ihnen sind wie selbstverständlich jene Teilgebiete zu verstehen, die zwar noch innerhalb des Gesamtbereichs der Psychopathologie selbst fallen, aber schon an seiner Peripherie gelegen sind und also vom zentralen Hauptgebiet sich wesentlich entfernen. Fragt man sich im Hinblick darauf zunächst, was denn das eigentliche *Zentral- und Hauptgebiet* der Psychopathologie ausmacht, so versteht es sich bei der Stellung der Psychiatrie als im wesentlichen *biologischer* Wissenschaft von selbst, daß als solches nur der unmittelbar gegebene, selbständige und autonome biologische Wissenschaftskreis der *naturwissenschaftlichen Psychopathologie* gelten kann. Und so bleiben als Grenzgebiete in der Hauptsache jene psychopathologischen *Nebengebiete* übrig, die, als *geisteswissenschaftliche Psychopathologie* von vornherein herausgehoben, so zugleich ihre Berührung mit anderen nicht-biologischen Wissenschaften und damit ihre wissenschaftliche Randstellung offenbaren.

Gewiß, es lassen sich auch von der *naturwissenschaftlichen* Seite her manche andere Disziplinen, zu denen die Psychopathologie mehr oder weniger nahe Beziehungen und Berührungen hat, in gewissem Sinne als ihre Grenzgebiete hinstellen; so vor allem die vorher speziell als ihre Hilfswissenschaften gekennzeichneten *somatologischen* Sondergebiete der Anatomie (insbesondere Nervenanatomie), der Physiologie (Nervenphysiologie), auch der Neuropathologie usw. Auch das Gebiet der *normalpsychologischen Ausnahme*phänomene: Traum-,

Massenpsychologie u. dgl. ließe sich hierher rechnen. Aber diese Grenzgebiete liegen im wesentlichen *außerhalb* ihrer Grenzen und sind daher selbst keine Psychopathologie mehr, während die Grenzgebiete, die in ein Handbuch der Psychopathologie hineingehören, dieser selbst auch zugehören müssen.

Die Grenzstellung der so festgelegten geisteswissenschaftlichen Psychopathologie wäre danach so zu kennzeichnen, daß sie als psychopathologisches Randgebiet auf der einen Seite weitgehende Berührungen und Beziehungen zum naturwissenschaftlich-medizinischen Hauptgebiet aufweist, und auf der anderen Beziehungs- und Berührungspunkte mit den außerhalb gelegenen Geisteswissenschaften. Von dieser ihrer Sonderstellung her läßt sich nun bis zu einem gewissen Grade auch eine *allgemeine Kennzeichnung* der Sondereigenart dieser Grenzgebiete gegenüber dem psychopathologischen Hauptgebiete ableiten. Freilich *zunächst* nur vorwiegend in *negativem* Sinne, wie sie durch die sich grundsätzlich von der medizinisch-biologischen entfernende *geisteswissenschaftliche Orientierung* gegeben ist.

Zunächst einmal weicht ganz allgemein die *Forschung* auf diesem geisteswissenschaftlichen Grenzgebiete der Psychopathologie in gewissem Sinne und Umfange von der des naturwissenschaftlich-medizinischen Hauptgebiets mehr oder weniger ab. Nicht etwa als ob nun beide grundsätzlich ganz verschiedenartige *Objekte* verarbeiteten: Im Gegenteil, jedes beliebig herausgegriffene Syndrom (so etwa die Sinnestäuschungen, die in ihrer „formalen“ Eigenart grundsätzlich medizinisch-naturwissenschaftlich erfaßt zu werden pflegen, in ihrer inhaltlichen [religiösen oder ähnlichen] in gleicher Weise geisteswissenschaftlich) widerlegt dies ohne weiteres. Darüber hinaus belehrt überdies jeder beliebige Versuch irgendwelches psychopathologische Phänomen möglichst in allen seinen Beziehungen zu erfassen, sogleich darüber, von wie vielen — natur- wie geisteswissenschaftlichen — Teilgebieten der Psychopathologie die gleichen Objekte mit gleichem Recht in Anspruch genommen werden können und wie die psychopathologischen Gebilde zugleich im Berührungs- und Schnittpunkte naturwissenschaftlicher wie geisteswissenschaftlicher psychopathologischer Disziplinen liegen. So stellt sich etwa, um an einem ganz banalen Objekt zu demonstrieren, der *Alkoholrausch* für die naturwissenschaftliche Psychopathologie als toxische Hirnreaktion, für die klinische als akute exogene Psychose, für die soziologische als soziale Verfallserscheinung, für die kulturwissenschaftliche als geistiges Anregungs- oder seelisches Betäubungsmittel usw. dar.

Aber es bleibt doch bestehen: daß für diese psychopathologischen Grenzwissenschaften die biologisch-medizinischen Seiten bzw. die auf Biologisches und speziell auf Krankheit beziehbaren Seiten psychopathologischer Objekte so gut wie ganz zurücktreten zugunsten jener geistigen (sozialen und kulturellen bzw. auf Soziales und Kulturelles beziehbaren) Seiten. Und daß infolgedessen die Bearbeitung der letzteren nach Materialauswahl, nach Quellen, Methoden, Gesichtspunkten und Problemstellungen mehr oder weniger wesentlich von der der ersteren sich entfernen muß.

In diesem Sinne heben sich etwa folgende Besonderheiten von vornherein ganz grob heraus:

Von dem klinisch-psychiatrischen *Material*, das grundsätzlich und bis in alle Einzelheiten von der naturwissenschaftlichen Psychopathologie herangezogen wird, fällt zunächst ein Teil, und zwar ein recht erheblicher, weil seiner Natur nach *geisteswissenschaftlich irrelevant*, für diese Grenzgebiete aus. An seine Stelle tritt dafür ein anderes, das aus sozialem und kulturellem Leben, aus Kultur- und sonstiger Geschichte herrührt und das umgekehrt die naturwissenschaftliche Psychopathologie wegen des starken Einschlags geistig-soziologischer und -kultureller Elemente außerhalb ihres Arbeitsrahmens stellt. Im Zusammenhang damit schöpfen diese Grenzgebiete auch nicht einfach aus den üblichen Quellen für das Hauptgebiet: aus den Sammelstellen der Krankheitserscheinungen wie *Klinik und Irrenanstalt,* als vielmehr zugleich und in erhöhtem Maße aus dem *freien Gemeinschafts- und Kulturleben* und der seinen Verlauf verfolgenden, die geistig-sozialen sowie geistig-kulturellen Erscheinungen, Zusammenhänge und Veränderungen zusammenstellenden *Geschichte* (diese im weitesten Sinne gewonnen).

Dem entspricht nun auch die sich wesentlich von der klinisch-medizinischen entfernende *Arbeits- und Forschungstendenz* dieser geisteswissenschaftlichen Psychopathologie: Krankenbett und Laboratorium, körperlich medizinische Untersuchung und naturwissenschaftlich-psychologisches Experiment: kurz alles, was der bloßen Klärung der Beziehungen zu Körperlichkeit und Krankheit und der Erfassung elementarer psychischer oder psychophysischer pathologischer Naturgebilde und ihrer Zusammenhänge gilt, tritt hier so gut wie ganz zurück hinter einer in ganz anderem Maße und Umfange auf Geistiges und seine Beziehungen gerichteten *Methodik*: sei es, daß diese die psychopathologischen Gebilde in ihrer ganzen von *geistig-kulturellen Einschlägen durchsetzten Mannigfaltigkeit, Differenziertheit und Nuanciertheit* voll zu fassen sucht, wie dies etwa der *phänomenologisch* orientierten Forschungsrichtung in der Psychopathologie entspricht; oder daß sie psychopathologische Erscheinungen in ihrem *Zusammenhang mit den höheren Kräften des geistigen Lebens* und den Kulturfaktoren psychodynamisch aufzuklären sucht, wie dies — wenigstens zum Teil — die *psychoanalytisch* gerichtete psychopathologische Forschungsarbeit erstrebt; oder daß sie die *psychopathologisch-kulturelle Gesamtpersönlichkeit* nach Eigenart, Entwicklung und persönlichen Auswirkungen in Kulturleben und Werk in ihrer Ganzheit und Individualität zu erfassen sich bemüht, wie dies etwa speziell in der Forschungslinie der *pathographischen* Methode liegt; oder daß sie schließlich überhaupt und grundsätzlich von jeder naturwissenschaftlich biologischen Betrachtungsweise abbiegend, direkt der geisteswissenschaftlichen folgt, indem sie sich im wesentlichen um ein Verständnis der *Sinn-* und *Bedeutungszusammenhänge* im psychopathologischen Rahmen bemüht.

Daß da und dort im Rahmen der geisteswissenschaftlichen Psychopathologie auch eine mehr der naturwissenschaftlich-medizinischen sich annähernde Forschungsweise und Materialgewinnung herangezogen und erfolgreich verwertet werden kann, beweisen u. a. die Ergebnisse der experimentellen Pharmakopsychopathologie (beim Mescalin- oder Haschischrausch) oder der klinischen Beobachtung bei der schizophrenen Erregung. Doch wenn auch von den dort nachgewiesenen mystischen, ekstatischen, kosmischen und ähnlichen Erlebnisformen bedeutsame Bausteine zur Religions- oder Weltanschauungspsychopathologie geliefert worden sind, so kann das an jenen grundsätzlichen Feststellungen nichts Wesentliches ändern.

Alles in allem ergibt sich so für diese psychopathologischen Grenzgebiete eine innere *Irregularität und Zwiespältigkeit,* die sie wesentlich von dem in bezug auf Material und Methodik relativ einheitlich gearteten Hauptgebiet abhebt: Während es sich dort stets um Naturwissenschaft und ganz um Pathologie handelt, handelt es sich hier immer wieder nur *halb um Naturwissenschaft und Pathologie und halb um Geisteswissenschaft.* Während dort grundsätzlich und systematisch alle biologisch-psychologischen Erscheinungen in das Hauptgebiet eingeschlossen sind, sind hier die verschiedensten vereinzelten Phänomene so unsystematisch und irregulär, wie sie sich der Empirie und der geschichtlichen Durchforschung darbieten und wie sie gerade — oft mehr zufällig — kulturpsychopathologische Einschläge aufweisen, herangezogen und zusammengestellt. Während es sich dort durchweg um naturwissenschaftlich erforschbare Gebilde handelt, denen eine gewisse Homogenie zugesprochen werden kann und übereinstimmende Naturgesetzlichkeiten zugrunde gelegt werden können, liegen hier durchaus heterogene Bildungen vor, wie sie eben durch die Verquickung zweier ganz verschiedenartigen Wissenschaftskreisen zugehörigen Erscheinungen gegeben sind: Gebilde, die infolgedessen sehr schwer eine Erfassung durch allgemeingültige Gesetzmäßigkeiten, eine eindeutige einwandsfreie methodische Verarbeitung zulassen. Dabei wird noch ganz davon abgesehen, daß mit dieser heterogenen Verquickung von psychopathologischen und geisteswissenschaftlichen Faktoren oft genug noch dazu den biologischen Wissenschaften fremde und widersprechende und nur den Geisteswissenschaften eigene Momente: kulturelle *Wertgesichtspunkte* und *Wertungen* in diese psychopathologischen Grenzgebiete hineingetragen werden. Diese Momente sind nun aber ganz besonders dazu angetan, die innere Uneinheitlichkeit und Unausgeglichenheit dieser Grenzbezirke zu vermehren und zu verstärken.

2. Die einzelnen psychiatrischen Grenzgebiete.

Will man nunmehr die *Einzelgebiete*, welche die psychopathologische Grenzsphäre umspannt, in Umrissen übersehen, so gelingt dies am leichtesten, wenn man wiederum von dem Gegensatz zwischen medizinisch-naturwissenschaftlicher und geisteswissenschaftlicher Psychopathologie ausgeht.

Während die psychopathologischen Erscheinungen als naturwissenschaftliche Forschungsobjekte sich als Manifestationen eines biologischen *Einzel*organismus darstellen und von diesem und seinen Störungen aus für sich, *ohne* sonstige Beziehungen zu anderen Einzelorganismen und ihren Äußerungen, wissenschaftlich erfaßt werden können, lassen sich die gleichen Erscheinungen, soweit sie als Objekte der geisteswissenschaftlichen Psychopathologie dienen, nicht so isoliert und beziehungslos in Angriff nehmen. Denn so wenig das Geistesleben des einzelnen im normalen Bereich ohne Beziehungen zu anderen (geistigen) Individuen sowie zur Gemeinschaft und ihren geistigen Kundgebungen denkbar ist, so wenig überhaupt eine isolierte Geistigkeit des einzelnen ohne zwischenmenschliche geistige Beziehungen existiert, so wenig ist eine solche für das pathologische Geistesleben denkbar. Und so trifft man denn auch allenthalben und grundsätzlich im ganzen Bereiche geisteswissenschaftlicher Psychopathologie solche Beziehungen an, sei es nun, daß es sich um die allgemeinsten geistigen Beziehungen zu anderen Individuen und zum Gemeinschaftsleben, also um *sozialpsychische* Beziehungen handelt, sei es daß solche zu den geistigen Niederschlägen dieser Gemeinschaft, zu den objektiven Geistesgebilden vorliegen, also *kulturpsychische* Beziehungen bestehen. Damit läßt sich zunächst ohne weiteres eine *soziologische* („gesellschaftskundliche", „sozialwissenschaftliche") und eine *kulturwissenschaftliche* Psychopathologie auseinanderhalten, von denen die erstere ganz *allgemein* die Beziehungen psychopathologischer Erscheinungen zum Gemeinschaftsleben und den ihm eignen soziologischen Gebilden behandelt, die andere in *besonderem* den Beziehungen des Psychopathologischen zu den auf dem Boden geistiger Gemeinschaften sich erhebenden, aus dem geistigen Zusammenleben hervorgehenden objektiven Geistesgebilden der Kultur erörtert. Beide Gebiete sind freilich nicht so scharf wie die Worte trennbar, da kulturelle Elemente sowohl in das soziale Geistesleben, wie soziale ins kulturelle ständig hineinspielen. Immerhin gestatten sie bis zu einem gewissen Grade eine selbständige Herausstellung, und verlangen sogar eine solche gerade im Rahmen der Psychopathologie; besonders deswegen, weil die psychopathologischen Momente, die bei beiden nach Art, nach Umfang und inneren Zusammenhängen in Betracht kommen, wesentliche Verschiedenheiten aufweisen.

a) Das sozialpsychopathologische Grenzgebiet und seine Untergruppen.

Die *gesellschaftskundliche* Psychopathologie muß als das theoretisch wie praktisch umfangreichste und weitaus wichtigste Teilgebiet der psychopathologischen Grenzdisziplinen angesprochen werden; schon aus dem einfachen Grunde, weil die aus dem Zusammenleben sich ergebenden geistigen Beziehungen allgemeinster und universellster Art sind. Von ihr werden demnach ganz allgemein die Zusammenhänge zwischen psychopathologischen und gesellschaftlichen Erscheinungen erfaßt und zwar ebensowohl diejenigen psychopathologischen Phänomene, die Beziehungen zum Gesellschafts- und Gemeinschaftsleben haben, wie umgekehrt diejenigen sozialen Gebilde, die zum Pathologischen Beziehungen aufweisen.

Die *Begründung* für die grundsätzliche Anerkennung und Heraushebung einer solchen soziologischen Psychopathologie ist zunächst eigentlich schon mit der selbstverständlichsten Tatsache gegeben, daß die geistige Störung, mag sie auch an sich ein einfacher Naturvorgang sein, so doch nicht sich in einem sozusagen soziologisch und psychologisch luftleeren Raum abspielt. Daß sie vielmehr in einem bestimmten psychischen Medium vor sich geht, einem Milieu, das durch die Tatsache des Zusammenlebens mit anderen, durch die Vergesellung gegeben ist und seinen Charakter erhält. Und dieses Existenzrecht der soziologischen Psychopathologie wird noch weiter durch die nicht weniger selbstverständliche Tatsache bestätigt, daß die Psychose, wiewohl sie das Individuum in seiner Besonderheit als *Naturwesen* befällt, es doch zugleich in seiner Eigenart als *soziales* Wesen trifft. Das heißt aber nichts anderes, als daß sie es zugleich irgendwie mehr oder weniger auch in seinen *sozialpsychischen Beziehungen* trifft. Als genügend bezeichnend für diesen grundsätzlichen Zusammenhang darf vielleicht der Hinweis gelten, daß sich selbst schon im Rahmen der rein naturwissenschaftlichen und klinischen Psychopathologie statt rein biologischer bzw. naturwissenschaftlich-psychopathologischer Auffassungen und Begriffsbestimmungen der Geistesstörungen sich *soziologisch* gerichtete geltend machen, die bald Störungen des Gemeinschaftslebens, bald Störungen der sozialen Anpassung als Kriterien der Psychose aufstellen (HELLPACH u. a.) oder die wenigstens Grad und Schwere einer Störung an dem Mindermaß der *sozialen* Leistungsfähigkeit messen; und daß gewisse extreme klinisch-psychiatrische Anschauungen (nach Art des Psychoanalytikers STÄRCKE) ziemlich so weit gehen, daß sie eine Geisteskrankheit ohne Zusammenhang mit der Gesellschaft gar nicht recht anerkennen, ja eine solche bei einem Robinson überhaupt nicht für denkbar halten.

Ist so schon aus grundsätzlichen Erwägungen die *Bedeutung* einer soziologischen Psychopathologie erkennbar, so läßt sich doch ihr ganzer *Umfang* erst bei einem systematischen Überblick über das Gesamtgebiet übersehen. Für eine solche Bearbeitung liegt nun zunächst eine Gliederung nahe, die sich mutatis mutandis durchgängig bei allen psychopathologischen Grenzdisziplinen anwenden läßt. Indem man den Schwerpunkt bald mehr auf das soziologische, bald mehr auf das pathologische Element verlegt (bzw. von da ausgeht, wo jeweils das Schwergewicht der betreffenden Erscheinung liegt: bald von der sozialen, bald von der pathologischen Seite), wird es möglich, zwei Gruppen: die vom *Psychopathologischen her beeinflußten* (erzeugten, geformten, umgestalteten usw.) *soziologischen* Gebilde und die von *soziologischen Momenten beeinflußten* (erzeugten, geformten, umgestalteten usw.) *psychopathologischen* auseinander zu halten. Bei der ersteren Gruppe, den psychopathologisch beeinflußten sozialen Sondergebilden und Gemeinschaftsformen bewegt man sich vorwiegend (wenn auch nicht ausschließlich) in der soziologischen Sphäre, bei der anderen Gruppe, den soziologisch beeinflußten psychopathologischen Phänomenen, umgekehrt vorwiegend im pathologischen Bereich. Ob man nun entsprechend diesen Ordnungsgesichtspunkten berechtigt ist bzw. so weit gehen darf, innerhalb dieser sozialwissenschaftlichen Psychopathologie nun auch noch eine wissenschaftliche Trennung im Sinne einer *psychopathologischen Soziologie* einerseits, einer *soziologischen Psychopathologie* andererseits vorzunehmen, muß mehr als zweifelhaft erscheinen. Ist doch schon infolge der unvermeidlichen Wechselwirkungen die Trennungslinie zwischen soziologisch beeinflußten pathologischen Erscheinungen und pathologisch beeinflußten soziologischen in praxi nichts weniger als scharf zu ziehen.

Immerhin läßt sich das Gesamtgebiet der sozialwissenschaftlichen Psychopathologie am sichersten umgreifen, und die Fülle seiner Einzelinhalte sowie Vielgestaltigkeit seiner Beziehungen am leichtesten erfassen, indem man von den beiden verschiedenen Ausgangspunkten her zunächst scheinbar verschieden gerichtete, schließlich sich aber treffende Forschungswege einschlägt.

Eine *Gesamtdarstellung* der sozialpsychopathologischen Einzelerscheinungen zu geben fällt außerhalb des Rahmens dieser die psychopathologischen Grenzgebiete nur dem Stoffkreis nach zu kennzeichnenden Darstellung. Für die Einzelarbeit liegt hier noch ein reiches vielseitiges und dabei weithin ungenügend bearbeitetes Feld vor. Sie hätte bei der weitgehend möglichen Durchsetzung aller denkbaren zwischenmenschlichen Beziehungen, Bindungen und Verbindungen (in Ehe, Familie, Freundschaft, Beruf, Geselligkeit usw.) allenthalben bis ins Speziellste zu verfolgen, in welcher Weise formal wie inhaltlich psychopathologische Momente an diesen sozialen Gebilden und den inneren Einstellungen zu ihnen beteiligt sind, sei es in positivem Sinne an Entstehung, Aufbau, Fixierung, Differenzierung usw., sei es in negativem an Lockerung, Lösung, Zerfall u. dgl., sei es endlich an sonstigen Abänderungen und Umwandlungen. Hier kommt es nur darauf an, vermittels einiger andeutender charakteristischer Hinweise den Umfang der hergehörigen Erscheinungen, den Beziehungsreichtum der in ihnen wirksamen Zusammenhänge und die Spielbreite ihrer Gestaltungsformen zu beleuchten.

Zunächst ist, vom *Psychopathologischen* ausgehend, daran zu erinnern, daß es *soziologisch neutrale* psychopathologische Erscheinungen, d. h. also solche, die für die Beziehungen des Individuums zur Gemeinschaft (sei es nun subjektiv für die geistige Einstellung zu ihr, die innere Haltung, sei es objektiv für das äußere Verhalten und Handeln gegenüber der menschlichen Umwelt) belanglos sind, so gut wie gar nicht gibt, oder daß sie wenigstens relativ weitgehend zurücktreten gegenüber denjenigen, die sich sozial relevant erweisen, indem sie in irgendeinem Sinne — in positivem oder negativem — für die zwischenmenschlichen und Gemeinschaftsbeziehungen ins Gewicht fallen. Weiter ist darauf hinzuweisen, daß zahlreiche psychopathologische *Symptome*, zumal solche der Eindrucks- und Ausdruckssphäre, (so der Autismus mit seinem Verlust der inneren Beziehungen zur Gemeinschaft, der Negativismus mit seiner Unzugänglichkeit, die Suggestibilität mit ihrer erhöhten Zugänglichkeit für Beeinflussungen durch andere, des weiteren auch ein gut Teil der Sinnestäuschungen, Wahnideen usw. — Beziehungswahn! —), ohne diese zwischenmenschlichen und Gemeinschaftsbeziehungen gar nicht zu verstehen, ja nicht zu denken sind, und daß darüber hinaus selbst ganze psychopathologische *Typen*: so der geborene Verbrecher, der pathologische

Schwindler, der Querulant, ja selbst der Paranoiker durchaus von einer soziologischen Orientierung her (wenn auch nicht von dieser allein) gewonnene Krankheitsaufstellungen bedeuten und infolgedessen tatsächlich ohne jede soziologischen Bezugnahme in ihrer Eigenart kaum ' voll erfaßt werden können. Diese im wesentlichen soziologische Orientierung kann im übrigen noch weiter gehen und sogar ganze wichtige Teilausschnitte der naturwissenschaftlichen Psychopathologie beherrschen, wie etwa die *Jugendpsychopathologie* von derartigen soziologisch abgeleiteten Gesichtspunkten, die sich auf die soziale Entwicklung und Reifung, auf die soziale Einfügung und ähnliches beziehen, geradezu durchsetzt ist.

Sodann ist der Blick auf die ungewöhnliche Mannigfaltigkeit und Vielgestaltigkeit der Formen zu richten, mit denen psychopathologische Phänomene durch Förderung oder Hemmung, Zerstörung oder Aufbauung, Gestaltung oder Umgestaltung sozialpsychischer Beziehungen charakteristische *psychopathologische Prägungen soziologischer Beziehungen und Formenbildungen* herbeiführen. In diesem Sinne gehören hierher die verschiedensten *individuellen* so gut wie *kollektiven* sozialpathologischen Phänomene: ebensowohl die vom Eifersuchtswahn herbeigeführte Lockerung ehelicher Verbindungen wie die von der Sexualpsychopathie gefärbte abwegige Gestaltung erotischer Beziehungen oder die vom schizophrenen Autismus erzeugte gesellschaftliche Vereinsamung, die von der paranoiden Einstellung erzeugte Spannung freundschaftlicher Verhältnisse wie die durch pathologische Suggestiv- und Faszinationsvorgänge herbeigeführten Gemeinschaftszersetzungen und die durch psychische Induktion und Infektion erzeugten psychopathischen Vergesellungen. Auch die bezeichnenden Gestaltungen soziologischer Lebensläufe und -schicksale im Sinne von Aufstieg und Verfall, von Entwurzelung und Deklassierung, wie sie zu den Alltagsfolgen psychopathischer Eigenheiten gehören, reihen sich diesem Zusammenhang an. Dabei brauchen die sozialpathologischen Zusammenhänge nicht immer unmittelbare sein, sie können wie etwa bei der Wahl des Beamtenberufs zwecks sozialer Sicherung vor inneren psychopathischen Erschwerungen sehr wohl indirekter Natur sein.

In wieder anderer, aber verwandter Beziehung ist auf die von *psychopathologischen Faktoren erwirkten soziologischen Differenzierungen* hinzuweisen, derart wie etwa durch geistige Schwächeformen mit ihrem seelischen Anlehnungsbedürfnis Unterordnungsbeziehungen geschaffen werden, umgekehrt durch die Paranoia oder die geltungssüchtige Psychopathie Überordnungs- und Führerschaftstendenzen erwachsen oder aus hysterischer Hingebungsfähigkeit oder psychopathischer Hörigkeit das soziologische Gebilde des Anhängertums sich herauskristallisiert u. a. m.

Umgekehrt sind, vom *Soziologischen* ausgehend, jene schon von der psychiatrischen Klinik gewonnenen und von ihr nachdrücklich betonten Erfahrungskomplexe herauszuheben, wonach soziologische Beziehungen und soziale Momente der verschiedensten Art: Milieu und Situationseinflüsse als *psychische Reizkräfte für die Auslösung und Entstehung* oder als *Formenkräfte für die Gestaltung* psychopathologischer Gebilde wirksam sind. Da die hierfür heranzuziehenden klinischen Grundtatsachen an anderen Stellen dieses Handbuchs (so speziell im Rahmen der psychogenen Reaktionen) ihre eingehende Würdigung erfahren haben, so genügt es hier, nur gerade auf die zahlreichen sozialpsychischen Anteile und Bedingtheiten im Rahmen psychogener Syndrome und Krankheitsbilder hinzuweisen, die diese Störung geradezu als psychische Rückwirkungen auf soziale Umwelteinflüsse und insbesondere auf sozialpsychische Belastungen verstehen lassen: Hier geben speziell die traumatischen Neurosen mit ihrer so gut wie völlig aus sozialen Einflußkräften zu verstehenden Entstehung, Bildgestaltung und

Verlaufsformung oder auch die Haftpsychosen mit ihrer gleichen Abhängigkeit des Krankheitsauftretens, -bilds und -verlaufs von sozialen Situationsfaktoren und den Zwangsmaßnahmen, mit denen die Gesellschaft zum Verbrecher Stellung nimmt, die reinsten Formen *sozial bedingter Krankheitsprägungen* wieder. Und hier ergab sich selbst für den Systematiker der *naturwissenschaftlichen* Psychopathologie, für Kraepelin, sogar die klinische Notwendigkeit, einen rein soziologisch orientierten umfassenden Krankheitsformenkreis der Homilopathien, der *Verkehrspsychosen* aufzustellen. Doch braucht man gar nicht so weit ins klinische Gebiet zu greifen. Auch die schwächeren Ausprägungen dieser soziologisch bedingten psychopathologischen Formenbildungen: jene soziologischen Sondergestaltungen (als pathologische Schwindler, Querulanten, Gesellschaftsfeinde u. dgl.), welche speziell gewisse psychopathische Persönlichkeitsanlagen durch soziales Milieu und von der Gesellschaft ausgehende Lebenseinflüsse zu erfahren pflegen, beleuchten in analoger Weise diese soziologischen Determinierungen im klinischen Bereich.

Zu der theoretischen gesellschaftskundlichen Psychopathologie tritt ergänzend die *angewandte,* die freilich systematisch in allen ihren Beziehungen so wenig ausgearbeitet ist wie jene. Immerhin haben sich doch wenigstens von selbst, d. h. von den Bedürfnissen des praktischen Lebens her, aus dem Gesamtgebiet gewisse praktische Sonderdisziplinen herauskristallisiert, die sich sowohl durch eine gewisse Selbständigkeit der Stellung wie durch Umfang und Bedeutung hervorheben. Ob man der praktischen Irren*pflege*kunde (die sich immerhin von der rein *medizinischen psychiatrischen Therapie* als *soziologisch* orientiert abhebt, insofern sie speziell auf die Versorgung der Geisteskranken in *sozial* für sie selbst wie die Gemeinschaft zweckmäßigen Formen im Rahmen des Gemeinschaftslebens der geschlossenen Anstalt gerichtet ist): ob man dieser Irrenpflegekunde schon die Sonderstellung einer solchen angewandten soziologischen Psychopathologie zusprechen darf, wird bestreitbar sein. Gewiß darf aber jene ihr nahestehende Disziplin eine solche Stellung beanspruchen, die schon jetzt mit der vielleicht irreführenden Bezeichnung als „*soziale Psychiatrie*" aus der eigentlichen medizinischen Psychiatrie mehr und mehr herausdrängt und deren Wesen wie soziologische Stellung und Beziehungen wohl besser mit der Bezeichnung als *soziale Irrenfürsorge* erfaßt werden. Hier handelt es sich um eine auf ausgesprochen praktische, und zwar durchaus praktischsoziale Ziele gerichtete psychopathologische Disziplin, die speziell die für die pathologischen Individuen sozial förderliche reibungs- und restlose Einordnung derselben in das freie Gemeinschaftsleben durch im wesentlichen *soziale Mittel*: Schutzaufsicht und sonstige soziale Fürsorge erstrebt. An diese „soziale Psychiatrie" lassen sich dann auch als weitere verwandte praktische (wenn auch freilich nicht mehr rein soziologische) Disziplinen die *sozialpsychiatrisch orientierten und sozialpsychiatrisch gerichteten Teilgebiete der Hygiene,* insbesondere ihrer Sonderzweige der Sozial- und Rassenhygiene angliedern. Wieweit des weiteren auch die *pädagogische Psychopathologie,* bzw. die das praktische Arbeitsziel schon im Namen eindringlich betonende *Heilpädagogik* zu der angewandten *soziologischen* Psychopathologie gerechnet werden darf und nicht vielmehr, wie es dem Wertcharakter und der normativen Natur des sie beherrschenden Erziehungs- und Bildungsmoments entspricht, der angewandten *kulturwissenschaftlichen* Psychopathologie zuzugesellen ist, mag hier unentschieden bleiben, zumal ja die Trennung sozial- und kulturwissenschaftlicher Psychopathologie, wie sich immer wieder zeigt, überhaupt keine sachlich grundsätzliche und praktisch bis ins Letzte durchführbare ist.

Auch sonst muß zur Wesenskennzeichnung gerade der angewandten soziologischen Psychopathologie ausdrücklich auf das ständige Hineinspielen *normativer* Momente in ihr Bereich hingewiesen werden. Allenthalben aus dem sozialen Leben sich ergebende und durch die Erfordernisse des Gemeinschaftslebens festgelegte soziale Normen: der Arbeits-, Erwerbs-, Dienst-, Berufsfähigkeit und viele andere mehr sind hier für die sozialpsychopathologische Praxis richtung- und ausschlaggebend. Auch innerhalb dieser *normativen soziologischen Psychopathologie* (wenn man eine solche selbständig herausstellen will) fehlt es noch völlig an jedem systematischen Ausbau, wenn auch gewisse Tendenzen, so die Herausarbeitung von besonderen Berufs- und anderen Eignungsprüfungen für psychopathologische Fälle, nach dieser Richtung hin sich bewegen.

Gegenüber diesen dürftigen wissenschaftlichen Ansätzen in der allgemeinen soziologischen Psychopathologie hebt sich ein Teilgebiet, das sich auf bestimmte begrenzte soziale Beziehungen beschränkt, durch das ihm von jeher zuteil gewordenen weitgehende wissenschaftliche Interesse wesentlich hervor. Es ist durch die Gesichtspunkte der *sozialen Wertigkeit* aus dem psychopathologischen Bereich herausgewonnen und bezieht sich auf die *negativen* sozialen Seiten psychopathologischer Erscheinungen, die *Minderwerte* des sozialen Verfalls und der sozialen Entgleisung, auf die Beziehungen des Psychopathologischen zu Störungen und Schädigungen des Gemeinschaftslebens und der Gemeinschaftsordnung. Daß der Begriff der *Gemeingefährlichkeit* allgemein so ohne weiteres als verbunden mit dem Psychotischen gilt, beleuchtet die allgemeine, ja populäre Anerkennung dieses grundsätzlichen Zusammenhangs, der letzten Endes auf die vorzugsweise *desorganisierende* Tendenz psychopathologischer Vorgänge innerhalb der Gemeinschaftsformen zurückgeht. Dieser Ausschnitt wird speziell erfaßt von der *kriminalwissenschaftlichen Psychopathologie* — eine Kennzeichnung, die speziell durch den rechtswissenschaftlichen Sondercharakter dieser sozialen Schädigungen als *krimineller* Akte festgelegt ist. Diese Grenzwissenschaft erzwang sich schon frühzeitig wegen der Fülle des von ihr dargebotenen Materials und seiner praktischen Bedeutung jene systematische Durcharbeitung, die den im soziologischen Gesamtgebiet vermißten Überblick wenigstens für einen Teilausschnitt ermöglicht.

Ihrer *wissenschaftlichen Stellung* nach hat diese kriminalwissenschaftliche Psychopathologie auf der einen Seite enge Beziehungen zu gewissen *biologisch-anthropologischen* Fächern, und zwar speziell solchen, die für den psychophysischen Aufbau der Persönlichkeit die wissenschaftlichen Grundlagen liefern, insbesondere also zur Konstitutions-, Erblichkeits- und Entartungslehre, während sie auf der anderen Seite nahe Berührungen mit den *soziologischen* Wissenschaften unterhält. Ihre wissenschaftliche Betrachtungsweise und Forschungsmethodik entspricht in weiterem Umfange als sonst in der soziologischen Psychopathologie der empirisch-naturwissenschaftlichen, wie sie grundsätzlich gegenüber anthropologischem Material angebracht ist. Ja, sie weist sogar weitgehende Übereinstimmungen mit der medizinisch-klinischen und speziell psychiatrischen Arbeitsweise auf, derart, daß sie beispielsweise diagnostische, prognostische und therapeutische Gesichtspunkte an ihre Objekte: die pathologischen Verbrecher, anzulegen gestattet. Im übrigen nimmt auch die Kriminalpsychopathologie an jener aller sozial- (wie kultur-)wissenschaftlichen Psychopathologie eignen inneren Dissonanz, an der Heterogenität der in ihrem Forschungsrahmen zusammengefaßten Erscheinungsreihen teil, und speziell diese Tatsache: daß die als allgemeine biologische Vorgänge naturgesetzlich festgelegten psychopathologischen Erscheinungen hier mit den ganz anderen Gesetzmäßigkeiten unterliegenden kriminologischen in Verbindung gebracht werden, macht sich in ihrer wissenschaftlichen Durchforschung und bei jedem Versuch, im einzelnen Ordnungen und Gesetzmäßigkeiten zu gewinnen, nach manigfacher Richtung hin hemmend und störend geltend. Dabei läßt sich die die wissenschaftliche Einheitlichkeit der Kriminalpsychopathologie besonders gefährdende eine Klippe: daß als kriminelle Phänomene im wesentlichen die vom Strafgesetz aufgestellten Rechtsbrüche, also *normativ* gewonnene und im übrigen mit Zeit, Land, Kultur usw. wechselnde Gebilde herangezogen und zu biologischen Phänomenen in Beziehung gesetzt werden, noch allenfalls dadurch umgehen, daß man ganz unabhängig von allen strafgesetzlichen Formulierungen statt auf die *Rechts*widrigkeit einfach auf die *Gemeinschaftswidrigkeit* der Verstöße das Gewicht legt. Indem man nun — mit sachlichem Recht — neben den der *Selbst*erhaltung und der *Art*erhaltung dienenden natürlichen seelischen Funktionen des Menschen auch *gemeinschafts*-erhaltende und -fördernde als *biologische* Fakten anerkennt, werden damit *sozialpsychische* Funktionen zu immanenten Bestandteilen der normal gearteten Persönlichkeit und Beeinträchtigungen ihrer sozialpsychischen Anpassung — oder mit andern Worten: Störungen und Schädigungen der Gemeinschaft — zu einer natürlichen, nun auch als beinahe *naturgesetzlich* anzusprechenden Folge psychischer Funktionsstörungen. In diesem Sinne ergibt sich die *grundsätzliche Eignung* fast aller psychopathologischen Einzelphänomene und psychischen Funktionsstörungen speziell zu störender Beeinflussung der Gemeinschaftsbeziehungen einfach aus ihrer Natur als *pathologische* psychische Gebilde heraus. Und diese beinahe grundsätzliche „*Deliktsfähigkeit*" aller psychopathologischen Symptome und Krankheitsgebilde und die damit gegebenen denkbar vielseitigen und umfangreichen Beziehungen zwischen pathologischen und kriminellen Erscheinungen setzen zugleich die allgemeine Bedeutung grade dieses kriminalpsychopathologischen Zweiges der soziologischen Psychopathologie von vornherein ins rechte Licht.

Im einzelnen genügt es hier zur Kennzeichnung der *Spielbreite* und *Vielgestaltigkeit* der in Betracht kommenden „kriminalpsychopathologischen" Erscheinungen nur darauf hinzuweisen, daß die verschiedensten Symptome aus wechselnden psychischen Systemgebieten: so die Sinnestäuschungen oder Bewußtseinsstörungen als Verfälschungen des Wirklichkeitsbildes, die Wahnideen als Verfälschungen der Realitätsbeziehungen, die Emotionsanomalien als Verschiebungen der richtigen inneren Einstellungen, die Triebanomalien als Beeinträchtigungen der natürlichen Verhaltensweisen, die geistigen Schwächezustände als Störungen der psychischen Regulier-, Hemmungs- und Selbststeuerungsmechanismen usw.: daß alle die noch so verschieden bedingten und gearteten psychopathologischen Phänomene, auf ihr funktionelles Verhältnis zur Umwelt hin betrachtet, ebenso viele und verschiedenartige die soziale Anpassung störende pathologische Funktionsäußerungen bedeuten.

Über die so angedeuteten *allgemeinsten Beziehungen* hinaus nun noch weitere durchgängige allgemeine Gesetzmäßigkeiten für die Kriminalpsychopathologie festzulegen ist schon wegen der sonstigen Diskrepanz zwischen sozialen und psychopathologischen Phänomenen kaum durchführbar. Sie lassen keine weitgehenden gesetzmäßigen Zuordnungen zwischen den biologischen und soziologischen Manifestationen psychischer Störungen zu, keine feststehenden Paralellen etwa derart, daß mit der Schwere der psychischen Störung oder mit zunehmendem Krankheitsprozeß auch die Kriminalität an Umfang und Schwere zunimmt und umgekehrt abnimmt; oder daß etwa *klinisch* zusammengehörigen Krankheitsformen (z. B. den Spielarten der Alkoholpsychosen) die gleichen *kriminellen* Tendenzen zukommen u. dgl. mehr. So ist auch das Idealziel einer Kriminalpsychopathologie: die Aufstellung eines *Systems*, innerhalb dessen den als wesensverwandt zusammengestellten psychopathologischen Erscheinungen analoge kriminelle zugeordnet sind, nicht zu erreichen, so wenig wie überhaupt eine systematische Ableitung krimineller Phänomene aus einer allgemeinen psychiatrischen Aufstellung nach Art klinischer Klassifikationen. Und so muß sich die Kriminalpsychopathologie mit dem viel tiefer liegenden Ziel begnügen, durch gründliche Sammlung von Einzelerfahrungen für die einzelnen psychopathologischen Erscheinungen und Typen die kriminellen Tendenzen im allgemeinen, die speziellen sozialen Entgleisungen im besonderen nach Art, Umfang und Schwere der Reihe nach festzulegen und dabei vor allem die charakteristischen Unterschiede in der *kriminellen Wertigkeit* herauszuarbeiten, wie sie besonders in dem Gegensatz zwischen Zufallsentgleisungen (so speziell bei dem Gros der ausgeprägt psychotischen Prozesse) und habitueller immanenter innergesetzlicher krimineller Entgleisungstendenz (so bei gewissen psychopathischen Konstitutionen) gegeben sind.

Bei der Bearbeitung im einzelnen ergeben sich dann wieder innerhalb dieser kriminalpsychopathologischen Grenzwissenschaft zwei in den Ausgangspunkten und den Hauptorientierungsrichtungen differierende Arbeitsgebiete, die letzten Endes sich freilich decken: das eine mit der Forschungstendenz, die einzelnen *psychopathologischen Gebilde* als Ursachen, Voraussetzungen, Grundlagen und Elemente bestimmten kriminellen Handelns und die einzelnen *psychopathologischen Typen* als Träger bestimmter krimineller Dispositionen, Tendenzen und Artungen samt den ihnen zugrunde liegenden inneren Zusammenhängen zu erfassen; die andere mit dem Bestreben, im Sinne einer Psychopathologie des Verbrechens die einzelnen *Delikts- und Verbrechertypen* auf ihre psychopathologischen Anteile: ihre pathologischen Ursachen und Bestandteile, ihre pathologischen Trieb- und Gestaltungskräfte hin zu verstehen und zu erklären. Die spezialisierte Durchführung dieser (scheinbaren) Doppelaufgabe führt hier wie auch sonst bei den psychopathologischen Grenzdisziplinen bereits über das diesem Abschnitt gesetzte Ziel der bloßen grundsätzlichen Gebietsfestlegung hinaus. Sie hat in meiner „Kriminalpsychopathologie" ihre systematische Bearbeitung erfahren.

An die kriminalwissenschaftliche Psychopathologie schließt sich unmittelbar ein eng begrenztes Sondergebiet an, dem man gemeinhin keine selbständige Stellung einzuräumen, das man vielmehr ohne weiteres in jenes einzugliedern pflegt. Sachlich freilich mit Unrecht. Denn wenn auch diese *strafgerichtliche Psychopathologie* sich um Erscheinungen dreht, die im wesentlichen an die *Objekte* der Kriminalpsychopathologie: die pathologischen Kriminellen gebunden sind, so handelt es sich doch bei ihr um psychopathologische Zusammenhänge mit ganz anderen Dingen: nämlich mit den Vorgängen und Einrichtungen der gegen die Verbrecher gerichteten *Strafrechtspflege*. Diese strafgerichtliche Psychopathologie wird damit in der Hauptsache zu einer *Psychopathologie des Strafwesens:* des Strafverfahrens und -vollzugs-, zu einer *Pönalpsychopathologie*. Und sie wird des weiteren, da sie es innerhalb des Strafwesens vor allem mit den pathologischen *Haft*wirkungen zu tun hat, vor allem zu einer *Haftpsychopathologie*, die speziell also die pathologischen Haftreaktionen, die psychopathischen Haftmanifestationen, die Haftpsychosen und die haftbedingten Sondergestaltungen psychischer Störungen umschließt. Speziell dieser haftpsychopathologische Abschnitt der strafgerichtlichen Psychopathologie kann im übrigen im Hinblick auf die in ihm zusammengefaßten psychopathischen Reaktionserscheinungen auf ein künstliches (Zwangs-) Milieu zugleich im Grunde als ein Stück *sozial*wissenschaftlicher Psychopathologie gelten.

Die Hauptbedeutung dieser strafgerichtlichen Psychopathologie liegt freilich in ihrem *angewandten* Teil, der aus den Einsichten in die psychopathologischen Haft- und Strafschäden und in die Strafbehandlungswirkungen bei patholo-

26*

gischen Sträflingen die Richtlinien für ein der Eigenart dieser pathologischen Elemente und den Zwecken des Strafwesens angepaßte *psychopathologisch orientierte Sonderstrafrechtspflege* ableitet. Die in den letzten Jahrzehnten allenthalben in Angriff genommene strafgesetzliche (und speziell strafvollzugsmäßige) Sonderbehandlung der *Minderwertigen* darf zu einem guten Teil als Bestandteil solcher angewandten strafgerichtlichen Psychopathologie angesprochen werden.

Über den speziellen *straf*gerichtlichen Rahmen hinausgehend erweitert sich dieses psychopathologische Grenzgebiet von selbst zu einer allgemeinen *gerichtskundlichen* Psychopathologie, die alles an Inhalten zusammenfaßt, was irgendwie mit den Zwecken der Rechtspflege zu tun hat, so etwa die Psychopathologie der Zeugenaussage, des Geständnisses, der Vernehmung, der Verhandlung usw. Es versteht sich von selbst, daß diese Zusammenfassung von psychopathologischen Erscheinungen der verschiedensten Art, die nur durch die äußerlichen Beziehungen zum Gerichtswesen und die daraus sich ergebenden praktischen Gesichtspunkte zusammengehalten werden, ein wissenschaftlich nur wenig einheitliches Randgebiet auszubauen vermag.

Die unmittelbaren Beziehungen der gerichtswissenschaftlichen Psychopathologie zur Rechtspflege lassen sie zu einem gut Teil in ein weiteres umfassenderes psychopathologisches Grenzgebiet hineinreichen, das als *rechtskundliche Psychopathologie* selbständig abgegrenzt und wegen seiner unmittelbaren Bezogenheit auf die geistigen Wertgebilde der Rechtssphäre im Grunde schon der kulturwissenschaftlichen Psychopathologie zugerechnet werden muß. Diese rechtswissenschaftliche Psychopathologie darf, wenn man überhaupt auf scharfe Begriffsfassung Wert legt, weder mit der kriminalwissenschaftlichen noch der gerichtswissenschaftlichen irgendwie zusammengeworfen werden; sie ist vielmehr im wesentlichen eine *normative* Wissenschaft, insofern sie den Beziehungen psychopathologischer Phänomene zu gewissen, vom Rechtsstandpunkt festgelegten Sachverhalten und Normen nachgeht: So prüft sie als *straf*rechtswissenschaftliche Psychopathologie einmal das Verhältnis bestimmter, vom Strafgesetz formulierter (*Delikts-*)*Tatbestände* zu bestimmten psychopathologisch bedingten unsozialen Akten und zum andern das Verhältnis bestimmter strafrechtlicher *Normen* (der Zurechnungsfähigkeit, der geistigen Reife, der Überlegungsfähigkeit usw.) zu psychopathologischen Eigenheiten des Täters. So prüft sie als *zivil*rechtswissenschaftliche Psychopathologie speziell das Verhältnis bestimmter bürgerlicher Betätigungsweisen psychisch Abnormer (Vertrags-, Eheschließung u. dgl.) zu den Normierungen des bürgerlichen Rechts und weiter das Verhältnis bestimmter zivilrechtlicher Normen (Geschäftsfähigkeit, Testierfähigkeit, Ehefähigkeit usw.) zu psychopathologischen Vorgängen und Zuständen. Im Rahmen dieser rechtskundlichen Psychopathologie tritt dann allenthalben bei den begrifflichen Formulierungen (beispielsweise bei der *Zurechnungsfähigkeit* als dem zentralen *strafrechtlichen Normbegriff*) der besonders praktisch schwer ins Gewicht fallende Widersinn dieser normativen Psychopathologie zutage: daß die aus den Wertgebieten und von den Wertgesichtspunkten der Kultursphäre des Rechts entnommenen Maßstäbe auf die ihnen wesensfremden Naturgebilde der Psychopathologie angelegt, und daß überhaupt gewisse, einem wesensfremden Wertbereich entstammenden Kriterien (so etwa metaphysische oder ethisch-philosophische bei der Zurechnungsfähigkeit) an Stelle reiner biologisch-naturwissenschaftlicher herangezogen werden.

Selbstverständlich ist diese rechtskundliche Psychopathologie im wesentlichen und letzten Endes eine *angewandte* Wissenschaft. Sie ist vor allem auf das *praktische* Ziel hin gerichtet, psychopathologische Erscheinungen im Rahmen des Rechts zu erfassen und nach den rechtlichen Normen zu bewerten. Indem

die gerichtliche Praxis ganz allgemein und grundsätzlich die klinische Psychiatrie
für diese Aufgaben heranzog, wurde so die rechtskundliche Psychopathologie
und die auf ihr sich aufbauende psychopathologisch-forensische Begutachtungs-
tätigkeit (ebenso wie übrigens aus ähnlichen Gründen auch die kriminalwissenschaftliche und strafgerichtliche Psychopathologie) ohne weiteres mit in jene
medizinisch orientierte Disziplin hineinbezogen, ohne daß dieser selbst dabei die
von ihr verübte wissenschaftliche Grenzüberschreitung genügend klar zum Bewußtsein kam oder ihr gar zu wissenschaftstheoretischen Auseinandersetzungen
Anlaß gab.

b) Das kulturpsychopathologische Grenzgebiet und seine Untergruppen.

Mit der rechtskundlichen Psychopathologie ist nunmehr der Anschluß an
den zweiten umfassenden Kreis geisteswissenschaftlicher Psychopathologie: den
*kultur*wissenschaftlichen vollzogen. Deren Abgrenzung gegenüber der soziologischen ist ja überhaupt, wie schon vorher angedeutet, nicht scharf, insofern
letztere nicht ohne Beziehung zu den aus dem Gemeinschaftsleben hervorgehenden Kulturgebilden und erstere nicht ohne solche zu den geistigen Manifestationen des Gemeinschaftslebens denkbar ist. Immerhin hebt sich in bezug
auf das Material, die Betrachtungsweise, die Fragestellungen und Probleme diese
besondere Kulturpsychopathologie (die also unter *Übergehung der soziologischen
Grundlagen und Zusammenhänge*, aus denen sie hervorgegangen, lediglich die
Wertgebilde des geistigen Lebens in ihren Beziehungen zu psychopathologischen
Erscheinungen umfaßt), als psychopathologische Sonderdisziplin eigener Art zur
Genüge heraus.

Die Existenzmöglichkeit und das Existenzrecht dieses kulturpsychopathologischen Grenzgebietes erfordert in ganz anderem Maße eine Begründung als das
sozialpsychopathologische, für dessen Anerkennung schon der Hinweis auf die
biologisch fundierten elementaren sozialpsychischen Tendenzen der menschlichen Psyche genügte. Dieses Daseinsrecht der kulturwissenschaftlichen
Psychopathologie ist vor allem aus der *Doppelstellung* herzuleiten, die dem
Menschen als animalisches *Natur*wesen auf der einen und geistiges *Kultur*wesen
auf der anderen zukommt. Sie fügt und ordnet ihn so gut wie mit seinen körperlichen Verrichtungen in die naturhaften, so mit seinen seelischen in die geistig-
kulturellen Zusammenhänge ein, derart, daß er sowohl von der Kultursphäre
her Einflüsse empfängt und aufnimmt wie umgekehrt von sich aus solche auf die
Kultursphäre abgibt. Der gleiche Zusammenhang ist nun grundsätzlich auch
da gegeben, wo eine seelische Änderung in der Richtung aufs Abnorme vorliegt,
da erfahrungsgemäß die psychopathologischen Veränderungen durchaus nicht die
Beziehungen zum Geistes- und Kulturleben grundsätzlich ausschließen, sie in
gewissen Fällen sogar eher erweitern und vermehren.

Sofern man nur die wissenschaftliche Einstellung ändert und die psychischen
Krankheitssymptome nicht mehr nur als solche nimmt, sondern ganz einfach als
natürliche Geistesäußerungen eines — wenn auch psychisch kranken — Menschen,
kommt dieser Sachverhalt genügend deutlich zum Ausdruck. Dabei erscheint
es als keine Übertreibung psychiatrischer Erfahrung, wenn man ganz allgemein
anerkennt, daß kulturelle *Inhalte* zu den regelmäßigen Inhalten psychotischer
Gebilde und kulturelle *Verarbeitungen* zum mindesten zu den häufigen geistigen
Verarbeitungsweisen psychotischer Prozesse gehören. Alle paranoischen Vorgänge — aber durchaus nicht etwa nur sie allein — liefern hier charakteristische
Belege, und zwar so weitgehend, daß klinische Fälle dieser Art weder nach ihrem
Bild noch nach ihrer Entwicklung ohne diesen kulturellen Anteil gedacht werden
können.

Muß danach die prinzipielle Feststellung als berechtigt erscheinen, daß grundsätzliche Beziehungen des psychisch Abnormen als eines Teiles des Gesamtpsychischen zu dem kulturellen Leben (ähnlich wie vorher zum sozialen) bestehen, so erweist sich doch die naheliegende Schlußfolgerung, daß die kulturwissenschaftliche Psychopathologie auch in bezug auf Umfang und Bedeutung ohne weiteres als gleichwertig neben die sozialwissenschaftliche zu stellen sei, sehr bald als fehlerhaft. Mögen gelegentlich auch psychopathologische Momente in die verschiedensten Kreise des kulturellen Gesamtgebietes hineinspielen, so handelt es sich doch gerade hier vielfach nur um Zufallsbeziehungen, und es fehlen jene inneren Zusammenhänge, wie sie gerade die Beziehungen soziologischer und psychopathologischer Faktoren bestimmen und insbesondere in dem Verhältnis zu den sozialen Verfallserscheinungen, wie gesellschaftliche Deklassierung, Vagabondage, Verbrechen, Selbstmord u. ähnl., weitgehend nachweisbar sind. Für die kulturwissenschaftliche Psychopathologie sind daher nur sehr begrenzte Ausschnitte aus dem kulturellen Bereich und eine nur beschränkte Anzahl von Phänomenen aus dem Psychopathologischen für eine Gesamtdarstellung heranzuziehen. Doch verlangen gerade sie ihre selbständige Berücksichtigung schon deshalb, weil die naturwissenschaftliche Psychopathologie gerade die kulturpathologischen Erscheinungen (im Gegensatz zu den sozialpathologischen) beinahe grundsätzlich vernachlässigt und zum Teil sogar überhaupt als psychopathologische Forschungsobjekte abgelehnt hat. Die Begründung dafür war je nach der psychiatrischen Einstellung eine verschiedene: Rein naturwissenschaftliche Orientierung weist sie grundsätzlich als außerhalb ihres Rahmens fallend zurück, geisteswissenschaftliche Einstellung nimmt dagegen Stellung, weil dann die Beurteilung kultureller geistiger Gebilde nicht auf Grund ihres Sinngehalts und Gültigkeitsanspruchs, sondern auf Grund völlig heterologer psychologischer Kriterien erfolge (Allers). Beide Gründe erscheinen für die hier festgehaltene geistige Grundeinstellung nicht stichhaltig: Bestehen einmal Beziehungen und Zusammenhänge zwischen psychopathologischen und anderen Erscheinungen, so ist es Recht und Pflicht der Psychopathologie, sich wissenschaftlich mit ihnen abzugeben und ein Grenzgebiet dieser Art anzuerkennen[1].

Daß das *Material* gerade der kulturwissenschaftlichen Psychopathologie nur in recht geringem Umfange der klinischen Psychiatrie entstammen kann, ist bei der Natur des Stoffgebietes von vornherein zu erwarten. Immerhin zeigt doch eine bewußte Einstellung auf kulturpsychische Einschläge bei der Analyse *klinischer* Fälle, wieviel von den Bestandteilen und Erscheinungsformen psychotischer Gebilde nichts mit der biologischen Struktur zu tun hat, sondern vielmehr auf kulturpsychische Einflüsse zurückzuführen ist: auf Einflüsse, die teils der Natur der befallenen Person, ihrer Eigenart eben als *Kulturpersönlichkeit*: ihrer ethischen, ästhetischen, weltanschaulichen usw. Haltung entstammen, teils auf das *kulturelle Milieu:* die religiösen, ethischen usw. Traditionen, Konventionen u. ähnl. zurückgehen. Zu alledem belehrt ein auch nur halbwegs umfassender Blick auf die — auch kulturpathologisch ungemein vielgestaltige — Symptomatik einzelner Psychosen, wie der schizophrenen, was man, unter diesem Gesichtspunkt betrachtet, auch von der Klinik an Sonderbausteinen nicht nur zur Psychopathologie grundlegender Kulturrichtungen (Religions-, Weltanschauungs-, Kunstpsychopathologie usw.), sondern auch untergeordneter Einzelgebiete, wie etwa der Sprachpsychopathologie herholen kann.

---

[1] Der Hinweis auf eine vermeintlich in der Herausholung und Hervorhebung pathologischer Anteile liegende, wenn auch unbewußte und ungewollte Tendenz zur Entwertung kultureller Werte kann als ein unwissenschaftlicher, auf eine affektive Einstellung zurückgehender Einwand hier ohne weiteres aus der Erörterung bleiben.

Immerhin ist und bleibt das eigentliche Quellgebiet für die kulturwissenschaftliche Psychopathologie das *kulturelle Leben* selbst mit seinen Einzelkreisen der Religions-, Weltanschauungs-, Kunstsphäre usw., und im natürlichen Zusammenhang damit ist es vor allem die *Geschichte* dieser einzelnen Kulturgebiete wie die Historie überhaupt, die das bedeutungsvollste Material für sie liefert. Damit ergibt sich von selbst auch die innere Notwendigkeit, die bei den bisher betrachteten Einzeldisziplinen der sozialwissenschaftlichen Psychopathologie nicht weiter vorlag, eine besondere *geschichtlich-psychopathologische* Betrachtung (sowohl allgemeingeschichtliche und kulturgeschichtliche wie besondere: religions-, kunstgeschichtliche usw.) neben die systematische zu stellen. Daß gerade bei ihrer Bearbeitung dann jede klinisch-psychiatrische Stellungnahme so gut wie ganz ausscheidet und sich in der Hauptsache auf psychiatrische Begriffsbestimmungen und klassifikatorische Einordnungen beschränkt, ist ebenso unvermeidlich, wie daß die ganze dabei angewandte Forschungsmethodik überhaupt so gut wie ausschließlich von geisteswissenschaftlichen Forschungstendenzen oder wenigstens ihnen nahestehenden Forschungsweisen bestimmt wird.

Es ist in dieser Hinsicht kein Zufall, daß die schon früher erwähnten speziell für die Kulturpsychopathologie herangezogenen Forschungsmethoden nach Art der phänomenologischen, psychoanalytischen, biographischen usw. vorwiegend auf Persönlichkeiten von besonderem Kulturniveau Anwendung finden bzw. in der Anwendung auf sie sich besonders fruchtbar erweisen, und daß sie zum Teil auch direkt mit kulturell gerichteten Mechanismen: die Psychoanalyse etwa mit der Sublimierung arbeiten. Und ebenso ist es bezeichnend, daß die gleichfalls hierher gehörige entwicklungspsychologische Arbeitsrichtung geradezu den kulturellen Niederschlag des geistigen Lebens der Menschheit zusammenträgt, um dieses Kulturgut der Märchen, Mythen, Sitten, religiösen Gebräuche und sonstigen Kultformen wissenschaftlich an die psychotischen Geistesgebilde (schizophrene u. ähnl.) heranzubringen, und innere Wesensbeziehungen zwischen beiden (im Sinne gemeinsamen „archaischen" Charakters u. dgl.) festzulegen.

Selbstverständlich vermag diese in der Methodik so gut wie im Stoffbereich zum Ausdruck kommende geisteswissenschaftliche Orientierung der Kulturpsychopathologie nicht die Schwierigkeiten der Bearbeitung voll zu beheben, wie sie durch die Eigenart der kulturpathologischen Phänomene selbst gegeben sind: daß sie als vorwiegend singuläre Ausnahmeerscheinungen je nach ihrer Sonderart und ihrer Zugehörigkeit zu diesem oder jenem psychopathologischen Formenkreis, der oder jener Kultursphäre ganz verschieden strukturiert und daher durchaus variierenden, dabei schwer übersehbaren Gesetzmäßigkeiten unterworfen sind und ihre Grundeigenheiten sich daher nicht auf einige wenige einfache Formeln, auf einen solchen einheitlichen Generalnenner bringen lassen, wie es etwa für die sozialpathologischen Erscheinungen von dem Grundprinzip des sozialen Anpassungsdefektes aus möglich ist. —

Die ausschlaggebenden wissenschaftlichen *Fragestellungen* im Gebiete der kulturwissenschaftlichen Psychopathologie ergeben sich ohne weiteres aus der befremdenden Erscheinung, daß überhaupt Beziehungen zwischen kulturellen und psychopathologischen Phänomenen bestehen. Im besonderen ist es speziell die Frage nach der *Art*, dem *Ursprung*, und den *Folgen* dieser Beziehungen, die sich immer wieder zur Erklärung und zum Verständnis kulturpsychopathologischer Erscheinungen aufdrängt.

Bei der Forschung nach dem *Zustandekommen* dieser Beziehungen ist vor allem grundsätzlich und allgemein im Hinblick auf eine etwaige Auffindung kulturpsychopathologischer Gesetzmäßigkeiten die eine Alternative zu klären, die schon bei den sozialpsychopathologischen Phänomenen Berücksichtigung verlangte, aber hier, wo im Untergrund immer wieder die Frage nach einem etwaigen Wesenszusammenhang von *geistigen Wertgebilden mit biologischen Minderwerten* anklingt, erst recht eine entscheidende Würdigung fordert: Liegt nur ein rein *äußeres, zufälliges Zusammentreffen* kultureller und psychopathologischer Faktoren vor, wie in den zahlreichen Fällen, wo eine geistig und kulturell prominente Persönlichkeit gewissermaßen von außen her von einer Psychose betroffen und durch sie in ihren kulturellen Lebensäußerungen und Leistungen beeinflußt wird? Oder bestehen von vornherein *innere Zusammenhänge, innere Affinitäten* derart, daß mit innerer Notwendigkeit Kulturelles sich an Psychopathologisches oder umgekehrt, Psychopathologisches sich an Kulturelles angliedert und sich mit ihm verknüpft in der Weise, wie etwa halluzinatorische Erscheinungen transzendente Gedankenkreise nach sich ziehen und melancholische Zustände gewisse ethische Vorstellungskomplexe (der Schuld und Sünde) anregen? Oder schließlich bestehen sogar direkte *Wesensgemeinsamkeiten* oder wenigstens *wesentliche Übereinstimmungen* zwischen ihnen, so etwa wie zwischen schizophren-ekstatischen Erlebnissen und dem religiösen Einigungserlebnis oder zwischen gewissen hypomanischen Erregungszuständen und der produktiven Erregungsphase des schöpferischen Menschen oder zwischen psychopathischer Pseudologie und dichterischer Fabulierkraft?

Des weiteren ist grundsätzlich klarzustellen, wie weit einerseits schon dem Pathologischen an sich eine besondere kulturelle Eignung zukommt und andererseits umgekehrt dem Kulturellen als solchem eine besondere Bereitschaft für das Pathologische. Mannigfache Phänomene sind hier heranzuziehen. So etwa die allenthalben hervortretende Empfänglichkeit gerade psychopathischer Individuen für Kulturreize der verschiedensten Art; oder (noch bezeichnender) die Bildsamkeit hysterischer Erscheinungen durch Zeit- und Kultureinflüsse, die sich geradezu in einem charakteristischen kulturpsychisch bedingten Formenwandel hysteropathischer Vorgänge durch den Lauf der Geschichte hindurch verfolgen läßt: So bietet sich etwa der durch psychische und motorische Automatismen, durch seelische Spaltungen, durch unterbewußte Geistestätigkeiten u. dgl. gekennzeichnete historisch immer wiederkehrende Komplex hysteropathischer Phänomene sich in mannigfachen kulturellen Einkleidungen dar: zunächst — in der vom Teufel- und Hexenglauben erfüllten Zeit des Mittelalters — als dämonopathische Besessenheiten, später — zur Zeit der religiösen Glaubenskämpfe — als theomanische Erweckungs- und Erleuchtungsvorgänge, weiter — in der naturphilosophisch eingestellten romantischen Epoche — als magische Seelenäußerungen, um schließlich bis in die Gegenwart hinein in mediumistisch-spiritistischen Trancephänomenen auszuklingen u. a. m.

Ist für diese pathologischen Kulturartefakte die Wirkung des Kulturellen auf das Pathologische grundlegend, so umgekehrt für die Einflußformen des Pathologischen im Bereich des Kulturellen die starke affektive Eindrucks- und Wirkungskraft, die allen pathologischen Phänomenen als geheimnisvoll-befremdenden Erscheinungen zukommt. Sie macht sich speziell im Sinne einer machtvollen Anziehungs-, Suggestiv- und Faszinationskraft geltend und läßt, indem sie zugleich gewissen menschlichen Gefühlsbedürfnissen: transzendental-metaphysischen, mystisch-religiösen und ähnlichen entgegenzukommen pflegt, gerade psychopathologische Vorkommnisse und Persönlichkeiten immer wieder zum Ausgangspunkt, zum Zentrum und Kristallisationspunkt für seelische Infektions- und Induktionsvorgänge, für kulturelle Massenbewegungen, für Gemeinschafts- und Sektenbildungen auf den verschiedenen Kulturgebieten werden. Freilich läßt dabei die geschichtliche und kulturgeschichtliche Betrachtung zumeist noch mancherlei Komplikationen erkennen; so speziell auch nach der Richtung hin, daß die allgemein menschliche Bereitschaft, Aufnahmefähigkeit und Resonanzfähigkeit gegenüber dem Pathologischen bestimmten Bedingungen unterliegt, lokalen wie zeitlichen Gebundenheiten, die sich aus den jeweiligen psychologischen Besonderheiten unschwer ableiten lassen: so etwa bei den Klöstern als dem örtlich relativ umschriebenen Nährboden religiös-ekstatischer und -visionärer kulturpathologischer Erscheinungen, beim Mittelalter als der zeitlich halbwegs begrenzten Vorzugsepoche hysterischer Massenbewegungen u. a. m. Letzten Endes pflegt es dann ein Zusammenstimmen beider Faktoren: der kulturellen Tendenz und Eignung des Pathologischen auf der einen Seite und der entsprechenden Empfänglichkeit und Bereitschaft des Kulturellen für Pathologisches auf der andern zu sein, als deren Resultante sich schließlich die kulturpathologischen Phänomene ergeben.

Darüber hinaus gehört dann zu den Hauptaufgaben kulturwissenschaftlicher Psychopathologie im einzelnen nachzuweisen: einmal, wie *kulturell wirksame* Kräfte und Tendenzen vom Psychopathologischen ausgehen und sich im Kulturleben, sei es im positiven sei es im negativen Sinne auswirken, wie sie ihren fördernden oder hemmenden, erzeugenden oder zerstörenden, form- oder inhaltgebenden, gestaltenden oder umgestaltenden Einfluß auf die kulturelle Persönlichkeit und ihre Leistungen in religiöser, weltanschaulicher, künstlerischer usw. Hinsicht wie auf diese verschiedenen Kulturgebilde selbst ausüben (konstitutionell-depressiv bedingte Philosophie, schizophren beeinflußter künstlerischer Stil, manisch erzeugte politische Aktivität, hysterisch-reaktive religiöse Konversion usw.); und weiter dann umgekehrt: wie in *pathologischem* Sinne wirksame Kräfte von den verschiedenen Seiten des Kulturlebens ihren Ausgang nehmen und mannigfache pathologische Niederschläge erzeugen, sei es, daß sie psychopathologische Bereitschaften begünstigen (religiös erregte Zeiten etwa zur Hysterie), sei es, daß sie psychopathologische Zustände direkt erzeugen (z. B. psychogene), sei es, daß sie psychopathische Reaktionen aktivieren und mobilisieren (so die Revolution spezifische Manifestationen der Psychopathen) und ähnliches mehr. Die Vielseitigkeit dieser pathologischen Auswirkungen im Kulturellen sowie umgekehrt der kulturellen Auswirkungen im Pathologischen ist schon durch die Mannigfaltigkeit der in Betracht kommenden kulturellen Phänomene einerseits, der psychopathologischen andererseits gegeben und sie wird noch vermehrt durch die vielseitigen Wechselwirkungen, die von der einen zur anderen Seite im Rahmen der kulturpsychopathologischen Vorgänge und Gestaltungen sich geltend machen. Auf einen umfassenden Überblick muß auch hier wieder — und kann um so leichter — verzichtet werden, als bereits in meinen „Grundzügen der Kulturpsychopathologie" die nötigen Einzelbelege aus allen Kulturbereichen und für die verschiedensten pathologischen Phänomene vorliegen.

Grundsätzlich ist hier nur noch auf die eigenartigen Verschiedenheiten hinzuweisen, die in dem *Verhältnis der objektiven Kulturprodukte zu ihrem pathologischen Ursprung bzw. zu ihrem pathologischen Schöpfer* bestehen können und die für die Frage der Erkennbarkeit der pathogenen Herkunft dieser Bildungen unmittelbar aus ihrer Eigenart heraus ins Gewicht fallen. Die empirisch in pathologischen Fällen immer wieder einmal feststellbare Tatsache, daß kulturelle und pathologische Erscheinungen in der Geistessphäre einer Persönlichkeit nebeneinander stehen können, ohne sich zu berühren und zu beeinflussen und auch ohne sich gemeinschaftlich auszuwirken: diese Tatsache bringt es mit sich, daß kulturelle Gebilde (etwa die Schöpfungen eines psychopathischen oder psychotischen Künstlers) wiewohl Produkte eines pathologischen Geistes, nicht selbst pathologisch geartet sein brauchen. Dazu kommt noch, daß selbst da, wo die Beteiligung pathologischer Faktoren an kulturellen Gebilden sichergestellt ist, diese im äußeren Erscheinungsbilde nicht charakteristisch, ja überhaupt nicht nachweislich in äußeren Merkmalen zum Ausdruck kommen braucht: ein Sachverhalt, der durchaus jenem kriminalpsychopathologischen entspricht, wonach im äußeren Tatbestand des Delikts eines Geisteskranken sich die psychotischen Triebkräfte und Motive durchaus nicht widerzuspiegeln brauchen.

Die einzelnen *Sondergebiete* kulturwissenschaftlicher Psychopathologie ergeben sich von selbst im wesentlichen aus den *verschiedenen Richtungen der Kultursphäre*. Ihre Auseinanderhaltung und selbständige Behandlung (als religions-, kunstwissenschaftliche usw. Psychopathologie) wird auch hier wieder bis zu einem gewissen Grade durch die Verschiedenheit des Materials und der Bearbeitungsweise, sowie der Gesichtspunkte und Probleme nahegelegt.. Selbstverständlich differieren diese einzelnen Sonderkreise in Umfang und Bedeutung im Rahmen der gesamten Kulturpsychopathologie, wie es der verschiedenen Zahl der in Betracht kommenden Phänomene sowie der Art und Enge des Zusammenhangs zwischen den an ihnen beteiligten kulturellen und psychopathologischen Elementen: in dem einen Spezialbereich mehr zufällige, im andern mehr gesetzmäßige und Wesenszusammenhänge, entspricht. In diesem Sinne scheiden insbesondere solche Kulturgebiete, innerhalb deren die *intellektuellen* Vorgänge maßgebend sind, für die kulturwissenschaftliche Psychopathologie so gut wie ganz aus. Dies gilt beispielsweise vom *wissenschaftlichen* und ebenso auch vom *technischen* Gebiet, wenn auch in beiden gelegentliche Einschläge vom Psychopathologischen her anzutreffen sind und insbesondere in letzterer gewisse technische Probleme (so etwa das des Perpetuum mobile, wie die schizophrenparanoiden Fälle von Tramer beweisen), eine unverkennbare innere Affinität zum Pathologischen aufweisen. Umgekehrt sind andere wichtige Kulturgebiete, insbesondere solche, wo *affektive* sowie *unterbewußte* psychische Vorgänge ausschlaggebend beteiligt sind, nicht gut ohne Beziehungen zum Psychopathologischen zu denken. Das gilt einmal, wenn auch nur bis zu einem gewissen Grade von der *Kunst*sphäre, und das gilt zum anderen — und hier ungleich weitergehend — von der *religiösen* Sphäre. Aus diesem Grunde wachsen sich von selbst gerade die *kunstwissenschaftliche* Psychopathologie auf der einen Seite und die *religionswissenschaftliche* auf der anderen zu den eigentlichen Vertretern der kulturkundlichen Psychopathologie aus, ähnlich etwa, wie es vorher mit der kriminalwissenschaftlichen als Hauptvertreterin der sozialkundlichen der Fall war. Bezeichnend in diesem Sinne ist speziell für die *religions*wissenschaftliche Psychopathologie, daß fast alle religiös bedeutsamen Phänomene: das religiöse Offenbarungs- und Berufungserlebnis, das mystische Einigungserlebnis, die Stigmatisation, die religiöse Konversion, die Erweckungen und Erleuchtungen, die Kollektiväußerungen gewisser Gebetsversammlungen und überhaupt das ganze Schwarm- und Sektenwesen, weiter dann die religiöse Produktivität wie die religiös schöpferischen Persönlichkeiten überhaupt irgendwelche Beziehungen zu pathologischen Phänomenen: so vor allem zu den visionären Erscheinungen, den ekstatischen Ausnahmezuständen, den seelischen Spaltungsvorgängen, den psychischen Automatismen, den Konvulsionssyndromen, den hysterischen Persönlichkeitstypen usw. aufweisen, und daß speziell die Religionsgeschichte, die eben dieses Material für die religionswissenschaftliche Systematik liefert, von solchen religionspathologischen Gebilden geradezu durchsetzt ist; Erscheinungen, die sie selbst freilich, soweit sie *Hoch*werte sind, als pathologisch kaum gelten läßt, soweit sie *Minder*werte bedeuten, einfach als entsprechende Verirrungen bucht. In ähnlicher, wenn auch nicht so ausgesprochener und umfassender Weise sind auch für wesentliche Objekte jeder *Kunst*wissenschaft, so insbesondere für gewisse künstlerische Teilbegabungen und den künstlerischen Produktionsvorgang, zumal die Inspiration, bedeutsame Beziehungen zum Psychopathologischen festzustellen: für erstere speziell zu Wesenseigenheiten psychopathischer Naturen: Hypersensitivität, Hyperphantasie, Autosuggestibilität usw., für letztere besonders zu gewissen pathologischen Erregungsvorgängen (z. B. den manischen) sowie zu unterbewußten psychischen Abläufen, seelischen Automatismen sowie abnormen Bewußtseinsänderungen u. dgl. Im übrigen fehlen auch hier wieder — und zwar auf beiden Gebieten — die systematischen Stoffsammlungen und ihre psychopathologischen Auswertungen noch in bedauerlichem Maße. Ansätze dazu bieten BIRNBAUMS psychopathologische Dokumente und LANGE-EICHBAUMS Genialitätswerk.

Im Rahmen aller kulturwissenschaftlichen Psychopathologie hebt sich speziell ein Problemenkreis heraus, der vor allem, wie schon aus dieser kurzen Andeutung ersichtlich, in der kunst- und religionswissenschaftlichen Psychopathologie seine Bedeutung beansprucht, und der schon im Hinblick auf die Tatsache, daß es sich hier allenthalben um Beziehungen zu geistigen *Wert*gebilden handelt, eine grundsätzliche Sonderstellung verlangt: die Frage nach den Beziehungen des solche Werte erzeugenden *produktiven* Moments zum Pathologischen.

Unter diesem Gesichtspunkte ist zunächst daran zu denken, daß mancherlei von der Psychose erzeugten Symptomenbildungen: delirante, paranoische und andere durch ihre weitgehende Entfernung von aller Realität, durch ihre Beziehungslosigkeit gegenüber aller Konvention und Tradition, durch ihre ganze pathologisch bedingte Ursprünglichkeit, Eigenartigkeit, ja Einzigartigkeit von vornherein einen *Originalitätscharakter* tragen; daß andere durch Fülle und Reichtum der pathologischen Neuarbeit gekennzeichnete psychotische Vorgänge: psychopathische Wachträumereien, schizophrene gedankliche Produktionen, hysterische Pseudologien, die Opium- und Haschischträume usw. es gestatten, von einer *Produktivität* des Psychotischen zu reden, die auch tatsächlich gelegentlich in Form von dichterischen Schöpfungen u. dgl. produktiven Zuwachs für die Kultursphäre geliefert hat; und daß schließlich ein zwar an sich nicht unmittelbar dem Pathologischen entstammender, aber doch durch ihn ausgelöster Ausdrucks- und Gestaltungsdrang: das Bedürfnis nach Entladung psychopathischer Spannungen, nach geistiger Bewältigung pathologischer Konflikte, nach Schaffung einer Halt und Richtung gebenden neuen Geisteswelt gegenüber der psychotischen Verrückung des bisherigen Weltbildes u. a. m. zu schöpferischen Niederschlägen führen kann und auch geführt hat.

Darüber hinaus ist dann noch auf die mannigfachen fördernden Bedingungen hinzuweisen, mit denen das Pathologische im allgemeinen und psychische Ausnahmezustände im besonderen den Schaffensakt anregen und zu fruchtbarem Ablauf bringen. In meinen psychopathologischen Dokumenten sind zahlreiche und vielgestaltige Belege dafür zu finden, wie speziell jener vorwiegend selbsttätig unterbewußt und unwillkürlich vor sich gehende geistige Produktionsprozeß der Inspiration (der dichterischen, religiösen usw.) dadurch vom Pathologischen her gefördert wurde, daß dieses die hemmenden und störenden psychischen Kräfte ausschaltete, die vom rationalen Geistesleben aus die gedankliche Bewegung in engen gewohnheitsmäßigen Bahnen halten, und damit den Weg für ein freies selbsttätiges Spiel des Geistes und schöpferisch Neuverknüpfungen der Vorstellungen frei machte.

Von solchen im Sinne einer *Originalität und Produktivität des psychisch Abnormen* verwertbaren Erfahrungen aus rückt nun auch die wertschaffende Persönlichkeit näher an den kulturpathologischen Fragekreis heran und damit wird speziell das *Genialitätsproblem*, dessen Wesensnähe zum Pathologischen sich von vornherein in so wesentlicher Hinsicht wie in den psychobiologischen Eigenheiten der produktiven Persönlichkeit und in den psychologischen Ausnahmeerscheinungen des schöpferischen Aktes offenbart, zu einem grundlegenden Sonderausschnitt aller kulturwissenschaftlichen Psychopathologie. Von hier aus erwuchs nicht zum wenigsten, wenn sie sich auch nicht allein darauf stützt, eine besondere kulturwissenschaftlich-psychopathologische Betrachtungsweise, die vielleicht als *individualgeschichtliche Psychopathologie* gekennzeichnet werden kann. Sie stellt sich im wesentlichen als eine *idiographische* Forschung dar, die das kulturelle — und zwar speziell das kulturell prominente und produktive — Individuum zum eigentlichen Objekt nimmt, insofern und insoweit es unter pathologischen Einflüssen steht und durch sie in seiner kulturellen Eigenart und seinen kulturellen Äußerungen — speziell also wieder in seinen produktiven Leistungen — beeinflußt und bestimmt wird. Die in dieser Weise kulturwissenschaftlich und psychopathologisch zugleich orientierte *Pathographie* ist gekennzeichnet durch ihre spezifische Tendenz die einfache Krankheitsgeschichte als Ausdruck des bloßen naturwissenschaftlichen pathologischen Geschehens nur so weit zu berücksichtigen, als sie mit dem kulturellen bzw. Produktivitätsfaktor an Persönlichkeit und Leistung in innerer Beziehung steht, und sie zeigt so gerade hier, wo im Grunde zunächst einfach (wie in der „Klinik") der psychiatrische „Fall" gegeben ist, schon durch ihre Methodik die grundsätzlich andersartige Einstellung einer kulturkundlichen Betrachtung im psychopathologischen Bereich.

Diese zentrale Einstellung der kulturwissenschaftlichen Psychopathologie, speziell auf das Moment des Schöpferischen wie auf das Wertphänomen der Kultur überhaupt, verlangt zugleich für dieses Grenzgebiet eine Auseinandersetzung mit den an sich ja außerhalb aller Psychopathologie gelegenen *Wertgesichtspunkten*.

Es ist nun bezeichnend, daß diese Kulturpsychopathologie nicht so, wie es ihrer wissenschaftlichen Stellung am besten entspräche, ganz allen Wertungen aus dem Wege zu gehen vermag. Denn mag sie auch zunächst sich damit begnügen, rein empirisch ohne jede wertende Differenzierung Zusammenstellungen derart vornehmen, daß sie etwa „wertlose" paralytische Kritzeleien oder manische ideenflüchtige Reimereien mit künstlerischen Leistungen produktiver pathologischer Naturen als bloße pathologisch bedingte Ausdrucks- und Gestaltungsphänomene zusammenordnet und in Parallele setzt, um etwaige Übereinstimmungen oder Verschiedenheiten in ihrem kulturpsychopathologischen Charakter festzustellen und allgemeine Gesetzmäßigkeiten daraus abzuleiten: schließlich kommt sie doch, sobald sie überhaupt auf das produktive Element das Schwergewicht legt, über eine wertende Stellungnahme nicht hinweg. Ihre Aufgabe wird daher nur sein können, sich dieser außerhalb ihrer wissenschaftlichen Kompetenzen liegenden und ihren wissenschaftlichen Charakter gefährdenden Stellungnahme bewußt zu bleiben und diese nach Möglichkeit weitgehend einzuengen. Dies kann ihr nicht unschwer gelingen. Kann sie doch auf eine ästhetische, ethische usw. Aburteilung von Kulturerscheinungen, an denen pathologische Momente beteiligt sind, umsomehr verzichten, als deren Wertgehalt sowieso von den Beziehungen zum Pathologischen unabhängig ist und eignen außerhalb alles Pathologischen gelegenen Normen unterliegt. Davon unberührt bleibt aber doch als ihre engere Aufgabe bestehen, das allgemeine Verhältnis von Wertphänomenen: von Werterhöhungen und Wertschöpfungen zum Psychopathologischen im Rahmen kulturpathologischer Vorgänge festzulegen und den Anteil positiver und negativer Werte am kulturpathologischen Formenkreis zu bestimmen. Die Ergebnisse in dieser Hinsicht sind hier nicht näher darzulegen. Sie bewegen sich zweifellos in der Richtung: daß *biologische* Minderwerte als welche im Grunde die psychopathologischen Phänomene (wie alles Pathologische überhaupt) zu gelten haben, in der Hauptsache auch *kulturelle* Minderwerte bzw. Wertminderungen bedeuten; daß Hochwerte und Werterzeugungen, die mehr als bloße *Schein*werte sind, im psychopathologischen Bereich als Ausnahmen gelten müssen, und daß auch diese Ausnahmewerte oft genug nur von „gesund" gebliebenen, also nicht pathologisch veränderten psychischen Elementen und Vorgängen herrühren: kurz und gut, daß also von Kulturwerten des Psychopathologischen im *höchsten Wertsinne* nur mit weitgehender Zurückhaltung gesprochen werden kann. Eine Feststellung, die freilich noch nichts gegen die Notwendigkeit der systematischen Bearbeitung des kulturpsychopathologischen Grenzgebiets als solchen besagt, dessen Ausbau um so dringender wird, je mehr die Psychiatrie aus der Enge von Klinik und Irrenanstalt zu immer weitergehender Fühlungnahme mit allen Erscheinungen des freien Lebens hinstrebt und je mehr sie damit zugleich an Bedeutung als eine Hilfswissenschaft gewinnt, die mannigfachen Disziplinen des Kultur- und Geisteslebens für einzelne ihrer Probleme Aufklärungsdienste leisten kann.

Literatur.
(Unter Auslassung der reinen Pathographien.)

Umfassendste Literaturzusammenstellung bei LANGE-EICHBAUM: Genie, Irrsinn, Ruhm. München 1927.

ALLERS: Zur Frage nach einer Psychopathologie der Weltanschauungen. Z. Neur. **96**.

BIRNBAUM: Grundzüge der Kulturpsychopathologie. München 1924. — Moderne Gesichtspunkte in der Psychopathologie. Z. ärztl. Fortbildg. 1924. — Über psychopathische Persönlichkeiten. Wiesbaden 1909. — Psychopathologische Dokumente. Berlin 1920. — Kriminalpsychopathologie. Berlin 1921. — Von der Geistigkeit der Geisteskranken und ihrer psychiatrischen Erfassung. Z. Neur. **77**. BONHOEFFER: Inwieweit sind politische, soziale und kulturelle Zustände einer psychopathologischen Betrachtung zugänglich. Klin. Wschr. 1923. BUBER: Ekstatische Konfession. 2. Aufl. Leipzig 1923. BUMKE: Kultur und Entartung. Berlin 1922. BYCHOWSKI: Schizophrenie und Metaphysik. Berlin 1924.

CHABANEUX: Le subconscient chez les artistes, les savants et les écrivains. Paris 1897.

DILTHEY: Dichterische Einbildungskraft und Wahnsinn. Leipzig 1886.

FLOURNOY: Die Seherin von Genf. Autor. Übers. Leipzig 1914. FRIEDMANN: Über Wahnideen im Völkerleben. Wiesbaden 1901.

HELLPACH: Nervenleben und Weltanschauung. Wiesbaden 1905. — Die geistigen Epidemien. Frankfurt a. M. 1907. — Die pathographische Methode. Med. Klin. 1905 — Psychopathologisches in moderner Kunst und Literatur. IV. Internat. Kongr. z. Fürs. f. Geisteskranke. Halle 1911. HILDEBRANDT: Norm und Entartung des Menschen. Dresden 1920. HINRICHSEN: Zur Psychologie und Psychopathologie des Dichters. Wiesbaden 1911.

JAKOBI: Die Ekstase der alttestamentlichen Propheten. Wiesbaden 1920. — Die Stigmatisierten. Wiesbaden 1925. JAMES: Die religiöse Erfahrung in ihrer Mannigfaltigkeit. Leipzig 1907. JASPERS: Allgemeine Psychopathologie. 3. Aufl. Berlin 1925. — Strindberg und van Gogh. Leipzig 1922. — Psychologie der Weltanschauungen. 3. Aufl. Berlin 1925.

KOCH: Die psychopathischen Minderwertigkeiten. Ravensburg 1891. KRONFELD: Einige Bedenklichkeiten der angewandten Psychiatrie. Z. Neur. **65**. — Der seelisch Abnorme und die Gemeinschaft. Stuttgart 1923.

LANGE-EICHBAUM: Genie, Irrsinn, Ruhm. München 1927 (nicht mehr verwertet). LEHMANN: Aberglaube und Zauberei. Stuttgart 1926. LÖWENFELD: Über die geniale Geistestätigkeit mit besonderer Berücksichtigung des Genies für bildende Kunst. Wiesbaden 1910. LURJE: Mystisches Denken Geisteskranker und moderne Kunst. Stuttgart 1922.

MAYER-GROSS: Zur Phänomenologie abnormer Glücksgefühle. Z. Pathopsychol. 1914. MÖBIUS: Werke. Leipzig. MORGENTHALER: Ein Geisteskranker als Künstler. Leipzig 1921. MOSIMAN: Das Zungenreden geschichtlich und psychologisch untersucht. Tübingen 1911.

OESTERREICH: Der Besessenheitszustand, seine Natur und seine religions-völkerpsychoogische Bedeutung. Dtsch. Psychol. 1916. — Die Phänomenologie des Ich in ihren Grundproblemen. Leipzig 1910. OPPENHEIM: Gibt es eine psychopathische Höherwertigkeit. Neur. Zbl. 1917.

Pelman: Psychische Grenzzustände. Bonn 1909. Pfeifer: Der Geisteskranke und sein Werk. Leipzig 1923. Prinzhorn: Das bildnerische Schaffen des Geisteskranken. Z. Neur. 1919. — Die Bildnerei der Geisteskranken. Berlin 1921.

Rust: Das Zungenreden. Wiesbaden 1926.

Schilder: Wahn und Erkenntnis. Berlin 1918. Schneider: Der Dichter und der Psychopathologe. Mit einem Literaturnachweis. Köln 1922. — Über psychopathische Persönlichkeiten. Leipzig 1923. Schultze: Stirnersche Ideen in einem paranoischen Wahnsystem. Arch. f. Psychiatr. 36. Singer: Die Berufskrankheiten der Musiker. Leipzig 1927. Stekel: Dichtung und Neurose. Wiesbaden 1909. Stoll: Suggestion und Hypnotismus in der Völkerpsychologie. Leipzig 1904. Storch: Das archaisch-primitive Erleben und Denken der Schizophrenen. Berlin 1920. — Die Psychopathologie in ihren Beziehungen zu den Natur- und Geisteswissenschaften. Hippocrates Bd. I, Heft 3. Sydow: Kultur der Dekadenz. Dresden 1921.

Tramer: Das technische Schaffen der Geisteskranken. Leipzig 1926.

Wexberg: Psychologie der Weltanschauung. Z. Neur. 96. Weygandt: Beitrag zur Lehre von den psychischen Epidemien. Halle 1905.

Namenverzeichnis.

Die kursiv gedruckten Zahlen weisen auf die Literaturverzeichnisse hin, die Zahlen in gewöhnlichem Druck auf die Anführungen im Text.

Sachverzeichnis.